改訂2版

カラーイラストで学ぶ

集中講義

生化学

編著
鈴木敬一郎　本家孝一
大河原知水　藤原範子

Biochemistry

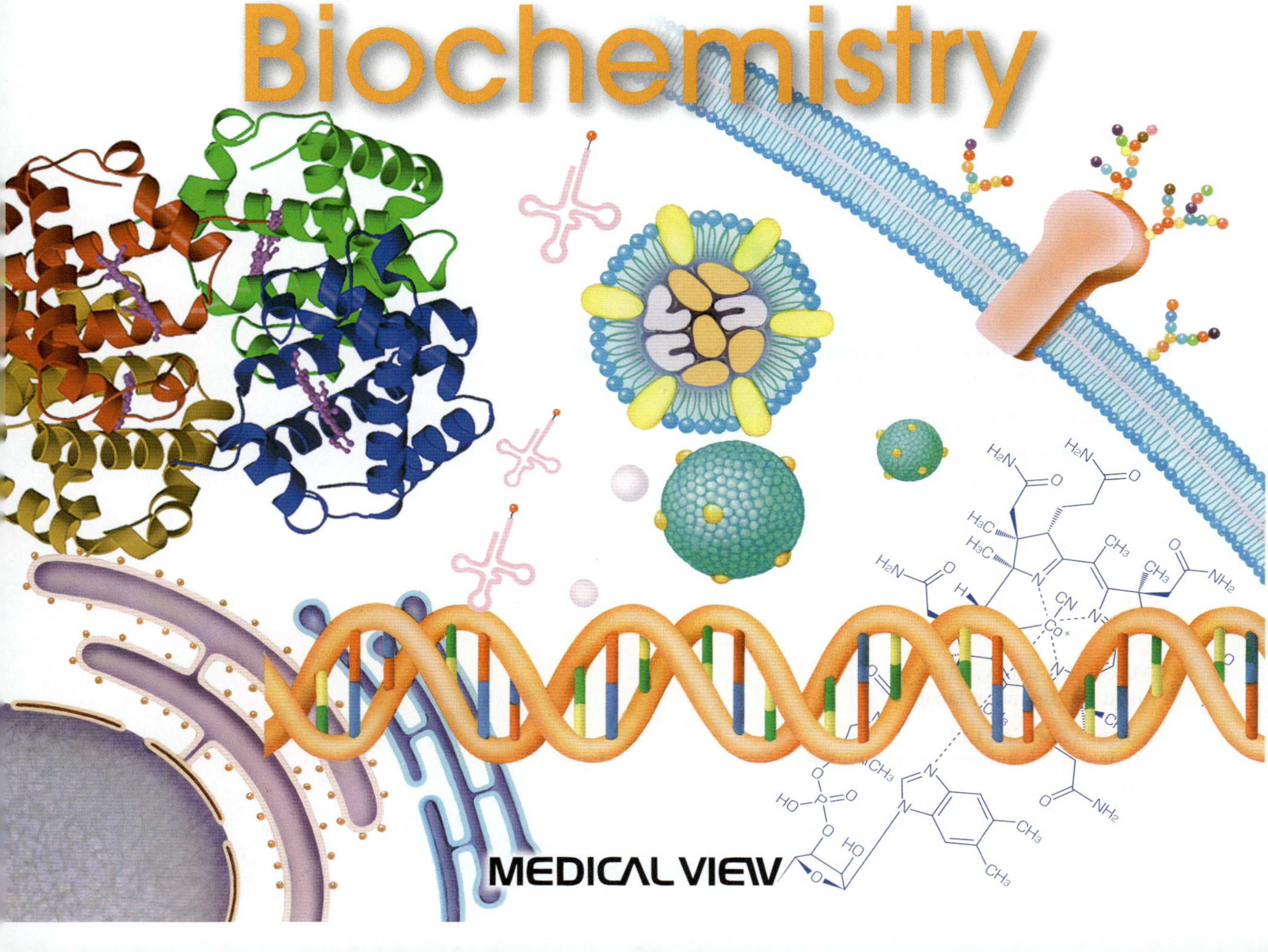

MEDICAL VIEW

本書では，厳密な指示・副作用・投薬スケジュール等について記載されていますが，これらは変更される可能性があります．本書で言及されている薬品については，製品に添付されている製造者による情報を十分にご参照ください．

Intensive Lectures ; Biochemistry, second edition
（ISBN 978-4-7583-0098-8 C3347）

Authors：Keichiro Suzuki
Koichi Honke
Tomomi Okawara
Noriko Fujiwara

2011. 2. 20 1st ed
2017. 4. 1 2nd ed

Printed and Bound in Japan

Medical View Co., Ltd.
2-30 Ichigayahonmuracho, Shinjyukuku, Tokyo, 162-0845, Japan
E-mail ed@medicalview.co.jp

改訂2版　序文

ここに『カラーイラストで学ぶ 集中講義生化学』の改訂版をお届けすることができますことは，著者一同の大きな喜びです。平成23年の初版では初学者向きに平易なものを目指し，内容的には学部教育で必要とされるものに限定しました。臨床医学との関連，代謝の調節や相互関係，食餌との関連などの記載を重視しました。その結果，医学部のみならず歯・薬・看護・リハビリなど多くの医療系学部の学生の皆さんにお使い頂いたお陰と存じます。6年が経ち内容的にもより正しく，よりわかりやすいものを目指すべく改訂する運びとなりました。大きな項目は変わっておりませんが，微量元素，栄養学との関連など医学部でのモデルコアカリキュラムの改訂にも対応しております。

今回の改訂版では知識の確認のため多肢選択式の練習問題を増やしています。項目ごとの問題，章末の練習問題など是非チェックしてみてください。本シリーズの特徴としてQ&Aの形式で構成され，イラストが多いのは初版同様です。ただ最近の教科書は図表が多いのが好評である一方，やはり理屈をしっかり記載してほしいというニーズも根強く，本書は文章でしっかり説明することも心がけました。図といえば現在の医学教育はバイオロジー中心で，化学構造式が出てくる生化学は嫌われがちです。しかし，反応の理解にも構造は重要ですし，現実的な問題として医学部・歯学部・薬学部などの共用試験（CBT）では構造式がよく出題されます。本書では構造式を各項目のみならず巻末にもまとめてあります。構造を理解することで機能がみえてくる場合もありますので抵抗感なく学んで頂けたらと思います。近年，若い方の研究離れが加速しています。本書を手に取って頂いた方の中から将来の生命科学研究者が誕生することがあれば望外の幸せです。

前回同様，4名での執筆ですので改善すべき点も多々あろうかと存じます。これまで皆様から頂いたご意見をなるべく取り入れさせて頂きましたが，まだまだ改善の余地は沢山あります。どうぞ引き続き忌憚のないご意見をお願いいたします。

最後になりましたが，前回同様，私達を叱咤激励し改訂まで導いて頂いたメジカルビュー社の石田奈緒美氏ならびにスタッフの皆様に厚く御礼申し上げます。

平成29年　春

著者を代表して

鈴木敬一郎

第1版　序　文

『カラーイラストで学ぶ　集中講義　生化学』をここにお届けします。医学部のみならず歯・薬・看護・リハビリなど多くの医療系学部の学生の皆さんの参考になればと祈っております。

この集中講義シリーズはQ&Aの形式で構成されており，イラストも多いのが特徴です。本生化学でも同様ですが，“模範解答”の部分は，実際には解答骨子とお考えください。内容的には初学者向きに平易なものを目指しました。また医療系学部の学生さんを想定して臨床医学との関連，代謝の調節や相互関係，食餌との関連なども盛り込むように心掛けました。巻末には構造式や代謝病の一覧をつけています。高校までの教育では，生物学と化学は厳然と区別されており，両者の要素を含む生化学は，多くの学生さんにとって苦手科目のようです。加えて医療系の専門教育は生物学的要素が多く構造式など化学的な要素は疎遠なものかもしれませんが，構造を知って機能を考える面白さも理解して頂ければと思います。

このシリーズで生化学を出版するお話しを頂いたときには，正直迷いました。出版する力量が自分にあるのか，研究内容と教育内容が乖離しており受け売りの内容が多くなること，既に多くの素晴らしいテキストが存在すること，ネットでも容易に情報が得られ学生の皆さんはあまり教科書を購入しない現状，Q&A形式で生化学が説明できるか，などです。一方，医学部や薬学部ではCBT導入で生化学教育は低学年に移行し，内容が不消化な学生も増加しているように思います。そのため学生にとって取っつきやすいテキストの必要性も感じており，蛮勇を奮って取り組ませて頂きました。Q&A形式ですので内容の欠落を防ぐため，脂質は本家，タンパク質は藤原，分子生物学は大河原，糖質と総論は私，と4名のみで担当しました。重複についてはむしろ恐れず，重要点は繰り返しました。進歩の著しい脂質の分野は最近の知見も盛り込みましたが，その他の部分は上述のように基本的な内容ならびに代謝の相互関係などに重点を置いています。4名での執筆ですので改善すべき点も多々あろうかと存じます。忌憚のないご意見をお願い致します。

最後になりましたが，資料提供やご助言などご協力頂きました伊原健太郎先生，小川啓恭先生，堀池喜八郎先生，堀和子先生，黒津敏嗣先生，藤田幸久先生，田川邦夫先生，野坂和人先生，私達を叱咤激励し出版まで導いて頂いたメジカルビュー社の石田奈緒美氏，北條智美氏の皆様に厚く御礼申し上げます。

平成23年　春

著者を代表して
鈴木敬一郎

目次

総論　鈴木敬一郎

分子生物学　大河原知水

アミノ酸・タンパク質

藤原範子

糖質

鈴木敬一郎

脂質

本家孝一

代謝の統合

鈴木敬一郎

執筆者一覧

◆ 編著

鈴木敬一郎 兵庫医科大学生化学講座主任教授
副学長（学部教育・内部質保証担当）

本家孝一 高知大学教育研究部医療学系基礎医学部門生化学講座教授
先端医療学推進センター長

大河原知水 兵庫医療大学薬学部医療薬学科教授

藤原範子 兵庫医科大学生化学講座教授

本書で用いられている略語

略語	フルスペル	日本語訳
A		
ABL	abetalipoproteinemia	無βリポタンパク血症
ACC	acetyl-CoA carboxylase	アセチルCoAカルボキシラーゼ
ACP	acyl carrier protein	アシル基運搬タンパク質
ADH	alcohol dehydrogenase	アルコールデヒドロゲナーゼ（アルコール脱水素酵素）
ADP	adenosine（-5'-）diphosphate	アデノシン（-5'-）二リン酸
ALA	δ-aminolevulinic acid	δ-アミノレブリン酸
ALD	adrenoleukodystrophy	副腎白質ジストロフィー
ALDH	aldehyde dehydrogenase	アルデヒドデヒドロゲナーゼ（アルデヒド脱水素酵素）
ALS	amyotrophic lateral sclerosis	筋萎縮性側索硬化症
ALT	alanine transaminase	アラニントランスアミナーゼ
AMP	adenosine（-5'-）monophosphate	アデノシン（-5'-）一リン酸
APP	amyloid precursor protein	アミロイド前駆体タンパク質
AST	aspartate transaminase	アスパラギン酸トランスアミナーゼ
ATP	adenosine（-5'-）triphosphate	アデノシン（-5'-）三リン酸
B		
BCAA	branched chain amino acids	分枝アミノ酸
BSE	bovine spongiform encephalopathy	ウシ海綿状脳症
C		
cAMP	cyclic AMP	環状アデノシン-3',5'-一リン酸
CAR	constitutive androstane receptor	アンドロスタン受容体
Cdk	cyclin dependent kinase	サイクリン依存性キナーゼ
cDNA	complementary DNA	相補的DNA
CE	cholesteryl ester	コレステリルエステル
CETP	cholesteryl ester transfer protein	コレステリルエステル輸送タンパク質
CFTR	cystic fibrosis transmembrane conductanceregulator	嚢胞性線維症膜コンダクタンス制御因子
cGMP	cyclic guanosine monophosphate	環状グアノシン-3',5'-一リン酸
CoA	coenzyme A	補酵素A

D		
DAG	diacylglycerol	ジアシルグリセロール
DHA	docosahexaenoic acid	ドコサヘキサエン酸
DHAP	dihydroxyacetone phosphate	ジヒドロキシアセトンリン酸
DNA	deoxyribonucleic acid	デオキシリボ核酸
E		
EPA	eicosapentaenoic acid	エイコサペンタエン酸
F		
FAD	flavin adenine dinucleotide	フラビンアデニンジヌクレオチド（酸化型）
$FADH_2$	flavin adenine dinucleotide	フラビンアデニンジヌクレオチド（還元型）
FAP	familial adenomatous polyposis	家族性腺腫症
FAS	fatty acid synthase	脂肪酸シンターゼ
FMN	flavin mononucleotide	フラビンモノヌクレオチド
FXR	farnesoid X receptor	ファーネソイドX受容体
G		
GAG	glycosaminoglycan	グリコサミノグリカン
GDP	guanosine diphosphate	グアノシン二リン酸
GLUT	glucose transporter	グルコース輸送体
GOI	gene of interest	目的遺伝子
GTP	guanosine triphosphate	グアノシン三リン酸
H		
HDL	high density lipoprotein	高比重リポタンパク質
HGPRT	hypoxanthine guanine phosphoribosyl-transferase	ヒポキサンチングアニンホスホリボシルトランスフェラーゼ
HIV	human immunodeficiency virus	ヒト免疫不全ウイルス
HMP	hexose monophosphate pathway	ヘキソース-1-リン酸経路
HTGL	hepatic triglyceride lipase	肝トリグリセリドリパーゼ
I		
IDL	intermediate density lipoprotein	中低比重リポタンパク質
IF	initiation factor	開始因子
IMP	inosinic acid	イノシン酸
IUBMB	International Union of Biochemistry and Molecular Biology	国際生化学分子生物学連合

L		
LDH	lactate dehydrogenase	乳酸デヒドロゲナーゼ
LDL	low density lipoprotein	低比重リポタンパク質
LOH	loss of heterozygosity	ヘテロ接合性の消失
LOX	lipoxygenase	リポキシゲナーゼ
LPA	lysophosphatidic acid	リゾホスファチジン酸
LPL	lipoprotein lipase	リポタンパク質リパーゼ
LX	lipoxin	リポキシン
LXR	liver X receptor	肝臓X受容体
M		
MAP	mitogen activated protein	分裂促進因子活性化
mRNA	messenger RNA	メッセンジャーRNA
N		
NAD^+	nicotinamide adenine dinucleotide	ニコチンアミドアデニンジヌクレオチド（酸化型）
NADH	nicotinamide adenine dinucleotide	ニコチンアミドアデニンジヌクレオチド（還元型）
$NADP^+$	nicotinamide adenine dinucleotide phosphate	ニコチンアミドアデニンジヌクレオチドリン酸（酸化型）
NADPH	nicotinamide adenine dinucleotide phosphate	ニコチンアミドアデニンジヌクレオチドリン酸（還元型）
O		
ORF	open reading frame	遺伝暗号の読み枠
P		
PA	phosphatidic acid	ホスファチジン酸
PAF	platelet activating factor	血小板活性化因子
PCR	polymerase chain reaction	ポリメラーゼ連鎖反応
PDH	pyruvate dehydrogenase	ピルビン酸デヒドロゲナーゼ
PL	phospholipase	ホスホリパーゼ
PLP	pyridoxal phosphate	ピリドキサールリン酸
PNP	purine nucleoside phosphorylase	プリンヌクレオシドホスホリラーゼ

PPAR	peroxisome prolifer-atoractivated receptor	ペルオキシソーム増殖因子活性受容体
PRPP	phosphoribosyl pyrophosphate	ホスホリボシルピロリン酸
PXR	pregnane X receptor	プレグナンX受容体
R		
RF	release factor	終結因子
RNA	ribonucleic acid	リボ核酸
rRNA	ribosomal RNA	リボソームRNA
RT-PCR	reverse transcription PCR	逆転写PCR
RXR	retinoid X receptor	レチノイドX受容体
S		
SDS-PAGE	sodium dodecyl sulfate poly-acrylamide gel electrophoresis	ドデシル硫酸ナトリウム-ポリアクリルアミドゲル電気泳動
SGLT	Na^+-dependent glucose transporter	Na^+依存性糖輸送体
SRE	sterol regulatory element	ステロール制御配列
StAR	steroidogenic acute regulatory	ステロイド産生急性調節
T		
TCA回路	tricarboxylic acid cycle	トリカルボン酸サイクル
TDP	thiamine diphosphate	チアミン二リン酸
TDP	thymidine diphosphate	チミジン二リン酸
TG	triacylglycerol	トリアシルグリセロール
TPP	thiamine pyrophosphate	チアミンピロリン酸
TR	thyroid hormone receptor	甲状腺ホルモン受容体
tRNA	transfer RNA	転移RNA
U		
UDP	uridine-5'-diphosphate	ウリジン-5'-二リン酸グルコース
UTP	uridine-5'-triphosphate	ウリジン-5'-三リン酸グルコース
V		
VLDL	very low density lipoprotein	超低比重リポタンパク質
X		
XOD	xanthine oxidase	キサンチンオキシダーゼ

改訂2版

カラーイラストで学ぶ

集中講義

生化学

◆

総論

分子生物学

アミノ酸・タンパク質

糖質

脂質

代謝の統合

◆

生化学や分子生物学をなぜ学ぶのか？（生化学の定義）

模範解答

・生化学とは，医学・薬学・農学・化学などから発達し，化学的な立場から生物を構成する分子の構造と機能を研究して生命のしくみを理解しようとする学問分野で，タンパク質，糖質，脂質，核酸などを扱う。
・一方，生物の形態・分類・進化・行動や遺伝に法則性を見出し，そこから生命の本質を探ろうとする生物学に，遺伝物質DNA（デオキシリボ核酸）の分子構造が解明されたことが加わり，分子生物学（分子遺伝学）が誕生した。
・この2つの学問分野は生命現象を分子レベルで解明しようとするなど密接な関係にある。また生化学・分子生物学は生命科学分野における共通言語ともいうべきもので，医学・薬学・農学・バイオテクノロジーなど生命現象を扱う学問のすべての基礎であり，共通の手技である。とくに医学の発展には不可欠な学問である。

■生化学と分子生物学の課題

・われわれの体（個体）は多くの臓器から成り立っており，臓器は組織から成り立っている。すなわち，個体 → 臓器 → 組織 → 細胞 → 生体高分子（タンパク質，糖質，脂質）→ タンパク質（酵素など）→遺伝子というように構成されている（図1）。遺伝子でコードされているのはタンパク質であり，酵素（タンパク質）などの働きによって糖質や脂質は生合成される。
・生化学は人体の生理的作用や病気のメカニズムをタンパク質，糖質，脂質などのレベルで解明しようとする学問である。分子生物学はさらにその上流ともいうべき遺伝子の働きを解明しようとしている。しかしながらこの生化学と分子生物学は生命現象を分子レベルで解明しようとする点で共通しており不即不離の関係である。多くの研究が両方の知識と技術を用いて

図1　生命現象を分子レベルで理解する

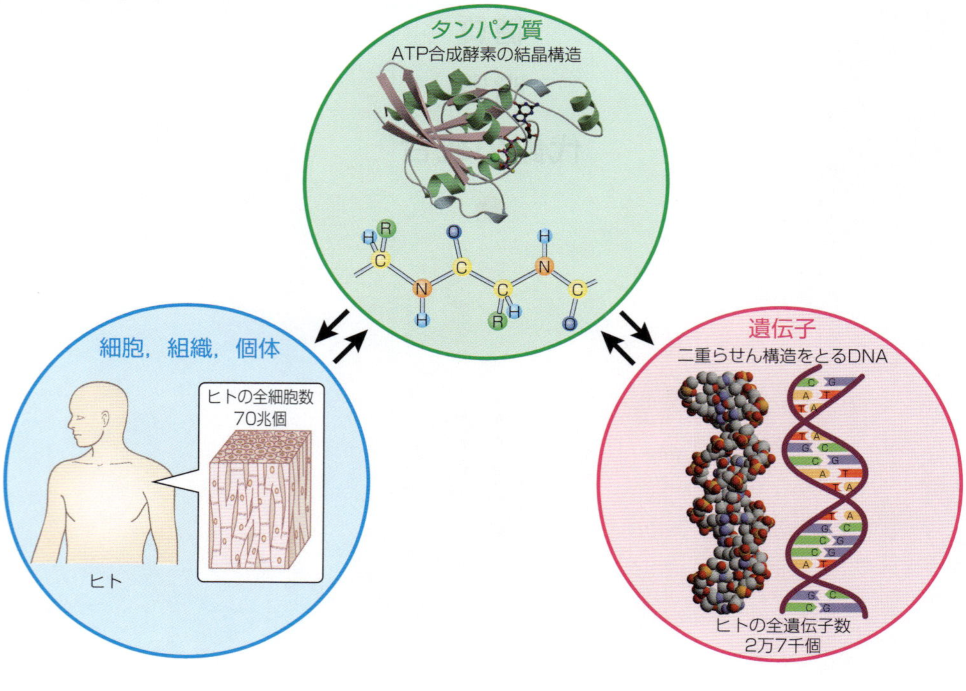

行われている。

・ゲノムプロジェクトによって2001年にヒトゲノムの解読が完了した現在，生化学・分子生物学の新たな課題としては，多数の分子が集合してなぜ生物ができるのかという点である。遺伝子レベルでみると多くの生物は意外なほど類似しているが，個体としては驚くほど多様である（図2）。すなわち分子の統合と多様性のメカニズムの解明は今後の大きな課題であろう。

KEYWORDS
- ゲノム
- プロテオーム
- 生物多様性

■分子の多様性

・4種類の塩基によって遺伝子がコードしている情報は20種類のアミノ酸である。20種類のアミノ酸が組み合わされて無数のタンパク質ができる。

・タンパク質の中で酵素とよばれるものは，さまざまな化学反応を触媒し，糖質，脂質を含む多彩な化合物を生み出していく。遺伝子もタンパク質も鎖のようにつながっており，26文字のアルファベットや50音の仮名が多くの言葉を表すのに似ている（図3）。

・ヒトの体はこのような高分子化合物だけでなく，低分子の有機化合物や無機物，金属，イオン，水などからなり立っている。

生化学における代謝系（回路，経路）について

生化学では解糖系，クエン酸回路，ヘキソースリン酸経路などの言葉が出てきたり物質が矢印で結ばれる代謝の図もよくある。
ここでの回路や経路，代謝系は，化学物質や酵素の局在，酵素の基質特異性などで，それらの一連の反応が繰り返し起こりやすくなっていることを表している。
皆さんがこれまで耳にした回路は電気回路や神経回路であろう。
ただし，これらと異なり，生化学の回路などでは電線でつながっていたり神経線維などで結ばれているわけではない。

■医学との関連

・生化学・分子生物学は生命科学分野における共通言語であり，医学・薬学・農学・バイオテクノロジーなど生命現象を扱う学問のすべての基礎であり，とくに医学の発展には不可欠である。

・具体的には遺伝子異常によるさまざまな遺伝性疾患，タンパク質の異常による白内障や神経変性疾患，脂質異常症による動脈硬化，糖質代謝の異常である糖尿病など枚挙に暇がない（図4）。とくに遺伝子がコードするタンパク質についての研究は重要であり，近年ではゲノム（遺伝子の総体を表す）に対してある生物において存在しているタンパク質の総体を示すプロテオームという言葉もよく用いられる。

・プロテオームにより生命現象を総合的に理解し，ある病気の細胞と正常細胞のプロテオームを比較して病気の原因や治療方法を解明しようとされている。プロテオームを扱う解析のことをプロテオミクスとよぶ。

プロテオーム：proteome

図2　多様性と共通性

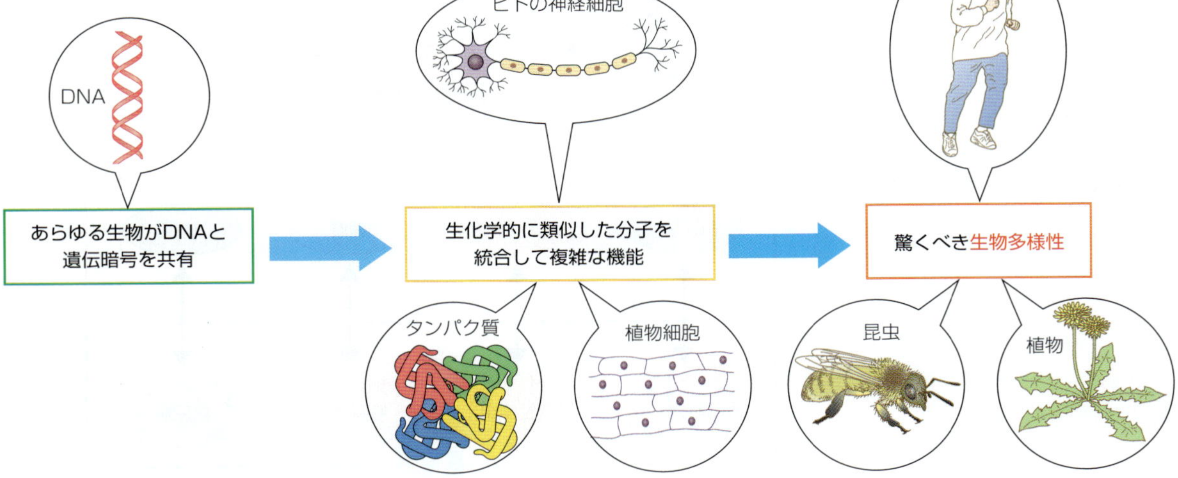

■生化学・分子生物学の応用

・生化学・分子生物学は医学・薬学・農学などさまざまな学問の基礎ではあるが，その成果が目に見える形で応用されることは意外に少なかった。しかし近年の長足の進歩により，さまざまな形で使われるようになった。例えば，ヒトの起源を探る（**図5**），疾患の原因を解明し治療法を開発する（**図6**），食品の安全性，遺伝子組み換え作物などである。今後，さらに大きな発展と応用が期待される。

・一方，生化学・分子生物学がわれわれの日常生活のなかに入ってくるということは，さまざまな面からの影響を考慮する必要がある。例えば遺伝子診断やクローンの問題である。病気になりやすさということがわかるということは，人生設計そのものに影響を与え，欧米では生命保険加入にも影を落としている。

・生化学・分子生物学研究もバイオエシックス（生命倫理）とも密接にかかわっており，医師は生化学・分子生物学を正しく理解したうえで対応する必要がある。

■生活習慣病と生化学

・生活習慣病の定義は，「食習慣，運動習慣，休養，喫煙，飲酒などの生活習慣が，その発症・進行に関与する病気や疾患群である。具体的には

①食習慣：インスリン非依存糖尿病，肥満，高脂血症（家族性のものを除く），高尿酸血症，循環器病（先天性のものを除く），大腸癌（家族性のものを除く），歯周病など

②運動習慣：インスリン非依存糖尿病，肥満，脂質異常症（家族性のものを除く），高血圧症など

図3　分子の多様性

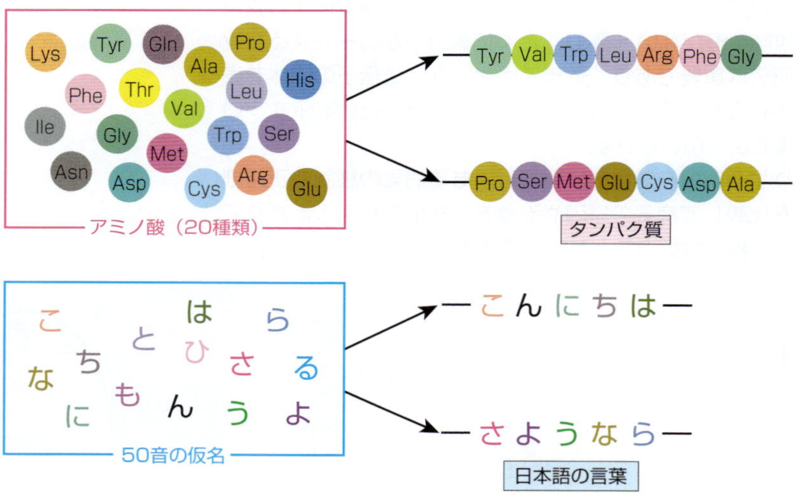

図4　生化学・分子生物学と医学

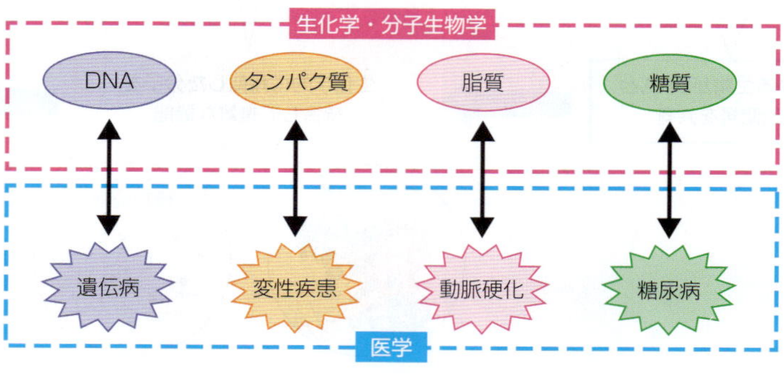

③喫煙：肺扁平上皮癌，循環器病（先天性のものを除く），慢性気管支炎，肺気腫，歯周病など
④飲酒：アルコール性肝疾患など

があげられる。このなかでも糖尿病，脂質異常症，高尿酸血症，アルコール性肝障害などは代謝がかかわるものであり，基礎的な病態についての生化学的な理解が不可欠である。

図5　ヒトの起源を探る

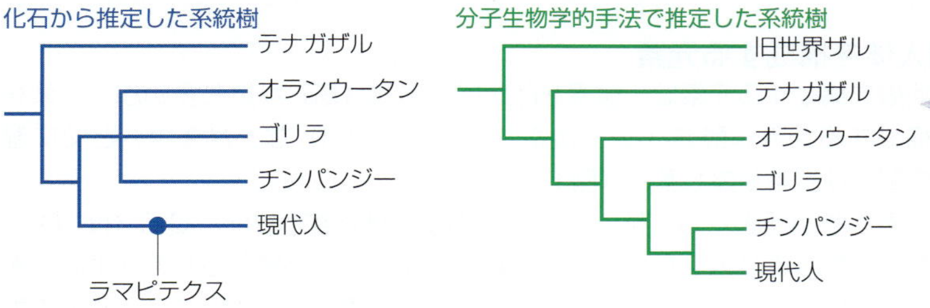

ここがPOINT

生物進化の研究は，化石を中心とした形の変化を調べる比較形態学が長らく主流であったが，近年は遺伝子の解析によりあらたな系統樹がつくられている。遺伝子が子孫に受け継がれ保存されながらも，突然変異が起こって変化していくのが進化の基本である。

図6　疾患の原因解明から治療法へ（白血病）

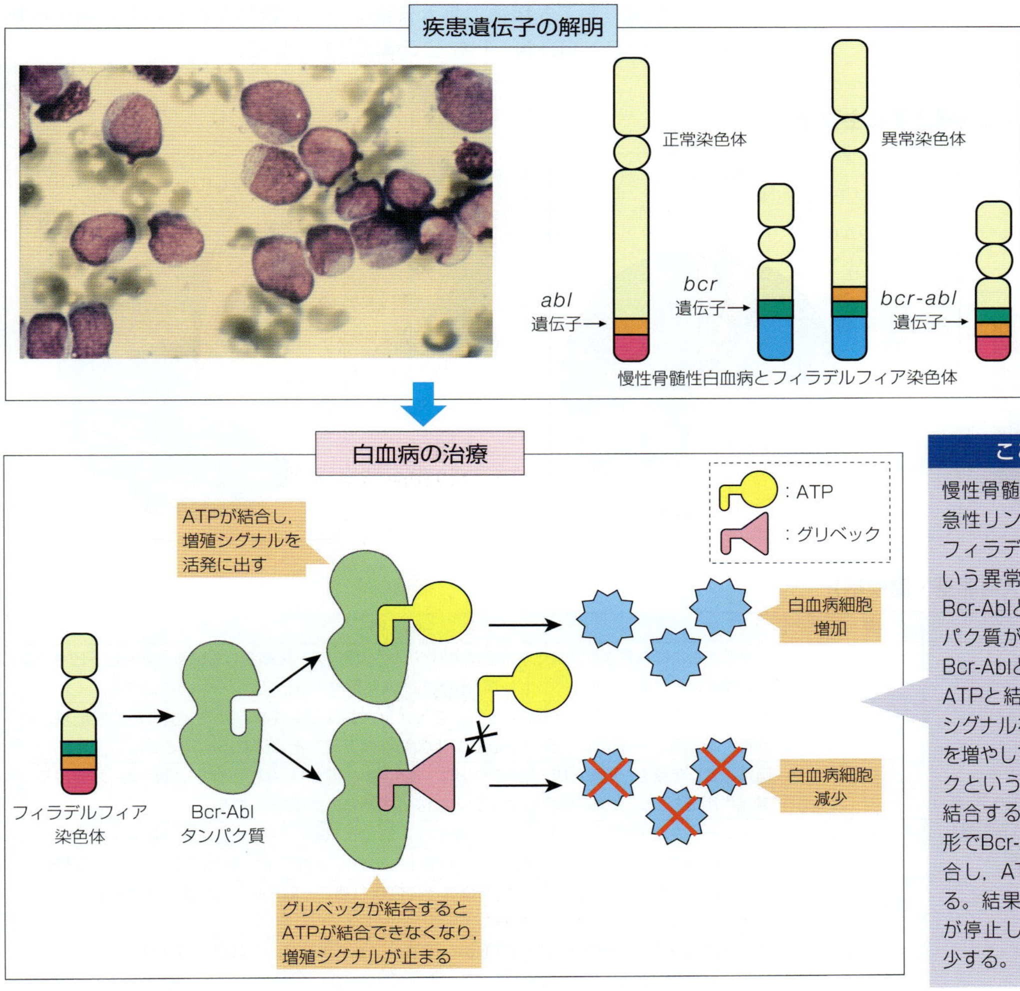

ここがPOINT

慢性骨髄性白血病やPh陽性急性リンパ性白血病では，フィラデルフィア染色体という異常な染色体ができ，Bcr-Ablという異常なタンパク質がつくられる。このBcr-Ablというタンパク質はATPと結合して細胞増殖のシグナルを出し，白血病細胞を増やしてしまう。グリベックという薬剤はこのATPが結合する部位を塞ぐような形でBcr-Ablタンパク質と結合し，ATPの結合を阻害する。結果的に増殖シグナルが停止し，白血病細胞が減少する。

人体はどのような物質でできているのか？（元素と化合物）

模範解答

- 人体を構成する元素としては酸素（O），炭素（C），水素（H）などが多い。とくに湿重量では炭素が最も多い。
- 人体は主に有機化合物とよばれる炭素原子を構造の基本骨格にもつ化合物で構成されている。
- 炭素の原子価は4で，多彩な官能基，結合様式をもち，枝分かれも可能で，タンパク質，糖質，脂質，核酸などさまざまな高分子化合物をつくる。

■人体を構成する元素

- 地殻を構成する元素は，酸素を除けばケイ素（Si）が最も多いが，人体を構成する元素は酸素（O），炭素（C），水素（H）などが多い。とくに湿重量では炭素が最も多い（**図1**）。
- 炭素が多い原因としては，主な原子の原子価が4であり，-C-C（N，O）-など連鎖を繰り返したり，枝分かれが可能なことが考えられる（主な元素の原子価　水素：1，酸素：2，窒素：3，炭素：4，リン：5）。その結果さまざまな官能基や結合様式が可能で，アミノ酸，糖，脂肪酸など常温で安定な化合物をたくさんつくることができる（**表1，2**）。
- このような炭素原子を構造の基本骨格にもつ化合物を総称して有機化合物とよび，主にC，O，N，Hなどで構成されている。

図1　地殻および人体を構成する主要元素

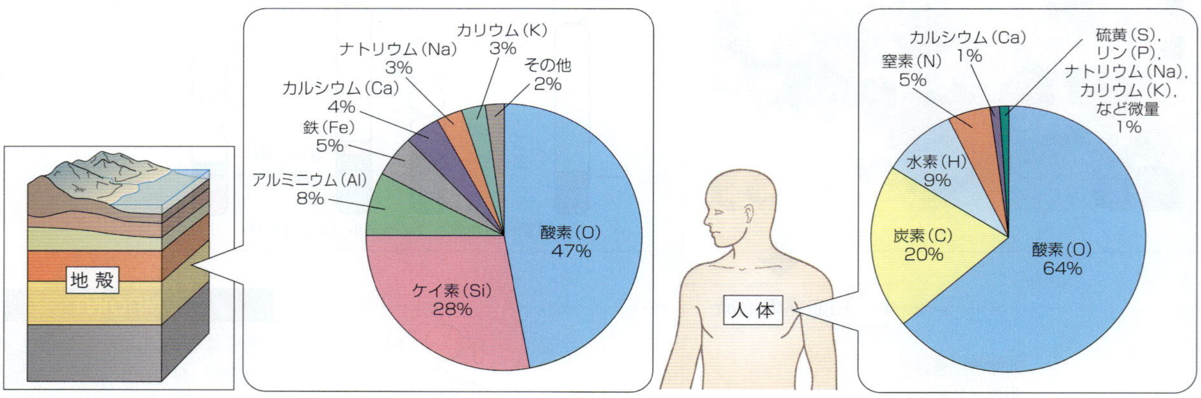

表1　主な原子団（官能基・置換基）

名 称	構 造	特 徴
ヒドロキシ基	-OH	水酸基ともよばれ親水性。炭化水素の炭素（ベンゼン環以外）に結合している水素をヒドロキシ基で置換するとアルコール，ベンゼン環の炭素の水素を置換するとフェノールとよばれる。
アミノ基	$-NH_2$	アンモニアNH_3の水素を1個除いたもので，タンパク質を構成するアミノ酸にある官能基。親水性，塩基性。一般的にアミノ基をもつ化合物群はアミンとよばれる（RNH_2）。
チオール基（スルフヒドリル基，メルカプト基）	-SH	硫黄（S）を含み，アミノ酸，グルタチオン，補酵素A（CoA）などに存在。親水性，弱酸性で，還元作用をもつ。金属と結合しやすい。しばしば特有の臭気を呈する。
アルデヒド基（ホルミル基）	-CHO	グルコースなど糖質に含まれ，還元力があり，酸化されるとカルボキシ基となる。
カルボキシ基	-COOH	炭素にヒドロキシ基と酸素が結合し，この基をもつものをカルボン酸とよぶ。親水性で弱酸性。
アルキル基	$CH_3-(CH_2)_n-$	鎖状の飽和炭化水素の置換基で，脂肪酸などに含まれる。一般的に「R」で表わされる。疎水性。メチル基，エチル基などもその仲間。
アリール（aryl）基	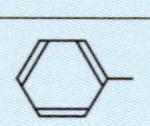	芳香族炭化水素からHを1個を取り除いた形で，フェニル基C_6H_5など。疎水性。なお，アリル（allyl）基と混同しないこいと（CH2=CH-CH2-）。

■人体を構成する高分子化合物

・人体は何種類かの高分子化合物で構成されている。タンパク質，糖質，脂質，DNAなどである。とくにさまざまな性質を示すのがタンパク質で，種々の性質をもつ20種類のアミノ酸の配列によって多種多様なタンパク質をつくることができる。

・DNAは4種類の塩基で20種類のアミノ酸をコードするには3つを組み合わせれば十分である。

・一方，タンパク質は多くのアミノ酸が結合しているため，アルファベットの単語のように無数の組み合わせがあるといえる。

KEYWORDS

• 炭素
• 官能基
• タンパク質
• 糖質
• 脂質

■高分子化合物の合成と分解

・タンパク質，糖質，脂質などを合成する反応を同化，これらを低分子化合物に分解する反応を異化とよぶ(**表3**)。この両方を併せて代謝となる。

・また，これらの反応には普遍的に多くの細胞で行われている反応と，ある特定の臓器で行われる反応がある（**表4**)。

異化：catabolism
同化：anabolism

表2　主な結合様式

名　称	構　造	特　徴
ペプチド結合	-CONH-	アミノ酸どうしで，一方のアミノ基と他方のカルボキシ基との間で水分子が取れ，結合（脱水縮合)。アミノ酸が多数結合したものをポリペプチドとよぶ。
エーテル結合	-O-	炭素原子と炭素原子の間に酸素原子が入り，それぞれに共有結合した構造（R-O-R'）。
エステル結合	-COO-	酸とアルコールの間で水分子が取れた結合。一般にはカルボキシ基とOH基。
ジスルフィド結合	-S-S-	2つのSH基によってつくられた結合。酸化型グルタチオン（GSSG)，タンパク質のシステイン残基どうしの結合などにみられる。還元されて切断される。
ホスホジエステル結合	-O-P(=O)OH-O-	リン酸が2つの他の化合物とエステル結合をつくる。1つのリン酸にある2個のOH基が他のリン酸やOH基をもつ他の分子と脱水縮合する。核酸などの骨格を形づくる強固な結合。
グリコシド結合	-O- (-N- -S-)	多糖など糖の結合に見られる。糖のヒドロキシ基が脱水縮合してできた結合で，相手が-OHならO-グリコシド結合に，相手が-SHならS-グリコシド結合に，相手が-NH_2や>NHならN-グリコシド結合となる。

表3　異化と同化

異　化	・分解・消化する反応 ・外部の有機物あるいは無機物を分解し，エネルギーを得てATPを合成する代謝 ・例）タンパク質→アミノ酸→二酸化炭素+水+アンモニア
同　化	・生体成分をつくり出す反応 ・エネルギーを用いて外部の無機物を取り込み，有機物を構築し，最終的には生体高分子さらには増殖を行う過程（生合成） ・例）アミノ酸→タンパク質

表4　生化学反応の分類

多くの細胞で行われる一般的な生化学反応	特定の臓器で行われることが多い生化学反応
・脂肪酸酸化（脳，赤血球を除く） ・解糖系 ・グリコーゲン合成と分解（主として肝臓，筋肉） ・TCA回路と酸化的リン酸化（赤血球を除く） ・タンパク質合成（赤血球を除く） ・コレステロールの合成（多くの細胞で行われるが，量的には肝臓が半分から半分以上である）	・脂肪酸合成（肝，脂肪組織） ・糖新生（肝，腎） ・ヘム合成（骨髄，肝） ・HMP回路（肝，脂肪組織，副腎皮質，乳腺，赤血球） ・アミノ酸の合成と分解（肝） ・尿素の生成（肝） ・ステロイドホルモンの合成（副腎皮質，性腺）

自由エネルギーとはなにか？（高エネルギー化合物）

模範解答

- Gibbs（ギブズ）の自由エネルギーは　$G = H - T \times S$　で表される。
- 自由エネルギー（ギブズ）は，物質が自由に使えるエネルギーを意味している。
- 反応前後の自由エネルギー変化ΔGが負であれば自発的に進行し，そのエネルギーを他の反応に使うこともできる。

■ギブズの自由エネルギーとは

- ギブズの自由エネルギーは
$$G = H - T \times S$$
で表される。
（H：エンタルピー，S：エントロピー，T：温度）
- 一定の温度，圧力のもとでの化学反応における自由エネルギー変化（ΔG）は
$$\Delta G = \Delta H - T \times \Delta S = Q - T \times \Delta S$$
となる（Q：反応熱）。
- ある化学反応が進行した際に生ずるエネルギーから物質の自由度に必要なエネルギーを引いたものと考えられる。
- すなわち，ある化学反応が起こった場合，絶対零度でない限り発生するエネルギー（エンタルピーの差ΔH）を全部使えるわけではない。自由エネルギーとは自由に使えるエネルギーのことである。

図1　エネルギー変化の模式図

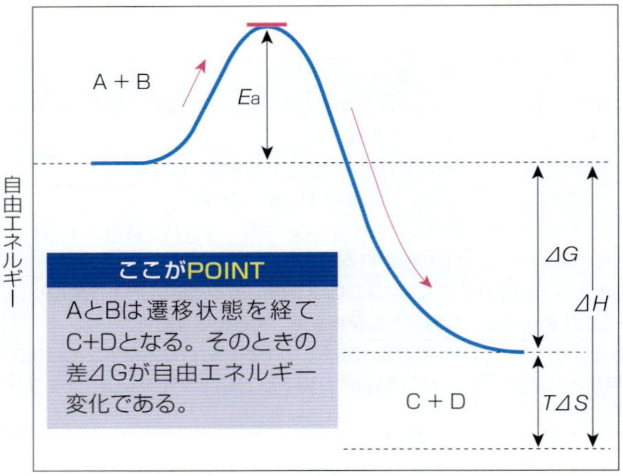

■反応前後の自由エネルギー

- ある化学反応　A ＋ B → C ＋ D　の自由エネルギー変化は
$$\Delta G = G_C + G_D - (G_A + G_B)$$ となる。
  - ΔGが負の場合に，その反応は自発的に進行し，その際に得られるエネルギーを他に使えることになる。図1に模式図を示す。

表1　生体関連物質の標準生成自由エネルギー（25℃，水溶液中）

化合物	$-\Delta G_f^\circ$〔kJ·mol^{-1}〕	化合物	$-\Delta G_f^\circ$〔kJ·mol^{-1}〕
アセトアルデヒド	139.7	H^+	0.0
酢酸$^-$	369.2	H_2（気体）	0.0
アセチルCoA	374.1	H_2O（液体）	237.2
cis-アコニット酸$^{3-}$	920.9	イソクエン酸$^{3-}$	1160.0
CO_2（気体）	394.4	2-オキソグルタル酸$^{2-}$	798.0
CO_2（水溶液）	386.2	乳酸$^-$	516.6
HCO_3^-	587.1	L-リンゴ酸$^{2-}$	845.1
クエン酸$^{3-}$	1166.6	OH^-	157.3
エタノール	181.5	オキサロ酢酸$^{2-}$	797.2
フルクトース	915.4	ホスホエノールピルビン酸$^{3-}$	1269.5
フルクトース-6-リン酸$^{2-}$	1758.3	2-ホスホグリセリン酸$^{3-}$	1509.9
フルクトース-1,6-ビスリン酸$^{4-}$	2600.8	3-ホスホグリセリン酸$^{3-}$	1515.7
フマル酸$^{2-}$	604.2	ピルビン酸$^-$	474.5
α-D-グルコース	917.2	コハク酸$^{2-}$	690.2
グルコース-6-リン酸$^{2-}$	1760.2	サクシニルCoA	687.7

■自由エネルギー変化はどのようにして求めるか（標準生成自由エネルギー）

- 実はギブズの自由エネルギーの絶対値を測定することはできない。しかし，化学反応前後のギブズ自由エネルギー変化（ΔG）を知ることが重要で，これがわかれば反応がどちらの方向に進むのかわかる。そこで，山の高さを海抜で表現するように，比較する基準をつくり比較する必要がある。25℃，1気圧の条件で純粋な元素の自由エネルギーをゼロとし，この標準状態の成分元素からある物質を1 molつくる自由エネルギー変化を標準生成自

由エネルギーとよぶ（ΔG_f°：°は標準状態を，fはformationの意味）。標準生成自由エネルギーの値と物質の濃度から自由エネルギー変化を求めることができる。**表1**に主な物質の標準生成自由エネルギーを示す。

・なお，物理化学的な標準状態はpH=0であるが，生体内ではpH=7.0の条件下で定義する。その場合，ΔG°に対して$\Delta G^{\circ\prime}$と表現する。重要なのは標準状態の選び方が違うだけで自由エネルギー変化は同じであることである。

KEYWORDS
- エンタルピー
- エントロピー
- 反応熱
- 共役

■共役反応

・生体内の代謝反応のエネルギー変化は正の場合が多く，自発的には起こらない。この反応を進めるためには，大きな負の自由エネルギー変化の別の反応と組み合わせる必要がある。

反応㋐　A ＋ B ⇔ C ＋ D　　ΔG㋐＞0
反応㋑　C ＋ E ⇔ F ＋ G　　ΔG㋑＜0

・ΔG㋐＞0であるので反応㋐は自発的には進まない。しかし2つの反応を合計してΔG㋐＋ΔG㋑＜0であれば，全体としては自発的に進む反応となる。すなわち化合物Cを介して両反応は共役している。生体内ではATPの加水分解反応は大きな負の自由エネルギー変化を伴い，さまざまなΔG＞0の反応を進めている。

■高エネルギー化合物

アデノシン三リン酸（ATP）

・ATPはアデノシンに3つのリン酸基が結合しており，最初のリン酸基はエステル結合，2つ目，3つ目は無水物として結合している。リン酸基はアデノシンに近いほうからα，β，γとよばれる（**図2**）。

・ATPの加水分解反応の標準自由エネルギー変化（$\Delta G^{\circ\prime}$）は下記のとおりである。

ATP ＋ H_2O → ADP ＋ Pi　$\Delta G^{\circ\prime}$ ＝ −30.5 kJ/mol
ATP ＋ H_2O → AMP ＋ PPi　$\Delta G^{\circ\prime}$ ＝ −32.2 kJ/mol
Piは無機リン酸（HPO_4^{2-}），PPiはピロリン酸（$P_2O_7^{4-}$）

・このようにβ-リン酸基とγ-リン酸基が結合している酸無水結合が高エネルギー結合であり，ATPの加水分解の標準自由エネルギー変化は大きな負の値となる（欄外記事参照）。生体内の代謝反応は自由エネルギーの増加を伴うものが多く，ATPの加水分解反応と組み合わせる（共役）ことで反応を進ませることができる。一方，ATPの加水分解反応よりさらに負の値が大きい反応と組み合わせるとADPを再生できる。

高エネルギー結合の意味
ATPのリン酸部位には4つの負電荷が密集し，加水分解されてできるリン酸は共鳴構造で安定化するため，加水分解の自由エネルギーの減少が大きく反応が起こりやすい。高エネルギー結合とは，この結合を切断（開裂）するためのエネルギー（結合エネルギー）が高いことではない。

・ATPはよく「生体のエネルギー通貨」とよばれるが，それは多くの代謝反応に共通して使われるからだけではない。ATP加水分解の標準自由エネルギー変化が十分大きな負であるだけでなく，極端には大きくなくむしろ中間的な値であるからである。他の反応と組み合わせて再生もできるからこそ多く反応に関与できるのである（やり取りできてこそ通貨である）。

［例1］
グルコース ＋ Pi → グルコース-6-リン酸 ＋ H_2O
：$\Delta G^{\circ\prime}$ ＝ 13.8 kJ/mol
ATP ＋ H_2O → ADP ＋ Pi
：$\Delta G^{\circ\prime}$ ＝ −30.5 kJ/mol

図2　ATP，ADP，AMPの構造

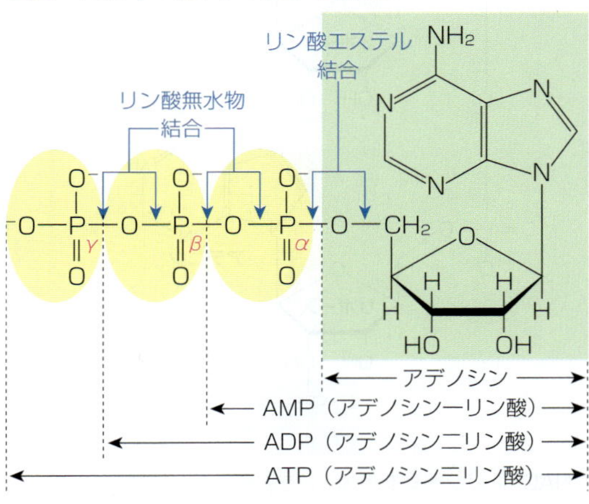

共役すると

グルコース ＋ ATP → グルコース-6-リン酸 ＋ ADP

：$\Delta G^{\circ\prime}$ = −16.7 kJ/mol

となってグルコース-6-リン酸ができる。

［例2］

ADP ＋ Pi → ATP ＋ H_2O：$\Delta G^{\circ\prime}$ = 30.5 kJ/mol

ホスホエノールピルビン酸 ＋ H_2O → ピルビン酸＋Pi

：$\Delta G^{\circ\prime}$ = −61.9 kJ/mol

共役すると

ADP ＋ ホスホエノールピルビン酸 → ATP ＋ ピルビン酸

：$\Delta G^{\circ\prime}$ = −31.4 kJ/mol

となって自由エネルギー変化は負となるため，ATPは再生できる。

- 一般的に$\Delta G^{\circ\prime}$ が−25 kJ/molより大きな負である場合に高エネルギー結合とよばれる（**表2**）。しかしすべてのリン酸結合が高エネルギー結合ではない（**表3**）
- ATPは生体内ではグルコース，脂肪酸，アミノ酸などの燃料分子の酸化でつくられる。解糖系では基質レベルのリン酸化でつくられるが，アセチルCoAを中間体として酸化的リン酸化で大量に生成される（⇒p.192-195）。

NADH，NADPH，$FADH_2$

- これらは補酵素に分類され，酸化還元反応に関与し，共役反応にもかかわる。還元型であるNADH，NADPH，$FADH_2$は高エネルギー化合物で，他の分子に水素イオン（H^-，$H^+ + 2e^-$）を移して還元し，自分は酸化されてNAD^+，$NADP^+$，FADになる。

①NAD^+（ニコチンアミドアデニンジヌクレオチド，**図3a**）

- ビタミンであるナイアシンから合成され，デヒドロゲナーゼ系

図3　NAD^+と$NADP^+$の構造

$NADP^+$の構造式は一部Hを省略している。
NAD^+と$NADP^+$はリン酸基の付加以外は同じである。

a. ニコチンアミドアデニンジヌクレオチド（NAD^+）

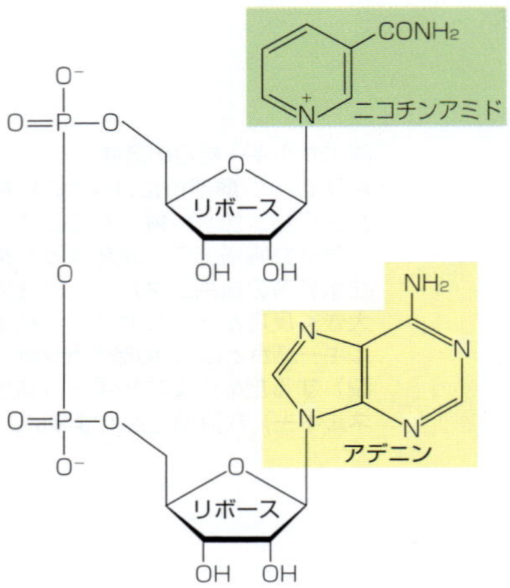

b. ニコチンアミドアデニンジヌクレオチドリン酸（$NADP^+$）

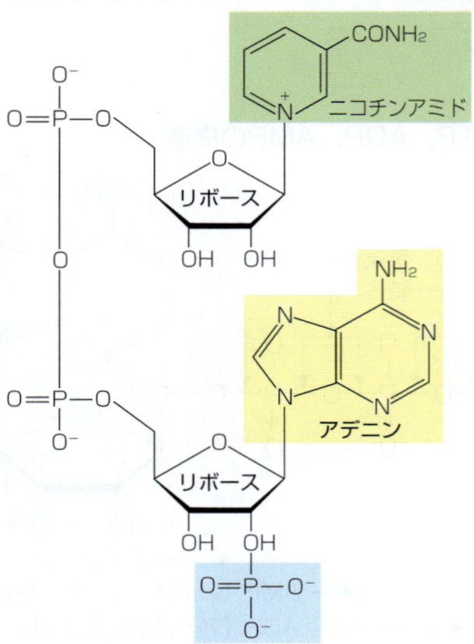

NAD^+にリン酸基を追加。Hを省略した（簡易な表記）。

表2　リン酸化合物の加水分解の標準自由エネルギー変化（高エネルギー）

化合物	$-\Delta G_f^{\circ}$ 〔kJ・mol⁻¹〕
ホスホエノールピルビン酸	−61.9
1,3-ビスホスホグリセリン酸	−49.4
アセチルリン酸	−43.1
ホスホクレアチン	−43.1
PPi（ピロリン酸）	−33.5
ATP（→AMP+PPi）	−32.2
ATP（→ADP+Pi）	−30.5

表3　リン酸化合物の加水分解の標準自由エネルギー変化（低エネルギー）

化合物	$-\Delta G_f^{\circ}$ 〔kJ・mol⁻¹〕
グルコース-1-リン酸	−20.9
グルコース-6-リン酸	−13.8
フルクトース-6-リン酸	−13.8
グリセロール-3-リン酸	−9.2

の酵素の補酵素として働く。例えばアルコールやアルデヒドの酸化還元反応に関与し，水素の授受を行う。

・NADHはミトコンドリアの電子伝達系で3個のATPを生成する。なお，NADH ＋ H^+をNADH_2^+と記載される場合もある。

$$NADH \rightarrow NAD^+ + H^+ + 2e^- \quad \Delta G^{\circ\prime} = -60.8\ kJ/mol$$

②$NADP^+$（ニコチンアミドアデニンジヌクレオチドリン酸，図3b）

・脂肪酸合成，コレステロール合成に必須の補酵素である。NAD同様，ナイアシンから合成されるが，リン酸基の付加は$NAD^+ + ATP \rightarrow NADP^+ + ADP$で行われる。$NAD^+$と同様，酸化還元反応に関与し水素の授受を行うが，異化代謝ではなく，同化代謝で利用される。

・多くの場合，生合成では産物は前駆体より還元されていることが多く，そのためにATPだけでなく還元力が必要で，通常はNADPHから供給されることが多い。NADPHは細胞質のペントースリン酸回路，リンゴ酸酵素，などによって供給される。

$$NADPH \rightarrow NADP^+ + H^+ + 2e^- \quad \Delta G^{\circ\prime} = -61.8\ kJ/mol$$

③FAD（フラビンアデニンジヌクレオチド，図4）

・NAD同様，酸化還元反応の補酵素として働く。リボフラビン（ビタミンB_2）から生成され，FADを必要とするいくつかの酵素はフラビンタンパク質（フラボプロテイン）やフラボ酵素などとよばれる場合がある。

・$FADH_2$はミトコンドリアの電子伝達系で2個のATPを生成する。クエン酸回路（コハク酸デヒドロゲナーゼ）とβ酸化（アシルCoAデヒドロゲナーゼ）が主な供給源となる。

$$FADH_2 \rightarrow FAD + 2H^+ + 2e^- \quad \Delta G^{\circ\prime} = -42.3\ kJ/mol$$

アセチルCoAなど（コエンザイムA：補酵素A，図5）

・アセチルCoAは，S（硫黄原子）とアセチル基がチオエステル結合（高エネルギー結合）で結合しており，加水分解によって自由エネルギーを放出してアセチル基を他の分子に移す。

・CoAはアセチル基のほかにも種々のアシル基の転移反応に関与する。

・アセチルCoAは，脂肪酸のβ酸化など多くの代謝過程で生じ，クエン酸回路で代謝される。またケトン体，脂肪酸の合成などの多くの化合物の原料となる（CoAのAはacetylation）。

$$CoA-S-COCH_3 + H_2O \rightarrow CoA-SH + CH_3COOH$$
$$\Delta G^{\circ\prime} = -31.5\ kJ/mol$$

図4　FADの構造

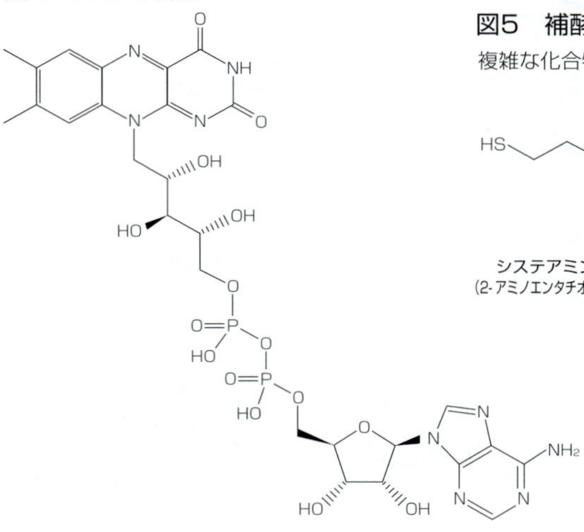

図5　補酵素Aの構造

複雑な化合物のため，記載方法が種々あることに注意（⇒p.189）。

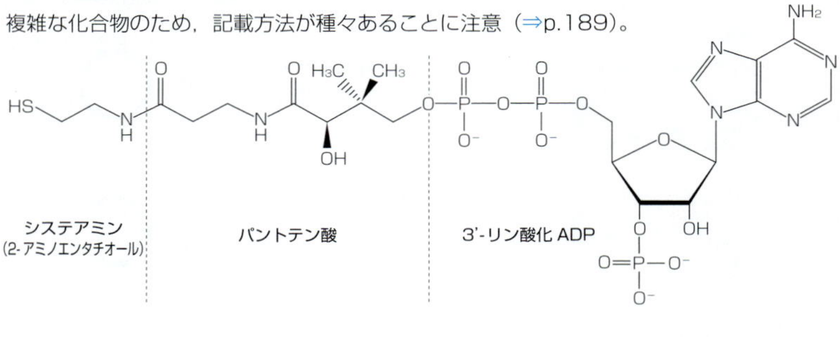

どうして大腸菌やウイルスの遺伝子を研究するのか？（モデル生物）

模範解答

- 生化学研究の素材となる生物をモデル生物とよぶ。ヒトを研究に用いるにはさまざまな制約があるため，一般にはモデル生物を研究に用いる。
- 遺伝のしくみや生体内での代謝など，基本的なしくみは多くの生物で共通であるため，多くの部分は単純な大腸菌やウイルスをモデルとして明らかにされ，その後ヒトなどの高等生物に当てはめて研究された。

図1　バクテリオファージλの構造

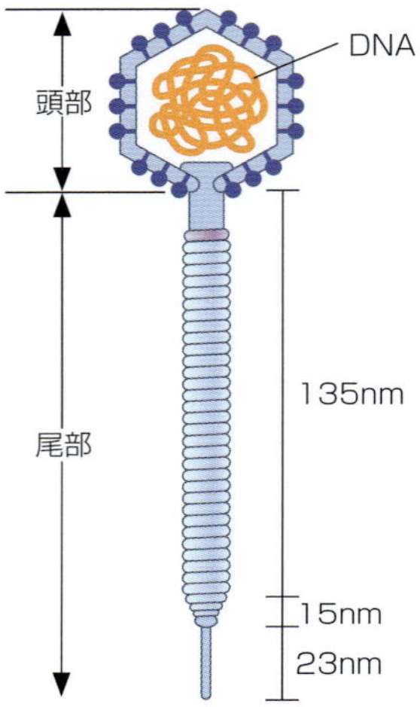

■モデル生物を用いる意義

- 実験にモデル生物を用いることにより，
  - 倫理上の問題が少ない。
  - 世代時間が短いため研究の効率化が図れる（すぐに結果が出る）。
  - 多数の研究者による基礎的なデータの共有と積み重ねが可能である。
  - 安価で簡単に飼育できる。
  - 観察したい形質に応じた生物を選択することができる。

  など，メリットが多い。
- 大腸菌に寄生するバクテリオファージの研究は遺伝のしくみの基本を理解するうえで多大な貢献をした。
- 以下に，分子生物学実験で用いられたモデル生物の特徴と学問上の貢献について紹介する。

大腸菌（*Escherichia coli*）

- 単細胞の原核生物で，約500万塩基対の環状ゲノムに約4,000個の遺伝子をもつ。ほとんどの大腸菌は病原性がなく，飼育（培養）は通常の実験室の設備で安全かつ安価に行うことができる。
- 数十分程度で分裂し娘細胞を生じるため，遺伝子の変化を短時間で確かめることができるうえ，同じ形質をもった大腸菌を一

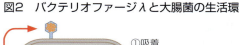

図2　バクテリオファージλと大腸菌の生活環

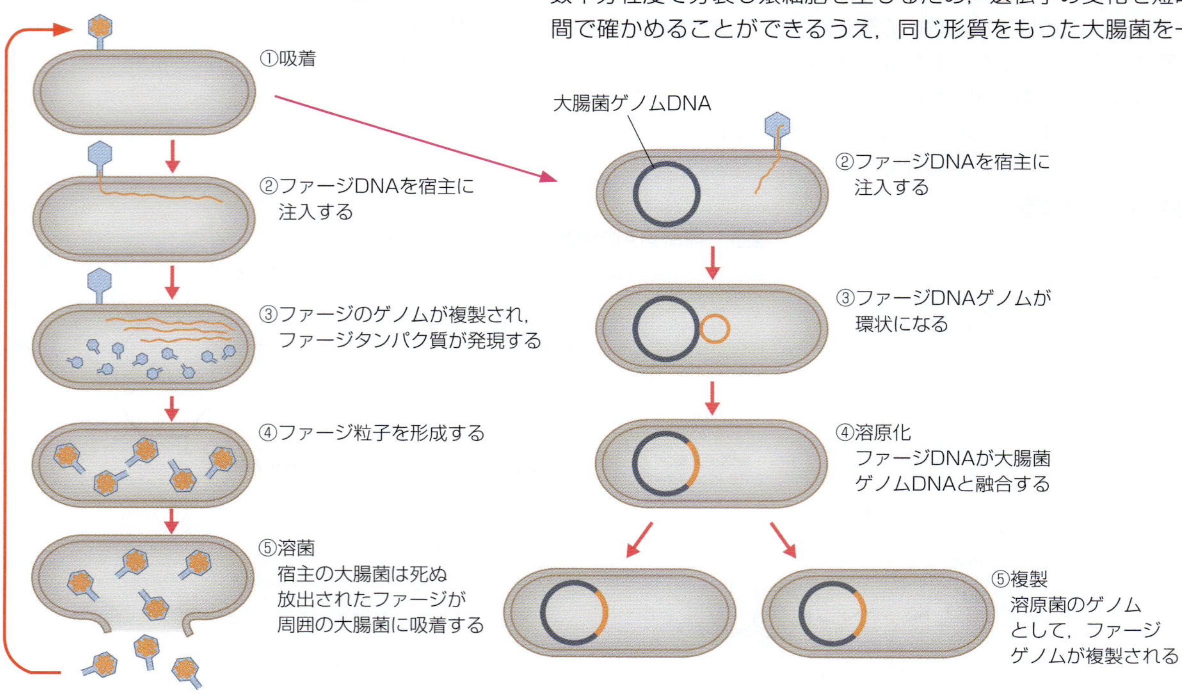

晩で増殖させて大量に手に入れることができる（クローニング）。
・大腸菌は遺伝子の複製，転写など遺伝の基本的なしくみの解明に多大な貢献をしてきた。今日でも遺伝子組み換え操作でベクターの宿主として頻用される。

バクテリオファージ（*Bacteriophage*）（図1）
・細菌に感染するウイルスで，単にファージとよばれることがある。
・大腸菌K12株を宿主とするバクテリオファージλは，約48kbpの環状二本鎖DNAゲノムをもつ。扱いやすいゲノムサイズで遺伝子組み換え操作が容易であるため，遺伝子の機能，発現，組み換え，形態形成などの研究に大いに貢献した。
・また，バクテリオファージλは，遺伝子組み換え操作で大腸菌内に外来遺伝子を運び込む遺伝子ベクターとして用いられている（図2）。

■その他のモデル動物
出芽酵母（*Saccharomyces cerevisiae*）
・最も単純な真核生物のモデルである。個体の小ささ，培養の容易さ，増殖・世代時間などは大腸菌と同様の特徴をもつ。
・12Mbpのゲノム上に約6,000個の遺伝子があり，12個の染色体に分かれている。細胞周期のしくみを解き明かすうえで大きな貢献をした。

線虫（*Caenorhabditis elegans*）
・最も単純な多細胞生物のモデル。体長約1mm，体細胞数が959個で，受精卵から成虫に至る発生過程の全細胞の系譜が明らかとされ，発生生物学の研究に用いられる。
・ゲノムサイズは約100Mbpで遺伝子数は15,000個と見積もられており，最も早くに全ゲノムの塩基配列解読が終了した動物である。

キイロショウジョウバエ（*Drosophila melanogaster*）
・完全変態をする体長3mmほどの節足動物。幼虫の唾腺染色体は多糸染色体となるため容易に観察できる。Morgan（モーガン）らが遺伝子地図の作製に用いた。
・染色体は4本で，ゲノムサイズは180Mbp，遺伝子数は14,000個と見積もられている。分化，発生，情報伝達，行動など，さまざまな研究に用いられている。

シロイヌナズナ（*Arabidopsis thaliana*）
・アブラナ科の植物。植物は動物に較べてゲノムサイズの大きいものが多いが，シロイヌナズナはゲノムサイズ125Mbp，染色体数は5個，遺伝子数25,000個と顕花植物で最小のサイズで，高等植物のモデル生物として用いられている。

マウス（*Mus musculus*）
・高等な哺乳動物のモデルとして用いられている。ゲノムサイズは2,600Mbp，染色体数は20個，遺伝子数26,000個程度で，最もヒトに近く扱いやすい実験動物である。
・マウスを用いた遺伝子改変動物の作製手技が確立されている。遺伝子ノックアウトやトランスジェニック動物は，遺伝子の機能を探索するうえできわめて重要な役割を担っている。

参考：ヒト（*Homo sapiens*）
・霊長類で，染色体は23個，ゲノムサイズは約3,200Mbp，遺伝子数は約26,800個と見積もられている。すでに全ゲノムDNA配列が解読されている。

KEY WORDS
• 宿主
• ベクター
• λファージ
• 大腸菌
• モデル生物

bp（ベースペア）とは
塩基対を指す。核酸分子の大きさは連なっているヌクレオチドの数で表現する。DNAはヌクレオチドが塩基対を構成するので，鎖の長さは塩基対（base pair; bp）で表現できる。Mbpはメガベースペアと読み，100万塩基対を意味する。

in vivo*と*in vitro
モデル生物を用いた実験条件を*in vivo*という。一方で，試験管やシャーレの中で生体の機能をシミュレートする実験条件を*in vitro*という。*in vivo*で行われる実験はきわめて有意義だが，動物愛護と遺伝子組み換え生物の拡散防止を常に念頭に置く必要がある。今日では，可能な限り生物個体を使わず，培養細胞など*in vitro*の実験に置き換える努力が求められる。また，モデル生物によって得られた知見が必ずしも他の生物に一般化できるわけでないことに注意が必要である。

QUESTION
環状二本鎖DNAをゲノムにもつものはどれか。
a　大腸菌
b　出芽酵母
c　シロイヌナズナ
d　ショウジョウバエ
e　マウス

遺伝子をみつけたのは誰か？
（遺伝のしくみの解明）

模範解答

- 遺伝のしくみの解明は，Mendel（メンデル）による遺伝子の概念の導入と遺伝の法則の発見（1866年）に始まった。
- Mendelは，エンドウマメの掛け合わせ実験により，対立遺伝子の概念，そして優性の法則，分離の法則，独立の法則を発見した。
- Morgan（モーガン）らは染色体上に遺伝子が並んでいることを示し，Avery（エーブリー）はGriffith（グリフィス）が行った遺伝子導入実験を検証し，遺伝がデオキシリボ核酸（DNA）によることを証明した。
- Watson（ワトソン）とCrick（クリック）は，DNAの立体構造が相補的塩基対形成に基づく二重らせんであることを示した。

核酸（nucleic acid）
ヌクレオチドを単位としホスホジエステル結合で重合した高分子化合物。化学的にはデオキシリボ核酸（DNA）とリボ核酸（RNA）の2種類があり，細胞内には水，タンパク質に次いで大量に存在する。

■遺伝の法則まで

核酸の発見

- 1869年，Miescher（ミーシャ）が膿汁から核酸を分離し，リン酸に富む酸性の巨大な高分子化合物であることを明らかにしたが，この時点で，遺伝のしくみがわかっておらず，核酸が遺伝情報を伝達する分子であるという認識はなかった。

遺伝の法則と遺伝子の概念

- 核酸の発見に先立つ1866年，Mendel（メンデル）は修道院の庭でエンドウを栽培し，異なる性質のエンドウを掛け合わせた場合に子孫に伝わる性質について詳細に観察した。
- 丸い豆のめしべにしわのある豆の花粉を受粉させると，すべて丸い豆が実った。Mendelは対立する遺伝的形質を伝える単位因子には優性（丸い豆）と劣性（しわのある豆）があることを想定し，2つの形質はともに伝わるが優性な形質のみが次世代に現れると考えた（優性の法則）。
- また，その雑種の自家受粉で実る豆には劣性の形質が復活し，優性の形質をもった豆と劣性の形質をもった豆の比率は3：1となる（分離の法則）（**図1**）。
- さらに，複数の性質（例えば，豆の形と色）は別個に子孫に伝わることを発見した（独立の法則。ただし遺伝子が同じ染色体上で連鎖する場合には成り立たない）。
- Mendelはこれらの観察結果から，融合せず分離した別々の粒子として振る舞う単位因子によって遺伝が制御され，それぞれの単位因

図1（Mendelによる）優性の法則と分離の法則

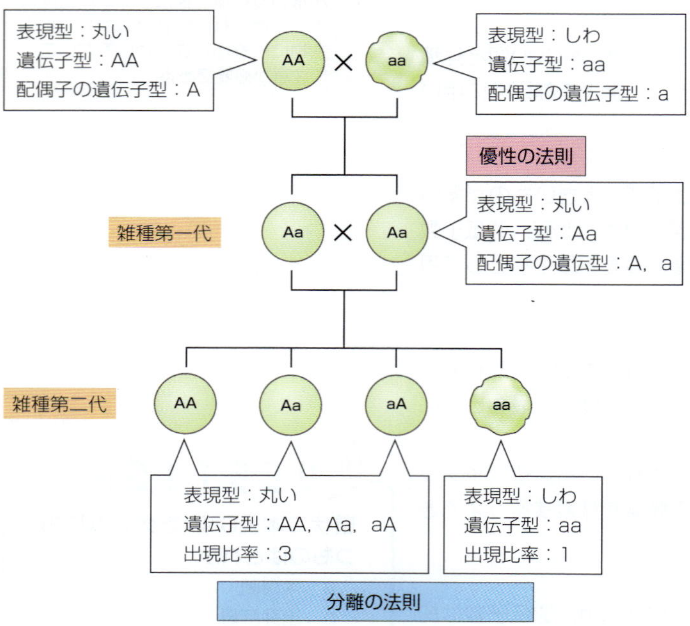

p.13 QUESTION

正解 **a**　原核生物は環状二本鎖DNA，真核生物は染色体に区切られた直鎖状DNAをそれぞれゲノムにもつ。大腸菌は原核生物なので環状二本鎖DNAをゲノムにもつ。

子には複数の型があると推定した。
- Mendelの論文は発表当時は注目されなかったが，1900年に再発見され一般に知られるようになった。
- Mendelにより提案された遺伝子がどのような物質で，そのしくみはどうなっているのか，当時はまったくわかっていなかった。

■DNAが遺伝物質の候補にあがるまで

染色体説と染色体地図

- Sutton（サットン）は顕微鏡を用いて細胞分裂を観察し，染色体が娘細胞に均等に分配されることに気付き，遺伝のしくみに染色体が関与することを予想した（遺伝の染色体説，1903年）。
- Morgan（モーガン）と弟子達はショウジョウバエの遺伝を研究し，さまざまな突然変異体のなかに遺伝的な挙動をともにする連鎖という現象を発見し，連鎖の程度から組み換え率を求めそれぞれの遺伝子間の距離を決定した。さらに 変異を唾腺染色体の縞模様と関連付けてショウジョウバエの遺伝子地図を作成し（1910年以降），遺伝子が染色体上に一列に並んでいることを示した。

一遺伝子一酵素説

- 1945年，Beadle（ビードル）とTatum（テータム）はアカパンカビに放射線を照射して得られた2種類のアルギニン要求性の変異株のそれぞれが，シトルリンからアルギニンを合成する過程の2つの酵素のどちらかの活性を欠くことを生化学的に明らかにした（**図2**）。つまり，1つの遺伝子の変異による表現型の変化が1種類の酵素活性の欠損に対応することを証明し，一遺伝子一酵素説として遺伝子と酵素（正確にはタンパク質）の関係を証明するきっかけとなった。
- その後Pauling（ポーリング）が，Mendelの法則に従って劣性遺伝する鎌状赤血球症患者のヘモグロビンでβグロビンの^{6}GluがValに変異していることを明らかにし，遺伝子がタンパク質の一次構造を規定することを証明した。

GriffithとAveryの形質転換実験（図3）

- Griffith（グリフィス）は強毒性の肺炎双球菌（莢膜をもつS型）を加熱滅菌して得られた菌体成分により低毒性の肺炎双球菌（莢膜をもたないR型）に莢膜をつくる性質を移すことができることを示した。人為的に遺伝的な性質を移す形質転換を行った初めての実験である。
- 当時はタンパク質が遺伝物質と考えられており，タンパク質に比べてはるかに単純な核酸は高度な遺伝情報を記録し伝えるのに相応しくないという考えが大勢を占めていた。Avery（エーブリー）は菌体成分から抽出したDNAが形質転換を起こすことを示した。さらにタンパク質分解酵素による処理は形質転換になんら影響を与えず，DNA分解酵素処理は形質転換を完全に阻害することを示し，遺伝物質がDNAであることを証明した。

Hershey（ハーシー）とChase（チェイス）のブレンダー実験（図4）

- Averyの証明にもかかわらず，遺伝物質がDNAであることを受け入れるにはさらに証拠が必要と考える人が数多くいた。
- バクテリオファージ（ファージ）は宿主細

図2　アカパンカビの栄養要求性実験

A株は野生型。B，C株はともにアルギニン要求性だが，異なる酵素の欠損による。

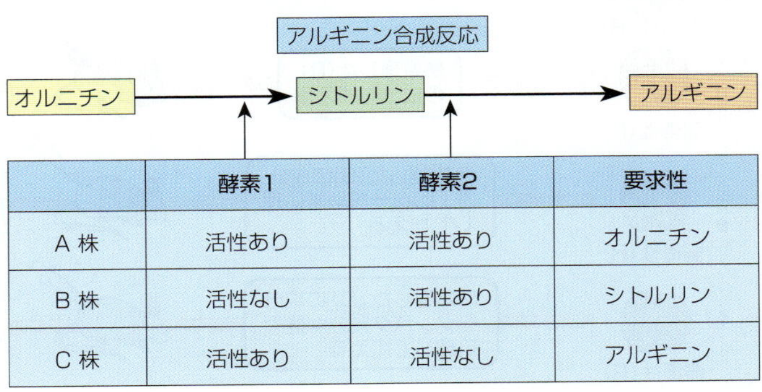

	酵素1	酵素2	要求性
A 株	活性あり	活性あり	オルニチン
B 株	活性なし	活性あり	シトルリン
C 株	活性あり	活性なし	アルギニン

KEYWORDS
- メンデルの法則
- 染色体説
- 形質転換
- 二重らせんモデル

胞に吸着し，遺伝物質を送り込んでその中で自らを複製し新しいファージ粒子を生じさせる。2種類の放射性同位元素（^{32}P，^{35}S）で標識したファージを宿主細胞に感染させ，ファージが遺伝物質を細胞内に送り込んだ頃合いを見計らって宿主細胞をブレンダーで激しく撹拌すると，細胞の表面に吸着していた殻が外れるが，遺伝物質はすでに細胞の中に送り込まれている。しばらくすると宿主細胞の中でファージ粒子が産生される。新しいファージ粒子には^{32}Pのみが含まれ，^{35}Sは含まれていなかった。つまり，遺伝物質として次世代に受け継がれるのはリン（P）を含む核酸であり，硫黄（S）を含むタンパク質ではないことが証明された。

■二重らせんモデル

・こうして，DNAが遺伝物質であることは明らかになったものの，「生物のもつ膨大な多様性，安定性，可変性，伝達性など，遺伝物質が備える特性を化学的にはきわめて単純な4種類のヌクレオチドの重合体がどのように実現するのか」という問いに対する解答はまだ得られていなかった。多くの科学者がこの謎に挑み，ついに「相補的塩基対形成に基づく二重らせん構造」という答えを出したのがWatson（ワトソン）とCrick（クリック）である。

・当時，すでにChargaff（シャルガフ）の法則（DNAにはAとT，GとCが同じ比率で含まれる）が明らかになっており，これとFranklin（フランクリン）によるX線構造解析の結果を加えて，WatsonとCrickは逆向き平行の関係にある二本鎖DNAが塩基を内側に向けてGとC，AとTの間で水素結合による相補的塩基対を形成するというアイデアに基づく二重らせんの分子模型を組み上げた（**図5**）。この模型ではDNAの塩基配列が遺伝情報となり，二重らせんをほどくと各々のDNA鎖を新たなDNA合成の鋳型として使い得るのは明白で，鋳型依存性DNA合成のしくみと半保存的複製

図3　Griffithの実験（a～d）とAveryによる追試（e, f）

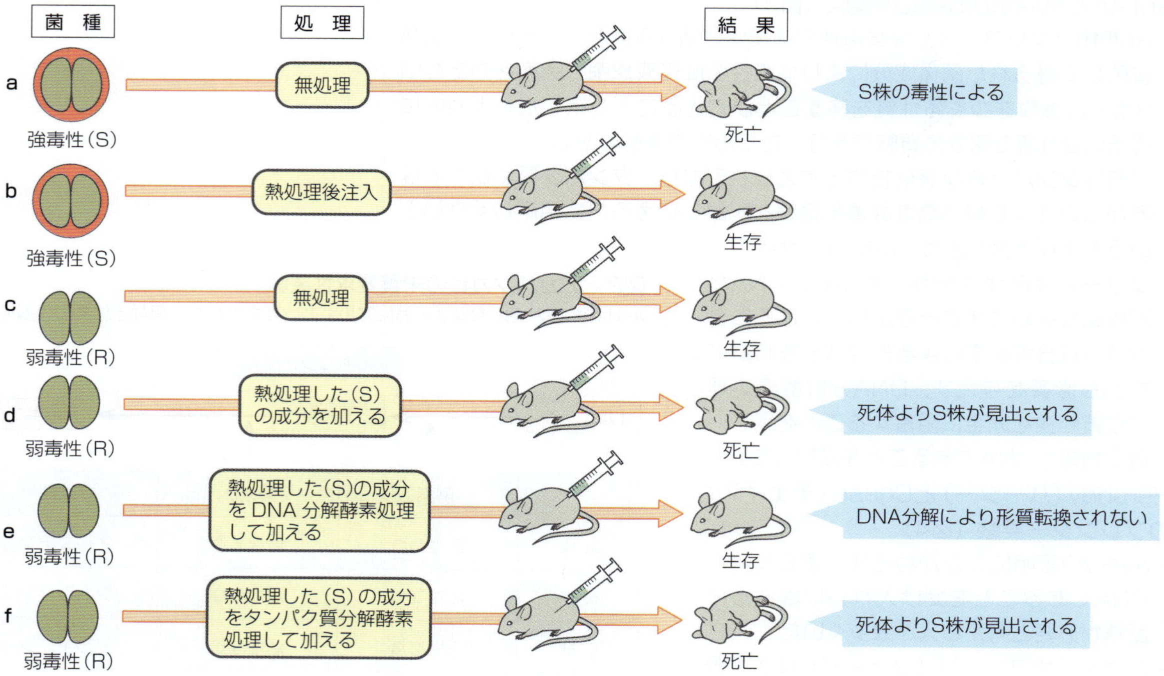

は，今日でもまったく矛盾なく受け入れられている。

・その後，WatsonとCrickの二重らせんモデルをもとに，遺伝にかかわるさまざまなしくみが解明されていった。

図4　HersheyとChaseによるブレンダー実験の概念図

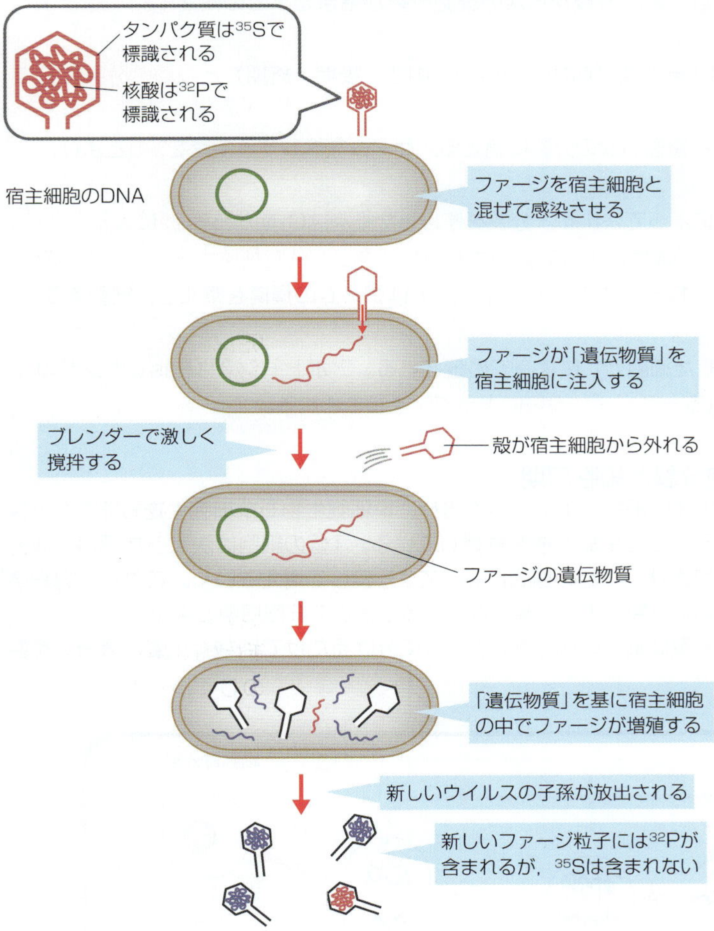

図5　二重らせんと鋳型依存性DNA複製の概念

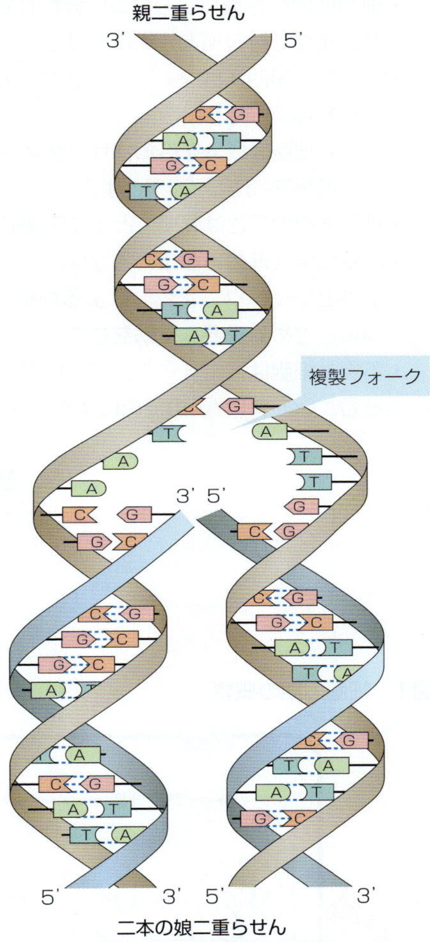

ここがPOINT

DNAの塩基配列が遺伝情報となり，二重らせんをほどいて各々のDNA鎖を新たなDNA合成の鋳型とする。

QUESTION

Averyが明らかにした遺伝物質の特徴として正しいのはどれか。

a　加熱により機能を失う。
b　DNA分解酵素を作用させると機能を失う。
c　タンパク質分解酵素を作用させると機能を失う。
d　マウスに致死的な毒性をもつ。
e　莢膜の成分そのものである。

細胞はどのようにして増えるのか？（細胞周期と細胞分裂）

模範解答

・細胞は細胞分裂により2つに分かれて増える。細胞分裂から次の細胞分裂が始まるまでの間を細胞周期とよび，全体を分裂期と間期に分ける。
・分裂期（M期）は有糸分裂により核が分裂する期間（前期，前中期，中期，後期，終期）と細胞質分裂に分けられる。
・間期で細胞は成分を倍加させ，ゲノムDNAを複製し次の分裂に備える。ゲノムを複製する期間をS期とよび，その前後をG_1期，G_2期とよぶ。
・細胞周期の長さは間期，とくにG_1期の長さによって決まる。分裂を停止した細胞はG_1期からG_0期に入る。
・細胞周期を進めるか止めるかは，サイクリンの濃度によって調節されるサイクリン依存性キナーゼ（Cdk）の活性とチェックポイントによる抑制で調節される。G_1チェックポイントはゲノムの損傷を察知し，細胞をG_1期にとどめる重要な役割をもつ。
・不要な細胞はアポトーシス（プログラムされた細胞死）によって処分される。アポトーシスはFasリガンドの結合，シトクロムcの放出により活性化されるカスパーゼ連鎖によって引き起こされる。

■細胞分裂と細胞周期

・生物の体は細胞を単位としており，単細胞生物も多細胞生物も細胞を分裂させることで生命と種を維持している。1個の細胞は決まった順序で成分を増加させ，一定の様式に従って2分裂して増えていく。これらの過程全体を細胞分裂とよび，繰り返される手続きを細胞周期とよぶ。
・細胞分裂は細胞の成分をただ2つに分けるだけではなく，遺伝情報を複製

図1　細胞周期の概要

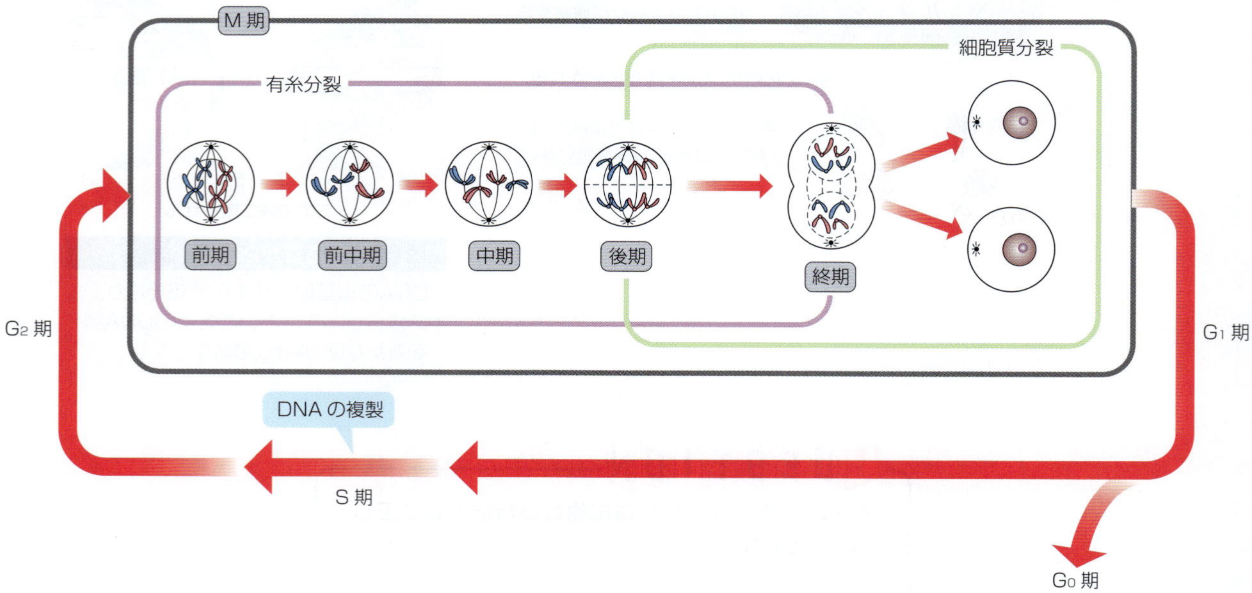

p.17 QUESTION

正　解　**b**　Averyの実験で，遺伝物質は，熱処理の後も莢膜をつくらせる機能を保持しており，そのものは毒性をもたず，タンパク質分解酵素の影響を受けないがDNA分解酵素で機能を失う。遺伝物質が，タンパク質ではなくDNAであることの証拠を示したことになる。

し次世代に正確に伝達し，分裂によって小さくなった細胞を元の大きさに戻す過程を繰り返す。

・細胞周期は，有糸分裂を行う分裂期（M期）と間期に分けられ，M期は分裂の進行に応じて前期，前中期，中期，後期，終期，細胞分裂期に分けられる（**図1**）。間期はG_1期，S期，G_2期に区別される。

・細胞周期の長さは細胞増殖の速さを反映する。哺乳類の細胞ではM期はおよそ1時間程度で完了するため，細胞周期の長さは間期（とくにG_1期）の長さで決まる。

KEYWORDS
• 細胞周期
• サイクリン依存性キナーゼ
• チェックポイント
• アポトーシス

■細胞周期の概要

M期

・核の分裂（有糸分裂）と細胞質分裂が進行する期間を合わせてM期とよぶ。

・M期に入る前に中心体とゲノムの複製が終了しており，高度に凝集した染色分体がコヒーシンとよばれるタンパク質によって結びつけられ組になる。

・有糸分裂が始まると，まず中心体が分離し，微小管を形成しながら細胞の両極に移動する。染色体が凝縮し，核の外側に紡錘体が集合するまでを前期とよぶ。

・続いて，核ラミナがリン酸化され核膜が分散する。紡錘体微小管が染色体の動原体に結合する時期を前中期とよぶ。

・さらに，紡錘体が染色体を赤道面に整列させ，中期板を形成する時期を中期とよぶ。

・コヒーシンが解離し，娘染色体が紡錘体極に引かれて分離し，両極に分けられるまでを後期とよぶ。

・核ラミナが再構成され，核膜が再形成されるまでを終期とよぶ。分裂期染色体は脱凝縮し，転写が再開され有糸分裂は終了する。

・有糸分裂に引き続き，細胞質分裂が進行する。細胞質の分裂は紡錘体が分割面の向き（紡錘体の長軸に対して垂直な面，かつ娘細胞を平等に分ける）と時期を決める。アクチンフィラメント，ミオシンフィラメントが収縮輪を形成し，細胞質を二分する。

核ラミナ
核を裏打ちする細胞骨格。中間径フィラメントに属し，リン酸化は細胞分裂の際に核膜消失の誘因となる。

間期

・細胞分裂の終了直後から細胞はG_1期に入る。細胞は新たな分裂のために次の細胞周期に入るか，分化の方向に進むか，また増殖を中止して休止期（G_0期）に入るかを決定する。新たな細胞周期に入る場合S期へと進む。

・S期ではゲノムが複製され染色体が倍加する。複製が完了した姉妹染色分体はコヒーシンにより結合し，さらにコンデンシンとよばれるタンパク質により巻き上げられて凝縮する。

・S期の後，細胞は直ちにG_2期に入りM期に入るための準備を行う。

多くの癌関連遺伝子の産物は細胞周期と密接にかかわっているため，これらの異常による細胞周期の脱制御が発癌の原因となる。網膜芽細胞腫という小児の眼球に生じる癌では，G_1/Cdkによるリン酸化が起こるまで細胞周期を止める役割を果たすRBタンパク質に異常があり，細胞周期がG_1-サイクリンの調節から外れている。p53タンパク質もp21タンパク質によるCdk活性の抑制を通じてDNA損傷の際に細胞周期をS期の手前で止める役割をもっており，p53の異常はゲノムの修復の不良をもたらし発癌の可能性を高める（⇒p.89）。

■細胞周期の調節

・細胞周期は一定の順序で，秩序正しく進行する必要がある。準備不足や無駄な細胞周期は発癌につながる。細胞が分裂する必要があるかどうか，分裂に適した状態にあるかどうかを確認するためのチェックポイントが要所に設定され，不完全な形で細胞周期が進行することを阻止している。

サイクリン依存性キナーゼ

・真核細胞ではサイクリンとよばれる一群のタンパク質が，サイクリン依存性キナーゼ（Cdk）の活性を調節し，細胞内タンパク質のリン酸化レベルを変動させせることにより細胞周期を制御している（**図2**）。M-サイクリンは細胞分裂後に合成が始まり，しだいに濃度が上昇し，Cdkと結合してM-Cdkを形成し有糸分裂を開始させる。M-Cdkは活性化に必要な部位と抑制的に働く部位の複数のリン酸化を受け，活性化ホスファターゼにより抑制的なリン酸基が外されることで活性化する。活性化ホスファターゼはM-Cdkによるリン酸化でさらに活性化され，正のフィードバックがかかるため，M-Cdkの活性化は急速に進行する（**図2**）。

- S-サイクリンとG_1/S-サイクリンは各々G_1期の後半に個別のCdkと結合して活性化し，細胞周期をS期へと進ませる。S-Cdkはゲノム複製を開始させる働きがある。G_1-サイクリンはG_1期の初期にG_1-Cdkを形成し，細胞周期をS期に進めるのを助ける。
- これらのサイクリンは細胞周期を進めた後に，ユビキチン依存性のタンパク質分解により急激に濃度が低下し，同時にCdk活性も低下する。

チェックポイント

- 細胞周期には，細胞の周期を抑制的にコントロールする3つのチェックポイントが存在する。
- G_1チェックポイントはS期の手前にあり，外部環境が細胞増殖に相応しくない場合，あるいはDNAに損傷がある場合に，チェックされた細胞がS期に入らずG_1期にとどまるか，またはG_0期（休止期）に入る。
- ここのチェックには癌抑制遺伝子産物のp53タンパク質が重要な役割を果たしており，DNAに損傷がみつかるとp53タンパク質の濃度が上昇してCdk阻害作用をもつp21タンパク質の転写を促進することで，細胞周期をS期の手前で停止させる（**図3**）。
- G_2チェックポイントはM期の手前に設定されており，DNAの複製が完了していることを確認し，細胞分裂の可否を判断する。
- 中期チェックポイントは，有糸分裂中期に紡錘糸が染色体に結合しているかどうかをチェックすることで姉妹染色分体の不分離を防ぎ，娘細胞の染色体数を安定化する。

細胞周期の停止

- 神経細胞や骨格筋は細胞分裂を停止しており，細胞周期を調節するサイクリンやCdkの多くが消失してG_0期に入っている。分裂を繰り返す場合でも，数年に一度程度の細胞分裂を起こすものから，小腸粘膜上皮細胞のよ

図2　サイクリン濃度変化による細胞周期の調節のしくみ

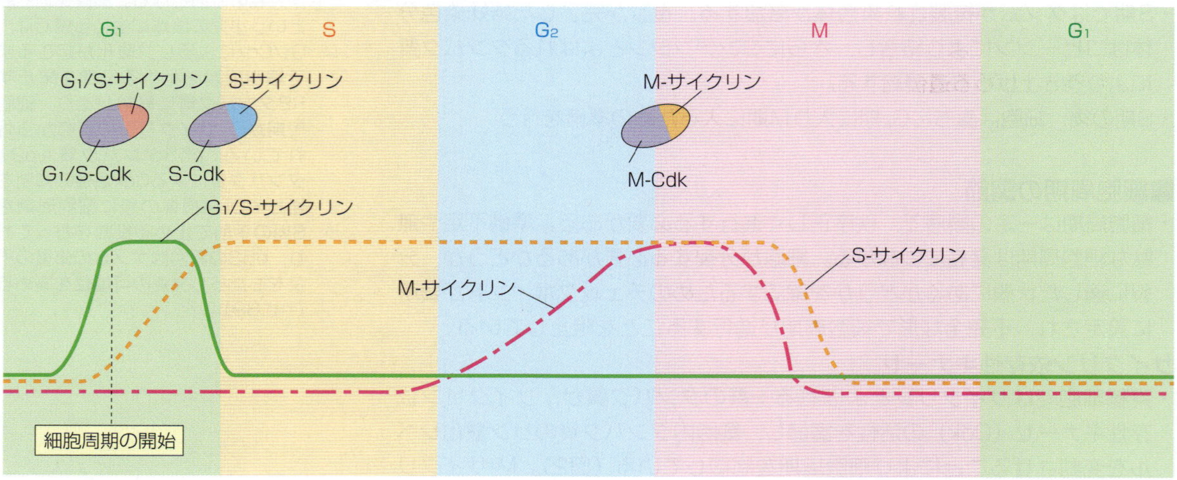

うに1日数回の分裂を繰り返すものまで，さまざまな長さの細胞周期をもつ細胞がある。
・細胞周期の長さは，他の細胞から受ける促進のシグナルによりG_1期の長さが調節されることによる。シグナルがない場合，細胞周期はG_1チェックポイントで停止し，G_1期が延長しそのうちにG_0期に入る。
・G_1チェックポイントを通過すると，次のG_1期まで要する時間には大差がない。

■アポトーシス

・個体を維持するために細胞周期を回して細胞を増やすばかりでなく，不要になった細胞を処理する必要がある。細胞は分裂に加えて細胞死の速度も調節し，特異的で能動的なプロセスとして細胞を自殺に追いやる。この過程をアポトーシス（プログラムされた細胞死）とよぶ。
・細胞をアポトーシスに導く細胞内装置は共通しており，プロカスパーゼとよばれるタンパク質分解酵素前駆体が活性化され，その下流に位置するプロカスパーゼを活性化していく。こうして活性化されたカスパーゼにより生じる連鎖で増幅されたシグナルが細胞内の構造を破壊し，DNA分解酵素を活性化することで細胞が自らを解体する形で自殺する。
・アポトーシスの経路を活性化するシグナルは，細胞外のFasリガンドが結合する細胞死受容体，または細胞内のミトコンドリアの障害により放出されるシトクロムcである。
・アポトーシスは厳密に調節されている。p53タンパク質は癌抑制遺伝子産物であり，細胞周期を止めるp21タンパク質の発現を促進する一方で，ミトコンドリアやFasリガンド依存性のアポトーシス誘導経路にかかわるタンパク質の発現促進にも関与している。プロカスパーゼの活性化はBcl-2ファミリータンパク質が調節因子となる。これらのアポトーシスの調節にかかわる遺伝子の異常は細胞の癌化の原因となる。

図3　p53タンパク質の活性化とG_1チェックポイントのしくみ

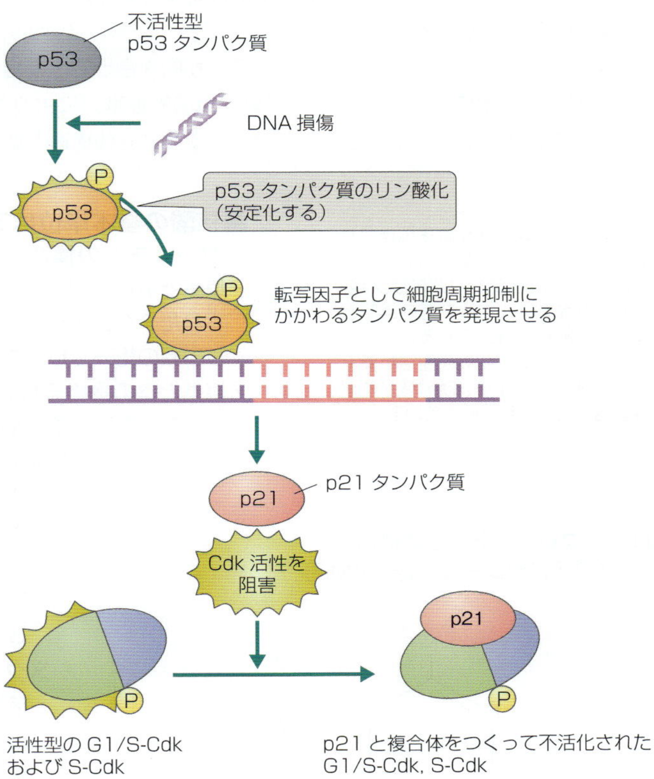

QUESTION

細胞周期の間期に起こる現象はどれか。

a　核膜の分散
b　染色体の凝集
c　ゲノムDNAの複製
d　細胞質分裂
e　有糸分裂

核酸はどのような物質か？（ヌクレオチドの種類と構造）

模範解答

- 核酸はヌクレオチドのポリマー（重合体）である。ヌクレオチドは五炭糖の1'位に塩基が結合したヌクレオシドの5'位にリン酸が結合したものである。
- リボヌクレオチドは五炭糖としてリボースを含み，塩基としてアデニン，グアニン，シトシン，ウラシルを含み，重合してRNAとなる。デオキシリボヌクレオチドは五炭糖としてデオキシリボースを含み，塩基としてウラシルの代わりにチミンを含み，DNAの構成要素となる。
- ポリヌクレオチドは，ヌクレオチドの3'位水酸基に次のヌクレオチドの5'位リン酸がホスホジエステル結合で重合し鎖状になっている。
- グアニンとシトシン，アデニンとチミンが向き合って水素結合で対をつくることを相補的塩基対形成という。DNAでは2本のポリヌクレオチド鎖が相補的塩基対により対合し二重らせん構造となり，RNAでは1本のポリヌクレオチド鎖の中で塩基対をつくり複雑な立体構造となる。

ヌクレオシド誘導体が臨床応用されている。抗ウイルス薬としてはアシクロビル（ヘルペス），リバビリン（肝炎）に加えて多くの逆転写酵素阻害薬がHIV治療に用いられる。また，プリン・ピリミジンの代謝拮抗薬として各種ヌクレオチド誘導体が抗悪性腫瘍薬として用いられている。

■核酸の基本単位はヌクレオチド

ヌクレオチドの構造

- 塩基と五炭糖がグリコシド結合した構造をヌクレオシドとよび，リン酸化されたヌクレオシドをヌクレオチドとよぶ。ヌクレオチドは塩基，五炭糖，リン酸の組み合わせである（図1）。
- 塩基と糖の骨格それぞれに番号を付ける。糖の炭素骨格には1'から5'までダッシュを添えて塩基の骨格と区別する。プリン塩基は9位の窒素，ピリミジン塩基は1位の窒素と糖の1'位の間に*N*-グリコシド結合を形成している。2'位はリボースでは水酸基が，デオキシリボースには水素が結合している。3'位には水酸基があり，ヌクレオチドどうしが重合するときに次のヌクレオチドのリン酸を結合させる。5'位にはリン酸基がエステル結合している。

図1　ヌクレオチドの基本構造（アデノシン一リン酸：AMP）

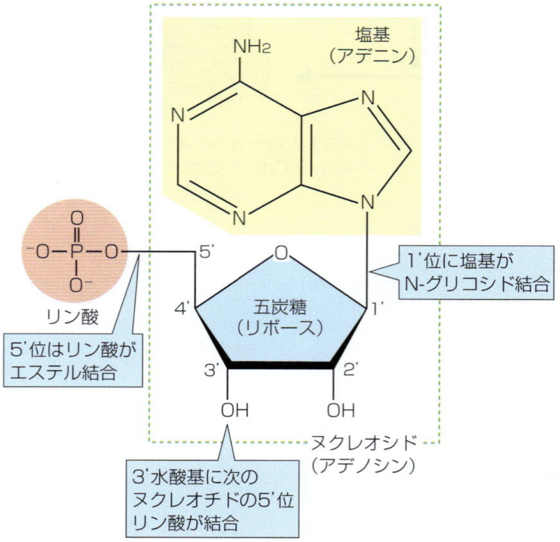

ヌクレオシドに含まれる塩基と糖の種類（図2）

- 核酸の塩基は基本骨格の違いによりプリン塩基とピリミジン塩基に分けられる。プリン塩基に属するのはアデニン（A）とグアニン（G）である。ピリミジン塩基にはシトシン（C），チミン（T），ウラシル（U）の3種類が属する。
- ヌクレオシドは五炭糖の種類により，リボヌクレオシド（リボースを含む），デオキシリボヌクレオシド（2-デオキシリボースを含む）に分けられる。
- アデニン，グアニン，シトシンはリボヌクレオシド，デオキシリボヌクレオシドの双方に含まれるが，チミンはデオキシリボヌクレオシドのみ，ウラシルはリボヌクレオシドのみに含まれる。

ヌクレオシドの名称とヌクレオチドの略称

- ヌクレオシドの名前は，塩基と結合する糖の種類によっ

p.21 QUESTION

正解 **c**　細胞周期の間期には，細胞分裂後のDNA複製の準備，DNAの複製，そして細胞分裂の準備が行われる。

て決まる（リボヌクレオシドはAGCUの一文字表記，デオキシヌクレオシドの場合は小文字のｄを先頭に添える）。これにリン酸の数（一リン酸：MP，二リン酸：DP，三リン酸：TP）を加えるとヌクレオチドの略称となる（**表1，2**）。

・アデノシンを例にとると，リン酸が１つ結合している場合はAMP（アデノシン一リン酸，アデニル酸），2つの場合はADP（アデノシン二リン酸），3つの場合はATP（アデノシン三リン酸）となる。

■ポリヌクレオチド

・核酸は，DNAではdAMP，dGMP，dCMP，dTMPが，RNAではAMP，GMP，CMP，UMPが多数重合したものである。

KEYWORDS
- 塩酸
- 五炭糖
- ヌクレオシド
- ヌクレオチド
- ポリヌクレオチド

図2　ヌクレオチドに含まれる塩基と五炭糖

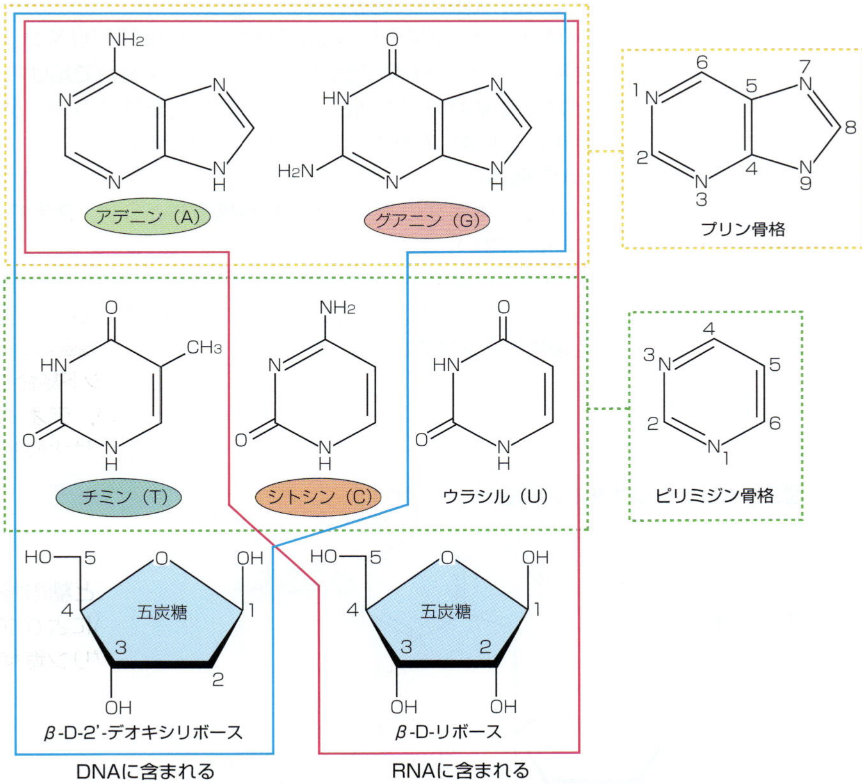

表1　リボヌクレオシドの名称とヌクレオチドの略称

塩基	リボヌクレオシド	ヌクレオチド	略称
アデニン	アデノシン（A）	アデニル酸	AMP
グアニン	グアノシン（G）	グアニル酸	GMP
シトシン	シチジン（C）	シチジル酸	CMP
ウラシル	ウリジン（U）	ウリジル酸	UMP

表2　デオキシリボヌクレオシドの名称とヌクレオチドの略称

塩基	デオキシリボヌクレオシド	ヌクレオチド	略称
アデニン	デオキシアデノシン（dA）	デオキシアデニル酸	dAMP
グアニン	デオキシグアノシン（dG）	デオキシグアニル酸	dGMP
シトシン	デオキシシチジン（dC）	デオキシシチジル酸	dCMP
チミン	チミジン（dT）	チミジル酸	dTMP
ウラシル	デオキシウリジン（dU）	デオキシウリジル酸	dUMP

・ヌクレオチドどうしの結合は，一方のヌクレオチドの5′位にエステル結合しているリン酸基が他方のヌクレオチドの3′位の水酸基とエステル結合をつくり，ホスホジエステル結合をつくる。すなわち，核酸はヌクレオシドの3′と5′の水酸基の間がホスホジエステル結合によって連結された鎖状のリン酸化糖のポリマーに，有機塩基が結合した構造である（図3）。
・DNAとRNAのリン酸化糖の鎖の両端は，一方が5′のリン酸で，他方は3′の水酸基が露出した構造で，それぞれ5′末端と3′末端とよばれる。

■相補的塩基対と二重らせん

DNA分子の立体構造と相補的塩基対（図4）

・2本のポリヌクレオチド鎖が逆向きに向かい合うと，グアニンとシトシン，アデニンとチミン（ウラシル）の組み合わせで塩基の間に水素結合をつくる。これらの組み合わせを相補的塩基対とよぶ。
・DNAではグアニンとシトシン，アデニンとチミンが常に同じ比率で存在する（Chargaffの法則）。
・DNAは互いに相補的な塩基配列をもった2本のポリヌクレオチド鎖が逆向き平行に並んで相補的塩基対をつくり，水素結合で結ばれ二本鎖となる。
・DNAは塩基対の水素結合に加え，並んだ塩基対のスタッキングにより安定化し，普通は右巻きの二重らせん構造をとる。

RNAの構造

・RNAは一本鎖なので，二重らせん構造もとらず，含まれる塩基の比率に法則性はない。
・RNAは一本鎖の中で相補的な塩基配列をみつけて部分的な塩基対をつくるため，ステムとループによるヘアピン構造をとり，分子全体としてみると複雑な立体構造となる。

図3　ポリヌクレオチドの構造

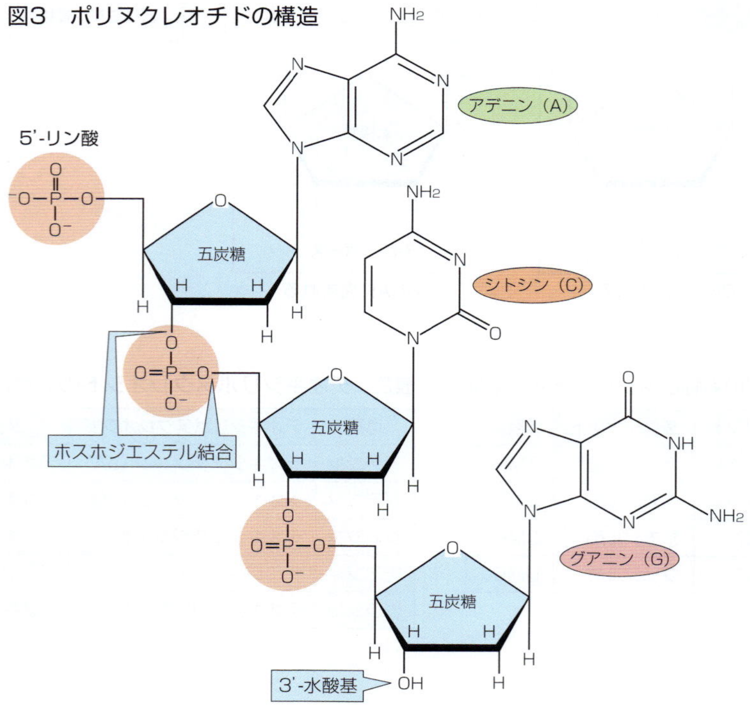

■核酸の物理的性質

核酸分子は紫外線を吸収する

- 核酸は紫外線を吸収する性質がある。DNA，RNAともに波長260nm付近の波長に吸収極大がある。
- この性質は核酸溶液の濃度を簡単に決める方法として応用されており，分光光度計で260nmの波長の吸光を測定すると，吸光度1を与える濃度は二本鎖DNAで50μg/mL，一本鎖DNAでは33μg/mL，RNAの場合40μg/mLとなる。

DNAの熱変性とハイブリッド形成

- 加熱処理によりDNAの相補的塩基対の水素結合が切れ，二本鎖が一本鎖に分離することをDNAの変性という。DNAの変性は塩基対間の水素結合が切れるだけで，ホスホジエステル結合に影響しない。
- 一本鎖の核酸分子が，相補的な配列をもった核酸分子と塩基対を形成し二本鎖となることをアニーリングという。
- 熱変性後，穏やかに冷ますと変性したDNAは元どおりの二本鎖DNAに戻すことができる。これをリアソシエーションという。
- 相補的な配列をもつ核酸分子を外部から加えて，変性したDNA鎖とアニーリングさせることをハイブリッド形成（ハイブリダイゼーション）という。外部から加える核酸は，相補的な配列をもつ一本鎖であればDNAでもRNAでもよい。
- 変性したDNAを急冷すると，DNAは絡み合って元に戻らなくなる。

図4　DNAの構造
a. 相補的塩基対，b. 二重らせん

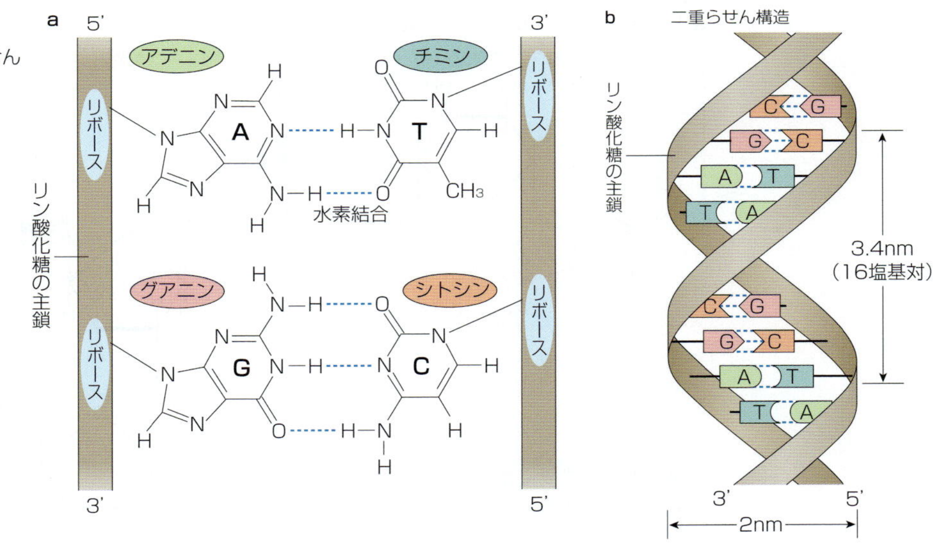

QUESTION

DNAに含まれRNAに含まれないのはどれか。

a　アデニン
b　グアニン
c　シトシン
d　ウラシル
e　チミン

核酸にはどのような種類があるか？（核酸分子の種類と構造）

模範解答

- 核酸にはDNA（デオキシリボ核酸）とRNA（リボ核酸）の2種類がある。これらはともにポリヌクレオチドで化学的にはきわめてよく似ているが，立体構造と役割は大きく異なっている。
- DNAはゲノムを構成し，通常は二本鎖で二重らせん構造をとり，きわめて安定な物質である。ヒトゲノムには直鎖状二本鎖DNAが染色体ごとに1分子ずつ含まれる。
- RNAは一本鎖のポリリボヌクレオチドである。RNAはタンパク質の合成を手助けし，機能によりmRNA，rRNA，tRNAの3種類に分けられ，それぞれが特徴的な構造をもつ。

デオキシリボ核酸：deoxyribonucleic acid（DNA）
リボ核酸：ribonucleic acid（RNA）
リボソームRNA：ribosomal RNA（rRNA）
メッセンジャーRNA：messenger RNA（mRNA）
転移RNA：transfer RNA（tRNA）

■核酸の種類と構造

- DNAは，化学的には2'-デオキシリボヌクレオチドが3'-水酸基と5'-リン酸の間でホスホジエステル結合をつくって多数重合した2本のポリヌクレオチド鎖が逆向きに向かい合わせとなり相補的塩基対（グアニンとシトシン，アデニンとチミン）を形成して二本鎖構造となり（二本鎖DNA），さらに右巻きのらせん（二重らせん）をつくって安定化したものである（⇒p.25図4）。

図1　mRNAの部分的な構造

a. 5'キャップ構造，b. ポリAテール

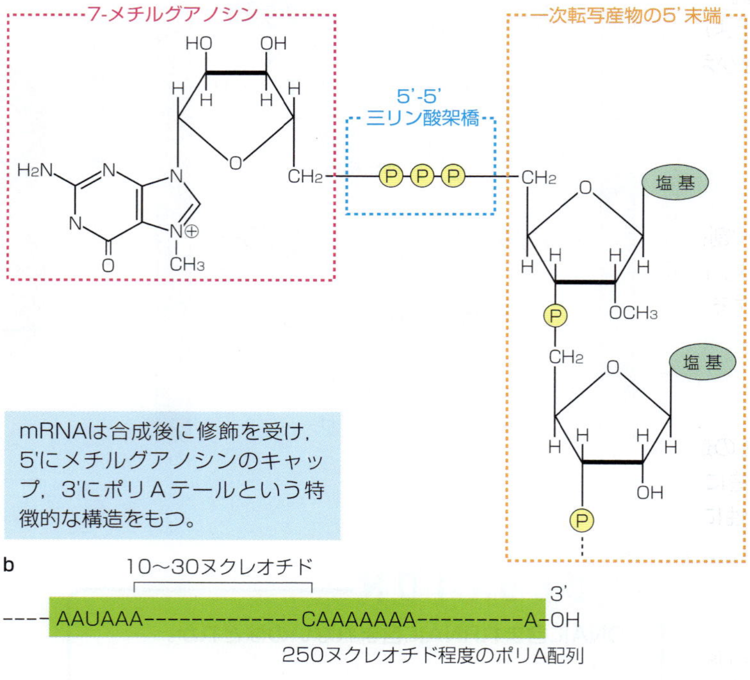

p.25 QUESTION

正　解　**e**　DNAは4種類のデオキシリボヌクレオシド（GATC），RNAは4種類のリボヌクレオシド（GAUC）を含む。塩基でDNAのみに含まれるのはチミン，RNAのみに含まれるのはウラシルである。

・一方，RNAはDNAによく似たリボヌクレオチドのポリマーで，塩基はグアニン，アデニン，シトシンとウラシルを含み一本鎖である。DNAがきわめて巨大な分子であるのに対し，RNAは機能に応じて大小さまざまなものがある。

■DNAはゲノムを構成する

・ほとんどの生物は，二本鎖DNAをゲノムの構成要素にしている。原核生物のゲノムは環状二本鎖DNAである。
・核ゲノムは，細胞周期のM期に染色体として観察可能で，染色体あたり1分子の直鎖状二本鎖DNAが含まれる。
・真核生物の核ゲノムは桁外れに巨大な分子である。ヒトで最小の21番染色体でさえ4,500万塩基対，最大の1番染色体では2億7,900万塩基対の長さがある。
・細胞小器官のうちミトコンドリアや葉緑体などは独自のゲノムをもち，染色体外遺伝子とよばれる。
・細胞小器官ゲノムは，生物種によって環状や直鎖状のものもあり，大きさもさまざまである。植物は葉緑体の中に葉緑体ゲノムをもっている。ヒトのミトコンドリアゲノムは，約17,000塩基対の小さな環状DNAである。

■RNAはゲノムから転写される

・RNAの化学的な組成についてはp.22-25を参照のこと。
・DNAが化学的にきわめて安定であるのに対し，RNAは不安定で，そのときどきの必要性に応じて合成され，不要になれば直ちに分解される。また，多様性に富んでいる。
・RNAの合成を転写とよぶ。RNAの主な役割はゲノムに保存された遺伝情報をタンパク質に置きかえる手助けで，主要な3種類のRNAに区別される。
・一部のウイルスでは，RNAがゲノムとしては用いられている。

タンパク質合成にかかわる3種類のRNA

(⇒p.29-35)

・遺伝子の塩基配列を写しとり，核から細胞質に遺伝情報を運ぶ役割はメッセンジャー RNA（mRNA）が果たす。mRNAをコーディングRNAとよぶことがある。
・mRNAはhnRNA（ヘテロ核RNA，一次転写産物ともいう）として，遺伝子のイントロンを含む大きなRNA分子として合成される。分子の大きさ，塩基配列もその遺伝子の構造とコードするタンパク質の構造に応じさまざまで，RNAのなかで最も多様性に富んでいる。ただし，mRNAは，スプライシングによりイントロン領域が切り取られてエキソンがつなぎ合わされ，5'末端に7-メチルグアノシンが三リン酸架橋で結合し，3'末端側は必ずAAUAAA（またはこれによく似た配列）の少し下流にAが250ヌクレオチド程度連なる構造（ポリAテールとよぶ）をもつという共通した特徴がある（図1）。
・mRNAの塩基配列をもとにタンパク質を合成（翻訳）する際に翻訳装置（リボソーム）の構

KEYWORDS

- デオキシリボ核酸
- 二重らせん
- リボ核酸
- rRNA
- mRNA
- tRNA

ミトコンドリアゲノム上の電子伝達にかかわる遺伝子の変異に基づく「ミトコンドリア病」が知られている。エネルギー産生に異常をきたすことから，骨格筋，神経，心筋に異常を呈することが多い。ミトコンドリアゲノム上の点突然変異に基づく発症の場合，遺伝形式は母系遺伝となりメンデルの法則に従わない。受精の際に精子はミトコンドリアを持ち込まないため，受精卵のミトコンドリアはすべて卵由来であるためである。

図2　rRNAの前駆体と合成

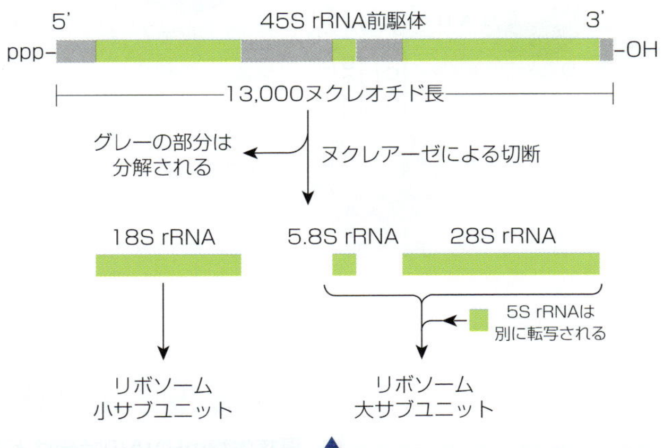

ここがPOINT

5SrRNを除く3種類のrRNA（28S，18S，5.8S）は45Sの前駆体として合成された後にヌクレアーゼで切り出される。このため，これら3種類の rRNAは細胞内で同じ分子数合成される。5SrRNAのみが別に合成されてリボソーム大サブユニットに加えられる。

RNAの大きさは沈降係数で表す
遠心分離機を用いて細胞の成分を分画する際に用いられる沈降係数を用いてrRNAを区別する習慣が今も続いている。沈降係数Sと粒子の沈降速度（cm/hr）と遠心力（g）には以下の関係がある。
沈降速度（cm/hr）
$= 3.53 \times 10^{-6} \times S \times g$
すなわち，沈降係数から，ある遠心力で何時間遠心分離をすると試料から粒子が何cm移動するか計算できる。

造に含まれるリボソームRNA（rRNA）と，リボソームにアミノ酸を運ぶ転移RNA（tRNA）が関与する。ともにタンパク質の構造にかかわる遺伝情報をもたないので非コードRNAとよばれる。

- rRNAは，細胞内に存在するRNAの大半を占める。ヒトのrRNAのうち28S，18S，5.8Sの3種類は，45Sリボソーム RNA前駆体として転写され，プロセッシングを受け生じる。5S rRNAは別途転写されリボソームに加わる（**図2**）。
- 転移RNA（tRNA）は，mRNAのコドンに相補的なアンチコドンをもち，それらに対応する20種類のアミノ酸のうちどれかを3'末端に結合し，リボソームでタンパク質を合成する際に遺伝暗号に従ってアミノ酸を並べるためのアダプターの役割を受けもつ。tRNAはいずれも70〜90ヌクレオチド程度の小さな分子で，3つのステムとループよりなるクローバー型の高次構造をとる。3'末端の塩基配列は常にCCAで，アデニンヌクレオチドのリボースにアミノ酸が結合する（**図3**）。

その他の非コードRNA

- 従来は役割がない（あるいはわからない）と思われていた遺伝子間配列が鋳型となって非コードRNAを転写していることが明らかになっている。
- 上記の3種類のRNA以外に，snRNA（低分子量核RNA，hnRNAのスプライシングに利用される）やsnoRNA（低分子量核小体RNA，rRNAの修飾に用いられる），および遺伝子発現制御に使われるmiRNAなど，さまざまな役割をもつRNAが次々に明らかになっている（スプライシング⇒p.65）。
- miRNAは非コードRNAとして転写され，Dicerとよばれる RNA分解酵素により20〜24塩基程度の長さに切り取られ，相補的な配列をもつmRNA分子を分解する転写後遺伝子発現抑制機構に関与していることが明らかになっている。
- XISTは特定のタンパク質をコードせず，女性のX染色体の不活性化（X chromosome inactivation：XCI）によるエピジェネティックな調節機構に関与する。女性の発生直後でXCIが始まる前は2つのX染色体両方から弱いXISTの発現がみられ，不活性化が始まると一方の染色体におけるXISTの発現が強まり，転写されたXIST RNA分子によりX染色体が覆い隠され染色体全体が凝縮しBarr小体とよばれるヘテロクロマチン構造をとる（⇒p.88）。

図3　クローバー型のtRNAの構造

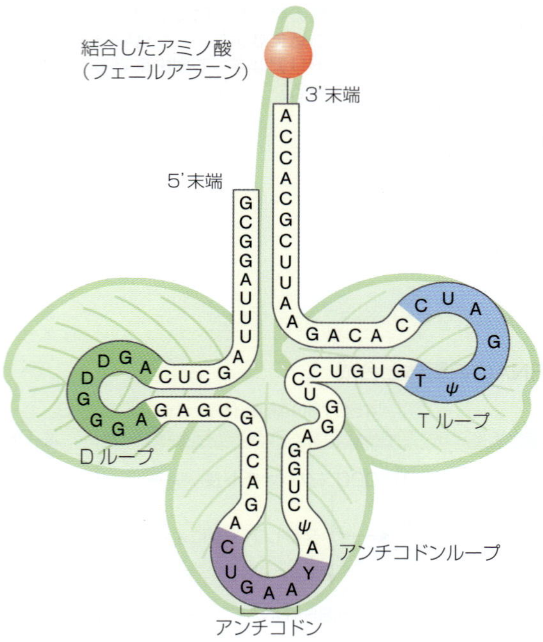

QUESTION

真核生物mRNAの特徴はどれか。

a　アンチコドンを含む。
b　3'末端にアデニル酸が多数結合している。
c　環状二本鎖構造をもつ。
d　クローバー状の立体構造をもつ。
e　45Sの前駆体から切り出される。

核酸は合成できるか？
（ヌクレオチドの生合成）

模範解答

- 細胞は常に核酸の合成と分解を繰り返しており，その需要を満たすヌクレオチド合成を行っている。
- ヌクレオチドのリボース-5-リン酸はペントースリン酸回路から供給される。
- 塩基はプリンとピリミジンで異なる経路で合成される（新規合成経路）。
- ヌクレオチドの分解により遊離した塩基はヌクレオチド合成に再利用される（再利用経路）。

KEYWORDS
- 新規合成経路
- 再利用経路
- ホスホリボシルピロリン酸
- リボヌクレオチドレダクターゼ
- チミジル酸シンターゼ

■ヌクレオチド合成の概要

- 核酸の構成要素になっている8種類のヌクレオチドを細胞内で過不足なく合成するしくみがある。
- ヌクレオチドの五炭糖部分は，ペントースリン酸経路のリボース-5-リン酸から生じるホスホリボシルピロリン酸として供給される。
- アミノ酸やテトラヒドロ葉酸などを材料として新たに合成した塩基を利用する新生経路と，すでにできあがった遊離塩基をPRPPに結合させる再利用経路がある。
- ヌクレオチドの新規合成経路はプリンとピリミジンでまったく異なっている。
- デオキシリボヌクレオチドはリボヌクレオシド二リン酸を還元して生じる。

PRPP（ホスホリボシルピロリン酸）（図1）

- リボースリン酸ピロホスホキナーゼによりリボース-5-リン酸が1位にATPのピロリン酸基転移による活性化を受け，PRPPを生じる。

図1　PRPPの構造，合成と利用

アミドホスホリボシルトランスフェラーゼはプリン塩基新規合成経路の律速酵素である。

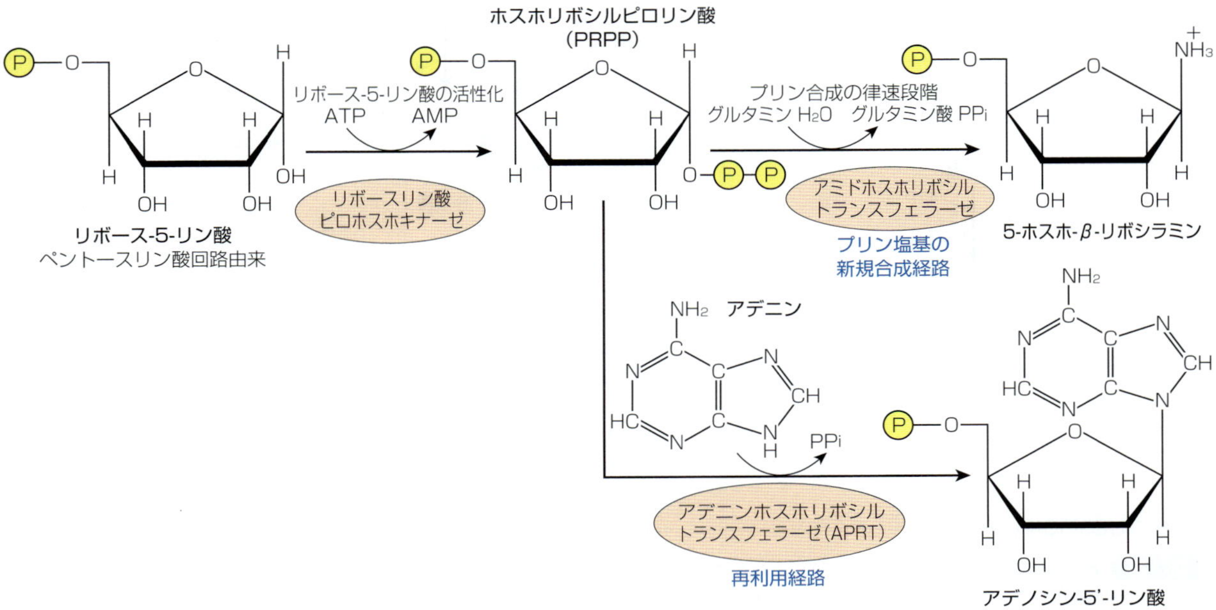

・PRPPはプリンヌクレオチド新規合成や再利用経路にかかわる重要な化合物である（PRPPをドナーとしてリボース-5-リン酸を転移する反応を触媒する酵素には「ホスホリボシルトランスフェラーゼ」という名前が付く）。

図2　プリン塩基新規合成経路

リボース-5-リン酸の1'位で組み立てていく。プリン骨格として最初にできるのはヒポキサンチンである。

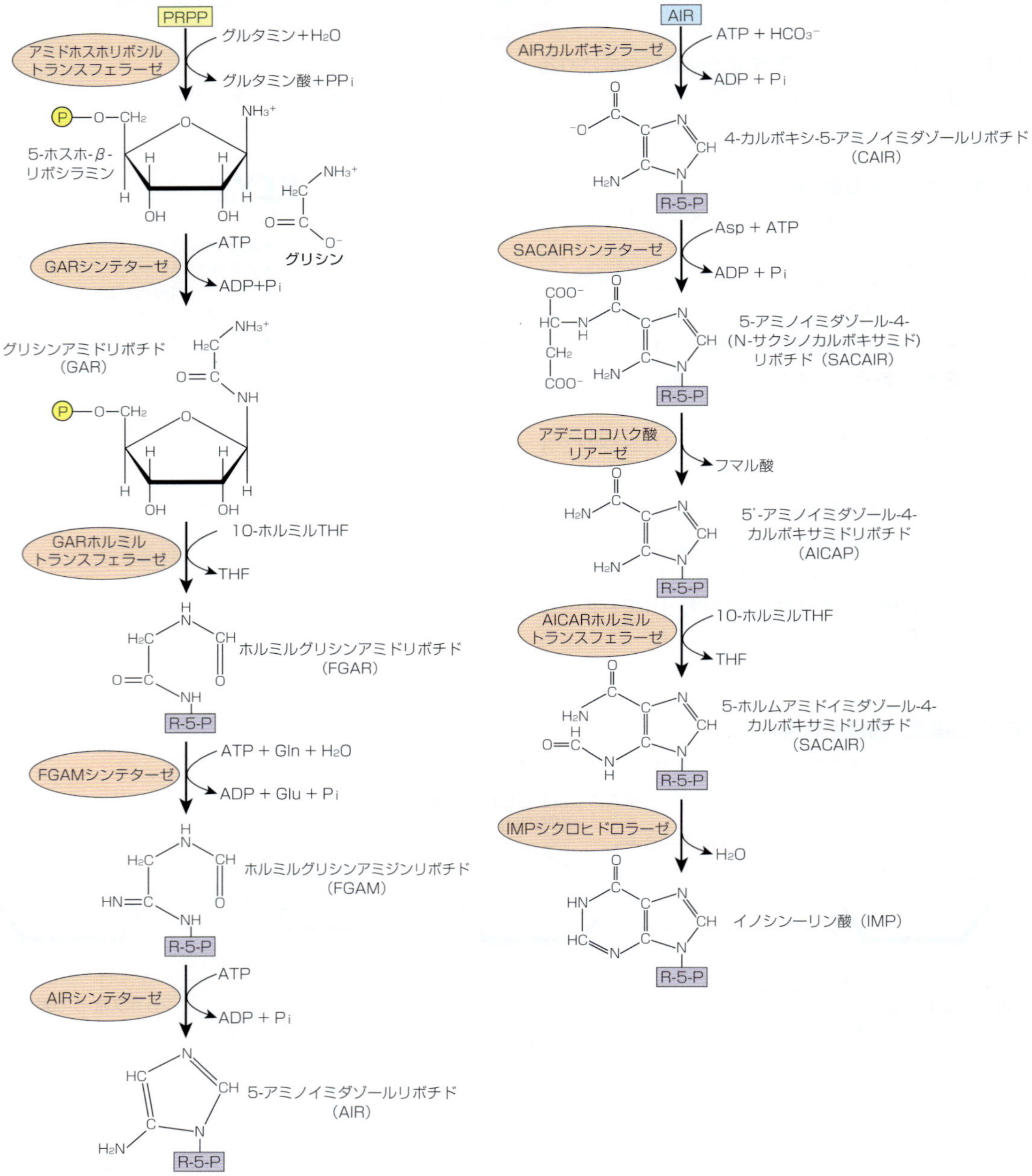

p.28 QUESTION

正解 **b**　mRNAはRNAポリメラーゼⅡにより転写され，比較的大きく，5'末端にメチルグアノシンのキャップ構造，3'末端にはポリアデニル酸を結合している。mRNA前駆体はヘテロ核RNA（hnRNA）とよばれる。

■プリン塩基の新規合成経路

イノシン酸（IMP，ヒポキサンチンのヌクレオチド）の合成

・プリン塩基の新規合成は，PRPPの1位にアミドホスホリボシルトランスフェラーゼがグルタミンのアミド窒素を結合させる反応から始まる9つの反応でプリン骨格を組み上げる（**図2**）。

・2分子のグルタミン由来のアミド窒素（9位と3位），グリシンに由来する部分（7位，5位，4位），呼吸性の二酸化炭素由来の炭素（6位），アスパラギン酸由来の窒素（1位），10-ホルミルテトラヒドロ葉酸（THF）由来の炭素（2，8位）が加わり順次合成され，ヒポキサンチンのヌクレオチド（イノシン酸，イノシン一リン酸）が生成されるまでに5molのATPが消費される（**図2，3**）。

イノシン酸を元にアデニル酸，グアニル酸がつくられる

・イノシン酸からGTPを補酵素とするアデニロコハク酸シンテターゼの反応を経由してアデニル酸が，ATPを補酵素とするGMPシンテターゼの反応を経由してグアニル酸が生成される（**図4**）。アデニンの合成にはグアニンが，グアニンの合成にはアデニンが必要なため，2種類のプリンヌクレオチドが偏りなく合成される。

図3　プリン骨格の構成と由来

アミノ酸と葉酸が関与する。

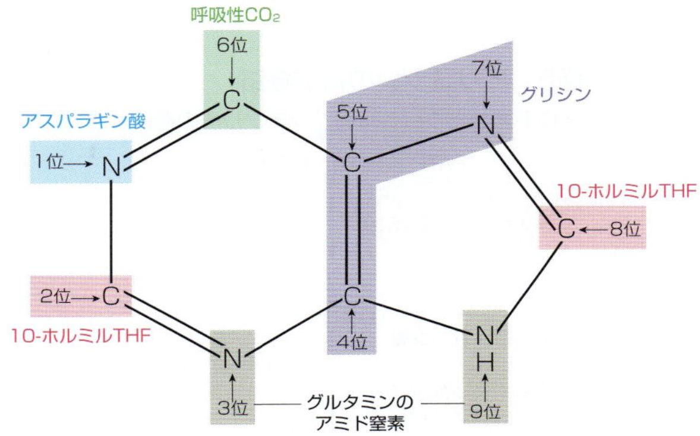

図4　アデニル酸とグアニル酸の合成経路

グアニル酸とアデニル酸はお互いの合成経路で補酵素となっている。

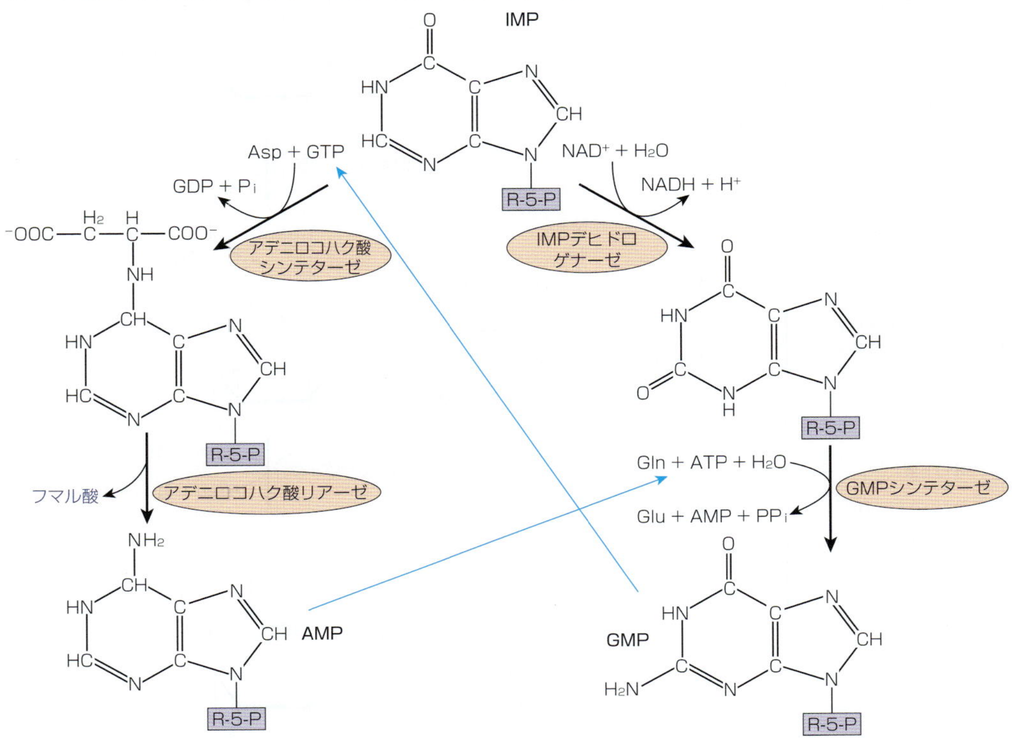

- 律速段階はアミドホスホリボシルトランスフェラーゼの反応で，AMP，GMPによるフィードバック阻害とPRPPによる促進的なフィードフォワードによって調節されている。
- また，リボースリン酸ピロホスホキナーゼ，アデニロコハク酸シンターゼ，IMPデヒドロゲナーゼも生成物による負のフィードバック調節を受け，反応中間体の蓄積を防いでいる。

■ピリミジンは遊離塩基として合成される

- ピリミジンは遊離塩基として合成されたのちにPRPPからホスホリボシル基を転移され，ヌクレオチドとなる。
- ATPを補酵素にしてグルタミンのアミド窒素と二酸化炭素を結合させるカルバモイルリン酸シンテターゼⅡ（CPSⅡ）の反応が第1段階で，ピリミ

図5　ピリミジンの合成経路

オロト酸からウリジル酸，シチジル酸の順に合成が進む。

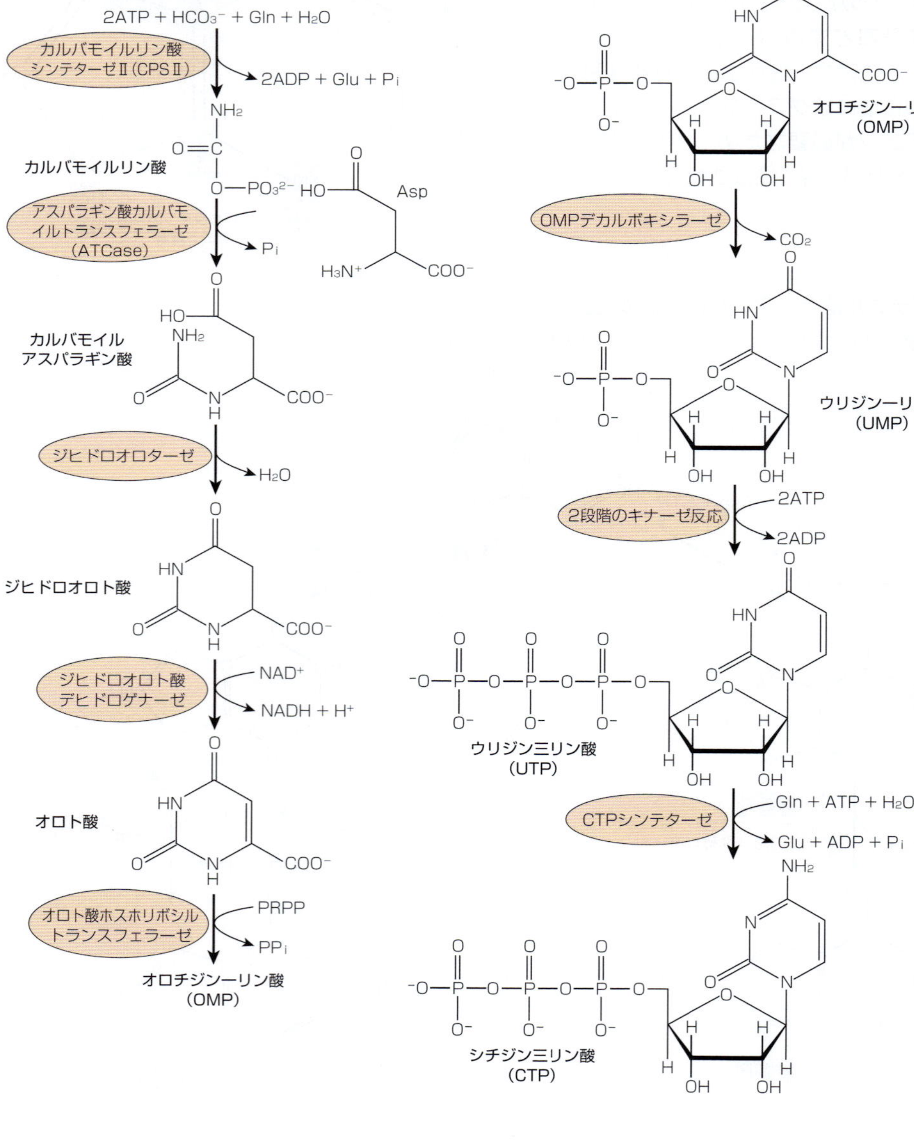

ジン塩基合成の律速となっている。

- カルバモイルリン酸にアスパラギン酸を結合させて閉環すると六員環（ジヒドロオロト酸）となり，NAD^+を補酵素とする脱水素反応で生じたオロト酸にホスホリボシル基が結合し，ピリミジン骨格をもつオロチジン一リン酸（OMP）が形成される**（図5）**。
- ウリジン一リン酸（UMP）はOMPの脱炭酸反応により生じる。
- シトシンヌクレオチドは，ウリジン三リン酸にグルタミンのアミド窒素を転移することで生じる。
- チミジル酸は，デオキシウリジル酸にメチル基転移することで生じる（これは後で詳しく述べる）。

■核酸塩基の再利用経路

- ヌクレオチドからリン酸，五炭糖が外され，遊離した塩基はPRPPからホスホリボシル基を転移され，ヌクレオチドとして再利用される。これを再利用経路という**（図6）**。
- とくに，プリンヌクレオチドの90%はヒポキサンチングアニンホスホリボシルトランスフェラーゼ（HGPRT，**図6**）およびアデニンホスホリボシルトランスフェラーゼ（APRT，**図1**）が触媒する再利用経路により合成されている。
- 再利用経路の障害は，プリン塩基の新規合成が亢進する一方，大量のプリン塩基が廃棄され，高尿酸血症の原因となる（⇒p.36-37）。

図6　再利用経路はPRPPに依存する反応

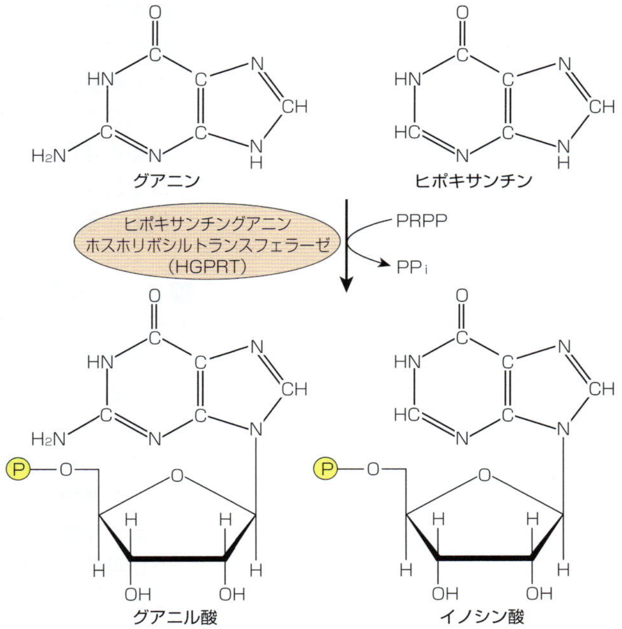

図7　リボヌクレオチドレダクターゼの反応と補酵素

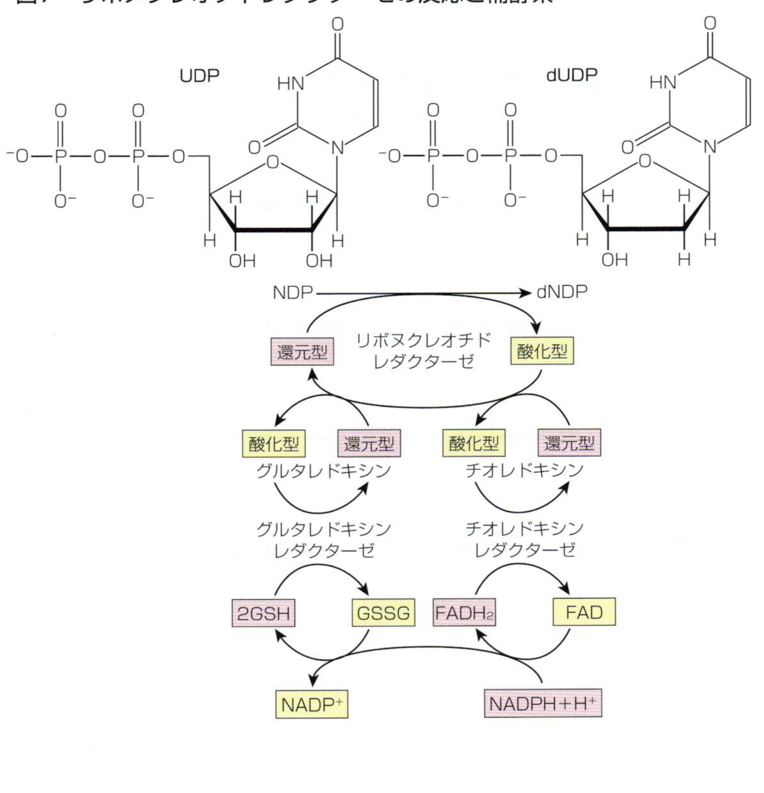

■デオキシリボヌクレオチドはリボヌクレオチドからつくられる

- デオキシリボヌクレオチドは，リボヌクレオチドを還元して得られる（図7）。
- リボヌクレオチドレダクターゼは，4種類のリボヌクレオシド二リン酸（ADP，GDP，UDP，CDP）の2'位を還元し，2'-デオキシリボヌクレオチドに変換する。この反応はチオレドキシンまたはグルタレドキシンの酸化反応と共役し，チオレドキシンレダクターゼおよびグルタレドキシンレダクターゼによってFAD，およびグルタチオンを介するNADPHの還元力で駆動される（図7）。
- リボヌクレオチドレダクターゼの活性調節は，それぞれのヌクレオチドによる複雑なフィードバックにより厳密に行われている。これにより，ゲノム複製時にG，A，T，C4種類のデオキシリボヌクレオチドを過不足なく供給することができる（図8）。

■チミジル酸はデオキシウリジル酸を経由してつくられる（図9）

- チミジル酸（dTMP）の合成経路は他のピリミジンヌクレオチドとは大きく異なる。チミジル酸はデオキシウリジル酸の5位メチル化によって合成される。
- リボヌクレオチドレダクターゼにより生じたdUDPからリン酸基が1つ外れて生じたdUMPに，チミジル酸シンターゼにより5, 10-メチレンテトラヒドロ葉酸からメチル基が転移されチミジル酸が生じる 。
- チミジル酸はデオキシリボヌクレオチドとして生じ，また合成にテトラヒドロ葉酸が必須である。
- ジヒドロ葉酸はジヒドロ葉酸レダクターゼによりNADPH依存性にテトラヒドロ葉酸となり，セリンヒドロキシメチルトランスフェラーゼにより5, 10-メチレンTHFに再生される。

図8　リボヌクレオチドレダクターゼの調節

緑実線は促進，赤点線は抑制を示す。
dATPはデオキシリボヌクレオチド合成を完全に阻害する。

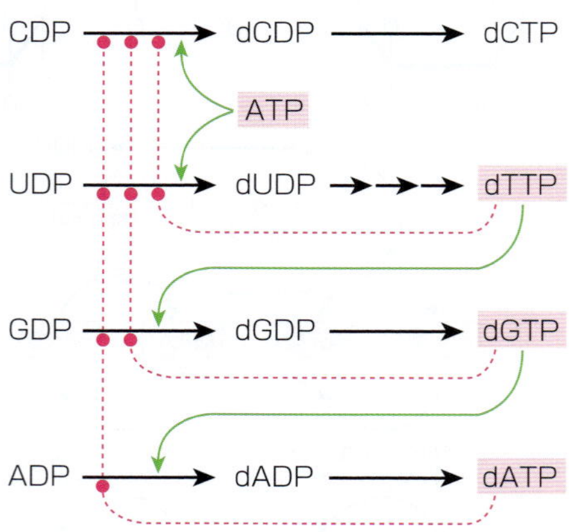

■核酸合成は鋳型依存性の複製反応

・細胞は核酸の合成に必要なヌクレオチドを細胞内で合成する。特定のヌクレオチドが不足すると核酸の合成は止まってしまう。また，過剰になると複製の間違いが起こる可能性が高まるので，ヌクレオチド合成は需要を見定めた厳密な調節が行われている。
・これらのヌクレオチドを原料として，DNAポリメラーゼ，RNAポリメラーゼにより核酸分子は合成される。

葉酸代謝拮抗剤

・チミジル酸はDNA合成にのみ使われ，細胞分裂に伴って需要が増加する。癌組織ではチミジル酸の要求量が高いため，チミジル酸の合成反応は抗癌薬の作用点となる。
・メトトレキサートはジヒドロ葉酸レダクターゼの強力な阻害剤としてテトラヒドロ葉酸の再生を阻害することでチミジル酸合成を低下させる。
・5-フルオロウラシルはデオキシウリジル酸のアナログでチミジル酸シンターゼを阻害することでチミジル酸を枯渇させる。

図9　チミジル酸合成経路

チミジル酸はデオキシウリジル酸をテトラヒドロ葉酸依存性のメチル化により生じる。
5,10-メチレンTHFの再生を阻害するとチミジル酸合成が低下し，細胞周期が遅延する。

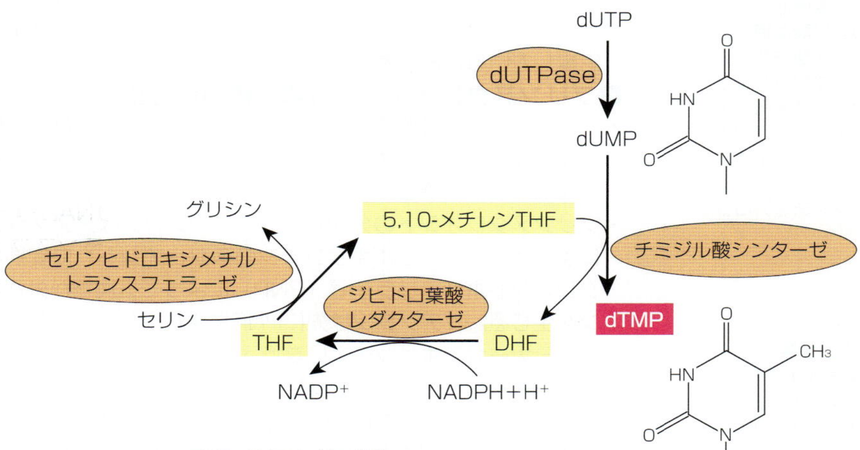

THF：テトラヒドロ葉酸
DHF：ジヒドロ葉酸

QUESTION

プリンヌクレオチドの新規合成と関係ないのはどれか。

a　アスパラギン酸
b　グルタミン
c　アルギニン
d　グリシン
e　ホスホリボシルピロリン酸

痛風はどのような病気か？（ヌクレオチドの異化と病気）

模範解答

- プリン塩基の代謝産物である尿酸が体液中に過剰に蓄積し，足の母趾関節などに激痛を伴う発作的な痛風性関節炎を起こす。
- 尿酸の腎臓からの排泄障害，またはヌクレオチドの分解亢進による尿酸の生成増加が高尿酸血症の原因となる。
- 高尿酸血症は尿酸ナトリウムによる尿路結石を生じ，腎障害の原因となることがある。
- 痛風は男性に圧倒的に多く，糖尿病や高血圧，脂質異常症など他の生活習慣病を伴うことが多い。

■痛風の病態と疫学

- 痛風は，プリン塩基の代謝異常に基づく高尿酸血症（男性では7.0mg/dL以上）を基礎とし，末梢組織で尿酸ナトリウムが不溶性の針状結晶を生じ局所的な炎症を惹起する。関節炎は激痛を伴い，母趾第1関節に好発する。
- 痛風は圧倒的に男性に多く，中年以降に発症する。戦前の日本にはほとんどなかったと考えられており，戦後の食生活の変化が痛風の発症に大きく影響していることが考えられる。

■プリンヌクレオチドの分解と再利用経路

- ヌクレオチドの分解経路は，ヌクレオチダーゼによりリン酸が外されてヌクレオシドとなり，ホスホリラーゼで五炭糖が外されて遊離塩基を生じた以降はプリン塩基とピリミジン塩基で大きく異なる。
- プリンヌクレオシドの分解経路は，アデノシンはアデノシンデアミナーゼによりイノシン（ヒポキサンチンのヌクレオシド）に変換され，プリンヌクレオシドホスホリラーゼ（PNP）によって五炭糖が外されヒポキサンチンを生じる。グアノシンは先にPNPによりグアニンとなってからグアニンデアミナーゼでキサンチンに変換される（図1）。
- ヌクレオシドから遊離したプリン塩基は，キサンチンオキシダーゼ（XOD）によって尿酸まで酸化され腎臓から尿中に排泄されるか，再利用経路（⇒p.33）で再びプリンヌクレオチドの合成に利用される。
- プリン塩基の新規合成にはたくさんのATPが消費されるので，プリン骨格のまま尿酸として排泄するのは非効率的である。遊離したプリン塩基のほとんどは再利用経路でヌクレオチドの合成に回される。

■ピリミジンヌクレオチドの異化（図2）

- ピリミジンヌクレオチドは，脱リン酸化①（シチジンは脱アミノ化②ののち）し，ヌクレオシドから塩基を遊離させ③（チミンとウラシル）3-4位間を加水分解し開環⑤したのち，加水分解⑥とアミノ基転移⑦で1-3位を外すと，チミンはメチルマロニルCoAを生じ糖代謝経路に，ウラシルはマロニルCoAから脂質代謝経路に入る。

■再利用経路の障害が高尿酸血症の原因となる

- プリン塩基の再利用経路が十分に働かない状況では，遊離したグアニン，ヒポキサンチンはXODにより酸化され尿酸として捨てるしかない。また，再利用経路が働かない分，より多くのプリン塩基を新規合成する必要があり，さらに排泄する尿酸の量が増えて悪循環を招く。

急性期の治療は消炎鎮痛薬を用いた対症的なものとなる。一般的な消炎鎮痛薬に加えて，痛風発作の特効薬としてコルヒチンが用いられる。

再発を防ぐ目的で，高尿酸血症に対する治療が行われる。尿酸蓄積の原因として腎臓における尿酸排泄の低下に対してベンズブロマロンのように腎臓から尿酸排泄を促す薬剤が用いられる。また，尿酸生成を抑制する目的で，プリン体を含む食事を制限すると同時に，キサンチンオキシダーゼの特異的阻害薬であるアロプリノールを用いる。

尿酸の代謝異常をもたらす疾患

- Lesch-Nyhan症候群は*HGPRT*遺伝子の変異に基づくプリン塩基再利用経路の異常のためプリン塩基過剰産生となり高尿酸血症を呈する。伴性劣性遺伝でけいれん，知能低下，自傷行為など特有な精神神経症状に加えて痛風発作を併発することがある。
- von Gierke（フォン・ギールケ）病はグルコース-6-ホスファターゼの欠損による糖原病として知られているが，グルコース-6-リン酸の余剰分がペントースリン酸経路に流れ込み，リボース-5-リン酸の増加からPRPP産生が過剰となりプリン塩基合成亢進の原因となり高尿酸血症をもたらす。
- 他に，悪性腫瘍や乾癬など，組織の増殖や代謝回転が亢進する病態でプリン塩基合成は高まり，二次的な高尿酸血症の原因となる。

---

p.35 QUESTION

正解 **c**　プリンヌクレオチドの新規合成はホスホリボシルピロリン酸にグルタミン，グリシン，アスパラギン酸，10-ホルミルテトラヒドロ葉酸，二酸化炭素を結合させて骨格をつくる。

- 実際に，遺伝的にHGPRT活性を欠くLesch-Nyhan（レッシュ-ナイハン）症候群では，特徴的な精神神経症状と同時に高尿酸血症がみられる。
- プリンヌクレオチドの新規合成の調節は，PRPPの合成に依存しており，リボースリン酸ピロホスホキナーゼの異常が高尿酸血症の原因となる。しかしながら，多くの高尿酸血症の原因は腎臓からの尿酸排泄の異常と考えられている。

KEYWORDS
- 高尿酸血症
- HGPRT
- キサンチンオキシダーゼ
- 痛風性関節炎
- 痛風腎

図1　プリン塩基の異化

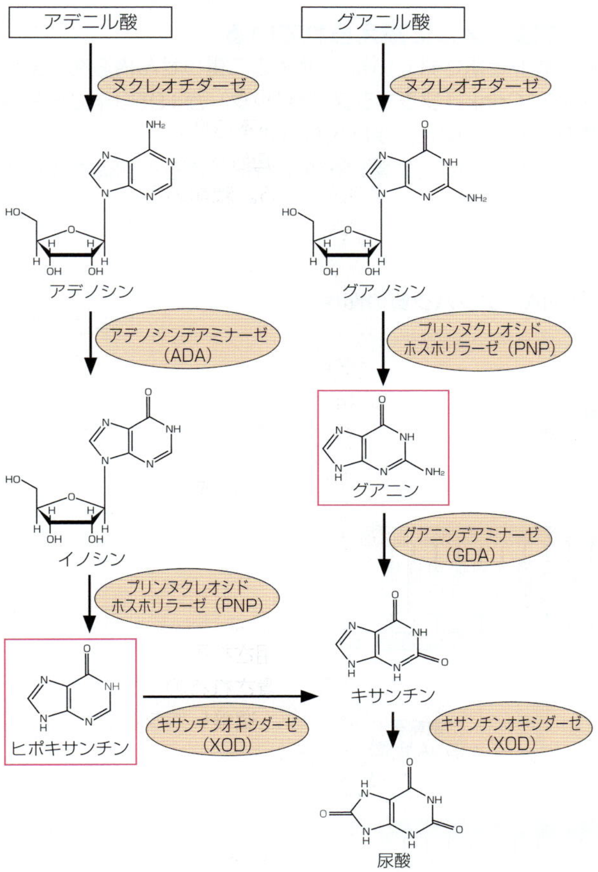

図2　ピリミジンヌクレオチドの異化

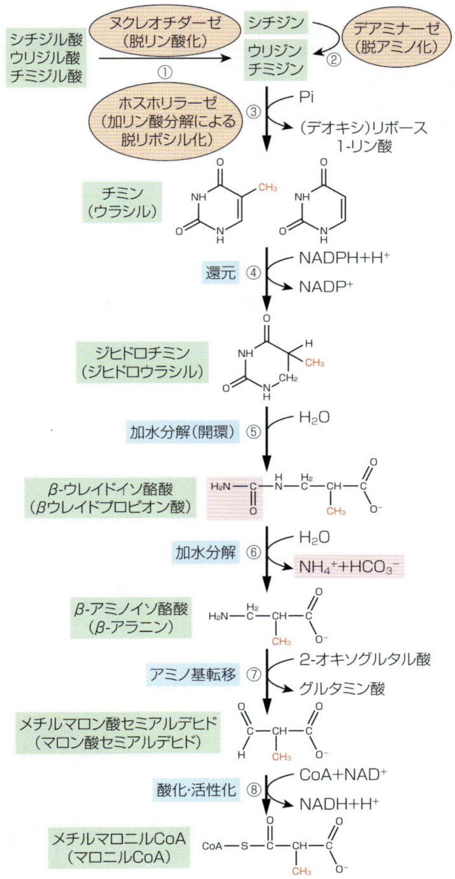

プリンヌクレオチドはヌクレオチダーゼによりリン酸が外され，プリンヌクレオシドホスホリラーゼにより糖が外された後オキシダーゼによって酸化され，尿酸となる。

QUESTION

痛風について正しいのはどれか。

a　女性に多い。
b　手の母指第一関節に好発する。
c　ピリミジン塩基の代謝異常による。
d　ヌクレオチドの再利用経路の亢進がみられる。
e　尿酸ナトリウムの結晶が炎症の原因である。

セントラルドグマとはなにか?

模範解答

- 遺伝情報はDNAの塩基配列としてゲノムに蓄えられている。DNAの塩基配列をDNAに写しとることを複製という。
- これらの情報は，まずDNAを鋳型としてRNAに置き換えられる。これを転写とよぶ。
- RNAの塩基配列をタンパク質のアミノ酸配列に置き換えることを翻訳という。
- 情報の流れる方向は常にDNAを出発点としてRNA，タンパク質へ一方向に向かい，逆に向くことはない。
- 1970年に逆転写が発見され，一部が修正された。

メッセンジャーRNA：messenger RNA（mRNA）
リボソームRNA：ribosomal RNA（rRNA）
転移RNA：transfer RNA（tRNA）

■遺伝情報のすべてはゲノムに蓄えられている

- 日本語では「中心教義」と訳されている。DNAの二重らせん構造を提案した一人であるFrancis Crick（フランシス クリック）が1958年に分子遺伝学の一般的な原理として提唱し，受け入れられた。
- 生命は内部環境を適切に保つために常に代謝を行い，さらに個体を成長さ

図1 セントラルドグマによるDNA，RNA，タンパク質の関係

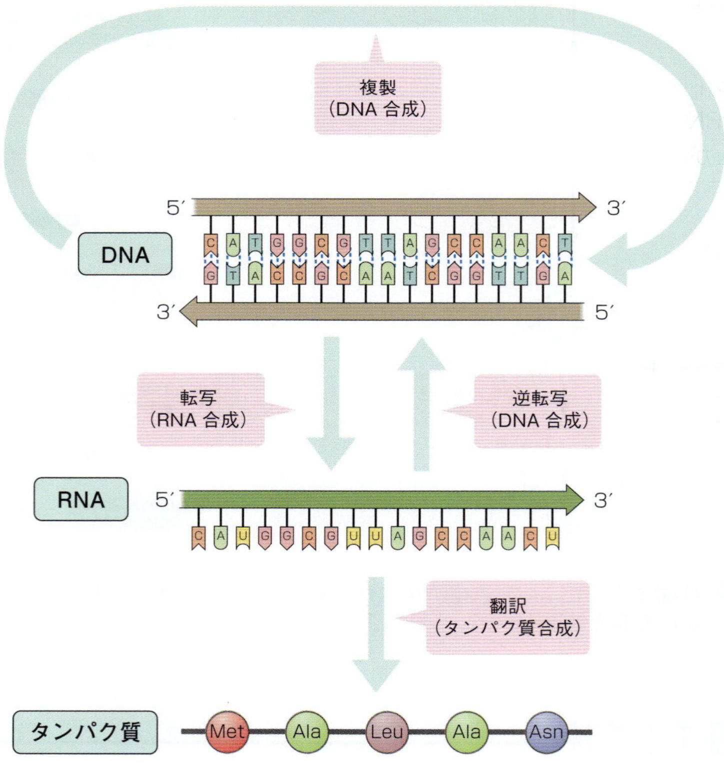

p.37 QUESTION

正 解 **e** 痛風は高尿酸血症により生じる尿酸ナトリウム結晶のため，足の親指第一関節に激痛を伴う炎症を生じることが多い。尿酸はヒトでプリン塩基の最終代謝産物であり，再利用経路の障害によりプリンヌクレオチドの異化が亢進することにより血中濃度が増加する。

せたり子孫を残すために細胞を分裂させている。これらの生命活動にはゲノムDNAの遺伝情報に基づいて行われる（**図1**）。

複製（replication）

・細胞が分裂して増えるには，まずゲノムDNAの遺伝情報をコピーし，それを娘細胞に分配する。
・単細胞の生物では各々の個体，多細胞の生物では個体を構成するすべての細胞がゲノムの正確な複製をもっている。
・複製の詳しいしくみは後の項（⇒p.45-48）に譲る。
・複製は細胞周期のS期に起こる。

転写（transcription）

・細胞は常にゲノム上の遺伝情報をもとにメッセンジャー RNA（mRNA）を合成し，細胞質のタンパク質合成装置（リボソーム）に送り届けている。
・ゲノム情報をRNAの塩基配列に置き換えることを転写とよぶ。
・転写の頻度を調節することで，情報を増幅したり，沈静化することができる。

翻訳（translation）

・mRNAは細胞質でリボソームRNA（rRNA）とタンパク質の複合体であるリボソームに結合し，転移RNA（tRNA）の助けを借りて遺伝暗号を解読し，塩基配列をアミノ酸配列に置き換えてタンパク質を合成する。
・複製と転写がポリヌクレオチドの塩基配列を鋳型にしてコピーするのに対し，翻訳では，塩基とアミノ酸の間に相補性はなく，tRNAをアダプターに用いて塩基配列をアミノ酸配列に置き換える。

逆転写（revers transcription）

・Crickの提言したセントラルドグマは，生物の一般的原理として受け入れられたが，ゲノムにRNAを用いるレトロウイルスなどで，RNAを鋳型にDNAを合成することが明らかになり，セントラルドグマで想定された情報の向きとは逆であることから逆転写と表現され，セントラルドグマに一部修正が加えられた。
・今のところ，タンパク質のアミノ酸配列を核酸の塩基配列に戻す逆翻訳は知られていない。

KEYWORDS

• 複製
• 転写
• 翻訳
• 逆転写

生物は種を維持するためにゲノムを複製し，個体の恒常性を保つために遺伝子を発現させる。これらのすべてを端的に表現したものがセントラルドグマである。

抗生物質の多くは，細菌の複製，転写，翻訳のいずれかを阻害することで効果を発揮する。HIV（ヒト免疫不全ウイルス）感染にはウイルスの逆転写酵素阻害剤が治療に用いられる。また，ゲノムの複製を阻害する効果をもった薬剤が抗癌剤として用いられる。

QUESTION

DNAの遺伝情報をもとにRNAを合成する過程はどれか。

a　転写
b　翻訳
c　逆転写
d　複製
e　修飾

染色体とゲノムはどのような関係か？（ゲノムの構造）

模範解答

- 真核細胞のゲノムDNAは分割され染色体とよばれる構造をつくり，細胞の核の中に存在する。
- ヒトの染色体は男女に共通の22対（44本）の常染色体と，性別によって異なる2種類（XとY）の性染色体2本の計46本よりなる。対になった常染色体を相同染色体とよぶ。
- 染色体の中でDNAはヒストンタンパク質がつくるコアに巻き付いてヌクレオソーム構造を基本としたクロマチンとよばれるタンパク質やRNAとの複合体をつくっている。
- ヒトゲノムは32億塩基対のDNA分子で24個の直鎖状分子に区切られて染色体に収められている。
- 約2万6千個の遺伝子がゲノム上に存在し，ゲノムのおよそ三分の一を占める。遺伝子間配列の大半はトランスポゾンに由来する反復配列が占める。
- ゲノムの塩基配列には個人差があり，SNP（一塩基多型）やSSLP（単純配列長多型）とよばれている。SNPの情報はテーラーメイド医療の実現に活用されている。

デオキシリボ核酸：
deoxyribonucleic acid（DNA）

図1　クロマチンの折りたたみと階層構造

長大な DNA 分子はヒストンタンパク質に巻き付いてヌクレオソーム構造を取り，規則正しく折りたたまれて，染色体を形づくる。ゲノムDNA はヒストンおよび非ヒストンタンパク質との複合体であり，クロマチンを形成している。

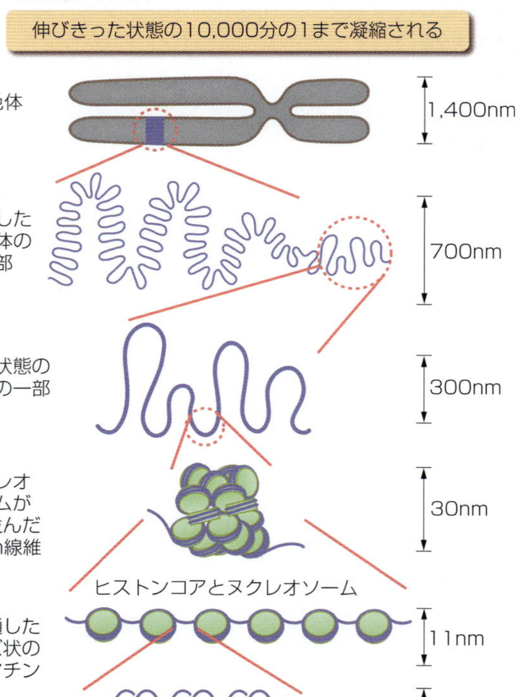

■ゲノムDNAの折りたたみ

- 生物は細胞の核に遺伝情報の一揃えを蓄えたゲノムDNAをもっている。ヒトゲノムのサイズは約32億塩基対であり，そのDNA分子の長さは約1mに相当する。これを直径5〜7 μmの細胞核に納めて細胞分裂の度ごとに複製し，正確に2つの細胞に振り分け，必要に応じて特定の部位を引き出して利用している。このため，真核生物のゲノムはいくつかの部分に区切られ，さらに特殊なタンパク質の助けを借りて規則正しく折りたたまれ，染色体とよばれる構造をつくっている。

■生物は特定の核型をもっている

- 染色体は，細胞周期のM期に観察することができる。
- ヒト核ゲノムは，男女に共通の常染色体22本と性別により異なる性染色体2本の計24本に分配されている。常染色体は父親由来と母親由来の相同染色体が対になっている。性染色体は，女性の場合X染色体が一対に，男性の場合はX染色体とY染色体が一組になっている。
- 細胞1個あたりの染色体の数は生物種により決まっている。
- 染色体を観察して得られる染色体各々の大きさ，形，数，染色により表れる縞模様のパターンを核型（カリオタイプ）とよぶ。

■染色体の構造

- 染色体は細胞周期の間期には核内で長く伸びており，有糸分裂期にはコイル状に巻き上げられて凝縮し分裂期染色体を形成する。
- 各々の染色体は，中央付近がくびれた棒のような形状をしており，くびれの部位をセントロメア，棒のような部分の両端をテロメアとよぶ。また，セントロメアを境に長い部分を長腕，短い部分を短腕とよんでいる。
- 染色体の縞模様は機能に対応しており，濃く染まるヘテロクロマチンは高度に凝集され使われていない領域でセントロメア，テロメア周辺に多い。この部位に遺伝子はほとんど含まれず，

p.39 QUESTION

正解 **a**　セントラルドグマは遺伝情報の流れについての一般原理を指し，情報がDNAからRNAを経てタンパク質に伝わることを表している。DNAの情報はDNA（複製）とRNA（転写）のいずれかに渡される。

含まれたとしても発現していない。
・薄く染まる部位はユークロマチンとよばれ，積極的に使われているゲノムの領域を示している。

KEYWORDS

- 核型
- クロマチン
- ヌクレオソーム構造
- ヒストン
- ヘテロクロマチンとユークロマチン

■クロマチンとヌクレオソーム

・長大なDNAを小さな細胞核内に納めるため，DNAは核タンパク質とクロマチンとよばれる複合体をつくってきわめて規則正しい構造をとる（**図1**）。
・クロマチンのタンパク質成分はヒストンタンパク質と非ヒストンタンパク質に分けられる。ヒストンタンパク質はきわめて下等な生物から高等生物まで真核細胞中に広く存在する小さな塩基性のタンパク質である。核内にDNAとほぼ等量含まれ，ヌクレオソームの構築にかかわっている。
・ヒストンタンパク質はH1，H2A，H2B，H3，H4の5種類あり，そのうちH1を除く4種類はコアヒストンとよばれ2分子ずつ集合しヌクレオソームのコアとなるヒストン八量体を構成する。
・H1ヒストンはリンカーヒストンとよばれ，ヌクレオソームとリンカー DNAに結合して留め金の役割を果たす。
・ゲノムDNAはヒストン八量体のコアを約150bpのDNAが約2周巻いてヌクレオソーム構造をつくり，50bpのリンカーDNAを介して数珠のようにつながっている。
・ヌクレオソームは規則的にぎっしりと並んで30nm線維を構成し，さらに足場タンパク質と結合してループをつくり全体としてひも状の構造となって凝集し染色体となる。

■ヒトゲノムの構造

・ヒトゲノム上に，約2万6千個の遺伝子（mRNAとして転写される領域）が存在すると見積もられている。
・ゲノム全体の三分の一程度が遺伝子および遺伝子関連配列である。残る三分の二は遺伝子間配列で，トランスポゾンに由来する散在反復配列が大部分を占める。
・転写される領域の大部分をイントロンが占め，タンパク質のアミノ酸配列情報をもつ領域はゲノム全体のせいぜい2%程度である。

■ゲノムの個人差

・一塩基多型（SNP）：ゲノムの塩基配列は生物種ごとにほぼ同じだが，実際には個人差があり，数百塩基対に1カ所程度の頻度で塩基配列に個人差が現れる。これを一塩基多型という。
・単純配列長多型（SSLP）ゲノムに点在する縦列反復配列（25塩基までの配列が繰り返される場合ミニサテライト，13塩基対以下の短い単位の繰り返しをマイクロサテライトという）の繰り返しの回数にみられる個人差をいう。
・これらの多型は遺伝子マーカーとして有用で，遺伝子地図の作製に活用されるほか，SSLPはPCR法を用いた検出の容易さから，法医学的な個人の同定に用いられる。
・一塩基多型は，存在する場所により遺伝子の機能に影響する場合がある。特定の薬剤の効果や副作用とさまざまな遺伝子多型との関連が調べられており，ゲノム個人差に基づくテーラーメイド医療に向けて研究が進められている。

SNP：single nucleotide polymorphism　一塩基多型
SSLP：simple sequence length polymorphism　単純配列長多型

■細胞小器官ゲノム

・真核生物の細胞小器官（ミトコンドリアや葉緑体）は核ゲノムとは別に，独自のゲノムをもつ。これは，これらの細胞小器官がもともと共生していた独立した生物が進化の過程で取り込まれたことを示唆している。
・細胞小器官ゲノムは一部の例外を除いて比較的小さな環状二本鎖DNAである。
・ヒトのミトコンドリアゲノムは16,569bpの小さな環状二本鎖DNAである。ミトコンドリア電子伝達系のタンパク質およびrRNAとtRNAの遺伝子がほぼ隙間なく並んでいる。細胞当たりでは千～数千個のミトコンドリアゲノムが存在する。
・精子は受精卵にミトコンドリアゲノムを持ち込まないため，受精卵のミトコンドリアゲノムは卵子由来で母系遺伝する。

QUESTION

ヒトゲノムについて正しいのはどれか。

a　46分子に区切られている。
b　常染色体は22対である。
c　男性はY染色体を2つもつ。
d　女性はX性染色体とY染色体をもつ。
e　ヒトミトコンドリアゲノムは父親に由来する。

DNAポリメラーゼはなにをしているのか？

模範解答

・すべての生物はゲノムを複製するしくみをもっており，複製の際に鋳型依存的DNAの合成を触媒する酵素の名称がDNAポリメラーゼである。
・DNAポリメラーゼは鋳型鎖の塩基配列を3'側から順に読み取りながら相補的な塩基をもつデオキシリボヌクレオチドを新生鎖の3'末端（プライマー）に結合させていく活性をもつ。
・ゲノムの複製は，DNAポリメラーゼが主役であるが，ほかにヘリカーゼ，プライマーゼ，リガーゼなど多くの酵素の手助けが必要である。
・DNAポリメラーゼは，ゲノムの損傷を修復する役割も担っている。

KEYWORDS
- 5'-3'ポリメラーゼ活性
- 校正機構
- ニックトランスレーション活性
- プライマー
- 逆転写酵素

デオキシリボ核酸：
deoxyribonucleic acid（DNA）

■DNAポリメラーゼの役割

・DNAポリメラーゼはDNAを鋳型としてDNAを合成（鋳型依存性DNA合成）する活性をもち，DNA複製の主役となる酵素である。すべての生物は独自のDNAポリメラーゼをもっている。
・一般にDNAポリメラーゼは，ホスホジエステル結合を加水分解するエキソヌクレアーゼの活性も併せもち，DNAの損傷の修復にも重要な役割を果たす。
・レトロウイルスなどがもつRNAを鋳型にDNAを合成する逆転写酵素もDNAポリメラーゼの一種である。

■DNAポリメラーゼの3つの活性

5'-3'ポリメラーゼ活性

・DNAポリメラーゼは鋳型鎖の塩基配列を3'側から読み取りながら5'方向に移動し，鋳型鎖に相補的な塩基をもつ新たなデオキシリボヌクレオチドを対合させ，新生鎖3'末端にホスホジエステル結合でつなげる5'-3'ポリメラーゼ活性をもつ（図1）。

図1　DNAポリメラーゼの5'-3'ポリメラーゼ活性

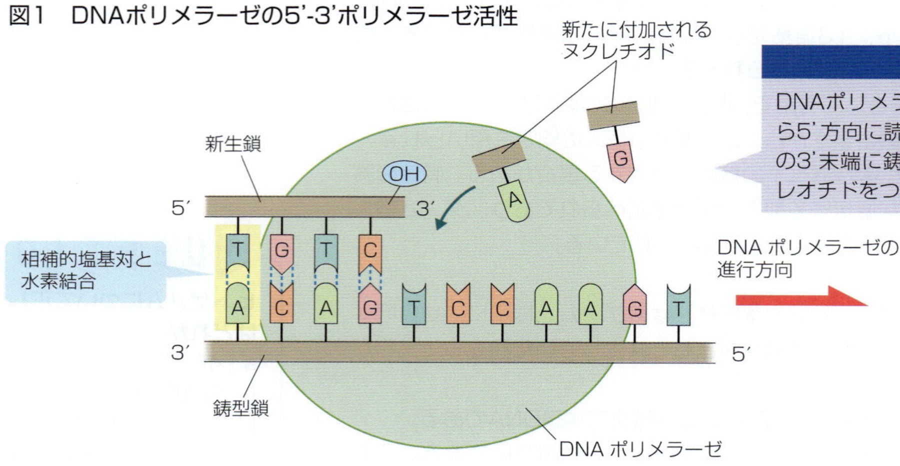

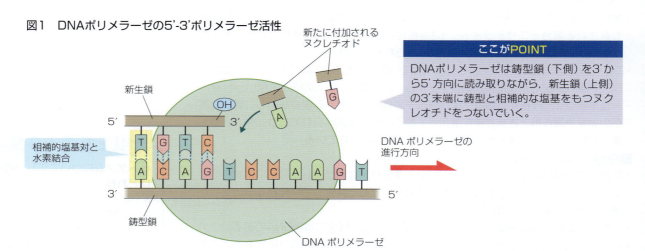

ここがPOINT
DNAポリメラーゼは鋳型鎖（下側）を3'から5'方向に読み取りながら，新生鎖（上側）の3'末端に鋳型と相補的な塩基をもつヌクレオチドをつないでいく。

p.41 QUESTION

正　解　**b**　ヒトゲノムは32億塩基対の大きさがあり，常染色体22本と性染色体2本（XとY）に区切られている。性染色体は男性でXY，女性はXが2つである。ミトコンドリアも独自のゲノムをもつが，すべて母親に由来している。

・5'側にヌクレオチドをつなげる活性（3'-5'ポリメラーゼ活性）をもつDNAポリメラーゼは存在しない。

3'-5'エキソヌクレアーゼ活性

・鋳型依存性DNA合成のしくみにより，DNAポリメラーゼは鋳型鎖をコピーするが，ときどき誤ったヌクレオチドを選択し不安定な塩基対（ミスマッチ）をつくる。ミスマッチは変異の原因となるので，DNAポリメラーゼは以下の手順で新生鎖のプルーフリーディング（校正）を行い，複製の正確さを向上させる（**図2**）。校正機構によりDNAポリメラーゼの誤りはせいぜい10^7塩基に1回程度となる。

①新しいヌクレオチドを結合させる前に1つ前の塩基が正しい塩基対を形成しているかどうかを確認する。

②誤りをみつけたら，ホスホジエステル結合を加水分解し不正なヌクレオチドを外す。3'末端のヌクレオチドを取り除く活性を3'-5'エキソヌクレアーゼ活性とよぶ。

③改めて正しいヌクレオチドを3'水酸基に結合させる。

④鋳型上を移動し，次の鋳型を読み取る前に正しい塩基対であることを確認する。

DNAポリメラーゼにはプライマーが必須

・DNAポリメラーゼがDNAを複製するためには，鋳型鎖（一般にはDNA），ヌクレオチド（dNTP），そして，合成途上の新生鎖の3'末端（プライマー）が必要である。

・5'-3'ポリメラーゼ活性にはプライマーが必須のため，DNAポリメラーゼ単独では複製を始めることができない。必ず別の酵素（ゲノムの複製ではDNAプライマーゼ）の手助けが必要である。

図2　3'-5'エキソヌクレアーゼ活性と校正機構

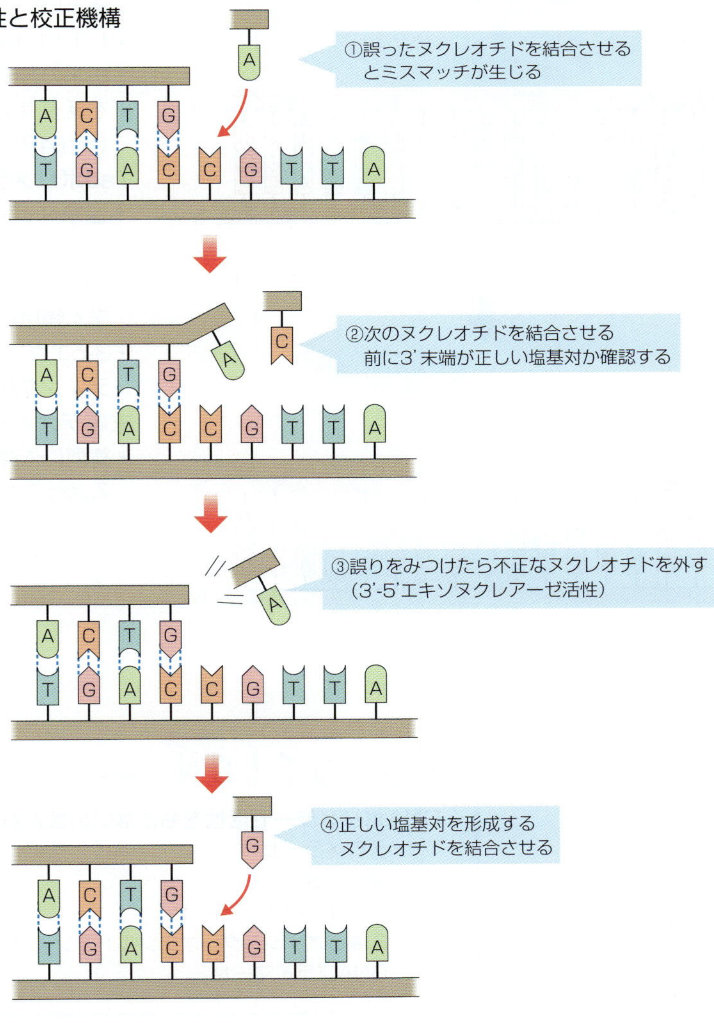

生物は自らのゲノムを複製するためにそれぞれ固有のDNAポリメラーゼをもっており，感染症や癌の治療の作用点となる。HIV感染症の治療には逆転写酵素の阻害剤が用いられる。正常組織のほとんどの細胞はG_1/G_0期であるが，癌細胞は盛んに増殖しているためS期の細胞が多い。DNAポリメラーゼの複製に誤りを生じさせるヌクレオチド誘導体は抗癌剤として用いられる。

好熱性細菌：thermophilic bacterium
ポリメラーゼ連鎖反応：polymerase chain reaction（PCR）

5'-3'エキソヌクレアーゼ活性

- 大腸菌の主要な3種類のDNAポリメラーゼ（DNApol Ⅰ，DNApol Ⅱ，DNApol Ⅲ）はいずれも5'-3'ポリメラーゼ活性，3'-5'エキソヌクレアーゼ活性をもつ。このなかでゲノムの複製を主に行うのは最後にみつかったpol Ⅲである。
- DNAポリメラーゼⅠ（pol Ⅰ）は他にはない5'-3'エキソヌクレアーゼ活性をもつ。
- このためDNApol ⅠはDNA鎖の切れ目（ニック）で5'側からヌクレオチドを外しつつ3'側にヌクレオチドを伸長していくことでニックの位置を3'側に移動させることが可能である。これをニックトランスレーション活性とよぶ。
- DNAの修復や細切れに合成されるDNAを1つにつなぎ合わせて仕上げる際に（⇒p.47図3）ニックトランスレーション活性は重要な役割を果たしている（図3）。

図3　ニックトランスレーション活性

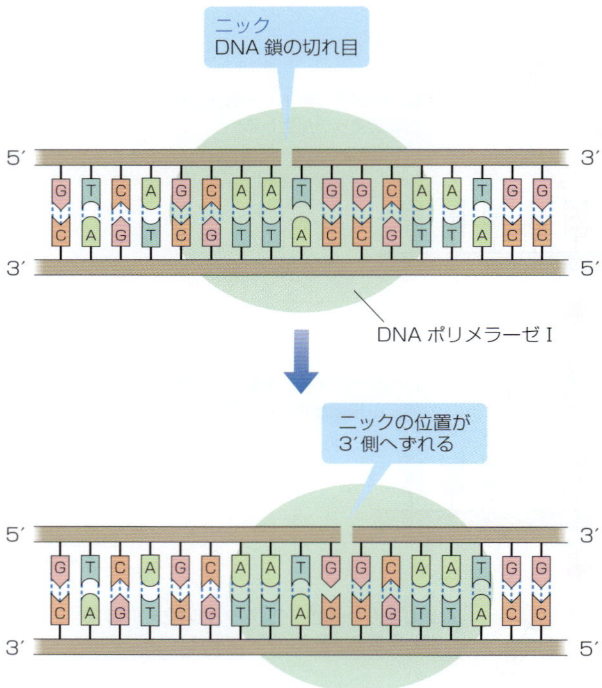

■その他のDNAポリメラーゼ

逆転写酵素

- RNAを鋳型としてDNAを合成する酵素を逆転写酵素といい，DNAポリメラーゼに分類される。
- レトロウイルスなどRNAをゲノムにもつウイルス由来の酵素のほか，真核生物染色体のテロメア配列を延長するテロメラーゼもこの仲間に分類される（⇒p.49）。

Taqポリメラーゼ

- 温泉など高温環境下に生息する好熱性細菌由来のDNAポリメラーゼで，高温に耐えることからPCR（ポリメラーゼ連鎖反応）法に応用され，遺伝子工学で頻用されている（⇒p.110-112）。
- 3'-5'エキソヌクレアーゼ活性をもたず，プルーフリーディングが効かないことから複製にエラーが多い。

末端デオキシヌクレオチジルトランスフェラーゼ

- 鋳型に依存せず，3'末端にヌクレオチドを結合させる活性をもつ。

QUESTION

DNAポリメラーゼ活性をもたないのはどれか。

a　テロメラーゼ
b　逆転写酵素
c　TaqDNAポリメラーゼ
d　末端デオキシヌクレオチジルトランスフェラーゼ
e　DNAプライマーゼ

ゲノムはどのように複製されるのか？（ゲノムDNAの複製）

模範解答

- ゲノムの複製は複製起点に開始タンパク質が結合し，ヘリカーゼ，プライマーゼなど多数のタンパク質が集まり複製装置を形成することで始まる。
- ヘリカーゼが二本鎖DNAを開きながら複製フォークを移動させる。DNA複製はDNAポリメラーゼの働きによる。DNAプライマーゼはDNAポリメラーゼのためにRNAプライマーを合成する。
- 複製フォークは非対称である。連続的に合成が進む側をリーディング鎖とよび，もう一方は不連続的に複製されラギング鎖とよばれる。遅行鎖では岡崎断片とよばれる短い新生DNA鎖が合成され，修復ポリメラーゼによりRNAプライマーが除かれ，DNAリガーゼにより結合される。
- 複製に伴いDNAに生じる超らせんはトポイソメラーゼⅠが解消する。複製の終結に伴い環状ゲノムに生じる連環はトポイソメラーゼⅡが解消する。
- 直鎖状ゲノムのテロメア部分は単純な繰り返し配列をもつ。複製に伴い短縮するため，複製が盛んな組織ではテロメラーゼがテロメア配列を延長する。

KEYWORDS

- 複製起点
- 複製フォーク
- DNAポリメラーゼ
- DNAプライマーゼ
- 岡崎断片
- テロメラーゼ

■複製の開始

- ゲノムの複製は複製起点とよばれるゲノム上の決まった場所から始まる。原核生物では環状ゲノム上に1カ所，真核生物では直鎖状ゲノム上に多数の複製起点がある。
- 複製起点はATリッチな（アデニンとチミンが多い）配列を含んでおり，ここに開始タンパク質が結合して二重らせん構造を緩めて開裂させ，さらにDNAヘリカーゼを含む多数のタンパク質が結合して複製装置を構成する。
- DNAヘリカーゼはATPの加水分解のエネルギーを使いながらDNAの二重らせんをほどき，二股になった複製フォークを移動させる。
- 複製フォークは複製起点から両方向に進行する（二方向性の複製，**図1**）。DNAポリメラーゼにはプライマーが必須であるため，RNAポリメラーゼの一種であるDNAプライマーゼが10塩基程度の短いRNA鎖を合成し，DNAポリメラーゼにプライマーを提供する。

■複製の進展

- ほどけた二重らせんのそれぞれを鋳型にしてDNAの複製が進むが，二本鎖DNAは逆向き平行の関係にあるため，複製フォークで向かい合う2つの鋳型鎖に対する反応は非対称となる。
- 複製フォークの進行方向が5'側となる鋳型鎖から合成される新生鎖をリーディング鎖とよび，複製フォークが3'側に動く鋳型鎖から合成される新生鎖をラギング鎖とよぶ。
- リーディング鎖では，DNAポリメラーゼは複製フォークの移動と同じ向きに新生鎖を合成するためDNAの合成は連続的である。
- ラギング鎖では 複製フォークが新生鎖の5'側に動く。DNAポリメラーゼは複製フォークの進行方向の逆向きに反応を進めるため，DNAの複製は不連続で，複製フォークが100塩基程度進むごとにDNAプライマーゼがプライマーをつくって新たなDNA鎖の合成を開始する（**図2**）。
- ラギング鎖側に生じる5'末端にRNAプライマーを含む100～200塩基程度の短い新生鎖を発見者にちなみ「岡崎断片」とよぶ。

■岡崎断片の結合

・ラギング鎖で，DNAポリメラーゼの5'-3'ポリメラーゼ反応は前に合成された岡崎断片の5'末端に追いついたところで停止する。2つの岡崎断片の間にはニック（ホスホジエステル結合が途絶えている場所）が生じ，新生鎖は不連続である。

・ニックを解消するために，修復ポリメラーゼ（大腸菌ではDNAポリメラーゼⅠ）が岡崎断片の5'末端にあるプライマーRNAを分解しながら（5'-3'エキソヌクレアーゼ活性），自らの岡崎断片を伸ばす（5'-3'ポリメラーゼ活性）ため，ニックの位置が3'方向に移動し，RNAプライマー部分がDNAに置き換えられる。

・RNAプライマー部分がすべてDNAに置き換わったところでDNAリガーゼ

図1　二方向性の複製

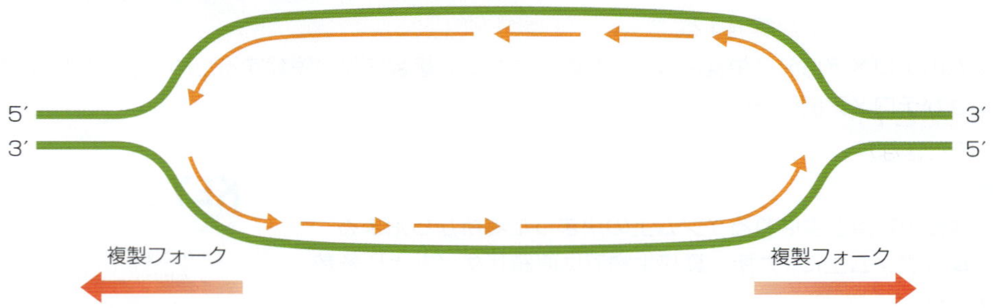

図2　複製フォークは非対称である

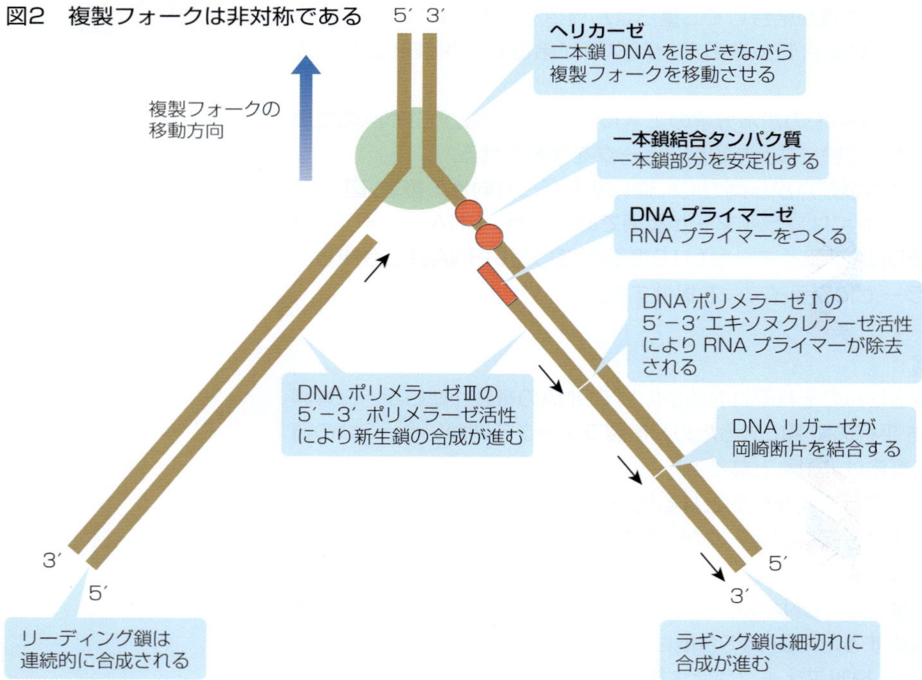

p.44 QUESTION

正　解　**e**　DNAポリメラーゼはプライマーDNAの3'末端水酸基に新たなデオキシリボヌクレオチドを連結させDNAを合成する活性をもつ酵素である。テロメラーゼ，逆転写酵素はともにRNAを鋳型にDNAを合成する。DNAプライマーゼはゲノムの複製に際しRNAプライマーを合成するRNAポリメラーゼの一種である。

がニックを結合させ，岡崎断片が結合される（図3）。DNAリガーゼはDNA鎖の末端どうしを結合させる活性をもつ。

- 岡崎断片のRNAプライマー部分がそのままDNAに組み込まれると，以下のような問題を生じる。
  - ①DNAプライマーゼは校正機構をもたないのでプライマー部分は不正確である。
  - ②RNAはDNAに比べて不安定である。
  - ③DNA鎖の中にRNA鎖が混ざり込むと，次の複製で鋳型になるときにDNAポリメラーゼがRNA部分を鋳型にできない。
- そのため，岡崎断片はニックの移動によりすべてDNAに置き換えられてからDNAリガーゼにより結合される。

■トポロジー問題とトポイソメラーゼ

- 二重らせんをほどきながら鋳型依存性の複製を行うWatsonとCrickのモデルに従うと，複製が進むごとに複製フォークの先に超らせんを生じ，複製フォークはすぐに動けなくなるはずである。これを「DNA複製のトポロジー問題」という。

図3　岡崎断片の結合

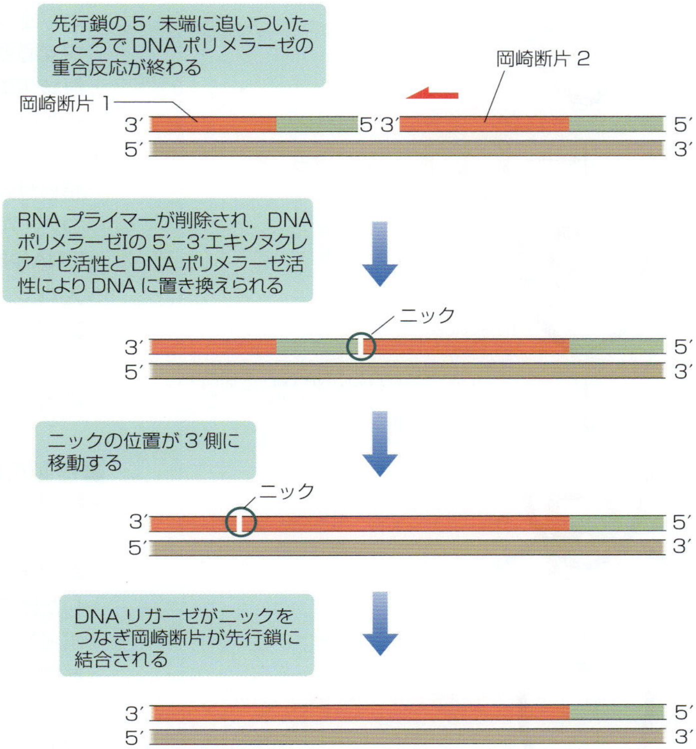

図4　トポイソメラーゼⅠA型とⅠB型

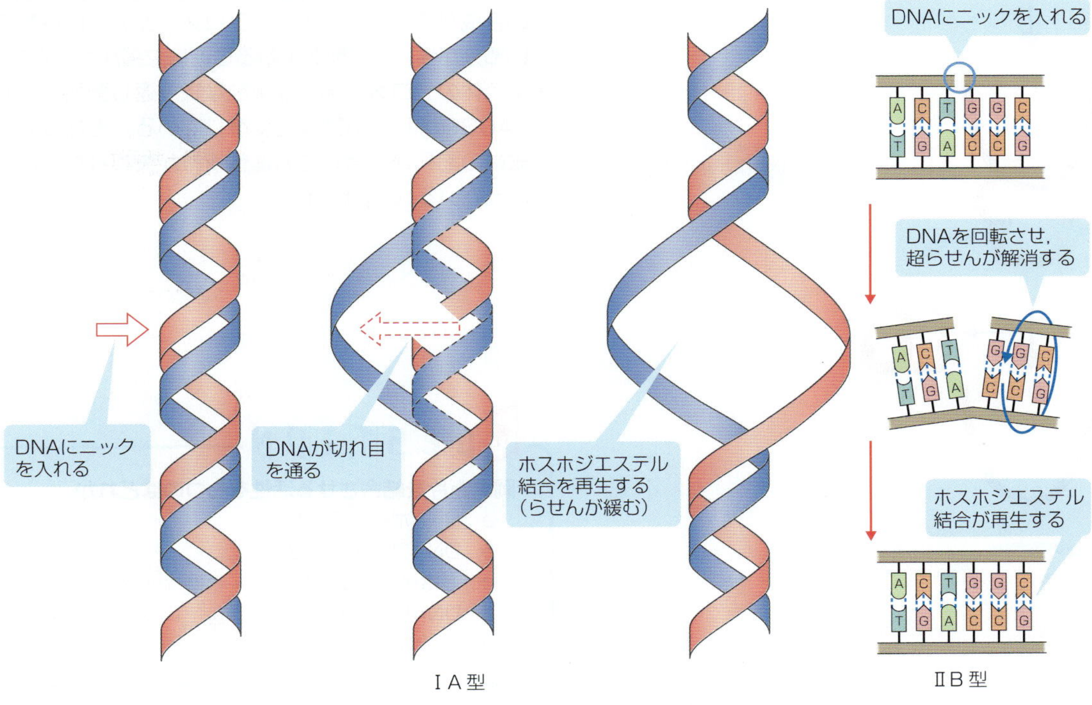

図5　環状ゲノムの複製の終結

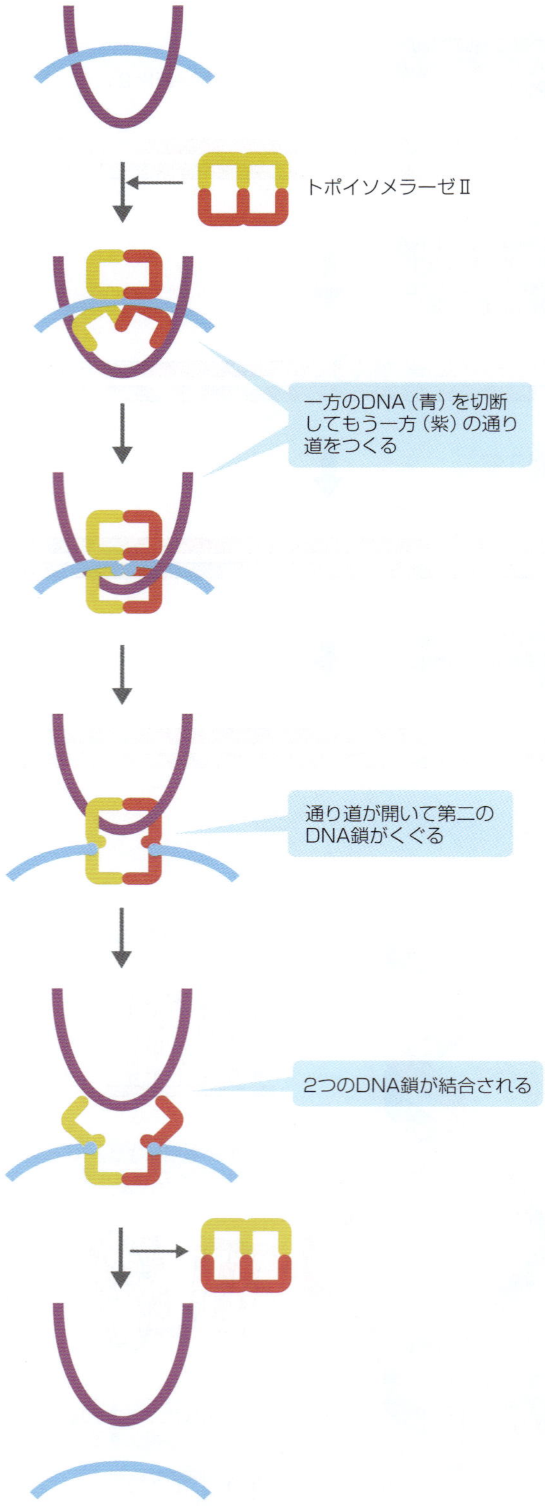
トポイソメラーゼII
一方のDNA（青）を切断してもう一方（紫）の通り道をつくる
通り道が開いて第二のDNA鎖がくぐる
2つのDNA鎖が結合される

- 例えば，ヒト1番染色体（直鎖状250Mbp）の複製では，DNA二重らせんのピッチ（10.5塩基対）から計算すると，全長の複製に伴い2,500万回転分の超らせんを巻き戻す必要が生じる。
- 原核生物の環状ゲノムでは，そもそも巻き戻すことはできない。
- トポイソメラーゼⅠは二本鎖DNAのうち一方を切断し，超らせんを解消したり新たな超らせんをつくる活性をもつ。ⅠA型は二本鎖の一方に切れ目を入れ，もう一方のDNA鎖をくぐらせる。ⅠB型では二本鎖の一方に切れ目を入れて，切れ目が入っていないほうのDNAを軸としてDNA鎖全体を回転させた後にDNA鎖を結合し直す**(図4)**。
- トポイソメラーゼは，エンドヌクレアーゼ活性とDNA鎖の結合活性をもつ。

■複製の終結

- 複製の終結のしくみは，環状ゲノムと直鎖状ゲノムで異なる。環状ゲノムでは複製起点から両方向に出発した複製フォークが対側にある複製終点で出会い，複製が終了した時点で生じた2つの環状ゲノムは連環を形成する。トポイソメラーゼⅡ（DNAジャイレース）は二本鎖DNAを同時に切断し，切れ目に第二の二本鎖DNAを通り抜けさせた後に二本鎖を結合させることで，連環を解消する**(図5)**。
- 真核生物のゲノムは直鎖状なので連環をつくることはない。
- 遅行鎖でプライマーゼは100～200bpおきにプライマーを合成するが，末端の残りがそれ以下の場合，プライマーの合成ができず，3'末端（テロメア部分）に複製できない部分が生じ，複製を重ねるごとに欠損が大きくなる。
- 染色体のテロメア部分は単純な繰り返し配列（ヒトではTAGGGが1,000回以上反復している）となっており，末端の配列が欠損しても遺伝情報が失われないしくみとなっている（⇒p.52）。

QUESTION

岡崎断片を結合させる活性をもつのはどれか。

a　DNAポリメラーゼ
b　DNAプライマーゼ
c　トポイソメラーゼ
d　DNAリガーゼ
e　ヘリカーゼ

テロメラーゼはどのような役割をもつか？

模範解答

- テロメラーゼとは，ゲノムDNAの末端にあるテロメアにTTAGGGの繰り返し配列を付加するDNAポリメラーゼである。
- RNA分子を鋳型としてもつリボヌクレオタンパク質で，逆転写酵素の一種である。テロメア配列はゲノムの複製を繰り返すことで短縮し，その長さは細胞の分裂能を決める。
- 一般の体細胞にはテロメラーゼは発現していないが，生殖細胞や幹細胞および癌細胞でテロメラーゼの活性が見出される。

KEY WORDS
- テロメア配列
- テロメラーゼ
- 不死化

■真核生物のゲノムとテロメア

- 真核生物のゲノムは，染色体に分割されて直鎖状DNA分子となっている。直鎖状の構造ゆえに，ゲノムDNAはその末端（テロメア）部分に2つの問題を抱えている。
- 1つは，鋳型鎖の3’末端部分に理論上複製できない領域が生じることである。DNAの複製は，リーディング鎖とラギング鎖で非対称的に進むが，ラギング鎖においては鋳型の末端部分の長さが新たなプライマー合成に足りない場合，複製できない。また，DNAプライマーゼが合成するプライマーはRNAなので，プライマー部分に相当する鋳型領域は複製できない。したがって，直鎖状ゲノムDNAは，複製のプロセスごとにラギング鎖側の3’末端領域が少しずつ失われ，短くなる。
- もう1つは，非相同末端連結などの切断二本鎖修復機構が働く偶発的なゲノムDNAの切断末端とテロメアの末端を区別し，誤った修復機構からテロメアを保護する必要から，テロメアの末端は修復の対象にならないように特殊な構造をもつ必要があることである。

■テロメアの構造

- 各々のゲノムDNA分子の末端（テロメア）は，グアニンに富む短いDNA配列（ヒトでは5’-TTAGGG-3’）が1,000回以上も繰り返されてミニサテライトとよばれる構造をつくっている。この繰り返しの長さはきわめて多様性に富み，数kbp～100kbpを超える場合もあり，またゲノムの複製を繰り返すごとに短縮していく。
- それぞれの染色体終末部分のテロメアDNAは，5’～3’向けに200塩基以上の3’-突出末端となっており，この部分は，水素結合によりグアニン四重鎖（G-quadruplexes）とよばれる複雑な構造をとっている。
- また，染色体の末端部分はT-loop（テロメアループ）とよばれる大きなループ構造をつくっている。3’突出末端の一本鎖DNAは長いループに巻き込まれて，T-loop内でテロメア配列の二重らせんに割り込んでD-loopとよばれる三重らせん構造をつくる。

図1　テロメアの構造

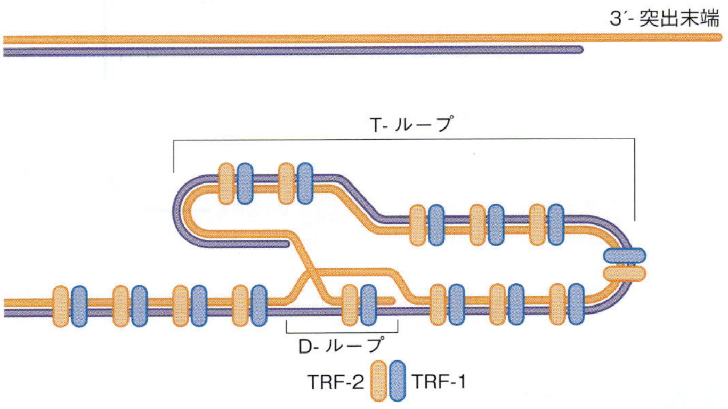

■テロメア結合タンパク質

・テロメアのループ構造は，TRF1（telomeric repeat binding factor1）とTRF2を含むシェルテリン（shelterin）とよばれるタンパク質の複合体により安定化されている（**図1**）。

・TRF1とTRF2は各々が二量体を形成してテロメア配列を認識して結合し，テロメア延長反応の負の調節因子となる。また，TRF1はテロメア保護機能をもつが，これが適切に働かない場合，テロメア末端はDNA障害センサー機構により認識され，染色体の不適切な修復の原因となる。

■テロメラーゼ

・多くの哺乳動物では，テロメラーゼとよばれる逆転写酵素がテロメアの繰り返し配列を延長し，テロメア長を維持する役割を担っている。

・テロメラーゼは，リボヌクレオタンパク質（タンパク質とRNAの複合体）で，TERT（テロメラーゼリバーストランスクリプターゼ）とよばれる触媒サブユニットと，逆転写反応の鋳型となるRNA部分（TR：テロメラーゼRNA鋳型コンポーネント），および活性の調節などを受けもつ補助的なタンパク質よりなる。

・TERTはホモ二量体を形成しTR1分子と複合体をつくって活性型となる。TRは，テロメラーゼの逆転写反応の鋳型としてテロメラーゼ活性に必須であるのみならず，TERTの四次構造を維持する役割も担う。

・TRは，テロメア配列の鋳型となる塩基配列（ヒトでは5'-CUAACCCUAAC-3'）を含む。ヒトTRは451ヌクレオチドの長さである。

・テロメラーゼの反応は，テロメア部分の3'-突出末端とテロメラーゼのTRの鋳型領域のハイブリダイズから始まる（**図2**）。TRの鋳型配列CUAACCCUAACは，テロメア配列の相補的な配列CCCUAAが2つ並んだ配列であり，鋳型に従って6塩基分のテロメア配列が延長される。次にテロメア末端配列が5' 側に6塩基分移動し6塩基分の合成反応が繰り返される。

> **逆転写酵素とは**
> RNAを鋳型にしてDNAを合成するDNAポリメラーゼの一種であり，転写（DNAを鋳型にRNAを合成する）の逆向き（RNAを鋳型にDNAを合成）に遺伝情報を流すことから逆転写の名でよばれている。レトロウイルスやB型肝炎ウイルスでは，ゲノムの複製の過程でウイルス由来の逆転写酵素が重要な役割をしている。また，遺伝子工学では，RNAの構造を調べる際にcDNA（相補的DNA）を合成する実験に逆転写酵素は頻用されている。

図2　繊毛虫（Tetrahymena）テロメラーゼの反応

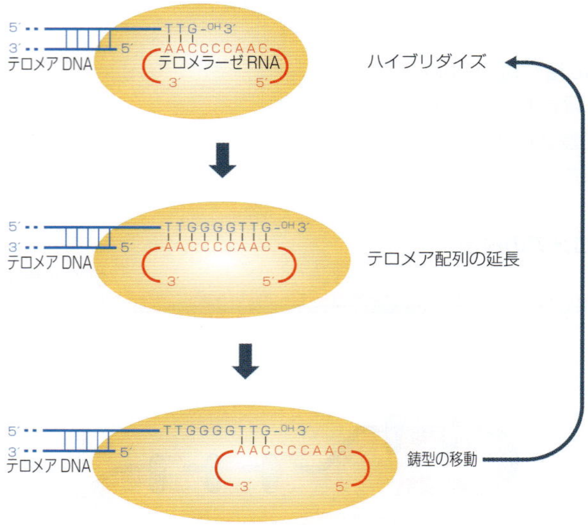

■テロメアと細胞の不死化および癌

・テロメア長は細胞分裂の履歴として，細胞の老化の指標となっている。テロメア配列の短縮により，細胞周期が停止する。また，実験的にテロメラーゼを導入した細胞では，テロメア繰り返し配列が延長し可能な分裂回数は増加する。テロメラーゼは，細胞の不死化とかかわることから，テロメラーゼは癌治療のターゲットとして注目されている。

・生殖細胞ではテロメラーゼが発現し，きわめて長いテロメア長をもつ（10kbp以上）。一方，一般の体細胞はテロメラーゼ活性をもたず，テロメア長は細胞分裂を停止するギリギリの長さまで短縮し，癌抑制遺伝子であるp53やRBタンパク質が働き細胞周期が停止する。

p.48 QUESTION

正解 **d**　岡崎断片は，非対称性に進むゲノムの複製において，ラギング鎖で合成される5'末端にRNAプライマー鎖を含む短い新生DNA鎖のことである。DNAポリメラーゼの5'→3'エキソヌクレアーゼ活性とDNAポリメラーゼ活性によりRNAプライマー部分をDNAに置き換えられたのちにDNAリガーゼの活性で結合される。

・ウイルス感染はp53やRBを不活性化し細胞分裂を引き続き起こさせる。分裂を繰り返してテロメア長が短縮し染色体の構造異常を起こすとアポトーシスを生じ，実質的に細胞数は増えなくなる。さらに分裂し続けた細胞の中にテロメラーゼの再活性化によりテロメアの安定化と不死化を獲得するものが現れると細胞の不死化が起こる。

■疾患とのかかわり

・再生不良性貧血（aplastic anemia）の患者の一部に，テロメラーゼ遺伝子およびテロメラーゼRNA鋳型コンポーネントに変異が見出されるものがある。患者は骨髄不全により汎血球減少をきたす。
・先天性角化不全症（dyskeratosis congenita）もテロメラーゼ遺伝子の異常が報告されている。爪の萎縮，口腔内白斑，皮膚色素沈着を三徴とする皮膚症状に加えて再生不良性貧血を合併する。典型的な臨床像に加え末梢血細胞のテロメア短縮がみられる。

QUESTION

テロメラーゼについて正しいのはどれか。

a　DNAの末端を短縮させる活性をもつ。
b　活性化により細胞はアポトーシスを起こす。
c　RNA分子を含むリボヌクレオタンパク質である。
d　分化の進んだ体細胞で活性が高い。
e　RNAポリメラーゼの一種である。

DNAは壊れるのか？（DNAの変異）

模範解答

・DNAはさまざまな物理的，化学的ストレスによって構造に影響を受け壊れてしまう。DNAの構造に影響を与える因子を変異原という。
・ゲノムDNAの構造変化が生殖細胞に起きた場合は突然変異の原因となり，体細胞に起きた場合は発癌の原因になる。
・DNAの構造変化には1つの塩基が別のものに置き換わる点突然変異と余分な塩基が加わる挿入，逆に抜け落ちる欠失，さらにDNA鎖の切断がある。
・挿入・欠失は生じる場所と規模により影響はさまざまだが，遺伝子の読み枠に挿入，欠失が起こると大きな影響が現れる場合がある。
・DNA鎖の切断は，同時に複数起きた場合，染色体の転座，欠失の原因となる。

変異原とは
塩基の構造，ヌクレオチドの安定性，ポリヌクレオチドの構造，相補的塩基対の構成に影響することで，DNAの正確な複製を妨げる可能性があるものをいう。

デオキシリボ核酸：
deoxyribonucleic acid（DNA）

■変異原と変異

塩基の置換の原因となるもの

・亜硝酸塩の作用でシトシン，アデニンのアミノ基が脱アミノ化されると，それぞれウラシル，ヒポキサンチンに変化する。ウラシルはアデニンと，ヒポキサンチンはシトシンと塩基対をつくるため，C：G塩基対，A：T塩基対はそれぞれT：A塩基対，G：C塩基対へと置き換わり，CはTへ，AはGに変異する（図1）。
・スーパーオキシドによる酸化的修飾で生じる8-オキソグアニンはアデニンと塩基対をつくるため，G：C塩基対がT：A塩基対に置き換わり，GがTに変異する（図2）。
・ニトロソアミンなどのアルキル化剤によりグアニンがメチル化を受けて生じるO^6-メチルグアニンはチミンと塩基対を形成するため，G：C塩基対がA：T塩基対に置き換わり，GがAに変異する。また，シトシンの5位がメチル化された後に4位が脱アミノ化を受けるとC：G塩基対がT：A塩基対に置き換わり，CがTに変異する（図3）。
・抗ウイルス薬として使われる塩基類似体（例えば，C型肝

図1　脱アミノ化による塩基の修飾

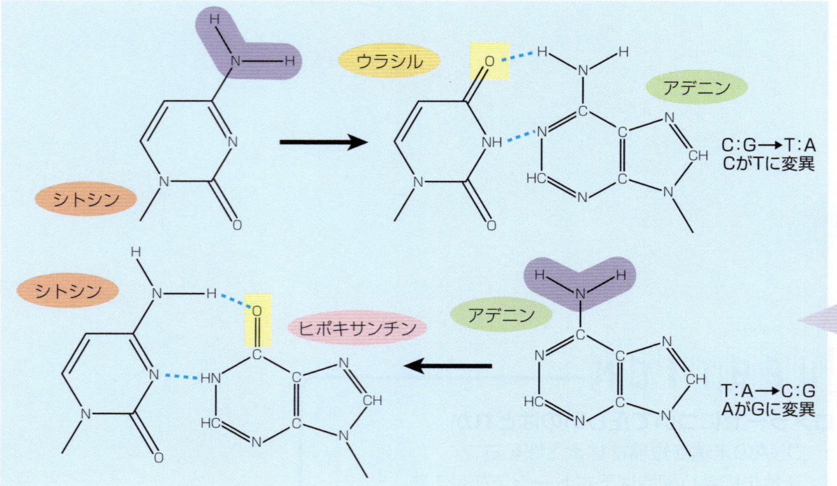

ここがPOINT
脱アミノ化によりシトシンがウラシルに構造変化を起こすと塩基対を組む相手の塩基がグアニンからアデニンに変わる。アデニンが脱アミノ化によりヒポキサンチンとなると，塩基対を組む相手がチミンからシトシンに変わる。

p.51 QUESTION

正解 **c**　テロメラーゼは染色体テロメア領域の繰り返し構造を延長させる活性をもつ。分子内に鋳型となるRNA分子をもち，染色体の末端にテロメア配列を合成する逆転写活性をもつDNAポリメラーゼである。

炎治療に用いられるリバビリン）は複製中のDNAに取り込まれると手当たりしだいにでたらめな塩基対を形成し，ゲノムに大量の変異を引き起こす。

塩基の欠失をもたらすもの

・紫外線照射は，DNAのピリミジン塩基が連続している場所でシクロブタン環を形成させる（**図4**）。DNAポリメラーゼはこれを鋳型として読み取ることができないので複製時に欠失が生じる原因となる。

・ニトロソアミン類などのアルキル化剤によりプリン塩基の7位がメチル化されると，ヌクレオシドのNグリコシド結合が切れやすくなり，DNAの脱プリン化による塩基の欠失を起こす原因になる。

DNA鎖の切断をもたらすもの

・電離放射線は活性酸素のなかでもとくに反応性の高いヒドロキシルラジカルを生じ，DNA二本鎖の切断を生じさせる。

KEYWORDS

- 脱アミノ化
- 酸化的修飾
- アルキル化
- 突然変異

DNAが壊れることで，遺伝情報が正確に伝わらなくなる。このことの影響は，変異が起きた細胞によって異なる。多くの細胞ではその細胞が死ぬだけである。分裂可能な細胞に変異が起きると変異をもった細胞の集団が生じ，癌化の原因となることがある。遺伝病として子孫に変異が受け継がれるためには，生殖細胞に変異が生ずる必要がある。

図2　酸化的修飾によるグアニンの変化

ここがPOINT

グアニンの8位が酸化された8-オキソグアニンはアデニンとも塩基対をつくれるようになる。

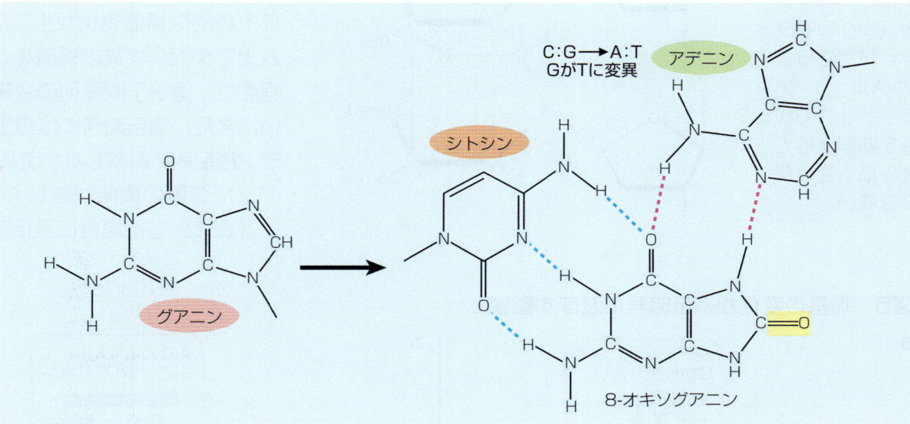

図3　アルキル化による構造変化

ここがPOINT

グアニンの6位がメチル化されると水素結合は2つとなりチミンと塩基対をつくるようになる。プリン塩基の7位がメチル化されるとグリコシド結合が切れやすくなり脱プリン化が起こりやすくなる。シトシンの5位がメチル化されると4位のアミノ基が外れやすくなり，シトシンがチミンに変異する。

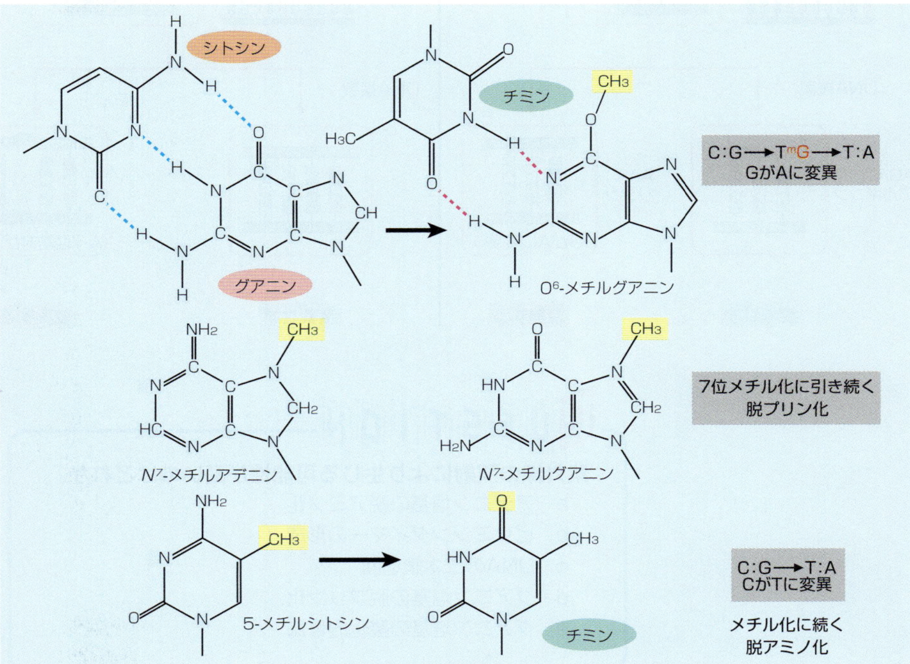

■DNAの構造変化と修復

- おびただしいDNAの構造変化，および複製装置が犯すミスに対して，生物は何重もの修復機構を備えており，基本的には生じた構造変化をすべて元どおりに修復しようとする。そして，修復しきれない場合に遺伝子の変異が生じる。
- 長期的にみると変異の蓄積は進化の原動力になるが，短期的には生存と繁栄のために個体の遺伝子は安定である必要があり，遺伝子の変異はほとんどすべて有害と考えるべきである。
- DNAの変化が個体に与える影響は場合によりさまざまである。生殖細胞のゲノムに起こった変異のみが次世代に受け継がれる。体細胞のゲノムの変異は発癌などの原因となるが，次世代に受け継がれることはない。

変異とは

- DNAの複製または修復の過程がうまく働かずにDNAに永続的な構造変化が生じた状態をいう。一般に，ゲノム上でタンパク質の構造をコードする領域は全体の数%程度で，遺伝子間配列の変異は個体の表現型に影響しない。また，遺伝暗号には縮重性があり，タンパク質のアミノ酸配列に影響しない変異も多い。
- タンパク質の機能が著しく低下する変異が生殖細胞のゲノムに生じた場合に遺伝病として認識される（図5）。

図4　ピリミジン二量体（ダイマー）

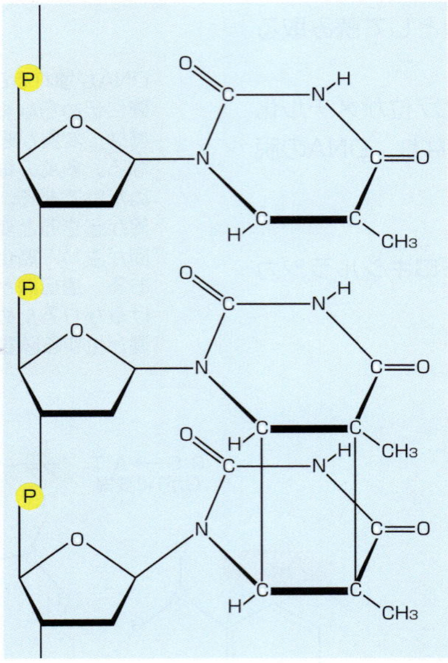

ここがPOINT

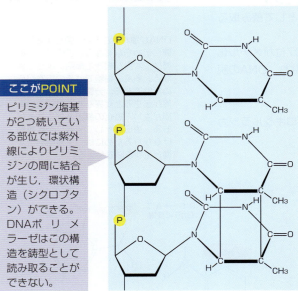

ピリミジン塩基が2つ続いている部位では紫外線によりピリミジンの間に結合が生じ，環状構造（シクロブタン）ができる。DNAポリメラーゼはこの構造を鋳型として読み取ることができない。

図5　塩基の変化が遺伝暗号に及ぼす影響

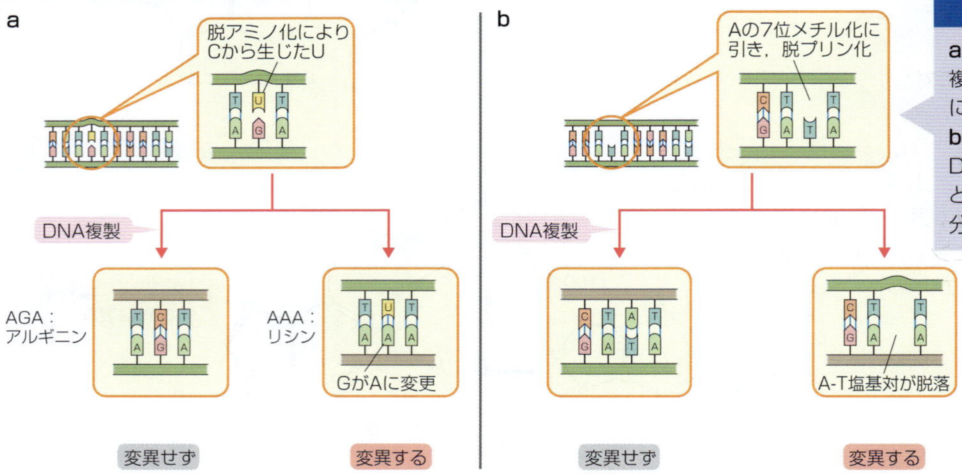

ここがPOINT

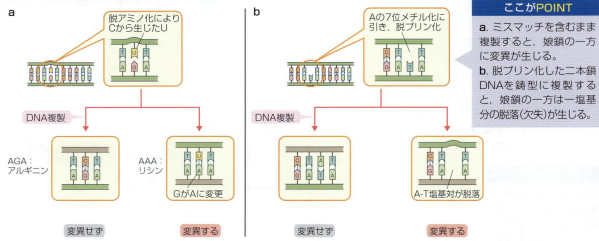

a. ミスマッチを含むまま複製すると，娘鎖の一方に変異が生じる。
b. 脱プリン化した二本鎖DNAを鋳型に複製すると，娘鎖の一方は一塩基分の脱落（欠失）が生じる。

QUESTION

紫外線の照射により生じる可能性が高いのはどれか。

a　アデニン塩基の脱アミノ化
b　ピリミジンダイマーの形成
c　DNAの二本鎖切断
d　グアニン塩基の脱プリン化
e　グアニン塩基の酸化的修飾

壊れたDNAをどうやって直すのか?（DNAの修復機構）

模範解答

・DNAの損傷には主鎖の切断，塩基の修飾，ミスマッチの形成がある。
・細胞には複製が始まる前にDNAの損傷を修復する巧妙なしくみ（修復系）がある。
・損傷塩基を取り除いて修復する方法を塩基除去修復という。DNAの一定の範囲を取り除いて修復する方法をヌクレオチド除去修復という。複製の誤りを修復する方法をミスマッチ修復という。
・非相同末端修復では完全な修復は不可能である。
・切断二本鎖は相同組み換え修復または非相同末端連結により修復される。

KEYWORDS
• DNAフォトリアーゼ
• 塩基除去修復
• ヌクレオチド除去修復
• ミスマッチ修復
• 非相同末端連結

■直接修復

・塩基修飾の逆反応により，損傷の入ったヌクレオチドを直接元どおりに戻すしくみのことである。
・DNAフォトリアーゼは紫外線により生じたピリミジン二量体（ダイマー）を分解し修復する（⇒p.54図4）。
・O^6-メチルグアニンDNAアルキルトランスフェラーゼはグアニンのアルキル化を解消する。
・DNA鎖に入ったニックは，DNAリガーゼが結合し修復する。

■除去修復

・損傷したDNA部分を取り除いて修復する方法である。

塩基除去修復

・さまざまな損傷塩基に対して特異性をもつグリコシラーゼ（ウラシルDNAグリコシラーゼなど）の作用や，プリン塩基の7位メチル化に引き続き起こる脱プリン化によって生じる塩基の欠失（AP部位；アプリン・アピリミジン部位）に対し，APエンドヌクレアーゼがニックを入れ，ホスホジエステラーゼが糖リン酸を切り離す。DNAポリメラーゼが欠損部位を埋め，そしてDNAリガーゼがニックを修復する（図1）。

ヌクレオチド除去修復

・二重らせんに乱れを生じる比較的大きな損傷（例：ピリミジン二量体形成）に対する修復機構である（図2）。
・二重らせんの歪みを検出するセンサータンパク質を挟むようにエンドヌクレアーゼがDNA鎖の2カ所にニックを入れ，ヘリカーゼⅡが損傷部位を外すことでできたギャップをDNAポリメラーゼが埋めてDNAリガーゼがつなぐ。
・この修復過程は大腸菌ではUvrAB（歪みをみつけるセンサー），UvrBC（エンドヌクレ

図1　塩基除去修復のしくみ

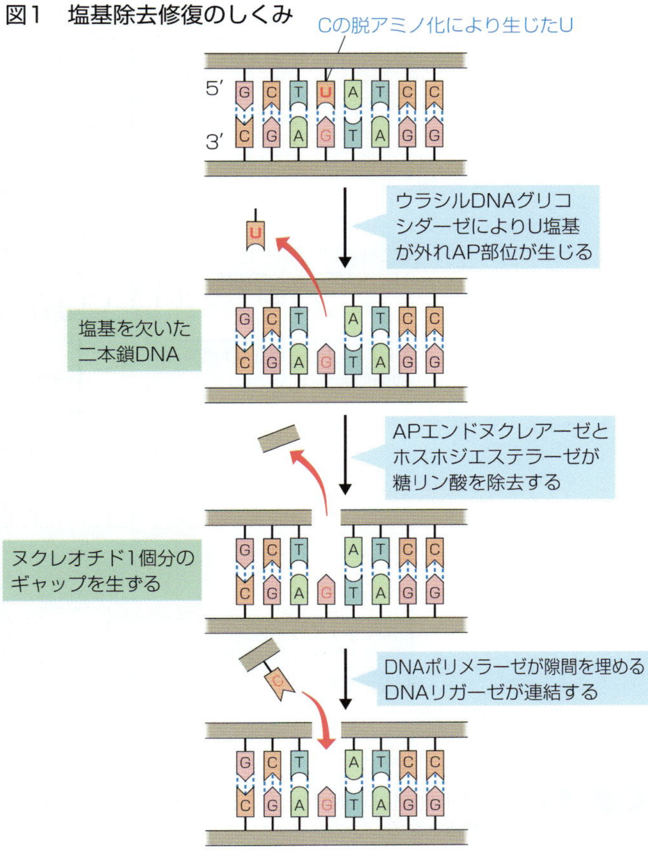

アーゼ），UvrD（ヘリカーゼ）の関与が知られている。

- ヒトでこの修復過程には 16種類のタンパク質が関与しており，その異常は色素性乾皮症とよばれ，皮膚癌の原因となる。

不適正塩基対修復（ミスマッチ修復）

- ゲノムの複製の際にDNAポリメラーゼのエラーによりミスマッチ（塩基対の誤り）が生じることがある。この場合，双方のヌクレオチドそのものには構造上の異常がないため，どちらが変異かを見きわめて修復する必要がある。
- 大腸菌の場合はメチル化修飾を受けているDNA鎖を鋳型鎖（正しい塩基配列）と判断し，メチル化を受けていない鎖を新生鎖（変異）とみなして修復機構が働く。
- 真核細胞で鋳型鎖と新生鎖を見分けるしくみは十分にはわかっていないが，DNAの複製途上で生じる岡崎断片のニックを新生鎖（変異），または複製フォークで鋳型鎖に結合する一本鎖DNA結合タンパク質を鋳型鎖（正しい配列）の目印とすると考えられている。
- 鋳型鎖と新生鎖を区別した後は，ヌクレオチド除去修復とほぼ同様の修復の手順を踏む。

■切断二本鎖の修復

- 電離放射線の照射などによってDNAの二本鎖がまとめて切断された場

図2　ヌクレオチド除去修復のしくみ

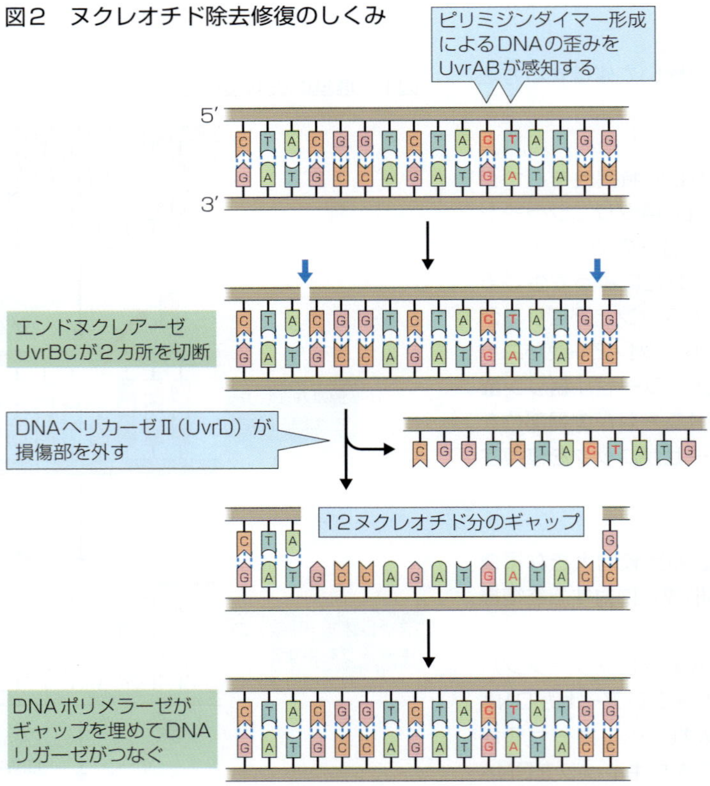

p.54 QUESTION

正　解　**b**　紫外線照射によりDNAでピリミジン塩基が並ぶ部位に共有結合によるシクロブタン形成によるピリミジンダイマー（二量体）が形成され，変異の原因となる。

合，切断端の分解を防ぎつつDNA末端どうしを正しくつなぎ合わせなくてはならない。また同時に複数のDNA鎖に切断が起こると，正しい末端どうしをつなぐことが困難となり，染色体の転座を生じる原因となる。

・二本鎖切断に対する修復系は相同組み換え修復と非相同末端連結の2通りあり，相同的組み換え修復が使える場合は完全な修復が可能である（⇒p.101-105）。

非相同末端連結

・非相同的末端連結による修復では，DNAの切断末端に切断DNAセンサータンパク質であるKuが結合し，DNA末端を包み込んで分解から保護しDNA-PKcsとよばれるプロテインキナーゼやその他のタンパク質が働き，切断端を整えて末端を結合させる（**図3**）。

・原理上，正確な修復はできず，接合部分に欠失を生じるが，放置するほうが影響が大きい場合に非相同末端連結による切断二本鎖の末端連結が行われる。

■大きな損傷の修復と細胞死

・放射線被曝などで多数のDNA損傷を同時に受けた場合，修復が間に合わなくなり，細胞は多少の誤りを認めたうえでむりやり複製し細胞周期を回すか，細胞死（アポトーシス）するかどちらかである。

・大腸菌ではSOS応答とよばれる系が働き，特殊なDNAポリメラーゼが損傷部位を適当に読み飛ばして複製を行う。真核細胞でも，損傷乗り越え型DNAポリメラーゼ（DNAポリメラーゼηなど）が損傷部を適当な塩基に読み替えて複製を行うことがある。

図3　二本鎖切断の修復機構（非相同末端連結）

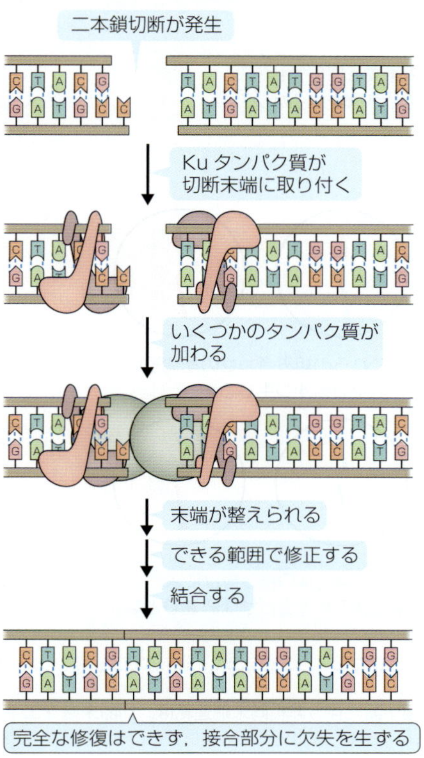

QUESTION

完全な修復が望めないのはどれか。

a　フォトリアーゼによる直接修復
b　塩基除去修復
c　ヌクレオチド除去修復
d　ミスマッチ修復
e　非相同末端連結

なぜ子は両親に似るのか？（減数分裂のしくみ）

模範解答

- ほとんどの多細胞生物は各々の細胞に両親由来の染色体が1組ずつ2コピー存在する二倍体である。
- 配偶子を形成する際に，減数分裂とよばれる特殊な細胞分裂が起こる。これにより生じる一倍体の配偶子は両親から振り分けられる相同染色体の振り分けと組み換えによる染色体の再構成により，遺伝子型の組み合わせは実質的に無限である。
- 有性生殖によって生じる個体は常に新たな組み合わせの遺伝子型をもつ。

■減数分裂

- 体細胞分裂では，細胞周期のS期でゲノムが複製されて生じた姉妹染色分体は並んだままG_2期を経てM期に入り，紡錘体赤道面に整列し，やがて動原体微小管に引っ張られて2つの娘細胞に分かれる。
- 相同染色体は無関係に独立して振る舞うため，娘細胞には相同染色体の各々が1つずつ分配され，娘細胞は親の細胞と同じ染色体のコピーを受け取る（図1a）。
- 一方，卵巣・精巣にある生殖系細胞の分裂では，ゲノムの複製後に父方と

図1　体細胞分裂と減数分裂

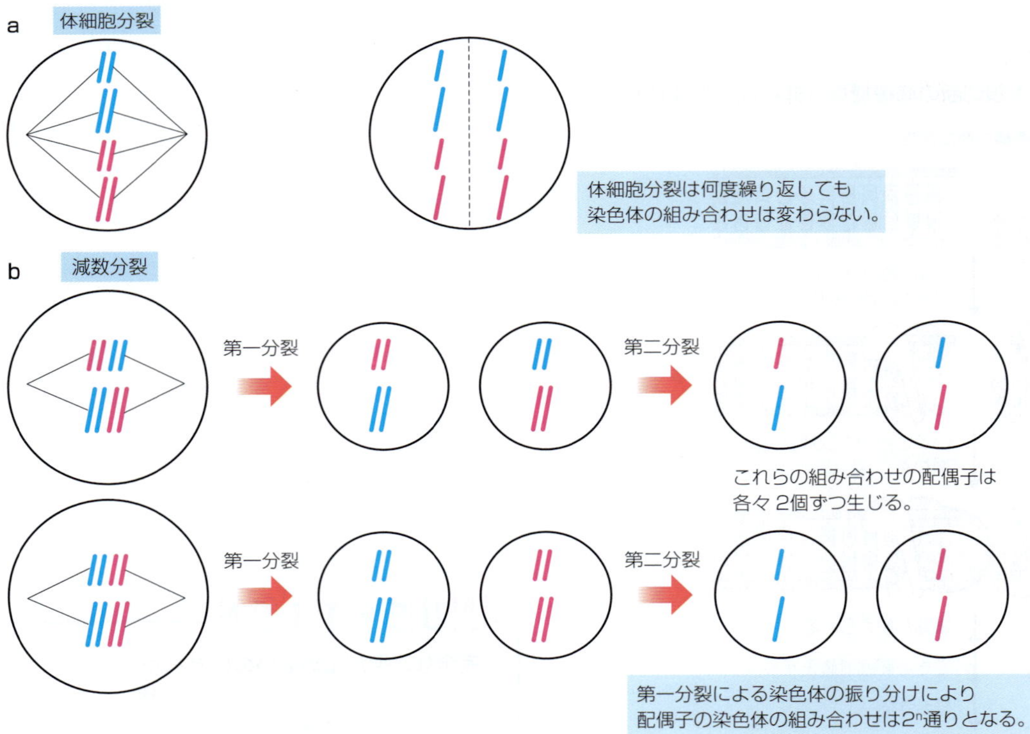

a
体細胞分裂
体細胞分裂は何度繰り返しても
染色体の組み合わせは変わらない。
b
減数分裂
第一分裂
第二分裂
これらの組み合わせの配偶子は
各々 2個ずつ生じる。
第一分裂
第二分裂
第一分裂による染色体の振り分けにより
配偶子の染色体の組み合わせは2^n通りとなる。

p.57 QUESTION

正 解 **e** DNAの変異に対し細胞は可能な限り完全な修復を行おうとするが，DNA主鎖切断に伴う非相同末端連結は，切断末端をエキソヌクレアーゼで整えてから結合させるため，接合部分に欠失を生じ完全な修復は望めない。

母方の各々に由来する相同染色体が対合し，それぞれの姉妹染色分体を合わせて4本が横並びとなった2価染色体を形成する。これに引き続き，2回の細胞分裂が連続的に起こり，結果として一倍体の配偶子が4つつくられる。

・第一分裂では父方の相同染色体と母方の相同染色体は別々の娘細胞に独立して配分されるためシャッフルされ，一倍体の配偶子に含まれる染色体それぞれが父由来か母由来かでn個の染色体をもつ生物では2^n通りの染色体の組み合わせが生じる。ヒトの場合は2^{23}（約8.4×10^6通り）の組み合わせである（**図1b**）。

・さらに，2価染色体で1つの染色体あたり数カ所に交差が起こり（ヒトの場合は2～3カ所）組み換えが生じるため，できあがった配偶子は両親それぞれに由来する対立遺伝子の完全に新しい組み合わせをもつ（**図2**）。

・減数分裂のしくみは，親子が似ることより同胞達は似ているけれども違っていることの理由を説明している。

■減数分裂の弱点

・減数分裂の際になんらかの不都合が生じると，特定の染色体をもたない配偶子と余分にもつ配偶子が生じる危険性がある。

・減数分裂は体細胞分裂に比べてはるかに長い時間を要する。とくに卵細胞は女性が胎児のうちに複製が始まり第二分裂の完了まで数十年を要することも珍しくないため，卵子の形成過程で染色体の分配の異常が起こりやすい。ヒトの卵形成では10%に染色体の配分の異常（染色体の不分離）が生じるといわれている。染色体数に異常をもつ配偶子由来の受精卵は21番染色体のトリソミー（Down症候群）のような特定の組み合わせを除いて流産となる。

図2　2価染色体と組み換えによる染色体の混ぜ合わせ

減数分裂では，第1分裂の前に対合した2価染色体の中で交差が起こりキアズマが形成されることで父方，母方由来の染色体が混ざり合い，新たな遺伝子の組み合わせを生じる。

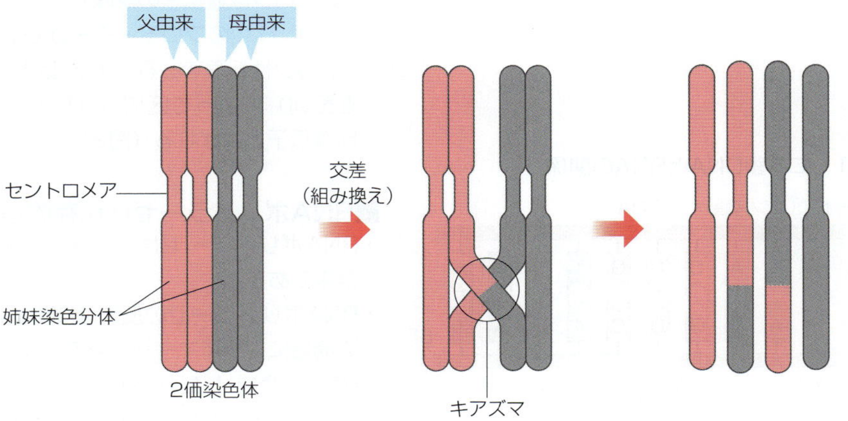

KEYWORDS

- 減数分裂
- 2価染色体
- 組み換え
- 染色体の不分離

本文中にもあるとおり常染色体の数の異常（不分離）は表現型に決定的な影響を与え，ほとんどは流産となる。一方で，性染色体の数の異常は表現型に大きな影響を与えない（XO：Turner（ターナー）症候群，XXY：Klinefelter（クラインフェルター）症候群）。これは遺伝子量補償のしくみで過剰なX染色体が不活性化されるからである（⇒p.86-88）。

QUESTION

減数分裂について正しいのはどれか。

a　体細胞の分裂でみられる。
b　生ずる4つの配偶子は、2つずつ同じ組み合わせの染色体をもつ。
c　第一分裂における不分離は、転座の原因となる。
d　第二分裂の前に２価染色体を形成する。
e　2価染色体の交差により両親由来の遺伝子が混ざり合う。

RNA合成のしくみはどうなっているのか？（遺伝子の転写）

模範解答

- RNAはDNAを鋳型としてRNAポリメラーゼにより合成される。
- 鋳型依存性にRNAを合成することを転写といい，転写の開始を指示する配列（プロモーター）から終了を意味する配列（ターミネーター）まで，ゲノム上の転写される領域を遺伝子とよぶ。
- RNAポリメラーゼは二本鎖DNAの一方（アンチセンス鎖）の塩基配列を読み取りながら，他方の鎖（センス鎖）のコピー（チミンをウラシルに置き換えた配列）のRNA鎖を合成する。
- 原核生物の遺伝子では代謝上関係のある複数の構造遺伝子が一列に並んだオペロンとよばれる単位が1つのプロモーターからまとめて転写される。真核生物では遺伝子1つずつが転写の単位として個別に転写される。
- 真核生物のmRNAは核内でプロセッシングを受け成熟した後に細胞質に運搬される。

リボ核酸：ribonucleic acid（RNA）
デオキシリボ核酸：deoxyribonucleic acid（DNA）
メッセンジャーRNA：messenger RNA（mRNA）
リボソームRNA：ribosomal RNA（rRNA）
転移RNA：transfer RNA（tRNA）

■転写と遺伝子

- 細胞はゲノム上の遺伝情報をもとに必要なタンパク質を合成する。遺伝情報（塩基配列）はRNAに転写され，タンパク質に伝えられる。
- 転写によりRNA合成の鋳型となるゲノム上の領域を遺伝子とよぶ。
- 二本鎖DNAのうち，RNA合成の鋳型になる鎖をアンチセンス鎖（鋳型鎖），合成されるRNAと同じ配列（TがUに置き換わる）をもつ鎖をセンス鎖（コード鎖）とよぶ（図1）。
- 原核生物の遺伝子では，代謝経路で互いに関係のある複数のタンパク質の遺伝子が一列に並び，1つのプロモーターからまとめて転写される単位（オペロン）を形成している。このような転写機構をポリシストロン性転写という（シストロンは遺伝子の意味）。
- 真核生物では，1つのプロモーターから転写される遺伝子は1つだけで，モノシストロン性転写である。また，ほとんどの遺伝情報はイントロン（介在配列）によって区切られたエキソン（発現配列）上にあり，分断遺伝子とよばれる（図2）。

図1　二本鎖DNAとRNAの関係

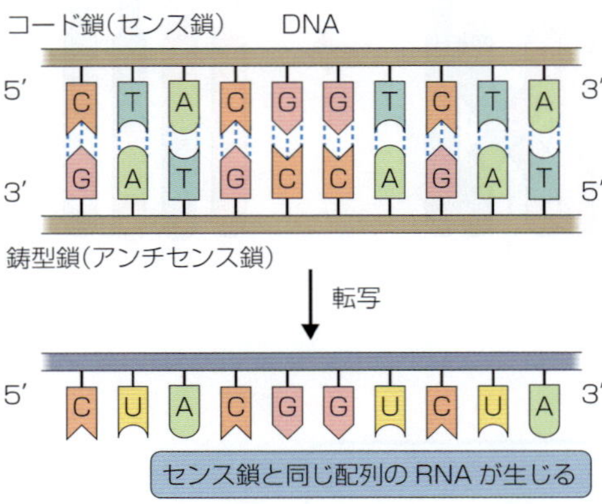

■RNAポリメラーゼは保存的複製を行う

- RNAポリメラーゼは，二本鎖DNAを鋳型としてRNAを合成する酵素である。
- RNAポリメラーゼの反応はDNAポリメラーゼと似ているが，反応の開始にプライマーが不要である。
- RNAの合成は鋳型DNAと合成されたRNAが部分的に相補的塩基対による短いDNA-RNAハイブリッドを形成しながら進む。鋳型鎖はRNAポリメラーゼの通過後に元の二本鎖DNAに戻る。このような複製方法を保存的複製という（図3）。
- 遺伝子には転写の開始と終結を指示するシグナル（それぞれプロモーターとターミネーター）がある。RNAポリメラーゼはプロモーターに結合して転写を開始し，ターミネーターの配列に出会うと

p.59 QUESTION

正 解　**e**　生殖細胞が2つの連続した細胞分裂により染色体数を減じ，一倍体の配偶子が4つ生じることを減数分裂という。複製された相同染色体は2価染色体をつくり，交差により父方と母方の染色体が組み替えられる。また分裂による染色体の配分もランダムに起こるため，生じる配偶子はすべて異なる遺伝子のセットをもつ。

ゲノムから離れ，転写を終える。

KEYWORDS
- プロモーター
- RNAポリメラーゼ
- オペロン
- 基本転写因子
- プロセッシング
- 分断遺伝子

■大腸菌の転写

大腸菌RNAポリメラーゼ

- 大腸菌では1種類のRNAポリメラーゼがすべての遺伝子の転写を行う。
- 5種類のサブユニットが六量体のホロ酵素（$\alpha_2\beta\beta'\sigma\omega$）を形成している。σサブユニットはRNAポリメラーゼとプロモーターへの結合に関与する。RNAの合成に直接かかわるのは，σを除く$\alpha_2\beta\beta'\omega$の五量体（コア酵素）である。

大腸菌遺伝子のプロモーター

- 多くの大腸菌遺伝子の転写開始部位から上流40bpまでの領域に，一定の構造（コンセンサス配列）が見出される。
- －35領域：TTGACA
- －10領域（プリブナウボックス）：TATAAT

大腸菌遺伝子の転写開始と伸長（図4）

❶RNAポリメラーゼは六量体ホロ酵素を形成し，σ因子がプロモーターに

図2　原核生物と真核生物の転写

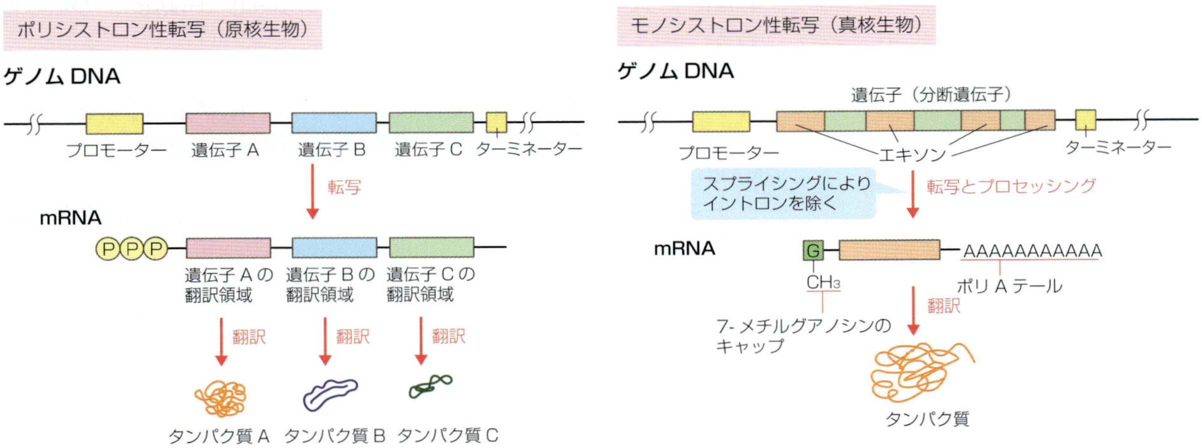

図3　RNAポリメラーゼ

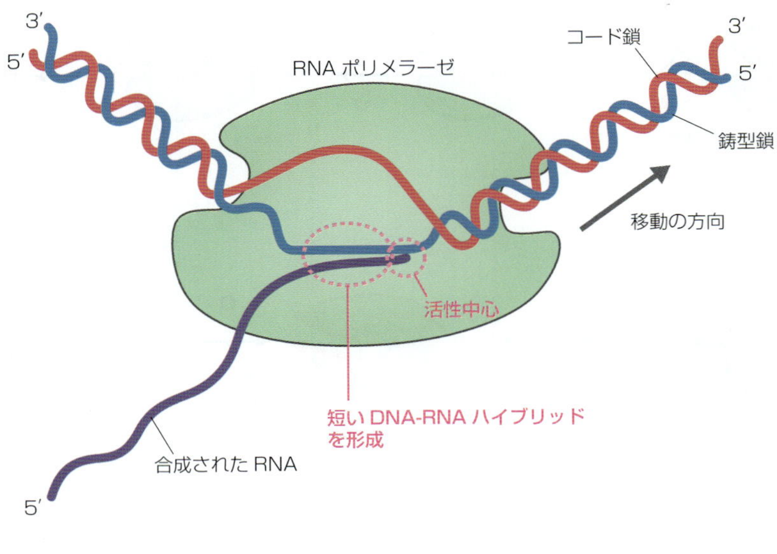

結合することで転写が開始される。どのオペロンが転写されるかはσ因子の種類で決まる。

❷転写開始点の前後（−9〜+2）の二本鎖DNAが緩み，一本鎖となる。

❸転写が開始され10ヌクレオチド程度のRNAが合成されると，プロモーターとRNAポリメラーゼの相互作用が弱まってσ因子が外れる。

❹RNAポリメラーゼはプロモーターから離れて，五量体コア酵素による伸長モードとなる。

❺終結シグナルに出会うまで，RNAポリメラーゼは伸長反応を続ける。

転写の終結（図4，❻，❼）

・遺伝子にはGCに富む領域とそれに引き続くAT塩基対に富む領域をターミネーターとしてもつものがある。

・RNAはGC部分をステムとしてヘアピンをつくるためRNAポリメラーゼが止まる。ρ因子（RNAとDNAのハイブリッドを解く活性をもつ）がRNAポリメラーゼに追いつき，鋳型とRNAのハイブリッドを外すため，RNAポリメラーゼは鋳型から外れて転写は終結する。

■真核生物の転写

・真核生物ではα-アマニチン（タマゴテングタケの成分）による阻害作用の程度によって分けられた3種類のRNAポリメラーゼ（RNApol）が転写を行う。

RNAポリメラーゼⅠ

・α-アマニチンによる阻害を受けない。核小体でrRNA遺伝子の転写を行い，45S rRNA前駆体（5.8S，18S，28S rRNA）を合成する。

RNAポリメラーゼⅡ

・α-アマニチンにより強く阻害される。核質ですべてのmRNA前駆体を転写する。

RNAポリメラーゼⅢ

・α-アマニチンにより弱く阻害される。核質で5S rRNA，tRNA，サイトゾルや核の小RNA前駆体を転写する。

図4　大腸菌の転写

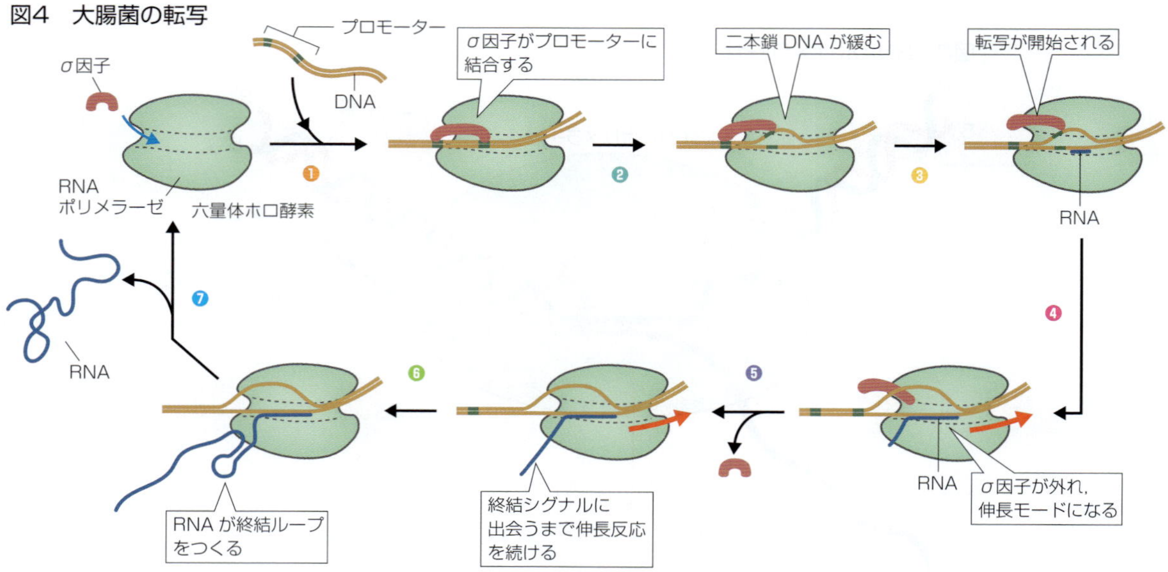

プロモーターと基本転写因子

- 真核生物のプロモーターはきわめて多様性に富み，3種類のRNAポリメラーゼそれぞれに異なる構造をもつ。
- タンパク質の構造をコードするRNApolⅡが転写する遺伝子のうち，構成的に発現しているハウスキーピング遺伝子では転写開始点の上流に2つ以上のGGGCGGまたはCCGCCC（GCボックス）をもつものが多い。
- 選択的に発現する遺伝子は−27付近にTATAWAW（TATAボックス）をもつものが多い（WはTまたはAを表す）。
- より上流（−70〜−90）にCCAATボックスやさまざまなエンハンサー配列をもつものがある。
- RNAポリメラーゼⅡが転写する遺伝子の転写開始には，少なくとも6種類の基本転写因子（ⅡD，ⅡA，ⅡB，ⅡE，ⅡF，ⅡH）がプロモーター領域に結合する。
- TFⅡDはTATA結合タンパク質（TBP）とTBP随伴因子（TAF）よりなる。
- TBPは3種類のRNApolに共通する基本転写因子として重要である。

図5　RNAポリメラーゼⅡによる転写の開始

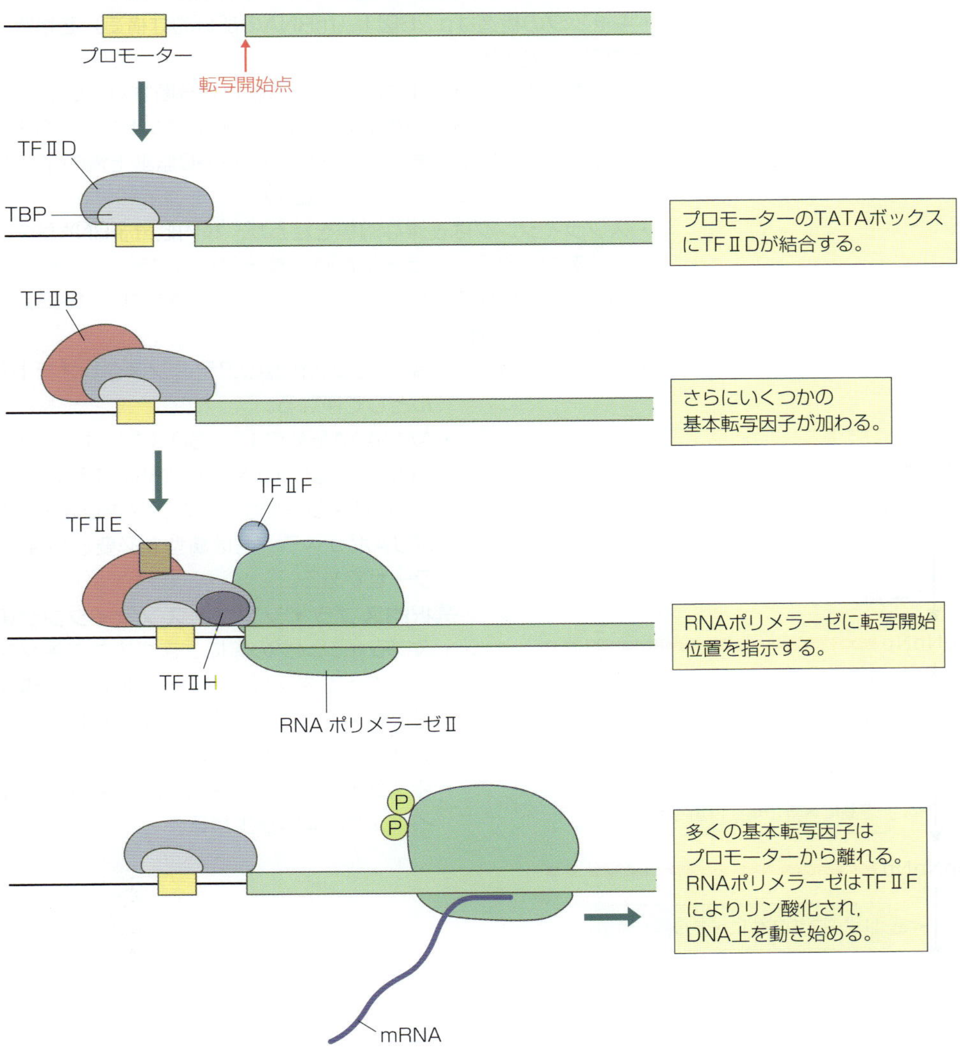

・TFⅡHはヘリカーゼ活性とキナーゼ活性をもち，RNAポリメラーゼをリン酸化して伸長反応に移行させる役割をもつ（**図5**）。

■mRNAのプロセッシング

・真核生物の遺伝子では遺伝暗号は分断されている。暗号を分断する配列をイントロン，分断された暗号をエキソンとよぶ。

・RNAポリメラーゼⅡが転写したRNAを一次転写産物（mRNA前駆体またはhnRNA）とよぶ。一次転写産物はイントロンの配列を含むため非常に長い。転写後に一次転写産物はキャップ形成，スプライシング，ポリA付加のプロセッシングを受けて成熟した後に核膜孔を通過し細胞質に出る。

キャップ形成（図6）

・キャップの形成はRNAポリメラーゼの転写開始から伸長反応への切り替えの合図となる。

①合成途中のmRNA前駆体の5'末端でヌクレオチドのγ位リン酸が除去される。

②グアニル酸が結合し，5'末端に5'-5'三リン酸架橋を形成する。

③グアニンの7位がメチル化される。

④mRNAの最初のリボースの2'位がメチル化される。

・キャップの構造はp.26**図1**（mRNAの部分的な構造）を参照。

スプライシング

・一次転写産物はイントロン（平均8個）で分断されている。イントロンの位置を正確に予測するのは難しいが，一般にイントロンの5'末端はGUで3'末端はAGである。また3'末端から20〜50塩基上流のイントロン内に枝分かれのアデニンが存在する（**図7**）。

・スプライシングは複雑な過程を経るが，核内低分子RNAがタンパク質と複合体をつくり5'スプライス部位と枝分かれのアデニンを結合させてイントロンを投げ縄構造として切り出し，エキソンをつなぐ（**図8**）。

ポリAテール付加

・成熟mRNAは3'-末端に250個程度のアデニンヌクレオチドがポリAテールとして連なる。

・AAUAAA配列の10〜30ヌクレオチド下流のUまたはGUに富む配列の手前でmRNA前駆体が切断され，ポリAポリメラーゼがアデニンヌクレオチドを付加する。

・ポリAポリメラーゼは鋳型を必要としないRNAポリメラーゼである。

選択的スプライシングとスプライシングの異常

・スプライシングの際にさまざまなエキソンの組み合わせによってタンパク質の一次構造を再構成することを選択的スプライシングといい，遺伝子産物に多様な機能をもたせることができる。

・スプライシングに必須の配列に変異が入ると，スプライシングに異常が生じる。

図6　キャップ形成

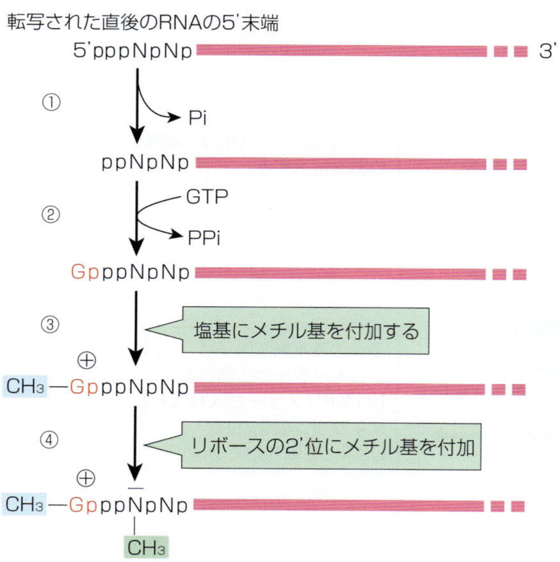

図7　イントロンの構造

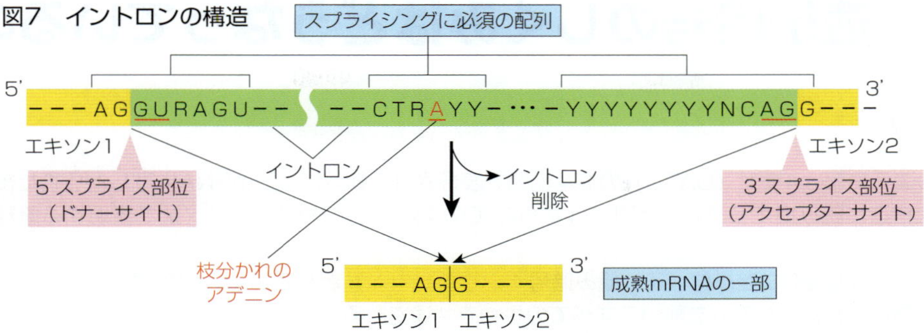

Yはピリミジン，Rはプリン，Nは不定を示す。

図8　スプライシング

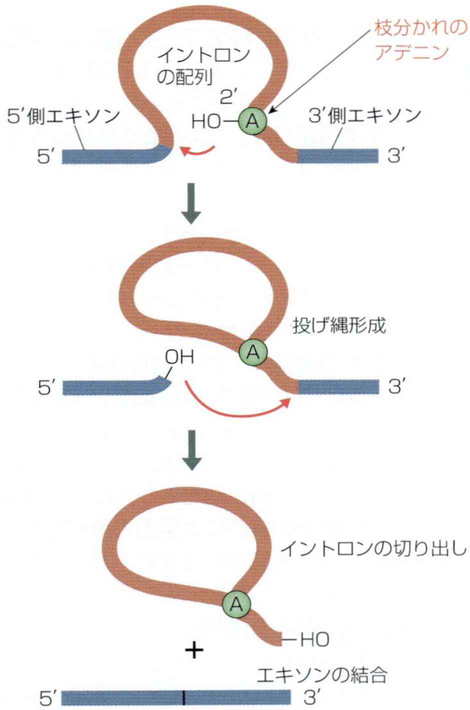

QUESTION

真核生物のmRNAの説明で正しいのはどれか。

a　RNAポリメラーゼⅢにより転写される。
b　核小体で合成される。
c　5'末端にメチルグアノシンのキャップ構造をもつ。
d　3'末端にポリT尾部をもつ。
e　プロモーターの配列をもつ。

遺伝暗号のしくみはどうなっているのか？

模範解答

・ゲノム上の遺伝情報は4種類（GATC）の塩基配列で表現され，転写によりmRNAに写しとられた後にタンパク質の一次構造に読み換えられる。mRNA上のGAUCの4文字で20種類のアミノ酸を表現する暗号が遺伝暗号である。
・暗号（コドン）は塩基3つを単位（三つ組み暗号；トリプレット）としている。4の3乗＝64通りの暗号すべてに意味があり，わずかな例外を除いてすべての生物で共通である。
・AUGは暗号の開始（開始コドン）を示し，重なりや読み飛ばしなしで3つずつ塩基配列を読んでいってUAA，UGA，UAGは暗号の終わり（終止コドン）を示す。
・遺伝子の変異により暗号領域の塩基が置換すると，翻訳されるタンパク質のアミノ酸配列に変化が生じる場合がある。塩基の挿入・欠失は読み枠がずれることで変異の影響は置換よりも大きい。

■4種類の塩基でアミノ酸20種類を表現する方法

・4文字のヌクレオチドで20種類の暗号をつくるには，1文字では4（4^1）通り，2文字では16（4^2）通り，3文字では64（4^3）通りとなり，2文字では足りず，3文字ではかなり余る。
・CrickとBrenner（ブレナー）は1ヌクレオチドの欠失が遺伝子の機能を失わせ，その近くに1ヌクレオチドを挿入すると遺伝子の機能が回復すること（サプレッサー効果）に気付いた。また，3ヌクレオチドの挿入または欠失でサプレッサー効果が現れることを明らかにし，3つのヌクレオチドが1つのアミノ酸をコードしていると予想した。
・1961年にNirenberg（ニーレンバーグ）は，化学合成したポリウリジル酸が無細胞タンパク質合成系でポリフェニルアラニンを生じる（UUUはPhe）ことを明らかにし，同様の手法で，AAAはLys，GGGはGly，CCCがProであることがわかった。これを端緒に，反復ヌクレオチドの翻訳実験，リボゾーム結合法などにより次々と遺伝暗号は解き明かされ，1966年に遺伝暗号表が完成した（表1）。
・遺伝暗号の解読は大腸菌の無細胞タンパク質合成系を用いて解読された。また，大腸菌の暗号はヒトを含む真核生物でも共通に用いられることはすぐに確かめられた。

ここがPOINT

遺伝暗号の解明が進む前に，サプレッサー効果が明らかになることで遺伝暗号が隙間なく並んだ三文字を単位にしていることが予想されていた。

遺伝暗号とサプレッサー効果

THE BIG RED FOX ATE THE EGG（完全な暗号）
THE IGR EDF OXA TET HEE GG（1文字の欠失は機能を失わせる）
THE IGR XED FOX ATE THE EGG（1文字挿入による機能回復：サプレッサー効果）
THE BXI GRY EZD FOX ATE THE EGG（3文字挿入によるサプレッサー効果）

最大の貢献者であるNirenbergとKhorana（コラーナ）は1968年にノーベル医学·生理学賞を受賞した。

遺伝暗号の例外

哺乳動物のミトコンドリアゲノムでは開始コドンとしてAUGに加えてAUAが用いられている。また，本来ArgをコードするAGAとAGGが終止コドンに加えられている一方で，UGAはトリプトファンのコドンとなっている。

読み枠：open reading frame(ORF)
メッセンジャーRNA：messenger RNA（mRNA）

■遺伝暗号の原則

①mRNAの端から端まですべてが暗号となるわけでない。翻訳される領域（読み枠〈ORF〉という）の前後は遺伝暗号と関係ない非翻訳領域である。
②遺伝暗号はすべて解読されており，わずかな例外を除いて生物種の間で共通である。したがって，大腸菌の翻訳装置はヒトの遺伝暗号を正しく読み取ることができる。
③3つの塩基が1つのアミノ酸を表現し，三つ組み暗号（トリプレット）とよばれる。暗号1つ分をコドンとよび，64通りのコドンすべてに意味がある。
④読み枠の先頭に該当するコドンはほとんどの場合AUGである。これはアミノ酸ではメチオニンを意味し，開始コドンとよばれる。
⑤開始コドンから，読み飛ばし，重なりあい，区切りなどなしに，きっちりと3つずつコドンを読み取っていく（非重複，非句点）。
⑥64通りのコドンで20種類のアミノ酸をコードするので，複数のコドンが1つのアミノ酸に対応する縮重性をもつのが一般的である（表2）。トリプトファンとメチオニンに対応するコドンはただ1つだけであるが，それ以外のアミノ酸は縮重性をもつ。セリン，ロイシン，アルギニンは6通りの

p.65 QUESTION

正 解 **c** 真核生物で，mRNAはRNAポリメラーゼⅡにより核内で転写され，5'末端にメチルグアノシンのキャップを付加され，スプライシングによりイントロンを切り離され，ポリA尾部を付加されて細胞質に運ばれる。

コドンによってコードされる。
⑦64種類のコドンのなかにアミノ酸をコードしていないものが3つある（UAA，UAG，UGA）。それらは翻訳の終了を意味し，終止コドンとよばれている。
⑧以上のルールに則って，ある塩基配列からただ1通りのアミノ酸配列を決定できる（非曖昧性）。
⑨開始コドンから終止コドンまで暗号の一続きを読み枠とよぶ。

KEYWORDS
- コドン
- 開始コドン
- 終止コドン
- 縮重性
- 読み枠

表1　標準的な遺伝暗号表

1文字目	2文字目 U		2文字目 C		2文字目 A		2文字目 G		3文字目
U	UUU	Phe	UCU	Ser	UAU	Tyr	UGU	Cys	U
U	UUC	Phe	UCC	Ser	UAC	Tyr	UGC	Cys	C
U	UUA	Leu	UCA	Ser	UAA	Stop	UGA	Stop	A
U	UUG	Leu	UCG	Ser	UAG	Stop	UGG	Trp	G
C	CUU	Leu	CCU	Pro	CAU	His	CGU	Arg	U
C	CUC	Leu	CCC	Pro	CAC	His	CGC	Arg	C
C	CUA	Leu	CCA	Pro	CAA	Gln	CGA	Arg	A
C	CUG	Leu	CCG	Pro	CAG	Gln	CGG	Arg	G
A	AUU	Ile	ACU	Thr	AAU	Asn	AGU	Ser	U
A	AUC	Ile	ACC	Thr	AAC	Asn	AGC	Ser	C
A	AUA	Ile	ACA	Thr	AAA	Lys	AGA	Arg	A
A	AUG	Met	ACG	Thr	AAG	Lys	AGG	Arg	G
G	GUU	Val	GCU	Ala	GAU	Asp	GGU	Gly	U
G	GUC	Val	GCC	Ala	GAC	Asp	GGC	Gly	C
G	GUA	Val	GCA	Ala	GAA	Glu	GGA	Gly	A
G	GUG	Val	GCG	Ala	GAG	Glu	GGG	Gly	G

Ala：アラニン　Arg：アルギニン　Asn：アスパラギン　Asp：アスパラギン酸
Cys：システイン　Gln：グルタミン　Glu：グルタミン酸　Gly：グリシン
His：ヒスチジン　Ile：イソロイシン　Leu：ロイシン　Lys：リシン
Met：メチオニン　Phe：フェニルアラニン　Pro：プロリン　Ser：セリン
Thr：トレオニン　Trp：トリプトファン　Tyr：チロシン　Val：バリン

遺伝子変異の影響

サイレント変異：アミノ酸配列に影響しない塩基の置換。たとえば，CCCとCCAはともにプロリンのコドンであり，三文字目の変異はアミノ酸配列に影響しない。
ミスセンス変異：異なるアミノ酸をコードするコドンに変異し，アミノ酸の置換が起こる。変異の影響は，タンパク質の機能に重要なアミノ酸かどうかによる。
ナンセンス変異：変異により終止コドンを生じ，C末端側が短縮されたタンパク質が生じる。一般に影響は大きい。
非コード領域の変異：変異が遺伝子のプロモーター領域に生じた場合，遺伝子発現の調節に異常が現れる可能性がある。また，イントロンの変異でもスプライシングの異常につながると影響が大きい。

表2　遺伝暗号の縮重

メチオニンとトリプトファン以外は複数のコドンに対応する。

Ala(A)	Arg(R)	Asp(D)	Asn(N)	Cys(C)	Glu(E)	Gln(Q)	Gly(G)	His(H)	Ile(I)	Leu(L)	Lys(K)	Met(M)	Phe(F)	Pro(P)	Ser(S)	Thr(T)	Trp(W)	Tyr(Y)	Val(V)	Stop
	AGA									UUA					AGC					
	AGG									UUG					AGU					
GCA	CGA						GGA			CUA				CCA	UCA	ACA			GUA	
GCC	CGC						GGC		AUA	CUC				CCC	UCC	ACC			GUC	UAA
GCG	CGG	GAC	AAC	UGC	GAA	CAA	GGG	CAC	AUC	CUG	AAA		UUC	CCG	UCG	ACG		UAC	GUG	UAG
GCU	CGU	GAU	AAU	UGU	GAG	CAG	GGU	CAU	AUU	CUU	AAG	AUG	UUU	CCU	UCU	ACU	UGG	UAU	GUU	UGA

ここがPOINT　メチオニン（Met）とトリプトファン（Trp）を除くアミノ酸には複数の遺伝暗号が割り当てられており，縮重性をもつ。したがって，遺伝子の塩基配列からタンパク質のアミノ酸配列を決めることはできるが，アミノ酸配列から塩基配列を決めることはできない。終止コドンは3通り割り当てられているが，いずれもアミノ酸に対応していないことに注意。

QUESTION

遺伝暗号について正しいのはどれか。

a　27通りの組み合わせがある。
b　すべてのコドンに意味がある。
c　すべてのコドンがいずれかのアミノ酸に対応する。
d　3つのコドンが1つのアミノ酸の暗号となる。
e　ヒトと大腸菌の遺伝暗号は5割程度が一致している。

遺伝暗号を読み取る方法はどうなっているのか？　（翻訳のしくみ）

模範解答

・メッセンジャーRNA（mRNA）の遺伝暗号をもとに，リボソームでポリペプチド鎖を合成する過程を翻訳とよぶ。
・mRNAがもつ遺伝暗号のコドンと相補的なアンチコドンをもつトランスファーRNA（tRNA）が遺伝暗号を読み取るアダプターとして機能する。
・アミノアシルtRNA合成酵素がアミノ酸を適切なtRNAと結合させる。
・リボソームはアミノ酸を遺伝暗号どおりに並べ，ペプチド結合の形成を触媒する。

メッセンジャーRNA：messenger RNA（mRNA）
転移RNA：transfer RNA（tRNA）
リボソームRNA：ribosomal RNA（rRNA）

■tRNAはコドンをアミノ酸に置き換えるアダプター分子である

・mRNAの塩基配列（コドン）とタンパク質のアミノ酸配列を関連付けるアダプター分子がtRNAである。73～93ヌクレオチド程度（多くは76ヌクレオチド）の小型のRNA分子で，真核生物ではRNAポリメラーゼⅢが転写する。
・特徴的な3つのループをもち，2つ目のループはアンチコドンの配列を含む。3'末端はCCAの配列となっており，末端の水酸基にアミノ酸を結合したtRNAをアミノアシルtRNAとよぶ（⇒p.28図3）。

アミノアシルtRNA合成酵素

・アンチコドンに対応したアミノ酸をtRNAに結合させる反応をアミノアシルtRNA合成酵素が触媒する。各々のtRNAのわずかな構造の違いを区別し，正しいアミノ酸を結合させることで，翻訳の正確性を保証する。
・20種類のアミノ酸それぞれに対応するアミノアシルtRNA合成酵素があり，誤って結合したアミノ酸を排除する校正機構を備えている。
・ATP依存性に活性化したアミノ酸をtRNAに転移する反応である（図1）。

図1　アミノアシルtRNA合成酵素の反応

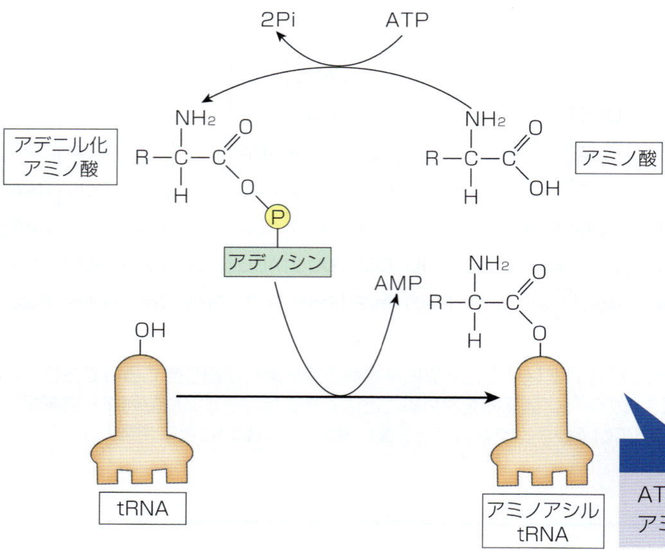

ここがPOINT
ATPの高エネルギーリン酸結合を利用し，アミノ酸をtRNAに転移して活性化する。

■リボソームは巨大なタンパク質RNA複合体である

・mRNAの遺伝情報を読み取り，アミノアシルtRNAを並べて，アミノ酸をペプチド結合でつないでタンパク質を合成する役割をリボソームが担う。
・リボソームはタンパク質とリボソームRNA（rRNA）との巨大な複合体で，大小2つのサ

p.67 QUESTION

正解　**b**　遺伝暗号は，4の3乗（64通り）の組み合わせがある。すべてのコドンに意味があり，3つの終止コドンを除く61のコドンがアミノ酸に対応する。遺伝暗号は動物種で変わりないので，ヒトの遺伝子を大腸菌は正しく翻訳できる。

ブユニットよりなる（**表1**）。小サブユニットはmRNAとの結合部位をもち，mRNA上を移動しながらコドンとtRNAのアンチコドンを正確に対合させる。大サブユニットはペプチド結合の生成を触媒する。

・2つのサブユニットが結合しmRNA上を移動しながら，相補的なアンチコドンをもつアミノアシルtRNAを適切な位置に運び，アミノ酸を結合させてタンパク質をつくる。

リボソームによるポリペプチド合成の概要

・リボソームはmRNA，tRNA，および翻訳開始・鎖延長・翻訳終止に関与するタンパク質と相互作用しながらペプチド鎖を合成する。反応の概要は以下のとおりである（**図2**）。

Step1 合成途上のポリペプチドを結合したペプチジルtRNAがP部位にある。次のコドン（**図2**ではCAC）に相補的なアンチコドンをもつアミノアシルtRNAがA部位に入る。

Step2 ペプチジルtRNAからペプチド鎖がアミノアシルtRNAのアミノ酸（ヒスチジン）に転移され，ペプチド鎖にアミノ酸が1つ分伸長し，ペプチジルtRNAは空のtRNAとなる（ペプチジル転移）。

Step3 リボソーム大サブユニットはコドン1つ分3’側に移動する（トランスロケーション）。空になったtRNAはE部位に移動し，ペプチジルtRNAはP部位に移動する。

Step4 小サブユニットがmRNA上をコドン1つ分3’方向にスライドし，次のコドン（AGU）を読み取る。E部位の空のtRNAは放出され，A部位に相補的なアンチコドンをもつtRNAが入って **Step1** に戻る。

KEY WORDS
- リボソーム
- アミノアシルtRNA
- ペプチジル転移
- 開始因子
- 伸長因子
- トランスロケーション
- 終結因子

A部位：
アミノアシルtRNAが結合する
P部位：
ペプチジルtRNAが結合する
E部位：
空になったtRNAが出て行く

■翻訳の開始は真核生物と原核生物でかなり異なる

翻訳開始部位の決定

・翻訳の開始を意味するコドンはAUG，アミノ酸としてはメチオニンである。

・モノシストロン性転写の真核生物では翻訳開始は単純である。リボソームがmRNA上を3’方向にスキャンして最初に現れたAUGを開始コドンとする。前後の配列はRCCAUGG（Kozak（コザック）

表1　リボソームの構成

原核生物リボソーム（70S）	大サブユニット（50S）	5S rRNA 23S rRNAA 34種類のタンパク質
	小サブユニット（30S）	16S rRNA 21種類のタンパク質
真核生物リボソーム（80S）	大サブユニット（60S）	5S rRNA 5.8S rRNA 28S rRNAA 49種類以上のタンパク質
	小サブユニット（40S）	18S rRNA 33種類以上のタンパク質

図2　リボソームの仕事の概要

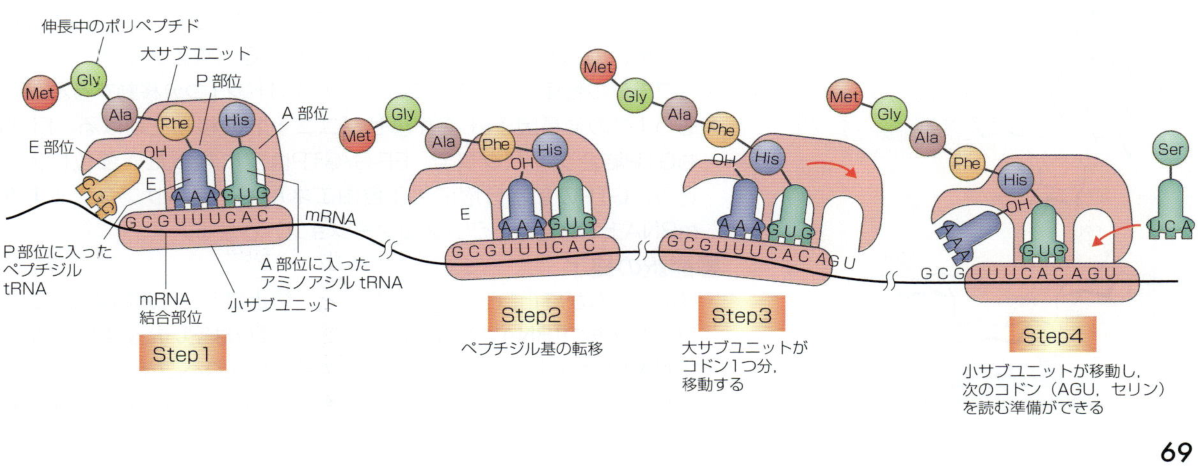

開始因子：initiation factor（IF）
真核生物：eukaryote
伸長因子：elongation factor（EF）
終結因子：release factor（RF）

現在使われている抗生物質のなかには，リボソームに直接作用することで薬理効果を発揮させるものが少なくない。

図5　抗生物質とリボソーム

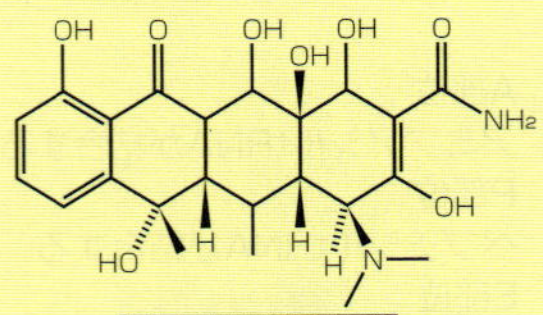

テトラサイクリン
アミノアシルtRNAのAサイトへの結合を阻害

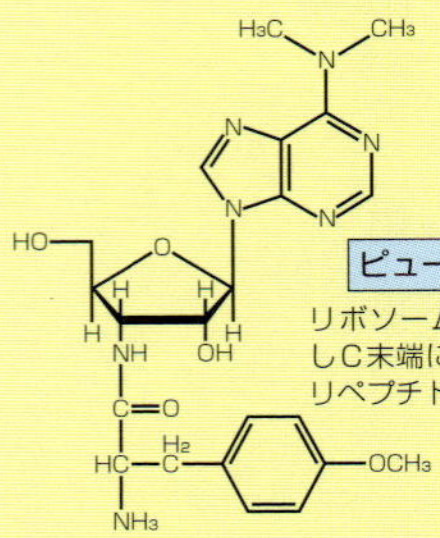

ピューロマイシン
リボソームのA部位に結合しC末端に取り込まれてポリペプチドの伸長を止める

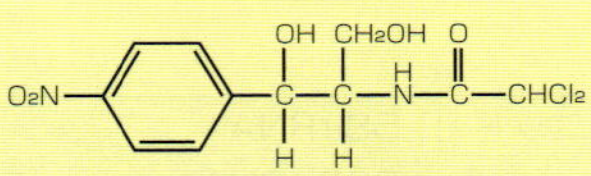

クロラムフェニコール
原核リボソームのペプチジル転移を阻害

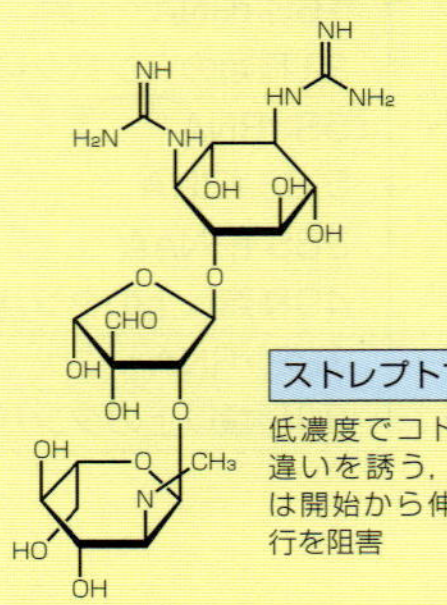

ストレプトマイシン
低濃度でコドンの読み違いを誘う，高濃度では開始から伸長への移行を阻害

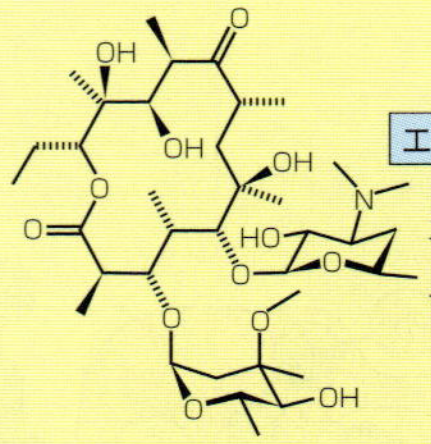

エリスロマイシン
リボソーム大サブユニットのペプチド出口を塞ぐことで伸長反応を阻害

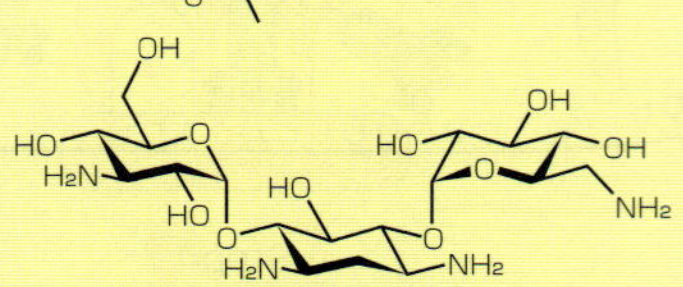

カナマイシン
ストレプトマイシンと同様

の配列）をとることが多い（RはプリンでAまたはGを表す）。

- ポリシストロン性転写を行う原核生物の場合は，開始コドンの上流10ヌクレオチド付近に16SrRNAの3'末端と相補的なShine-Dalgarno（シャイン・ダルガーノ）配列（SD配列）が存在する。リボソームの小サブユニットがSD配列と結合し，翻訳開始のAUGが決まる。

原核生物と真核生物の開始因子（図3）

- 原核生物の翻訳の開始tRNAはホルミルメチオニン-tRNA$_f^{Met}$であり，合成直後はホルミルメチオニンをN末端にもつ。N末端のメチオニンは脱ホルミル化された後にプロテアーゼで除去されることが多い。
- 真核生物の開始メチオニン（Met-tRNA$_i^{Met}$）はホルミル化されない。
- 複数の開始因子（IF）が関与する。真核生物の開始因子をeIFとよぶ。開始因子の働きは真核生物と原核生物でかなり異なっている。
- 原核生物では不活性型70Sリボソームに IF-3が結合し，50Sサブユニットが外れて活性化された30SリボソームにIF-1，GTP結合型IF-2が加わったホルミルメチオニルtRNAが結合し，mRNAと結合してSD配列と相互作用して30S開始複合体を構成する。その後50Sサブユニットが加わってIFが外れて70S開始前複合体ができあがる。
- 真核生物では，GTP結合型の開始因子（eIF2）がメチオニルtRNAと結合し，リボソーム小サブユニットと43S開始前複合体を形成する。eIF4FがmRNAのキャップ構造に結合し，さらにいくつかの開始因子が43S開始前複合体に加わり，eIF2が外れるとともに大サブユニットが加わり，80S開始複合体となる。複合体のメチオニルtRNAのアンチコドンが出会う最初のAUGが開始コドンとなる（図3）。

■翻訳の伸長は伸長因子の助けを借りる

- リボソームの伸長反応（図4）には2つの伸長因子，EF-TuとEF-Tsがかかわる。EF-Tuは細胞内に大量に存在するGTP結合タンパク質で，アミノアシルtRNAと結合してアミノアシルtRNAがリボソームのA部位に入る手助けをする。
- EF-Tuは翻訳の校正機構として働く。A部位でmRNAのコドンとアミノアシルtRNAのアンチコドンが正しく対合するかどうかをチェックし，正しければGTPが加水分解されGDP型となりアミノアシルtRNAから外れる（校正1）。
- EF-TsはEF-Tuのグアニンヌクレオチド交換因子としてEF-Tu/GTPを再生する。
- アミノアシルtRNAがペプチジルトランスフェラーゼの活性中心に入る際，対合が緩いとリボソームから外れる（校正2）。
- ペプチジル転移により大サブユニットはコドン1つ分移動する。
- もう1つの伸長因子EF-Gが小サブユニットの移動を助ける。EF-GもGTP結合タンパク質で，EF-G/GTPは空になったA部位に入り込み，GTPの加水分解による自由エネルギーで小サブユニットをmRNA上で移動（トランスロケーション）させる。

■翻訳の終了

- リボソームが終止コドンに辿り着くと，終止コドンに対応するアンチコドンをもつtRNAは存在しないので，A部位は空いたままになる。
- tRNAの代わりに終結因子（RF）がA部位に入りペプチジル基を水に転移することでポリペプチド鎖はリボソームから遊離し，翻訳は終了する。

図3　原核生物と真核生物の翻訳の開始

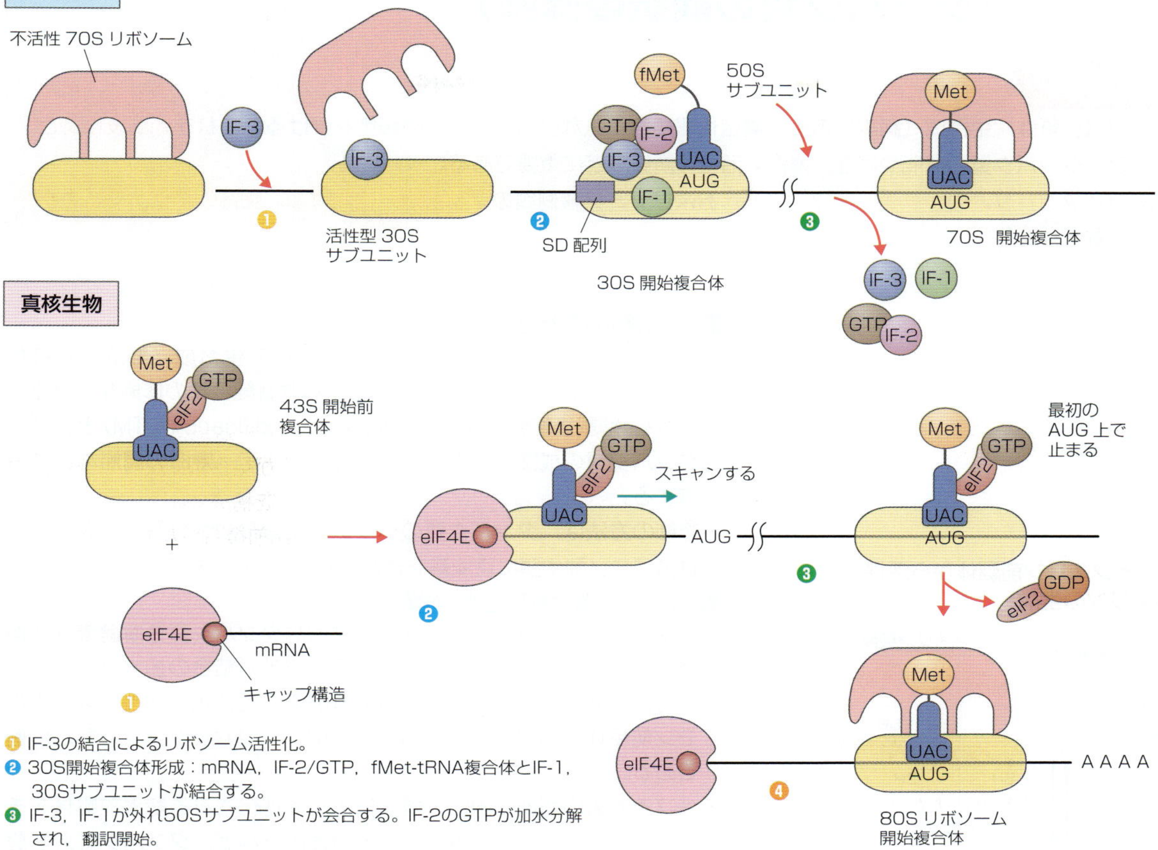

❶ IF-3の結合によるリボソーム活性化。
❷ 30S開始複合体形成：mRNA，IF-2/GTP，fMet-tRNA複合体とIF-1，30Sサブユニットが結合する。
❸ IF-3，IF-1が外れ50Sサブユニットが会合する。IF-2のGTPが加水分解され，翻訳開始。
＊fMet-$tRNA_f^{Met}$がP部位に入ることに注目
❹ 多数の開始因子（eIF）が関与する。mRNA上をATP依存的にスキャンして開始コドンを探す。原則的に最初のAUGが開始コドンになる。

図4　リボソームの伸長反応と翻訳の校正機構

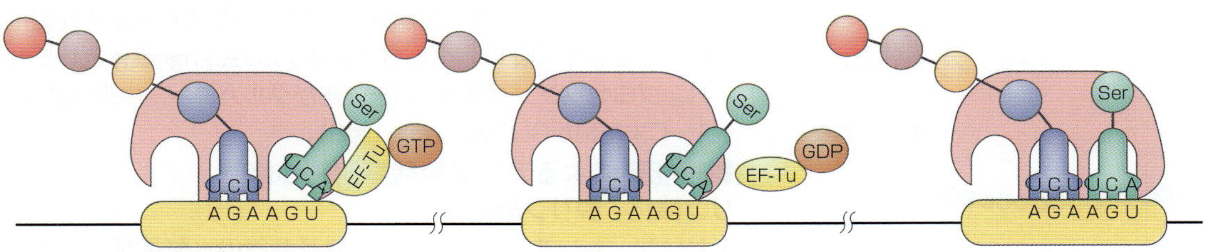

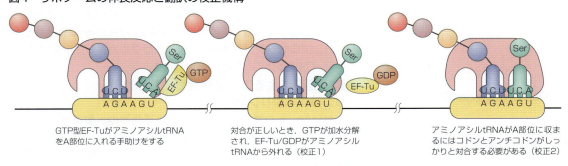

GTP型EF-TuがアミノアシルtRNAをA部位に入れる手助けをする

対合が正しいとき，GTPが加水分解され，EF-Tu/GDPがアミノアシルtRNAから外れる（校正1）

アミノアシルtRNAがA部位に収まるにはコドンとアンチコドンがしっかりと対合する必要がある（校正2）

QUESTION

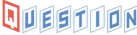

真核生物リボソームの小サブユニットに含まれているのはどれか。

a　5S rRNA
b　5.8S rRNA
c　18S rRNA
d　28S rRNA
e　アミノアシルtRNA

翻訳後修飾とはなにか？（タンパク質の翻訳後修飾）

模範解答

・タンパク質は，生合成（翻訳）の後，遺伝情報に含まれない共有結合性の修飾を受ける。これを翻訳後修飾とよび，タンパク質の機能や局在，寿命，活性の調節などに重要である。
・前駆体タンパク質のペプチド主鎖の切断，およびアミノ酸側鎖のリン酸化，糖鎖付加，脂質の結合，ユビキチン化などがある。

■翻訳後修飾とは

・タンパク質の多くは，遺伝情報に基づいて生合成（翻訳）された後に，遺伝情報に含まれないさまざまな共有結合性の修飾を受ける。これを，翻訳後修飾（post-translational modification：PTM）とよび，タンパク質の成熟，機能の調節，局在の決定，寿命の調節などに寄与する。
・修飾の方法は，タンパク質のペプチド結合の加水分解と，タンパク質のアミノ酸側鎖に官能基を結合させる2通りである。

■ペプチド結合の加水分解

・タンパク質のペプチド主鎖が，特異的なタンパク質分解酵素（変換酵素とよばれることがある）によるペプチド結合の加水分解で不可逆的に切断される。タンパク質分解酵素の活性化，活性のないホルモン前駆体のペプチド結合の加水分解（プロセッシング）もこの例である。
・ペプチド鎖の切断（限定分解）により活性化される酵素前駆体をチモーゲンとよぶ。消化酵素や血液凝固因子など，タンパク質分解酵素はチモーゲンとして合成される。
・ペプチドホルモンのなかには前駆体として合成され，ペプチド結合の加水分解を受けて活性型となるものが知られている。インスリンはプロインスリンが分子内ジスルフィド結合を形成した後，プロセッシングを受けてCペプチドが外れてA鎖とB鎖よりなる活性型インスリンを生じる（図1）。グルカゴンはグルカゴン前駆体として合成され，プロセッシングを経てN末端側がグルカゴン，中央部分がGLP-1，C末端側がGLP-2となる（図2）。

図1　インスリン前駆体から活性型インスリンの生成

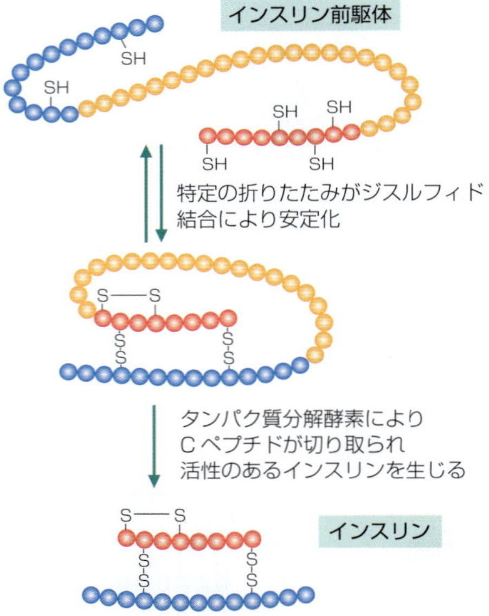

図2　グルカゴン前駆体

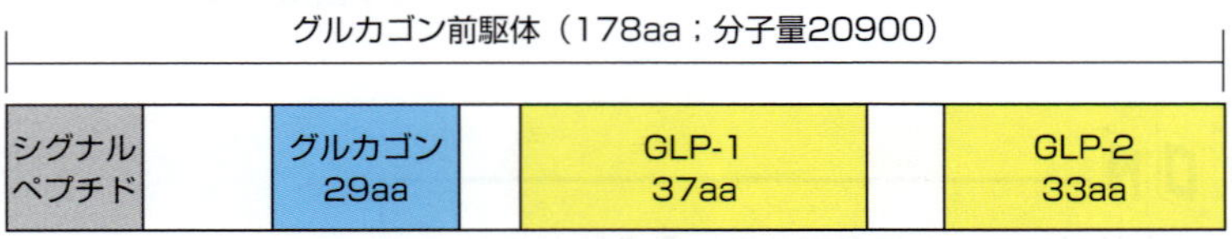

■官能基によるアミノ酸残基側鎖の修飾

リン酸化・脱リン酸化

・セリン・トレオニン，チロシン残基側鎖の水酸基が，プロテインキナーゼによりリン酸化修飾を受ける。
・リン酸基はサイズが大きくまた負電荷をもつのでタンパク質のコンホメーションに大きく影響し，酵素タンパク質や受容体タンパク質など，さまざまなタンパク質機能の調節に用いられる。

p.71 QUESTION

正解 **c**　リボソームは大小2つのサブユニットからなる。小サブユニットは18S rRNAと複数のタンパク質の複合体で，mRNAが結合する。

・リン酸化タンパク質ホスファターゼによりリン酸エステルが加水分解され，脱リン酸化されることでリン酸化は可逆的な修飾となり，キナーゼとホスファターゼの活性のバランスでタンパク質の機能を調節することができる（図3）。

メチル化・アセチル化

・ヌクレオソーム（⇒p.41）のコアをつくるヒストンタンパク質のリシンおよびアルギニン残基側鎖がS-アデノシルメチオニンからメチル基転移，アセチルCoAからアセチル基転移による修飾を受けることで，遺伝子発現の調節が行われる。

・アセチル化は遺伝子発現の促進，メチル化は多くの場合抑制的な調節となる。

カルボキシ化

・グルタミン酸側鎖のγ位カルボキシ化反応で生じるγ-カルボキシグルタミン酸が，血液凝固因子（プロトロンビン，第Ⅶ因子，抗血友病因子B，第Ⅹ因子）やオステオカルシンの機能に重要である。

■糖鎖修飾

・多くのタンパク質が糖鎖修飾を受けている。糖鎖による修飾はきわめて多様であり，タンパク質の安定化，水溶性，細胞の接着，抗原抗体反応など，さまざまな機能に関与する。

N結合型糖鎖修飾

・真核生物のみにみられるタンパク質の修飾である。あらかじめ合成された$Glc_3Man_9GlcNAc_2$の14糖よりなる前駆体がAsn-X-Ser/Thrのコンセンサス配列をもつアスパラギン（N）残基側鎖に転移され，小胞体とゴルジ体で糖の刈り込み，および新たな糖の転移を受けて成熟する。

・分泌型タンパク質，膜タンパク質のほとんどがN-結合型オリゴ糖をもっている。成熟の過程で，きわめて多様な糖鎖構造をつくる。末端にマンノースを残したオリゴマンノース型，コアマンノースを残して刈り込まれたのちに末端にシアル酸を結合した複合型（多くは根元にフコースを結合している）およびその混合型に分類される（図4）。

O結合型糖鎖修飾

・セリン，トレオニン残基の水酸基にムチン型糖鎖ではGalNAcを根元に

KEYWORDS

- 前駆体タンパク質
- ペプチド主鎖の切断
- リン酸化

図3　リン酸化・脱リン酸化

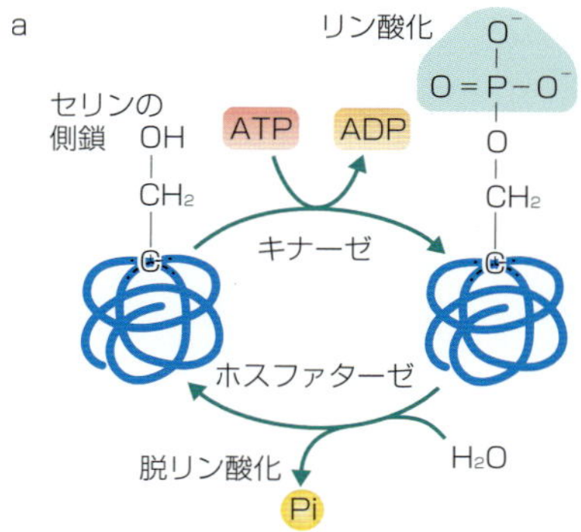

図5　さまざまなサイズをもつO鎖結合型糖鎖修飾

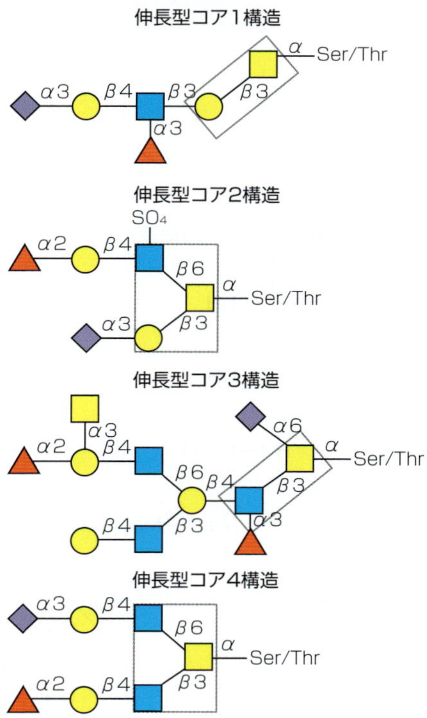

図4　N結合型糖鎖修飾の分類

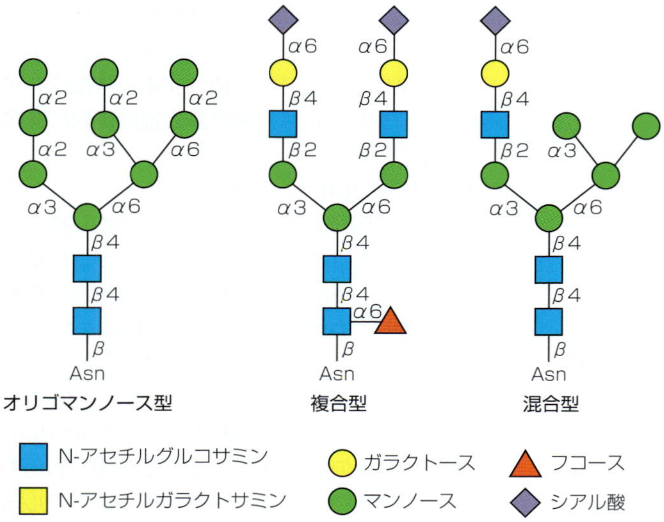

もつ糖鎖が付加される。引き続きβ1-3でガラクトース，またはGlcNAcが結合し，主要なコア構造をつくっていく。

- Galβ(1→3)GlcNAcα-Ser/Thr（コア1構造）が最多。糖転移酵素活性により糖鎖が延長され，さまざまなサイズの糖鎖修飾となる（**図5**）。
- 糖鎖修飾はきわめて多様であり，上記のほかに，血液凝固因子やNotchタンパク質にみられるフコースの修飾，脳組織に多くみられるマンノースを根元にもつ糖鎖構造に加え，コラーゲンタンパク質では水酸化リシン・水酸化プロリンにGlcα1-2Galβ-が結合している。

非酵素的糖化

- タンパク質のアミノ基（リシンの側鎖またはN末端）にグルコースが結合することで，タンパク質機能の劣化を起こす。グリケーション，あるいは発見者の名前からMaillard（メイラード）反応とよばれている。
- 前記のN結合型およびO結合型糖鎖修飾は糖転移酵素が触媒するのに対し，グルコースが非酵素的に反応する。反応は高血糖で促進されることから，糖尿病合併症や老化にかかわると考えられている。
- 臨床的には，糖尿病の診断に用いられるヘモグロビンA1cは，ヘモグロビンβ鎖のN末端アミノ基がグリケーションを受けている比率を表している。輸液の成分に糖とアミノ酸が含まれる場合，グリケーションを考慮し個別に保管する必要がある。反応が進むとタンパク質は褐変，重合，不溶化を起こしAGE（advanced glycation end-products）を生じ，タンパク質機能の低下の原因となる。

図6　イソプレニル化

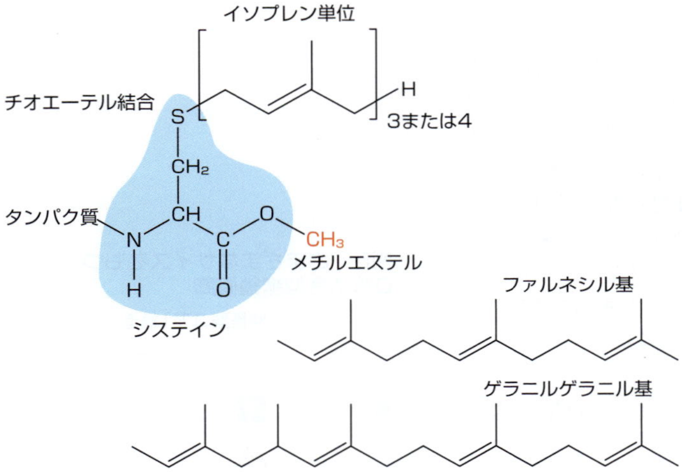

図7　GPIアンカーの構造

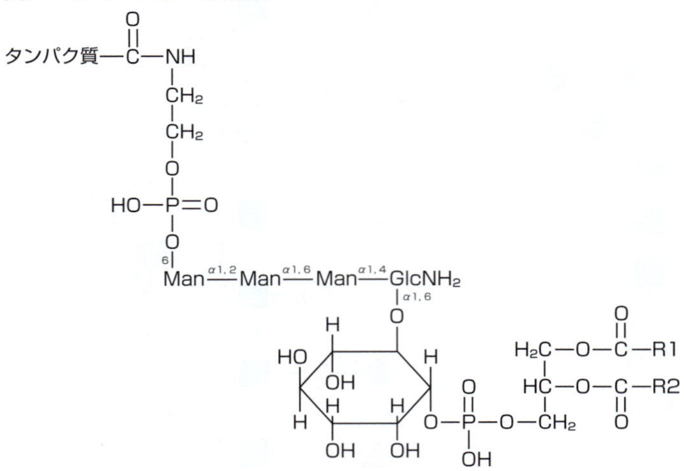

■脂質の結合による修飾

アシル化

- さまざまなアシル基がタンパク質に結合し，タンパク質の膜表面への局在に関与する。N-ミリストイル化は，炭素数14の脂肪酸（ミリスチン酸）がタンパク質のN末端のグリシンにアミド結合する。ミリストイル化タンパク質は，サイトゾル，小胞体，細胞膜，核膜などさまざまな細胞内区画に局在する。
- パルミトイル化は，炭素数16の脂肪酸（パルミチン酸）がタンパク質の特定のシステイン残基にチオエステル結合する。パルミトイル化タンパク質は，細胞膜の細胞質側に存在する。

イソプレニル化

- タンパク質のC末端システインのSH基に，ファルネシル基またはゲラニルゲラニル基がチオエーテル結合でつながる。タンパク質を細胞膜につなぎ留めるアンカー機能をもつ。
- イソプレニル化されるタンパク質のC末端にはCys-Ala-Ala-X-COOHという共通構造をもち，システインのチオール基にXがAla，Met，Serの場合はファルネシル基，Leuの場合はゲラニルゲラニル基がチオエステル結合し，AAXが切断除去され，メチルエステル結合が形成される（図6）。

GPIアンカー

・タンパク質のC末端カルボキシ基に，リン酸エタノラミンとオリゴマンノースを介してホスファチジルイノシトール（グリコシルホスファチジルイノシトールGPI）が結合する。
・GPIアンカーは細胞膜の外側に存在し，タンパク質の局在を決める（図7）。

■タンパク質の結合

ユビキチン化

・ユビキチン化は，細胞内の不要なタンパク質の選別に用いられ，E1（ユビキチン活性化酵素）とE2（ユビキチン結合酵素）がATPを消費してユビキチンを活性化し，E3（ユビキチン-タンパク質リガーゼ）が不要タンパク質のリシン残基のεアミノ基にユビキチンを結合させる（図8）。
・タンパク質に結合したユビキチンのリシン残基にさらにユビキチンが結合し，ポリユビキチン化されたタンパク質はプロテアソームとよばれる複合体で分解され，細胞から除去される。
・ヒトゲノム中に600種類以上のE3遺伝子がみつかっており，特異的なユビキチン化はタンパク質の細胞内濃度の調節に重要な役割を担っている。

ユビキチンは，進化的にきわめてよく保存されたアミノ酸76個の小さなタンパク質である。

SUMO化

・SUMO（small ubiquitin-related modifier）はユビキチンによく似たタンパク質である。タンパク質のリシン残基に結合し細胞核への輸送や転写の調節，ユビキチン化に拮抗してタンパク質の安定化などに関与する。

図8　タンパク質のユビキチン化反応

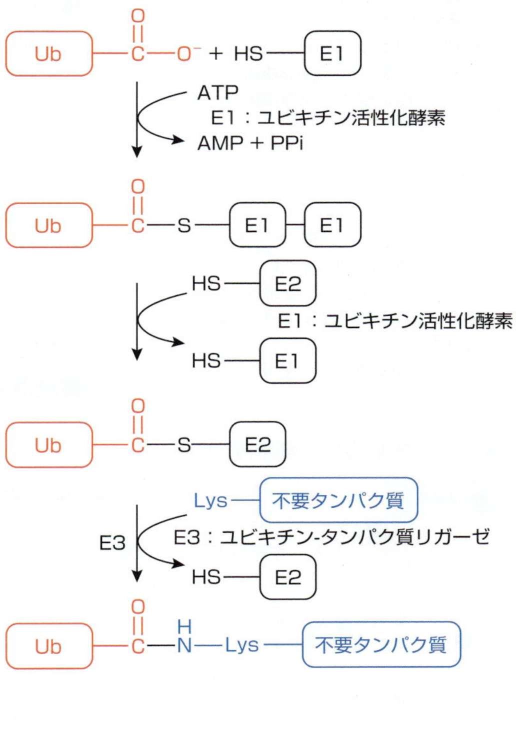

QUESTION

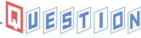

糖タンパク質で糖鎖による修飾がみられるアミノ酸はどれか。

a　アラニン
b　アスパラギン
c　バリン
d　ロイシン
e　ヒスチジン

受容体とはなにか？（受容体タンパク質）

模範解答

- 受容体とは，シグナル分子（ホルモン，成長因子，オータコイドなど）と特異的に結合し，細胞内に情報を伝える機能をもつタンパク質である。
- 脂溶性シグナル分子は核内受容体に結合し，遺伝子発現を調節する転写因子である。
- 水溶性シグナル分子は細胞膜受容体に結合し，膜受容体のコンホメーション変化により細胞内に情報を伝える。
- 細胞膜受容体は動作のしくみによって酵素連結型受容体，三量体Gタンパク質共役型受容体，イオンチャネル型受容体に分けられる。

KEYWORDS

- セカンドメッセンジャー　second messenger
- 細胞膜受容体　membrane receptor
- MAPK：mitogen-activated protein kinase
- JAK：Janus kinase
- STAT：signal transducer and activator of transcription

環状アデノシン-3',5'-一リン酸：cyclic adenosine-3',5'-monophosphate（cAMP）
環状グアノシン-3',5'-一リン酸：cyclic guanosine-3',5'-monophosphate（cGMP）

■受容体とシグナル分子

- 生物が生存し恒常性を維持するために，細胞はシグナル分子を放出あるいは受け取り，細胞の振る舞いを決める。
- 細胞が発する情報はさまざまな構造をもつ分子（シグナル分子）であり，細胞はシグナル分子と特異的に相互作用するタンパク質を受容体として，情報を受け取る。

■受容体の種類

- 細胞の内外で情報をやり取りするためには，情報が細胞膜（脂質二重膜）を通過させる手段が重要である。
- 低分子量の疎水性シグナル分子は，細胞膜を拡散により通過し細胞内に入るので，受容体は細胞内（核内）でシグナル分子を待ち構えている（核内受容体）。受容体は，転写因子として遺伝子発現を調節することで情報を伝達するため，シグナルの伝達には時間がかかる。
- 一方，ポリペプチド，タンパク質，カテコールアミンなど，親水性のシグナル分子は細胞膜を通過できないので，受容体は細胞外でシグナル分子と結合し，受容体そのものが膜を貫通してコンホメーション変化により細胞内に情報を伝えるため，情報の伝達が速い（図1）。

図1　核内受容体と細胞膜受容体

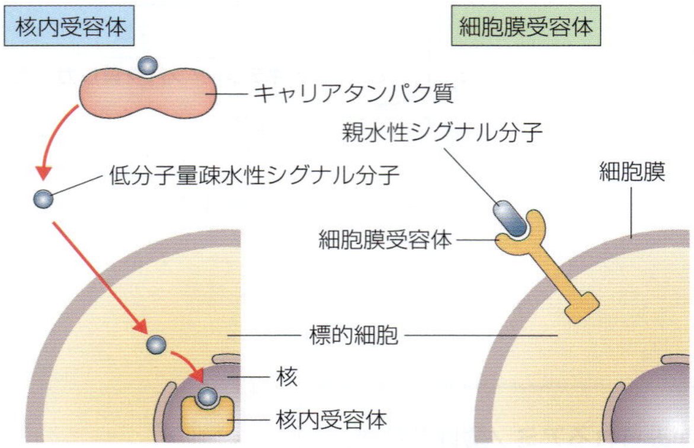

■細胞内情報伝達系

- 細胞膜受容体は細胞膜に固定されており，情報を細胞内に伝えるため，複数の細胞内情報伝達タンパク質が関与する。
- また，情報が，伝達の途中でセカンドメッセンジャーとよばれる共通の低分子化合物に置き換えられることがある。

■セカンドメッセンジャー

- シグナル分子（ファーストメッセンジャー）が受容体に結合した結果，細胞内で新たに生成されるシグナル分子をセカンドメッセンジャーとよぶ。cAMP（環状アデノシン-3', 5'-一リン酸），cGMP（環状グアノシン-3', 5'-一リン酸）のサイクリックヌクレオチド，ジアシルグリセロール（DG）とイノシトールトリスリン酸（IP_3），カルシウムイオンがセカンドメッセンジャーとして知られている。

p.75 QUESTION

正解 **b**　タンパク質の糖鎖修飾は，アスパラギンの側鎖に結合するN-結合型糖鎖と，セリンまたはトレオニンに結合するO-結合型（ムチン型）糖鎖が主なものである。

■細胞膜受容体の種類

・細胞膜受容体は，3種類（酵素関連受容体，三量体Gタンパク質共役型受容体，イオンチャネル型受容体）に分類できる。

酵素連結型受容体

・一回膜貫通型の受容体タンパク質で細胞外にリガンド結合部位をもち，細胞内には酵素活性ドメイン（または受容体関連キナーゼの結合部位）をもつ。リガンドの結合により二量体（ダイマー）を形成し，さらに細胞内ドメインのコンホメーションが変化し受容体キナーゼまたは受容体関連キナーゼが活性化され，相互にリン酸化，および細胞内情報伝達タンパク質をリン酸化し情報を伝える。増殖因子受容体はこのタイプで，多くはチロシン残基をリン酸化するチロシンキナーゼ活性をもつ。

・アダプター分子（Grb2）はSH2ドメインとよばれる構造をもっており，リン酸化されたチロシン残基に結合する。さらにGrb2に結合したSosがグアニンヌクレオチド交換因子として細胞膜内側に局在するRasタンパク質をGDP結合型からGTP結合型に交換することで活性化し，その下流にあるMAP（分裂促進因子活性化）キナーゼカスケードを活性化する。その結果，さまざまな転写因子や機能性タンパク質がリン酸化を受け活性化される（**図2**）。

三量体Gタンパク質共役型受容体

・７回膜貫通型構造をもち，リガンド結合により受容体タンパク質の3番目

MAPK：mitogen-activated protein kinase
JAK：Janus kinase
STAT：signal transducer and activator of transcription

受容体関連キナーゼ
サイトカイン受容体は細胞内にキナーゼドメインをもたず，リガンドの結合により受容体関連キナーゼ（JAKなど）を活性化する。JAKは転写因子STATのチロシン残基をリン酸化する。リン酸化STATは二量体化して核内に移行し，転写因子としてさまざまな遺伝子発現を調節する。

受容体グアニル酸シクラーゼ
心房性ナトリウム利尿ペプチド受容体は一回膜貫通型の受容体で，細胞内にグアニル酸シクラーゼドメインをもつ。リガンドの結合によりセカンドメッセンジャーのcGMP濃度を増加させる。

図2　増殖因子受容体のシグナル伝達

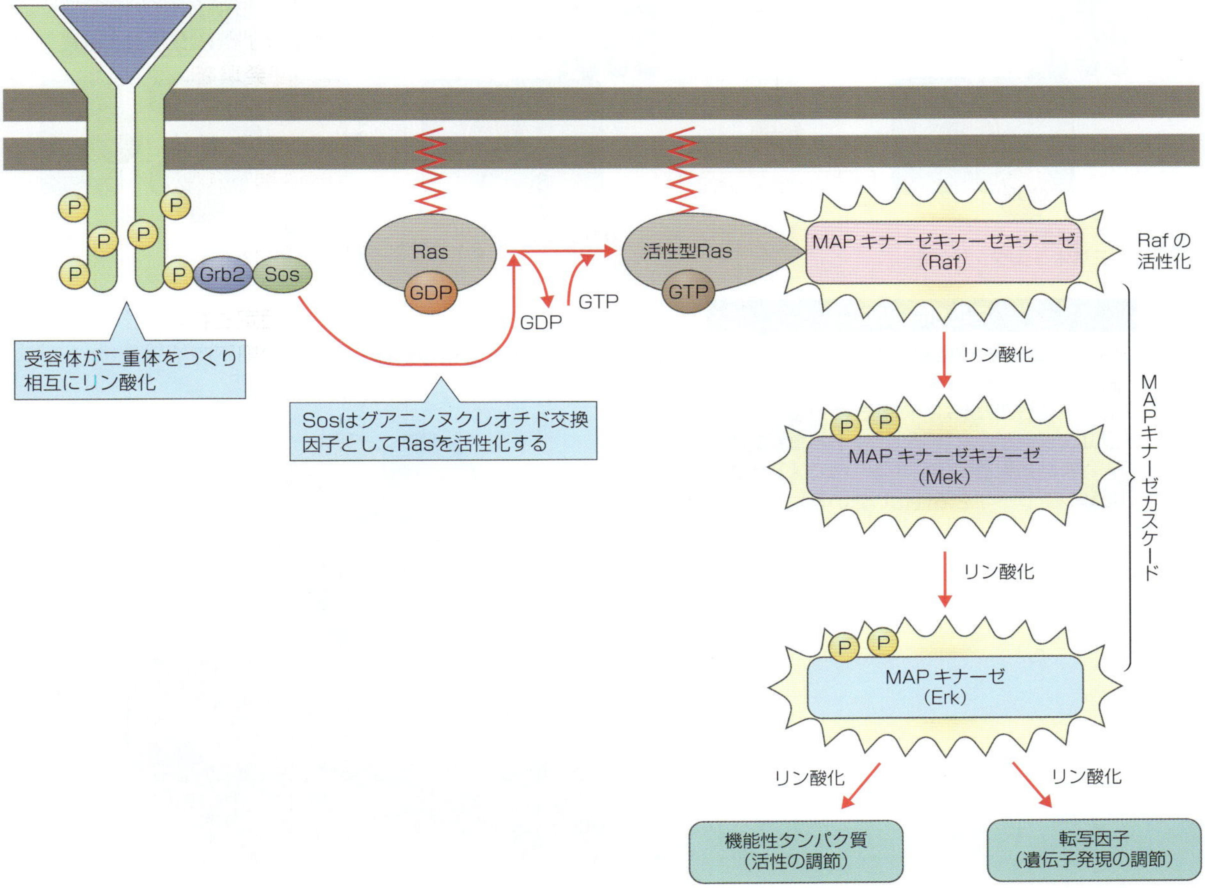

> **イソプレニル化とは**
> 炭素数5のイソプレン単位が3つ結合するとファルネシル基，4つ結合したものをゲラニルゲラニル基という。イソプレニル化タンパク質のC末端はCys-Ala-Ala-Xという共通構造があり，システイン残基の側鎖のチオール基にファルネシル基あるいはゲラニルゲラニル基がチオエーテル結合でつながり，Ala-Ala-Xは切断除去される。脂質が結合していることでタンパク質を細胞膜につなぎ留めるアンカーの役割を果たす。
>
> 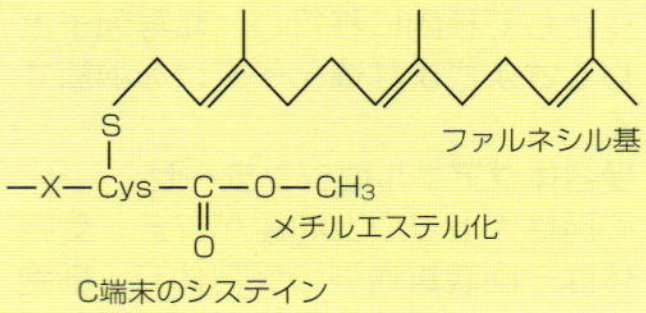
>

の細胞内ループとC末端部分が三量体Gタンパク質（αβγ）と相互作用する（図3）。

・Gタンパク質のα，γサブユニットはイソプレニル化されて細胞膜に結合している。αサブユニットはGDP／GTP交換反応によりGTP型に変換されβγサブユニットから解離して活性化され，さまざまな効果器（例えばアデニル酸シクラーゼ，ホスホリパーゼなど）と相互作用する。受容体のシグナルはセカンドメッセンジャーの濃度変化におきかえられ，さまざまな細胞内イベントが発生する。

イオンチャネル型受容体

・五量体の膜貫通タンパク質で，リガンド結合によりコンフォメーションが変化しゲートが開いて，イオンが細胞に出入りするチャネルとして働く（図4）。ニコチン性アセチルコリン受容体はナトリウムチャネル，$GABA_A$受容体は塩素イオンチャネルである。

■核内受容体

・核内受容体は脂溶性の低分子量シグナル分子をリガンドとする。受容体タンパク質は細胞質または核内に局在しており，細胞膜を拡散して通過したリガンドが結合することによりコンフォメーションが変化し，ホモ，また

図3　三量体Gタンパク質共役型受容体の活性化機構

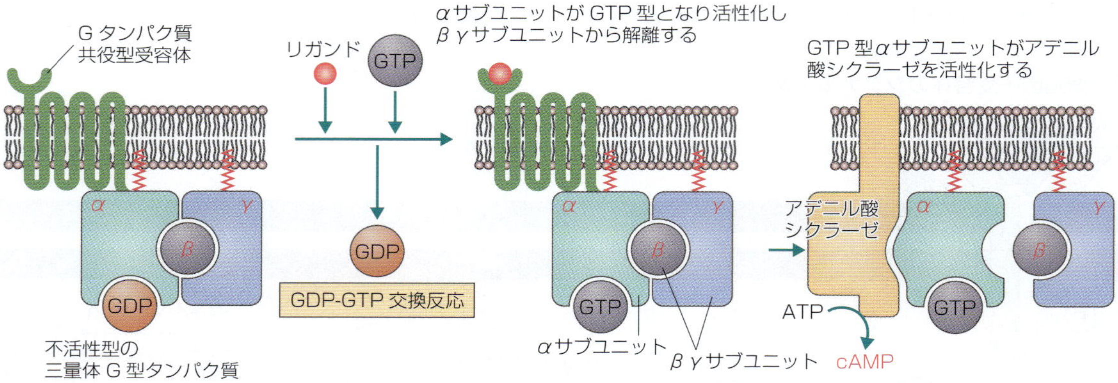

> **ここがPOINT**
> Gタンパク質共役型受容体にリガンドが結合すると三量体Gタンパク質のαサブユニットのGDPがGTPに置き換わる。αサブユニットがβγサブユニットと離れてさまざまな効果器に作用する（図ではアデニル酸シクラーゼを活性化している）。

図4　イオンチャネル型受容体

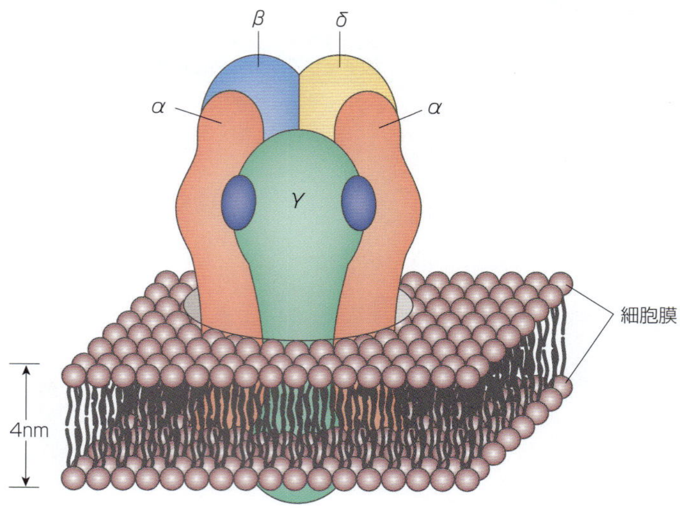

はヘテロ二量体を形成してゲノム上のホルモン応答配列（ホルモンレスポンスエレメント；HRE）に結合する（図5）。

・核内受容体は，転写因子としてプロモーターの働きを調節することで遺伝子発現を活性化または抑制する。

・核内受容体は二量体を形成するため，受容体の応答配列は8塩基対までのスペーサー配列を挟んだ縦列反復型，または逆方向反復型の構造をもつ（表1）。

KEYWORDS

- セカンドメッセンジャー
- 細胞膜受容体
- 核内受容体
- 三量体Gタンパク質
- 受容体関連キナーゼ
- Ras タンパク質
- MAPキナーゼカスケード

図5　核内受容体の構造とリガンド結合

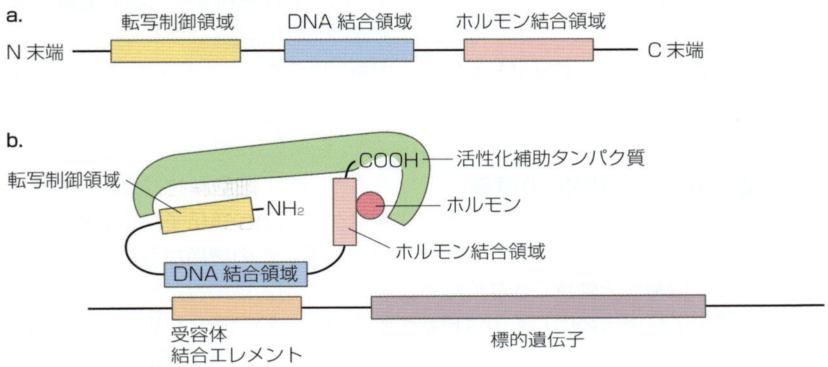

表1　ホルモンとホルモン応答エレメント

ホルモン・エフェクター	HRE（ホルモン応答エレメント）	塩基配列
グルココルチコイド	GRE	GGTACAnnnTGTTCT 逆方向反復型
プロゲステロン	PRE	
ミネラルコルチコイド	MRE	
アンドロゲン	ARE	
エストロゲン	ERE	AGGTCA-----TGA/TCCT 逆方向反復型
甲状腺ホルモン	TRE	AGGTCA-----AGGTCA 縦列反復型
レチノイン酸	RARE	
ビタミンD	VDRE	

GRE：グルココルチコイド応答エレメント
PRE：プロゲステロン応答エレメント
MRE：ミネラルコルチコイド応答エレメント
ARE：アンドロゲン応答エレメント
ERE：エストロゲン応答エレメント
TRE：甲状腺応答エレメント
RARE：レチノイン酸応答エレメント
VDRE：ビタミンD応答エレメント

QUESTION

アデニル酸シクラーゼの活性化により増加するセカンドメッセンジャーはどれか。

a　サイクリックAMP
b　サイクリックGMP
c　イノシトールトリスリン酸
d　ジアシルグリセロール
e　カルシウムイオン

遺伝子発現調節にはどのようなものがあるか？

模範解答

- 遺伝子発現は転写と翻訳の2つのステップからなり，それぞれが調節を受けている。
- 転写の調節はDNAにDNA結合タンパク質が結合する方法と，DNAの塩基やクロマチンのヒストンが修飾される方法の2通りがある。
- DNA結合タンパク質は特徴的なDNA結合モチーフをもっている。また，結合することで転写を促進するものをアクチベーター，抑制するものをリプレッサーとよぶ。
- 原核生物の遺伝子ではプロモーター近傍のオペレーターにリプレッサータンパク質が結合することで無駄な遺伝子発現を抑制している。
- 真核生物の発現調節はきわめて多様性に富んでいる。DNA結合タンパク質に加えて，エピジェネティックな調節が重要である。

■遺伝子発現調節の意義

- シグナルやストレスに応じて，生物はゲノム上の遺伝子から必要な遺伝子のみを必要な量だけ転写し翻訳させている。この調節がうまくいかない場合，恒常性を維持できなくなる。
- 遺伝子発現調節のしくみは原核生物と真核生物でかなり異なっている。また，個体の発生と分化の過程で，遺伝子発現は厳密な調節を受ける。
- 生物の表現型は遺伝子型だけでは決まらない。遺伝子発現調節の結果，同一の遺伝子型からさまざまな表現型が生じる。

■タンパク質とDNAの相互作用

- DNA結合タンパク質による遺伝子発現調節はDNA上の特定の調節配列（エレメント）とDNA結合タンパク質の相互作用による。DNA結合タンパク質のαヘリックスがDNAの主溝にはまり込む形でDNAと相互作用するものが多い（**図1**）。αヘリックスの極性アミノ酸側鎖がDNAの塩基対と干渉することでDNAの構造に影響する（**図2**）。

DNA結合タンパク質による転写調節のしくみ

- DNA結合タンパク質には，DNAのエレメントに結合して遺伝子発現を抑制するもの（リプレッサー）と遺伝子発現を促進するもの（アクチベーター）がある（**図3**）。
- DNA結合タンパク質のなかには低分子リガンドがDNAとの相互作用を調節しているものがある。たとえば，低分子化合物が結合することでリプレッサータンパク質とDNAの相互作用を弱めて発現抑制が解除される場合と，相互作用を強めて発現が抑制される場合があり，後者の働きをする低分子化合物をコリプレッサーとよぶ。

> **エレメントとは**
> DNA上で調節タンパク質が結合する特定の塩基配列を「エレメント」とよんでいる。結合するタンパク質の種類や性質によりエレメントに名前が付いており，たとえばホルモンがアクチベーターとなってエレメントに結合するタンパク質はホルモン受容体であり，結合するエレメントは「ホルモン応答エレメント」とよばれる。エレメントにより調節を受ける遺伝子のタンパク質がエレメントに結合する場合，調節はフィードバックの形式をとりシスエレメントという。別の遺伝子にコードされたタンパク質が結合するエレメントをトランスエレメントという。

■原核生物の遺伝子発現調節

- 原核生物のメッセンジャー RNA（mRNA）は寿命が短いため，遺伝子発現は主に転写レベルで調節を受ける。すなわち，オペロンを駆動するプロモーターの活性を抑える（リプレッサー）か，または促進する（アクチベー

> メッセンジャーRNA：messenger RNA（mRNA）

p.79 QUESTION

正　解 **a**　アデニル酸シクラーゼは三量体Gタンパク質共役型受容体の刺激により，三量体Gタンパク質のGsを介して活性化され，セカンドメッセンジャーのサイクリックAMPを生じる。

図1　特徴的なDNA結合モチーフ

a. ヘリックスターンヘリックス，b. ロイシンジッパー，c. d. ジンクフィンガー

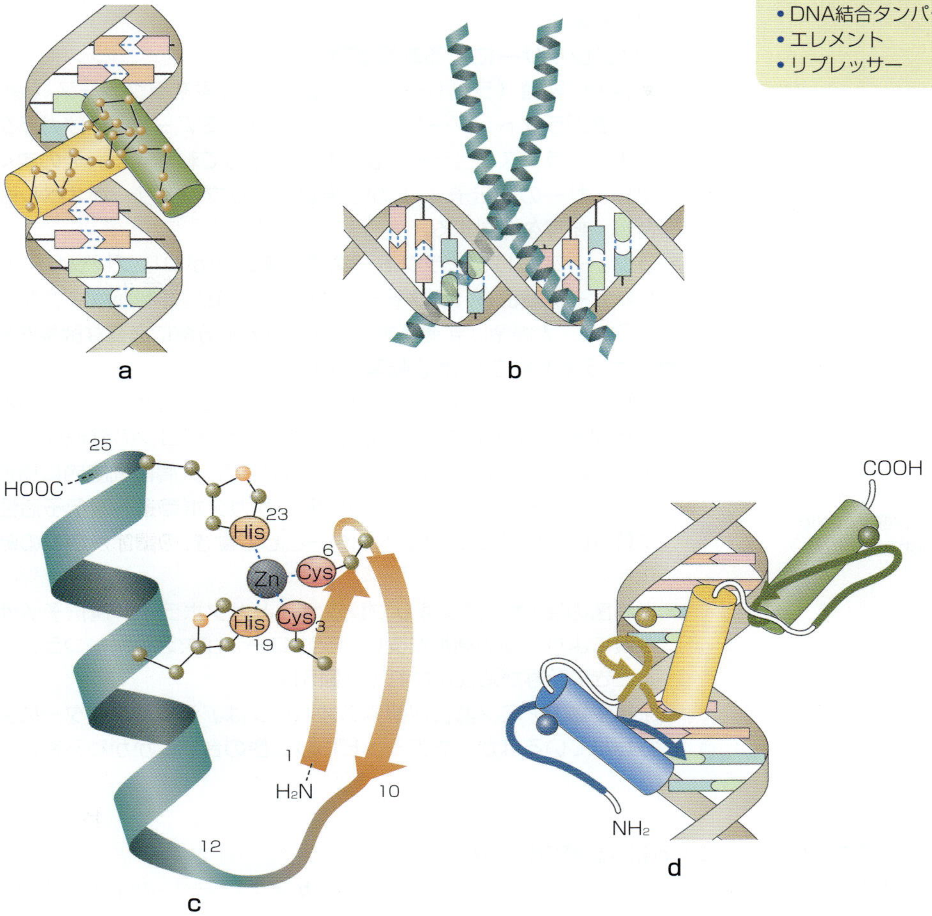

KEYWORDS

- DNA結合タンパク質
- エレメント
- リプレッサー

図2　DNA結合タンパク質とDNAの相互作用

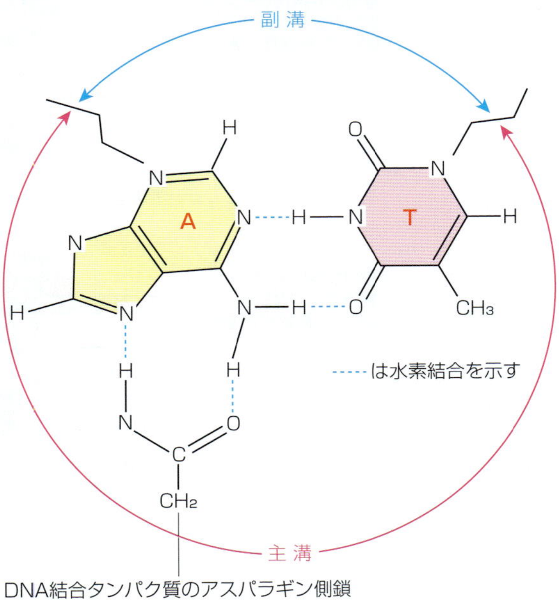

ター）タンパク質がDNA上のエレメントに結合し，転写レベルを調節する。プロモーターの近傍でリプレッサーが結合するエレメントをオペレーターとよぶ。

*lac*リプレッサーによる転写調節

・大腸菌は乳糖（ラクトース）を代謝する酵素をラクトース（*lac*）オペロン（βガラクトシダーゼ，ラクトースパーミアーゼ，チオガラクトシドアセチルトランスフェラーゼよりなる）として転写する。そのすぐ上流のリプレッサーの遺伝子（*I*）から発現したリプレッサーがオペレーターに結合し，転写を抑制する。

・ラクトースもしくはラクトースの代謝産物がコリプレッサーとしてリプレッサーに結合し，ラクトースオペロンの転写抑制が解除される（**図4**）。こうして，大腸菌は乳糖があるときのみ乳糖分解に必要な酵素を発現する。

カタボライト抑制による転写調節

・大腸菌は本来グルコースを好むので，グルコースが十分にあるときは乳糖を代謝する必要がない。したがって，*lac*オペロンの発現はグルコースの欠乏が前提となる。グルコース欠乏状態で，大腸菌細胞内に増加する環状アデノシン3'-5'ーリン酸（cAMP）がカタボライト遺伝子活性化タンパク質（CAP）のコアクチベーターとして働き，*lac*オペロンの転写を活性化する。

環状アデノシンーリン酸：cyclic adenosine-monophosphate（cAMP）

・大腸菌の*lac*オペロンはリプレッサーとカタボライト遺伝子活性化タンパク質により二重の調節を受け，グルコースが欠乏し，かつラクトースがあるときに転写が活性化される（**図5**）。

・原核生物のアミノ酸合成酵素のオペロンはアテニュエーターによる調節が行われているほか，チアミンピロリン酸の合成にかかわる遺伝子のリボス

図3　リプレッサーとアクチベーターによる転写調節のしくみ

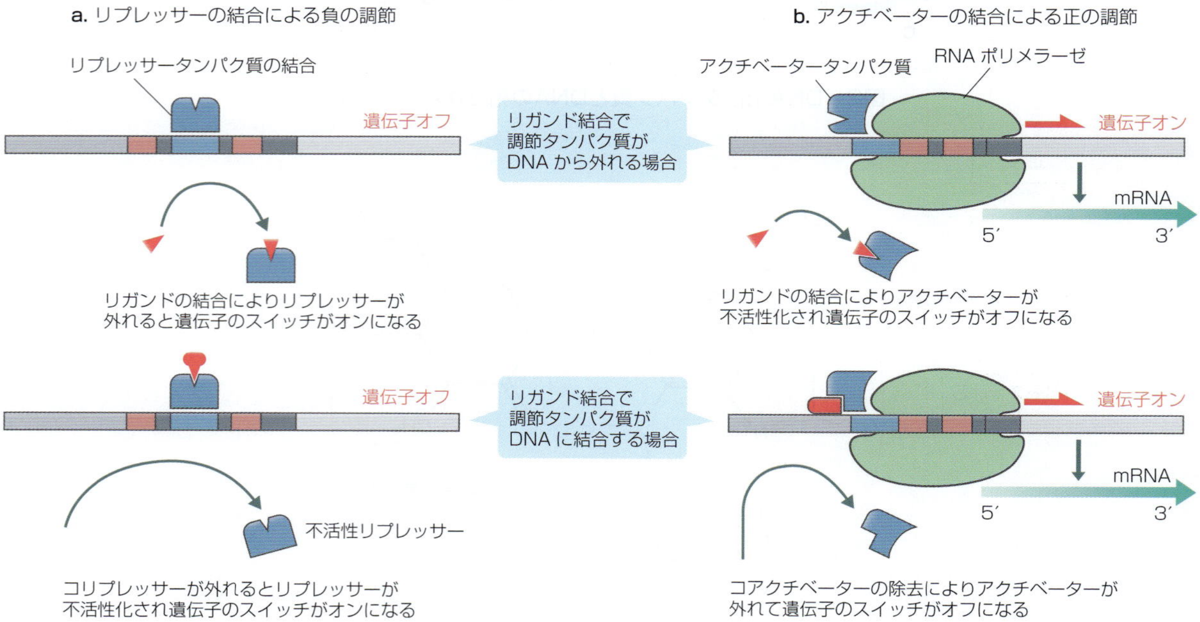

イッチなど，RNAの高次構造に基づく転写や翻訳の調節機構が知られている。

■真核生物の転写調節

・真核生物の調節機構は原核生物よりはるかに複雑である。多細胞生物の遺伝子発現は組織特異的で，ゲノムの大部分は転写されない。プロモーター周辺の調節エレメントとタンパク質因子（転写因子）の相互作用による転

図4　ラクトースオペロンのしくみ

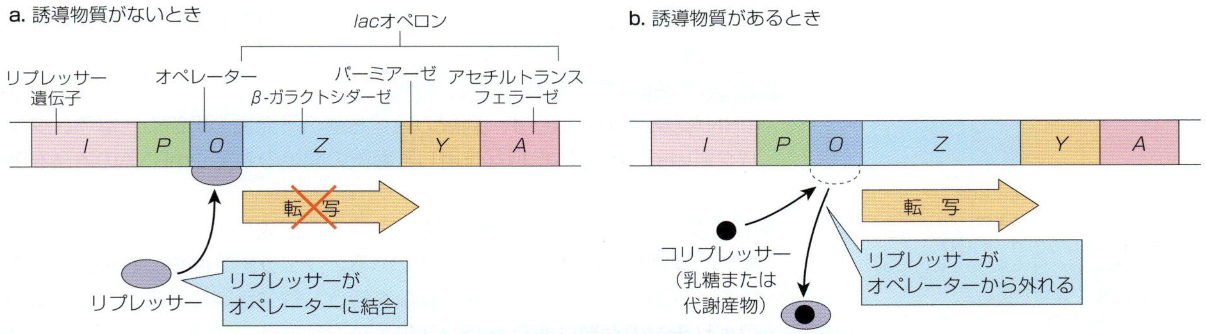

ここがPOINT

誘導物質がないときはリプレッサーがオペレーターに結合しているために転写が抑制される。誘導物質の結合によりリプレッサーが外れて転写が起こる。

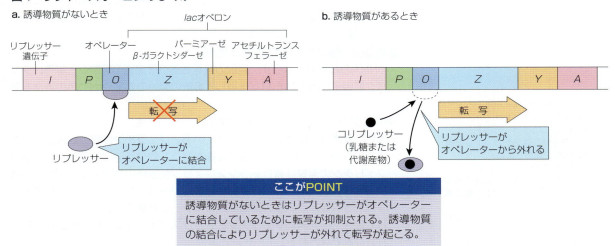

図5 ラクトースオペロンの転写の活性化

ラクトースオペロンはリプレッサーとアクチベーターにより二重に調節を受けている。

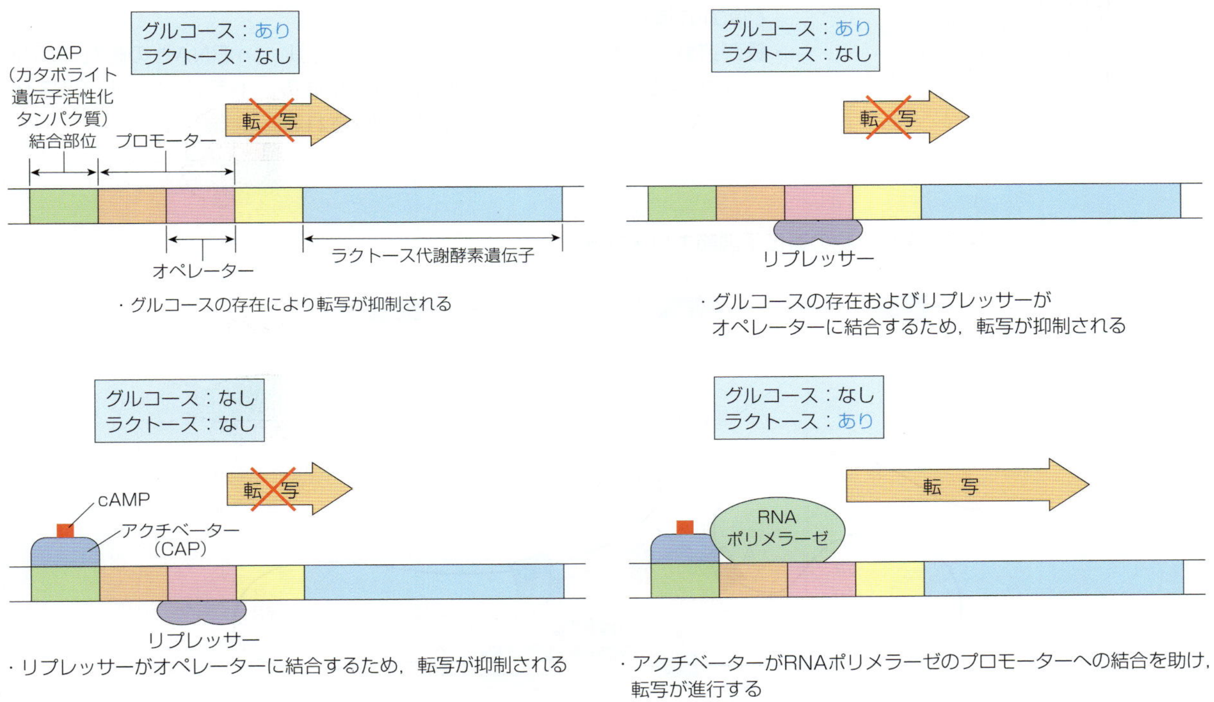

写調節に加えて，ゲノムやヒストンタンパク質の修飾によるクロマチンの構造変化など，エピジェネティックな機構により調節される（⇒p.86）。

真核生物遺伝子の調節エレメント

・クラスⅡ遺伝子の転写レベルは，多くのタンパク質因子がDNA上のエレメントとよばれる配列に結合することで調節されている。調節配列に結合するエフェクター（調節タンパク質，転写因子）と基本転写因子の相互作用により転写の頻度が調節される。

・真核生物の遺伝子調節エレメントはきわめて多様であり，調節配列はプロモーターのすぐ近傍にある場合もあるが，遠く離れている場合，下流に存在する場合もある。DNAがループをつくり，調節タンパク質がプロモーターに影響を与える（図6）。

■翻訳の調節による発現調節機構

・mRNAの転写のみならず，翻訳の過程も遺伝子発現の調節点となる。タンパク質因子がmRNAと相互作用して翻訳の開始の効率やmRNAの寿命を調節する。

鉄応答タンパク質の翻訳調節（図7）

・生体の鉄濃度は厳密な調節を受けている。フェリチンは鉄の貯蔵タンパク質で，トランスフェリンは鉄の運搬を行う。鉄欠乏時に貯蔵タンパク質のフェリチンの需要は減りトランスフェリン受容体の需要は増す。逆に，鉄が過剰な状態では，フェリチンが発現し，トランスフェリン受容体の発現は抑制される。これらの調節はアコニターゼが鉄のセンサータンパク質として働き，一元的にフェリチンとトランスフェリン受容体の翻訳が調節されることでなされる。

・鉄が欠乏している状態で，アコニターゼはフェリチンおよびトランスフェリン受容体mRNAの鉄応答配列に結合する。フェリチンは鉄応答配列が5'側にあり結合により翻訳が阻害され，トランスフェリン受容体mRNAの鉄応答配列は3'側にあり，アコニターゼ結合によりmRNAは安定化され，翻訳が亢進する。

・鉄が過剰になると，アコニターゼに鉄が結合し，mRNAとの相互作用が解除される。フェリチンmRNAの翻訳が進み，トラスフェリン受容体mRNAは分解されやすくなり翻訳が抑制される。

アコニターゼ：aconitase（鉄調節タンパク質：iron regulatory protein（IRP））
アコニターゼにはミトコンドリア型と細胞質型2種類がある。ミトコンドリア型（アコニターゼ1）はクエン酸回路を構成する酵素の1つで，クエン酸をイソクエン酸に異性化する。鉄調節タンパク質として働くのは，細胞質型（アコニターゼ2）であり，鉄イオンのセンサーとして細胞内の鉄代謝にかかわるタンパク質のmRNA上の鉄応答エレメントに結合し，翻訳調節因子として細胞内の鉄濃度の調節に関与している。細胞質型アコニターゼのもう1つの別名はIRP-1（鉄調節タンパク質1）である。これとは別に鉄応答配列に結合し細胞内鉄濃度調節に関与するタンパク質（IRP-2）が知られているが，これはアコニターゼ活性をもたない。

図6　真核生物の遺伝子調節エレメント

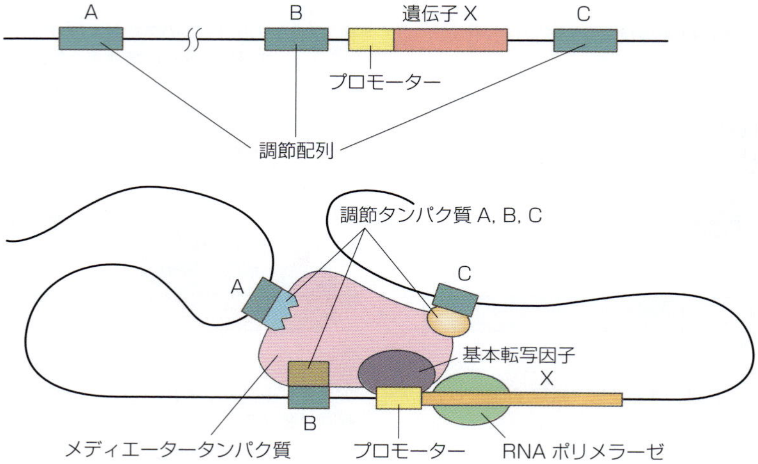

・鉄応答配列以外にも低分子化合物によるmRNAの高次構造変化に基づくリボスイッチのしくみや，アンチセンスmRNAによる翻訳調節機構など，さまざまな翻訳調節のしくみが知られている。

図7　鉄応答タンパク質の翻訳調節

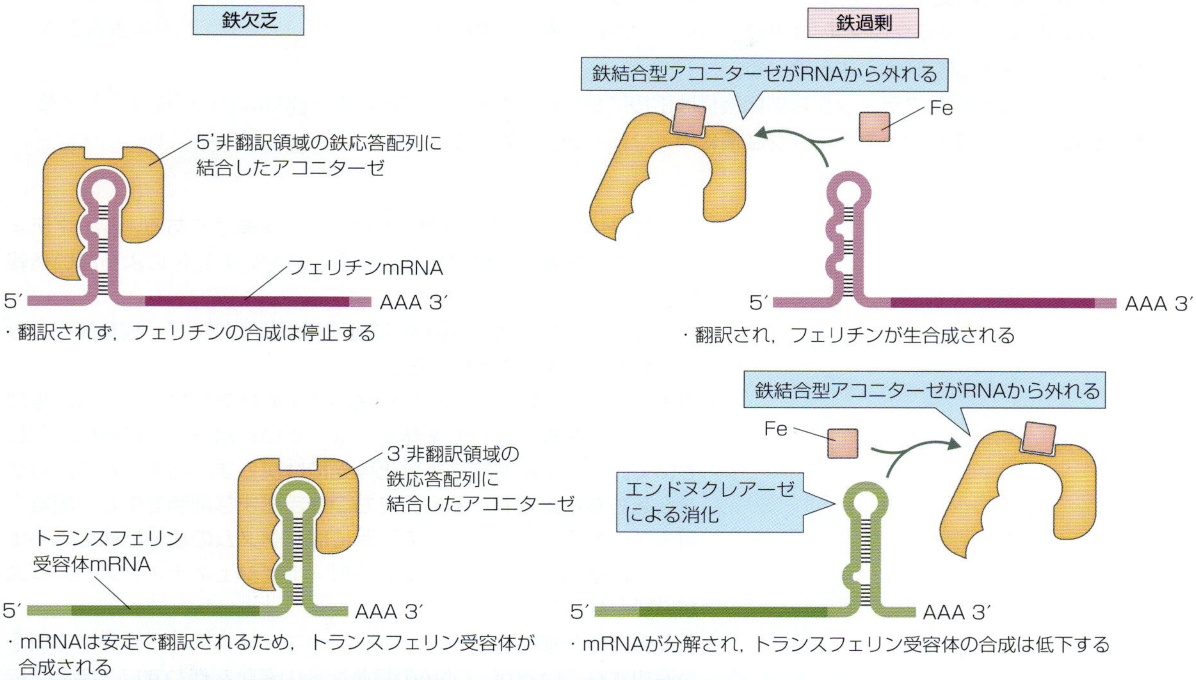
鉄欠乏
鉄過剰
5'非翻訳領域の鉄応答配列に結合したアコニターゼ
フェリチンmRNA
5′
AAA 3′
・翻訳されず，フェリチンの合成は停止する
鉄結合型アコニターゼがRNAから外れる
Fe
5′
AAA 3′
・翻訳され，フェリチンが生合成される
3'非翻訳領域の鉄応答配列に結合したアコニターゼ
トランスフェリン受容体mRNA
5′
AAA 3′
・mRNAは安定で翻訳されるため，トランスフェリン受容体が合成される
鉄結合型アコニターゼがRNAから外れる
Fe
エンドヌクレアーゼによる消化
5′
AAA 3′
・mRNAが分解され，トランスフェリン受容体の合成は低下する

ここがPOINT

アコニターゼは，鉄欠乏の状態でフェリチンの翻訳を抑制し，トランスフェリン受容体の翻訳を促進する。鉄過剰では，フェリチンmRNAからの翻訳が促進され，トランスフェリン受容体mRNAからの翻訳は抑制される。

QUESTION

大腸菌ラクトースオペロンのプロモーター付近で発現を抑制的に制御するDNAエレメントはどれか。

a　エンハンサー
b　リプレッサー
c　アテニュエーター
d　オペレーター
e　アクチベーター

エピジェネティクスとはなにか？（エピジェネティックな転写調節機構）

模範解答

- DNAの塩基配列の変化を伴わず，染色体を構成するヒストンの修飾やシトシン塩基のメチル化，非コードRNAの発現などによるクロマチンの変化によって遺伝子発現が調節され，安定的に受け継がれうる表現型をエピジェネティックな特性とよんでいる。
- 細胞の分化とエピジェネティックな調節機構は密接にかかわっており，さまざまな細胞に分化可能な多能性をもたせるうえで，エピジェネティックな情報のリセットが起きている。

- 「エピ」とは「上」や「外側」を意味する接頭語である。ジェネティクス（遺伝情報）に付け加えられる塩基配列の変化によらない情報をいう。
- 約30億に及ぶヒトゲノムの塩基配列が解読されたが，塩基配列のみで生命現象のすべてはわからなかった。
- 卵子と精子が受精し，生じた受精卵は全能性をもつ。ゲノムの複製と細胞分裂を繰り返して個体を形成していく過程で，細胞は分化していく。いったん進行した分化は元には戻らず，結果として同じゲノムをもちながら異なる性質をもつさまざまな細胞を生じ，組織や個体を形作る。細胞の分化の説明には，ゲノムの塩基配列では不十分で，塩基配列に被せる追加の情報（エピジェネティクス）の概念が必要となった。
- 多くの知見が積み重なって，エピジェネティクスにさまざまな概念が追加されているが，DNAの塩基配列の変化を伴わずに，染色体における変化によって生じ，安定的に受け継がれうる表現型をエピジェネティックな特性とよんでいる。
- エピジェネティックな制御により，ゲノムDNA上の必要のない遺伝子を封印する。その仕組みとして，染色体の基本単位のヌクレオソームでDNAと複合体をつくるヒストンタンパク質に対する修飾，ゲノムDNAそのものに対する修飾，非コードRNAの発現による発現制御がエピジェネティックな機構として考えられている。

■ヒストンの修飾

- 核内でDNAは，RNAやタンパク質と複合体（クロマチン）をつくっている。クロマチンは，ヒストンタンパク質のコアにDNAが2周巻き付いたヌクレオソームを基本単位として，何段階にも凝縮されて核内に整然と収められている（⇒p.40-41）。
- ヌクレオソームの詰め込みかたや，DNAとヒストンの結合により，その部分の遺伝子発現が影響を受ける。ヌクレオソームは，H2A，H2B，H3，H4の4種類のヒストンタンパク質が2つずつ組になり八量体ヒストンコアを形成している。

図1　5-メチルシトシン

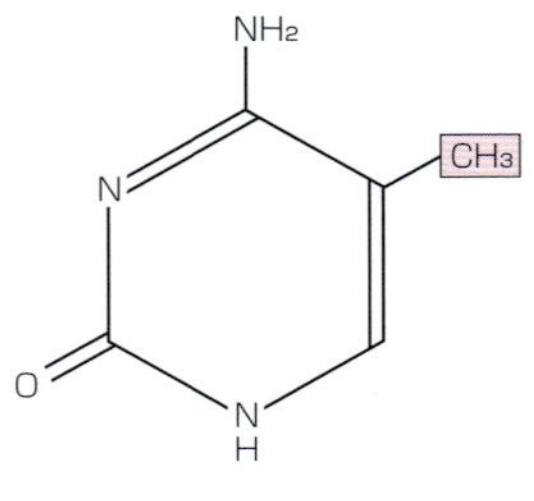

p.85 QUESTION

正解 **d**　大腸菌のラクトースオペロンの調節機構はよく知られており，プロモーター付近にあるオペレーター配列にリプレッサータンパク質が結合することで転写が抑制されている。リプレッサーに誘導物質が結合することでオペレーター配列から外れ，転写が活性化される。

- ヒストンタンパク質のN末端部分がヒストンコアから尾のように突き出してヒストンテールとよばれ，リシン·アルギニン残基のアセチル化（遺伝子発現は促進），リシン残基のメチル化（影響は正負あり一概には言えない），リシン残基のユビキチン化，セリン残基のリン酸化などの修飾のパターンをヒストンコード（ヒストンの暗号）とよび，エピジェネティックな遺伝子発現調節を定性的に理解するうえで重要である。
- また，ヒストンの修飾は，DNAとヒストンコアの相互作用の強さを調節するに留まらず，そのほかのさまざまな因子（クロマチンリモデリング複合体や新たなヒストン修飾酵素）をクロマチンによび込むことで遺伝子発現調節に関与する。

KEYWORDS
- ヒストンの修飾
- DNAのメチル化
- 非コードRNA
- DNAメチルトランスフェラーゼ
- 維持メチル化

■DNAのメチル化

- 遺伝子のプロモーター付近には，CpGアイランドとよばれる領域があり，この部位のシトシンのメチル化は遺伝子の発現抑制をもたらす。
- DNAメチルトランスフェラーゼ（DNMT）がS-アデノシルメチオニンをメチル基のドナーとしてシトシン5位のメチル化を触媒するが，反応の特異性と役割により，新規メチル化反応に関与するDNMT3と維持メチル化を受けもつDNMT1の2種類が存在する。
- DNMT3は，新規メチル化反応により細胞の分化に伴うゲノムのメチル化パターンを確立する役割をもち，個体の発生と組織分化に重要である。
- 一方，DNMT1は，ゲノムの複製で生じたヘミメチル化DNA（メチル化シトシンを含む鋳型鎖とメチル化されていない新生鎖のハイブリッド）の新生鎖側のシトシンをメチル化することで，ゲノムのCpGアイランドのメチル化パターンを維持する役割（維持メチル化）を担う（図1，2）。

DNMT：DNA methyltransferase
DNAメチルトランスフェラーゼ

■非コードRNAの発現

- 非コードRNAの転写が，エピジェネティックな制御に関与することが知られている。
- 哺乳類の性染色体のうちX染色体は男性には1本，女性には2本あるが，女性の細胞内でX染色体の一方を不活化する遺伝子量補償の仕組みが，非コードRNAによるエピジェネティックな制御によることが知られている。
- 発生のごく初期に，女性の細胞は一方のX染色体がX染色体不活性化センター（XIC）領域から大量に転写される非コードRNAであるXistにより覆い隠されてBarr小体とよばれる構造をとって不

図2　DNMT1による維持メチル化

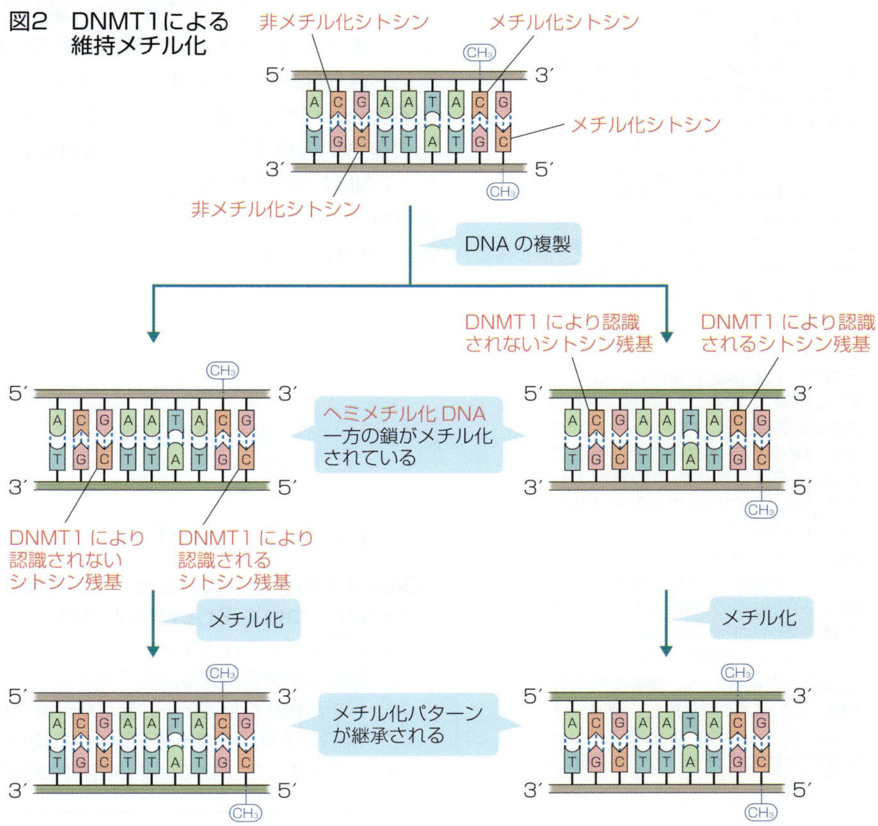

活化される。
- 不活化されるX染色体はランダムに選ばれるが，不活性化されたX染色体は細胞分裂を繰り返しながら不活化の状態が続く。したがって，雌の哺乳動物では，父由来X染色体を発現している細胞と母由来X染色体を発現する細胞がモザイクになっている。
- ネコの毛色を決める遺伝子はX染色体にあり，父由来と母由来の毛色が違う遺伝子を受け継いだ雌猫は三毛の表現型となる（欄外参照）。

■メチル化のリセットと刷り込み現象

- 受精卵では，卵子と精子それぞれの半数体ゲノムのメチル化パターンが受精後に消去されエピジェネティックな情報がリセットされるため，多能性をもち個体への発生が可能である。
- 分化の進んだ体細胞のメチル化パターンをリセットする仕組みが研究され，山中因子の導入によるiPS細胞が開発されたのは記憶に新しい。
- 配偶子のゲノムの中に，受精卵で起こる脱メチル化とその後のメチル化を免れる領域による特殊な遺伝形式がみられ，ゲノムインプリンティング（遺伝子刷り込み）現象とよばれている。たとえば，異種動物の雑種で，父ライオンと母トラの雑種動物（liger）と父トラと母ライオンの雑種動物（tigon）では表現型が異なる。また，ウマとロバの雑種で，雌ウマと雄ロバの子はラバ，雄ウマと雌ロバの子はケッティとよばれ，遺伝的には同等であるが表現型が異なる。
- ヒトで15番染色体の長腕にあるインプリンティング領域がヘテロで欠損した場合，欠損部が父親由来の場合と母親由来の場合で表現型が大きく異なることが知られている（欄外参照）。

■エピジェネティックな調節と病気

- エピジェネティックな調節機構は，脳の記憶や生物の老化などさまざまな生命現象を説明する手がかりを提供している。
- また，過剰なメチル化による癌抑制遺伝子の発現低下が発癌の原因とみられるケースがある。また，癌細胞にみられる脱分化はゲノム全体のメチル化の度合いの低下やヒストンの過剰な脱アセチル化と関連付けられており，DNMTの阻害薬である5-アザシチジンやヒストン脱アセチル化酵素阻害薬など，エピジェネティックな調節機構に焦点を当てた薬剤の臨床応用が試みられている。

三毛猫は雌ばかりなのはなぜか
X染色体の不活化が典型的に表現型に現れた例が三毛猫の体毛色である。ネコの毛の色を決める遺伝子はX染色体上にあり，対立遺伝子で異なる毛の色となる場合，父親由来のX染色体と母親由来のX染色体のどちらが不活化されているかによって，雌の体毛色には斑が入る。三毛猫はX染色体が2つ（またはそれ以上）ある場合であるから，一般に三毛猫は雌である。雄の三毛猫もまれにいるが，性染色体数に異常（たとえばXXY）をもつ場合と考えられる。細胞にはX染色体数を数える仕組みがあり，複数ある場合は1つを残して残りを不活性化するため，X染色体数の異常は大きな表現型の異常となりにくい。XXYの場合は2つあるX染色体の一方が不活化される一方，表現型は男性となる。

iPS細胞：induced pluripotent stem cell：人工多能性幹細胞

インプリンティング遺伝子
雄と雌の配偶子でゲノムのメチル化が異なる現象をインプリンティング（刷り込み）という。受精後にDNAのメチル化パターンは脱メチル化によりリセットされるが，一部はこれを乗り越えて次世代のゲノムメチル化に影響する。インプリンティング遺伝子は父か母のどちらか決まった一方から受け取る必要がある。たとえばヒトインスリン様成長因子2（insulin-like growth factor 2：IGF2）は父親由来の遺伝子のみが働き，母親由来の遺伝子は働かない。また，卵細胞の単為発生では父親由来配偶子で刷り込みを受けるはずの遺伝子が働かないため正常な発生ができない（奇形腫となる）。一方，受精卵のアクシデントで母親由来のゲノムが失われると精子の単為発生となり，これは胞状奇胎とよばれる異常妊娠となる。15番染色体の2.2MB領域にインプリンティングを受ける遺伝子があることは有名である。15番染色体のこの領域のヘミ接合体（その部位の相同染色体の一方が欠損している）の場合，母方由来の欠損はAngelman（アンジェルマン）症候群（行動異常と知能障害），父親由来の欠損によるヘミ接合体の場合はPrader-Willi（プラーダー-ヴィリ）症候群（成長障害と知能障害）とよばれる。高等生物の体細胞クローン技術が難しい理由の1つは，ゲノムのメチル化のリセットと適切な刷り込みを行うことの難しさにある。

QUESTION

DNAメチルトランスフェラーゼ（DNMT）1によるメチル化について正しいのはどれか。

a　チミンがメチル化を受ける。
b　葉酸を補酵素とする反応である。
c　メチル化された遺伝子は発現が促進される。
d　CpGアイランドの維持メチル化に関与する。
e　ヘミメチル化DNAのメチル基を外す反応を触媒する。

癌になりやすさ，なりにくさも遺伝するのか？（癌関連遺伝子と発癌）

模範解答

- 癌は遺伝子の異常により生じる病気である。変異を受けて癌化の原因となる遺伝子を癌原遺伝子とよぶ。また正常では癌化を抑制するが，変異の結果癌化の可能性が高まる遺伝子を癌抑制遺伝子とよぶ。
- これらの遺伝子の変異はMendel（メンデル）の法則に従って遺伝する。しかしながら，癌原遺伝子の変異による発癌は複数の有害な変異の集積によって生じるため必ずしも遺伝性は明らかでない。
- 一方，癌抑制遺伝子の変異による発癌はヘテロで変異をもつ保因者に二度目の変異で「ヘテロ接合性の消失」が起こり発癌に結びつく可能性が高まるため，家族性腫瘍の原因として優性遺伝の形式をとる。

■発癌とは

癌原遺伝子：protooncogene

- 癌組織は最初に癌化した1つの細胞（単一クローン）に由来し，癌組織を構成する細胞はゲノム上の同じ場所に同じ変異がみられる。また，癌の原因となる要因（発癌物質など）はゲノムの変異を誘導する性質がある（変異原性物質）。これらの事実は，癌の発生に遺伝子の異常が深くかかわっていることの証拠となる。
- ヒトの体内で遺伝子の変異はごくありふれているが，癌の発生はまれである。すなわち，遺伝子の変異すべてが癌の発生に結びつくわけではない。また，生物はゲノムの変異に対処するために何重もの修復機構を用意している（⇒p.55-57）。
- 癌細胞には，以下の6つの特徴が認められる。
  ①細胞外増殖シグナルと無関係に増殖する。
  ②細胞外の増殖阻止因子を無視する。
  ③アポトーシスを回避する。
  ④老化することなく分裂し続ける。
  ⑤継続的な血管新生を刺激する。
  ⑥組織に浸潤し，離れたところに別の腫瘍を形成する。
- 癌の発生は，1つの遺伝子の異常ではなく，これらの性質に影響する複数の変異が偶然に重なる必要がある。これは，癌の発生が加齢に伴い急速に増加することからも明らかである。

■癌関連遺伝子

- 癌関連遺伝子は，発癌のかかわりにより癌原遺伝子と癌抑制遺伝子の2つのカテゴリーに分けられる。
- 癌原遺伝子の変異は機能獲得変異であり，癌抑制遺伝子の変異は，機能喪失変異である（**図1**）。

癌原遺伝子

- 癌原遺伝子は，実験動物に発癌の原因となるウイルスのゲノム中に見出され，後にその相同な配列が正常な遺伝子としてヒトのゲノム中にも存在することが証明されたものである。多くの癌原遺伝子産物は細胞増殖をコントロールするシグナル経路に含まれており，変異により調節が効かなくなると発癌の原因となる。癌原遺伝子は変異・欠失，重複，再編成のいずれかの変化により癌遺伝子として働くようになる（**図2**）。
- 点変異によるアミノ酸の置換・部分的欠失：変異により抑制的な調節が効かなくなったものは細胞増殖のシグナルを過剰に伝えるため，発癌の原因となる。

- 低分子量Gタンパク質のRASタンパク質は，増殖因子受容体のシグナルを受けてGDP型からGTP型に変換されMAPキナーゼカスケードにシグナルを仲介することで細胞の分裂を促進する。癌細胞でみられる変異型RASはGTP加水分解活性を欠くため活性化状態が持続し，細胞に過剰な増殖シグナルを伝える。また，上皮増殖因子（EGF）受容体の細胞外ドメインの変異や欠失により，リガンドなしでシグナルを出し続けると癌化につながる。
- 遺伝子の増幅：ゲノム複製時のエラーや染色体の損傷などでゲノム上に複数コピーの癌原遺伝子が存在すると，遺伝子の発現が過剰となり発癌につながる。
- 癌原遺伝子の*MYC*は，細胞周期を促進する遺伝子の転写を活性化する転写因子であるが，多くの癌細胞で遺伝子の増幅がみられる。
- 染色体の再編成：染色体の転座で，遺伝子発現の調節領域が置き換わって過剰な転写が行われるようになったり，別の遺伝子と融合されることで発現が過剰になったり調節がうまくいかなくなることで発癌につながる。
- 染色体の再編成は白血病でよくみられ，慢性骨髄性白血病患者リンパ球の90%にフィラデルフィア染色体（9：22均衡型転座で22番染色体の*BCR*遺伝子と9番染色体の*ABL*遺伝子が融合し，*BCR-ABL*キメラ遺伝子が生じる）が見出される。*ABL*は細胞増殖に関与するチロシンキナーゼをコードする癌原遺伝子であり，転座によって調節領域が失われ，*ABL*遺伝子産物のチロシンキナーゼが過剰となり，細胞増殖に歯止めがかからなくなる。
- アフリカで子どもの下顎骨に好発するBurkitt（バーキット）リンパ腫は，マラリアやEBウイルスの感染に関係する。腫瘍細胞は8：14の均衡型転座をもち，8番染色体の*MYC*遺伝子が14番染色体の免疫グロブリン重鎖遺伝子（*IGH*）の隣に移動するため，Bリンパ球で*MYC*遺伝子産物の発現が高まることが発癌につながる。
- 濾胞性B細胞リンパ腫では14：18の転座がしばしばみられる。18番染色体の*BCL2*遺伝子と*IGH*遺伝子が融合し，BCL2タンパク質が過剰発現する。BCL2タンパク質

図1　癌原遺伝子と癌抑制遺伝子の変異による細胞の癌化のしくみ

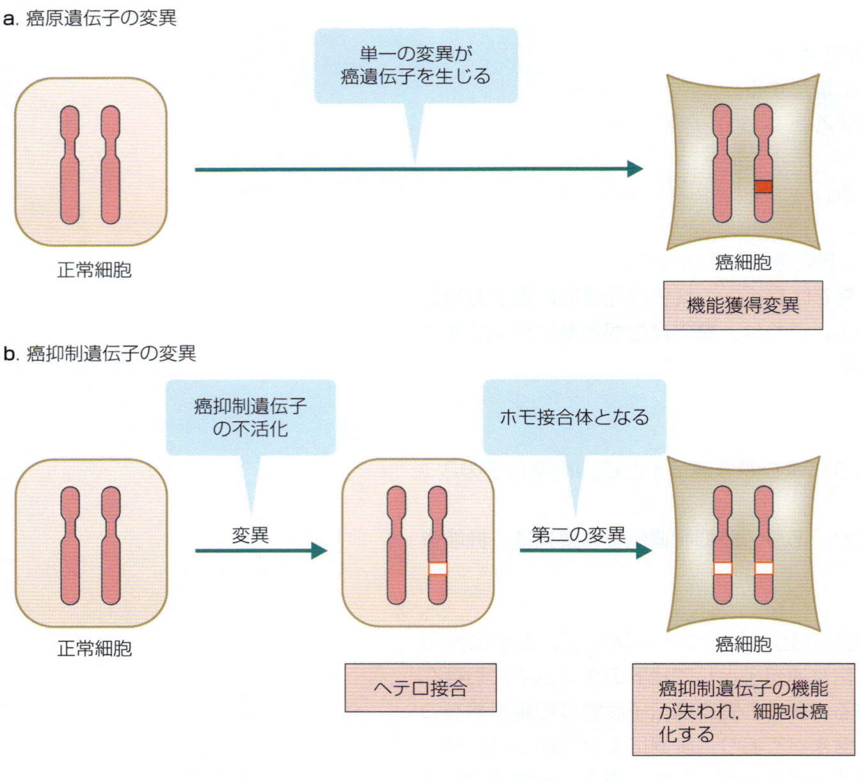

p.88 QUESTION

正　解　**d**　DNMT1は複製後のゲノムDNAのCpGアイランドにみられるヘミメチル化部位を選択的にメチル化することで，維持メチル化を行う。S-アデノシルメチオニンをメチル基のドナーとしてシトシンをメチル化する反応を触媒する。

は強力な抗アポトーシス作用をもつため，この転座をもつ細胞で発癌の可能性が大幅に高まる。

癌抑制遺伝子

- 正常な細胞で，癌抑制遺伝子は細胞増殖に対して抑制的に働き，細胞周期の調節とアポトーシスの誘導にかかわっているものが多い。癌抑制遺伝子のうち，ゲノムの損傷に応じてDNAの複製を止め，細胞をアポトーシスさせて発癌を防ぐ働きをもつものをゲートキーパー（門番），またゲノムの修復と機能維持により遺伝子の変異を防ぎ癌化を抑える機能を果たすものをケアテイカー（管理人）とよんでいる。
- *RB*遺伝子は，小児の網膜芽細胞腫で変異がみられる。RBタンパク質は細胞周期をS期に進める際に必要な遺伝子の転写を活性化する転写因子（E2F）を抑制し，G1/S期チェックポイントで細胞周期を停止させる機能をもつ。RBタンパク質の機能が失われると，DNAの修復が不完全なまま細胞はS期に入りゲノムが複製されるため，癌化の可能性が高まる（**図3**）。
- *TP53*遺伝子はきわめて多機能なp53タンパク質をコードしており，多くの癌で変異がみつかる。
- 細胞内でp53はMDM2タンパク質と結合しユビキチン依存性の分解を受けるため低濃度に保たれている。さまざまな細胞ストレスによりMDM2が不活化されるとp53の濃度が上昇する。
- p53はp21（サイクリン依存性キナーゼ阻害タンパク質）を発現させることで細胞周期を停止させ，ミトコンドリア損傷やFASリガンドによるアポトーシスを促進することに加え，染色体の安定性の維持にも関与することで癌化を抑制している。変異によりp53の機能が失われた細胞では，DNAが損傷を受けたままS期に入り，染色体の転座や重複が加速される。p53の異常によりアポトーシスが回避されるために異常細胞が生き残り，さらに染色体の不安定性が増すことで発癌の可能性が高まる（**図4**）。
- 家族性腺腫症（FAP）は常染色体優性遺伝の疾患で，結腸粘膜全体にポリープが多発し，悪性化する。患者は，第5染色体長腕の*APC*遺伝子に変異を

KEYWORDS

- 癌遺伝子
- 癌原遺伝子
- 癌抑制遺伝子
- p53，RBタンパク質
- 色素性乾皮症

網膜芽細胞腫：retinoblastoma
上皮増殖因子：epidermal growth factor（EGF）
家族性線維症：familial adenomatous polyposis of coli（FAP）

図2　癌原遺伝子の変異による発癌のしくみ

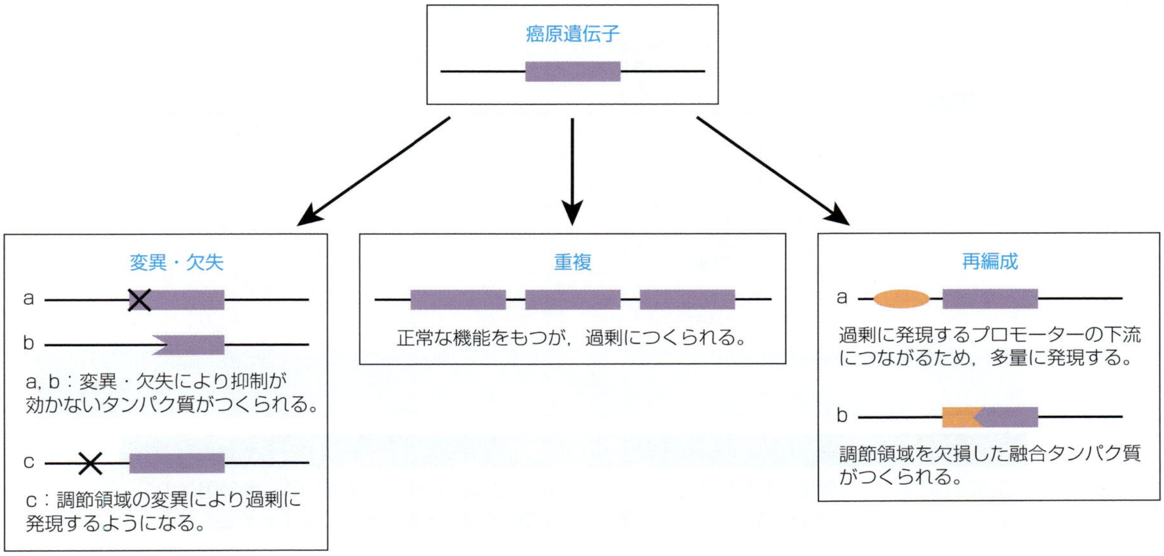

もち，癌組織では対立遺伝子が不活化されている。APCタンパク質はWNTタンパク質によるβカテニンを介するシグナルを抑制しMYCタンパク質の転写を調節するが，APCの機能喪失によりMYCタンパク質の発現が過剰となり癌化につながる。

図3　細胞増殖のシグナル伝達には多くの癌原遺伝子と癌抑制遺伝子がかかわる

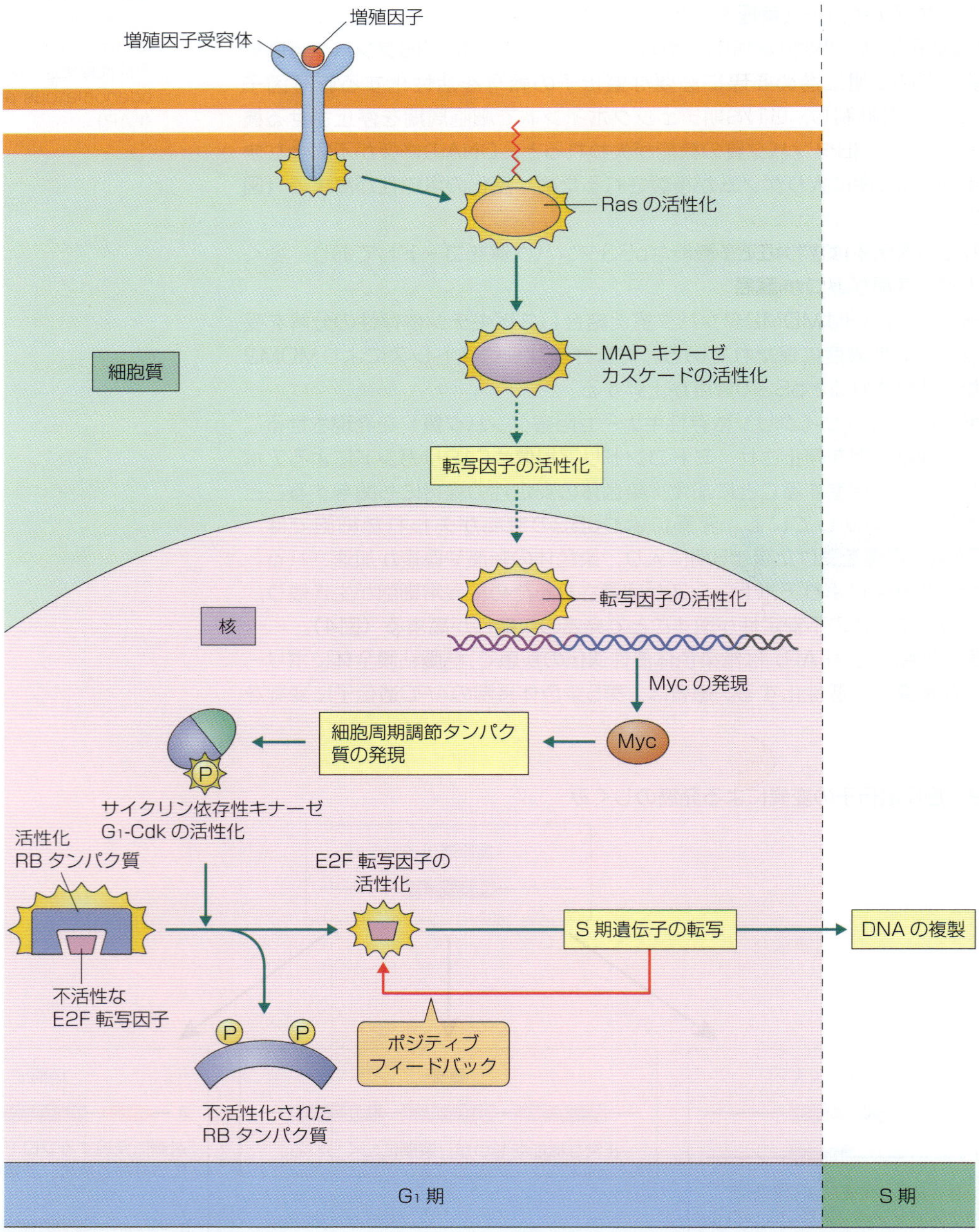

ここがPOINT

正常なRBタンパク質は，転写因子を不活性化することで細胞周期を止めている。増殖因子のシグナルによるG1-Cdkの活性化によりリン酸化され，細胞周期をS期に進めるスイッチを入れる。

■癌と遺伝

- 癌は遺伝子の変異に基づく病気であり，多数の癌原遺伝子や癌抑制遺伝子が同定されている。しかしながら，癌の発症にMendel（メンデル）の法則に従うような遺伝性が認められることはむしろまれである。
- 発癌は単一遺伝子の異常ではなく，複数の有害な変異が重なることで生じる。あらかじめ変異が入った癌遺伝子を受け継ぐ家系は，他の家系に比べて複数の変異が重複する可能性が高まる。
- 癌抑制遺伝子の機能喪失による発癌は，優性遺伝の形式を取る。体細胞はヘテロで変異アレルをもち，新たな変異で正常な対立遺伝子が機能を失いヘテロ接合性の消失（LOH）が起きると発癌の可能性が急激に高まる。
- 正常癌抑制遺伝子をホモでもつ健常人が偶然に特定の癌抑制遺伝子にホモで変異を獲得するのに比べると，あらかじめヘテロで変異をもつ遺伝子型の家系ははるかに発癌を起こしやすい。
- ヌクレオチド除去修復に関与する遺伝子の異常は色素性乾皮症とよばれ，常染色体劣性遺伝する。損傷DNAの修復がままならず変異原に対する感受性がきわめて高いことから，紫外線で皮膚が炎症を起こし皮膚癌を起こしやすいが，他の内臓癌の発症も多いことが知られている。

ヘテロ接合性の消失：loss of heterozygosity（LOH）

遺伝子名の表現方法
ヒトの遺伝子はアルファベット大文字をイタリックにして表記する。遺伝子から産生されるタンパク質の場合は，アルファベット大文字で表記するのが一般的である。実験動物由来の遺伝子の場合は，それぞれの動物の流儀に従う（マウスは遺伝子なら一文字目のみ大文字，タンパク質はすべて大文字）。

図4　ストレスに対するp53タンパク質の作用

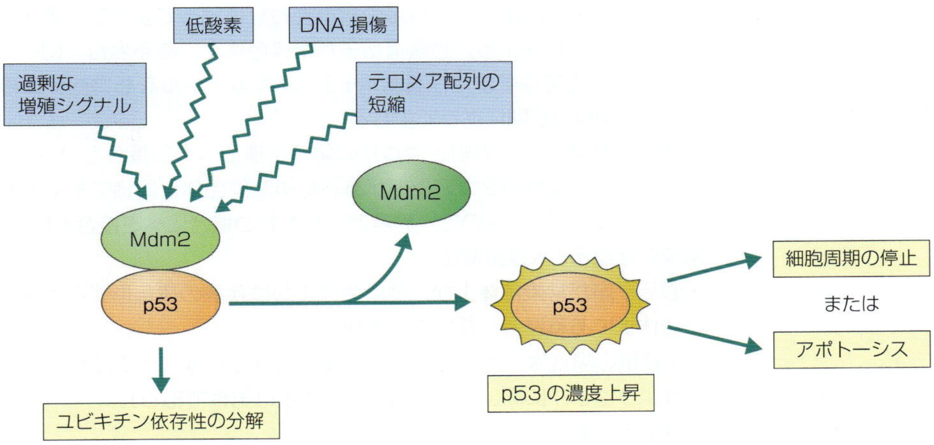

QUESTION

癌抑制遺伝子産物に該当するのはどれか。

a　p53
b　MYC
c　ABL
d　RAS
e　BCL2

遺伝する病気にはどのようなものがあるか？

模範解答

・特定の遺伝子の異常による必須タンパク質の合成量の過不足や機能低下により，生存に不利な表現型が現れること。単一の遺伝子の異常に基づく場合は，Mendel（メンデル）の法則に従って遺伝する。
・表現型が優性の形質をもつか劣性の形質をもつか，および当該遺伝子が常染色体にあるかX染色体にあるかによって，常染色体優性，常染色体劣性，伴性劣性，伴性優性と区別される。
・実際には完全な優性遺伝となる疾患はまれで，不完全優性である場合がほとんどである。

KEYWORDS
• OMIM®
• 単一遺伝子疾患
• 常染色体劣性遺伝
• 伴性劣性遺伝
• 常染色体優性遺伝
• 多因子遺伝疾患

OMIM®：Online Mendelian Inheritance in Man®

・遺伝子の異常により生じる病気のなかに，子孫への遺伝が問題となるものがある。OMIN®には約6,000の遺伝病がリストアップされ，その数は日々増え続けている。
・遺伝する病気は，単一遺伝子疾患，多因子遺伝疾患に区別される。ただし，病気は遺伝要因と環境要因の組み合わせによって起こり，遺伝的要因の寄与の程度はさまざまである。

■単一遺伝子疾患

・１つの遺伝子座の異常により発症し，Mendelの法則に従って遺伝する。個々の疾患の頻度はせいぜい数十万人に1人程度だが，疾患の種類が多いため人口の2%程度がなんらかの単一遺伝子の異常に基づく疾患の表現型をもっている（とくに小児科領域で多い）。
・単一遺伝子座の複数のアレルの組み合わせによって表現型（罹患または非罹患および重篤度）が決まる。当該遺伝子が常染色体上にある場合，同一のアレルをもつホモ接合（正常ホモまたは異常ホモ），異なるアレルをもつヘテロ接合の組み合わせがMendelの法則に従って生じる。
・異なる変異アレルの組み合わせの場合，複合ヘテロ接合という。X染色体上の遺伝子の場合，女性は2つアレルがあるため常染色体と同様の組み合わせになるが，男性はアレルが1つなので，異常アレルをもつ場合にヘミ接合という。

常染色体遺伝とX連鎖遺伝

・遺伝子座が常染色体上か，性染色体上かは疾病の遺伝形式に大きく影響する。常染色体上にある場合，罹患に性差がない。
・X連鎖の場合は，男性ではヘテロ接合となり得ず，ヘミ接合となるので罹患率が女性よりはるかに高い（ほとんどの罹患者は男性である）。

優性遺伝と劣性遺伝

・劣性遺伝の疾患は，ヘテロ接合体では発症せず，ホモ接合体またはX連鎖の場合の男性ヘミ接合体のみ発症する。多くは機能喪失型変異（正常な機能をもつタンパク質がつくられなくなる）である。
・常染色体劣性遺伝の場合は，保因者同士の結婚により25%がホモ接合体（罹患者），50%がヘテロ接合体（非罹患の保因者），25%が正常ホモ接合体となる。
・優性遺伝の疾患は，変異アレルが機能獲得変異（疾患の原因となる異常な働きをもつ）となる場合が多く，ヘテロ接合でも症状が現れる。一般に，不完全優性を示す場合が多く，ヘテロ接合に比べてホモ接合体の表現型は重症となる。

常染色体劣性遺伝する疾患

・罹患者の両親は非罹患の保因者で，罹患者の兄妹に罹患者がみられる場合があるが，他の世代には罹患者がいない。まれな頻度の遺伝性疾患の多くがこのタイプである。

常染色体劣性遺伝する疾患
フェニルケトン尿症（フェニルアラニン4-水酸化酵素　OMIN #261600）
鎌状赤血球症（ヘモグロビンβ　OMIN #603903）
嚢胞性線維症（CFTR塩素イオンチャネル #219700）
Tay-Sachs（ティ・サックス）病（βヘキソサミニダーゼ #272800）
糖原病2型（酸性αグルコシダーゼ #232300）

p.93 QUESTION

正解　**a**　p53は細胞周期を停止させ，アポトーシスを誘導する役割をもつ。RBタンパク質も細胞周期の進行を抑える役割をもつ癌抑制遺伝子産物である。

常染色体優性遺伝する疾患

・この遺伝形式をとる疾患の多くは不完全優性を示す。ヘテロ接合体の疾患の重篤度はかなり幅があり，ホモ接合体の患者は症状が重篤である。
・両親の一方が変異アレルをもつ場合，子は50%の確率で罹患する。すなわち，罹患者は罹患者を親にもつ。一般に性差がなく，男性罹患者から男性の子に遺伝する。

X連鎖遺伝する疾患

・X染色体に存在する約1,100個の遺伝子の変異に基づく。男性は正常または異常ヘミ接合の2通りの遺伝子型となり，異常アレルをヘミ接合でもった場合必ず罹患する。女性は正常ホモ接合，ヘテロ接合，異常ホモ接合の3通りの遺伝子型となり，劣性遺伝の場合，異常ホモ接合で発症する。
・女性ではX染色体の遺伝子量補償の仕組みにより一方のX染色体が不活性化されるため正常X染色体と異常X染色体のモザイクとなり，正常アレルをもったX染色体の不活性化に偏ると疾患の表現型が現れることがある（⇒p.88）。
・ヘテロ接合体の女性は保因者として，異常アレルを子孫に伝え，1/2の確率で男児は罹患し女児は保因者となる。罹患男性のもつ異常アレルが男児に伝わることはないが，女児は必ず保因者となる。罹患男性と保因者女性を両親にもつ女児は1/2の確率で罹患または保因者となる。

■多因子遺伝疾患

・さまざまな疾患に遺伝的な要因が関与する。単一遺伝子疾患に認められるほど特徴的な遺伝形式ではないが，血縁者における再発率が高かったり，一卵性双生児で同一疾患に罹患する頻度が高いことで遺伝性が示される。
・先天異常とみなされる出生前発生障害や，Alzheimer（アルツハイマー）病，糖尿病，高血圧症などの成人の一般的疾患もこれに該当する。遺伝要因に加え，環境要因の関与が病因として重視されることから，単純なMendel遺伝形式には従わないが，家族集積性が示される。

■診断と治療

・遺伝性疾患のなかには，原因となる変異アレルを明らかにすることが大変困難な場合がある。特に，常染色体劣性のまれな疾患では，遺伝性の疾患であることを証明することさえ困難な場合があり，臨床症状や検査結果と生化学的知識を付き合わせて，候補となる遺伝子を調べていく必要がある。また，鎌状赤血球症（ヘモグロビンβの^{7}Glu→Val）のように変異アレルが決まっていれば遺伝子診断が簡単であるが，巨大な遺伝子が原因となる場合は遺伝子を調べること自体が困難なうえに，みつかった変異が疾患の原因アレルであることを証明することが難しい場合もある。
・診断を確定させることは，病態を分子レベルで判断し合理的な治療計画を立てるうえで重要である。
・機能喪失型の変異に対しては，タンパク質の直接投与や細胞や臓器の移植，遺伝子治療などが考慮される。また，代謝異常症に対して栄養の制限が合理的な場合もある。残念ながら，有効な治療法がみつかっていないものが多い。近年，さまざまな疾患で遺伝子治療の試みがなされているが，効果，安全性，副作用などを考慮すると，必ずしも有効とはいえないのが現実である。

常染色体優性遺伝する疾患

家族性高コレステロール血症（LDL受容体　OMIN #143890）
神経線維腫症（ニューロフィブロミン #1622000）
Huntington病（ハンチンチンタンパク質　OMIN #143100）

X連鎖遺伝する疾患

・血友病A（#306700）：血液凝固第Ⅷ因子の異常により出血傾向が現れる。血液凝固第Ⅷ因子はX染色体長腕上にある。
・血友病B（#306900）：X染色体長腕上にある血液凝固第Ⅸ因子の異常により出血傾向が現れる。
・グルコース－6-リン酸デヒドロゲナーゼ欠損症（＊305900）
・Duchenne（デュシェンヌ）型筋ジストロフィー症（#310200）：ジストロフィン遺伝子の異常により，進行性に骨格筋の変性と筋力低下をきたす。症例の1/3は遺伝ではなく，新規の突然変異により発症すると考えられている。

QUESTION

罹患者のほとんどが男性となる遺伝性疾患の遺伝形式はどれか。

a　常染色体優性遺伝
b　常染色体劣性遺伝
c　伴性優性遺伝
d　伴性劣性遺伝
e　多因子遺伝

遺伝子のクローニングとはなにか？（クローニングベクターと遺伝子ライブラリー）

模範解答

- クローニングとは特定の遺伝子のDNA断片を利用可能な形にすることである。 遺伝子は遺伝子の運び屋（ベクター）に入った状態で安定に維持される。得られたDNA断片をベクターに連結したものを組み換えDNA分子とよぶ。
- ライブラリーとはゲノムDNA断片または相補的DNA（cDNA）の集合をすべてベクターに結合し安定な組み換え体にしたものをいう。
- ライブラリーからクローンを選別する道具をプローブ，選別する操作をスクリーニングという。
- 近年はポリメラーゼ連鎖反応（PCR）法がライブラリーのスクリーニングに代わる方法として利用されている。

相補的DNA：complementary DNA（cDNA）
ポリメラーゼ連鎖反応：polymerase chain reaction（PCR）
目的遺伝子：
gene of interest（GOI）

■遺伝子を調べるにはまずクローニングする

- 特定のDNA断片（目的遺伝子：GOI）がベクターに組み込まれたものをクローンとよび，これを手に入れることをクローニングという。クローニングにより，GOIを保存し，取り出し，増幅することができるようになり，構造を調べたり，遺伝子操作（変異の導入，組み換えなど）が可能となる。
- ベクターは遺伝子を安定に保持するための入れ物である。特定の宿主細胞と組み合わせて使用する（宿主ベクター系，**表1**）。
- 遺伝子工学では，大腸菌とプラスミドベクターが最もよく使われる。

■プラスミドベクター

- プラスミドは宿主の染色体から独立して自律複製し，安定して遺伝する染色体外遺伝因子である（**図1**）。大腸菌を宿主としたプラスミドがベクターとして頻用される。

構造

- 小さな環状二本鎖DNA分子であり，宿主細胞で働く複製起点，DNA断片をつなぐための制限酵素認識部位（クローニングサイト），抗生物質耐性因子，ガラクトシダーゼ遺伝子などの選択マーカー，組み換えタンパク質を発現させるために必要なプロモーター配列などを備えている（**図2**）。

プラスミドベクターによるクローニング手順（**図3**）

①クローニングサイトを制限酵素で切断し，ベクターを直線化する。
②直線化したベクターと同じ末端構造をもつインサートDNAを混合し，DNAリガーゼで結合させる。

表1　主な宿主ベクター系

ベクター	主な宿主	挿入可能なDNA断片	主な用途
プラスミド	大腸菌 真核細胞	20kbp以下	サブクローニング，cDNAクローニングシャトルベクター
λファージ	大腸菌	9～23kbp	cDNAクローニングゲノムDNAクローニング
コスミド	大腸菌	32～42kbp	ゲノムDNAクローニング
BAC	大腸菌	300kbp（平均150kbp）	ゲノムDNAクローニングのための整列クローンバンク作製
YAC	酵母	～2,000 kbp（平均300kbp）	

p.95 QUESTION

正解 **d**　X染色体には多数の重要な遺伝子が存在する。男性にはX染色体が1つだけなので，X染色体上の遺伝子に変異が入った場合にヘミ接合となり，表現型に影響を受ける可能性はX染色体が2つある女性よりもはるかに高い。

③DNAを取り込みやすいように処理した大腸菌（コンピテント細胞）に遺伝子導入する（トランスフォーメーション，形質転換）。
④選択薬剤（抗生物質やX-Gal）を含む寒天プレートに大腸菌を塗りつけ培養する。
⑤薬剤耐性を獲得した大腸菌がコロニーを形成する。X-Galを用いた場合は白色のコロニーを形成するクローンを選択する（図3，表2）。

図1　大腸菌を宿主としたプラスミド

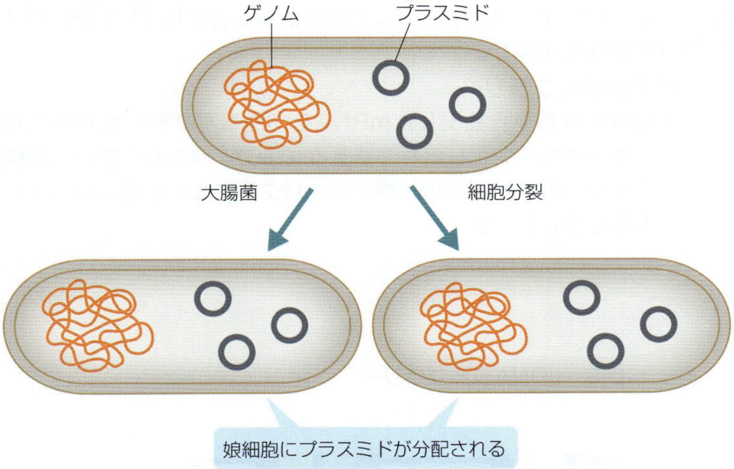

図2　大腸菌を宿主とした発現ベクターの例

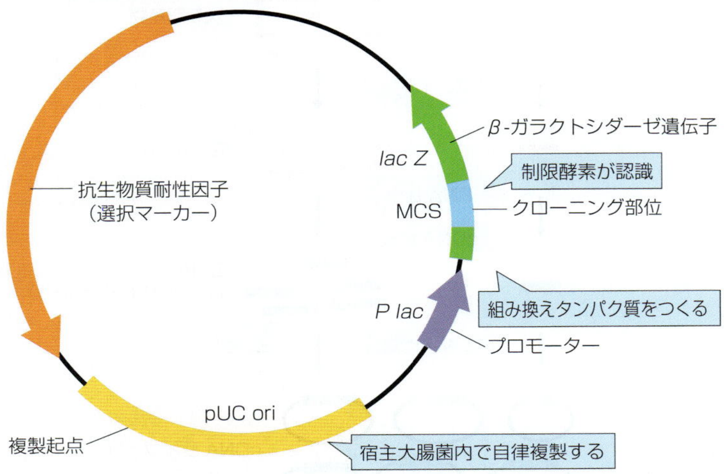

ここがPOINT

複製起点と選択マーカーはプラスミドとして利用する上で必須である。インサートはプロモーターの下流のクローニング部位に挿入されガラクトシダーゼとの融合タンパク質として発現する。GOIが挿入されるとガラクトシダーゼ遺伝子が分断され活性がなくなるため，コロニーは白色となる。

図3　プラスミドベクターによるクローニング手技

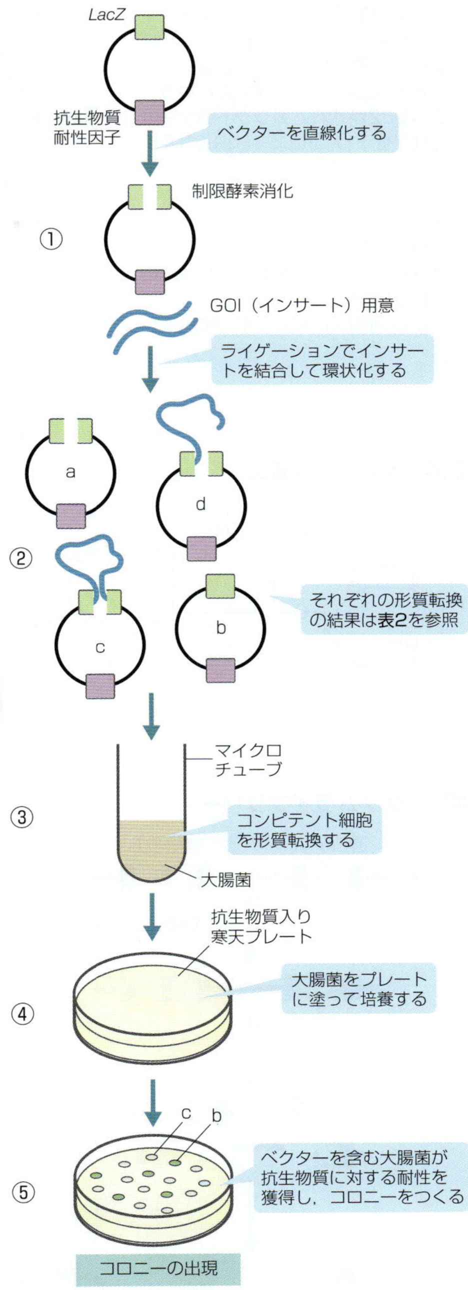

表2　大腸菌のコロニー形成

	遺伝子導入結果	コロニー
a	バクテリアに入らない	なし
b	アンピシリン耐性 ガラクトシダーゼ活性あり	青色
c	アンピシリン耐性ガラクト シダーゼ活性なし，GOIを含む	白色
d	バクテリアに入らない	なし

X-Gal（図4）はガラクトシダーゼにより青い色素を生じるので，*lacZ*遺伝子の発現をコロニーの色で判断できる。GOIが組み込まれたベクターでは*lacZ*が壊れてガラクトシダーゼ活性が低下し，コロニーは白くなる。

メッセンジャーRNA：messenger RNA（mRNA）
読み枠：open reading frame(ORF)
逆転写PCR：reverse transcription PCR（RT-PCR）

■ライブラリー

・ライブラリーとは，ゲノムもしくは細胞や組織などで転写されているmRNA由来のcDNA全体を網羅するDNA断片をクローン化したものの集合である。
・クローン化されたDNA分子の種類によりゲノムライブラリーとcDNAライブラリーに区別される。

ゲノムライブラリー

・イントロン，プロモーター，エンハンサー遺伝子間配列など，成熟mRNAに含まれないゲノムの領域や，遺伝子多型の解析に用いられる。
・ゲノムライブラリーは，生物種の染色体DNAを制限酵素でランダムに断片化しクローン化したもので，全ゲノム領域をカバーしている（図5）。
・ゲノムライブラリーから得たクローンを調べることでプロモーターやイントロンを調べることができるが，イントロン配列が含まれるためタンパク質の一次構造はわからない。

cDNAライブラリー

・組織や細胞から抽出したmRNAを，逆転写酵素でcDNAに置き換えクローン化したものである（図6）。タンパク質の一次構造を知りたいときや組み換えタンパク質をつくる際にcDNAを得るために用いる。

図4　X-Galの構造式

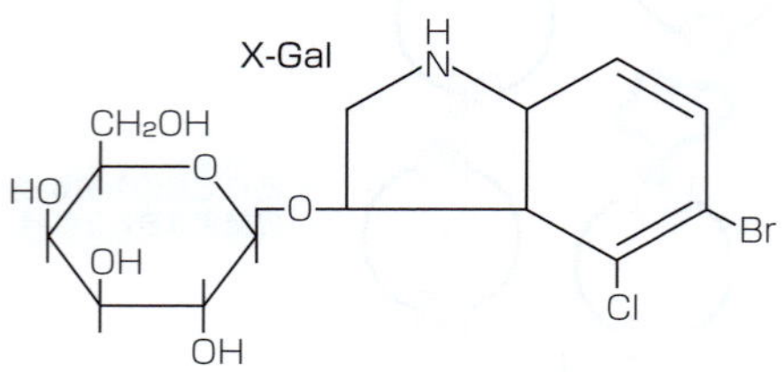

図5　ゲノムライブラリー

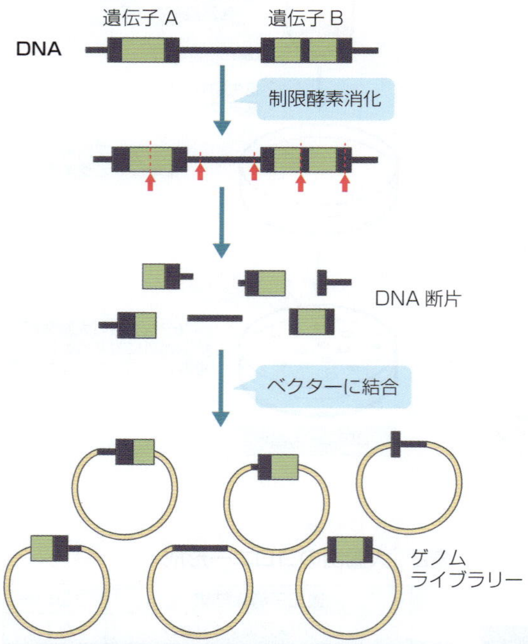

ここがPOINT

ゲノムDNAを制限酵素で断片化しベクターに連結してクローン化する。ゲノム上のすべての配列が均等にクローン化される。

図6　cDNAライブラリー

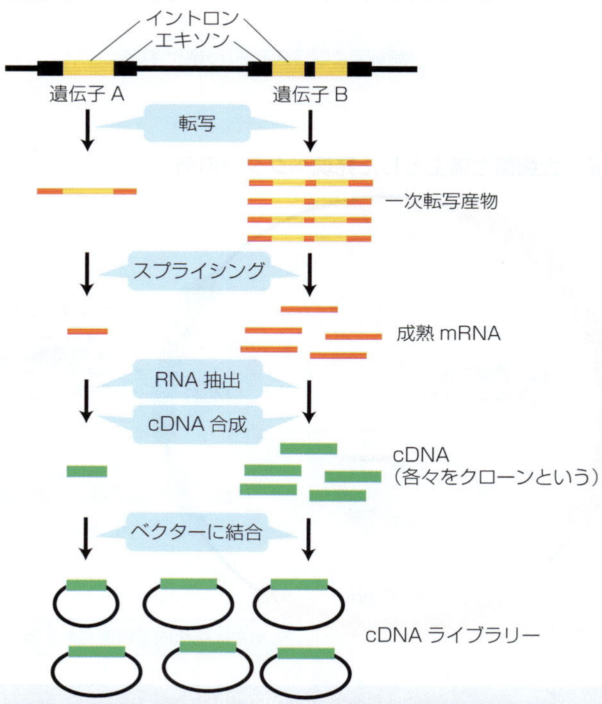

ここがPOINT

ある細胞で転写されているmRNAを抽出しcDNAを合成し，クローン化する。ライブラリーにはその細胞で発現している遺伝子のcDNAのみが含まれる。イントロンや遺伝子間配列は含まれない。

・cDNAからタンパク質の読み枠（ORF）を調べることで，タンパク質の一次構造を知ることができる。

cDNAクローンを得る方法

・目的とするタンパク質を多く発現している細胞や組織から抽出したmRNAからcDNAライブラリーを作製し，スクリーニングを行う。
・スクリーニングはさまざまな方法が工夫されているが，アミノ酸配列の一部がわかっていれば合成ペプチドに対する抗体をプローブにして発現ライブラリーをスクリーニングすることができる（**図7**）。
・すでにクローニングが行われている場合は提供を受けるか，文献上の塩基配列から逆転写PCR（RT-PCR）を行う。

サブクローニング

・すでにクローニング済みのDNA断片に追加の遺伝子操作を施し，改めてベクターに組み込み直すことをサブクローニングとよぶ。

KEYWORDS
- ベクター
- プラスミド
- 組み換え体
- クローニング
- サブクローニング

図7　cDNAのクローニング法

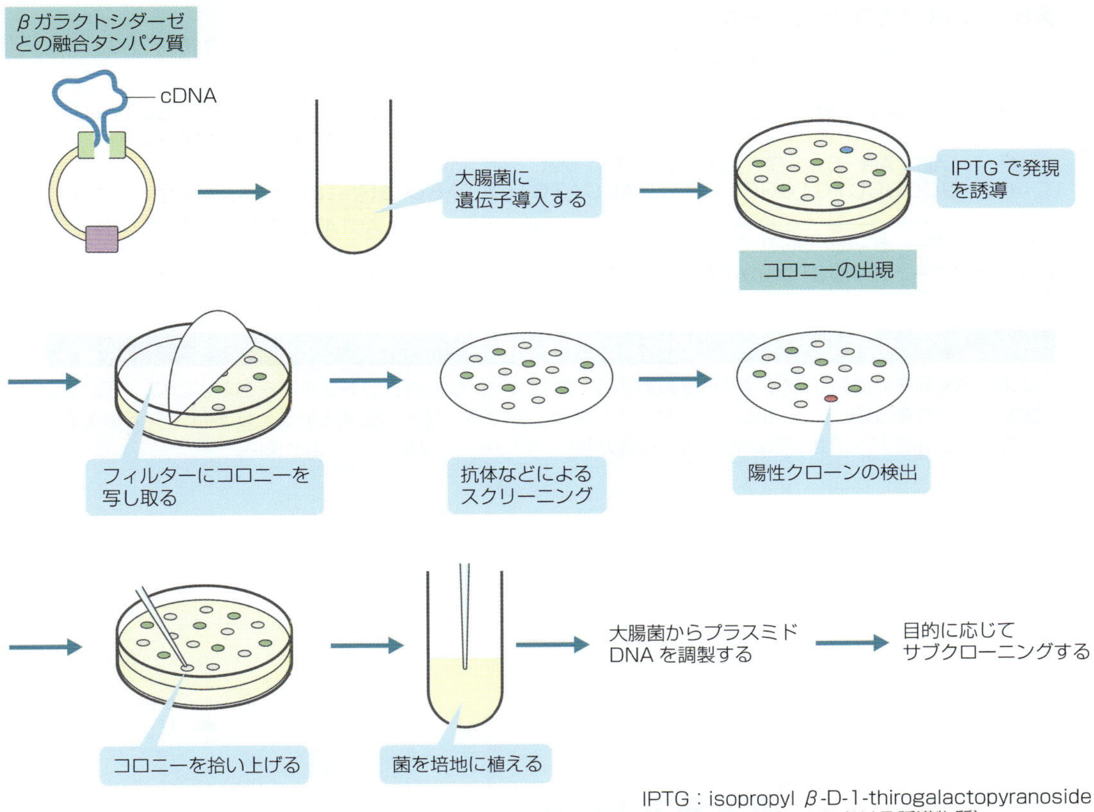

IPTG：isopropyl β-D-1-thirogalactopyranoside
（ラクトースオペロンにおける誘導物質）

RT-PCRによるcDNAクローニング

- そのタンパク質を発現している細胞や臓器からmRNAを抽出し，オリゴdTプライマー，N6ランダムプライマーなどを用いた逆転写反応でcDNAを合成する。
- 既知のcDNA配列を元にORF全長を含むように各々20ヌクレオチド程度の5'プライマー（cDNAの配列そのまま）と，3' プライマー（相補的な配列を逆向きに）を合成する（**図8**）。
- cDNAを鋳型として5'プライマーと3'プライマーを組み合わせてPCR増幅を行う（⇒p.110）。
- 得られたPCR産物をベクターに組み込む。組み換えタンパク質を発現させるときは，5'側がベクターのプロモーター側につながるように組み込む方向に注意する。

図8　RT-PCR法のプライマー設計

5'プライマーに使用する領域

Met Leu Ala Phe Leu Phe Tyr Gly Leu Leu Leu

cctagg acaggtgcagagaacctcag ccATGTTGGCCTTCTTGTTCTACGGCTTGCTACTG

3'プライマーに使用する領域

Ala Ala Cys Gly Ser Val Thr Met Ser Amb

GCGGCCTGTGGCTCTGTCACCATGTCATAGcca tgatagtccagcttcgacct ag

ACTATCAGGTCGAAGCTGGA

相補的な配列を逆向きにした配列を3'-プライマーに用いる

5'プライマー	5'-ACAGGTGCAGAGAACCTCAG-3'
3'プライマー	5'-AGGTCGAAGCTGGACTATCA-3'

ここがPOINT

cDNAの配列を元にPCRプライマーを設計する。開始コドンから終止コドンまでを含むように，PCRで増幅する領域を設定し，その両端の約20ヌクレオチドをプライマーの配列とする。5' 側はコード鎖をそのまま，3' 側はアンチセンス鎖を5' 側から読み取り，プライマーの配列にすると良い。

QUESTION

プラスミドベクターに目的遺伝子を結合させるのに必要な配列はどれか。

a　複製起点
b　プロモーター
c　選択マーカー
d　βガラクトシダーゼ遺伝子
e　クローニング部位

DNAを加工するにはどうしたらよいか？（遺伝子工学の基礎）

模範解答

・遺伝子組み換えはさまざまなDNAの修飾酵素を組み合わせてDNAを加工する。試験管内で核酸分子に作用し，遺伝子操作を手助けする酵素には以下のようなものがある。

・制限酵素：特定の塩基配列でポリヌクレオチド鎖を切るエンドヌクレアーゼ。

・ポリメラーゼ：ポリヌクレオチド鎖（DNA・RNA）を鋳型にDNA，RNAを合成する働きをもつ。

・ヌクレアーゼ：ポリヌクレオチド鎖のホスホジエステル結合を加水分解する。

・リガーゼ：ポリヌクレオチド鎖の末端どうしをつなぐ。

・キナーゼ・ホスファターゼ：ポリヌクレオチド鎖にリン酸を付ける（キナーゼ），外す（ホスファターゼ）。

■ヌクレアーゼ

・核酸分子のホスホジエステル結合を加水分解する。

・DNAを分解するDNaseとRNAを分解するRNaseがある。

・ポリヌクレオチド鎖の末端のホスホジエステル結合を加水分解してヌクレオチドを遊離させるものをエキソヌクレアーゼ，鎖の中間のホスホジエステル結合を加水分解し2つのポリヌクレオチド鎖を生じるものをエンドヌクレアーゼという。

■制限酵素

・制限酵素は，細菌由来の塩基配列特異的エンドヌクレアーゼである。

・遺伝子工学は糊とハサミでDNAを加工することに例えられるが，制限酵素はハサミに相当し，のりに相当するのはDNAリガーゼである。

制限酵素の認識配列

・制限酵素が切断する配列を認識配列といい，多くは4～8塩基対の回文配列（パリンドローム）である。

・回文配列とは左右どちらから読んでも同じ読みとなる配列のことをいう。

・認識配列の内側を切断する酵素と認識配列から離れた部位で切断する酵素がある。また，認識配列に曖昧さを含む場合や，認識配列が一続きでない場合がある。

・4，6，8塩基認識酵素の出現頻度は各々256，4,096，65,536塩基対に1カ所であり，8塩基認識の酵素はレアカッターとよばれる。

制限酵素の切断末端の構造

・制限酵素で切断したDNA断片の切り口（DNAの末端）の構造は組み換え操作の上で重要となる。酵素の認識配列と切断部位により，5′-突出末端，3′-突出末端，平滑末端を生じる場合がある（**図1**）。ほとんどの制限酵素は5′-リン酸，3′-水酸基の末端を生ずる。

・DNAリガーゼは同じ末端をもつDNA断片のみを結合する。平滑末端の断片どうしは結合可能である。突出末端を生じる酵素の場合，たとえ同じ酵素がつくり出す末端であっても，認

図1　制限酵素によるDNAの切断

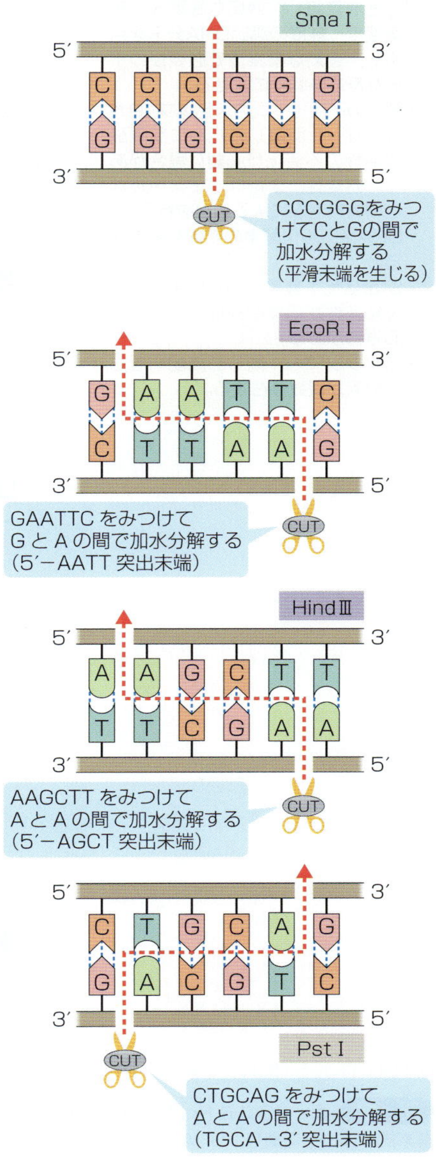

識配列に曖昧さを含む場合，DNAリガーゼで結合できない場合がある。

認識配列に曖昧さを含む酵素の例（図2）

・Nは任意の塩基，RはAまたはG（プリン塩基），YはTまたはC（ピリミジン）を表す。

①BstX I

・生じる末端は4塩基分3'-突出（NNNN-3'）であり，任意の4塩基が一致する可能性は1/256である（ゆえに結合はほとんど不可能）。

②Eco0109 I

・生じる末端は3塩基分の5'突出（5'-GNC）である。任意の1塩基を含むので結合できる可能性は1/4である。

制限酵素の活用

①制限酵素地図作成

・遺伝子断片を制限酵素で消化し，生じた断片を電気泳動法で分画することで，DNA上に並んでいる制限酵素認識配列の位置関係を調べる。制限酵素認識部位を遺伝子上のマーカーとして利用し，遺伝子の地図をつくることができる（制限酵素地図）。注目する遺伝子の場所が制限酵素認識部位との相対的な位置関係で表現可能となる（⇒p.106-109）。

②遺伝子組み換え操作

・制限酵素地図を基にDNAを制限酵素消化し，アガロースゲル電気泳動で分画しゲルから切り出して精製する。DNAリガーゼとの組み合わせで遺伝子操作の基本となる。

> **制限酵素使用の実際**
> ・酵素活性：1時間の反応で1μgのDNAを完全に消化する酵素量を1単位とする。
> ・酵素反応の条件：酵素反応であることを意識し，適切な緩衝液，至適温度，純度の高いDNA分子を用意し，過剰な酵素量で必要かつ十分な反応時間反応させる。
> ・酵素の不活化：次のステップ（DNAリガーゼ反応）のために制限酵素活性の不活化が必要な場合がある。熱変性，またはフェノールなどの有機溶媒による抽出を行う。
> ・DNAメチル化酵素の影響を考慮する。
> ・Star活性：酵素の種類によって，反応条件が認識配列に影響を与える場合がある。
> ・イソシゾマー：同じ認識配列をもつ酵素が複数存在する。

■DNAポリメラーゼ

・DNAを鋳型として相補的なDNAを合成する（⇒p.42-44）。プライマーの3'-水酸基に新たなデオキシヌリボクレオチドを結合させる。
・DNAに標識ヌクレオチドを取り込ませてDNAプローブ合成に用いられる。DNAポリメラーゼはエキソヌクレアーゼ活性（3'-5'，5'-3'）をもつものが多いため，制限酵素により生じたDNAの末端を平滑化できる（図3）。

DNAポリメラーゼの種類

・大腸菌由来DNAポリメラーゼ I：5'-3'ポリメラーゼ活性に加え3'-5'，5'-3'のエキソヌクレアーゼ活性をもつ。5'-3'エキソヌクレアーゼ活性を欠失させたものをクレノウフラグメントという。
・T7ファージ由来DNAポリメラーゼ：バクテリオファージT7と宿主大腸菌由来の２つのタンパク質の複合体よりなるDNAポリメラーゼ。反応が速く正確である。3'-5'エキソヌクレアーゼ活性を失わせたものをシークエナーゼとよび，DNA塩基配列決定に用いられていた。
・好熱性細菌由来DNAポリメラーゼ（Taqポリメラーゼ）：高い至適温度をもち，熱に対してきわめて安定なため，PCR法に用いられる。エキソヌクレアーゼ活性を欠くため複製のエラーが多い。蛍光ターミネーターを用いたジデオキシ法によるDNA塩基配列決定にも用いられる。

■その他のポリメラーゼ

①逆転写酵素

・RNAを鋳型として，相補的なDNA鎖を合成する。DNAポリメラーゼの一

p.100 QUESTION

正解 **e** プラスミドベクターは，複製起点，抗生物質耐性因子，クローニングサイトなどをもっており，クローニングサイトの制限酵素認識部位を切断し，DNAリガーゼで外来遺伝子を結合させることでクローニングを行う。

種であり，プライマーが必要である。mRNAを鋳型としてcDNAを合成する際に用いられる（図4）。

②末端デオキシヌクレオチジルトランスフェラーゼ

・鋳型に依存せずDNA鎖の3′末端にヌクレオチドを結合させ，DNA鎖を3′方向に延長する。DNAの末端構造の改変，DNA断片の標識に用いられる。

③RNAポリメラーゼ

・プロモーター配列の下流にあるDNAを鋳型にRNAを合成（転写）する。バクテリオファージ由来のRNAポリメラーゼが使われる。RNAプローブ合成に用いられる。

KEYWORDS

- 制限酵素
- DNAリガーゼ
- 修飾酵素
- DNAポリメラーゼ
- 遺伝子組み換え実験
- カルタヘナ法

■そのほかよく使われる修飾酵素

DNAリガーゼ

・DNA断片の5′-リン酸と3′-水酸基の間でDNA鎖を結合させる（図5）。ATPを補酵素とするT4ファージ由来DNAリガーゼが多く使われる。

・結合するDNA末端の形状により結合の効率は異なる。平滑末端は付着末端に比べて結合効率が低い。

図2　認識配列が曖昧な酵素

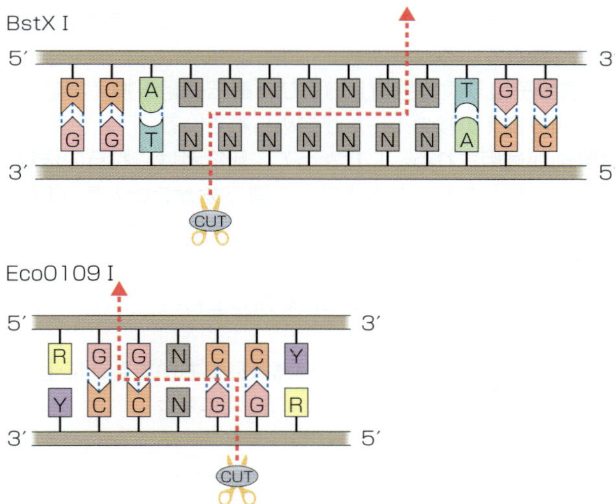

図3　DNA末端の平滑化

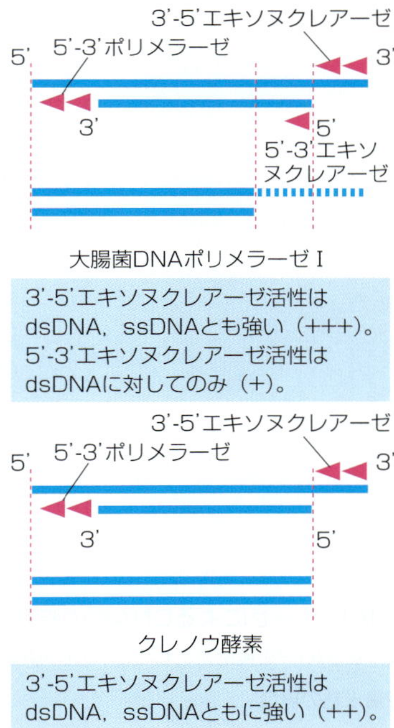

図4　cDNAの合成

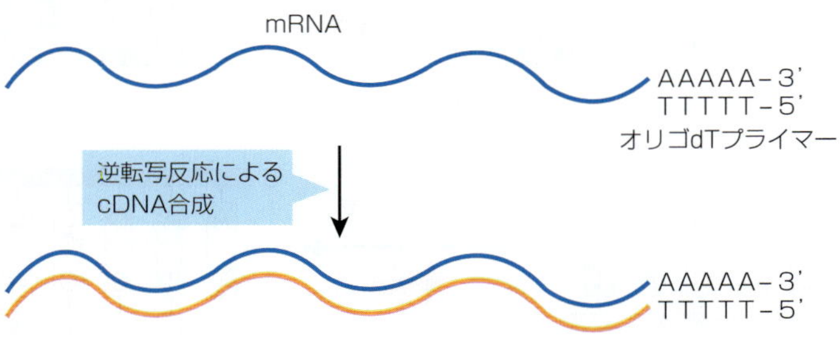

アルカリホスファターゼ

・DNA鎖の5'末端からリン酸基を加水分解により取り去る。
・リガーゼ反応を阻害する目的や，ポリヌクレオチドキナーゼで放射性同位元素のリン酸を転移する反応の前処理として用いられる。

ポリヌクレオチドキナーゼ

・DNAの5'-末端にATPのγ位リン酸を転移する酵素。DNA鎖の5'末端標識などに用いられる。

■遺伝子組み換え生物とはなにか

・分子生物学の進歩により遺伝子の構造や役割についての理解が深まり，同時にさまざまな遺伝子組み換え技術が開発され，生物の遺伝子に人為的な操作を加えることが可能となっている。

カルタヘナ法

・遺伝子組み換え技術により改変された生物が地球上に広がって，本来生息している生物に悪影響を及ぼす可能性が危惧されている。
・遺伝子組み換え生物の作製と使用に国際的なルールを決めるための会議が南米コロンビアのカルタヘナで開かれ，2003年に「生物の多様性に関する条約のバイオセーフティに関するカルタヘナ議定書」（いわゆるカルタヘナ議定書）が発効した。日本でも2004年より議定書は発効しており「遺伝子組み換え生物などの使用などの規制による生物の多様性の確保に関する法律」が施行されている。
・法律では，「遺伝子組み換え生物」および「遺伝子組み換え実験」が定義され，遺伝子組み換え実験のルールが定められている。
・違反者には罰則が適用される。したがって，研究者はこれらの法規を十分に理解しておく必要があり，たとえ学生実習であっても法律の下に行われる必要がある。

遺伝子組み換え生物とは

①遺伝子工学を用いて加工された遺伝物質を含む生物。
②異なる生物の細胞を融合したもの。
ただし，すべてのヒトの細胞，および自然条件において個体に生育しないものは生物とはみなさない。

図5　DNAリガーゼによるDNA鎖の結合

DNAリガーゼはATPを補酵素として2本のDNA鎖の末端を結合する。ただし，末端構造が相補的または平滑末端どうしである必要がある。

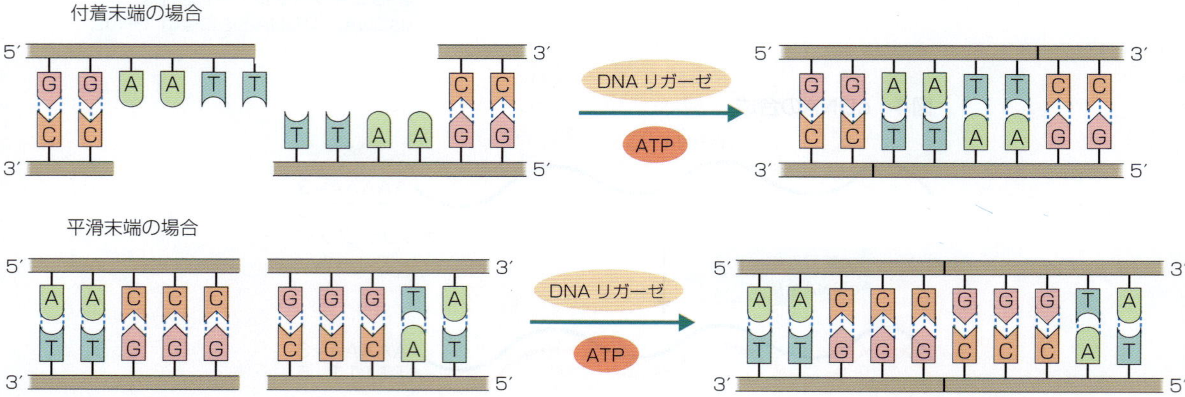

組み換え実験とは

- 「遺伝子組み換え実験」は法律上「第二種使用等」とよばれ，環境へ遺伝子組み換え動物が拡散することを防止する対策をとりつつ行うように規定されている。

拡散防止措置

- 遺伝子組み換え生物を扱う場合の拡散防止措置は，扱う遺伝子や宿主双方の病原性や伝達性などに応じてクラス分けされており，定められた適切な方法を用いることが必要である。
- 毒性が認められない遺伝子を組み換えに用いる最も簡単なP1レベルの実験にとるべき拡散防止措置は次のとおりである。
  ①実験室は通常の実験室の構造と設備を有すること（仮住まいのような場所で実験してはいけない）
  ②廃棄物は遺伝子組み換え生物を不活性化すること（オートクレーブなどで滅菌処理が必要）
  ③器具などは使用後に滅菌処理すること
  ④実験台に消毒用アルコールを用意しておくこと
  ⑤実験室の扉を閉めて実験すること
  ⑥窓から昆虫などが入らないようにすること
  ⑦空気中に飛散しないように注意しながら操作すること
  ⑧運搬のために区域外に組み換え生物を出すときは漏出，拡散しない構造の容器を使うこと
  ⑨実験後は消毒用石けんなどで手洗いをすること
  ⑩実験室の入り口に，実験内容を知らない者が立ち入らないように掲示を出すこと
- 拡散防止措置は，あくまで実験従事者の健康と環境への拡散防止が主眼である。

罰則

- 法律に違反した場合，刑事罰が科せられることがある。

実施体制

- 実験施設では遺伝子組み換え実験安全委員会が組織され，実験者責任者は実験計画書を提出し審査を受ける。また，実験責任者は遺伝子組み換え生物の管理，および拡散防止措置，実験従事者の教育，健康管理に責任を負う。

QUESTION

エンドヌクレアーゼ活性をもつ酵素はどれか。

a 大腸菌由来DNAポリメラーゼ I
b DNAリガーゼ
c 制限酵素
d 逆転写酵素
e RNAポリメラーゼ

遺伝子の構造を調べるにはどのような方法があるか？　（遺伝子の構造解析法）

模範解答

- ゲル電気泳動法では，核酸分子を寒天やアクリルアミドなどのゲル（網目状の構造）の中に置いて電場をかけ，その鎖長に応じて分画する。
- フィルターハイブリダイゼーションは核酸を膜に写しとり，標識された核酸プローブとハイブリダイゼーションを行い検出する方法である。
- DNAの塩基配列決定はジデオキシヌクレオチドを用いた蛍光ターミネーター法とキャピラリー電気泳動法の組み合わせが主流となっている。

図1　ゲル電気泳動法

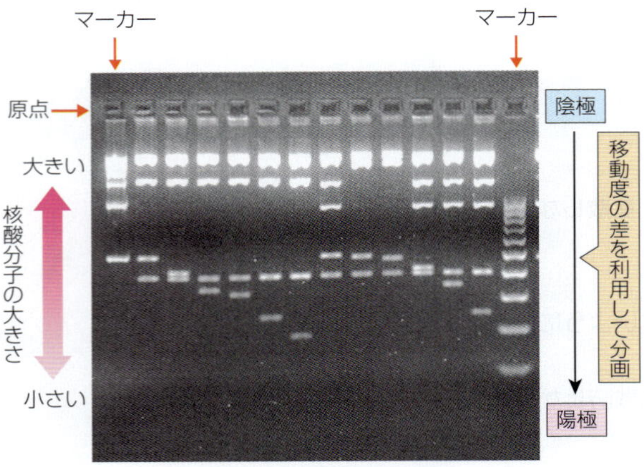

エチジウムブロミド染色
プラスミドDNAの制限酵素消化産物，アガロースゲル使用。

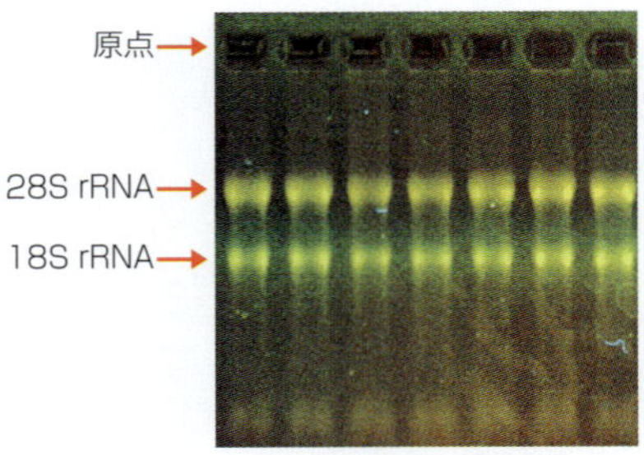

細胞から抽出したRNA
（ホルマリン含有アガロースゲル）

■核酸分子の精製法

- DNAやRNAについて調べるには，まず純粋な核酸分子を細胞や組織から取り出す必要がある。組織や細胞をすり潰して，有機溶媒やタンパク質分解酵素（プロテイナーゼK）でタンパク質を除き，核酸分子をアルコール（エタノールや2-プロパノール）により沈殿させる。イオン交換樹脂によるクロマトグラフィーも用いられる。
- ゲノムDNAは，物理的な剪断力でDNAが切断されないように可能な限り穏やかに操作を行う。
- プラスミドDNAの精製は，アルカリSDS法が用いられる。大腸菌をSDS存在下で水酸化ナトリウムを作用させて溶菌させ，酢酸カリウムを加えて生じる不溶性のSDSのカリウム塩にゲノムDNAが巻き込まれて沈殿するが低分子量のプラスミドDNAは沈殿しないことを利用する。
- RNA分子はDNAに較べ分解を受けやすい。特にRNA分解酵素の混入の影響を強く受けるので，RNAを取り扱う際には清潔な環境を保つことが重要である。

■ゲル電気泳動法

- 核酸分子はマイナス荷電をもつので，網目構造をもつ支持体（ゲル）中で電場をかけて分画することができる（**図1**）。核酸分子は陽極側に移動し，鎖長の短いものほど移動度が大きい。移動度は核酸分子の鎖長と形に依存する。
- 支持体にはアガロース（寒天）（手間が少ない。切り出し，膜への転写が容易）が頻用される。支持体の濃度を調節することでさまざまな大きさの核酸分子を分画することができる。
- 直鎖状二本鎖DNAはそのまま試料とすることができる。環状DNAは，超らせん構造をもつと移動度は大きく，ニックが入って超らせんが弛緩すると移動度は小さくなる。
- RNAや一本鎖DNAは泳動する前に試料を熱変性させ，なおかつゲルや緩衝液にも変性剤を加えて核酸分子の高次構造を破壊する必要がある。

> デオキシリボ核酸：
> deoxyribonucleic acid（DNA）
> リボ核酸：ribonucleic acid（RNA）
> SDS：sodium-dodesyl sulfate

p.105 QUESTION

正　解　**c**　DNA鎖，RNA鎖の途中でホスホジエステル結合を加水分解する活性をエンドヌクレアーゼ活性といい，反応の結果ポリヌクレオチド鎖が2つに分かれる。制限酵素は塩基配列特異的なエンドヌクレアーゼである。

・泳動結果は，蛍光色素で核酸分子を染色し写真撮影することで記録に残す。
・マーカー分子を同時に泳動し，試料の鎖長を決定することができる。
・バンドの太さから核酸分子の量を推定できる。

KEYWORDS
- 電気泳動法
- ハイブリダイゼーション
- サザンブロット法
- ノーザンブロット法
- ジデオキシ法
- 制限酵素地図

■制限酵素地図の作製
・制限酵素で消化したDNA断片を電気泳動法で分画することで，遺伝子上の特定の制限酵素配列の位置関係を調べることができる（図2）。
・制限酵素認識部位を遺伝子上のマーカーとして利用した遺伝子地図を制限酵素地図という。ゲノムプロジェクトで整列クローンバンクの作製に利用された。

■ハイブリダイゼーション
・核酸分子をプローブとしてプローブに相補的な塩基配列をもった核酸分子を検出する。

プローブ
・特定の塩基配列をもった核酸を検出するのに最適なプローブは，相補的な配列をもった核酸分子である。
・核酸分子（DNA，RNAどちらでも可能）を標識することで相補的な核酸を検出するプローブとして利用できる。

試料
・二本鎖核酸分子を試料とする場合をサザンブロット法とよぶ。RNAを試料とする場合はノーザンブロット法とよぶ。
・ゲル電気泳動の結果をナイロンやニトロセルロースの膜（フィルター）に写し取り，ハイブリダイゼーションを行うことをフィルターハイブリダイゼーション法とよぶ（図3）。
・ほかに，組織切片や染色体を試料としてハイブリダイゼーションを行い，特定のmRNAの発現や遺伝子座を検出することも可能である（*in situ* ハイブリダイゼーション，⇒p.114）。

図2　制限酵素地図作製の原理

A～Fの6つのDNA断片を同じ制限酵素で消化し，生じた断片をゲル電気泳動で調べ，お互いのDNA断片の位置関係を把握することができる。

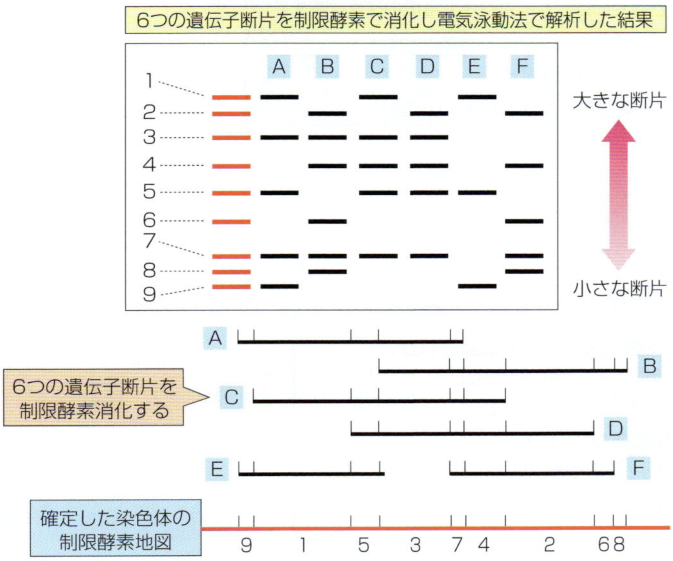

図3　フィルターハイブリダイゼーション法の原理と手順

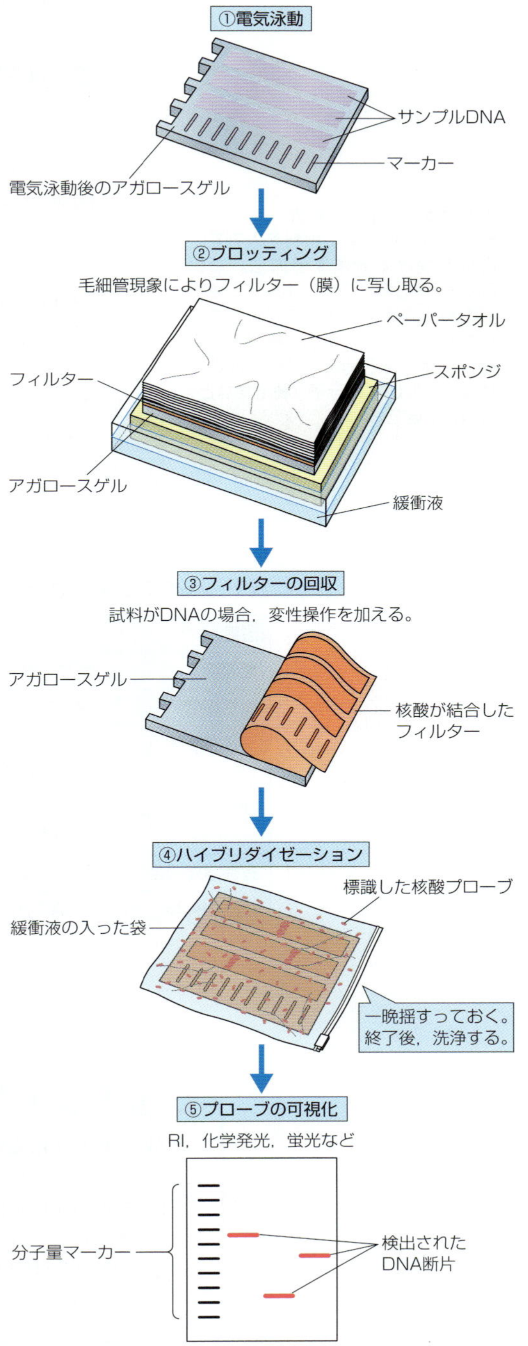

ハイブリダイゼーションの条件設定（表1）

・二本鎖核酸の半分が相変化を起こす温度をT_m値（融解温度）とよび，ハイブリダイゼーションの条件設定の指標となる。ハイブリダイゼーションを安定化する条件では非特異的な結合が増える。

ハイブリダイゼーションにより得られる情報

・定性的には，プローブとよく似た配列の有無，配列の数と鎖長（フィルターハイブリダイゼーション法），局在（*in situ* ハイブリダイゼーション法，FISH法）が明らかになる。

・また，試料中の標的分子の相対的な定量（RT-PCR法，ノーザンブロット法）にも用いられる。

■DNA塩基配列決定

・DNAの構造はヌクレオチドの塩基配列により表現することができる。

・歴史的にはいくつかの方法が工夫されているが，現在は蛍光ターミネーターを用いたジデオキシ法が主流である。

蛍光ターミネーターの取り込み（図4）

・ジデオキシヌクレオチドは3'位に水酸基をもたないため，鎖の伸長反応を停止させるターミネーターとなる。

配列の読み取り

・反応生成物をキャピラリー電気泳動法により分画し，レーザー検出器でターミネーターの蛍光を読み取る。

・短いDNA鎖から順に検出器の位置を通過するので，生じる蛍光の色を追いかけると塩基配列がわかる。

キャピラリー電気泳動法
細いガラス管の中に試料を入れて，電場をかけて分離する方法。短いDNA鎖から順に流れ，1ヌクレオチドの長さの違いを区別できる。ターミネーターに結合している蛍光色素をレーザー光で励起させ読み取る。標識されていない分子（鋳型鎖など）は無視できる。

表1　ハイブリダイゼーションに影響を与える要素

温度	高温で不安定となる
塩濃度	塩濃度が高いほど，ハイブリッドは安定となる
塩基組成	GC塩基対はAT塩基対より安定である
ミスマッチ	ミスマッチはハイブリダイゼーションの速度を低下させ，ハイブリッドを不安定化する
DNA断片の長さ	プローブの長さは短いほどハイブリッド形成の速度は高まる。長いほど安定性は増す
有機溶媒濃度	有機溶媒は塩基対を不安定にする
核酸の種類	DNAに比べ，RNAのハイブリッドはより安定

QUESTION

核酸分子のゲル電気泳動法で正しいのはどれか。

a　アガロースが支持体として用いられる。
b　核酸分子は陰極に向かって移動する。
c　大きな分子ほど移動度が大きい。
d　泳動結果はDNA断片の塩基配列の影響を強く受ける。
e　環状DNAは直鎖状に較べて移動度が小さい。

図4　ジデオキシ法による核酸塩基配列決定法の原理

①鋳型の変性

鋳型DNA（試料）

5'-CATTAGAGTGCCACAGTACATACCGGCAAT-3'
3'-GTAATCTCACGGTGTCATGTATGGCCGTTA-5'

鋳型DNA（塩基配列を決めようとする試料）と鋳型5'側のの配列と相補的なプライマー（化学合成した20塩基程度の一本鎖DNA）を用意する。鋳型DNAを熱変性させ，プライマーとアニールさせる。

②プライマーのアニーリング

5'-CATTAGAG-3'
3'-GTAATCTCACGGTGTCATGTATGGCCGTTA-5'

③ポリメラーゼ反応

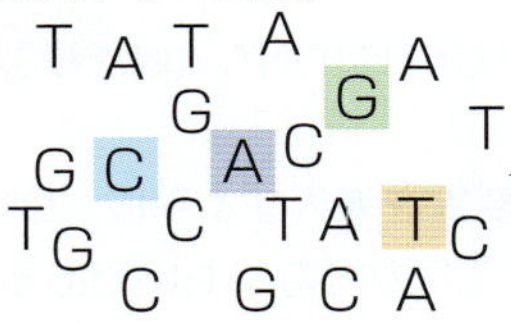

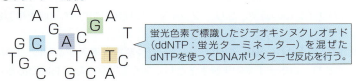

蛍光色素で標識したジデオキシヌクレオチド（ddNTP：蛍光ターミネーター）を混ぜたdNTPを使ってDNAポリメラーゼ反応を行う。

5'-CATTAGAGTGCC
3'-GTAATCTCACGGTGTCATGTATGGCCGTTA-5'

5'-CATTAGAGTGCCA
3'-GTAATCTCACGGTGTCATGTATGGCCGTTA-5'

5'-CATTAGAGTGCCAC
3'-GTAATCTCACGGTGTCATGTATGGCCGTTA-5'

5'-CATTAGAGTGCCACA
3'-GTAATCTCACGGTGTCATGTATGGCCGTTA-5'

5'-CATTAGAGTGCCACAG
3'-GTAATCTCACGGTGTCATGTATGGCCGTTA-5'

5'-CATTAGAGTGCCACAGT
3'-GTAATCTCACGGTGTCATGTATGGCCGTTA-5'

5'-CATTAGAGTGCCACAGTA
3'-GTAATCTCACGGTGTCATGTATGGCCGTTA-5'

ある確率でジデオキシヌクレオチドが取り込まれて反応が止まる。

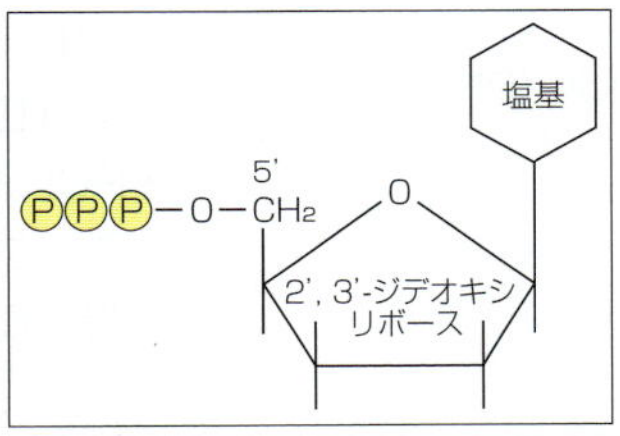

ジデオキシリボヌクレオチド：
3'位に水酸基をもたないため，
鎖の伸長反応が止まる。

④電気泳動

5'-CATTAGAGTGCC
5'-CATTAGAGTGCCA
5'-CATTAGAGTGCCAC
5'-CATTAGAGTGCCACA
5'-CATTAGAGTGCCACAG
5'-CATTAGAGTGCCACAGT
5'-CATTAGAGTGCCACAGTA
5'-CATTAGAGTGCCACAGTAC
5'-CATTAGAGTGCCACAGTACA
5'-CATTAGAGTGCCACAGTACAT
5'-CATTAGAGTGCCACAGTACATA
5'-CATTAGAGTGCCACAGTACATAC
5'-CATTAGAGTGCCACAGTACATACC
5'-CATTAGAGTGCCACAGTACATACCG
5'-CATTAGAGTGCCACAGTACATACCGG
5'-CATTAGAGTGCCACAGTACATACCGGC
5'-CATTAGAGTGCCACAGTACATACCGGCA
5'-CATTAGAGTGCCACAGTACATACCGGCAA
5'-CATTAGAGTGCCACAGTACATACCGGCAAT

→ これらの反応生成物の混合物をキャピラリー電気泳動法で分画する。

レーザー光をあてて蛍光色素を検出する（反応結果の一例）。

C T G A T T T T C A A A T A A C A T G C G A

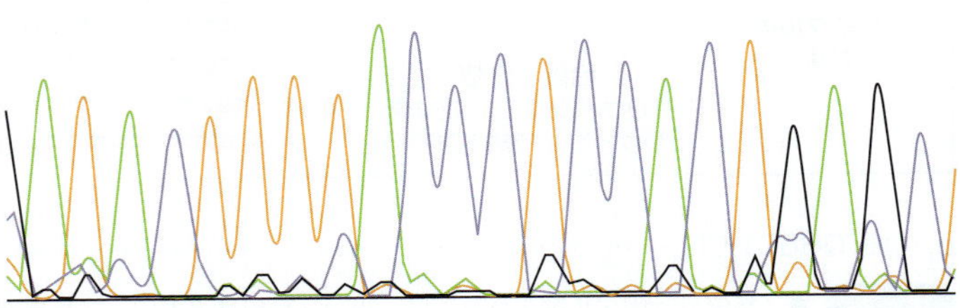

PCR法はどのような原理か？

模範解答

- PCRとはポリメラーゼ連鎖反応の略である。耐熱性のTaqDNAポリメラーゼを用いたPCR法により極微量のDNA検体（鋳型）から塩基配列が既知の核酸分子を迅速に増幅し，高感度で検出する方法である。
- 増幅する塩基配列を挟む20塩基程度の1組のオリゴヌクレオチドプライマーを用意し，鋳型に加え熱変性，アニーリング，伸長反応を1サイクルとして繰り返す。
- 新たに合成されたDNA鎖が次のサイクルの鋳型となり，プライマーに挟まれたDNA領域が複製され，指数関数的に増幅される。
- 臨床診断や法医学的な利用価値があるほか，遺伝子のクローニングや変異を導入する手段，DNAの塩基配列決定や遺伝子発現解析にも応用され，遺伝子工学の実験手法としてなくてはならないものである。

ポリメラーゼ連鎖反応：
polymerase chain reaction（PCR）
デオキシリボ核酸：
deoxyribonucleic acid（DNA）

■PCR法の原理

- PCR法は耐熱性DNAポリメラーゼを用いてDNAの変性と複製を繰り返し，加えたプライマーに挟まれた領域を短時間で増幅する手法である（図1）。
- PCR法では新たに合成されたDNAが次のサイクルの鋳型となることで，プライマーに挟まれた領域が増幅される。増幅結果はゲル電気泳動法で，増幅されたPCR断片を観察する（図1，2）。

図1　増幅されたPCR断片

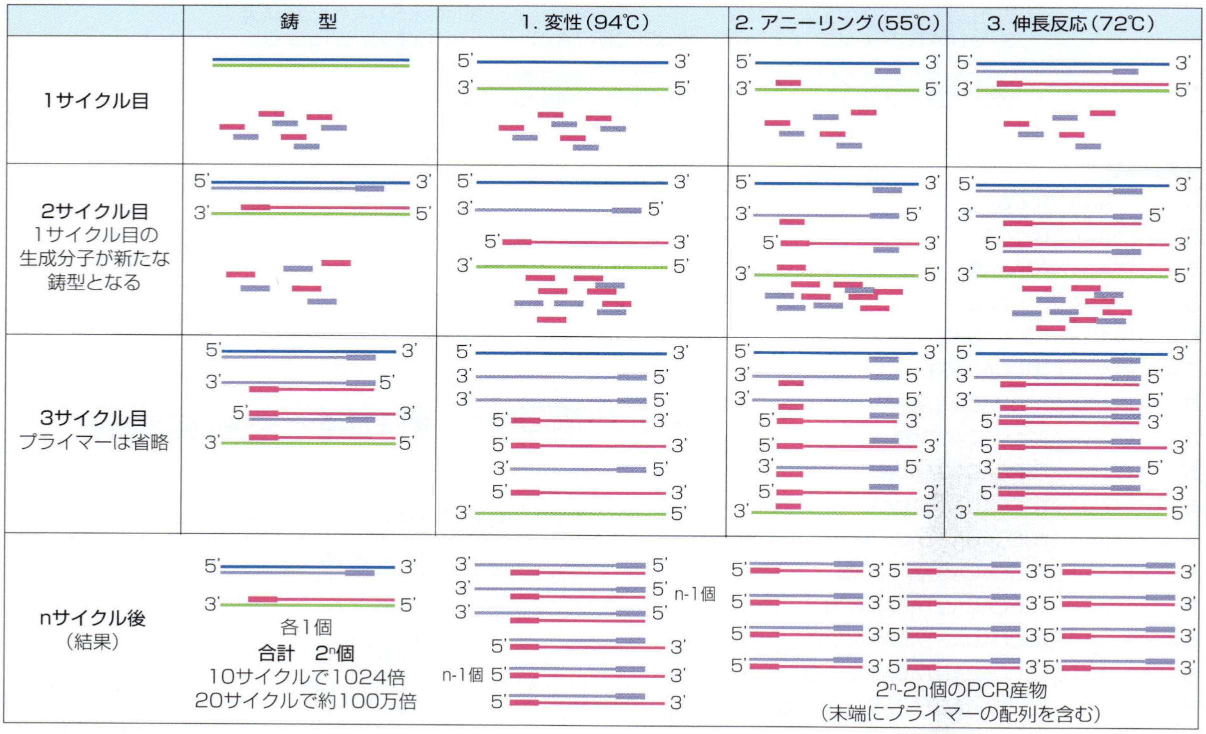

p.108 QUESTION

正　解　**a**　核酸分子のゲル電気泳動では，扱いが簡単なアガロースが支持体として頻用される。核酸はリン酸基により負電荷を帯び，陽極側に移動する。大きな分子ほど移動しにくい。移動度は塩基配列の影響をほとんど受けない。

■1サイクルの構成

・鋳型の変性，プライマーのアニーリング，DNA鎖の伸長反応を1サイクルとして20～30サイクル程度繰り返す（**図3**に一例を示す）。
・反応条件では，アニーリングの温度設定と反応液中の塩濃度の設定が重要である。アニーリング温度はプライマーのT_m値よりやや低く設定することが多い。

■プライマーの設計

・PCR法の成否はプライマーの設計に依存する。プライマーに選んだ配列がその遺伝子に特有であることと，プライマーに適した配列であることが必要である。一般に20ヌクレオチド程度の合成DNAを用いる。
・プライマーが鋳型とアニールし，DNAポリメラーゼが相補的なDNA鎖を合成する。5'プライマーと3'プライマーで挟んだ領域を増幅するので，プライマーに選ぶ領域の配列が既知である必要がある。
・また，正しいハイブリッドを形成するために，反復配列は避けるべきである。
・5'プライマーと3'プライマーのT_m値（融解温度）が揃っていたほうがよい。
・プライマーと鋳型の配列は100%一致する必要はない。とくにプライマーの5'末端は一致する必要はないので，増幅後の遺伝子操作を前提として制限酵素の配列を加えることもできる。

■PCR法の実際

・プライマー（1組），ヌクレオチド(dNTPs,ポリメラーゼ反応の基質)，耐熱性DNAポリメラーゼ(Taq polymerase)，緩衝液，マグネシウムイオンの入ったPCR用チューブに試料となる鋳型DNAを加え，サーマルサイクラー（**図4**）にセットして熱変成・アニーリング・伸長反応のサイクルを繰り返す。（**図3**）。一サイクルごとに増幅されるPCR産物が次のサイクルで鋳型となるため，PCR産物は指数関数的に増え，計算上は10サイクルごとに1,000倍に増幅される。

■PCR法の応用

・ごく微量のウイルス，細菌ゲノムを増幅することで感染症の診断に用いら

塩基配列のユニーク化
20ヌクレオチドのプライマー配列は4の20乗（約11兆）通りの組み合わせとなる。これが約32億塩基対のゲノムに出現する可能性はおよそ350分の1となる。1組のプライマーで生じる組み合わせが偶然ゲノムの中にみつかる確率はおよそ12万分の1である。ただし，これはユニークな配列をプライマーに選んだ場合であり，ゲノムの繰り返し配列などを選んだ場合は増幅の特異性が極端に低下する。

PCR法の特異性の高さと迅速性は遺伝子診断に革命的な変化をもたらした。PCR法開発以前にある遺伝子の変異を調べるには，患者ゲノムからライブラリーを作製し，手間をかけてクローニングを行い，制限酵素地図をもとにサブクローニングして塩基配列を解析するのに一カ月以上を要していたが，PCR法を利用すればわずか数時間で結果が得られる。感染症の診断も，病原体の培養の手間が省かれ，わずかな量の臨床検体で数時間以内に診断がつく。また，ウイルスの変異を含めた解析が可能であることから，新型インフルエンザの診断にPCR法が用いられたことはご存じの通りである。

図2　PCR産物のアガロースゲル電気泳動の結果

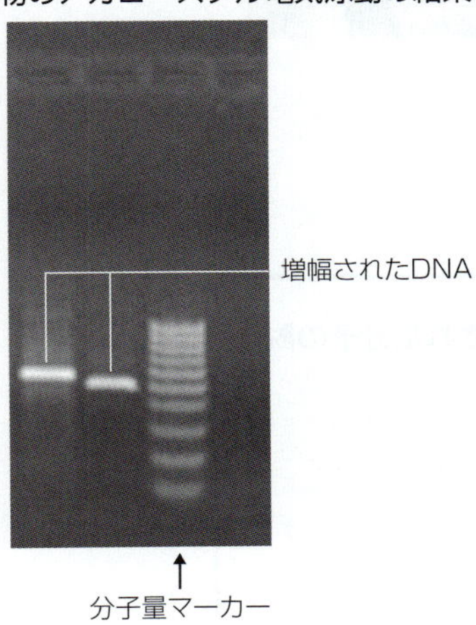

図3　1サイクルの構成

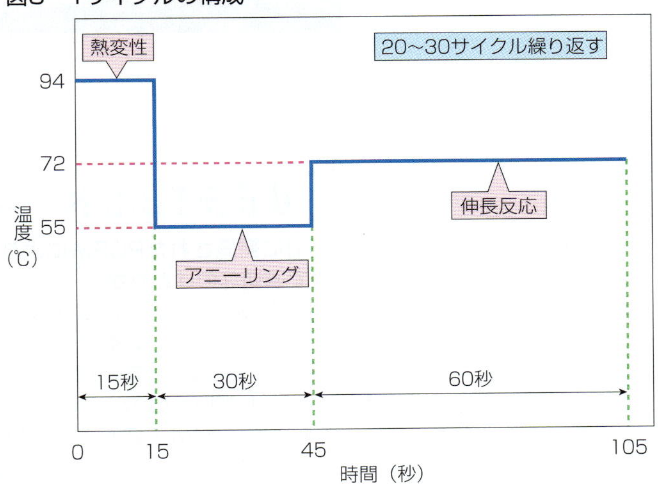

KEYWORDS
- ポリメラーゼ連鎖反応
- Taq DNA ポリメラーゼ
- プライマー
- アニーリング

メッセンジャーRNA：messenger RNA（mRNA）
相補的DNA：complementary DNA（cDNA）
逆転写PCR：reverse transcription PCR（RT-PCR）

れる。菌の培養より安全かつ迅速な診断が可能である。
・法医学の分野では個人識別の有力な手段となっている。
・遺伝子工学では，ゲノムDNA以外にメッセンジャーRNA（mRNA）から逆転写反応で合成した相補的DNA（cDNA）を鋳型として用いる逆転写PCR（RT-PCR）法が，発現解析や簡便にcDNAをクローニングする方法として利用されている。
・構造解析（DNA塩基配列決定）の自動化や，変異の導入などにもPCR法は応用されている。

■PCR法の問題点

・PCRの成否はプライマーと条件設定に依存する。増幅する領域の塩基配列が既知で，プライマーに適切な配列があることが必要である。温度や緩衝液などの条件設定やプライマーの配列の特異性に問題があると，不可解な結果となる。
・Taq DNAポリメラーゼがエキソヌクレアーゼ活性を欠くため複製エラーが多いのでクローニングに利用する場合は注意する。
・あくまで人工的な増幅であり，実験上のエラーも増幅されることから，解釈は慎重にする必要がある。

図4　サーマルサイクラー

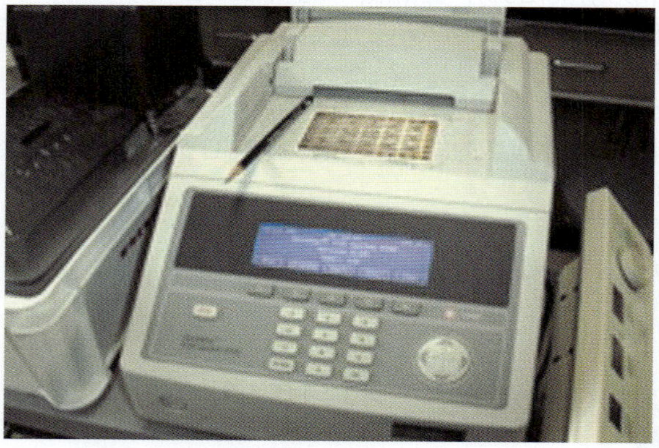

QUESTION

適切に実施されたPCR法により増幅された分子の説明で適切なのはどれか。

a　増幅された分子は鋳型より鎖長が長い。
b　一本鎖DNAである。
c　3’側にプライマーの配列を含む。
d　鎖長が揃っている。
e　20サイクルで200倍程度の増幅となる。

遺伝子の発現を調べるにはどうしたらよいか？（発現解析法）

模範解答

- 遺伝子の発現を調べるには，メッセンジャー RNA（mRNA），またはタンパク質の量を調べればよい。
- mRNAの発現はノーザンブロット法，または逆転写酵素により相補的DNA（cDNA）に置き換えてPCR法を用いたRT-PCR法で調べる。
- 蛍光色素と組み合わせてRT-PCR法を自動化し，定量性をもたせたものがリアルタイムPCR法である。
- タンパク質を定量するには，酵素活性測定，特異抗体を用いたELISA法，ウエスタンブロット法がある。
- 抗原抗体反応を組織切片上で行い，遺伝子発現の局在を確かめる方法を免疫組織染色法，核酸プローブでmRNAを検出する場合*in situ* ハイブリダイゼーション法とよぶ。
- mRNAの転写を網羅的に比較する方法としてDNAマイクロアレイ法がある。

■発現解析の意義

- 細胞の表現型の違いは発現される遺伝子のパターンの違いである。また，ストレスに対して恒常性を保つしくみも，外部からの刺激に適切な遺伝子発現に応じているからである。遺伝子発現を調べることで，その遺伝子の機能を知る手がかりが得られる。
- 遺伝子の発現とは，ゲノム上の遺伝子からmRNAが転写され，タンパク質に翻訳される過程をさす。遺伝子の発現解析は，mRNAあるいはタンパク質を調べればよい。

■mRNAを調べる

- 特定のmRNAの発現量は，βアクチン，チューブリン，解糖系の酵素などいわゆるハウスキーピング遺伝子の発現量を同時に測定し，内部標準として相対値で表現する。

ノーザンブロット法

- 組織や細胞から抽出したmRNAを試料としてアガロースゲル電気泳動で分画した後に，フィルターに転写し，核酸プローブでハイブリダイゼーションを行う。分画されたmRNA分子から，プローブに相補的な配列をもつものが検出される（⇒p.106-107）。
- ノーザンブロット法によって，mRNA分子の大きさと相対的な発現量がわかる（**図1**）。

RT-PCR法

- 組織から抽出したmRNAを鋳型に逆転写酵素でcDNAを合成し，PCR法を使って増幅する。
- 増幅されたDNAをゲル電気泳動法などで観察することで，発現の有無，およその発現の程度がわかる。

リアルタイムPCR法

- RT-PCR法を行う際に蛍光色素を共存させ，蛍光検出器付きの専用装置でPCR産物の増幅をリアルタイムに追跡する。
- PCR法では生成物が指数関数的に増加するが，リアルタイムPCR法はPCRの各段階における生成物の増幅をそのつど蛍光強度の変化でモニタリングし，増幅曲線を描く。ある蛍光強度（閾値）に達するのに要するPCRサイクル数（Ct値）で定量性をもたせることができる（**図2**）。装置は解析ソフトウエアを含めて自動化され

KEY WORDS
- ノーザンブロット法
- RT-PCR法，リアルタイムPCR法
- 発現解析
- 特異抗体
- ウエスタンブロット法
- DNAマイクロアレイ法

ポリメラーゼ連鎖反応：polymerase chain reaction（PCR）
ELISA：enzyme-linked immunosorbent assay

図1　ノーザンブロット法
ある遺伝子は腎臓で最も強い発現が認められた。

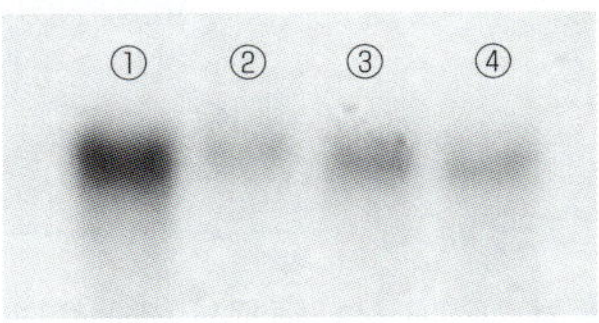

①腎臓　②精巣　③白色脂肪組織　④褐色脂肪組織

ており，多検体処理にも向いている。

in situ ハイブリダイゼーション法

・組織切片スライドガラス上で，標識された核酸プローブとハイブリダイゼーションを行い，特定の配列のmRNA発現量と組織中で発現している細胞を調べる方法である。

DNAマイクロアレイ法

・一組の組織や細胞の間で，多数の遺伝子の発現差を網羅的に解析する方法である。
・調べようとする遺伝子のスポットを格子状に並べて焼き付けたDNAチップを用意する。
・比較したい1組のmRNAサンプル（たとえば，**a**.正常細胞と**b**.疾患細胞）に対してaから得られたmRNAは緑色，bは赤色の蛍光色素で標識するように逆転写酵素でcDNA合成反応を行う。
・双方から得られたcDNAを混ぜ合わせてチップ上に固定された遺伝子とハイブリダイゼーションさせる。双方に発現の差がないとき，スポットは黄色の蛍光を示す。遺伝子発現の差に応じて，緑～赤の蛍光を生ずる(**図3**)。
・画像解析により数千種類の遺伝子の発現の差を網羅的に把握することができる。
・一組の検体間の比較に限定される。また，得られるデータはあくまで定性的であるため，より定量的な他の方法で裏付けを取る必要がある。

■タンパク質を調べる

・タンパク質を定量するには抗体を用いる方法と，酵素活性などタンパク質の機能を利用する方法がある（⇒p.171-173）。

図2　リアルタイムPCR法

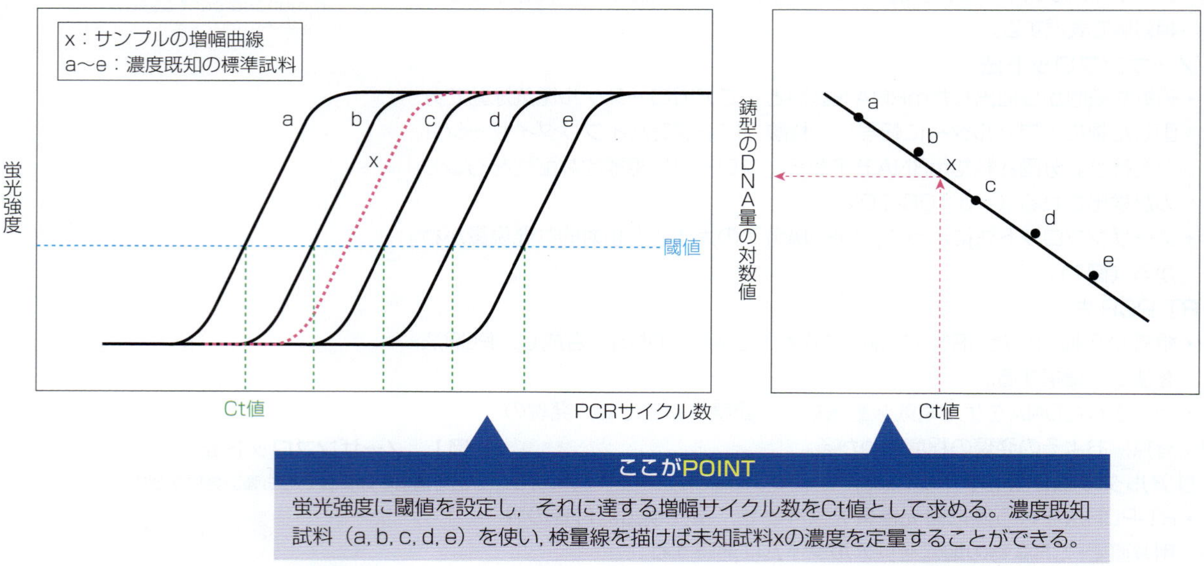

ここがPOINT

蛍光強度に閾値を設定し，それに達する増幅サイクル数をCt値として求める。濃度既知試料（a, b, c, d, e）を使い，検量線を描けば未知試料xの濃度を定量することができる。

p.112 QUESTION

正解　**d**　PCR法は鋳型DNAの熱変成とプライマーとのアニール，耐熱性DNAポリメラーゼによる複製を1サイクルとして繰り返すことで，プライマーで挟まれて領域が指数級数的に増幅される実験方法である。プライマーの配列は5' 側に入る。10サイクルで1,000倍，20サイクルでは100万倍の増幅が見込まれる。

図3　DNAマイクロアレイを用いた発現解析の模式図

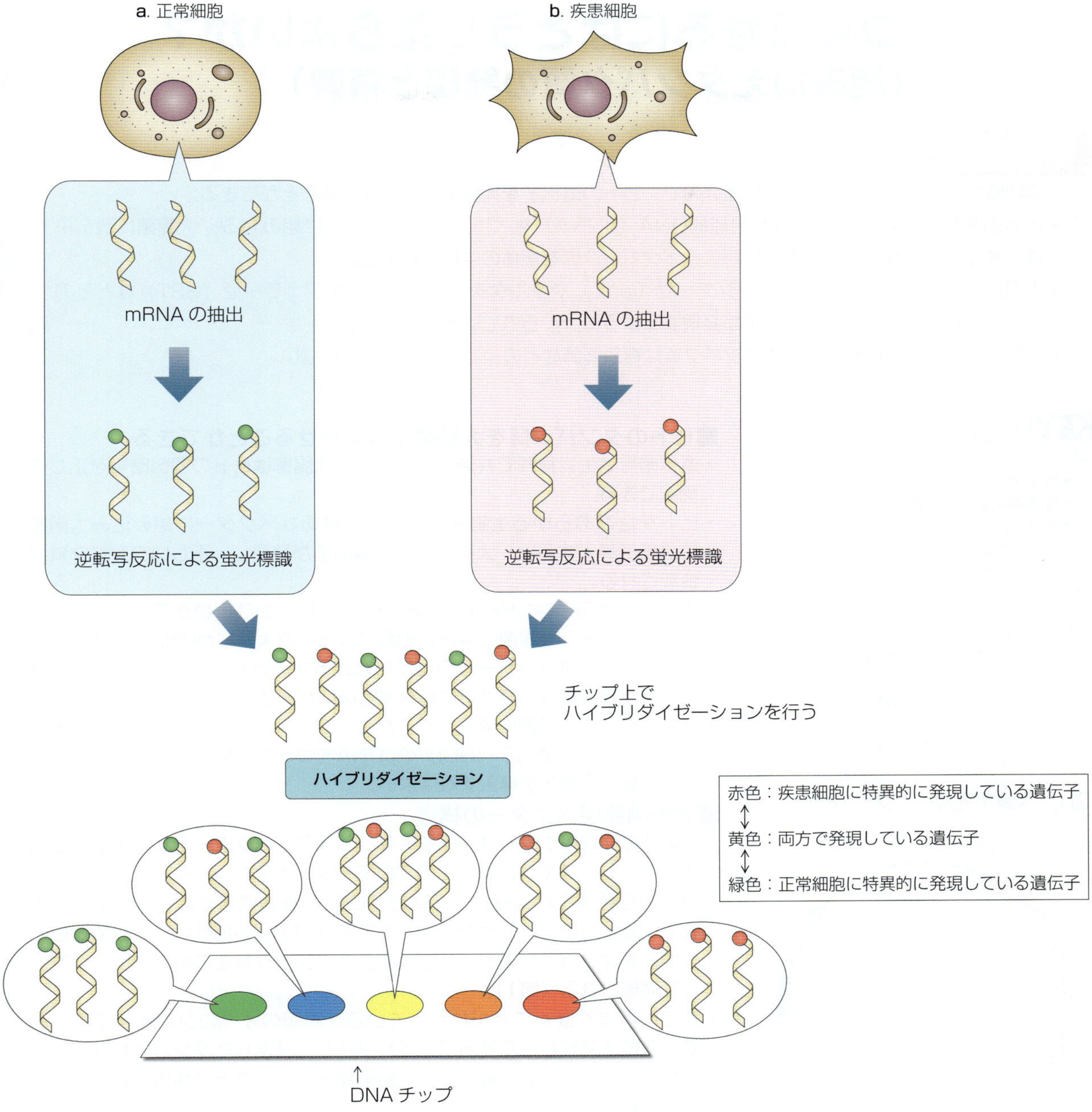

QUESTION

遺伝子発現解析法に該当するのはどれか。

a　ジデオキシ法
b　サザンブロット法
c　制限酵素地図作製
d　FISH法
e　リアルタイムPCR法

大腸菌の中でヒトのタンパク質をつくらせるにはどうしたらよいか？（組み換えタンパク質の発現と精製）

模範解答

- 遺伝暗号はすべての生物でほぼ共通なので，ヒトの遺伝子を大腸菌で発現させることができる。
- ヒト由来遺伝子の読み枠を含む相補的DNA（cDNA）を大腸菌発現ベクターに組み込み，大腸菌に遺伝子導入すると，大腸菌はヒト由来の組み換えタンパク質を菌体の中にため込む。
- 大腸菌発現ベクターは，ガラクトシダーゼ（*lacZ*）やグルタチオンS-トランスフェラーゼ（GST）などとの融合タンパク質として外来遺伝子が発現するようにつくられているものが多い。
- 大腸菌でつくられた組み換え体タンパク質は糖鎖修飾などの翻訳後修飾が起こらない。

KEYWORDS

- cDNA
- 組み換えタンパク質
- 読み枠
- 発現ベクター
- アフィニティクロマトグラフィー

相補的DNA：complementary DNA（cDNA）
遺伝暗号の読み枠：open reading frame（ORF）
メッセンジャーRNA：messenger RNA（mRNA）
目的遺伝子：gene of interest（GOI）

図1　大腸菌発現ベクターの一例

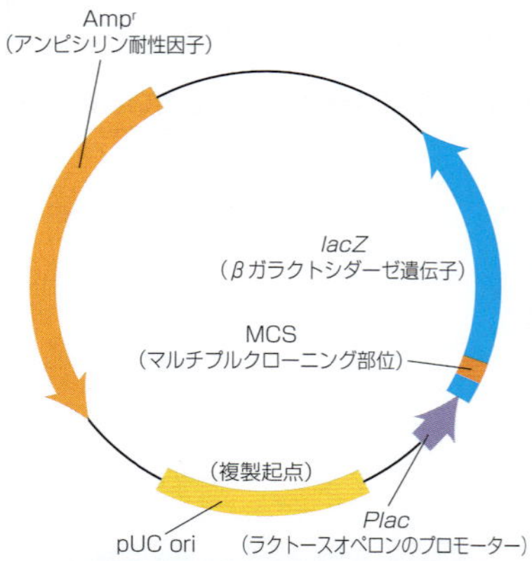

ここがPOINT

ラクトースオペロンの誘導因子によって発現誘導され，外来遺伝子はβ-ガラクトシダーゼのN末端側に融合される。

■ヒトのタンパク質を大腸菌につくらせることができる

- 遺伝暗号は生物種間で共通であるため，大腸菌はヒトの遺伝暗号を正しく翻訳できる。
- ヒトを含むあらゆる生物種の遺伝子を適切なベクターに組み込み大腸菌に遺伝子導入すると，大腸菌の中で遺伝子が発現し，正しいタンパク質が合成される。
- 大腸菌の遺伝子はORF（遺伝暗号の読み枠）がひと続きで，分断遺伝子ではない。また大腸菌では真核細胞にみられるようなmRNA前駆体のスプライシングやポリAテールの付加が起こらないので，外来遺伝子はイントロンを含まないcDNAの形で用意する必要がある。
- 外来遺伝子を大腸菌に発現させるためのプラスミド発現ベクターが工夫されており，目的遺伝子（GOI）のcDNAをつなぎ，組み換え体のプラスミドを大腸菌に遺伝子導入すればよい。

■大腸菌発現ベクターの構造

- 大腸菌の発現ベクターは，一般的なプラスミドベクターとしての構造に加え，ラクトースオペロンなどのプロモーターとオペレーター，およびそれらにより発現される遺伝子（*lacZ*やGSTの構造遺伝子など）が組み込まれている。クローニングサイトとなる制限酵素認識部位はこれらの遺伝子の中に設定され，外来遺伝子は大腸菌のタンパク質との融合タンパク質として発現される（図1）。
- すでにうまく働くことがわかっている大腸菌のオペロンを利用することで，遺伝子発現が成功する可能性が高まり，発現したタンパク質を可溶化しやすく，またすでに確立された組み換えタンパク質の検出と精製方法を利用可能である。
- ラクトースオペロンのプロモーターを利用した発現ベクターはオペレーターが外来遺伝子の発現を抑制しており，大腸菌がある程度増殖してから，誘導因子により外来遺伝子を発現させるしくみになっている。これは外来遺伝子の過剰な発現が大腸菌の増殖を抑制することを防ぐためである。

■発現ベクターの構築とサブクローニング

- 目的遺伝子のDNAを手に入れる。他の研究者から贈与を受けるのが最も簡単だが，さまざまな方法でクローニングすることもできる（⇒p.96-99）。

p.115 QUESTION

正解 e　発現解析法は当該遺伝子のmRNAまたはタンパク質そのものを定量する手法である。リアルタイムPCR法はRT-PCRの一種であり，遺伝子発現解析法としてよく使われている。

・目的遺伝子を発現ベクターにサブクローニングする。発現ベクターのクローニングサイトを適切な制限酵素で消化し，目的遺伝子断片をDNAリガーゼで結合させる。この際に，プロモーター側にORFの5'上流側が来るようにつなぐ必要がある。
・融合タンパク質として発現させる場合は，ベクターに含まれるタンパク質の目的遺伝子断片と読み枠が合うように設計する必要がある。

■外来遺伝子の発現

・発現ベクターを大腸菌に遺伝子導入し，培養して遺伝子発現を誘導する。
・発現の成否は，SDS-PAGE（ドデシル硫酸ナトリウム-ポリアクリルアミドゲル電気泳動）法（**図2**）あるいは活性測定や特異抗体を用いた検出によって融合タンパク質の発現を確認することによる。

■組み換えタンパク質の精製

・発現が確認されたら培養のスケールを増し，組み換えタンパク質を大量に発現させる。細胞を集め，溶菌させた後にタンパク質を可溶化させ，カラムクロマトグラフィー法などにより精製する。融合タンパク質に特異的なリガンドを用いたアフィニティクロマトグラフィーが利用可能な場合が多い（**図3**）。

■問題点

・組み換えタンパク質が大腸菌内で不溶性の封入体をつくり可溶化が困難な場合がある。
・タンパク質の翻訳後修飾が原核生物と真核生物で大きく異なる点にも注意が必要である。とくに，糖タンパク質の糖鎖付加は原核生物では起こらないため，大腸菌の組み換えタンパク質は機能を発揮しないことがある。

図2　組み換え体の発現をSDS-PAGEで確認したところ

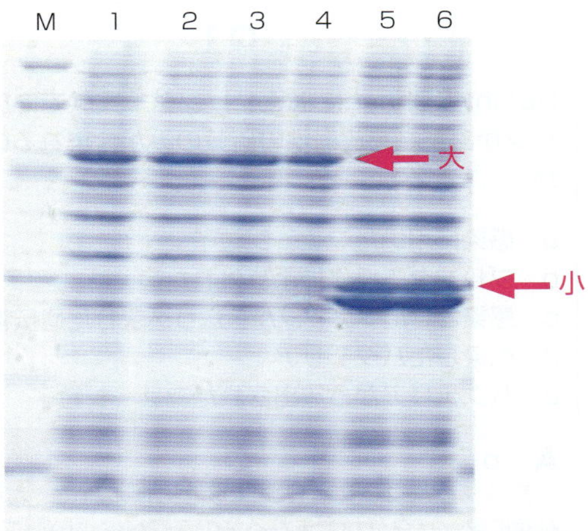

ここがPOINT

大小2種類の組み換えタンパク質を大腸菌で発現させSDS-PAGEで確認した（Mは分子量マーカー）。

図3　アフィニティクロマトグラフィーの概要

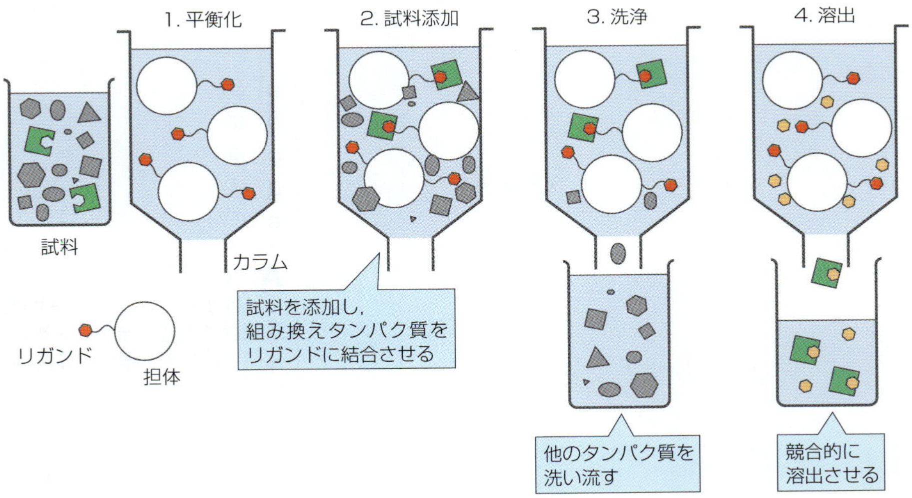

QUESTION

大腸菌における組み換えタンパク質発現について正しいのはどれか。

a　組み換えタンパク質には糖鎖修飾が起こる。
b　一部のアミノ酸の置換が起こる。
c　ラクトースオペロンのプロモーターはラクトースで抑制がかかる。
d　SDS-ポリアクリルアミドゲル電気泳動法で発現を確認する。
e　外来遺伝子はイントロン配列を含めてクローニングする。

分子生物学　力試し

Q&A

Q1

HershyとChaseによるブレンダー実験で，放射性のリンが含まれず放射性の硫黄のみが含まれるのはどれか。

a　感染に用いたファージ粒子
b　ブレンダー操作により外れた殻
c　感染させたファージから送り込まれた遺伝物質
d　感染したバクテリア
e　バクテリアから放出されたファージ粒子

A　b
硫黄はタンパク質に，リンは核酸に含まれる。核酸が含まれずにタンパク質が含まれるものを選べばよい。ブレンダー操作により外された殻には核酸が含まれずタンパク質が含まれるので，放射性硫黄のみが含まれ放射性のリンは含まれない。

Q2

ポリヌクレオチドの構造を模式的に示す。
3'-5'エキソヌクレアーゼにより加水分解される結合はどれか。

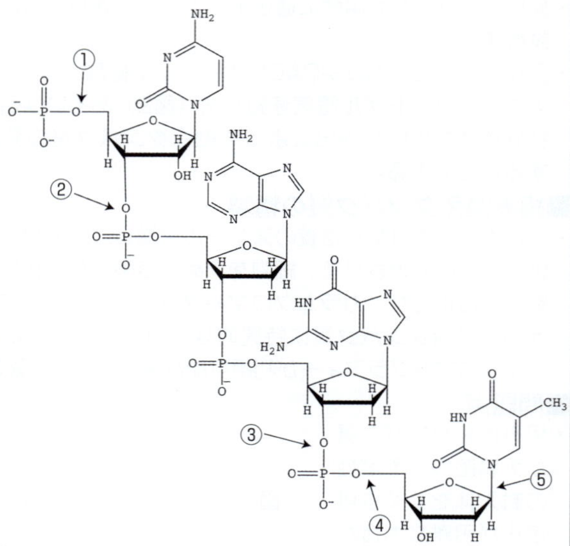

a　①
b　②
c　③
d　④
e　⑤

A　c
3'−5'エキソヌクレアーゼは，3'末端のヌクレオチドを外す活性である。また，ヌクレアーゼによるホスホジエステル結合の加水分解は，5'末端にリン酸を残す。

p.117 QUESTION

正解　**d**　大腸菌用の発現ベクターに組み込んで遺伝子導入し，誘導物質を加えることで，大腸菌は外来遺伝子を発現させる。原核生物である大腸菌は糖鎖修飾が起こらない。

Q3

DNAに含まれるが，RNAに含まれない塩基はどれか。

a

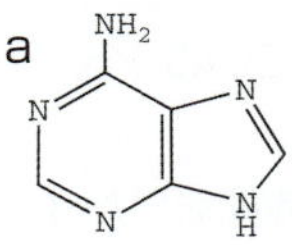

b

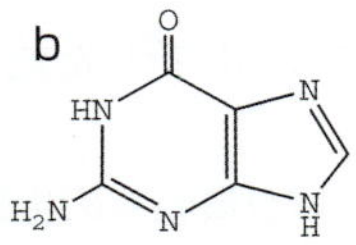

c

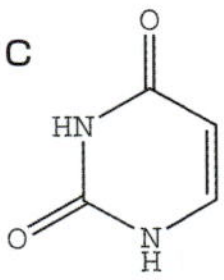

d

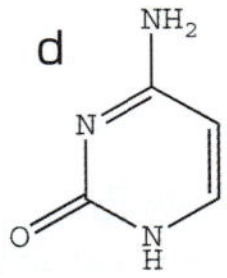

e

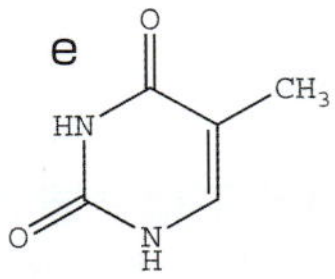

A e

チミンはRNAに含まれず，DNAのみに含まれる。

Q4

DNAに結合し，遺伝子の転写を抑制するのはどれか。

a　アクチベーター
b　リプレッサー
c　コリプレッサー
d　オペレーター
e　誘導因子

A b

リプレッサーとは，遺伝子のプロモーター近傍のオペレーター配列に結合し，遺伝子の発現を抑制する働きをもつタンパク質因子である。

Q5

ヒトで紫外線により生じるDNAの構造変化を修復する機構はどれか。

a　DNAフォトリアーゼによる直接修復
b　塩基除去修復
c　ヌクレオチド除去修復
d　ミスマッチ修復
e　非相同末端修復

A c

紫外線照射で生じるピリミジン二量体は，ヒトではヌクレオチド除去修復機構により修復される。ヒトは直接修復機構であるフォトリアーゼをもたない。

Q6

プラスミドDNAを制限酵素Aにより消化し，アガロースゲル電気泳動法で解析した。上が原点であり，実験は適切に行われた。誤りはどれか。

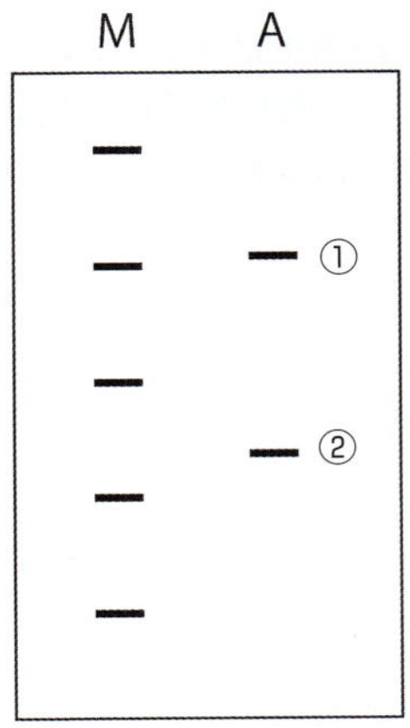

a　制限酵素は配列特異的にDNAのホスホジエステル結合を加水分解する。
b　アガロースゲル電気泳動法でDNAは陽極側に泳動される。
c　アガロース濃度が高いほど，DNAの移動度は小さくなる。
d　プラスミドDNAに制限酵素Aの認識配列は3カ所あると考えられる。
e　DNA断片①に較べてDNA断片②は鎖長が短い。

A d

核酸は負電荷を帯びているので，電気泳動では陽極側に移動する。プラスミドは環状二本鎖DNAであり，制限酵素消化による認識配列の数と同数のDNA断片を生じる。核酸分子の移動度は鎖長が短いほど大きい。

タンパク質とはなにか？（タンパク質の分類）

模範解答

- タンパク質は，20種類のアミノ酸がペプチド結合によってヒモ状に連なった分子が折りたたまれて立体的な形になったもので，いろいろな大きさ，形のものがある。
- 一つのタイプの二次構造から構成されている線維状タンパク質と，小さく密に折りたたまれている球状タンパク質に分類できる。
- アミノ酸が並ぶ順序でタンパク質の立体構造が決まり，それぞれのタンパク質特有の生理的機能を果たす。
- 生体内でタンパク質はあらゆる生命活動のカギを握っている。特に酵素は物質代謝の触媒として働いており，最も重要なタンパク質である。

KEYWORDS

- 線維状タンパク質
- 球状タンパク質
- タンパク質の機能

線維状タンパク質：fibrous protein
球状タンパク質：globular protein
タンパク質の機能：protein function

タンパク質は漢字で「蛋白質」と表す。蛋は中国語で卵を表しており，蛋白質は「卵の白身」という意味になる。英語では「protein」と表すが，これは元々ギリシャ語で「第一の」という意味で，昔からタンパク質は「第一の」重要な分子であることが認識されていたことを示している。

■タンパク質の大きさや形はさまざまである

- タンパク質にはアミノ酸が数十個分の大きさ（分子量は数千）のものから，アミノ酸が1万個（分子量は数百万）連なった巨大なものまでさまざまな種類が存在する。
- 身近なところでは，卵，ミルク，鶏肉や，絹織物，そしてわれわれ自身の髪の毛や爪もタンパク質である。
- **図1**は生体内のタンパク質を150万倍の大きさにして模式的に表したものである。タンパク質の形は長いヒモ状のものからボール状のものまでさまざまである。

■タンパク質の分類

- タンパク質には普遍的な分類方法はないが，一般的に，機能や構造の違い，構成成分の違い（**表1**）によって分類される。

タンパク質の機能による分類

①構造の安定化と維持（構造タンパク質）

- 細胞，組織，器官を構成し，機械的（物理的）強度の安定化に寄与している。
- コラーゲンは，細胞外マトリックスの構成成分で，強固な三重らせん構造が動物組織の骨格構造を構成している。
- 八量体のヒストンのまわりにはDNAが巻きつき，ヌクレオソームを形成している。

②運動（収縮タンパク質）

- 身体の動きや細胞の運動を担っているタンパク質である。とくにアクチンとミオシンの相互作用は筋肉の収縮に，キネシンやダイニンは細胞の動きに貢献している。
- アクチンは動物組織のタンパク質の中で最も含量が多い。分子量が4万程度の単量体がいくつも連なってポリマーを形成している。
- ミオシンは分子量が約22万のH鎖2本と分子量が約2万のL鎖4本から構成される巨大分子である。

③輸送（輸送タンパク質）

- 血液中での物質の輸送，細胞内または細胞外へ物質の輸送を行う。

・ヘモグロビンは赤血球中で酸素や二酸化炭素の輸送を担っている。
・血漿タンパク質で最も多いアルブミンは遊離脂肪酸やビリルビンを輸送する。
・セルロプラスミンは銅を，トランスフェリンは鉄を運搬し，コレステロールや中性脂肪はリポタンパク質として輸送される。

ATP7AとATP7Bは銅の膜輸送にかかわるATPaseで，それぞれの遺伝子変異がMenkes（メンケス）病とWilson（ウィルソン）病の原因となる。

図1　種々のタンパク質の形と大きさ（実際の大きさの150万倍）

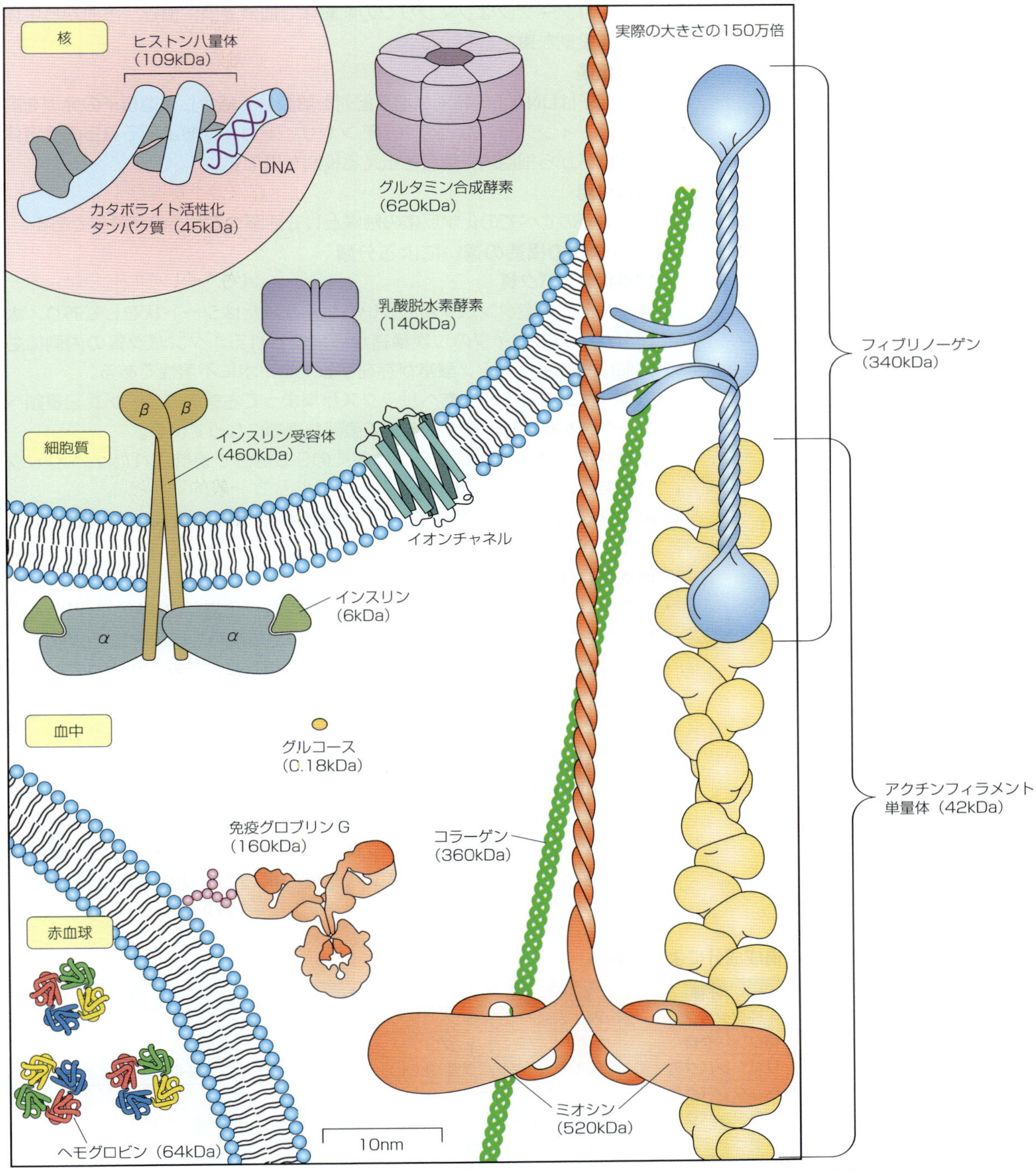

（谷口直之 翻訳：生化学アトラス，文光堂，p63，1997. より改変引用）

・Na^+-K^+ATPase（Na^+-K^+ポンプ）やイオンチャネルは細胞膜に存在し，脂質二重膜を通過できない分子の輸送を助ける。

④保護と防御

・免疫グロブリン（抗体）は体内に入ってきた病原体や異物から生体を守っている。

・ヒトの抗体はIgG，IgM，IgA，IgE，IgDの5つのサブクラスに分けられる。補体は抗体を補う物質という意味で血清中に存在し，9種類の成分が知られている。

・フィブリノーゲンはフィブリンの前駆体で血液凝固に働き，出血から生体を守る役割を果たしている。

⑤情報伝達

・転写因子はDNA上の特別な塩基配列を認識して結合し，遺伝子の発現を調節する。インスリンなどのホルモンやサイトカインおよびそれらの受容体は細胞外から細胞内に情報を伝える役割を果たす。

⑥触媒作用

・生体内でのすべての化学反応の触媒として活躍しているのが酵素である。

タンパク質の構造の違いによる分類

①線維状タンパク質

・ほとんどの構造タンパク質は長いらせん状またはシート状をしており，大部分が一つのタイプの二次構造から構成される。タンパク質の内側にも外側にも疎水性アミノ酸基が存在するため，水に不溶性である。

・コラーゲンは３本の左巻ヘリックスが集まって右巻のコラーゲン三重鎖ヘリックスを構成し，非常に安定で強固な構造になっている。

・毛髪や爪に含まれるケラチンは多くのS-S結合で架橋されたα-ヘリックスである。

・絹フィブロインは逆平行β-シート構造が何層にも重なって構成されている。

②球状タンパク質

・構造タンパク質以外の酵素や輸送タンパク質，免疫グロブリンなど多くの機能をもつタンパク質は，小さく密に折りたたまれた球状をしている。

・内側は疎水性アミノ酸の側鎖による疎水的相互作用で安定化されており，外側には極性のある親水性アミノ酸の側鎖が水和しているため，可溶性のものが多い。

タンパク質の構成成分による違い（表1）

・完全に加水分解してもアミノ酸のみで構成されているタンパク質を単純タンパク質とよぶ。一方，アミノ酸以外に他の有機物質や無機物質を結合しているタンパク質は複合タンパク質とよばれている。複合タンパク質には非常に多くの種類があり，タンパク質の構造と機能に多様性を与えて

表1　タンパク質の構成成分による分類

補欠分子族	呼称	例
なし	単純タンパク質	アルブミン，ヒストン
糖や糖鎖	糖タンパク質	オボアルブミン，γ-グロブリン，コラーゲン
脂質	リポタンパク質	低密度リポタンパク質（LDL），高密度リポタンパク質（HDL）
ヘム	ヘムタンパク質	ヘモグロビン，カタラーゼ，シトクロムC
金属	金属タンパク質	フェレドキシン（Fe），Cu，Zn-SOD（Cu，Zn），硝酸還元酵素（Mo）
FADやFMN	フラビンタンパク質	グルタチオン還元酵素，キサンチンオキシダーゼ
リン	リンタンパク質	カゼイン，ホスビチン

いる。
- アミノ酸以外の物質は補欠分子族とよばれ，その種類によって複合タンパク質が分類されている。
- 糖や糖鎖を含む糖タンパク質，脂質を含むリポタンパク質，ヘムを結合させたヘムタンパク質，鉄や銅を含む金属タンパク質，FAD（flavin adenine dinucleotide）やFMN（flavin mononucleotide）を結合したフラビンタンパク質，リン酸をアミノ酸エステルの形で結合したリンタンパク質などがある。

タンパク質は動的な分子であり，その機能は，他の分子との相互作用に依存している。その相互作用によって特異的なコンフォメーション変化を起こすことでタンパク質の機能を果たすことができるものが多い。
リガンド（ホルモン，サイトカインなど）――受容体
基質――酵素
酸素――ヘモグロビン

■タンパク質代謝の概要（図2）

- タンパク質はDNA内の遺伝子から読み出されたmRNAの情報（核酸の言葉）がアミノ酸配列（タンパク質の言葉）に翻訳されることで作り出される。アミノ酸配列によってタンパク質の高次構造は自動的に決まり，機能をもつ天然型のタンパク質に折りたたまれる。
- 酵素はすべての化学反応を触媒する重要なタンパク質である。
- 体内のタンパク質も食物として取り入れたタンパク質もアミノ酸に分解される。
- グルタミン酸のようにアミノ酸自体が神経伝達分子として働くものもある。さらにアミノ酸からはポルフィリンやドーパミンなどの生理活性物質が生合成される。
- アミノ酸のアミノ基はアンモニアとなり，尿素回路に入って最終的に尿素として排泄される。
- 炭素骨格はα-ケト酸になってクエン酸回路に入り，ATP産生や糖新生に使用される。

図2　タンパク質の代謝

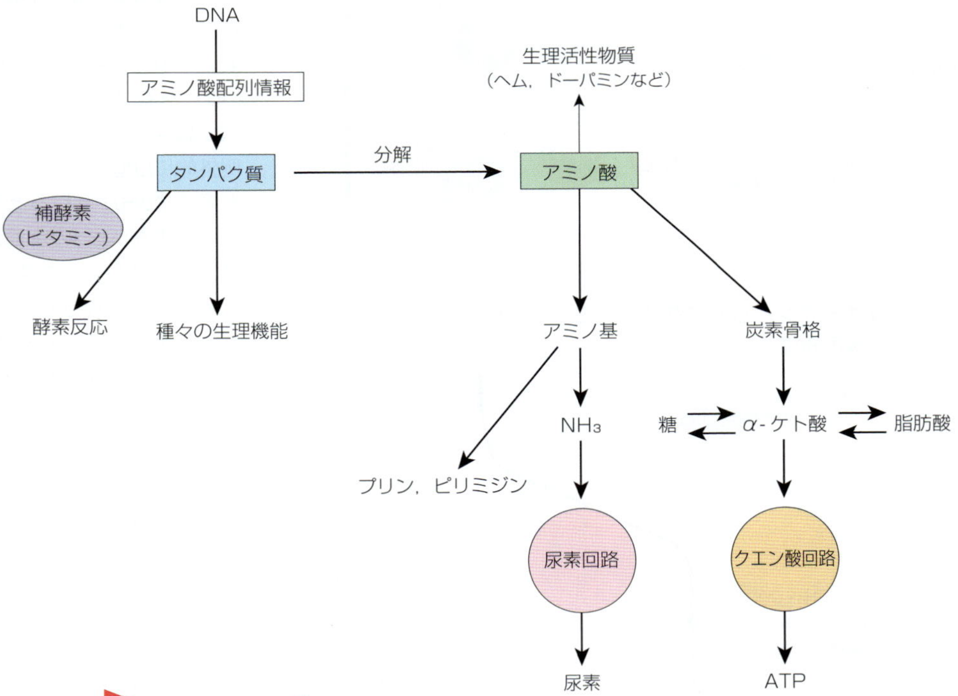

QUESTION

単純タンパク質はどれか。

a　ヒストン
b　カゼイン
c　カタラーゼ
d　フェレドキシン
e　グルタチオン還元酵素

アミノ酸とはどのような物質か？

模範解答

・アミノ酸は塩基性のアミノ基（$-NH_2$）と酸性のカルボキシ基（-COOH）を有する両性化合物である。この2つの官能基がα-炭素に結合している。α-炭素とはカルボン酸のカルボキシ基の隣の炭素のことである。
・α-炭素に結合しているアミノ基，カルボキシ基，水素原子以外の原子団をアミノ酸側鎖といい，-Rで表す。アミノ酸の化学的性質はこの側鎖で決まる。
・グリシン以外のアミノ酸は鏡像異性体を有するが，タンパク質を構成するアミノ酸はほぼすべてL-α-アミノ酸である。

L型のグルタミン酸ナトリウム塩は昆布の旨味成分で，うまみ調味料として販売されている。一方，D型のグルタミン酸ナトリウム塩は旨味がなく，苦味を有している。

■アミノ酸の一般式と立体構造

・自然界には300種類以上のアミノ酸が存在するが，タンパク質からは20種類のアミノ酸が見出されている（**表1**）。
・基本構造は，α-炭素に結合した1個のカルボキシ基と1個のアミノ基，水素原子，そして20種類の側鎖（R基）である。この側鎖は大きさや電荷が異なり，アミノ酸の特徴を与える（**図1**）。
・グリシン以外はα-炭素に結合する官能基４つがすべて異なるため，α-炭素原子はキラル中心（不斉炭素）である。
・キラル中心をもつアミノ酸は鏡像異性体（D型，L型）を有するが，地球上の生命体およびタンパク質中のアミノ酸はほぼすべてL型である。例外的にD型アミノ酸も存在する（**図1**）。
・水溶液のpHが変わるとアミノ酸の電荷状態が変わる。生理的pHの水溶液中では**図2**に示すようにアミノ基もカルボキシ基もイオン化した双性イオンとして存在している。双性イオンはプロトン（水素イオン）を供与する酸としても，プロトンを受け取る塩基としても働く。
・アミノ酸全体の電荷がゼロになるpHを等電点（pI）という。
・カルボキシ基の解離定数（pK_1）は約2で，pH3.5以上でイオン化する。アミノ基の解離定数（pK_2）はすべて約9で，pH8.0以下では解離型になる。

図1　アミノ酸のD型とL型

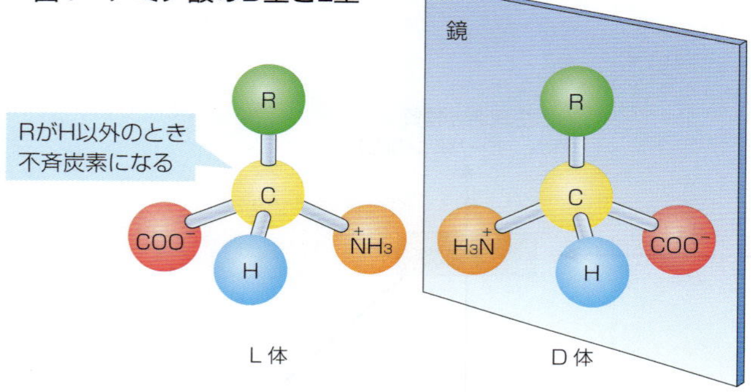

図2　双性イオンとして存在するアミノ酸（例：グリシン）の滴定曲線

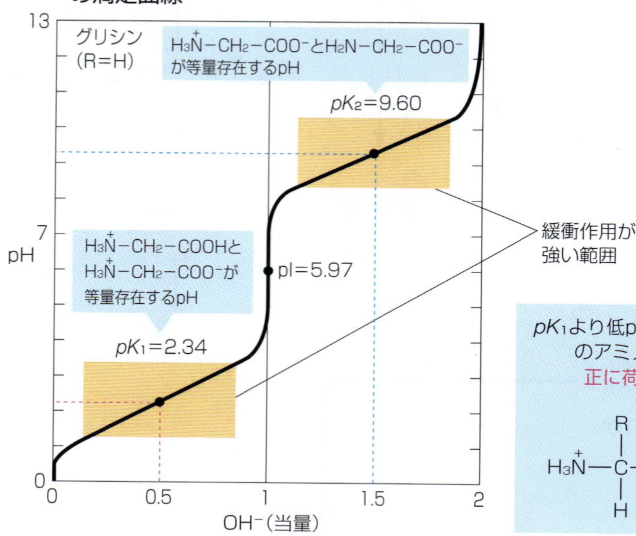

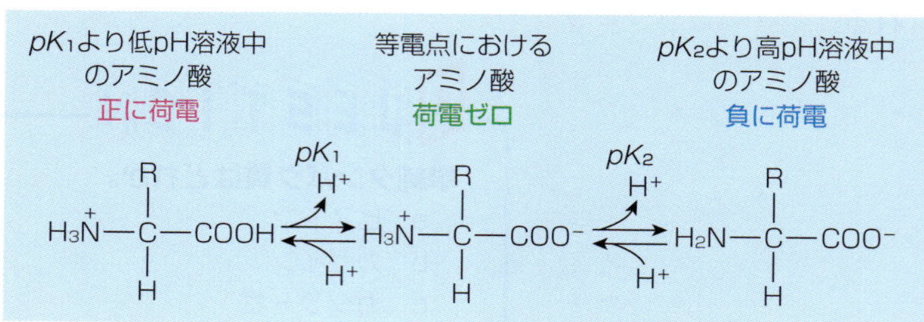

p.123 QUESTION

正 解　**a**　p.122表1を参照。

・等電点よりも酸性側のpHではカルボキシ基がプロトンを受け取ってアミノ酸全体では正電荷を帯び始め，pK_1よりも低いpHでは完全にカルボキシ基が非イオン型になる。逆にアルカリ性側ではまわりの水酸基イオン（OH^-）にアミノ基のプロトンを受け渡して水ができ，アミノ酸自体は負に荷電する（**図2**）。

■タンパク質を構成するアミノ酸

・タンパク質を構成する20種のアミノ酸を**表1**に示す。

・側鎖（R基）が非極性か極性か，つまり，疎水性か親水性か，で分類し，かつ親水性の場合は電荷で分類する（**表2**）。

アミノ酸残基（amino acid residue）
タンパク質のペプチド結合以外のアミノ酸構造を意味する。

・解離基をもたないアミノ酸の等電点はカルボキシ基とアミノ基の解離定数のみに依存し，5～6付近である。

・グルタミン酸やアスパラギン酸は，負荷電性のカルボキシ基が入った側鎖をもつ酸性アミノ酸である（**表2**）。等電点は，pK_1と側鎖のpK_R（約4.0）の中間にあり，酸性の3.0付近になる（**表1**）。

・リシンやアルギニンは，正荷電性のアミノ基の入った側鎖をもつ塩基性アミノ酸である（**表2**）。側鎖のpK_Rがそれぞれ10.54と12.48で，等電点はそれぞれ塩基性の9.74と10.76になる（**表1**）。

・上記以外のアミノ酸では，システインのSH基（pK_R=8.37），チロシンのフェノール基（pK_R=10.46），ヒスチジンのイミダゾール基（pK_R=6.04）が解離する。ヒスチジンは中性でもイオン化できるため多くの酵素触媒反応でプロトンの供与体や受容体として機能しうる。

・プロリン以外はすべて同じα-炭素原子に第一級アミノ基とカルボキシ基がついているα-アミノ酸である。プロリンだけはアミノ基のかわりにイミノ基（=NH）になっていて，H^+を奪い取ることでアミノ基になるため正確にはイミノ酸である（**表1**）。

・極性アミノ酸は中性pHで水と相互作用できるので親水性

表1　タンパク質を構成するアミノ酸

分類	名称	構造（赤い部分は側鎖（R基）を示す）	略号	等電点	備考
中性アミノ酸	グリシン glycine	CH_2-COOH NH_2	Gly（G）	5.97	光学不活性
	アラニン alanine	$CH_3-CH-COOH$ NH_2	Ala（A）	6.02	
	プロリン proline	$CH-COOH$ NH	Pro（P）	6.30	イミノ酸
	バリン valine	CH_3 CH_3 >$CH-CH-COOH$ NH_2	Val（V）	5.97	必須アミノ酸 疎水性
	ロイシン leucine	CH_3 CH_3 >$CH-CH_2-CH-COOH$ NH_2	Leu（L）	5.98	必須アミノ酸 疎水性
	イソロイシン isoleucine	CH_3-CH_2 CH_3 >$CH-CH-COOH$ NH_2	Ile（I）	6.02	必須アミノ酸 疎水性
	メチオニン methionine	$CH_3-S-(CH_2)_2-CH-COOH$ NH_2	Met（M）	5.06	含硫アミノ酸 必須アミノ酸 疎水性
	フェニルアラニン phenylalanine	$-CH_2-CH-COOH$ NH_2	Phe（F）	5.48	必須アミノ酸 疎水性
	チロシン tyrosine	$HO-$ $-CH_2-CH-COOH$ NH_2	Tyr（Y）	5.67	
	トリプトファン tryptophan	$CH_2-CH-COOH$ N H NH_2	Trp（W）	5.88	必須アミノ酸 疎水性
	セリン serine	$HO-CH_2-CH-COOH$ NH_2	Ser（S）	5.68	
	トレオニン threonine	OH $CH_3-CH-CH-COOH$ NH_2	Thr（T）	5.60	必須アミノ酸
	システイン cysteine	$HS-CH_2-CH-COOH$ NH_2	Cys（C）	5.02	含硫アミノ酸
	アスパラギン asparagine	O $H_2N-C-CH_2-CH-COOH$ NH_2	Asn（N）	5.41	
	グルタミン glutamine	O $H_2N-C-(CH_2)_2-CH-COOH$ NH_2	Gln（Q）	5.70	
酸性アミノ酸	アスパラギン酸 aspartic acid	$HOOC-CH_2-CH-COOH$ NH_2	Asp（D）	2.98	
	グルタミン酸 glutamic acid	$HOOC-(CH_2)_2-CH-COOH$ NH_2	Glu（E）	3.22	
塩基性アミノ酸	アルギニン arginine	$H_2N-C-NH-(CH_2)_3-CH-COOH$ NH NH_2	Arg（R）	10.76	
	リシン lysine	$H_2N-(CH_2)_4-CH-COOH$ NH_2	Lys（K）	9.74	必須アミノ酸
	ヒスチジン histidine	$C-CH_2-CH-COOH$ N NH NH_2	His（H）	7.59	必須アミノ酸

アミノ酸ともよばれる。また非極性アミノ酸のうち，アラニン，バリン，ロイシン，イソロイシンの側鎖は疎水性相互作用でタンパク質構造を安定化させる。したがって，親水性アミノ酸がタンパク質分子の外側に，疎水性アミノ酸が内側に存在することが多い。

- バリン，ロイシン，イソロイシンは側鎖が分岐しているため分枝（分岐鎖）アミノ酸ともよばれる。
- グリシンの側鎖は水素原子で非常に小さいため，疎水性相互作用に寄与せず，ペプチドが鋭く折れ曲がった領域（βターン）に多く見出される。
- 芳香族アミノ酸は紫外線を吸収する。とくにトリプトファンとチロシンは280nmに強い吸光性をもち，タンパク質の特性に寄与する。一方，フェニルアラニンはタンパク質の吸光特性にほとんど寄与しない。
- セリン，トレオニン，チロシンは，水酸基を有し，リン酸基が結合する可能性がある。
- メチオニンとシステインは含硫アミノ酸である。システインは分子内外でもう1つのシステインとジスルフィド結合し，タンパク質の安定化や特性に寄与している。
- 食物として外部から摂取しないといけないアミノ酸を必須アミノ酸とよぶ。ヒトではバリン，トレオニン，トリプトファン，フェニルアラニン，リシン，イソロイシン，ロイシン，メチオニン，ヒスチジンの9種類である（ヒスチジンは小児期だけ必須アミノ酸である。大人になると十分量のヒスチジンを合成できる）。

■アミノ酸中の炭素の位置の識別方法

- 2つの慣例法がある。
  ①カルボキシ基の隣の炭素がα炭素なので，その隣の炭素から順にβ，γ，δ，εと名付けられている。
  ②カルボキシ基の炭素を1位とするとその隣の炭素から順に2，3，4，5，6と名付ける。
  たとえば，リシンの場合は図3のようになる。最近はα，β，γよりも1，2，3を用いる場合が多い。

■その他のアミノ酸（図4）

- 20種類の標準アミノ酸以外にも，タンパク質中には特殊アミノ酸が見出される場合がある。
- 4-ヒドロキシプロリン残基や5-ヒドロキシリシン残基は結合組織の線維状タンパク質であるコラーゲン中に存在し，コラーゲンの強靭さを保つ役割をしている。コラーゲンのポリペプチドができ上がってから，ヒドロキシラーゼによって翻訳後修飾される。ヒドロキシラーゼが働くためにはFe^{2+}が必要である。Feイオンの還元にビタミンCが必要である。ビタミンCが

BCAA（branched chain amino acids：分枝（分岐鎖）アミノ酸）
含有率を約30%に高めたアミノ酸製剤が臨床的に用いられている。BCAAは骨格筋でエネルギーになるとともにタンパク質合成を促進する。

アミノ酸スコア
食品中のタンパク質の品質を評価するためのスコアである。そのタンパク質が体内で効率よく利用されるためには必須アミノ酸がバランスよく含まれている必要がある。すべての必須アミノ酸が含まれている場合にはスコアが100点となる。

アミノ酸輸液
肝不全患者では分枝アミノ酸（branched chain amino acid：BCAA：バリン，ロイシン，イソロイシン）よりも芳香族アミノ酸（aromatic amino acid：AAA：フェニルアラニン，チロシン，トリプトファン）の方が多くなるので，BCAA中心の輸液が投与される。
腎不全患者では低タンパク質食が多いので必須アミノ酸を中心とした輸液が使われる。

アミノ酸自体が治療薬
グルタミンは胃，十二指腸潰瘍の治療薬として用いられている。
アルギニンには免疫増強作用，グリシンには睡眠導入作用があるとされ，サプリメントとして販売されている。

表2　側鎖（R基）の極性によるアミノ酸の分類

非極性	脂肪族アミノ酸（炭素が直鎖状に結合しているアミノ酸）	グリシン，アラニン，プロリン，バリン，ロイシン，イソロイシン，メチオニン
	芳香族アミノ酸（ベンゼン環を有するアミノ酸）	フェニルアラニン，チロシン，トリプトファン
極性	中性（非荷電性R基）アミノ酸	セリン，トレオニン，システイン，アスパラギン，グルタミン
	酸性（負荷電性R基）アミノ酸	アスパラギン酸，グルタミン酸
	塩基性（正荷電性R基）アミノ酸	リシン，アルギニン，ヒスチジン

欠乏するとコラーゲンが脆弱になり，壊血病になる（⇒p.193）。なお，5-ヒドロキシリシン残基の5位の炭素についたOH基に*O*-グルコシド結合を介して糖鎖が付加される。

・セレノシステインは，21番目のアミノ酸としてタンパク質中に見出される。とくに抗酸化酵素のグルタチオンペルオキシダーゼやチオレドキシン還元酵素の活性部位に存在する。p.202図3に示すようにシステインの硫黄原子がセレン原子に置換されたものであるが，システイン残基からセレノシステイン残基に置き換わるわけではない。セレノシステインのコドンは終止コドンの一つであるUGAであるが，セレノシステインtRNAが特殊なメカニズムを使ってセレノシステインを翻訳中のポリペプチド鎖に配置させることができる。

・オルニチンやシトルリンはタンパク質を構成するアミノ酸ではないが，尿素回路やアルギニン生合成経路の中間体である。

KEYWORDS

- アミノ酸
- アミノ基
- カルボキシ基
- 側鎖
- 等電点

アミノ基　amino group
カルボキシ基　carboxy group
側鎖　side chain
等電点　isoelectric point（PI）

図3　リシンの構造式

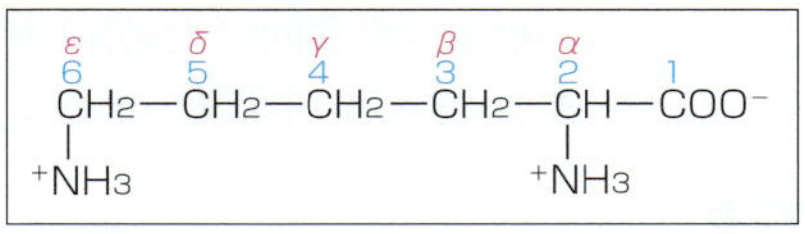

図4　その他のアミノ酸の例

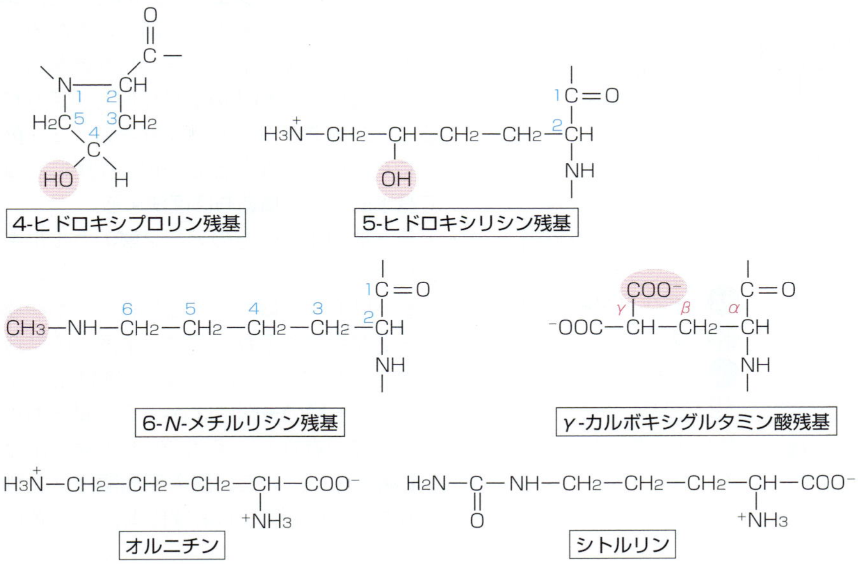

QUESTION

等電点がアルカリ性であるアミノ酸はどれか。

a　グリシン
b　チロシン
c　プロリン
d　アラニン
e　リシン

タンパク質はどのような形をしているのか？（タンパク質の構造）

模範解答

- アミノ酸がペプチド結合によって多数連なり，重合体になるとペプチドやタンパク質ができる。ペプチドとタンパク質に厳密な境界はないが，アミノ酸が数個から数十個結合したものをペプチド，50個以上結合したものをタンパク質（ポリペプチド）とよんでいる。
- タンパク質は立体構造（三次構造）をとって初めて機能をもつ。単なるアミノ酸の配列順序のことを一次構造，ポリペプチド鎖の部分的な折りたたみの構造を二次構造，きっちりと立体的に折りたたまれた状態を三次構造，その定まった三次構造をもつポリペプチド鎖（サブユニット）が複数個集合した状態を四次構造という。
- タンパク質分子はエネルギー的に最も安定な状態をとるため，一次構造が決まると立体構造も決まる。

- タンパク質は立体構造が保たれているときにのみ機能を発揮できる。タンパク質の構造は階層的に4段階の構造（一次構造から四次構造）で説明される。本項ではこの4段階の構造について述べる。

図1　ペプチド結合とタンパク質の一次構造

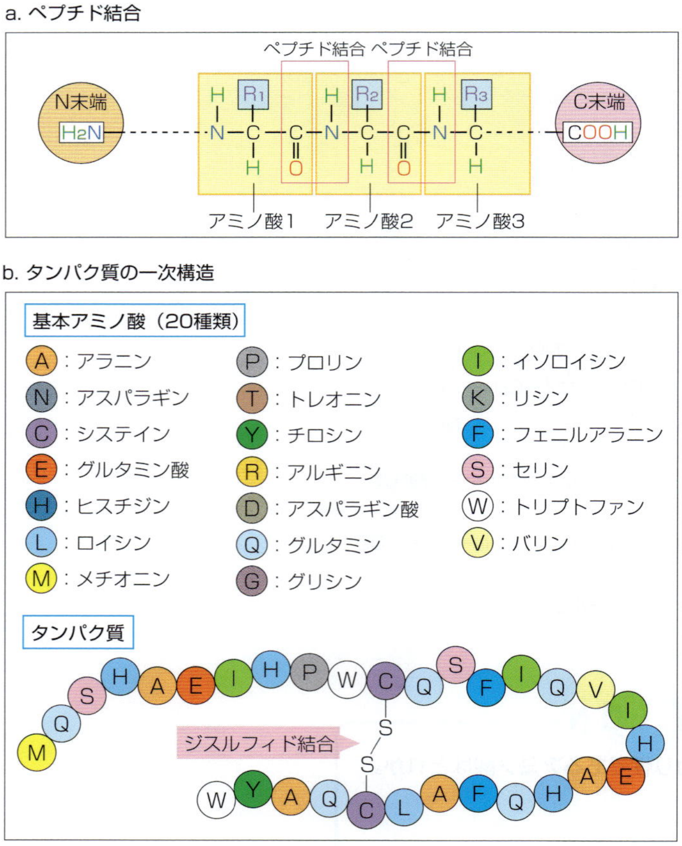

■一次構造

- タンパク質の一次構造とはアミノ酸配列順序（アミノ酸シークエンス）のことで，タンパク質によってその配列順序が異なる。このアミノ酸配列順序はタンパク質をコードする遺伝子のmRNA塩基配列で決定される。一次構造が決まると，各々のアミノ酸に特有の側鎖の性質とその相互作用によって基本的に三次構造もほぼ決まる。
- アミノ酸同士は一方のアミノ酸のカルボキシ基ともう一方のアミノ酸のアミノ基の間で水（H_2O）が取れて結合する。いわゆるアミド結合であるが，アミノ酸同士の結合の場合はペプチド結合とよぶ（**図1a**）。ポリペプチド鎖の末端にはα-アミノ基とカルボキシ基が存在し，それぞれN末端およびC末端とよぶ。アミノ酸の配列順序は左側のN末端から右側のC末端に向かって順に並べて示す。
- **図1b**は，アミノ酸が連なってポリペプチド鎖を構成することを示している。ポリペプチド鎖にはジスルフィド結合（S-S結合）に寄与するシステイン残基を有するが，そのS-S結合の位置も含めて，タンパク質の一次構造とよぶ。
- タンパク質の一次構造は，そのタンパク質の同定や機能解析，構造解析に不可欠の情報である。

p.127 QUESTION

正 解　**e**　p.125表1を参照。

■二次構造

- タンパク質の二次構造とは，三次構造内に認められるポリペプチド鎖の部分的な折りたたみ構造のことで，大きく2種類のパターンに分類できる。1つはヘリックス（らせん）構造で，もう1つはβ-シート構造とよばれるものである。
- アミノ酸側鎖と二次構造には相関がある。たとえば，グルタミン酸（Glu），アラニン（Ala），ロイシン（Leu）はα-ヘリックスに出現する頻度が高く，イソロイシン（Ile）やバリン（Val）はβ-シートに出現する頻度が高い。したがって，タンパク質の一次構造から二次構造の予測ができる。
- 二次構造は側鎖（R基）ではなく，主鎖（C_α-CO-NH-C_α-）のCOとNHの間の水素結合によって安定化された構造である。

KEYWORDS
- α-ヘリックス
- β-シート
- サブユニット

ヘリックス構造

- ポリペプチド鎖のヘリックス構造のなかで最もよくみられる形がα-ヘリックスとよばれる構造である。**図2a**はヘリックスを示す模式図であり，**図2b**は，α-ヘリックス部分を棒モデルで示した図である。n番目のアミノ酸残基の主鎖のC=O（ペプチド結合している部分）の酸素原子と，n+4番目のアミノ酸残基の主鎖のN-H（ペプチド結合している部分）の水素原子が水素結合することで安定化し，α-ヘリックスが形成されている。N末端側からC末端側に向けて整然と突き出た主鎖の酸素原子が特徴的である。
- α-ヘリックスは線維状タンパク質でも球状タンパク質でもみられる構造である。とくに線維状タンパク質のコラーゲンではそれぞれのポリペプチド鎖が左巻きヘリックス構造をとり，さらに3本が綱状によじれて非常に強固な構造になっている。

β-シート

- ポリペプチド鎖中のある部分とある部分が横に並んでつながり，シート（薄い板）状になった構造のことである。この構造もポリペプド鎖のペプチド結合のC=Oの酸素原子とN-Hの水素原子が水素結合することで安定化している。この水素結合をする部分がN末端からの向きが平行に並ぶ場合（平行型）と向きが逆に並ぶ場合（逆平行型）がある。
- βストランドが2本以上集まったものをβ-シートという。**図3a**はβストランドの模式図であり，C末端側に矢印の終点をもつ。図の例ではβストランド1～3が集まり，1つのβ-シートを形成している。βストランド1と2のように，ストランドの末端が同じ場合を平行β-シートといい，βストランド2と3のように，ストランドの末端が異なった場合を逆平行β-シートという。
- **図3b**は，β-シートを棒モデルで示した図である。1本1本のβストランドは1アミノ酸おきに主鎖のC=Oの酸素原子とN-Hの水素原子が，隣のβストランドの主鎖のN-Hの水素原子とC=Oの酸素原子の間で水素結合を形成する。ジグザグ状に主鎖が伸びた構造が特徴的である。β-シートの両端は特定の主

図2　α-ヘリックス構造

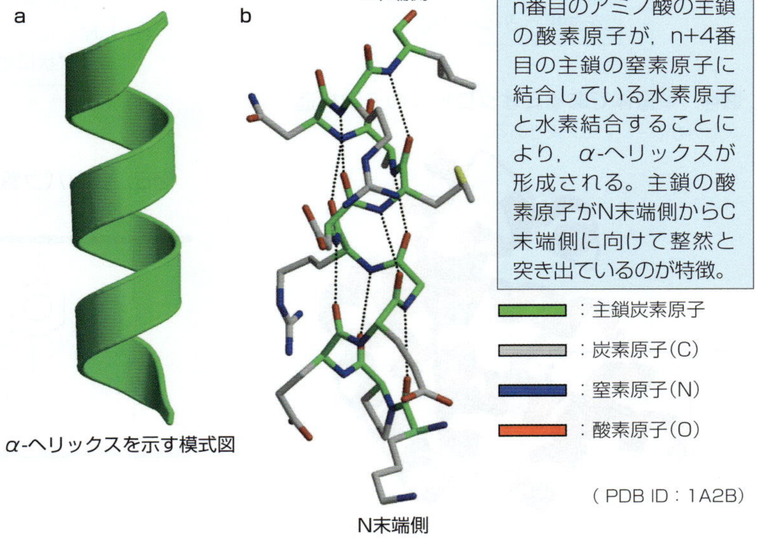

a
b
C末端側
N末端側
α-ヘリックスを示す模式図
n番目のアミノ酸の主鎖の酸素原子が，n+4番目の主鎖の窒素原子に結合している水素原子と水素結合することにより，α-ヘリックスが形成される。主鎖の酸素原子がN末端側からC末端側に向けて整然と突き出ているのが特徴。
：主鎖炭素原子
：炭素原子(C)
：窒素原子(N)
：酸素原子(O)
(PDB ID：1A2B)

天然状態：native state
変性状態：denatured（unfolding）state
単量体：monomer
オリゴマー：oligomer
二量体：dimer
三量体：trimer
四量体：tetramer
ループ（輪）：loop
ターン（折り返し）：turn

鎖間の水素結合をもたないループや近隣の主鎖間の水素結合で大きく曲がるターンとよばれる構造であることが多い。

・線維状タンパク質は二次構造が繰り返されることで構成されている。ケラチンやコラーゲンはα-ヘリックスの繰り返し構造で，絹のフィブロインはβ-シートの繰り返し構造からなる。

■三次構造

・二次構造を形成した部分が三次元的に折りたたまれてできた立体構造のことである。三次構造という用語は主として球状タンパク質について用いられ，線維状タンパク質にはあまり用いられない。

・球状タンパク質は，生理的環境下では一定の立体構造を保持し，そのタンパク質の機能を発揮する。この状態を天然状態といい，立体構造を保持できなくなった状態を変性状態という。

・酸性アミノ酸や塩基性アミノ酸などの親水性アミノ酸がタンパク質分子の表面に多く存在し，水溶性に貢献している。逆にValやLeuなどの疎水性

図3　β-シート構造

a

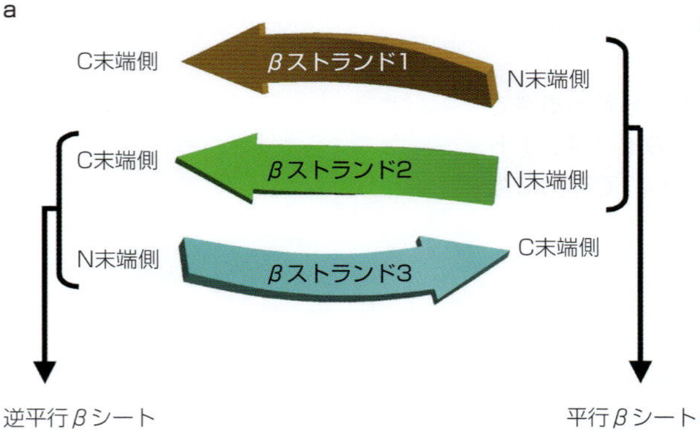

極性（向き）を示すためにC末端側に矢印の終点をもつ。
ストランドの末端が同じ向きの場合を平行β-シート，逆向きの場合を逆平行β-シートという。

b

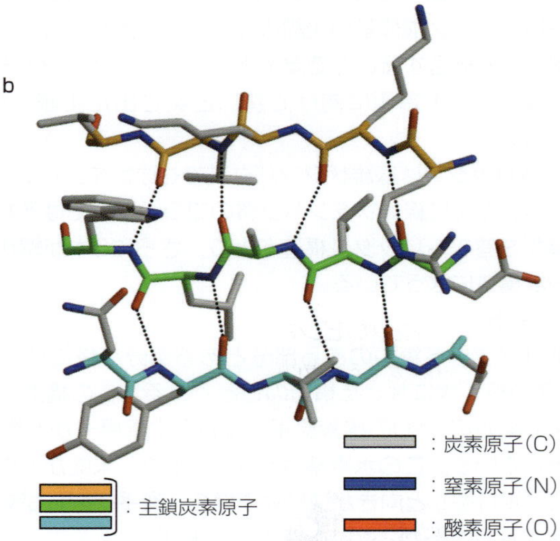

1本1本のβストランドは1アミノ酸おきに主鎖のO原子とN原子についたH原子が，隣のβストランドの主鎖のN原子についたH原子とO原子と水素結合を形成する。ジグザグ状に主鎖が伸びた構造が特徴的。

（PDB ID：1A2B）

図4　単量体であるミオグロビンの三次構造

大部分がα-ヘリックスである。

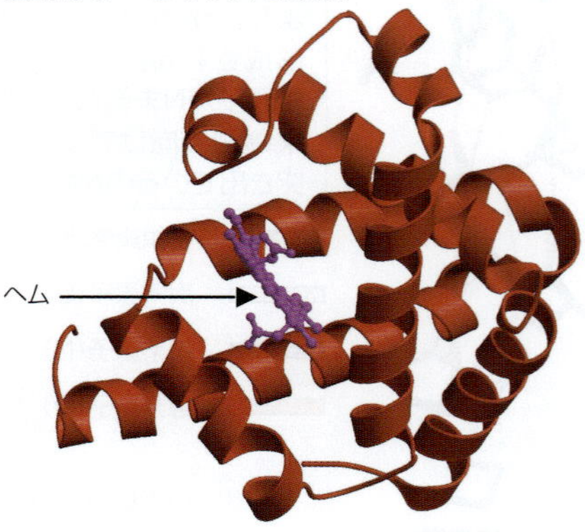

（PDB ID：2MM1）

図5　タンパク質の立体構造を安定化させる種々の相互作用

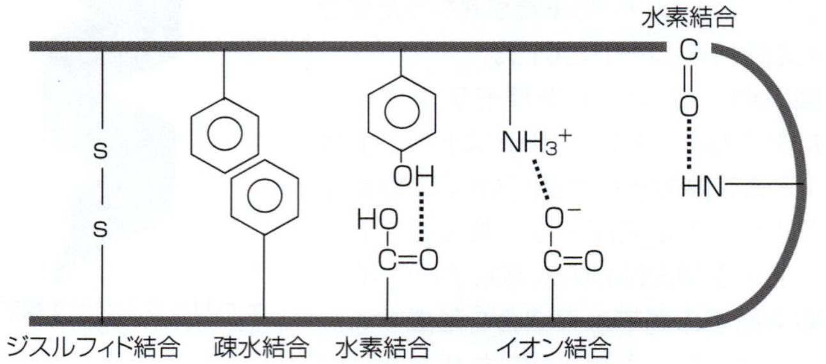

アミノ酸は，水に触れないタンパク質分子の内部に存在し，疎水性相互作用によって立体構造の安定化に貢献している。
・**図4**は，ミオグロビンの立体構造である。ほとんどα-ヘリックスだけでできている。1分子のヘムと結合した単量体で機能する。

三次構造の安定化

・ポリペプチド鎖中のシステイン（Cys）残基のSH基どうしで形成するジスルフィド（S-S）結合，ポリペプチド主鎖（C_α-CO-NH-C_α-）のCOとNHの間の水素結合，アミノ酸残基の側鎖間や主鎖との水素結合，疎水性相互作用，静電性相互作用など協同的作用によってタンパク質の立体構造は安定化している（**図5**）。

■四次構造

・三次構造をもつポリペプチド鎖が複数個集まることで機能をもつタンパク質になることが多い。この集合状態のことを四次構造という。集合体をオリゴマーとよび，構成するそれぞれのポリペプチド鎖をサブユニットという。サブユニットの数によって，二量体，三量体，四量体などとよぶ。
・（例1）**図6a**のヘモグロビンは四量体として存在し，α鎖2つと，アミノ酸配列は異なるが同じような構造のβ鎖2つ，計4つで，$\alpha_2\beta_2$のヘテロ四量体をつくっている。各サブユニットはミオグロビンとよく似た構造をしており，ヘムが1分子ずつ結合している。このヘムに1分子の酸素が結合できる。
・（例2）**図6b**のCu/Zn-スーパーオキシドジスムターゼ（Cu/Zn-SOD）は，同じ構造をもつサブユニット2つからなるホモ二量体として存在する。8つのβストランドから構成されるβバレル（樽の意味）構造である。

構造の決定

一次構造（アミノ酸配列）の決定
・サンガー法：アミノ末端残基の同定（複数のポリペプチド鎖からなるタンパク質の数がわかる）。
・エドマン分解法：アミノ末端からのアミノ酸配列の決定（大きなタンパク質の場合は，プロテアーゼで断片化したあと，エドマン分解法にて配列を決定する）。
・質量分析法（mass spectrometry）：プロテアーゼで断片化してからペプチドの質量を測定し，MSMSによってアミノ酸配列を決定する。
・遺伝子のヌクレオチド配列からアミノ酸配列を決定する。

二次構造の決定
・円偏光二色性（circular dichroism）によっておおまかな立体構造を知ることができる（α-ヘリックスが多そうだ，またはβ-シートが多そうだ，など）

三次構造の決定
・X線結晶解析法：精製したタンパク質を結晶化し，X線を照射すると回折点とよばれるスポットを得る。コンピュータ処理で回折パターンからタンパク質を構成する原子それぞれの電子密度分布が求められる。
・核磁気共鳴（NMR）法：溶液中のタンパク質の構造を決定できる。^{1}Hや^{13}C，^{15}Nなどの核スピンをもつ原子のシグナルから近傍原子間の距離を知ることができる。二次元NMR法の出現によりタンパク質の構造解析が可能になった。

図6　ヘモグロビンおよびCu/Zn-SODの四次構造

a. 四量体であるヘモグロビンの四次構造
ミオグロビンに似たヘリックス構造からなる4つのサブユニットが$\alpha_2\beta_2$のヘテロ四量体をつくっている。

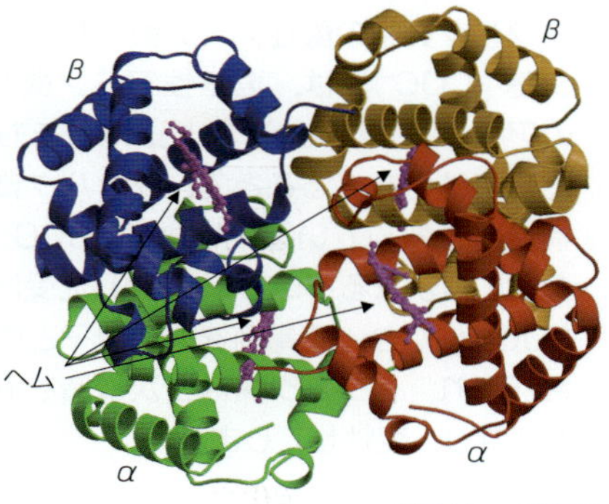

（PDB ID：1BZO）

b. ホモ二量体である Cu/Zn-SOD の四次構造
大部分がβ-シートの同じサブユニット2つからなるホモ二量体。細い部分がループ。配位金属であるCuとZnを省略した。

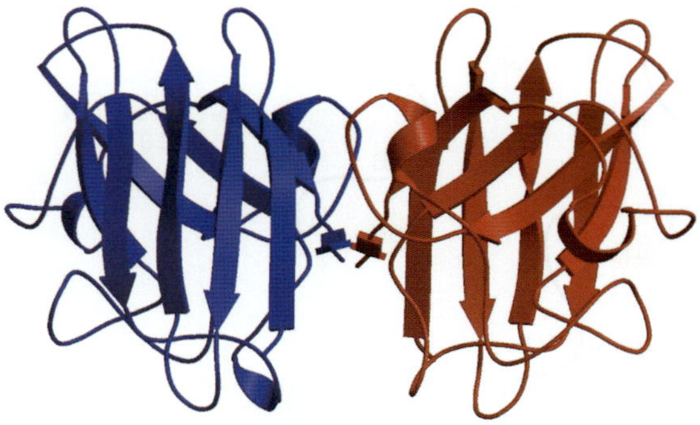

（PDB ID：1SPD）

図2，3，4，6のタンパク質立体モデルの作図はプログラムRasmol，Molscript，Raster3Dを使用。

QUESTION

タンパク質内にみられないのはどれか。
a　水素結合
b　共有結合
c　イオン結合
d　ホスホジエステル結合
e　ジスルフィド結合

タンパク質の変性とは？
（タンパク質のフォールディングと変性）

模範解答

- タンパク質の構造を安定化させている力は，疎水結合，水素結合，イオン結合などの分子間力である。これらの力を壊す加熱や極端なpH（酸やアルカリ），アルコールやアセトンのような有機溶媒，尿素や塩酸グアニジンのようなタンパク質変性剤，SDS（ドデシル硫酸ナトリウム）のような界面活性剤はタンパク質の構造を破壊する。
- タンパク質の二次構造以上の構造が破壊されることをタンパク質の変性という。
- タンパク質が折りたたまれて，立体構造を形成する過程をタンパク質のフォールディングとよぶ。細胞内ではフォールディングを助ける分子シャペロンが存在する。逆に変性することをアンフォールディングといい，いったん変性したタンパク質がもとの形に巻き戻ることをリフォールディングという（図1）。

図1　タンパク質のアンフォールディングとリフォールディング

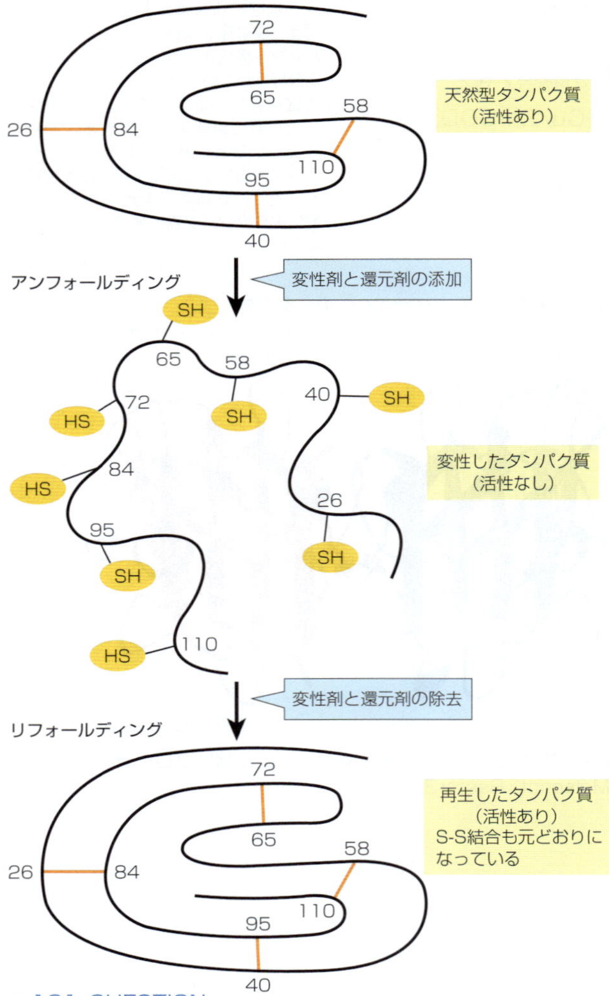

■タンパク質の変性の身近な例

①肉や魚，卵などを加熱調理

- 卵などのタンパク質を加熱すると，固化して水に溶けなくなる。
- 熱エネルギーによってタンパク質中の原子が激しく分子運動をするため，立体構造を形作っていた水素結合などが切れてしまい，構造を維持できなくなる。また，タンパク質の内部にあった疎水性アミノ酸が外に出てくるので，水に溶けないタンパク質になってしまう。

②ヨーグルト：乳酸発酵で生成した乳酸によって牛乳のタンパク質が凝固したもの

- タンパク質中の酸性アミノ酸がもつカルボキシ基（COO^-）は，塩基性アミノ酸やN末端のアミノ基（NH_3^+）など正電荷をもつ分子と水素結合をすることで，タンパク質の三次構造を維持している。しかし，COO^-は種々の酸に含まれるプロトン（H^+）を受け取るとCOOHになり，正電荷をもつ分子との水素結合が切れ，タンパク質は三次構造を維持できなくなり，変性してしまう。

③消毒

- 70%エタノールなどの消毒薬には微生物のタンパク質を変性させ，死滅させる働きがあるが，皮膚のタンパク質も変性するために手が荒れるという現象が起こる。
- 胃酸は，強酸によってタンパク質を変性させて消化させやすくするほか，殺菌の役割をしている。

④毛髪のパーマ

- 毛髪のα-ケラチンは多数のS-S（ジスルフィド）結合を有している。毛髪を適当な型に巻

p.131 QUESTION

正解　**d**　ホスホジエステル結合は核酸やリン脂質に見出される。

き付けた後，還元剤をつけ，蒸気で加熱すると，S-S結合と水素結合が壊れ，α-ケラチンのα-ヘリックス構造がほどかれる（アンフォールディング）。次に酸化剤を加えて隣り合ったポリペプチド鎖のシステイン残基間に新しいS-S結合をつくらせる。

・髪を洗って冷やすとポリペプチド鎖がα-ヘリックス構造に戻り（リフォールディング），新しいS-S結合が毛髪線維にねじれや曲がりを加え，ウェーブがかかった髪になる。

■細胞内におけるタンパク質のフォールディング

・試験管内でタンパク質の三次構造（立体構造）を形成させるには非常に時間がかかる。しかし，細胞内ではフォールディングを助ける分子シャペロンが数多く存在し，合成されたポリペプチドは速やかにフォールディングされ正しい立体構造が形成される。

・ポリペプチド中の疎水性アミノ酸残基は，水溶液中ではいわゆる“糊”の役割を果たし，コンパクトな立体構造形成に重要である。しかし，タンパク質濃度の高い細胞内では，この“糊”の部分がポリペプチド間の会合を促進し，凝集の原因となる。

・細胞内ではタンパク質が変性しても分子シャペロンがリフォールディングを助けるので，変性と再生が繰り返される場合が多い。

・細胞外でタンパク質が変性するともとに戻らない不可逆な変性になることが多い。

■分子シャペロン（シャペロン）

・分子シャペロンとはポリペプチド鎖の合成に引き続くフォールディング，膜透過や細胞内の環境変化に伴うアンフォールディング，そのタンパク質の構造変化をもとの形に戻す（リフォールディング）助けをする一連のタンパク質のことで，機能するときにエネルギー（ATP）を使う。

・分子シャペロンはいくつかのファミリーに分類されるが，その多くは温度上昇に伴って発現が増大する熱ショックタンパク質（HSP）である。

・分子シャペロンには，単量体で働くHSP（とくにHsp70）と多くのサブユニットから構成されるシャペロニン（Hsp60やGroEL）がある。

・Hsp70はリボソームで合成中のポリペプチドに結合して，疎水性部分が溶媒に露出して凝集しないように保護する役割をもつ。

・タンパク質のフォールディングを助けるタンパク質として，プロリン残基のペプチド結合のシス・トランス配置を相互変換するペプチジルプロリルイソメラーゼ（PPI）やシステイン残基のジスルフィド結合の形成や切断を行うタンパク質ジスルフィドイソメラーゼ(PDI)などが存在する。

シャペロニン

・多くのサブユニットからなるカゴ状のタンパク質で，中は空洞のカゴ状になっている。

・図2は*Thermus thermophilus*のシャペロニン（GroEL-GroES）の構造を示す。GroELは7つのサブユニット（57kDa）から構成されるリングが2段に重なった十四量体(分子量は約800 kDa)である。GroESは蓋の役割をする。

KEYWORDS

- 変性
- フォールディング
- シャペロン
- 熱ショックタンパク質

食物中のタンパク質が加熱や酸によって変性して固化すると，消化されやすくなる，抗原性が低くなりアレルギーになりにくくする，という長所がある。

シャペロン（chaperone）とは，社交界にデビューする前の若い女性が立派なレディになるように介添えをする後見役の婦人の意味。

熱ショックタンパク質：heat shock protein
変性：denaturation
フォールディング：folding
アンフォールディング：unfolding
リフォールディング：refolding
ペプチジルプロリルイソメラーゼ：peptidylprolyl cis-trans-isomerase（PPI）
タンパク質ジスルフィドイソメラーゼ：protein disulfide isomerase（PDI）

Hsp70の70は，分子量が70kDa（70,000）であることを示す。

図2　*Thermus thermophilus*のシャペロニンの立体構造イメージ

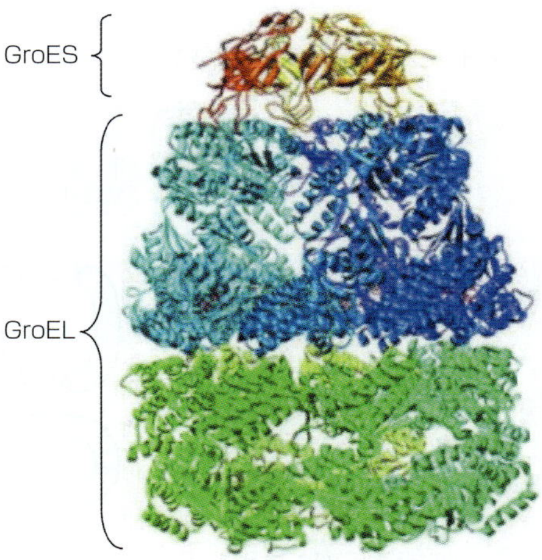

Crystal Structure image of the Chaperonin Complex Cpn60/Cpn10/（ADP）7 from thermus thermophilus（RCSBPDBID; 1WE3, Shimamura T. et al, STRUCTURE 12, 1471-1480, 2004より引用）

・図3にシャペロニンの働き方を示す。
①折りたたまれていないタンパク質が空のGroEL（cis リング）のなかに入る。
②もう一方のtrans リング（下側のGroEL）からGroESが外れる。
③７分子のATPがGroEL七量体の各サブユニットに結合する。
④cis リング（上側のGroEL）の形が変わり，GroESで蓋がされる。
⑤cis リング中でATPを使ってタンパク質が正しく折りたたまれる。
⑥GroESとともに完全に折りたたまれたタンパク質と不完全に折りたたまれたタンパク質が出ていく。
⑦trans リング（下側のGroEL）に折りたたまれていないタンパク質が入る。
⑧trans リングにATPが入り，GroESで塞がれる。

■タンパク質の生涯（図4）

・リボソームで合成されたばかりのポリペプチド鎖は，分子シャペロンの助けを借りて折りたたまれる。
・うまく折りたたまれなかったタンパク質や変性したタンパク質は，凝集やアミロイド化を引き起こす（不可逆な変性）。なかにはシャペロンを使って再生（リフォールディング）する（可逆的な変性）ものもある。再生不可能な分解すべきタンパク質には，（ポリ）ユビキチンが結合しプロテアソームで分解される。

■タンパク質の膜通過

・ミトコンドリアなどの細胞小器官に局在するタンパク質の場合は必ず膜を通過する必要がある。
・タンパク質が膜透過するときはHsp70などのシャペロンがタンパク質の構造をいったん緩め（アンフォールディング），膜通過を行い，小器官に入る。その後，小器官中のHsp70がATPを使ってタンパク質をリフォールディングさせ，最後にシグナルペプチドが切れる。

図3　シャペロニンの働き方

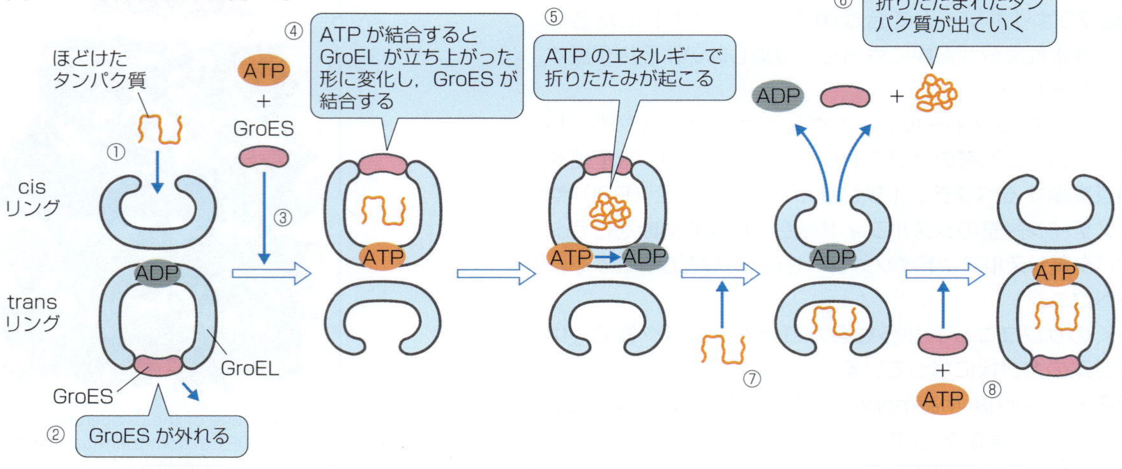

■タンパク質のフォールディングと疾患

・タンパク質の折りたたみの異常は広範囲なヒトの遺伝性疾患の分子レベルでの原因になっている。これらの変異タンパク質は不安定で凝集しやすい性質をもっており，細胞に傷害を与える可能性がある。タンパク質のフォールディング異常は種々の疾患とかかわる。

・遺伝子の変異により，そのタンパク質がうまくフォールディングできずにアミロイド化してしまったり，プロテアソームで分解されたりして，タンパク質本来の機能を果たすことができなくなる。

例1） 鎌状赤血球貧血

ヘモグロビン（α鎖2つとβ鎖2つの四量体）には300以上の遺伝的変異がみつかっている。とくにβ鎖の6番目のグルタミン酸がバリンに変わった変異（E6V）（ヘモグロビンS）（とくにホモ接合体）をもつヒトは鎌状赤血球貧血になる。ヘモグロビンSは脱酸素化されると不溶性になってポリマーを形成し，会合して線維状になる（**図5**）。正常のヘモグロビン（ヘモグロビンA）は脱酸素化されても可溶性を保っている。

例2） 嚢胞性線維症

cystic fibrosis transmembrane conductance regulator（CFTR）遺伝子の変異による。CFTRは塩素イオン（Cl^-）チャネルで，リン酸化されるとCl^-チャネル活性が高くなる。CFTRの508番目のアミノ酸が欠失している変異が全体の70%を占める。この変異によってCFTRタンパクが正しく折りたたまれなくなり，細胞膜に正しく挿入されず，速やかにプロテアソームで分解されてしまう。他の変異ではCFTRタンパクが正しく細胞膜に結合してもリン酸化による活性化を受けなくなり，Cl^-チャネル活性が低くなる。肺の粘液層が厚くなり，換気が悪くなって感染を起こしやすくなり，呼吸不全で30歳以前に亡くなることが多い。

図4　タンパク質の生涯

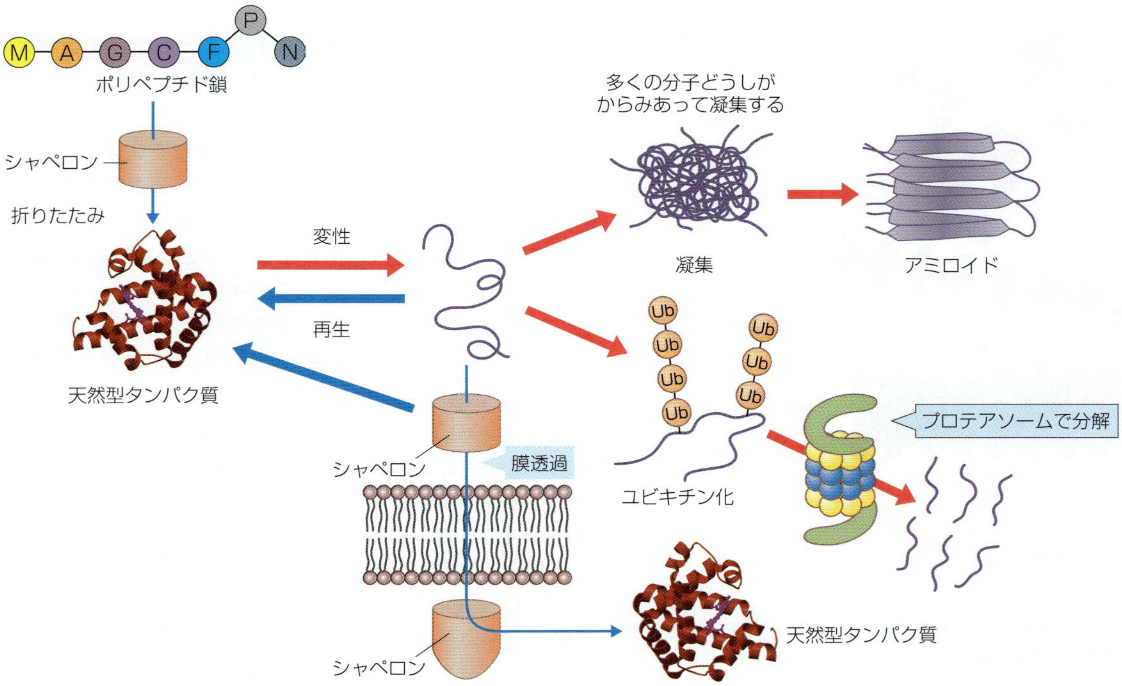

例3）メープルシロップ尿症

分枝アミノ酸である，ロイシン，イソロイシン，バリンが完全に代謝されない疾患。分枝鎖α-ケト酸脱炭酸酵素複合体の変異による。E1，E2，E3の多重サブユニット酵素の複合体で，E1αサブユニットの393番目のチロシンがアスパラギンに変わる（Y393N）とE1βサブユニットと会合できなくなる。αサブユニットと会合できなかったβサブユニットは速やかに分解されてしまう。

アミロイド前駆体タンパク質：amyloid precursor protein（APP）
ウシ海綿状脳症：bovine spongiform encephalopathy（BSE）
筋萎縮性側索硬化症：amyotrophic lateral sclerosis（ALS）

・アミロイド線維を形成しやすく，病変部に凝集体や封入体が観察される疾患がある。致死的な神経変性疾患に多い。脳内のタンパク質が構造変化（ミスフォールディング）し，その結果形成された凝集体が神経細胞に毒性を発揮すると考えられているが，詳細な発病メカニズムは解明されていない。

例1）Alzheimer（アルツハイマー）病

アルツハイマー病は認知症のなかで最も多い病気で，老人斑の沈着，神経原線維変化，神経細胞死という3つの病理が特徴である。老人斑は，40個または42個（43個）のアミノ酸からなるアミロイドβ（Aβ）ペプチドが凝集し，細胞外に沈着したものである。Aβはアミロイド前駆体タンパク質（APP）から切り出されたもので，家族性アルツハイマー病ではこのAPPの変異がみられる。変異APPからは，細胞死を引き起こすとされるオリゴマーやアミロイド線維を形成しやすい42個（43個）のAβが切り出される。神経原線維変化はリン酸化されたタウとよばれるタンパク質が凝集し，細胞内に蓄積したものである。アルツハイマー病の発症機構はいまだ解明されていないが，Aβ仮説が最も有力視されている。

例2）プリオン病

1997年に「タンパク質分子だけで感染性粒子になりうる」というプリオン仮説を提唱したPrusiner（プルシナー）にノーベル生理学・医学賞が贈られた。今まで，すべての感染症は複製する核酸を必要とする微生物によって起こると考えられていた。しかし，正常型のプリオンタンパク質（Prp^{c}）がヒツジのスクレイピーに感染した脳に現れる異常なプリオンタンパク質（Prp^{sc}）に変換することによって病気が起こり，かつ感染することが示されてきた。しかし，精製された異常プリオンタンパク質によってプリオンの感染が起こるかどうかについては，まだ証明されていない。ウシの海綿状脳症（BSE），ヒトのCreutzfeldt-Jakob（クロイツフェルト・ヤコブ）病もプリオン病の一種である。異常なプリオンタンパク質は熱にも強く，プロテアーゼにも分解されにくい性質を有する。

例3）筋萎縮性側索硬化症（ALS）

運動ニューロンのみが損傷し，筋肉の萎縮と筋力の低下をきたす。手足の麻痺から始まり，最終的に呼吸筋も麻痺して死に至る神経変性疾患の一つである。90%が孤発性で発症機構は不明である。10%は原因遺伝子が判明した家族性で，そのうち20%が銅/亜鉛スーパーオキシドジスムターゼ（Cu/Zn-SOD，SOD1）の変異による。SOD1は活性酸素の一つであるスーパーオキシドラジカルを酸素と過酸化水素に変換する抗酸化酵素であるが，この酵素を欠損させたSOD1ノッ

図5　鎌状赤血球貧血

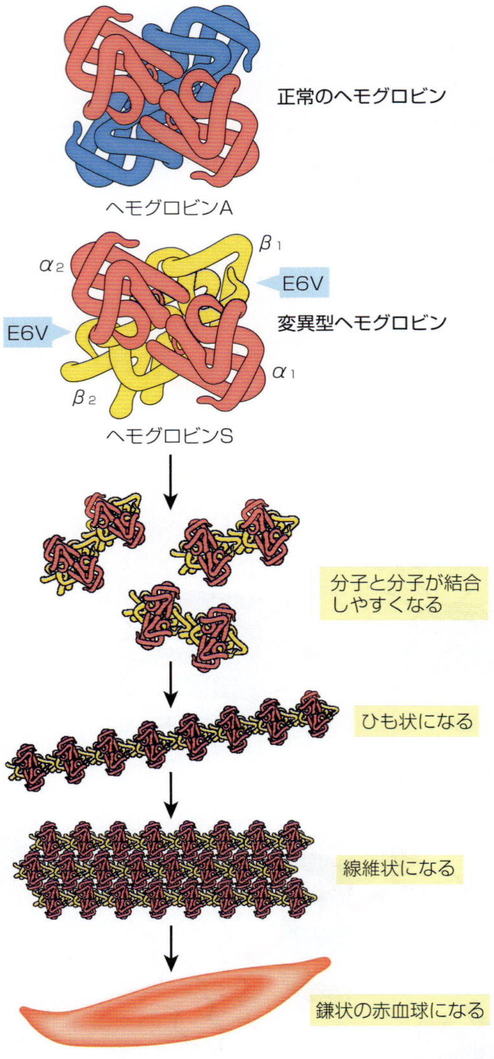

たった1つのアミノ酸が置換しただけでヘモグロビンの形や物性が変化し，赤血球の形も変わる。

クアウトマウスにはALS症状がみられない。一方，変異SOD1は不安定で凝集しやすい性質をもち，変異SOD1過剰発現マウスはALS症状を引き起こす。近年，ALSにおける遺伝子変異が20個以上みつかっている。とくにTDP43（TAR DNA-binding protein of 43 kDa）やFUS（fused in sarcoma）などのRNA結合タンパク質が細胞質内封入体に蓄積していることが観察されており，ALS発症との関係が示唆されている。

例4）ポリグルタミン病

huntingtin（ハンチンチン）などの脳に存在するタンパク質のN末端に長いポリグルタミン（CAGリピート）をもつ。正常では6～36個の範囲だが，Huntington（ハンチントン）病患者では36～180個になる。このポリグルタミン部分が長いほど（核の中に）凝集体を形成しやすく，症状も重篤である。

例5）Parkinson（パーキンソン）病

ドーパミン作動性ニューロン死に起因する神経疾患である。発症原因には諸説ある。主要な病理像にLewy（レビー）小体とよばれる細胞内凝集体の形成が認められる。この凝集体の主要成分がαシヌクレインという機能不明のタンパク質であった。また遺伝性Parkinson病ではこのαシヌクレインに変異があることがわかっており，変異αシヌクレインは不溶性になりやすく，神経の中で集合して固まりやすい性質をもっている。別の遺伝性Parkinson病の原因遺伝子は，パーキンとよばれるタンパク質をつくる。パーキンはユビキチンリガーゼE3の一つで，パエル受容体の分解を促進する。パーキンの変異体はパエル受容体をユビキチン化することができない。そのためパエル受容体が分解されない。Parkinson病ではパエル受容体が細胞内に蓄積していることが観察されている。

QUESTION

タンパク質のフォールディングに関与するのはどれか。

a　チモーゲン
b　プロテアソーム
c　ユビキチン
d　リソソーム
e　ヒートショックプロテイン

食物中のタンパク質はどのように分解されるのか？　（タンパク質分解酵素）

模範解答

- タンパク質はペプチド結合を切断する加水分解酵素であるタンパク質分解酵素（プロテアーゼやペプチダーゼ）によって分解される。
- 食物中のタンパク質はすべて一度アミノ酸に分解されてから体内に吸収される。吸収されたアミノ酸は新しくタンパク質が合成されるときに用いられる。
- 消化酵素としてのタンパク質分解酵素はチモーゲンという不活性型の酵素前駆体として分泌され，消化管のなかで活性化される。このしくみによりタンパク質分解酵素が臓器の細胞を破壊することを防いでいる。

- 食物中のタンパク質が消化管内で分解されるにもかかわらず，われわれの臓器の細胞は無傷のままである。本項では臓器がタンパク質分解酵素で消化されないしくみと，食物中のタンパク質の分解について述べる。

■タンパク質分解酵素

- タンパク質はペプチド結合を切断する加水分解酵素であるタンパク質分解酵素（種々のプロテアーゼやペプチダーゼ）によって分解される。
- タンパク質分解酵素（プロテアーゼやペプチダーゼ）は大きく2種類に分類できる。

①エンド型：ペプチドの内部を切断する。
②エキソ型：ペプチドの端から順に切断する。

エンド型プロテアーゼ（エンドペプチダーゼ）

- プロテアーゼによって切断する場所が決まっているので限定分解が可能になる。ペプチドマッピングやプロテオミクス（プロテオーム解析）の研究に用いられる。

例：トリプシン：リシン（Lys）またはアルギニン（Arg）のカルボキシ基側を切る。
　リシルエンドペプチダーゼ：Lysのカルボキシ基側を切る。
　ペプシン：芳香族アミノ酸（Tyr，Phe，Trp）のアミノ基側を切る。
　キモトリプシン：芳香族アミノ酸（チロシン（Tyr），フェルアラニン（Phe），トリプトファン（Trp））のカルボキシ基側を切るが特異性は低い。

エキソ型プロテアーゼ（エキソペプチダーゼ）

- タンパク質の端から順にペプチド結合を切断するので，できてくるのはバラバラになったアミノ酸である。
- アミノペプチダーゼはアミノ基末端から，カルボキシペプチダーゼはカルボキシ基末端からアミノ酸を1分子ずつ遊離させる。
- ジペプチダーゼはジペプチドを分解する。

■食物中のタンパク質の消化（細胞外での加水分解）

●どこでどのように分解されるのか？

- ヒトの消化管（胃腸）とその働き（**図1**）

1）食物が胃の中に入ると，胃幽門前庭の上皮に存在するG細胞からガストリン（消化管ホルモンの1つ）が血中に分泌され，壁細胞から胃酸（塩酸）の分泌と主細胞からのペプシノゲンの分泌が促進される。
　胃酸の働き：①食物と一緒に入ってきた微生物や外来性の細胞を殺す。
　　　　　　②タンパク質を変性させ，ペプチド結合を切りやすくする。
2）胃の中でペプシノゲン（不活性型）からペプシン（活性型）に自己消化（ペプシンの作用）によって変わる。
3）胃の内容物（酸性）が小腸に達すると，十二指腸粘膜のS細胞からセクレチン（消化管ホルモンの1つ）が血中に分泌され，膵臓から小腸への重炭酸イオン（HCO_3^-）の分泌を促す（胃酸の中和）。

プロテアーゼ：protease
チモーゲン：zymogen
ペプチダーゼ：peptidase
不活性型：inactive form
活性型：active form

たとえば，タンパク質の一種であるコラーゲンを食べると，ほとんどアミノ酸にまで分解されてから体内に吸収される。したがってコラーゲンをたくさん食べたからといってわれわれの体内にそのまま取り込まれることはなく，分解されてできたアミノ酸がそのままコラーゲンになるわけではない。もしも，肉や魚のコラーゲンがそのまま体内に入ると免疫反応が起こり，拒絶されてしまう。

- 生体成分のうち水の次に多いのがタンパク質である。体重70kgのヒトの体には約10kgのタンパク質が含まれている。
- 健康な成人の窒素代謝では摂取した窒素と排泄する窒素の量がほぼ同等で，1日に300〜400gのタンパク質が分解され，その分再合成されていると見積もられる。

ペプチドマッピング
タンパク質を部位特異的なプロテアーゼで分解し，各ペプチド断片を質量分析などで分子量やアミノ酸配列を決定し，タンパク質の同定を行うこと。

p.137 QUESTION

正解 **e**　HSPがタンパク質のフォールディングを助ける。

4）十二指腸にペプチドが到達すると，十二指腸粘膜の内分泌細胞（I 細胞）からコレシストキニン（消化管ホルモンの1つ）が血中に分泌される。コレシストキニンは膵液（酵素の前駆体（チモーゲン）を多く含む）の分泌を促す（**表1**）。

5）種々のペプチダーゼで最終的にアミノ酸となり小腸絨毛の上皮細胞層（小腸粘膜）から吸収され，毛細血管に入る。

6）アミノ酸は毛細血管から門脈を経て肝臓に入り，異化される。また，いろいろな臓器や組織に送られ，タンパク質合成に利用される。

●なぜ，タンパク質分解酵素によって胃や膵臓が分解されないのか？

・臓器を守るメカニズムには大きく分けて3種類ある。

①チモーゲン（前駆体酵素，プロ酵素）として分泌され，消化管の中（つまり細胞外）で酸やタンパク質分解酵素の作用で部分的に分解されて“活性型”になる（**図2，表1**）。

②普段は阻害タンパク質が結合しているが，必要なときに外れて活性化する。
例：トリプシンにはトリプシンインヒビターが結合
　　好中球エラスターゼにはα1-アンチプロテアーゼが結合

③胃や小腸の内側はムチン（過剰の酸に溶解しない粘性物質，糖タンパク質）で覆われており，プロテアーゼで分解されにくくなっている。

KEYWORDS
- チモーゲン
- プロテアーゼ
- ペプチダーゼ

喫煙は，好中球エラスターゼとその阻害タンパク質であるα1-アンチプロテアーゼの結合を不十分にし，肺気腫などを起こす可能性がある。

臓器の細胞内で消化酵素が活性型になったらどうなるか？
もし，膵液が小腸に入る手前でつまったりすると，トリプシノーゲンなどのチモーゲンが膵臓細胞の内部でトリプシンなどの活性型のプロテアーゼに変換されてしまい，膵臓組織そのものが攻撃を受ける。これが急性膵炎である。

図1　ヒトの消化管における
プロテアーゼの活性化

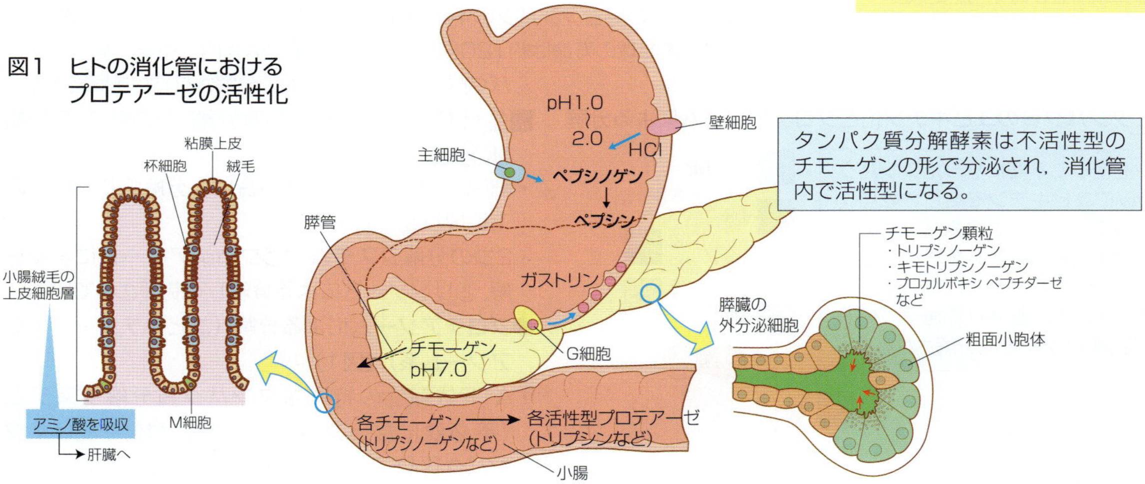

表1　チモーゲンからプロテアーゼへの活性化

不活性型のチモーゲン		活性型のプロテアーゼ
ペプシノゲン	→	ペプシン
トリプシノーゲン	→	トリプシン
キモトリプシノーゲン	→	キモトリプシン
プロカルボキシペプチダーゼ	→	カルボキシペプチダーゼ
プロエラスターゼ	→	エラスターゼ

図2　トリプシノーゲンからトリプシンへの活性化

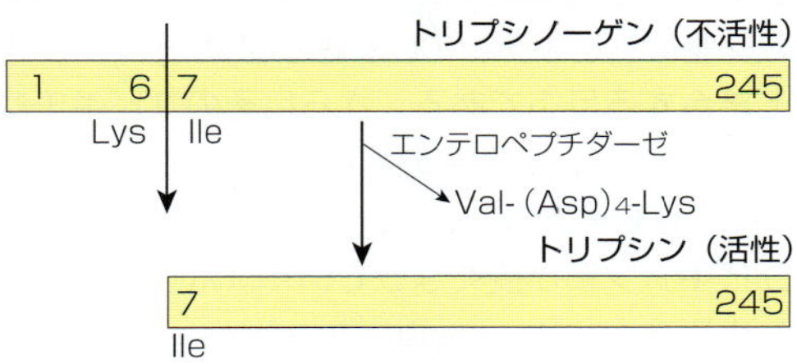

トリプシノーゲンは小腸のエンテロペプチダーゼによって，6番目のアミノ酸残基であるリシン（Lys）と7番目のアミノ酸残基であるイソロイシン（Ile）の間のペプチド結合が切断され，活性型のトリプシンになる。

QUESTION

エキソ型プロテアーゼはどれか。

a　ペプシン
b　トリプシン
c　キモトリプシン
d　ジペプチダーゼ
e　エンテロペプチダーゼ

細胞内のタンパク質はどのように分解されるのか？　（プロテアソームとオートファジー）

模範解答

- 細胞内で不要になったタンパク質や細胞小器官はユビキチン・プロテアソーム系とオートファジー系で分解される。
- ユビキチン・プロテアソーム系は，分解されるべきタンパク質のみにユビキチンという目印をつけ，プロテアソームという大きな複合体分子のなかに閉じ込めて選択的にタンパク質を分解する機構である。ユビキチン化にもタンパク質の分解にもATPが使用される。
- オートファジー系はリソソームという脂質二重膜で閉じられた細胞小器官のなかでタンパク質を分解する機構である。
- 両系は細胞をプロテアーゼから守る重要な役割を果たしている。

ユビキチン
真核生物に普遍的（ubiquitus）に存在する76個のアミノ酸残基からなるタンパク質（分子量は約8,600，進化的に保存性が高く，熱に安定）

- 体内のタンパク質は不要になると分解される。分解されるまでの時間（タンパク質の寿命）はタンパク質によって大きく異なる。タンパク質の代謝回転（ターンオーバー）は，そのタンパク質の半分量が入れ替わるまでの時間（半減期）で表される。細胞分裂に関わるタンパク質の半減期は数分のものが多い。血中のレチノール結合タンパクの半減期は約12時間，ヘモグロビンの半減期は約30日（赤血球の寿命は約120日）である。本項では体内で不要になったタンパク質がいかに識別されて分解されるかを概略する。

図1　タンパク質のユビキチン化とプロテアソームによる分解

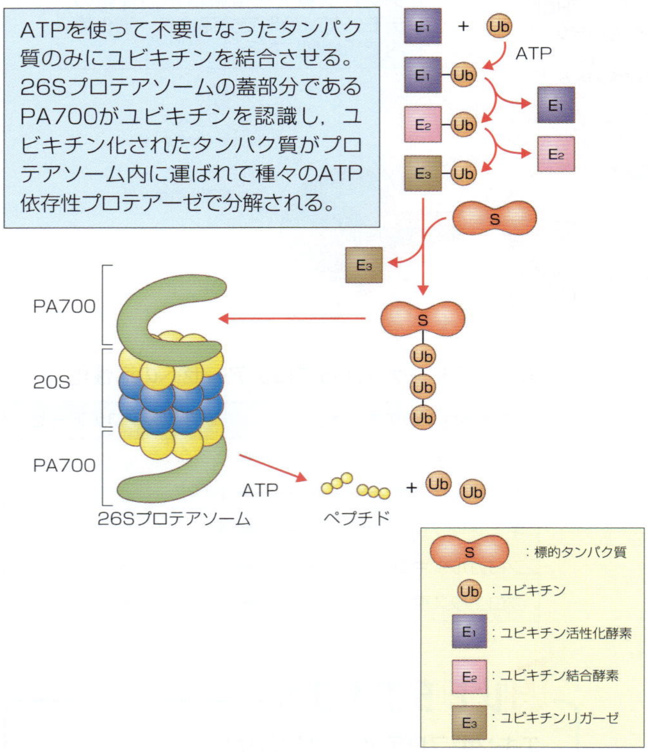

■生体内のタンパク質の分解（細胞内での加水分解）

- 細胞内のタンパク質量も合成と分解のバランスの上に成り立っている。
- 2つの分解システム（①プロテアソームによる分解，②リソソームによる分解）で制御されている。

●プロテアソームによる分解（ユビキチン・プロテアソーム系）（図1）

- ATP依存性の特殊なタンパク質分解システム（不必要になったタンパク質，損傷を受けたタンパク質やフォールディングがうまくできなかったタンパク質の分解）である。
  - ①分解されるべきタンパク質はまずユビキチンで目印がつけられる（ユビキチン化）。
  - ②ユビキチン化はATPと3つの酵素（E_1，E_2，E_3）の働きで標的タンパク質のLys残基のε-アミノ基にユビキチンのC末端のGlyがイソペプチド結合する反応である。さらにそのユビキチンの48番目のLys残基のε-アミノ基に別のユビキチンのC末端のGlyがイソペプチド結合して，ユビキチン鎖が長くなっていく（ポリユビキチン化）。
  - ③ポリユビキチン化されたタンパク質は26Sプロテアソーム（分子量は2.5×10^6）に運ばれ，閉じ込められて分解される。
  例：細胞周期にかかわるタンパク質は，ある1つの段階で働いたあと速やかにユビキチン-プ

p.139 QUESTION
正解 **d**　ジペプチダーゼはエキソペプチダーゼに分類される。他の酵素はエンドペプチダーゼである。

ロテアソーム系で分解される。このシステムにより細胞周期は次の段階に進むことができる。

●リソソームによる分解（細胞内器官（ミトコンドリアなど）や異物の分解）（図2上段）

- リソソーム（ライソゾーム）：膜で包まれた袋状の構造をしている細胞小器官。古くなった細胞自身や外部から入った異物を加水分解する。内部はpH4.5～5.0（酸性）に保たれており，酸性領域に至適pHを有する加水分解酵素が約40種類局在している（細胞内のものを取り込むことをオートファジー，細胞外のものを取り込むことをヘテロファジーとよぶことがある）。
- ユビキチン化されたタンパク質もリソソームで分解されることが明らかにされている。
- リソソーム内の加水分解酵素
  ①タンパク質分解酵素：カテプシン，コラゲナーゼ，エラスターゼなど
  ②多糖類を分解する酵素：ヒアルロニダーゼ，リゾチーム，シアリダーゼなど
  ③脂質分解酵素：トリアシルグリセロールリパーゼ，ホスホリパーゼ，スフィンゴミエリナーゼなど
  ④核酸分解酵素：リボヌクレアーゼ，デオキシリボヌクレアーゼなど

プロテアーゼから細胞を守るメカニズム

1）間違って折りたたまれたタンパク質や不要なタンパク質は（ポリ）ユビキチンが結合することで識別され，プロテアソーム内（またはリソソーム内）に閉じ込められて加水分解される。
2）リソソームは脂質二重膜に囲まれており，リソソーム酵素が外に漏れないようになっている。もし漏れ出た場合もリソソーム酵素の至適pHは酸性側なので，中性の細胞質内では働きにくい。

KEYWORDS
- ユビキチン
- プロテアソーム
- リソソーム
- オートファジー

リソソーム：lysosome

もし，リソソーム内の酵素が機能しなかったら？
リソソーム病：リソソームに存在する加水分解酵素をコードする遺伝子に突然変異があり，その酵素が機能しなくなれば，特定の物質がリソソームに蓄積し，病気としての症状を示す。
例：Tay-Sachs病，Pompe病
Tay-Sachs病
先天性代謝異常症の一つで，リソソーム内に存在するヘキソサミニダーゼAの欠損や変異によって，ガングリオシドGM2とよばれる脂質が脳の神経細胞に蓄積して起こる神経変性疾患。
Pompe病（糖原病Ⅱ型）
先天性代謝異常症の1つで，リソソーム内に存在するα-1，4-グルコシダーゼの欠損や変異によって，グリコーゲンが筋肉に蓄積して起こる筋力低下症。

図2　細胞内のタンパク質の分解

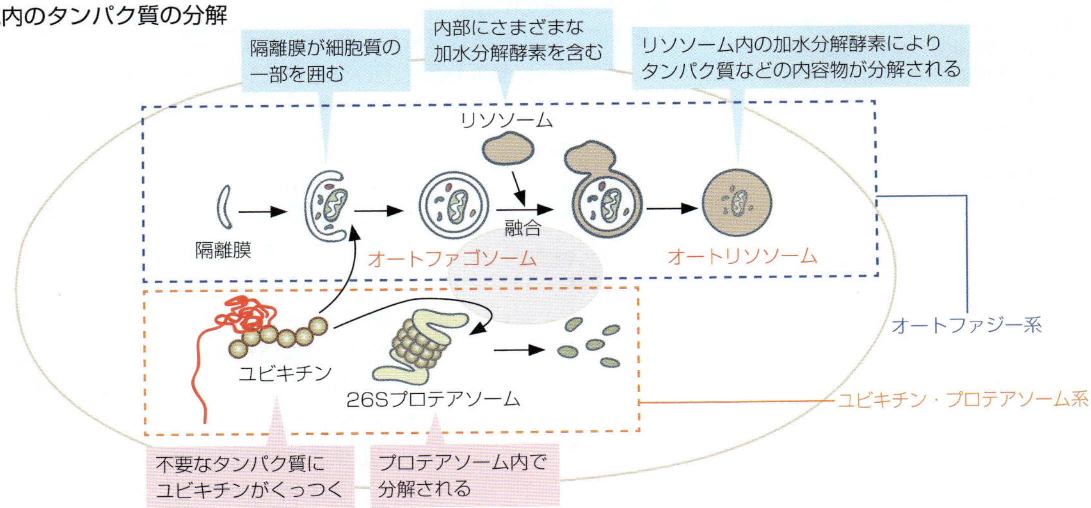

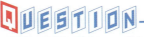

QUESTION

タンパク質のユビキチン化に必要なのはどれか。

a　FAD
b　ATP
c　NADPH
d　HSP40
e　UDP-Glc

アミノ酸のアミノ基はどのように代謝されるのか？ （アミノ基転移反応）

模範解答

・アミノ酸が小腸から吸収され肝臓に運ばれると，代謝の第一段階としてアミノ基転移反応により，アミノ基が除去される。
・反応の多くはα-ケトグルタル酸（2-オキソグルタル酸）がアミノ酸のα-アミノ基を受け取ってグルタミン酸になることが特徴である。
・グルタミン酸は肝臓で酸化的脱アミノ反応によってアンモニアを遊離させる。
・すべてのアミノ基転移酵素がピリドキシン（ビタミンB_6）の補酵素型であるピリドキサールリン酸（PLP）を補欠分子族としてもち，同一の反応機構で働く。

アミノ基転移酵素（トランスアミナーゼ，アミノトランスフェラーゼ）
ALTはアラニントランスアミナーゼ（ALanine Transaminase）の略で，alanine aminotransferaseともいう。以前はGPT（Glutamic Pyruvic Transaminase）とよんでいた。ASTはアスパラギン酸トランスアミナーゼ（ASpartate Transaminase）の略で，aspartate aminotransferaseともいう。以前はGOT（Glutamic Oxaloacetic Transaminase）とよんでいた。両者ともアミノ基転移酵素で，主に肝臓に存在する。もし，肝臓に障害があると，肝細胞が壊れ，肝臓中のタンパク質が血液中に逸脱してくる。血液検査でALTやASTの値が高い場合，肝機能に異常があることが予想される。両者が最も多く存在するアミノ基転移酵素だが，他のアミノ基転移酵素もある。

・アミノ酸は肝臓で吸収されたあと，どのように代謝されるのだろうか。本項ではアミノ酸のアミノ基がアンモニアになるまでの代謝を概説する。

■アミノ酸が異化経路に入る条件

・アミノ酸が酸化分解されるのは，以下の場合である。
①タンパク質が正常に生合成と分解がなされているときに，新しいタンパク質合成に不要である場合に限られる。
②タンパク質の多い食物を食べた場合，過剰分は異化される。つまり，アミノ酸は蓄積されない。
③飢餓状態または糖尿病で炭水化物が利用できない場合，アミノ酸は異化され，クエン酸回路を経て糖新生に利用される。

■アミノ基の代謝

・図1にアミノ基転移反応から尿素生成までの概略を示す。アミノ酸のアミノ基はアミノ基転移反応でL-グルタミン酸の形になり，酸化的脱アミノ反応でアンモニアが離脱する。遊離したアンモニアは尿素回路で処理され排出される。

図1 アミノ酸の代謝

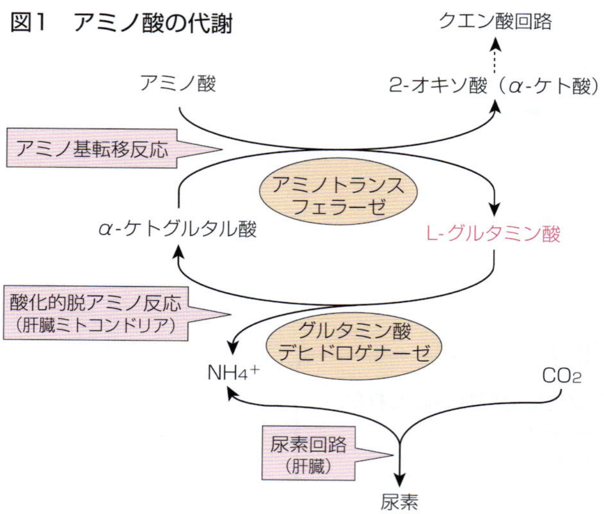

アミノ基転移反応

・アミノ酸のアミノ基はまずアミノ基転移反応でα-ケトグルタル酸（2-オキソグルタル酸）のα-炭素に渡され，自らはα-ケト酸になり，α-ケトグルタル酸はアミノ基が結合し，グルタミン酸になる。この反応には補酵素としてピリドキサールリン酸（ビタミンB_6の活性型；PLP）が使用される（**図2**）。

酸化的脱アミノ反応

・グルタミン酸は肝臓のミトコンドリアの内膜を通過したのち酸化的にアミノ基が外れる反応を受ける。これはグルタミン酸脱水素酵素（グルタミン酸デヒドロゲナーゼ）によってNADまたはNADPの存在下で触媒される。この反応を酸化的脱アミノ反応という（**図3**）。

肝臓以外の組織で生じた有毒なアンモニアができてしまった場合の代謝

・多くの組織ではヌクレオチドの分解からもアンモ

p.141 QUESTION ……………………
正 解 **b** ATPが必要である。

ニアが生成している。肝臓以外の組織で生じたアンモニアを肝臓に運ぶのは，「グルタミン」である。グルタミン酸にアンモニアを結合させるグルタミン合成酵素（グルタミンシンテターゼ）が働き，グルタミンとなり（**図4a**），肝臓に運ばれる。肝臓に入ってからグルタミナーゼによってもう一度アンモニアとグルタミン酸に戻される（**図4b**）。

ピリドキサールリン酸：pyridoxal phosphate（PLP）

図2　アミノ基転移反応

補酵素としてPLP（ピリドキサールリン酸）を使う

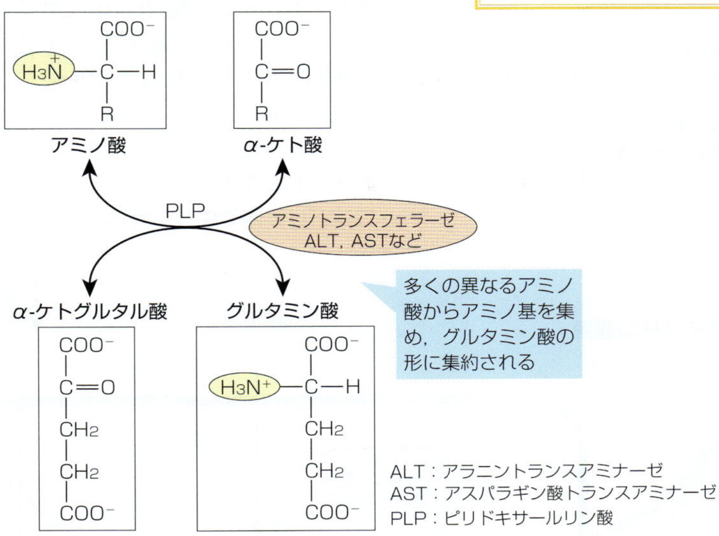

図3　酸化的脱アミノ反応

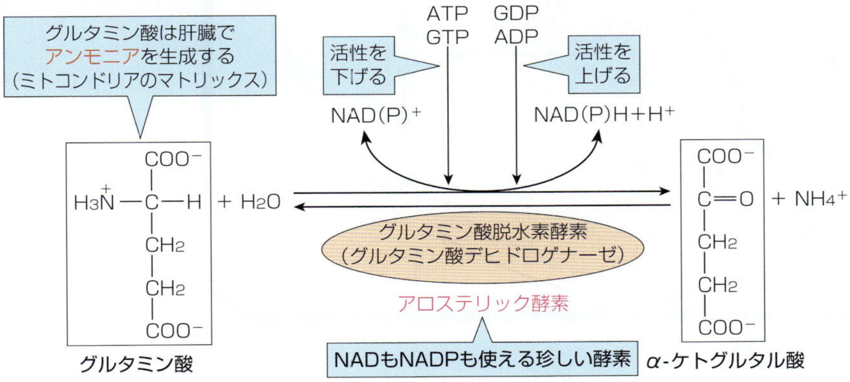

図4　グルタミンの合成とアンモニア離脱

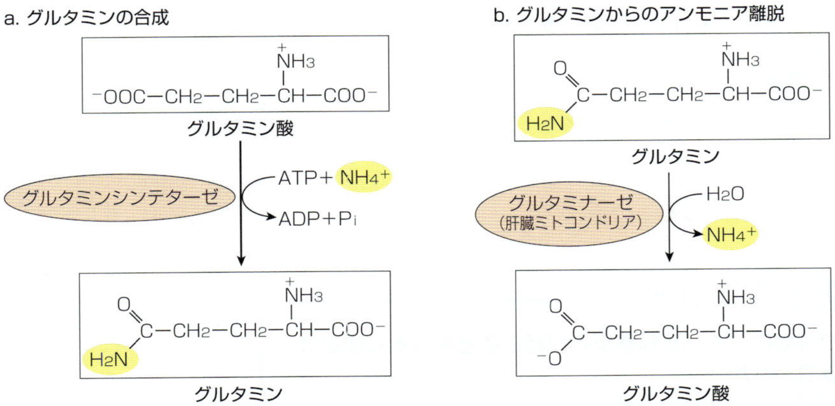

肝臓以外でできたアンモニアはグルタミンシンテターゼによってグルタミンになり肝臓に運ばれる。

KEYWORDS

- アミノ基転移反応
- 酸化的脱アミノ反応
- ピリドキサールリン酸

- 水棲脊椎動物はアンモニアのまま排泄する（水の中に直接排泄できるのでアンモニアの毒性は希釈される）。
- 陸棲脊椎動物（哺乳類）とサメ類は尿素として排泄する。
- 鳥類や八虫類は尿酸として排泄する。

アミノ基の運搬のまとめ（図5）

- 多くのアミノ酸はアミノ基転移反応でアミノ基をα-ケトグルタル酸に渡してグルタミン酸（Glu）にする。脳などでできたアンモニアはグルタミンとなってアミノ基を運ぶ。筋肉中のアンモニアはアラニンとして肝臓へ運ばれることが多い。
- 肝臓のミトコンドリアに入ったグルタミンはグルタミナーゼによってアンモニアとグルタミン酸に変換される（図4a）。グルタミン酸はグルタミン酸デヒドロゲナーゼでさらにアンモニアを放出する（図4b）。肝臓のミトコンドリア内で生じた有毒なアンモニアは尿素回路で代謝される。

図5　アミノ基の運搬

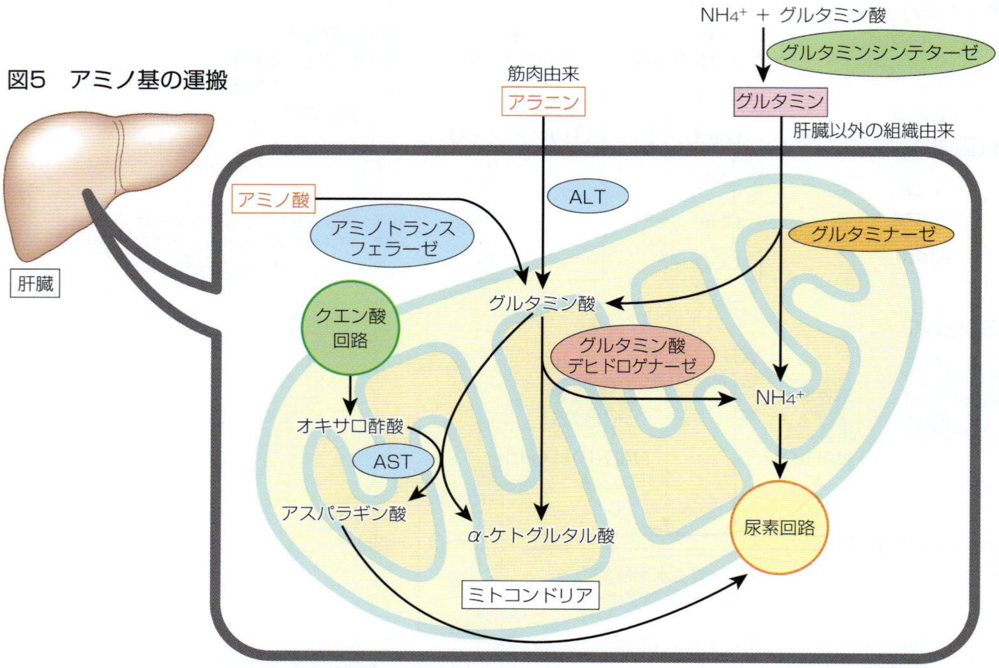

アミノトランスフェラーゼ

アミノ酸 ＋ α-ケトグルタル酸 ⟷（PLP（ビタミンB_6））グルタミン酸 ＋ α-ケト酸

グルタミン酸デヒドロゲナーゼ

グルタミン酸 ⟷（$NAD(P)^+$）α-ケトグルタル酸 ＋ NH_4^+

グルタミンシンテターゼ

グルタミン酸 ＋ NH_4^+ →（ATP）グルタミン

グルタミナーゼ

グルタミン →（H_2O）グルタミン酸 ＋ NH_4^+

QUESTION

オキザロ酢酸にアミノ基転移反応が起こると生成する物質はどの組み合わせか？

a　アラニン ＋ グルタミン酸
b　アスパラギン酸 ＋ グルタミン酸
c　グルタミン ＋ α-ケトグルタル酸
d　アスパラギン酸 ＋ α-ケトグルタル酸
e　ピルビン酸 ＋ α-ケトグルタル酸

アンモニアはどのように解毒されるのか？（尿素回路）

模範解答

- アミノ酸から代謝されたアンモニアは，肝臓にのみ存在する尿素回路で無毒な尿素に変えられて腎臓から排出される。
- 肝臓の機能が低下すると尿素回路が機能せず有毒なアンモニアを代謝できなくなり，血中のアンモニア濃度が高くなる（高アンモニア血症）。
- 尿素回路内で起こる反応の酵素が欠損すると，高アンモニア血症やアルギニノコハク酸尿症などの代謝異常症が起こる。

- アミノ酸のアミノ基から生じたアンモニアは非常に毒性が強い。生体内ではこの有毒なアンモニアをどこでどのように処理しているのだろうか。ここではアンモニアを無毒の尿素に変える尿素回路について述べる。

■尿素回路における5つの酵素反応（図1）

- 尿素回路は肝臓にのみ存在し，ミトコンドリア内で起こる2つの反応と細胞質で起こる3つの反応から構成されている。

❶カルバモイルリン酸シンテターゼⅠ（CPSⅠ）

- 肝臓のミトコンドリア内で，アンモニアは２分子のATPを使って二酸化炭素と反応し，カルバモイル化され，カルバモイルリン酸になる。このカルバモイルリン酸シンテターゼⅠが尿素回路の律速酵素となる。

❷オルニチントランスカルバモイラーゼ

- カルバモイルリン酸はオルニチンと縮合し，シトルリンになる。シトルリンは細胞質に運ばれる。

❸アルギニノコハク酸シンテターゼ

- 細胞質でシトルリンのカルボニル基とアスパラギン酸のアミノ基が1分子のATPを使って縮合し，アルギニノコハク酸に変えられる。この回路を回すためには，1周ごとにアスパラギン酸が必要になる。

❹アルギニノスクシナーゼ

- アルギニノコハク酸のC-N間が切断され，アルギニンとフマル酸になる。フマル酸は細胞質のフマラーゼでリンゴ酸に変換されてからミトコンドリアに入るか，ミトコンドリアのクエン酸回路に入ってから，フマル酸 → リンゴ酸となる。
- リンゴ酸はクエン酸回路でオキサロ酢酸となり，アミノ基転移反応（AST）でアスパラギン酸に変換される。

❺アルギナーゼ

- アルギニンはアルギナーゼによって加水分解され，尿素を生成すると同時にオルニチンに戻る。オルニチンはまたミトコンドリア内に輸送され，尿素回路の次の回転に使用される。尿素回路の別名をオルニチン回路という。

KEYWORDS

- 尿素回路
- アンモニア
- オルニチン

肝癌や肝硬変などで肝機能が障害され有毒なアンモニアを代謝できなくなった場合，アンモニアが体内で増加して高アンモニア血症となる。ひどい時は意識障害や昏睡状態に陥る。これが肝性昏睡または肝性脳症とよばれる状態である。なお，肝性昏睡にはアンモニアだけではなく，インドール，メルカプタン，低級脂肪酸など他の物質も関与することが指摘されている。

高アンモニア血症の治療法

- カロリー源としてタンパク質を制限し，炭水化物を中心としたエネルギーに変える。
- ラクツロース（ガラクトースとフルクトースからなる合成糖）を投与する（ラクツロースは小腸で分解されず，大腸の腸内細菌により分解されて乳酸と酢酸を生じるので，大腸内のｐＨを下げてアンモニアの吸収を低下させる。また下剤としての効果もある）。
- 分枝アミノ酸を主体とした輸液を投与する（分枝アミノ酸は肝臓以外で代謝される）。分枝アミノ酸（branched chain amino acid：BCAA：バリン，ロイシン，イソロイシン）と芳香族アミノ酸（aromatic amino acid：AAA：フェニルアラニン，チロシン）のモル比のことをFischer比という。健常人では3～4であるが，肝不全では低下し，1.8以下になると治療対象になる。

カルバモイルリン酸シンテターゼ（carbamoyl phosphate synthetase：CPS）Ⅰ（CPSⅠ）はミトコンドリアに存在する酵素で，細胞質に存在してピリミジン合成にかかわるCPSⅡとは別の酵素（アイソザイム）である。*N*-アセチルグルタミン酸はCPSⅠの正のアロステリックエフェクターで結合することで酵素とATPの親和性を上昇させる。CPSⅡは*N*-アセチルグルタミン酸に影響されない。

- 尿素の2つのアミノ基はアンモニアとアスパラギン酸由来で，カルボニル基は二酸化炭素由来である。
- 生成した尿素は血流に入り，腎臓に運ばれて尿中に排出される。

■尿素回路異常症

- 尿素回路の各反応を触媒する酵素が欠損すると，以下の代謝異常症が起こる。
  ❶カルバモイルリン酸シンテターゼⅠ：高アンモニア血症１型
  ❷オルニチントランスカルバモイラーゼ：高アンモニア血症２型
  ❸アルギニノコハク酸シンテターゼ：シトルリン血症
  ❹アルギニノスクシナーゼ（アルギニノコハク酸分解酵素）：アルギニノコハク酸尿症
  ❺アルギナーゼ：高アルギニン血症
- ❶から❹の酵素欠損症は，すべて高濃度のアンモニアによる昏睡，けいれん，新生児期致死が起こる可能性がある。部分欠損の場合は，タンパク質制限やアンモニアの排泄により，発達が可能である。
- ❺のアルギナーゼ欠損症はまれな疾患だが，中枢神経系の発達や機能の障害が起こる。
- なお，*N*-アセチルグルタミン酸シンターゼの欠損は，❶のカルバモイルリン酸シンテターゼⅠ欠損症を引き起こす。

図1　尿素回路とクエン酸回路の連携

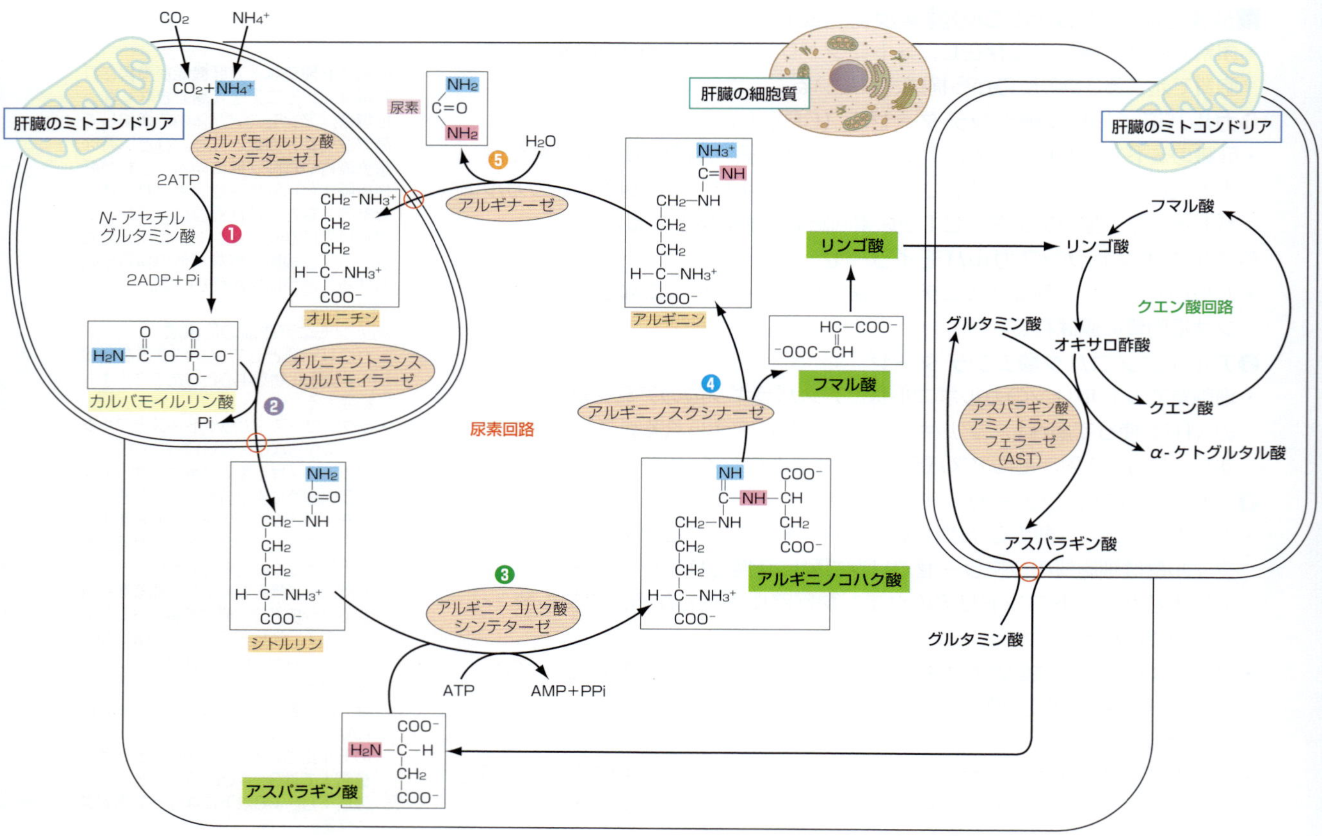

（○は輸送体を示す）
（上代淑人 翻訳：ハーパー生化学，丸善，p347，2001より改変引用）

p.144 QUESTION

正解　**d**　オキザロ酢酸はアミノ基転移反応でアスパラギン酸になる。アミノ基供与体としてグルタミン酸が使われると，生成するのはα-ケトグルタル酸（2-オキソグルタル酸）である。

■尿素回路とクエン酸回路の連携

- 尿素回路のアルギニノスクシナーゼ反応で生じたフマル酸は，細胞質型のフマラーゼでリンゴ酸に変換されミトコンドリアに入る。また，フマル酸はクエン酸回路のメンバーであるため，ミトコンドリアに入ってからフマル酸 → リンゴ酸となることもある。
- リンゴ酸はクエン酸回路でオキサロ酢酸になり，グルタミン酸とのアミノ基転移反応によってできたアスパラギン酸が細胞質に運ばれ，尿素回路に入る（**図1**）。
- この尿素回路とクエン酸回路をつなぐ経路をアスパラギン酸-アルギニノコハク酸シャントともよばれる。
- その他，尿素回路に関与する物質の輸送タンパク質（トランスロカーゼまたはキャリアとよばれる）が欠損することで，以下の疾患が起こる。

  シトリン欠損症：ミトコンドリア膜を移動するためのアスパラギン酸-グルタミン酸輸送体であるシトリンというタンパク質の欠損により，アルギニノコハク酸シンテターゼの活性が低下する。胆道閉鎖症と似た所見を示す。

  オルニチントランスロカーゼ欠損症：ミトコンドリアにオルニチンを運ぶタンパク質であるオルニチントランスロカーゼが欠損するため，高アンモニア血症を起こす。

ミトコンドリアに存在するフマラーゼやリンゴ酸デヒドロゲナーゼ（リンゴ酸 → オキサロ酢酸）およびASTには細胞質型のアイソザイムがあるので，細胞質内でもアスパラギン酸を生成することが可能である。

リンゴ酸とアスパラギン酸は特殊な輸送系によってミトコンドリア内膜を通過可能で，ミトコンドリアと細胞質を行き来できる（リンゴ酸-アスパラギン酸シャント）が，オキサロ酢酸やフマル酸は膜を通過できない。オルニチンとシトルリンも特殊な輸送系によってミトコンドリア内膜を通過できる。

■尿素回路の調節

- 尿素回路の最初の反応を触媒するCPS Ⅰは，*N*-アセチルグルタミン酸（**図2**）で活性化される。
- アミノ酸の分解速度が大きいと尿素合成を促進させて余分な窒素を排泄する必要がある。
- アミノ基転移反応が速くなるとグルタミン酸濃度が上がり，*N*-アセチルグルタミン酸合成が促進され，CPS Ⅰが活性化し，その結果，尿素回路が活発に回ることになる。

図2　*N*-アセチルグルタミン酸

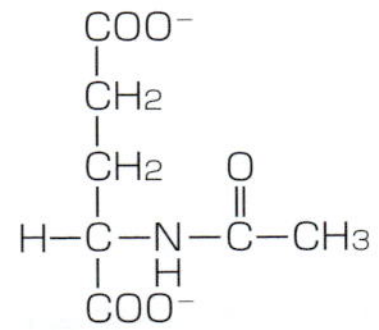

QUESTION

尿素回路に関与しないのはどれか。

a　ATP
b　シトルリン
c　グルタミン
d　アスパラギン酸
e　二酸化炭素

アミノ酸の炭素骨格はどのように代謝されるのか？　（アミノ酸代謝）

模範解答

・アミノ酸は神経伝達物質またはその前駆体であることが多い。もし，アミノ酸を代謝する酵素が遺伝的に変異または欠損していると，重篤な神経発達障害や精神発達遅滞を引き起こすことになる。新生児スクリーニングは遺伝的な代謝障害があるかどうかを調べるもので，特にアミノ酸代謝障害の有無はタンパク質を多く含む母乳やミルクを飲む赤ちゃんにとって非常に重要な検査である。

・20種のアミノ酸のアミノ基から生成されるアンモニアは尿素回路に入るが，炭素骨格のほうはアミノ酸によって代謝経路が異なる。しかし，それらの最終代謝産物はすべてクエン酸回路に入り，糖新生に使用されるか，あるいは二酸化炭素と水にまで完全に酸化される。

遺伝的なアミノ酸代謝異常症をいち早く見つけるために新生児スクリーニングが行われる。あるアミノ酸を代謝できない新生児には対象となるアミノ酸を抜いたミルクを与える必要がある。

・アミノ酸の炭素骨格部分はすべてクエン酸回路に入って代謝される（図1）。またアミノ酸からは神経伝達物質など重要な生体分子が生合成される。本項ではアミノ酸の炭素骨格がどのように代謝されるのか，どんな生体分子が合成されるのか，その代謝をつかさどる酵素が欠損するとどのような疾患が起こるのか，について概説する。

■アミノ酸の炭素骨格代謝の概略

・図1はアミノ酸の炭素骨格の代謝を概略している。主要な最終代謝産物によってグループ分けしてある。アミノ酸によっては2つ以上の代謝経路をもつもの（色がついたアミノ酸）もあり，動物の種類によって異なる場合もある。

図1　アミノ酸の炭素骨格の代謝経路

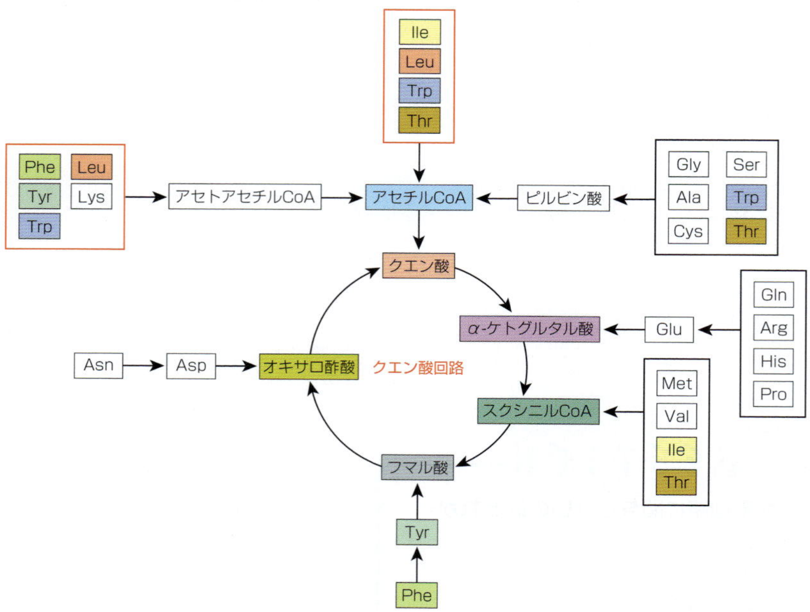

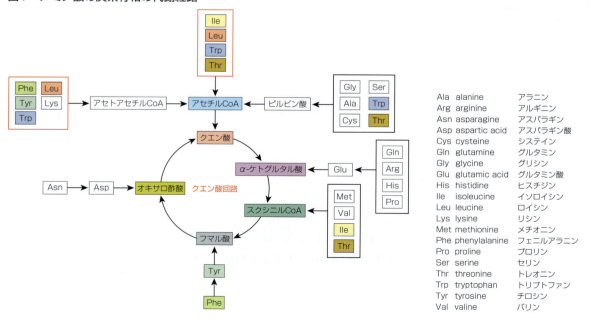

Ala	alanine	アラニン
Arg	arginine	アルギニン
Asn	asparagine	アスパラギン
Asp	aspartic acid	アスパラギン酸
Cys	cysteine	システイン
Gln	glutamine	グルタミン
Gly	glycine	グリシン
Glu	glutamic acid	グルタミン酸
His	histidine	ヒスチジン
Ile	isoleucine	イソロイシン
Leu	leucine	ロイシン
Lys	lysine	リシン
Met	methionine	メチオニン
Phe	phenylalanine	フェニルアラニン
Pro	proline	プロリン
Ser	serine	セリン
Thr	threonine	トレオニン
Trp	tryptophan	トリプトファン
Tyr	tyrosine	チロシン
Val	valine	バリン

p.147 QUESTION

正解　c　グルタミンは直接尿素回路に関与しない。

・赤枠はケト原性（糖新生に使われない）のアミノ酸を示しているが，他経路を通ることで糖新生が可能なアミノ酸（糖原性）が多い。完全にケト原性といえるアミノ酸はロイシンとリシンのみである。

KEYWORDS
- アミノ酸代謝異常症
- 糖原性
- ケト原性
- 神経伝達物質

■主なアミノ酸異化経路

フェニルアラニンの異化

・図2に示すようにフェニルアラニンは最初にヒドロキシ化を受けてチロシンとなり，後は共通の経路である。チロシンは，4-ヒドロキシフェニルピルビン酸（*p*-ヒドロキシフェニルピルビン酸）を経てホモゲンチジン酸となり，最終的にはフマル酸とアセト酢酸になる。

・重要な代謝異常は，フェニルケトン尿症，アルカプトン尿症，高チロシン血症である。

・古典的フェニルケトン尿症（PKU）はフェニルアラニンヒドロキシラーゼ（フェニルアラニン-4-モノオキシゲナーゼ）の欠損で起こる。重篤な場合は精神遅滞をきたすが，低フェニルアラニン食で予防できる。

・非古典的PKUは，フェニルアラニンヒドロキシラーゼの補酵素であるテトラヒドロビオプテリン（BH_4）（⇒p.195）の生合成と再生を触媒する酵素の欠損によって起こる。

・アルカプトン尿症はホモゲンチジン酸ジオキシゲナーゼ欠損で，尿に排泄されたホモゲンチジン酸が空気酸化を受けて黒変するが，重篤な症状はない。

・遺伝性の高チロシン血症は3つの型に分類される。

・Ⅰ型はフマリルアセト酢酸分解酵素（フマリルアセトアセターゼ）の欠損

アミノ酸代謝異常症の場合，蓄積されるのは水溶性物質であることが多いので，血液中や尿中で検出される。フェニルアラニンをチロシンに変換できないフェニルケトン尿症の患者では，フェニルピルビン酸やフェニル乳酸，フェニル酢酸が尿中に排泄される。

図2　フェニルアラニンがアセトアセチルCoAまで代謝される経路

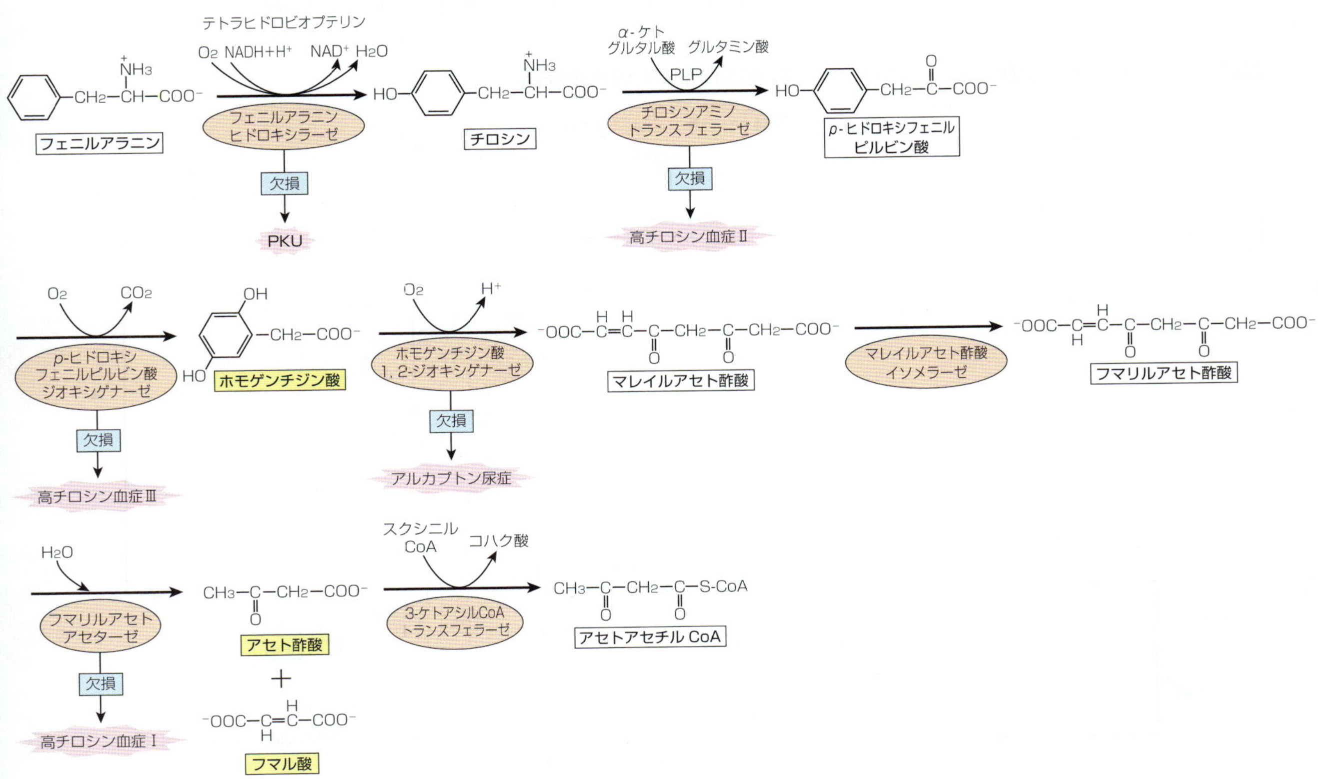

によるもので，発育不良や肝機能障害，尿細管障害を引き起こす。
- Ⅱ型はRichner-Hanhart症候群として知られているが，チロシンアミノトランスフェラーゼの欠損症である。眼の角膜と手足の皮膚の潰瘍がおもな症状である。
- Ⅲ型は*p*-ヒドロキシフェニルピルビン酸ジオキシゲナーゼの欠損による。けいれんや運動失調などの神経症状が出るが，肝，腎，皮膚などに異常はみられない。

フェニルアラニンおよびチロシンから生合成される神経伝達物質

- **図3**はフェニルアラニンからアドレナリンまでの代謝経路を示したものである。フェニルアラニンおよびチロシンは，チロシンヒドロキシラーゼ（チロシン-3-モノオキシゲナーゼ）によって生成したドーパを経て，ドーパミンやアドレナリンなどの神経伝達物質であるカテコールアミンになる。また，チロシナーゼ（モノフェノールモノオキシゲナーゼ）は皮膚や毛髪の黒色色素であるメラニンを誘導し，本酵素の欠損は先天性白皮症（白子症，色素欠乏症）の原因となる。

メチオニン，トレオニンの異化（図4）

- メチオニンの硫黄原子にATP由来のアデノシンが結合し，*S*-アデノシルメチオニン（AdoMet, SAM）となる。SAMは多くのメチル化反応でメチル基を供与し（不可逆反応），S-アデノシルホモシステイン（AdoHcy, SAH）となり，ホモシステインに加水分解される。ホモシステインは，再度メチオニンに戻る経路（メチオニンサイクル）とシステインに代謝される経路がある。
- メチオニンに戻る場合は，5-メチルテトラヒドロ葉酸（5-メチルTHF）からメチル基をもらったメチルコバラミン（ビタミンB_{12}）を補酵素とするメチオニンシンターゼでメチル化される（⇒p.192図10）。
- システインへの代謝は，PLPを補酵素とするシスタチオニンβシンターゼ

図3　フェニルアラニンからアドレナリンが生合成されるまでの代謝経路

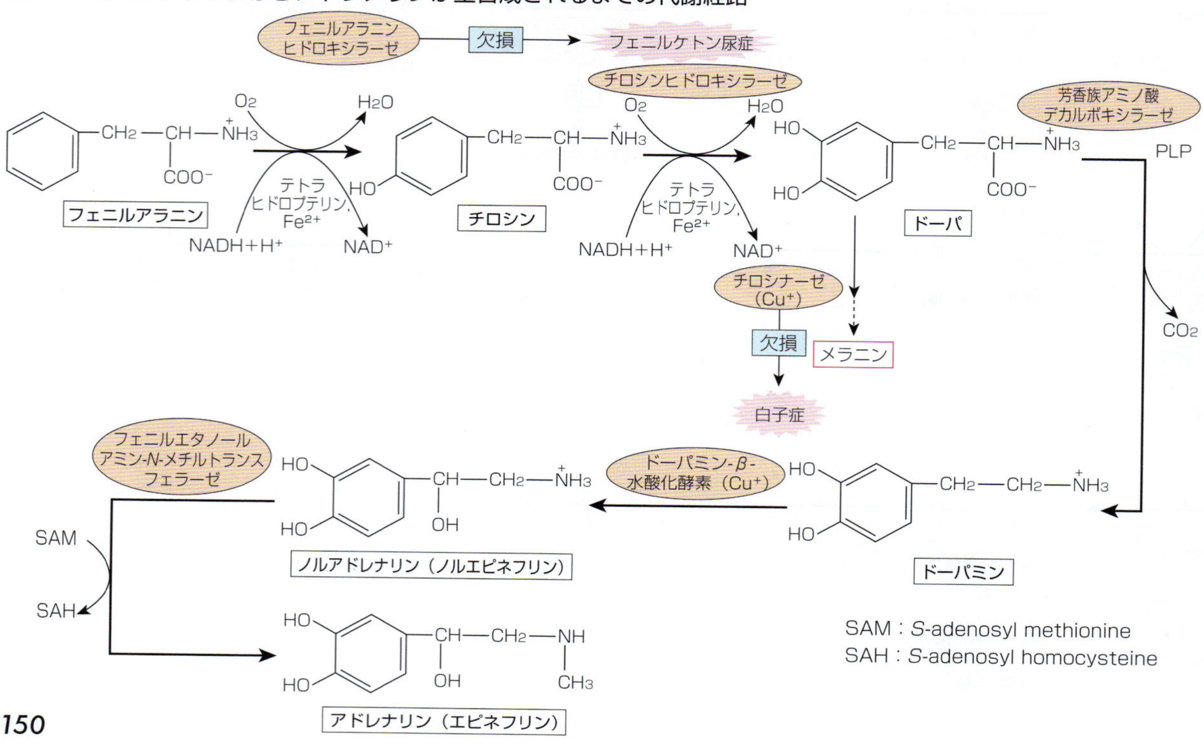

SAM：*S*-adenosyl methionine
SAH：*S*-adenosyl homocysteine

図4　アミノ酸の異化経路の概略と欠損症

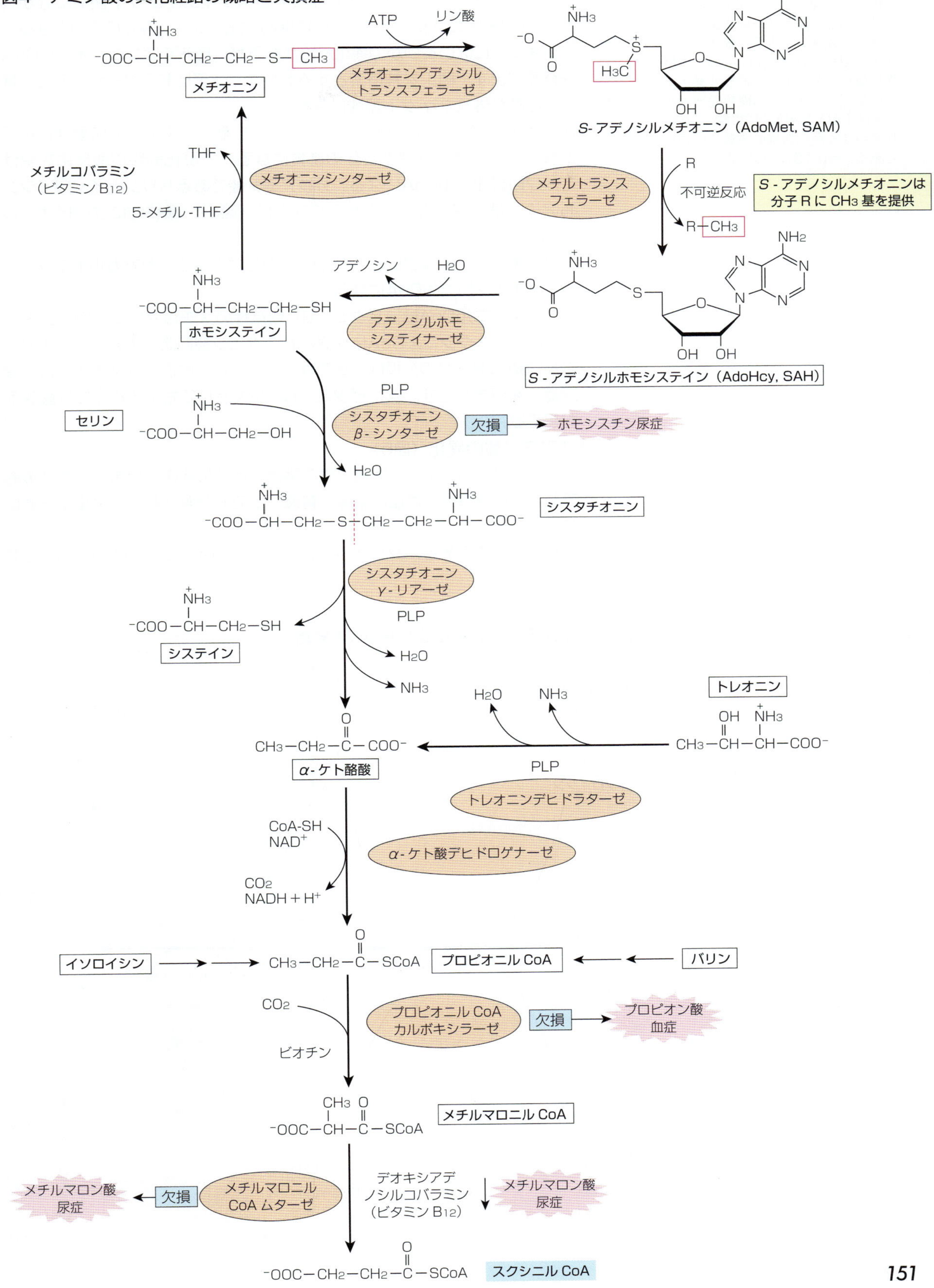

分枝α-ケト酸デヒドロゲナーゼ複合体はピルビン酸デヒドロゲナーゼ複合体や2-オキソグルタル酸デヒドロゲナーゼ複合体と類似した3つの酵素が複合体を形成しており，酸化的脱炭酸反応を担う。5種類の補因子（TPP, FAD, NAD, リポ酸，CoA）が関与する反応機構も本質的に同じである（⇒p.195, p.217）。

とシスタチオニンγ-リアーゼによってシステインとα-ケト酪酸に分かれる。シスタチオニンβ-シンターゼの欠損はホモシスチン尿症の原因となる。

- トレオニンにはいくつかの異化経路があるが，ヒトではプロピオニルCoAを経る。まず，PLPを補酵素とするトレオニンデヒドラターゼでアミノ基と水酸基が外れ，α-ケト酪酸になる。
- α-ケト酪酸は，α-ケト酸デヒドロゲナーゼ複合体（α-ケト酪酸はピルビン酸デヒドロゲナーゼ複合体の基質になる）で酸化的脱炭酸反応を受けて，プロピオニルCoAになる。分枝アミノ酸であるバリンとイソロイシンもアミノ基転移反応と脱炭酸反応を受け（**図5**），最終的にプロピオニルCoAになる。
- プロピオニルCoAはプロピオニルCoAカルボキシラーゼでカルボキシ化され，メチルマロニルCoAになる。
- メチルマロニルCoAは，ビタミンB_{12}依存性のメチルマロニルCoAムターゼによってスクシニルCoAに代謝され，クエン酸回路に入る。メチルマロニルCoAムターゼの欠損は，重篤なメチルマロン酸血症（メチルマロン酸尿症）を引き起こす。またビタミンB_{12}が欠乏してもメチルマロン酸尿症が起こる。

分枝アミノ酸の異化（図5）

- 分枝アミノ酸の代謝は，肝臓以外の臓器，とくに筋肉で始まる点が特徴的である。筋肉以外では脂肪組織，腎臓，脳でも分解され，エネルギー源になる。
- 分枝アミノ酸であるイソロイシン，バリン，ロイシンの分解は，3者に共

図5　分枝アミノ酸における共通の代謝経路

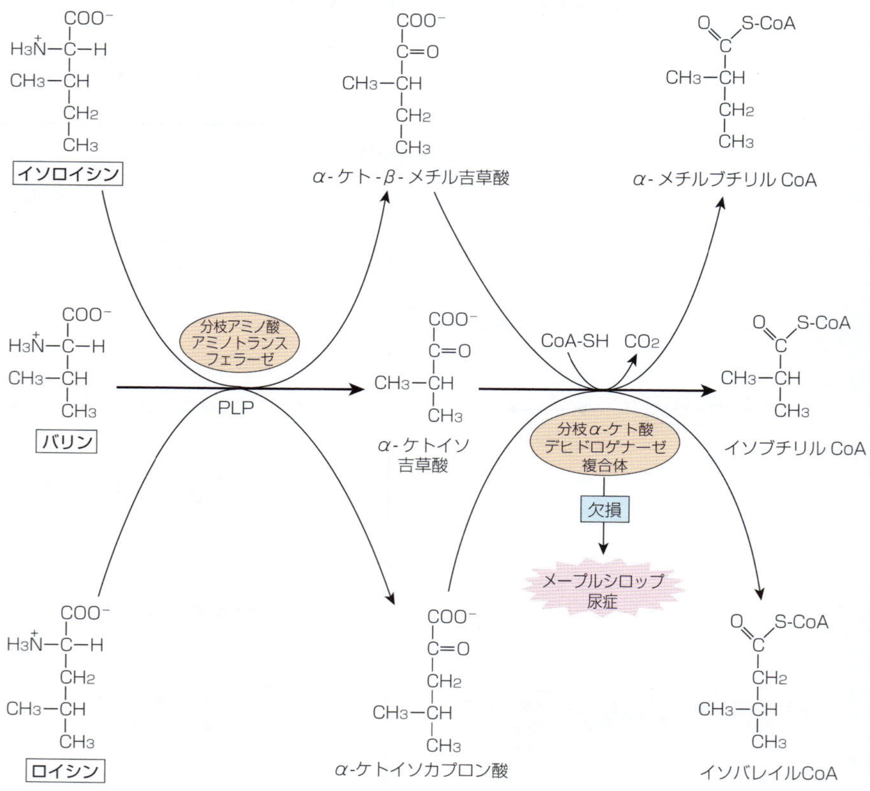

図6　ヒスチジンが4-イミダゾロン5-プロピオン酸まで代謝される経路

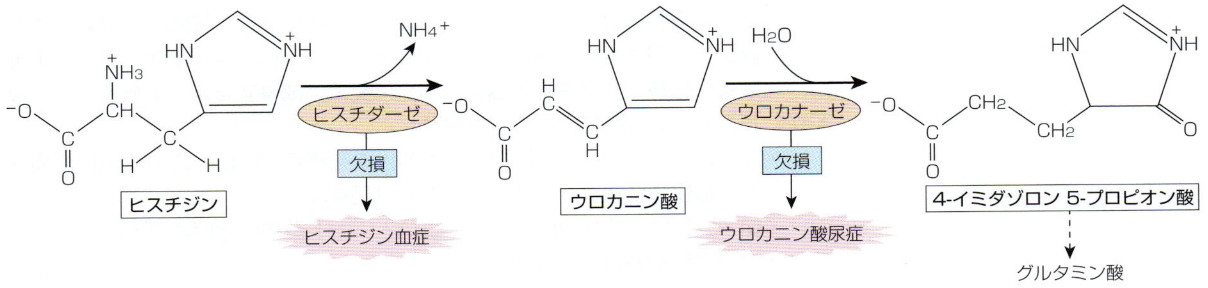

図7　ヒスチジンが脱炭酸されてヒスタミンが生合成される反応

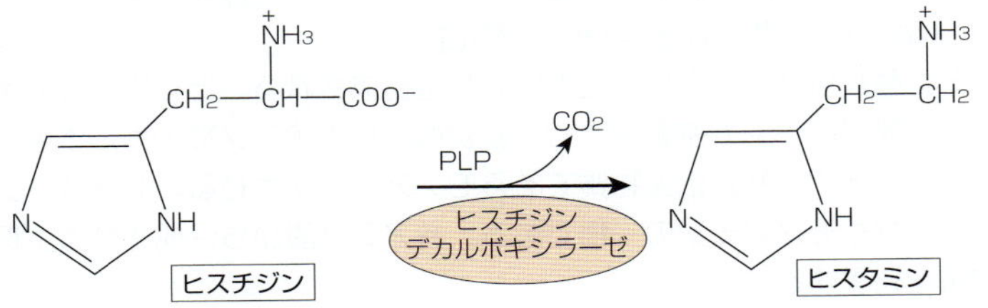

図8　グルタミン酸が脱炭酸されてGABAが生合成される反応

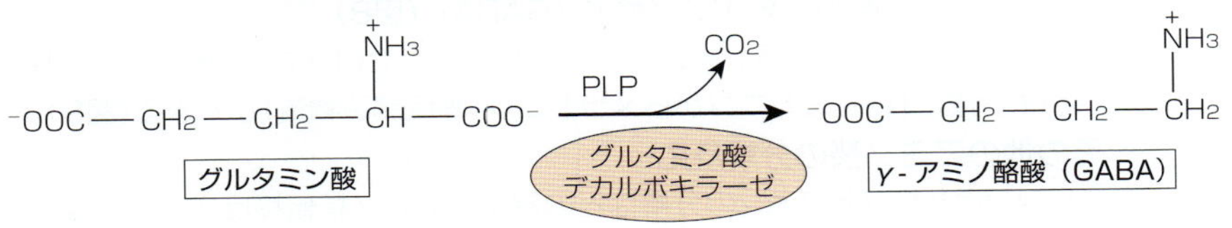

図9　トリプトファンからセロトニンを経てメラトニンが生合成される反応

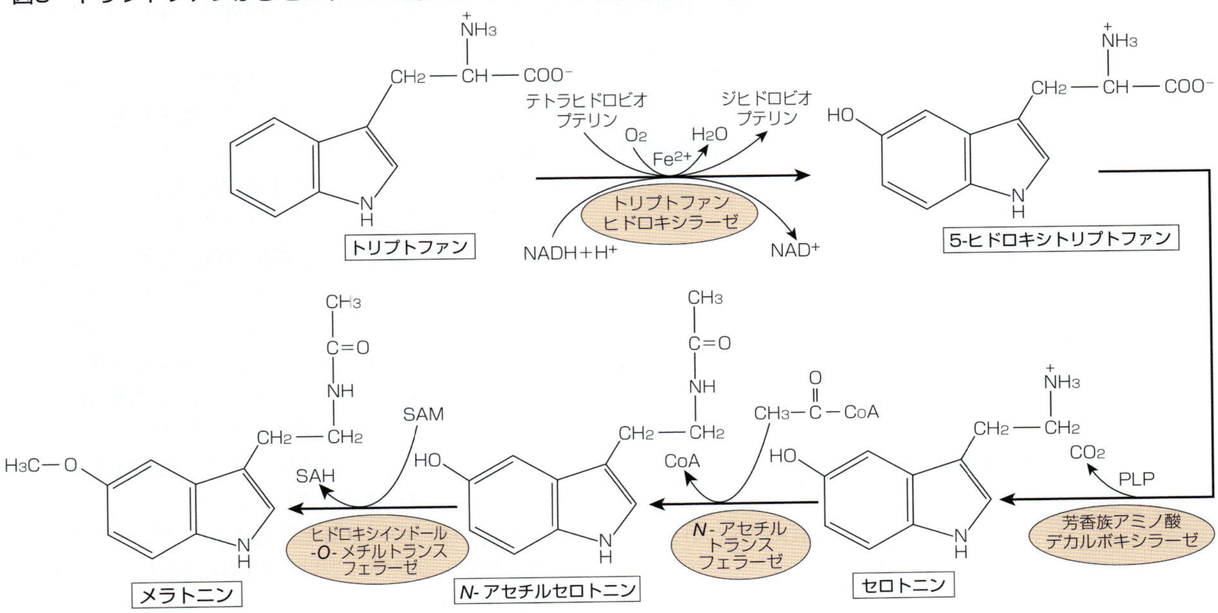

SAM：*S*-アデノシルメチオニン，SAH：*S*-アデノシルホモシステイン

通する分枝アミノ酸アミノトランスフェラーゼと分枝α-ケト酸デヒドロゲナーゼ複合体でアミノ基とカルボキシ基が外れる（**図5**）。分枝α-ケト酸デヒドロゲナーゼ複合体の欠損はメープルシロップ尿症を起こす。生後すぐに分枝アミノ酸の少ないミルクに変え，成長するまで低分枝アミノ酸食にする必要がある。

・イソロイシンとバリンはいくつかの代謝を経てプロピオニルCoAに変換され，最終的にスクシニルCoAになる（**図4**）。

・ロイシンは，最終的にアセチルCoAとアセト酢酸に分解される。

ヒスチジンの異化（図6）

・ヒスチジンの分解において，脱アミノ反応を触媒するヒスチダーゼ（欠損するとヒスチジン血症）によりウロカニン酸となり，ウロカナーゼ（欠損するとウロカニン酸尿症）で4-イミダゾロン5-プロピオン酸になり，最終的にグルタミン酸に分解される。

アミノ酸から合成される生理活性物質

・アミノ酸からは種々の生理活性物質が生合成される。とくにピリドキサールリン酸（PLP）が補酵素となる脱炭酸反応でアミノ酸のカルボキシ基が外れることで，神経伝達物質であるモノアミンが生じる。ドーパミンもヒスタミンもモノアミンの一種である。各アミノ酸から合成される生理活性物質を列挙する。

①チロシンからドーパミンを経てノルアドレナリン（ノルエピネフリン），アドレナリン（エピネフリン）（**図3**）

②ヒスチジンからヒスタミン（**図7**）

③グルタミン酸からγ-アミノ酪酸（GABA）（**図8**）

④トリプトファンからナイアシン（ビタミン）とセロトニン（神経伝達物質）が生合成され，セロトニンからメラトニン（睡眠誘導物質）ができる（**図9**）。

その他のアミノ酸の分解反応

・リシンとトリプトファンの分解はどの窒素もアミノ基転移反応を受けない。

・リシンはα-ケトグルタル酸と結合してサッカロピンとなり，2-アミノアジピン酸となる。

・トリプトファンはトリプトファンオキシゲナーゼでインドール環が開裂される。重要な酵素はキヌレニナーゼで，アラニンが外れ，3-ヒドロキシアントラニル酸ができる。

・アルギニン，グルタミン，ヒスチジン，プロリンはグルタミン酸に異化される。グルタミンはグルタミナーゼによってグルタミン酸となる。アルギニンはアルギナーゼによってオルニチンとなり，プロリンと同じくグルタミン酸-5-セミアルデヒドを経てグルタミン酸となる。

・グリシン，アラニン，システイン，セリン，トリプトファン，トレオニンはピルビン酸に分解される。アラニンはアミノ基転移で，セリンはセリンデヒドラターゼによってそれぞれピルビン酸になる。グリシンはセリンを経る経路もあるが，グリシン開裂酵素複合体によって二酸化炭素とアンモニアに分解される（**図10**）。この酵素の欠損により，高グリシン血症が起こる。

・グリシンとアルギニンからは，メチル化を経てクレアチン（⇒p.366）が合成される。

・トレオニンはピルビン酸とアセチルCoAに分解される経路もある。システインは直接酸化経路もしくはアミノ基転移で異化される。トリプトファンはアラニンと

図10　グリシン開裂

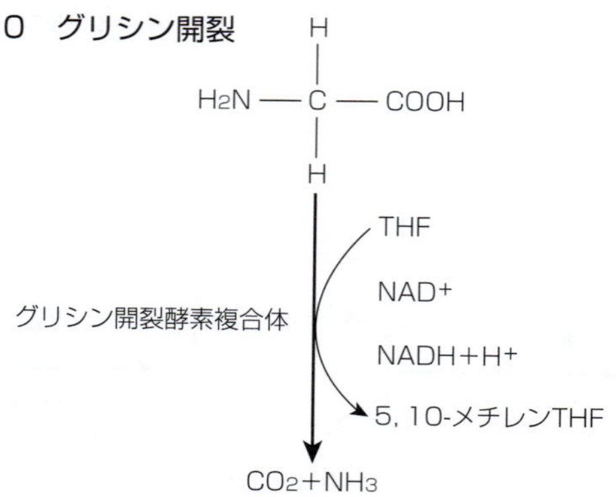

アセト酢酸に分解される。

- アスパラギンはアスパラギナーゼの作用でアスパラギン酸となり，アミノ基転移でオキサロ酢酸を生じる。
- グルタミンはグルタミナーゼの作用でグルタミン酸となり，アミノ基転移でα-ケトグルタル酸を生じる。

- 表1，2はアミノ酸代謝異常症をまとめたものである。巻末付録「主要先天代謝異常症一覧」(⇒p.393-397)に主要症状も含め，まとめている。

新生児マススクリーニング検査一覧

日本では1977年から，フェニルケトン尿症，メープルシロップ尿症，ホモシスチン尿症，ガラクトース血症，先天性甲状腺機能低下症，先天性副腎過形成症の6疾患の検査が始まった。自治体によっては，以下の20疾患についても質量計を使うタンデムマス法を使った検査が行われている。

シトルリン血症，アルギニノコハク酸尿症，シトリン欠損症，メチルマロン酸血症，プロピオン酸血症，イソ吉草酸血症，メチルクロトニルグリシン尿症，3-ヒドロキシ3-メチルグルタル酸（HMG）尿症，マルチプルカルボキシラーゼ欠損症，グルタル酸尿症1型，β-ケトチオラーゼ欠損症，メチルグルタコン酸尿症，中鎖アシルCoA脱水素酵素（MCAD）欠損症，極長鎖アシルCoA脱水素酵素（VLCAD）欠損症，長鎖-3-ヒドロキシアシルCoA脱水素酵素（LCHAD）欠損症，カルニチンパルミトイルトランスフェラーゼ1（CPT1）欠損症，カルニチンパルミトイルトランスフェラーゼ2（CPT2）欠損症，カルニチンアシルカルニチントランスロカーゼ欠損症，カルニチントランスポータ異常症，グルタル酸尿症2型

表1　アミノ酸代謝異常症（フェニルアラニンの分解に関与）

疾患名	欠損酵素	主な症状
色素欠乏症	チロシナーゼ	メラニン色素が少ないので皮膚や髪の色が白く，目は明るい色（青色やグレー）になる。
フェニルケトン尿症	フェニルアラニンヒドロキシラーゼ	精神遅滞，色素欠乏症
アルカプトン尿症	ホモゲンチジン酸-1，2-ジオキシゲナーゼ	関節炎や脊椎炎
高チロシン血症Ⅰ型	フマリルアセトアセターゼ	肝機能障害や腎障害
高チロシン血症Ⅱ型	チロシンアミノトランスフェラーゼ	眼および皮膚の障害，精神遅滞
高チロシン血症Ⅲ型	*p*-ヒドロキシフェニルピルビン酸ジオキシゲナーゼ	軽度の精神遅滞と運動失調

表2　その他のアミノ酸代謝異常症

疾患名	欠損酵素	主な症状
ホモシスチン尿症	シスタチオニン-β-シンターゼ	精神遅滞，骨粗鬆症や水晶体脱臼
メチルマロン酸尿症	メチルマロニルCoAムターゼ	精神遅滞，腎不全
メープルシロップ尿症	分枝鎖α-ケト酸デヒドロゲナーゼ複合体	精神遅滞，ケトアシドーシス，短命
ウロカニン酸尿症	ウロカナーゼ	精神遅滞
高グリシン血症	グリシン開裂酵素複合体	精神遅滞，けいれん，呼吸困難

QUESTION

トリプトファンから生成されるのはどれか。

a　ヒスタミン
b　ドーパミン
c　セロトニン
d　アセチルコリン
e　アドレナリン

ポルフィリン症とはどのような病気か？（ヘムの合成）

模範解答

- ヘムはポルフィリン環の中央に鉄イオンを配位した化合物で，グロビンと結合してヘモグロビンとなる。ポルフィリンは赤芽球と肝臓でグリシンとスクシニルCoAから合成される。
- ポルフィリン症は，ポルフィリンの生合成系酵素の遺伝子異常によってポルフィリンやその前駆体が蓄積して起こる。多くは常染色体優性遺伝の病気である。体内や皮膚に蓄積したポルフィリンは紫外線を吸収して細胞を傷害する有害な物質を誘導する。
- 主な症状は，腹痛，神経精神症状，光線過敏症である。重症になると，顔貌変化，皮膚の潰瘍，多毛，精神障害が起こる深刻な病気である。

KEYWORDS

- ヘム
- ポルフィリン
- δ-アミノレブリン酸（ALA）
- ポルフィリン症

- ヘモグロビンやミオグロビンに含まれているヘムは85%が骨髄の赤芽球で合成されており，残り15%は肝臓で合成されている。ヘムはミトコンドリアと細胞質で合成されるため，赤血球になってしまうと合成できない。本項では，ヘムの基本骨格であるポルフィリンがどのように合成されるかについて概説する。

■ポルフィリンの構造

- 4つのピロールがメチン橋（－CH＝）で結合して環状構造になった分子をポルフィンとよび，置換基がついた化合物を総称してポルフィリンとよぶ（図1）。
- ポルフィリンがFeイオンを配位するとヘム，Mgイオンを配位するとクロロフィルになる。エビやイカの血色素であるヘモシアニンというタンパク質にはCuイオンが直接配位している。

■ヘムの生理的意義

- ヘムは種々のタンパク質に結合し，酸素の運搬を行うヘモグロビンのほか，シトクロムc，シトクロムP450，カタラーゼなどの酵素活性に重要な役割を担っている。

図1　ポルフィン（$C_{20}H_{14}N_4$）

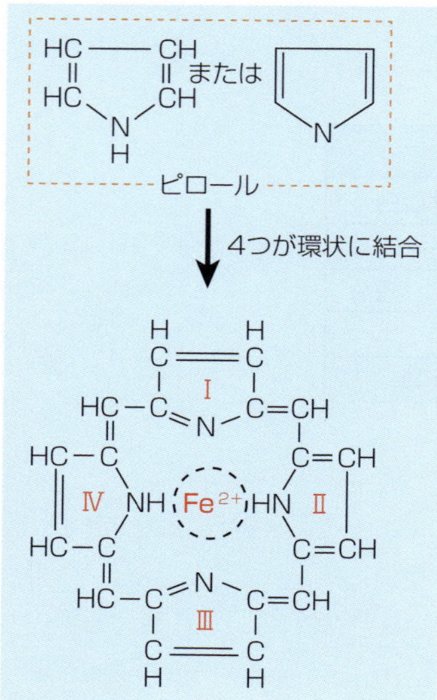

図2　ヘムの生合成の概略

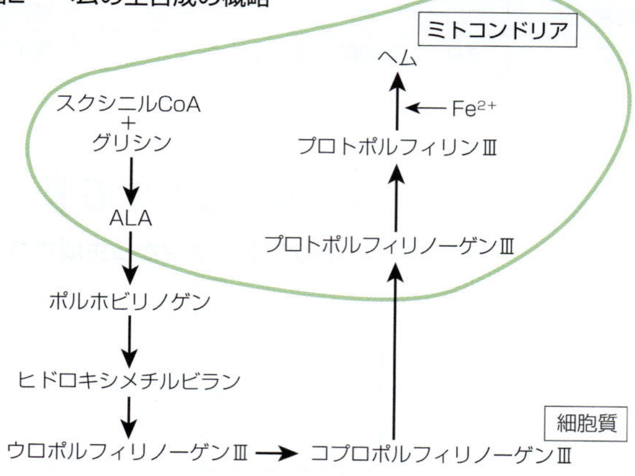

p.155 QUESTION ……………………

正解　c　p.153図9を参照。

■ヘムの生合成

・ヘムの合成には8種類の酵素が必要で，主に赤芽球（85%）と肝臓で合成される。赤芽球では律速段階がなく，各段階の酵素反応がフル稼働する。ヘムによる抑制はないが，細胞の鉄取り込み，フェロケラターゼ，ポルホビリノーゲンデアミナーゼが調節点になる。一方，肝臓ではδ-アミノレブリン酸（ALA）シンターゼが律速酵素で，ヘムによるネガティブフィードバックがかかる。薬物の投与でシトクロムP450が誘導されると，ヘムが多く消費されるためALAシンターゼが活性化し，ポルフィリン合成が活発になる。したがって，薬物の投与はポルフィリン症患者の発作が起こる原因になる。

・ヘムの生合成は，ミトコンドリア→細胞質→ミトコンドリアと反応の場所が移動する（**図2**）。成熟赤血球にはミトコンドリアがないのでヘムを合成できない。

・順にヘム合成酵素の反応を追ってみよう。

①ALAシンターゼ（δ-アミノレブリン酸合成酵素）

ミトコンドリアでスクシニルCoAとグリシンからδ-アミノレブリン酸（ALA）が合成される（**図3**）。肝臓では，このALAシンターゼがヘム合成の律速酵素になる。補酵素はピリドキサールリン酸である。

②ALAデヒドラターゼ（ALA脱水酵素）

2分子のALAはALAデヒドラターゼによって2分子の水が離れポルホビリノーゲンになる（**図4**）。この酵素はZn（亜鉛）を活性部位にもち，Pb（鉛）によって阻害される（鉛中毒の原因）。

図3　ALAの合成（ミトコンドリア）

グリシンとスクシニルCoAからALAができる。

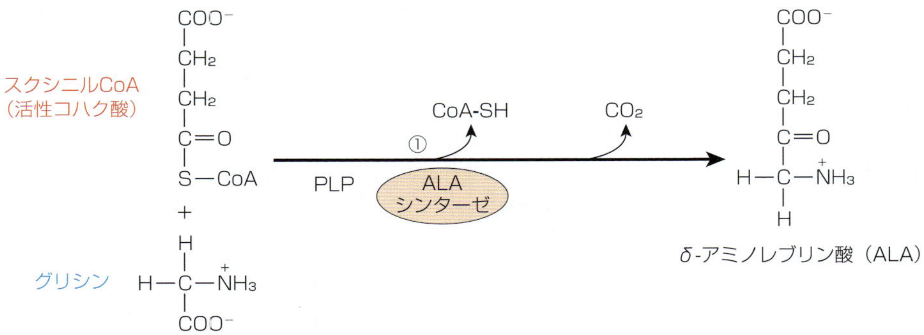

図4　2分子のALAからポルホビリノーゲンの合成（細胞質）

2分子のALAが結合してピロール環をつくる。

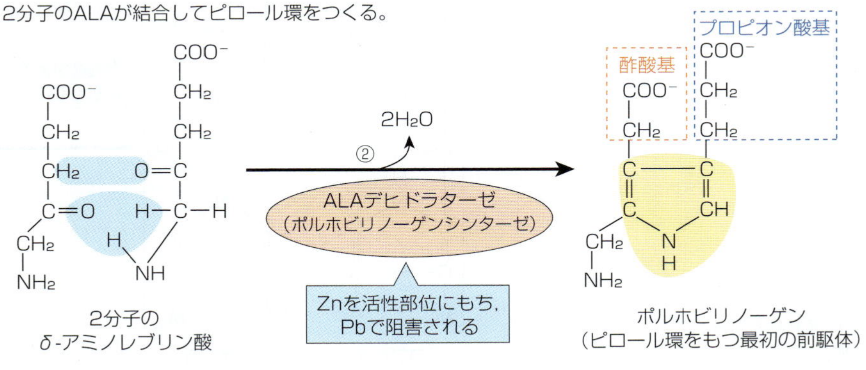

図5　4分子のポルホビリノーゲンからコプロポルフィリノーゲンⅢの生成（細胞質）を経てヘムの合成（ミトコンドリア）へ

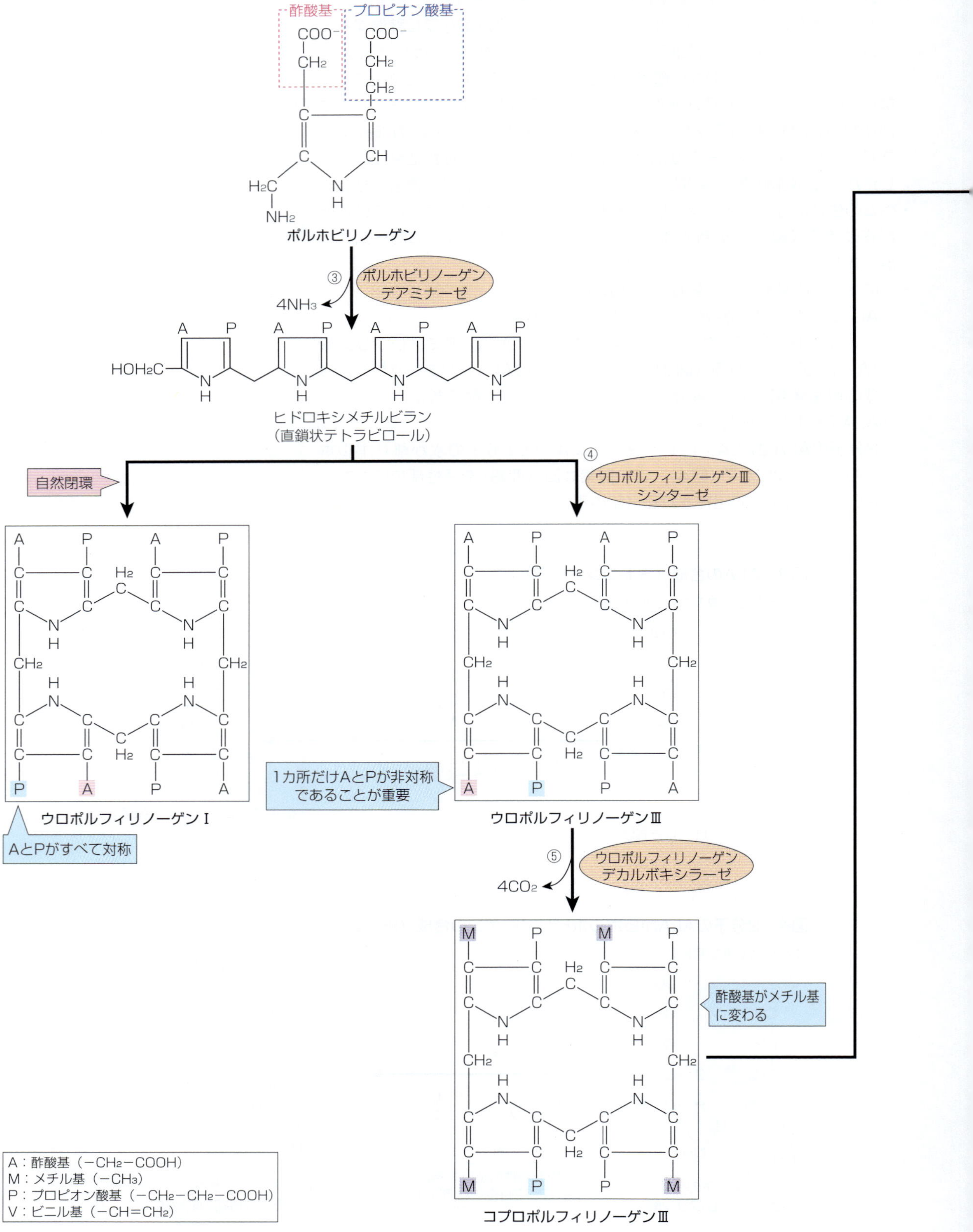

A：酢酸基（$-CH_2-COOH$）
M：メチル基（$-CH_3$）
P：プロピオン酸基（$-CH_2-CH_2-COOH$）
V：ビニル基（$-CH=CH_2$）

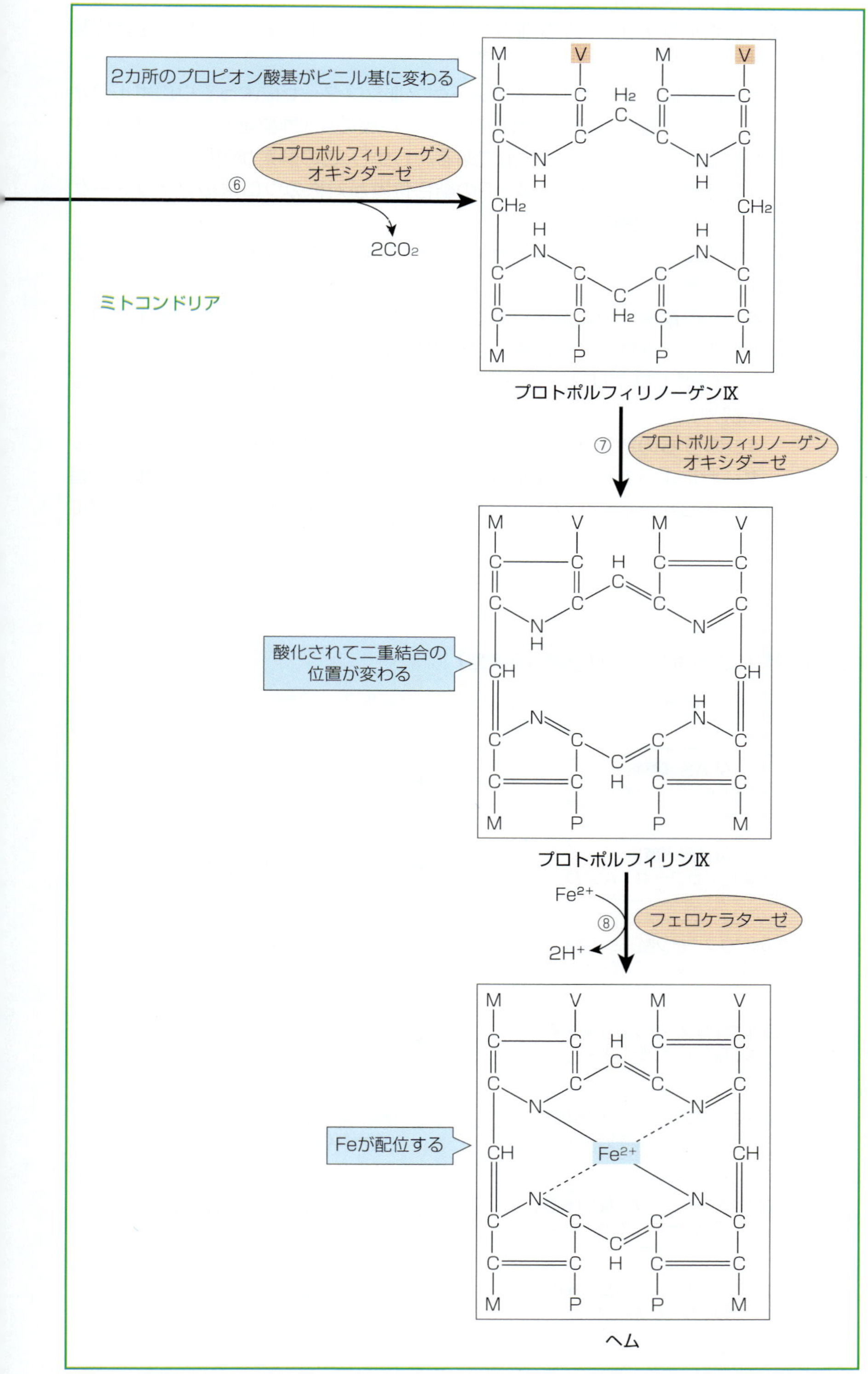
2カ所のプロピオン酸基がビニル基に変わる
コプロポルフィリノーゲンオキシダーゼ
⑥
$2CO_2$
ミトコンドリア
プロトポルフィリノーゲンⅨ
⑦
プロトポルフィリノーゲンオキシダーゼ
酸化されて二重結合の位置が変わる
プロトポルフィリンⅨ
Fe^{2+}
⑧
フェロケラターゼ
$2H^+$
Feが配位する
ヘム

③ポルホビリノーゲンデアミナーゼ（ポルホビリノーゲン脱アミノ酵素）
4分子のポルホビリノーゲンから4分子のアンモニアが外れて縮合し，ヒドロキシメチルビランになる（**図5**）。

④ウロポルフィリノーゲンⅢシンターゼ（ウロポルフィリノーゲンⅢ合成酵素）
生体内では，ウロポルフィリノーゲンⅢシンターゼによってウロポルフィリノーゲンⅢになる。これはⅣピロール環のA（酢酸基）とP（プロピオン酸基）が非対称になった形である。しかし，この酵素が欠損していると，非酵素的に自然閉環し，AとPの結合位置が対称のウロポルフィリノーゲンⅠになる（**図5**）。

⑤ウロポルフィリノーゲンデカルボキシラーゼ（ウロポルフィリノーゲン脱炭酸酵素）
４つの酢酸基のカルボキシ基がウロポルフィリノーゲンデカルボキシラーゼによって外れ，メチル基になる（**図5**）。

⑥コプロポルフィリノーゲンオキシダーゼ（コプロポルフィリノーゲン酸化酵素）
4つのうちの2つのプロピオン酸基がコプロポルフィリノーゲンオキシダーゼによってビニル基に置換され，プロトポルフィリノーゲンⅨ（9番目に見つかったポルフィリンで，構造はⅢ型）になり，ミトコンドリアに

図6　各ヘム合成酵素遺伝子の異常によるポルフィリン症（8病型）

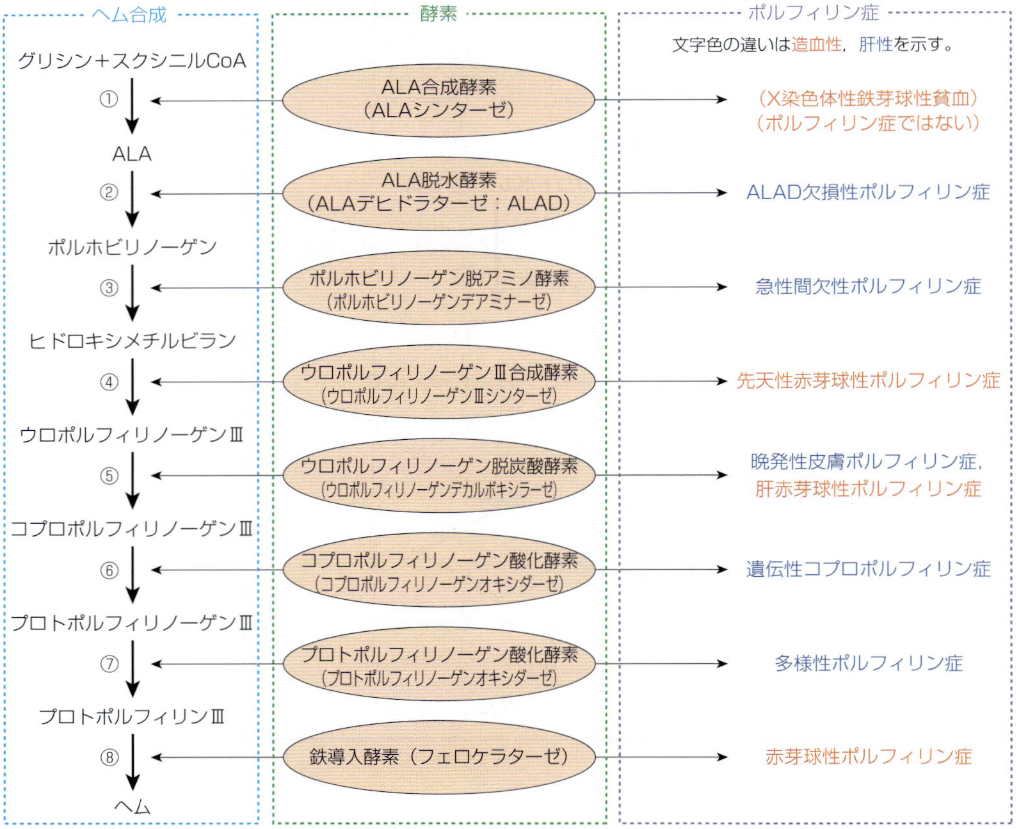

移動する（図5）。

⑦プロトポルフィリノーゲンオキシダーゼ（プロトポルフィリノーゲン酸化酵素）
ミトコンドリア内でプロトポルフィリノーゲンオキシダーゼによってプロトポルフィリンⅨに酸化される（図5）。

⑧フェロケラターゼ（鉄導入酵素）
最後に，フェロケラターゼにより，Feが配位されてヘムになる（図5）。

■ポルフィリン症

・図6に各ヘム合成酵素が欠損（または変異）したときに起こるポルフィリン症をまとめた。主な症状は，腹痛，神経精神症状，光線過敏症である。重症になると，顔貌変化，皮膚の潰瘍，多毛，精神障害が起こる深刻な病気である。

・太陽光線（紫外線）に当たると死に至る危険性もあるが，非常にまれな遺伝病で（日本では約900例の報告しかない），確定診断が遅れることが多い。難治性疾患克服研究事業の対象になっているが，まだ難病指定を受けていない。

主なポルフィリン症

急性間欠性ポルフィリン症

・肝性のポルフィリン症で，患者数が最多である。
・常染色体優性遺伝性のポルホビリノーゲンデアミナーゼ欠損によって起こる。
・この欠損があっても普通は症状が出ないが，薬剤投与によってヘム合成酵素が誘導されると発作を引き起こす。
・症状は急性の腹痛と精神神経障害で，皮膚の光線過敏症はない。
・発作に伴い，大量のALAとポルホビリノーゲンが尿中に排出される。

先天性赤芽球（骨髄）性ポルフィリン症

・劣性遺伝性のウロポルフィリノーゲンⅢ合成酵素の欠損によって起こる。
・ウロポルフィリノーゲンⅠとコプロポルフィリノーゲンⅠが蓄積，尿中に排出される（赤い尿になる）。
・紫外線下で歯に強い蛍光が出る。
・皮膚の光線過敏症があり，皮膚の潰瘍と多毛がみられることから狼男伝説のもとになったといわれる。

QUESTION

肝臓のポルフィリン合成における律速酵素はどれか。

a　ヘムシンターゼ
b　ヘムオキシダーゼ
c　δ-アミノレブリン酸シンターゼ
d　プロトプルフィリノーゲンオキシダーゼ
e　コプロポルフィリノーゲンオキシダーゼ

黄疸とはなにか？なぜ起こるのか？（ヘムの分解）

模範解答

- 黄疸はヘムの分解産物であるビリルビンが体内に蓄積することで起こる。血液中のビリルビン値が1mg/dL以上の状態を高ビリルビン血症といい，2mg/dL以上になると組織に拡散して皮膚や粘膜に沈着し，黄染がみられる。この状態を黄疸という。
- 黄疸の原因には，ビリルビンの産生過剰（溶血性黄疸など），ビリルビンの排泄障害（閉塞性黄疸など），水溶性ビリルビンへの処理（グルクロン酸抱合）能力の低下（肝疾患など）の3種類に分けられる。
- 新生児では血液脳関門を通過し，大脳基底核にビリルビンが沈着すると核黄疸とよばれる状態になり，非常に危険である。

KEYWORDS

- ビリルビン
- グルクロン酸抱合
- 黄疸

・成人では1時間に10^8個の赤血球が脾臓で破壊されている。したがって，体重70kgの人では1日に6gのヘモグロビンが代謝される計算になる。ヘモグロビンのヘムの代謝物であるビリルビンは黄疸を引き起こすことがある。本項では，ヘモグロビンはどのように分解されるか，どのような状況で黄疸が起こるのかについて概説する。

■ヘムの分解

①ヘモグロビンは，タンパク質部分であるグロビンとヘムに分解され，ヘムは，ヘムオキシゲナーゼによって鉄イオンと一酸化炭素とビリベルジンに分解される（図1）。

②ビリベルジンがビリベルジンレダクターゼで還元されてビリルビンができる（図2）。このビリルビンは非抱合型ビリルビンで水に溶けないため，アルブミンに結合して肝臓に運ばれる。肝臓で，非抱合型ビリルビンはビリルビングルクロノシルトランスフェラーゼによってグルクロン酸が抱合した水溶性の抱合型ビリルビンとなり，排泄されやすい形になる。

③抱合型ビリルビン（ビリルビンジグルクロニド）が回腸末端と大腸に達すると，β-グルクロニダーゼによって加水分解され，色素は腸内細菌によって還元されて，4個のピロール環をもつ無色のウロビリノーゲンになる（図3）。大部分は糞便中に排泄される。大気中にさらした糞便が暗色化するのはステルコビリンに酸化されるからである。ウロビリノーゲンの一部は再

図1　ヘムの分解

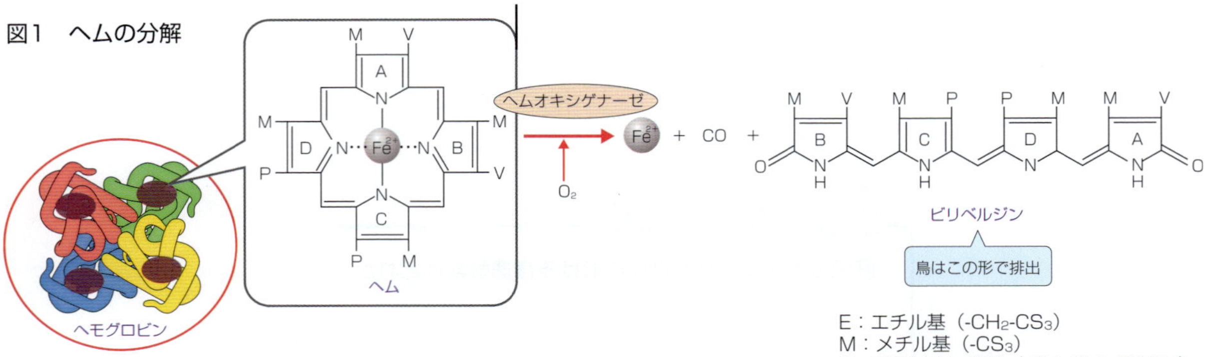

E：エチル基（-CH2-CS3）
M：メチル基（-CS3）
P：プロピオン酸基（-CH2-CH2-COOH）
V：ビニル基（-CH=CH2）

吸収されて血管に入り，腎臓に送られてウロビリンに酸化される（尿の黄色）。

■高ビリルビン血症は黄疸を引き起こす

・血液中のビリルビン量が1mg/dL以上の状態を高ビリルビン血症という。

・2〜2.5mg/dL以上になると，ビリルビンが皮膚や粘膜に沈着するため黄疸（白目や皮膚が黄色くなる）が見られる。

■新生児黄疸

・出生後胎児用の赤血球が溶血し，多量のビリルビンが生じるが，肝臓の働きが弱いために生理的に起こる。

・核黄疸は，増大したビリルビンが血液脳関門を通過して大脳基底核に蓄積する。その結果，神経細胞が破壊され脳性麻痺や死亡の原因となることがある。

・黄疸が重症の場合は光線療法でビリルビンを破壊するか，交換輸血を行う。

尿や糞便中のウロビリノーゲンやビリルビンも臨床診断に役立つ

・正常の尿には痕跡程度のウロビリノーゲンしかない。

・胆管閉塞性黄疸では，胆管閉塞のためビリルビンが腸に入らず，ウロビリノーゲンも生成されない。しかし，血清の直接ビリルビンが上昇する。

・溶血性黄疸の場合は，ビリルビン産生過剰のためウロビリノーゲンも尿中に多量に存在する。しかし，非抱合型ビリルビンは非水溶性のため腎臓を通過して尿中に出ることはないので，尿ビリルビンは陰性である。

図2　ビリルビンのグルクロン酸抱合（肝臓で起こる）

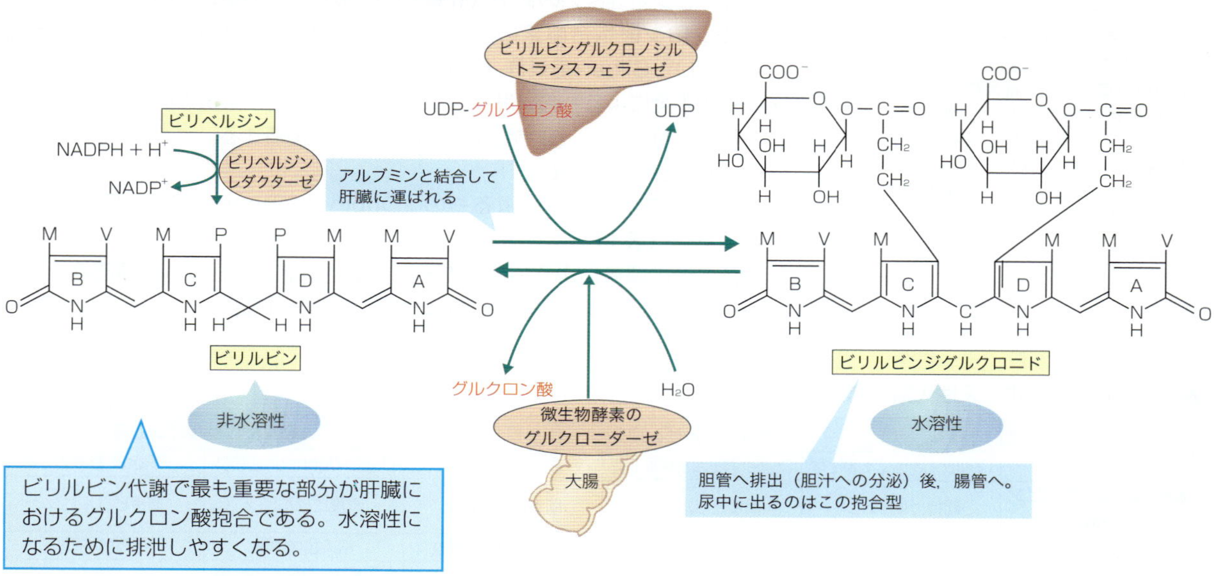

図3　抱合型ビリルビンからウロビリンへの変換

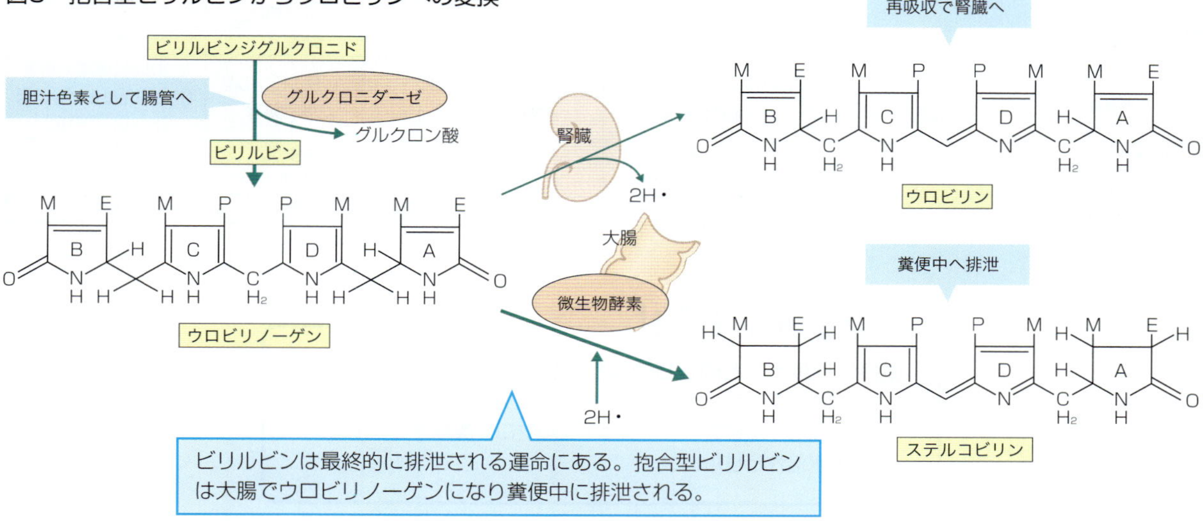

Crigler-Najjar（クリグラー・ナジャール）症候群（Ⅰ型 Ⅱ型）
ビリルビングルクロノシルトランスフェラーゼ（UGT1A1）遺伝子異常により，ビリルビンをグルクロン酸抱合できない。
Gilbert（ジルベール）症候群
成人で間接ビリルビン性の黄疸を示す症候群で，多くの疾患を含む。ビリルビングルクロノシルトランスフェラーゼ（UGT1A1）遺伝子異常により，ビリルビンをグルクロン酸抱合する活性が低下している場合が多い。
Dubin-Johnson（デュビン・ジョンソン）症候群
ATP依存性有機アニオン輸送タンパク質であるmultidrug resistance-associated protein 2（MRP2）の遺伝子異常により，ビリルビンを胆管に排泄できない。
Rotor（ローター）症候群
ビリルビン結合タンパク質（リガンディン＝glutathione-S-transferase α（GSTA1））の遺伝子異常により，ビリルビンを胆管に排泄できない。

■直接ビリルビンと間接ビリルビン：両者をそれぞれ定量することで，どの臓器に異常があるか診断が可能になる。

直接ビリルビン

・肝臓でグルクロン酸抱合されたビリルビンジグルクロニドのことで，ビリルビン量を測定するときメタノールを必要としない，ジアゾ化合物と直接反応できる水溶性のビリルビン。

間接ビリルビン

・肝臓で抱合される前のビリルビンのことで，ジアゾ化合物との反応にメタノールが必要な非水溶性のビリルビン。

■高ビリルビン血症を引き起こす3つの原因：その病態例

①ビリルビン産生量の増大（肝臓でのグルクロン酸抱合が間に合わないぐらい間接ビリルビンが大量に産生される）
・溶血性疾患
　→間接ビリルビン（非抱合型ビリルビン）が蓄積する。
②ビリルビン処理能力の低下（肝臓でのグルクロン酸抱合の障害）
・グルクロン酸抱合酵素の遺伝子異常によるもの：Crigler-Najjar症候群（Ⅰ，Ⅱ），Gilbert症候群（**表1**）
・肝機能不全によるもの：肝癌や劇症肝炎，肝硬変，中毒性肝機能障害
　→間接ビリルビン（非抱合型ビリルビン）が蓄積する。
③ビリルビン排泄機能の低下
・胆汁中への排泄障害によるもの：Dubin-Johnson症候群，Rotor症候群，肝炎（**表1**）
・胆汁排泄の障害によるもの：先天性胆道閉鎖症，胆石症，膵頭部癌
　→直接ビリルビン（抱合型ビリルビン）が蓄積する。

表1　黄疸をきたす先天性代謝異常症

	高間接ビリルビン血症			高直接ビリルビン血症	
	Crigler-Najjar症候群Ⅰ型	Crigler-Najjar症候群Ⅱ型	Gilbert 症候群	Dubin-Johnson症候群	Rotor 症候群
蓄積する血清ビリルビンの種類	間接ビリルビン	間接ビリルビン	間接ビリルビン	直接ビリルビン	直接ビリルビン
遺伝形式	常染色体劣性	常染色体劣性	常染色体劣性/優性	常染色体劣性	常染色体劣性
原因となる酵素/タンパク質	ビリルビングルクロノシルトランスフェラーゼ	ビリルビングルクロノシルトランスフェラーゼ	ビリルビングルクロノシルトランスフェラーゼ	ATP依存性有機アニオン輸送タンパク質（multidrug resistance associated protein 2, MRP2）	ビリルビン結合タンパクリガンディン（GSTA1）
変異の種類	欠損	著明な活性低下	活性低下	欠損	欠損
発症原因	ビリルビンのグルクロン酸抱合不全	ビリルビンのグルクロン酸抱合不全	ビリルビンのグルクロン酸抱合不全	抱合型ビリルビンの胆汁への排泄障害	ビリルビンの輸送障害（抱合型ビリルビンの胆汁への排泄障害）
血清ビリルビン値	20mg/dL	6-20mg/dL	1-6 mg/dL	1-7mg/dL	3-10mg/dL
発症時期	生後1-3日	生後1年以内	若年者	小児期	小児期
一般肝機能検査	正常	正常	正常	正常	正常

QUESTION

直接ビリルビンと同じものはどれか。

a　ビリベルジン
b　間接ビリルビン
c　非水溶性ビリルビン
d　非抱合型ビリルビン
e　グルクロン酸抱合ビリルビン

酵素とはどのような物質か？

模範解答

- 酵素を一言で言い表すと「生命を維持するさまざまな化学反応を触媒するタンパク質」といえる。生体内で進行するすべての化学反応に対して，それぞれの反応に対応する酵素が存在する。したがって，その酵素が遺伝的に欠損していたり，変異で活性が変化していたりすると，重篤な疾患の原因となる。
- 酵素は生体という水の多い穏やかな環境（常温，常圧，中性に近い状態）のなかで，多くの物質のなかから特定の物質を選んで，非常に速いスピードで特定の反応を進行させることができる。

- 米飯を食べていると次第に甘さを感じるようになる。これは唾液中のアミラーゼという酵素が米飯中のデンプンを甘いオリゴ糖やマルトースに分解しているからである。また，細胞分裂や筋肉の動きなど，生体内のあらゆるできごとは酵素によって触媒されていると言っても過言ではない。本項では酵素の一般的性質を概説する。

KEYWORDS
- 触媒
- 基質特異性
- 活性中心

活性化エネルギー：activation energy（$\Delta G^{\neq}$）

■酵素は触媒

- 酵素は化学反応の活性化エネルギーを小さくして，反応速度を大きくする触媒の働きをする。
- 酵素は反応速度を増大させるが，反応の平衡には影響を与えない。
- 酵素の最も重要な性質は「基質特異性」で，特定の基質に対して特定の反応を触媒する。
- 酵素は触媒なので，反応前後で酵素濃度は変化しない。

■酵素反応

- 酵素（enzyme）が反応する物質を基質（substrate），反応の結果できる物質を生成物（product）とよぶ。頭文字をとってそれぞれ，E，S，Pと書くことが多い。
- [E]や[S]などのように[ ]で囲まれている場合は濃度を表す。特に，[S]はモル濃度(mol/L)と同義のM（モーラーと発音する)を単位として用いる。
- E(酵素)，S(基質)，ES(酵素-基質複合体)，EP（酵素-生成物複合体），P（生成物）と表したとき，酵素反応は以下のように表せる。

  $$E + S \rightleftarrows ES \rightleftarrows EP \rightarrow E + P$$

  ESとEPは反応中間体なので，速やかに結合して速やかに離れる。つまり，ESやEPが安定して存在することはない。
- 化学反応が進行するためには，**図1**に示すように，活性化エネルギーの高い山を越える必要がある。触媒がないときは，そのような高い障壁を越えるだけのエネルギーがなく，なかなか反応は進まない。酵素は，この高い山を低くする作用を有している。酵素反応は，いくつかの低い山（反応中間体）を次々と越えることで進む。

図1　酵素による触媒反応と非触媒反応を比較した反応座標図
触媒反応のエネルギー曲線では，ESやEPの反応中間体は谷の部分にあたる。

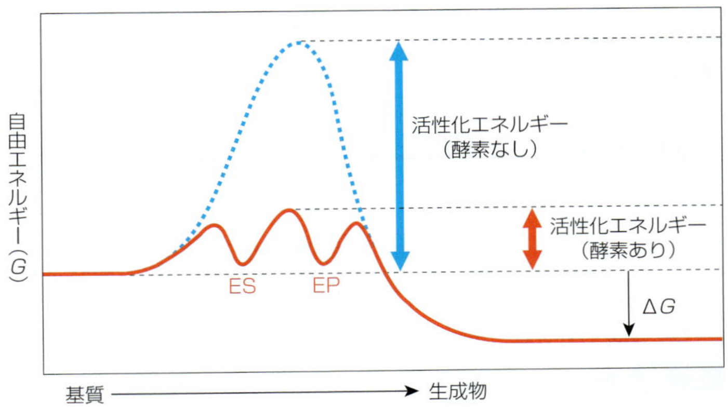

補因子：cofactor
補酵素：coenzyme
配合団：prosthetic group
ホロ酵素：holoenzyme
アポ酵素：apoenzyme
アポタンパク質：apoprotein

基質に対する特異性の厳密さは酵素によって異なる。基質中の原子団の立体配座（DとL，cisとtransなどの異性体）を区別するような酵素から，ある範囲の類縁構造であれば反応できるという酵素まで，さまざまである。基質を厳密に区別する酵素は立体構造を認識し，異性体の一方のみを基質とする。このような基質特異性を立体特異性という。

酵素の最も重要な基質特異性の理由を多くの研究者が考えてきた。
・1894年Fischer（フィッシャー）は，酵素の活性中心は構造的に基質と相補的であり，「鍵と鍵穴」のように適合する関係にあることを提唱した。
・1921年Polanyi（ポランニー），1930年Haldane（ホールデン），1946年Pauling（ポーリング）らは，酵素と基質の関係は「鍵と鍵穴」のように固定されたものではなく，酵素の活性部位は基質の反応遷移状態に相補的である必要があることを提唱した。

■酵素反応の特色

①ごく微量で反応が進み，化学触媒より反応速度が数桁速い。
②反応条件が穏やかである（37℃，中性pHで反応できる）。
③水溶液中で反応できる（化学触媒による有機化合物の合成は有機溶媒中で反応）。
④多種類の反応が同時に秩序だって行われる。
⑤基質・生成物両方に高い特異性があり，副反応がほとんど起こらない。
⑥基質以外の物質により調節を受けることがある。
⑦触媒作用に補酵素や金属などの補因子が必要である酵素が多い。
⑧酵素の特異的な阻害剤が医薬品になっていることが多い。
⑨最適なpHや温度が酵素によって異なる。

■酵素はタンパク質

・触媒作用のあるRNA分子を除くと，ほぼすべての酵素はタンパク質である。
・タンパク質だけで触媒活性をもつ酵素もあれば，補因子とよばれる別の化学物質を必要とする酵素もある。
・補因子にはFe^{2+}やCu^{2+}などの金属イオンや補酵素とよばれる有機化合物が含まれる。
・これらの補因子が酵素タンパク質と強固に結合している場合は，それらの補因子のことを補欠分子族または配合団とよぶ。
・補酵素や金属を結合して完全な触媒作用があるときの酵素をホロ酵素，補因子を結合していないタンパク質部分だけの酵素をアポ酵素またはアポタンパク質とよぶ。多くの場合，アポ酵素に活性はない。
・補酵素は水溶性ビタミンであることが多く，酵素反応において特定の官能基の運搬体として作用する。

■基質特異性

・酵素の最も重要な特徴は，類似した構造をもつ限られた化合物に対して，同じタイプの反応を触媒する「基質特異性」をもつことである。
・酵素分子内において，基質が結合する部分を活性中心（活性部位）とよぶ。
・基質と活性中心の構造は，鍵と鍵穴のように相補的であると考えられてきた（鍵と鍵穴説）が，最近の研究から，基質が近づくと酵素の活性中心が構造変化して基質と結合すること（誘導適合説）が提唱されている（図2）。

図2　酵素の基質特異性における鍵と鍵穴説と誘導適合説

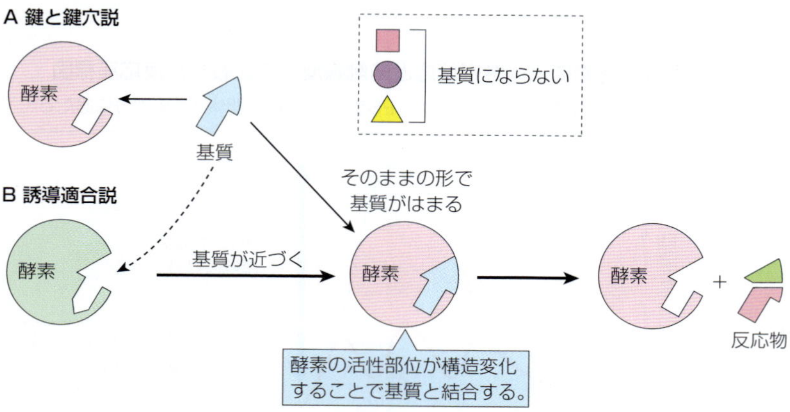

p.164 QUESTION

正 解　e　グルクロン酸が抱合したビリルビンは極性が高まり，水溶性になる。

(例1) トリプシンはタンパク質中のアルギニン残基とリシン残基のカルボキシ基側のペプチド結合を切断する（加水分解する）**(図3)**。しかし，デンプンや脂質はもちろん，異なるアミノ酸残基のカルボキシ基側のペプチド結合を加水分解することはない。

(例2) α-アミラーゼは，グルコースがα-1，4結合で連なったアミロースを分解することができるが，グルコースがβ-1，4結合で連なったセルロースを分解することはできない。逆にセルラーゼはβ-1，4結合を切ることはできるがα-1，4結合を切ることはできない **(図4)**。

図3　トリプシンの基質特異性

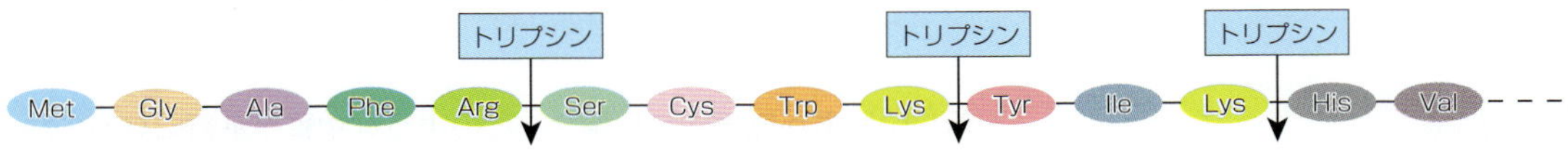

図4　α-アミラーゼの基質特異性とセルラーゼ

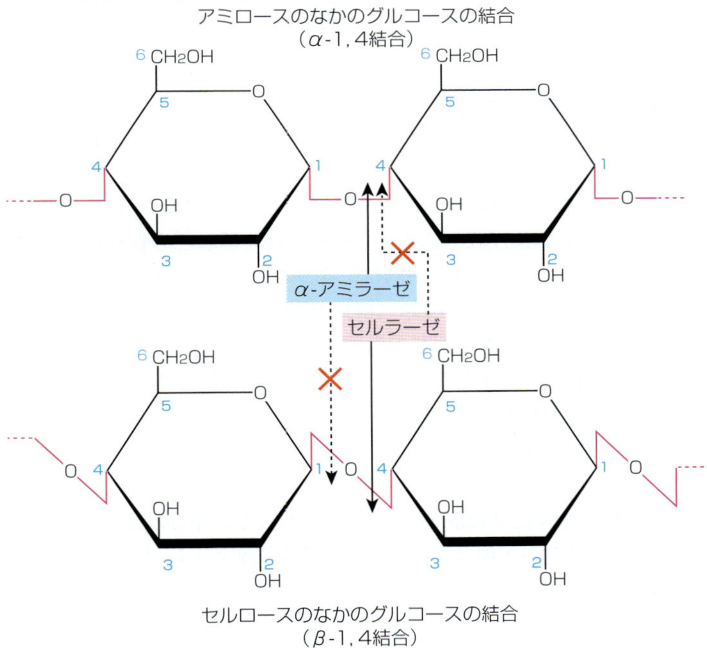

酵素発見の歴史

生化学の歴史は酵素研究の歴史ともいわれている。酵素そのものは19世紀になってから，ようやく発見された。しかし，最初はタンパク質であることもわからず，酵素が引き起こす化学反応には「生きた細胞」が必要だと考えられてきた。酵素の本体がタンパク質であることが認められるようになったのは1930年以降のことである。

1833年：Payen（ペイアン）とPersoz（ペルソ）；麦芽抽出物からデンプンをブドウ糖に変える物質（ジアスターゼ）を発見（今ではアミラーゼとよばれる）。

1836年：Schwann（シュバン）；胃液中に肉を溶かす物質（ペプシン）を発見。

1850年代：Pasteur（パスツール）；酵母によるアルコール発酵を発見（発酵には生体が必要）。

1850年代：Liebig（リービッヒ）；酵母自身ではなく，酵母中の何ものかが必要。

1878年：Kühne（キューネ）；ギリシャ語で，en=中にある，zyme=酵母 =enzyme（酵素）を提唱。

1897年：Buchner（ブフナー）；生きた酵母を含まない抽出液でもアルコール発酵が起こることを証明。

1926年：Sumner（サムナー）；ナタマメからウレアーゼを結晶化。タンパク質であることを証明。

1963年：ウシ膵臓のリボヌクレアーゼの一次構造が決定。

1965年：ニワトリ卵白リゾチームの立体構造がX線回折で決定。

QUESTION

酵素について誤っているのはどれか。

a　反応速度を大きくする。
b　反応に必要な活性化エネルギーを小さくする。
c　反応が進むように平衡状態を変化させる。
d　反応が進んでも酵素濃度は変化しない。
e　酵素阻害剤が医薬品になることがある。

酵素にはどのような種類があるか？
（酵素の分類）

模範解答

・酵素は国際生化学分子生物学連合（IUBMB）によって分類・整理されている。反応の種類により，EC1群からEC6群までの6種類に分類され，2つの名前（推奨名･系統名）と4つの番号（EC番号）で命名されている。
・これまでみつかった3,000種類以上の酵素すべてに名前がつけられている。過去には共有結合を加水分解する酵素のみが知られていたので，分解を受ける基質の名前に接尾語（-ase）がつけられていた（例：lipase，protease，amylase）。現在では，基質ではなく触媒する反応の種類で名前がつけられている（例：dehydrogenase：脱水素反応，transferase：転移反応）が，正式名称より慣用名を用いる場合が多い。

KEYWORDS
• EC番号
• 酵素の命名

・新しい酵素が発見された場合，どのような物質が基質になるのか，どのような反応形式を示すのか（どのような基質をどこに転移させるのか），どのような物質を補酵素とするのか，について酵素の特性が調べられ，その特性に従って名前がつけられる。本項では酵素の種類とその命名法について述べる。

■酵素の命名法と分類

・**表1**はIUBMBが分類した6種類の酵素とその触媒反応のしかたをまとめたものである。
・命名方法もEC番号もIUBMBの分類方法にしたがって定められている。ほとんどの酵素が**表1**のように電子や官能基などの転移反応を触媒している。したがって，EC番号は，4つの数字の組み合わせからなり，左から順に，転移反応の種類（群），官能基の供与体（小群），官能基の受容体（組），各酵素に固有の番号を示す。

（例）$RCH_2OH + NAD^+ \rightleftarrows RCHO + NADH + H^+$
この酵素のEC番号：1.1.1.1

第1の数字「1」は，1群に分類されるオキシドレダクターゼであること，第2の数字「1」はCH-OH（一級アルコールまたは二級アルコール）を供与体とする脱水素酵素であること，第3の数字「1」は受容体がNAD^+または$NADP^+$あること，第4の数字「1」はこの酵素に固有の番号（系統名：アルコール：NAD^+オキシドレダクターゼ）であることを示している。
正式名称（系統名）：基質名と反応の種類で名前がつけられる。「アルコール：NAD^+オキシドレダクターゼ（アルコール：NAD^+酸化還元酵素）」
慣用名：従来から使われており，日常の使用に便利な名前である。「アルコールデヒドロゲナーゼ（アルコール脱水素酵素）」
推奨名：酵素の性質や属性がわかるように名づけられた慣用名のこと。たとえば，6群の酵素は生成物シンテターゼよりも基質A基質Bリガーゼが推奨されている。
・しかし，正式名称や推奨名より慣用名のほうが一般的であることが多い。

国際生化学分子生物学連合（International Union of Biochemistry and Molecular Biology；IUBMB）
生化学に関する国際非政府組織で，国際生化学連合として1955年に創設され，1991年に国際生化学分子生物学連合に改称された。酵素や生化学物質の命名法の統一，国際会議の運営など国際的な生化学研究の推進を目的としている。

シンターゼ（synthase）とシンテターゼ（synthetase）
両方とも合成酵素の意味だが，シンテターゼはATPを必要とする。かつては区別されていたが，1984年の酵素命名法の改定から区別なくシンターゼが用いられるようになった。EC6群のリガーゼ（ATPを使う）は基質A基質Bリガーゼとよぶように変更されたが，シンテターゼに置き換えてもよいとされる。

p.167 QUESTION

正解 **c** 酵素は活性化エネルギーを小さくして反応速度を大きくするが，反応の平衡状態を変えない。触媒なので反応前後で酵素濃度は変化しない。

表1　IUBMBによる酵素の国際分類法と反応形式

群	酵素	反応形式
EC1群 **酸化還元酵素** **（オキシドレダクターゼ）** 酸化還元反応（電子またはH原子の転移）	オキシダーゼ （酸化酵素）	・酸化酵素は基質から水素を引き抜き，酸素分子に渡す反応を触媒する。 $AH_2 + O_2 \rightarrow A + H_2O_2$
	デヒドロゲナーゼ （脱水素酵素） レダクターゼ （還元酵素）	・水素運搬体として，補酵素NAD^+や$NADP^+$，FAD，グルタチオン，チオレドキシンなどを利用する。 ・一般的にNAD^+は酸化経路に，$NADP^+$は還元経路に使われることが多い。 $AH_2 + B \rightarrow A + BH_2$
	オキシゲナーゼ （酸素添加酵素）	1）モノオキシゲナーゼ $S + O_2 + AH_2 \rightarrow SO + A + H_2O$ ・分子状酸素から1原子の酸素を基質に結合させ，もう一方の酸素原子は水になる。 ・電子供与体（A）または補助基質が必要になる。 ・とくに， $SH + O_2 + AH_2 \rightarrow SOH + A + H_2O$ を，ヒドロキシラーゼ（水酸化酵素）とよぶ。 2）ジオキシゲナーゼ $S + O_2 \rightarrow SO_2$ ・分子状酸素から両方の酸素を基質に結合させる。 ・FAD，ヘムを補酵素とするものが多い。 ・NAD（P）H，アスコルビン酸を水素供与体とする。
	ヒドロペルオキシダーゼ	・ペルオキシダーゼ群とカタラーゼの2つの型がある。 ・有毒な過酸化水素や有機過酸化物を種々の電子供与体を使って還元する。 1）ペルオキシダーゼ（グルタチオンペルオキシダーゼ（Seタンパク質）やペルオキシレドキシン） $H_2O_2 + AH_2 \rightarrow 2H_2O + A$ 2）カタラーゼ（4個のプロトヘムを含むヘムタンパク質） $2H_2O_2 \rightarrow 2H_2O + O_2$
EC2群 **転移酵素** **（トランスフェラーゼ）** 官能基転移反応		・水以外の化合物に，ある官能基を転移させる。 ・アミノ基転移酵素やキナーゼ（リン酸基の転移）などが含まれる（水への官能基の転移はEC3群の加水分解酵素である）（**図1**）。
EC3群 **ヒドロラーゼ** **（加水分解酵素）** 加水分解反応（水への官能基の転移）		$A\text{-}B + H_2O \longleftrightarrow A\text{-}OH + BH$ ・補酵素を含まない。 ・逆反応は別経路で行われることが多い。 ・転移酵素との区別は明確でない。 ・栄養の吸収に重要である。 ・以前は基質による分類で命名されており，今でも一般的に使用されている。 プロテアーゼ （タンパク質分解酵素） ペプチダーゼ （ペプチド分解酵素） リパーゼ （脂質分解酵素）（**図2**） アミラーゼ （デンプン分解酵素）
EC4群 **リアーゼ** **（脱離酵素，合成酵素）** 官能基の除去による二重結合の生成とその逆反応		・基質から加水分解や酸化によらず，ある基を脱離させ二重結合を残す反応。あるいはその逆反応（**図3**）。 ・可逆反応。逆反応は，付加反応という。 ・ほとんどが補酵素を必要とする。 ・シンターゼ（合成酵素）とよばれるものもある（合成反応が重視される場合）。
EC5群 **イソメラーゼ** **（異性化酵素）** 分子内の官能基転移による異性体の生成		・異性体間の転換を触媒する。 ・L-型アミノ酸からD-型アミノ酸へのラセミ化などの光学異性の転換や，ケト基とエノール基の相互変換，分子内でリン酸基やアミノ基を移すムターゼなどが含まれる。 ・ケトースとアルドースの相互交換（**図4**）。
EC6群 **リガーゼ** **（結合酵素，合成酵素）** ATPの分解を伴う結合（C-C，C-S，C-N，C=O）の生成		・ピロリン酸結合の開裂（ATPの分解）に共役して2つの分子を結合させる（**図5**）。 ・基質A-基質Bリガーゼ ・生成物名シンテターゼとよばれることがある。 （例）アルギニノコハク酸シンテターゼ　EC6.3.4.5

■酵素の反応形式

・6群に分類された酵素の反応形式を**表1**に示す。**図1～5**は，EC2群からEC6群までの反応例である。

各酵素の英語名

酸化酵素：oxidese　　脱水素酵素：dehydrogenase
還元酵素：reductase　　オキシゲナーゼ：oxygenase
水酸化酵素：hydroxylase
ヒドロペルオキシダーゼ：hydroperoxidase
カタラーゼ：catalase　　転移酵素：transferase
加水分解酵素：hydrolase　　リアーゼ：lyase
異性化酵素：isomerase　　リガーゼ：ligase

接尾語（-ase）がつかない酵素もある

レニン（renin）は腎臓の傍糸球体細胞で合成・分泌されるプロテアーゼの一つで，アンジオテンシノーゲンをアンジオテンシンⅠに変換する。
カテプシン（cathepsin）はリソソーム中に存在するプロテアーゼの一つである。
プラスミン（plasmin）は，前駆体であるプラスミノーゲンとして血漿に存在し，ウロキナーゼなどで活性化されるプロテアーゼで，フィブリンやフィブリノーゲンを分解し血栓を溶解させる。
トロンビン（thrombin）はフィブリノーゲンをフィブリンにするプロテアーゼで血液凝固に働く。

図1　EC 2. 7. 1. 1 ヘキソキナーゼによる
リン酸基の転移反応

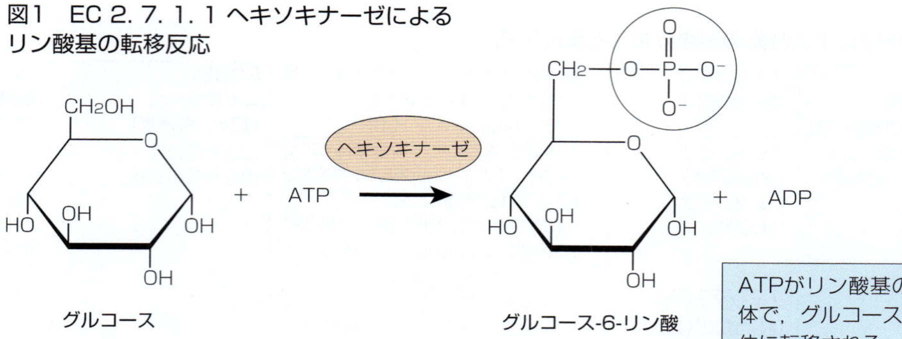

ATPがリン酸基の供与体で，グルコースのC6位に転移される。

図2　EC 3.1.1.3 リパーゼによる加水分解

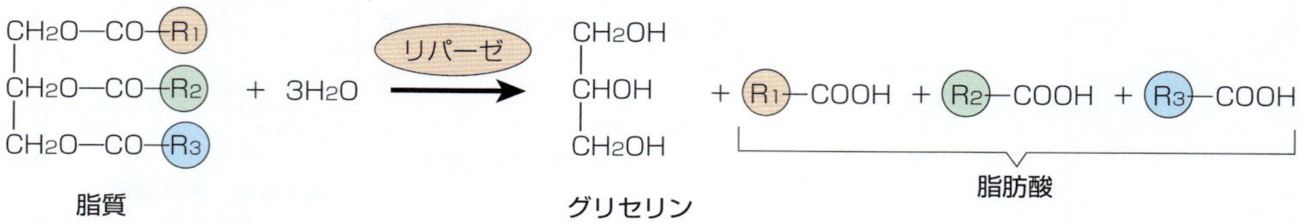

慣用名：ヘキソキナーゼ（図1）
EC番号：EC 2.7.1.1
正式名称：ATP：D-hexose 6-phosphotransferase
慣用名：リパーゼ（図2）
EC番号：EC 3.1.1.3
正式名称：triacylglycerol acylhydrolase
慣用名：フマラーゼ（図3）
EC番号：EC 4.2.1.2
正式名称：(S) -malate hyrdo-lyase
慣用名：トリオースリン酸イソメラーゼ（図4）
EC番号：EC 5.3.1.10
正式名称：D-glyceraldehyde-3-phosphate aldose-ketose-isomerase
慣用名：ピルビン酸カルボキシラーゼ（図5）
EC番号：EC 6.4.1.1
正式名称：pyruvate：carbon-dioxide ligase

図3　EC 4.2.1.2 フマラーゼによる水の脱離

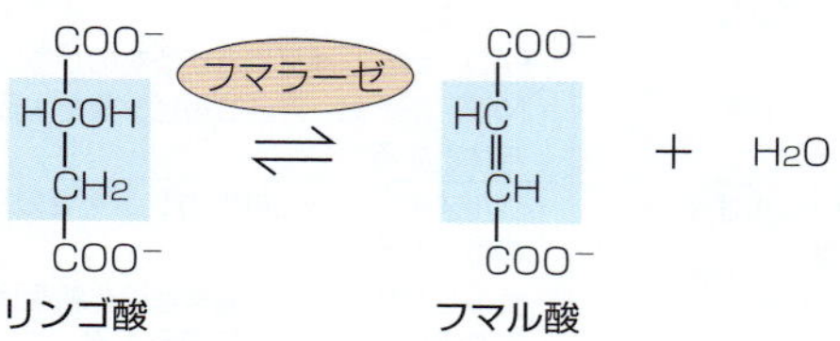

図4　EC 5.3.1.10 トリオースリン酸イソメラーゼによる
ケトースからアルドースへの異性化

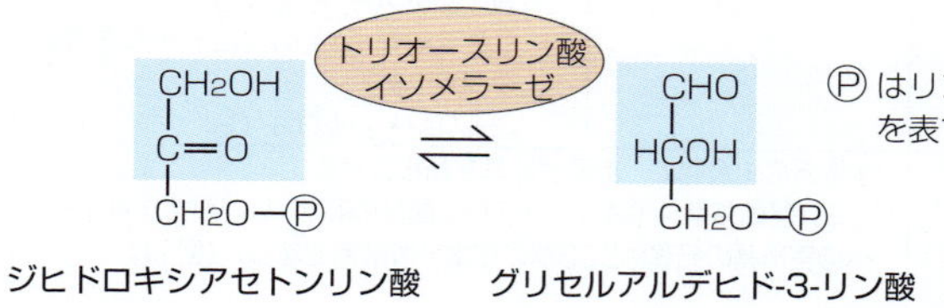

Ⓟはリン酸基（図1参照）を表す

図5　EC 6.4.1.1 ピルビン酸カルボキシラーゼによる結合反応

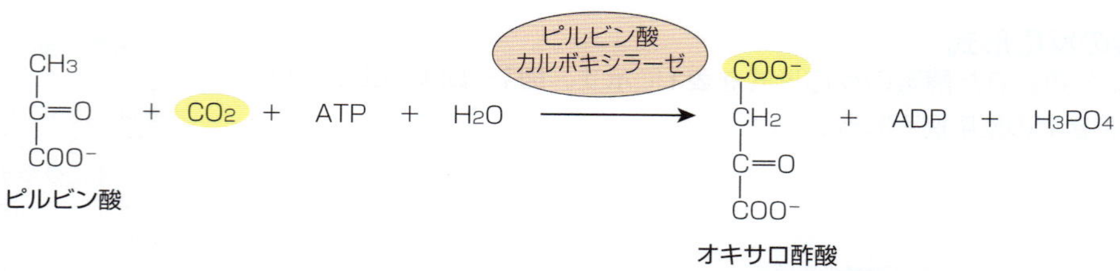

QUESTION

アルコールデヒドロゲナーゼと同じ群に分類されるのはどれか。

a　リパーゼ　　　d　チオレドキシン還元酵素
b　アミラーゼ　　e　ピルビン酸カルボキシラーゼ
c　キナーゼ

酵素を検出するにはどうすればよいか？

模範解答

- 酵素を検出するには，酵素活性を測定することが多い。しかし，同じ酵素反応を触媒していても異なるタンパク質である場合がある。
- 酵素タンパク質自体が異なるが，働きが同じである一群の酵素をアイソザイムという。
- アイソザイムをそれぞれ検出するには，電気泳動法および特異抗体を用いたELISA法やイムノブロット法が用いられる。
- 臓器や組織によって異なるアイソザイムが存在し，その発現量も大きく異なっている。
- 酵素によって細胞の中や膜上にとどまるものもあれば細胞外に分泌されるものもある。それぞれのアイソザイムの細胞内局在が異なることも多い。
- ミトコンドリアや小胞体，ゴルジ体など特定の小器官への局在は，その酵素の一次構造自体に存在するシグナル配列で決定される。

■酵素の検出方法

酵素活性の測定

- 酵素には多くの種類があり，酵素によって基質も反応速度も異なる。そこで，酵素活性の1単位（1unit）はある一定の条件下（温度，pH，イオン強度，基質濃度など）で，1分間に基質1 μmolを変化させる酵素量（μmol/分）と定義されている。
- 適切な条件下で，基質濃度（モル濃度）の減少，あるいは生成物濃度（モル濃度）の増加を観察することで，酵素の触媒活性を定量することが可能である。
- 酵素活性の検出にはさまざまな方法があるが，基質濃度の減少量または生成物濃度の増加量を分光光度計で定量する方法（図1）が便利である。

> モル濃度はM（モーラーと発音する）で表す。
> したがって，
> 1モル濃度 = 1mol/L = 1M
> =1,000mMである。
> 酵素反応における基質や生成物の濃度はモル濃度で表す。mMのオーダーであることが多い。

免疫学的手法

- 酵素タンパク質に対する特異抗体を用いて，酵素を検出する方法である（図2）。
- タンパク質を液体中で抗体と反応させて検出するELISA（固相酵素結合免疫測定）法や電気泳動してから膜にタンパク質を移し，抗体で特異的なバンドを検出するイムノブロット法などが使用されている。
- 一般に活性測定より簡便であり，測定標準があれば，タンパク量として定量が可能である。アイソザイムの分別定量が可能である。
- 酵素活性法では区別できないアイソザイムの分別定量が可能である。

> 固相酵素結合免疫測定：enzyme-linked immunosorbent assay（ELISA）

■アイソザイム

- アイソザイムとは，対象となる基質および酵素反応（働き）は同じだが，酵素タンパク質の構造が異なる一群の酵素のことである（アミノ酸配列自体が違う場合もあればサブユニットの組み合わせだけが違う場合もある）。したがって，基質との親和性（K_m），阻害剤の影響，温度安定性，至適温度，至適pHなどの酵素特性のほか，酵素タンパク質の物理化学

図1　分光光度計における吸光度と濃度の関係
(Lambert（ランベルト）-Beer（ベール）の法則)

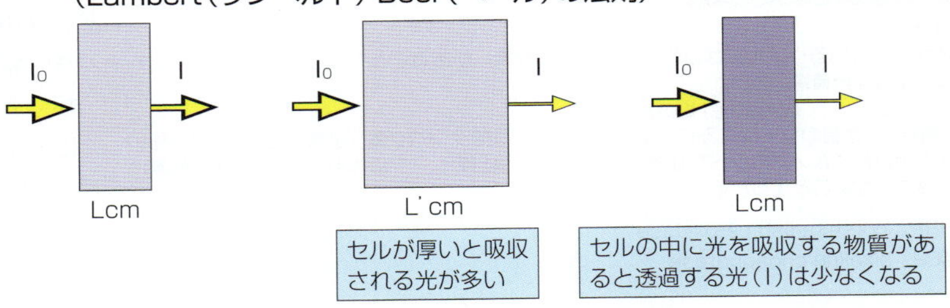

Lambert-Beerの法則：試料セルに強度I_0の光が入り，吸収されたあとIの光が出ていくとき，吸光度Aは溶質の濃度c（モル濃度）とセルの厚さLcmに比例する。
$A = \log_{10}(I_0/I) = \varepsilon cL$（εはモル吸光係数。物質1M（mol/L）あたりの吸光度）
一般的には分光光度計の吸収層の厚さ（L）は1cmなので，$A = \varepsilon c$が成り立つ。

KEYWORDS
- アイソザイム
- Lambert-Beerの法則

的性質や免疫学的性状，酵素の組織内，細胞内の局在が異なる。

・アミノ酸配列自体が異なる場合は酵素タンパク質をコードする遺伝子やその遺伝子が存在する染色体位置も異なる。しかし，酵素活性に必要なアミノ酸部分配列は類似している（進化的に保存されている）ことが多い。

アイソザイムの同定

・アイソザイムは，さまざまな物理的，化学的性質の違いを利用して，生化学的手法で分離同定することができる。電気泳動法，カラムクロマトグラフィー法，免疫学的検出などを用いる。

アイソザイムの例

（例1）グリコーゲンホスホリラーゼ：筋肉の骨格筋と肝臓に存在する酵素は互いにアイソザイムである。筋肉ではアドレナリンをシグナルとして，肝臓ではグルカゴンをシグナルとして，酵素が調節されている。

（例2）乳酸デヒドロゲナーゼ（LDH）：5種類のLDHは4つのポリペプチド鎖からなる四量体であるが，よく似た構造をもつ2種類のポリペプチド鎖（筋肉型：Muscleと心臓型：Heart）が四次構造をつくるときの組み合わせによってアイソザイムになっている。後述するように，血清中のLDHのアイソザイムの発現パターンの違いが診断の助けになる（**表1，図3**）。

■血液生化学検査

・血液は最も簡単に得られる臨床検体の1つであり，血清酵素活性の測定は患者の病状を把握するのにきわめて有用な情報を与える。

本来は細胞内に存在していて血清にはない酵素の場合

・ある酵素が疾病時に血中に逸脱してくるというのは，その酵素が存在する細胞が疾病で破壊されていることを示す。この場合，疾病時では正常値よりも高い値になる。

・代表的なものはAST，ALT，LDHなどである。LDHの場合は，**図3**のようにアイソザイムの電気泳動パターンを調べることで，どの臓器の細胞が主に破壊されているかを見極めることができる。

ある特定の組織から血中に分泌されて血中で役割を果たしている酵素の場合

・ある組織が病気になると，その組織が合成する酵素は血中に分泌されなくなる。この場合，疾病時では正常値よりも低い値になる。

・代表的なものはコリンエステラーゼ，レシチンコレステロールアシルトランスフェラーゼ，プロトロンビンなどである。

本来は外分泌されるはずの酵素（消化酵素など）の場合

・消化酵素は本来消化管に外分泌されるべきであるが，その酵素を合成する臓器が障害されると血中に分泌されるようになる。疾病時では正常値よりも高い値になる。

・代表的なものはアミラーゼ，リパーゼ，酸ホスファターゼである。

図2　免疫学的手法による酵素の検出

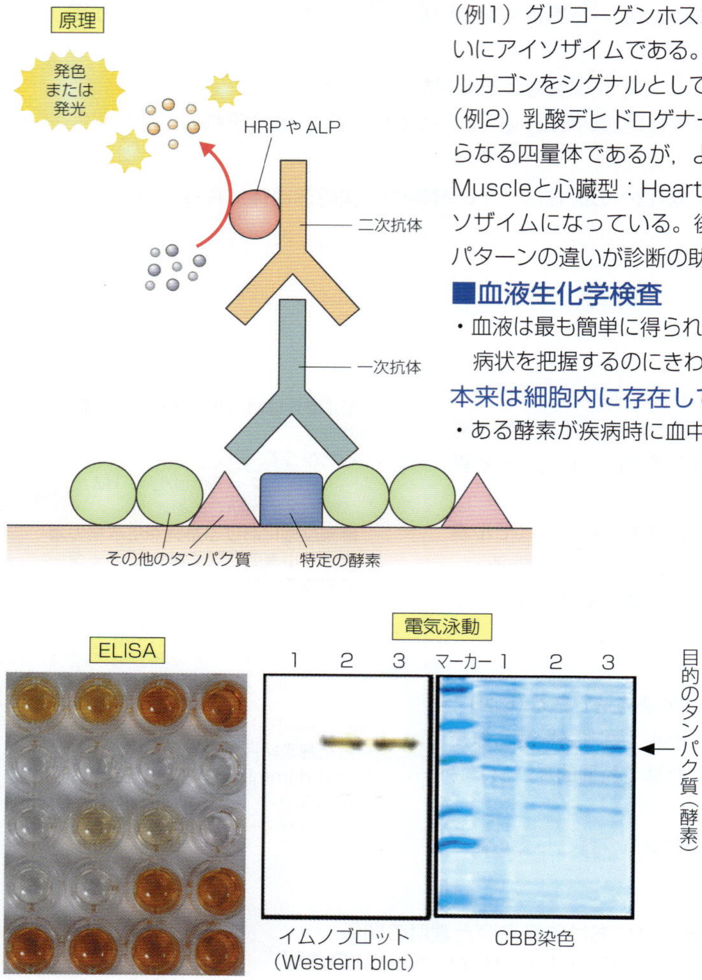

ELISA：
色がついているウエルには目的タンパク質（酵素）があることを示している。色が濃いウエルほど酵素量が多い。
イムノブロット（Western blot）：
2番目と3番目のレーンにみられる太いバンドが目的タンパク質（酵素）であることが抗体を用いたイムノブロットで証明できる。また1番目のレーンには目的タンパク質（酵素）が存在しないことがわかる。

HRP：horse radish peroxidase
ALP：alkaline phosphatase

p.170 QUESTION

正解　**d**　p.169表1を参照。

■酵素の局在

・酵素反応はいつでもどこでも同じように働いているわけではなく，特定の臓器や細胞（細胞小器官）で局所的に行われる必要がある。そのため，ある酵素はある臓器にのみ発現している場合や，ある小器官（ミトコンドリアや核）にのみ局在している場合が多い。酵素反応が行われるためには，基質や補酵素などの低分子物質も特異的に輸送するトランスポーターやチャネル分子によってその小器官に局在し，区画化されている。

組織内局在

・すべての細胞が同じ遺伝情報（ゲノム情報）をもっているにもかかわらず，組織，さらには組織内の細胞の種類によって発現する酵素の種類や量が異なる。これは，臓器による環境の違いや細胞によるシグナル伝達の違いによって，酵素の遺伝子発現が促進されたり抑制されたりするために，酵素タンパク質の量が細胞の種類によって変わるからである。

細胞内局在

・一例を挙げると，解糖系の酵素は細胞質に存在し，クエン酸回路の酵素はミトコンドリアのマトリックスに存在する。電子伝達系の酵素はミトコンドリアのクリステとよばれる膜上に存在する。

シグナル配列

・酵素がミトコンドリアや小胞体，膜などに局在するためには一次構造中に特異的なシグナル配列が存在している。つまり，遺伝子レベルでどこに局在するのかが決定されている。

酵素の局在異常によって起こる疾患例
原発性高シュウ酸尿症1型：アラニン-グリオキシル酸アミノトランスフェラーゼは肝臓のペルオキシソームに局在するが，遺伝子変異によりミトコンドリアに誤って輸送されることで，高シュウ酸尿症，腎尿路結石，腎石灰化，全身へのシュウ酸カルシウムの沈着（オキサローシス）を引き起こす。

表1　LDHアイソザイムの発現器官

型	構成	発現器官
①LDH1	HHHH	心臓および赤血球
②LDH2	HHHM	心臓および赤血球
③LDH3	HHMM	脳および腎臓
④LDH4	HMMM	骨格筋および肝臓
⑤LDH5	MMMM	骨格筋および肝臓

構成におけるHは心臓型，Mは筋肉型を示す。

図3　ヒト血清中のLDHアイソザイムの電気泳動パターン

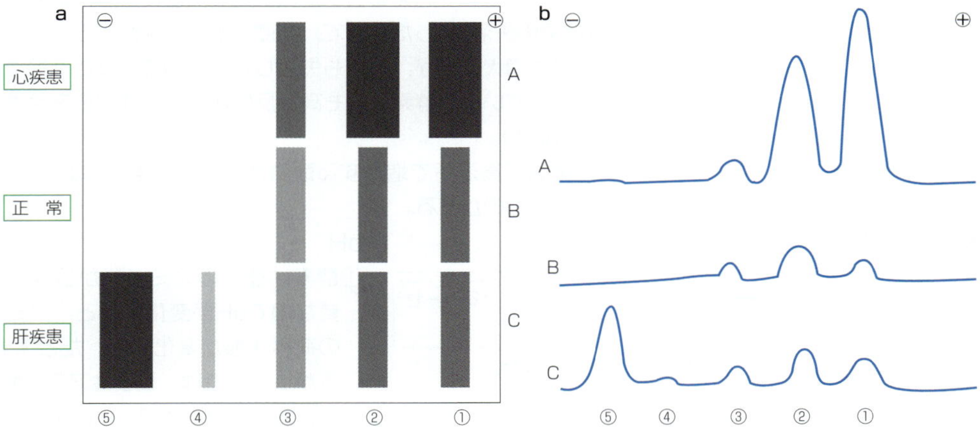

aはヒト血清中のLDHアイソザイムの電気泳動力パターン（イメージ）で，bは電気泳動のバンドの濃さをデンシトメータでスキャンニングしたものである。心疾患ではとくにLDH1とLDH2のバンドが太くなる（つまり血清中にLDH1（①）とLDH2（②）が多く出てきている）。肝疾患ではLDH5（⑤）のバンドが濃く出ている。

QUESTION

アイソザイム間で同一なのはどれか。

a　基質
b　一次構造
c　組織分布
d　細胞内局在
e　ミカエリス定数

どのような因子が酵素反応速度を変化させるのか？

模範解答

- 生体のすべての反応に酵素が携わっているが，常に一定の速度で反応しているわけではない。まわりの環境の変化によって酵素反応の速度は著しく変化する。
- 特に，温度，pH，基質濃度，基質の種類，阻害剤の有無，補因子の有無によって酵素反応速度は変化する。また酵素濃度も反応速度に影響を及ぼす。
- これらはすべて，酵素反応が化学反応の一種であること，酵素反応が水溶液中で進行すること，酵素がタンパク質であること，と関連している。

図1　温度と酵素反応速度の関係

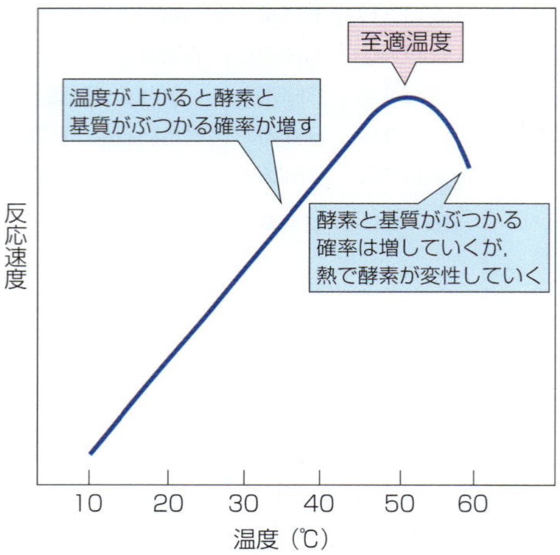

- 酵素反応の速度は，生体内のpHや温度など環境によって著しく変化する。本項ではどのような環境が酵素反応の速度に影響を及ぼすのかを概説する。

■酵素反応速度に影響する因子

温度

- 酵素反応も化学反応の一種なので，1℃上がると反応速度は10%上昇する。温度が上がると，反応分子の運動エネルギーが増し，自由に動き回るようになるので分子どうしがぶつかりやすくなるためである。つまり，酵素と基質がぶつかる確率が増大していく。しかし，酵素はタンパク質なので，ある温度（酵素によって異なるが，50〜60℃）を超えるとタンパク質の変性により，酵素活性を失う（酵素の失活）。したがって，温度が上がれば酵素と基質がぶつかる確率は増大するが，酵素も失活してくるので，反応は徐々に進まなくなっていく。酵素が最も高い反応速度を示す温度を至適温度という（図1）。
- 温泉など高温下で増殖する耐熱性細菌の酵素は100℃でも活性を有するものがある。

図2　pHと酵素反応速度の関係

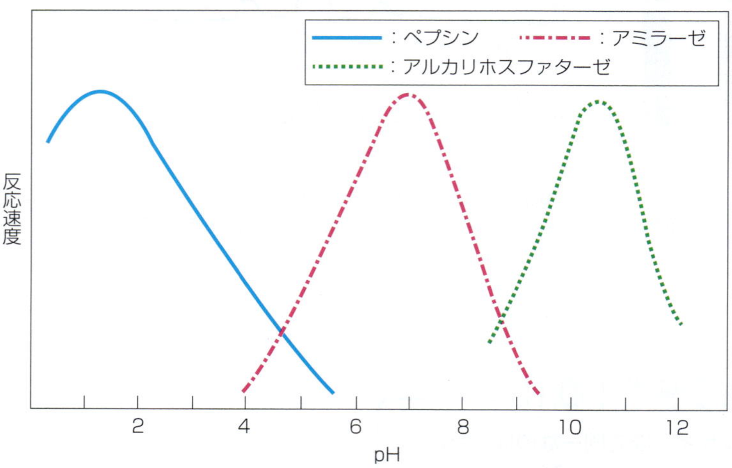

pH

①酵素は種々のアミノ酸からなるタンパク質なのでpHが変化すると，アミノ酸自体の荷電状態が変化する。たとえば，pHが下がった場合は，塩基性アミノ酸のアミノ基に水素イオンが入り（⇒p.124），正の荷電を帯びるので，他の負の荷電をもったアミノ酸と結合しやすくなる。その結果，酵素タンパク質の立体構造が変化し，基質との結合性が変化する。

②基質も荷電状態が変わると酵素との結合性が変わる。

③pHが低すぎたり，高すぎたりすると，酵素タンパク質が変性して触媒活性がなくなる。

p.173 QUESTION

正解　**a**　アイソザイムは，基質は同じだがその他の性質は異なる。酵素タンパク質自体が異なる場合が多い。

以上より，**図2**に示すように各酵素が基質と結合しやすいpHが決まってくる。酵素が最も高い活性を示すpHを至適pHという。

KEYWORDS
- 至適温度
- 至適pH
- 基質濃度
- 補因子

基質濃度と基質の種類

・ある一定濃度の酵素を含む反応液に基質を少しずつ加えていくと，反応速度はその基質濃度に比例して増大する。しかし，さらに基質濃度が高くなると速度の増加割合は緩やかになり，ある濃度以上になると反応速度が一定になる。このときの反応速度を最大反応速度（V_{max}）という。

・反応速度が最大反応速度（V_{max}）の1/2になるときの基質濃度［S］をミカエリス定数（K_m）という。酵素がその基質と親和性が高いとK_m値は低くなる。**図3**では基質Bのほうがこの酵素との親和性が高く（K_m値が低く），最大反応速度も大きいことを示している。

・基質濃度と反応速度の関係については他項（⇒p.178-181）で詳しく述べる。

阻害剤の有無

・内在性，外来性の阻害剤があると酵素の触媒活性は著しく低下する。阻害剤については他項（⇒p.182-185）で詳しく述べる。

補因子の有無

・補因子である金属イオンなどが結合していない酵素（アポ酵素）は，酵素の触媒活性が著しく低下している。

・補酵素が存在しない環境下では反応速度が著しく低下する。

・補酵素については他項（⇒p.186-195）で詳しく述べる。

酵素濃度

・反応の初速度は酵素濃度に比例する。初速度とは反応産物が蓄積して逆反応が起こる前に測定される反応速度のことである。

・酵素濃度が高いときは反応が非常に速く進み，基質が消費され尽くした時点で反応が終わってしまう。また逆反応が起こる場合もある。

アロステリックエフェクターの有無

・アロステリックエフェクターがあると酵素の立体構造が変化し，反応速度も変化する。アロステリック調節については次項（⇒p.176-177）で詳しく述べる。

図3　基質濃度と反応速度の関係

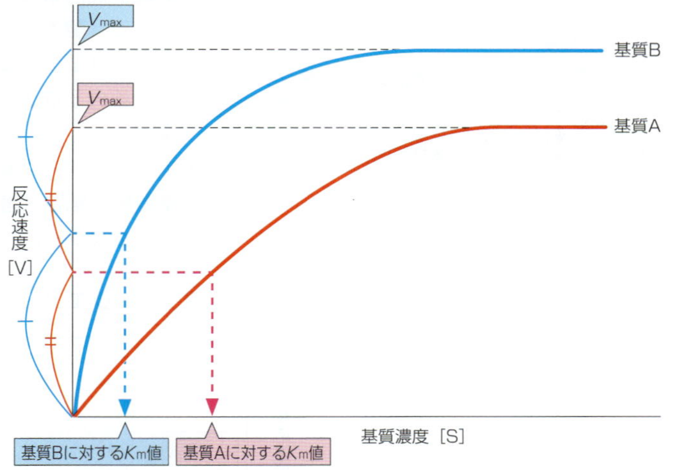

QUESTION

酵素反応速度が変化しないのはどれか。

a　pHの変化
b　温度変化
c　基質の種類
d　補酵素の有無
e　過剰量の基質

酵素反応速度はどのように制御されているのか？（アロステリック調節）

模範解答

・生体のホメオスタシスを保つのに重要なのは酵素そのものではなく，酵素反応によってできる代謝物の量である。
・酵素活性が高い場合や酵素タンパク質がたくさん生成されると代謝物も多くなる。つまり，細胞内の代謝物量を変化させるには，アロステリック調節などで酵素の触媒活性を変化させるアロステリック調節，必要なときにだけ酵素タンパク質を誘導させる，ユビキチン・プロテアソーム系を用いて不要な酵素タンパク質を分解する，などの方法で酵素反応が制御されている。

図1　正のエフェクターによるアロステリック酵素の活性化

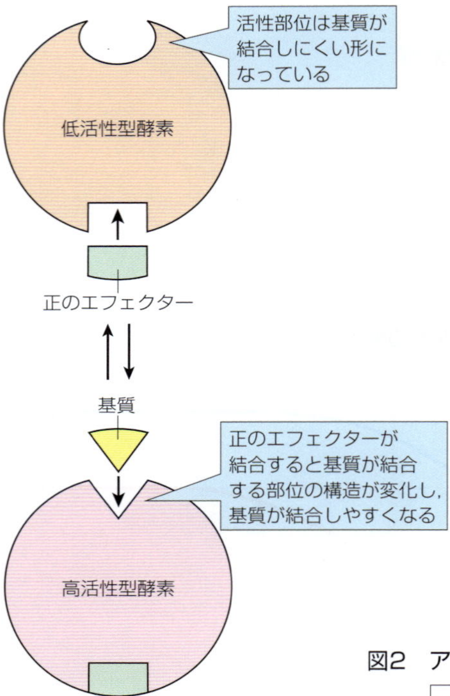

・酵素反応による代謝物量の調節をするためには，酵素量を増減させる，酵素反応速度を増減させる，など生体内には数多くのシステムが存在する。本項では，酵素反応制御のしくみを概説する。

■酵素量の制御

・酵素量を増減させて酵素反応を制御する方法である。
・酵素量は酵素タンパク質の合成速度と分解速度のバランス（代謝回転）により決まる。
酵素量を増やしたいとき；誘導物質（基質が誘導物質になることもある）が，酵素自体を新たに合成して酵素量を増やす。
酵素量を減らしたいとき；ユビキチン・プロテアソーム系やオートファジーで速やかに分解する（⇒p.140-141）。

■非共有結合性修飾による調節（アロステリック調節）

・基質や補酵素以外の低分子化合物が酵素に非共有結合的に結合することで，酵素活性を高めたり低めたりして調節する方法である。このような調節を受ける酵素をアロステリック酵素とよび，調節にかかわる分子をアロステリックエフェクターまたはモジュレーターとよぶ。
・エフェクターが結合する場所をアロステリック部位とよぶ。通常，基質結合部位（酵素の活性中心）から離れた場所である。
・エフェクターがアロステリック部位に結合すると，酵素タンパク質

図2　アロステリックエフェクターによる反応速度の調節

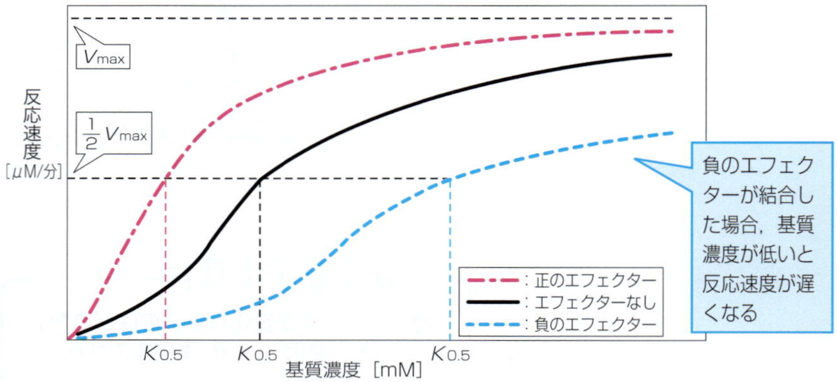

KEYWORDS
• アロステリック調節
• エフェクター
• フィードバック阻害
• 律速酵素
• リン酸化ー脱リン酸化

p.175 QUESTION
正解　e　基質を過剰量入れても最大反応速度は変わらない。

の活性中心の立体構造（コンフォメーション）が変化する。
・図1に示すように，低活性型の酵素に正のエフェクター（+）が結合すると，基質が結合しやすくなるように活性部位の構造が変化し，高活性型の酵素になる（図2 ─・─ ）。逆に負のエフェクター（－）が結合すると，活性部位の構造は基質が結合しにくい構造になり，低活性型になる（図2 ─── ）。

フィードバック阻害

・生合成経路の一連の反応において，経路の下流の生成物が負のアロステリックエフェクターとなり，その経路の特定の酵素活性を阻害することをフィードバック阻害とよぶ（図3）。逆に，経路の上流の基質や生成物が下流の酵素活性を制御することをフィードフォワード制御とよぶ。
・フィードバック阻害を受ける酵素はその生合成経路に特有の段階で働くことが多い。

律速酵素（キー（鍵）酵素）

・生合成経路の一連の反応において，反応速度が最も遅いことからその全体の反応の速度を支配する酵素を意味する。図3において，酵素E_1の反応速度が最も遅い場合，一連の反応速度は酵素E_1の反応速度に依存する。
・律速酵素は，アロステリック調節酵素である場合が多い。また，ある生合成経路に特有の反応であることが多いので，その生合成経路のキー酵素ともよばれる。酵素E_1がキー酵素である場合，E_1が働かないと最終産物Fは生成されない。

酵素量の制御
mRNAを増やす転写レベルでの制御，mRNAからタンパク質合成を増やす翻訳レベルでの制御があるが，転写レベルでの制御の方が多い。
元々発現していないのに誘導物質によって新たに合成が開始する誘導酵素（inducible enzyme）と誘導物質に影響されず常に発現している構成酵素（constitutive enzyme）に分類できる。

キー酵素：key enzyme

アロステリック酵素の場合，基質濃度と反応速度の関係は図2のようにシグモイド型になる。基質濃度が低いときは反応速度は低いが，正のエフェクターが結合すると低い濃度の基質でも結合しやすくなるのが特徴である。

■共有結合性修飾による調節

・リン酸基などの低分子化合物が酵素に共有結合したり，その共有結合が切れたりすることで酵素活性を調節する方法である。

前駆体タンパク質の部分的切断による活性化

・タンパク質分解酵素の多くは，不活性な前駆体タンパク質（プロ酵素，チモーゲン）として合成され，タンパク質分解酵素による消化を受けて部分的に切断され，活性のある酵素に変化する（⇒p.138-139）。

リン酸化─脱リン酸化による酵素活性の調節

・プロテインキナーゼは，標的酵素の特定のセリン，トレオニン，チロシン残基にリン酸基を共有結合させることで酵素を活性化あるいは不活性化させる。
・プロテインホスファターゼは，リン酸基を加水分解して脱リン酸化する。
・リン酸化─脱リン酸化によって可逆的な調節が可能である。
（例）肝臓のホスホリラーゼ（グリコーゲン分解酵素）には活性型（a）と不活性型（b）が存在し，血糖値の調整を行っている（図4）。

高濃度の最終産物Fが酵素E_1を阻害して，物質AからBへの変換を阻害することにより最終産物Fの量を調節する

図3　フィードバック阻害

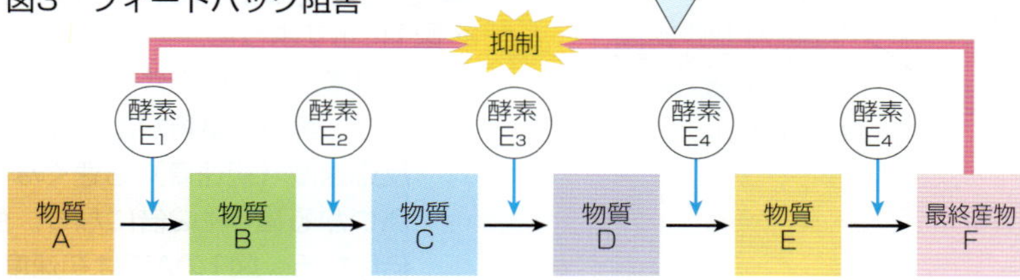

図4　ホスホリラーゼの活性調節

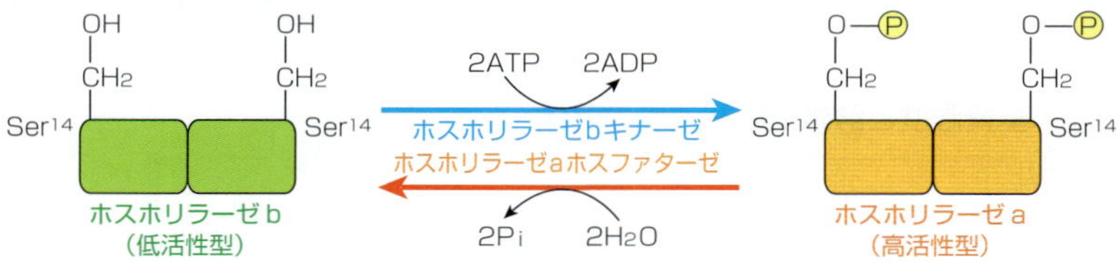

ホスホリラーゼはホモダイマーなので，14番目のセリン残基は2つ存在する。
ホスホリラーゼbキナーゼによって，ホスホリラーゼbの14番目のセリン残基がリン酸化されると活性型のホスホリラーゼaになる（右側）。
14番目のセリン残基に結合していたリン酸基が，ホスホリラーゼaホスファターゼで脱リン酸化されると不活性型のホスホリラーゼbになる。

QUESTION

アロステリックエフェクターについて誤っているのはどれか。

a　基質と酵素の結合を弱くする。
b　酵素の立体構造を変化させる。
c　酵素の活性部位に結合する。
d　酵素のKm値を小さくする。
e　最大酵素反応速度を上昇させる。

酵素反応速度論的解析からなにがわかるのか？

模範解答

- 酵素反応速度論的解析は，反応速度およびこの速度が実験パラメータ（基質濃度など）の変化に応じてどのように変化するかを調べるもので，酵素反応機構を理解するために最も重要なものである。
- この解析方法により，その酵素の基質や阻害剤に対する結合親和性，最大反応速度，酵素反応機構，酵素の定量手段などを知ることができる。
- 酵素と基質の親和性を表すミカエリス定数（K_m値）は最大反応速度の1/2の反応速度となるときの基質濃度で，値が小さいほど酵素との親和性が高い基質であることを表している。

初速度とは反応が始まった直後の反応で，生成物が蓄積し逆反応が起こり始める前に測定される反応速度のことである。したがって，この時期では，反応時間と生成物濃度が比例関係にある。

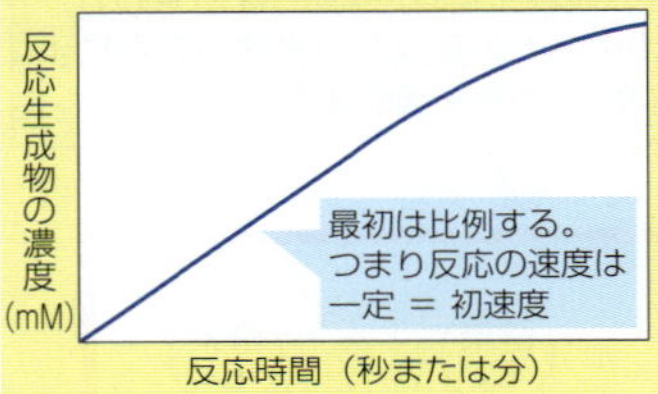

- 酵素反応速度に影響を与える重要な因子は基質濃度である。しかし，生体内でも*in vitro*の反応過程でも，基質が生成物に変換されるにつれて基質濃度は変化してしまい，解析は複雑になる。そこで，通常は基質濃度 [S] が酵素濃度 [E] よりもはるかに大きい場合の初速度（V_0）を測定することで解析する。本項では，基質濃度と反応速度の関係を理論的に解析する方法を概説する。

■基質濃度は酵素反応速度に影響を与える

- **図1**に示すように，

①基質濃度以外の条件を一定にして，基質濃度 [S] を少しずつ増やしていくと，酵素と基質が出会う確率が増えてきて，生成物の濃度も上昇し，反応速度（初速度）も速くなる。基質濃度が2倍になれば酵素と基質がぶつかる確率も2倍になり，生成物も2倍できる。つまり，初速度は2倍になる。**図1**のAでは初速度は基質濃度に比例する。

②さらに基質濃度を上げていくと，ほとんどの酵素が基質と出会うようになり，初速度の上昇の仕方はだんだんと小さくなっていく（**図1**のB）。

③もっと基質濃度を上げていくと，ついにはすべての酵素が基質を処理している状態になり，他の基質は酵素が空くのを待つ状態になる（**図1**のC）。そうなると，基質濃度をさらに増やしても初速度はそれ以上上がらず一定のレベルに達する。この初速度が一定になるときの反応速度を最大反応速度（V_{max}）という。

④酵素分子の半分が基質と結合している時点（**図1**のD）の反応速度は，最大速度（V_{max}）の半分（$\frac{1}{2}V_{max}$）となる。ミカエリス定数（K_m値）は，このように反応速度が最大速度の半分となるときの基質濃度を表す。

図1　基質濃度と酵素反応初速度の関係

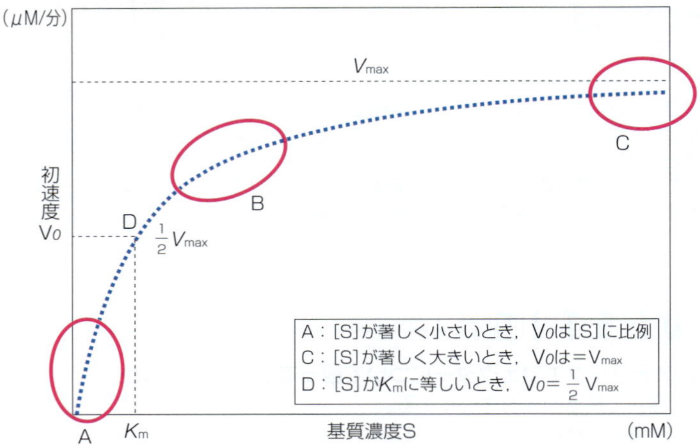

p.177 QUESTION

正解 **c**　アロステリックエフェクターは酵素の活性部位と離れた部位に結合する。

■K_m値が小さいほど，酵素はその基質に対し高い親和性をもつ

- Michaelis（ミカエリス）定数が小さいという意味は，基質濃度が低い状態でも酵素に結合しやすいということを表している。
- 通常の酵素反応では，K_m値は10mM～0.01mMの間の値をとるものが多い。
- ミカエリス定数（K_m値）は基質濃度［S］の関数として初速度をプロットすることで実験的に求めることができる。

KEYWORDS

- ミカエリス定数
- K_m値
- 最大反応速度（V_{max}）

■ミカエリス・メンテン式を導こう

- Michaelis（ミカエリス）とMenten（メンテン）は酵素作用の反応速度論的解析から，酵素反応は2段階で進むという考えを提案した。

$$E + S \underset{k_{-1}}{\overset{k_{+1}}{\rightleftarrows}} ES \xrightarrow{k_{+2}} E + P$$

酵素反応においては，酵素Eと基質Sが会合して酵素－基質複合体（ES）が形成され，この複合体がだんだん増えてくると，その濃度に比例して分解反応（E＋P）も増えていき，やがて複合体の生成と分解がつりあう状態（定常状態）になる。彼らは3つの反応速度定数（k_{+1}，k_{-1}，k_{+2}）を用いて上式のように数学的に表現した（最初［P］はほとんどないのでk_{-2}は無視できる）。

- 酵素反応の速さvは，生成物Pができる速さのことなので，

$$v = k_{+2}\,[ES] \text{ ----- (1)} \qquad [ES] = \frac{v}{k_{+2}} \text{ ----- (1)'}$$

酵素の総濃度［E_0］は，基質と離れている酵素［E］と基質と結合している酵素［ES］との和

$$[E_0] = [E] + [ES] \text{ ----- (2)} \qquad [E] = [E_0] - [ES] \text{ ----- (2)'}$$

定常状態では，ESの生成速度とESの分解速度が等しいので次の式がなり立つ。

$$k_{+1}\,[E]\,[S] = k_{-1}\,[ES] + k_2\,[ES] \text{ ----- (3)}$$

両辺を［ES］で割ると，

$$\frac{k_{+1}\,[E]\,[S]}{[ES]} = k_{-1} + k_2 \text{ ----- (4)}$$

つまり，

$$\frac{[E]\,[S]}{[ES]} = \frac{k_{-1} + k_2}{k_{+1}} \text{ ----- (5)} \qquad \frac{[E]}{[ES]} = \frac{k_{-1} + k_2}{k_1}\ \frac{1}{[S]} \text{ ----- (5)'}$$

（5）の右辺の反応速度定数だけの式をK_mにおきかえると，

$$\frac{k_{-1} + k_2}{k_{+1}} = K_m \text{ ----- (6)}$$

したがって，（5）'の式は以下のようになる。

$$\frac{[E]}{[ES]} = \frac{K_m}{[S]} \text{ ----- (7)}$$

（2）'を（7）に代入すると，

$$\frac{[E_0] - [ES]}{[ES]} = \frac{K_m}{[S]} \text{ ----- (8)}$$

式を変形すると，

$$\frac{[E_0]}{[ES]} = \frac{K_m}{[S]} + 1 \text{ ----- (8)'}$$

反応速度が最大になるとき（最大反応速度V_{max}）はすべての酵素（E_0）が使われるときなので，

$$V_{max} = k_{+2}\,[E_0] \quad ----(9) \qquad [E_0] = \frac{V_{max}}{k_{+2}} \quad ----(9)'$$

(9)'を（8）'に代入

$$\frac{\frac{V_{max}}{k_{+2}}}{[ES]} = \frac{K_m}{[S]} + 1 \quad ----(10)$$

$$[ES] = \frac{v}{k_{+2}} \quad ----(1)'$$ なので，

$$\frac{\frac{V_{max}}{k_{+2}}}{\frac{v}{k_{+2}}} = \frac{K_m}{[S]} + 1 \quad ----(11)$$

vの式に変形すると，

$$v = \frac{V_{max}\,[S]}{K_m + [S]}$$

この式をミカエリス・メンテン式という。

酵素反応速度はp.174で述べたように体内のわずかなpHの変化にも影響を受ける可能性がある。代謝性アシドーシスなどが起こった場合，いくつかの酵素の反応速度は低下するかもしれない。また温度にも反応速度は左右される。高熱の場合は酵素反応が異常に亢進することもあれば，熱による酵素の変性が起こる可能性もある。一方，低体温にすれば酵素反応速度は落ちるので，臓器移植のための臓器は氷上で運搬される。さらに酵素反応速度を下げる阻害薬は種々の疾患の治療薬になり得る。

■ミカエリス・メンテン式を用いた基質濃度と酵素反応速度の関係（図1）

①基質濃度［S］がK_mより著しく小さいとき，K_m+［S］は，ほぼK_mと表されるので，

$$v = \frac{V_{max}}{K_m}\,[S]$$

$\frac{V_{max}}{K_m}$は定数なので，反応速度は基質濃度に比例する。

②基質濃度［S］がK_mより著しく大きいときは，K_m +［S］は，ほぼ［S］と表されるので，

$$v = V_{max}$$

となり，反応速度はV_{max}に近づき，0次反応に近似する。

③基質濃度［S］がK_mに等しいとき，反応速度は最大速度の1/2になる。

$$v = \frac{V_{max} \cdot K_m}{K_m + K_m}$$

$$v = \frac{V_{max}}{2}$$

すなわち，最大速度の1/2の反応速度を与える基質濃度がK_m値ということになる。

■K_m値の実際の求め方

- 実際にK_mを求めるには，基質濃度を薄い濃度から濃い濃度まで，種々の基質濃度を用いて初速度を測定する。横軸に基質濃度，縦軸に反応速度をとってグラフにすると，**図1**のようなグラフになる。しかし，このグラフではV_{max}が近似値しか得られないため，K_m値を正しく読み取るのは難しい。そこで，基質濃度と測定した反応速度をそれぞれ逆数を取って，Lineweaver-Burk（ラインウィーバー・バーク）プロット（二重逆数プロット）を用いると**図2**のようになる。このグラフはミカエリス・メンテン式の両辺の逆数を取ったものに一致する。

$$\frac{1}{v} = \frac{K_m}{V_{max}}\frac{1}{[S]} + \frac{1}{V_{max}}$$

- この式は$y = ax + b$の形をした一次関数で，非常に理解しやすい。
  y軸との切片がV_{max}，x軸との切片が$-\frac{1}{K_m}$であり，簡単にV_{max}とK_mを求めることができる。
- K_m値は基質と酵素の結合の親和性を表す指標となる。K_m値が小さいということは，薄い基質濃度のなかでも酵素と反応できる，という意味で，酵素との親和力が大きいという意味になる。

図2　二重逆数プロット（Lineweaver-Burkプロット）

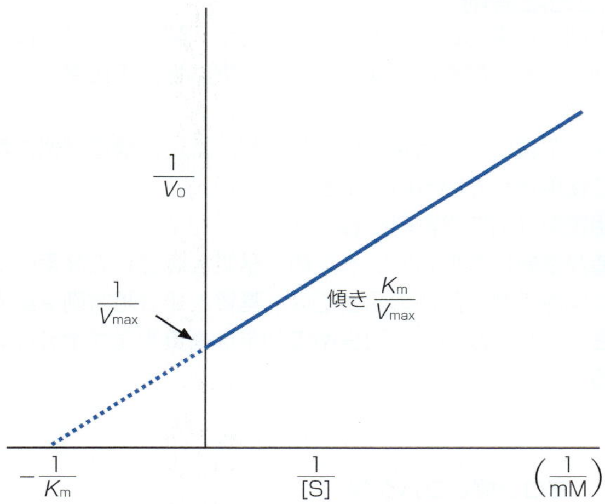

$\frac{1}{v} = \frac{K_m}{V_{max}}\frac{1}{[S]} + \frac{1}{V_{max}}$ は y = ax + b の形をした一次関数のグラフになる。
y 軸との切片が V_{max}，x 軸との切片が $-1/K_m$ であり，簡単に V_{max} と K_m を求めることができる。

QUESTION

酵素反応において，Km値が小さいことを意味するのはどれか。

a　至適温度が低い。
b　基質特異性が低い。
c　最大反応速度が小さい。
d　補酵素を必要としない。
e　基質濃度が低くても反応が進む。

酵素阻害剤はなぜ薬になるのか？

模範解答

- 酵素反応に共存することでその反応速度を低下させる物質を，酵素阻害剤とよぶ。
- 酵素阻害剤は不可逆的阻害剤と可逆的阻害剤に分けられ，可逆的阻害剤はさらに競合阻害剤，不競合阻害剤，混合阻害剤，非競合阻害剤などに分類される。
- 基質と構造がよく似ているため，酵素の基質結合部位を基質と奪い合う競合阻害剤は種々の疾患の治療薬として用いられている。

自殺阻害剤（suicide inhibitor）
基質またはその中間体が酵素に結合し続けると，生成物ができず，酵素活性は失われる。このような基質を自殺阻害剤という。

■不可逆的阻害剤

- 酵素の活性部位に共有結合する。
  （例1） シアン化合物はシトクロム酸化酵素の鉄原子に結合して不可逆的阻害を起こす。
  （例2） ジイソプロピルフルオロリン酸はキモトリプシンのSer^{195}残基に共有結合し，酵素を不活性化する。このように酵素活性に必須の官能基に共有結合する場合は，化合物に結合したアミノ酸残基を決定することでその酵素の活性中心を形成する重要なアミノ酸残基を決定することができる。

■可逆的阻害剤

- 阻害剤が水素結合やイオン結合によって酵素に可逆的に結合することで阻害が起こる。酵素に対する可逆的阻害は物質の代謝調節において非常に重要である。
- 可逆的阻害には数種類の型があるが，基質に構造が似た競合阻害剤が薬として使用されている場合が多い。

拮抗阻害剤：competitive inhibitor
不(反)競合阻害剤：uncompetitive inhibitor
非競合阻害剤：noncompetitive inhibitor

競合阻害剤（拮抗阻害剤ともいう）

- 構造が基質に類似しているため，基質と競合して酵素の活性部位に結合する。実際の酵素反応の阻害では，基質と競合阻害剤は酵素の活性部位を奪い合う。したがって，阻害剤の効果は基質濃度が十分に高ければ打ち消される。

図1　マロン酸とコハク酸

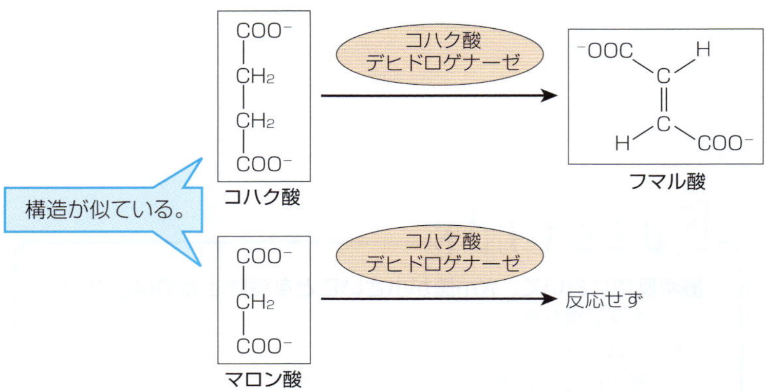

p.181 QUESTION

正解 **e** K_m値が小さい基質は酵素との親和性が大きい。

例）マロン酸：コハク酸脱水素酵素の競合阻害剤。マロン酸は本来の基質であるコハク酸によく似ているので酵素の活性部位に酵素の結合するが，酵素反応の基質とならないので競合阻害剤となる（**図1**）。反応溶液中のコハク酸の濃度が高くなると阻害はなくなる。

・競合阻害剤の存在下ではミカエリス・メンテン式が以下のようになる。

$$v = \frac{V_{max}[S]}{aK_m + [S]} \qquad \left(a = 1 + \frac{[I]}{K_i}\right)$$

実験的に求められるaK_mは阻害剤存在下でのK_m値で，見かけのK_m値，またはK'_m値とよばれる。［I］は阻害剤の濃度，K_iは酵素と阻害剤が結合するときの平衡定数である。K_iが小さいほど阻害剤の阻害効果が大きいことを表す。

$$K_i = \frac{[E][I]}{[EI]}$$

・[S]が[I]に比べて大過剰にあれば競合阻害剤が酵素に結合する可能性は最少になり，阻害剤がないときのV_{max}と同じV_{max}を示す。しかし，$\frac{1}{2}V_{max}$になるときの基質濃度，見かけのK_mは，ある割合a分だけ増大する（**表1**）。これは二重逆数プロット（Lineweaver-Burk（ラインウィーバー·バーク）のプロット）にするとわかりやすい（**図2**）。

不（反）競合阻害剤

・不競合阻害剤は，ES複合体とのみ結合する（**図3**）。酵素の活性中心以外の部位に結合するので基質と競合しない。
・阻害様式とミカエリス・メンテン式および二重逆数プロットを**図3**に示す。
・不競合阻害剤があるときは見かけのV_{max}とK_mは低下する（**図3，表1**）。

混合型阻害剤，非競合阻害剤

・不競合阻害剤はES複合体とのみ結合するのに対し，混合型阻害剤はES複合体だけでなく，酵素（E）にも結合する（**図4a**）。
・混合阻害剤のなかで，とくに，$K_i = K'_i$になる阻害剤を非競合阻害剤という（**図4b**）。
・非競合阻害剤は酵素の活性中心以外の部位に結合するので基質と競合しない（K_mは変化しない）。非競合阻害剤は基質濃度に関係せず，酵素反応の回転を落とすことで，V_{max}を低下させる。
・両者のミカエリス・メンテン式の阻害様式および二重逆数プロットを**図4**に示す。
・**表1**は，各阻害様式の阻害剤があるときの，見かけのV_{max}と見かけのK_mが阻害剤のないときと比較してどうなるかをまとめたものである。

表1　各阻害様式による見かけのV_{max}と見かけのK_m

阻害様式	見かけのV_{max}	見かけのK_m
競合阻害	変化なし	増大
不競合阻害	低下	低下
混合阻害	低下	増大
非競合阻害	低下	変化なし

KEYWORDS
・酵素阻害剤
・競合阻害剤

競合阻害剤は疾患の治療薬になりうる

キサンチンオキシダーゼ阻害剤
・アロプリノールはヒポキサンチンに構造が似ているためキサンチンオキシダーゼを阻害する。痛風の治療薬である。

ジヒドロ葉酸レダクターゼ阻害剤
・メトトレキサートはジヒドロ葉酸に似ているため，ジヒドロ葉酸レダクターゼを阻害し，テトラヒドロ葉酸（チミジル酸シンターゼでのTMP合成に必須）の合成を阻害する。抗癌薬である。

環状ヌクレオチドホスホジエステラーゼ阻害剤（バイアグラ，ジピリダモールなど）
・細胞内セカンドメッセンジャーとなるサイクリックヌクレオチドの分解を抑制する。急性心不全，勃起不全の治療薬である。

HMG-CoA還元酵素阻害剤（スタチン）
・メバロン酸経路の律速酵素であるHMG-CoA還元酵素を阻害し，コレステロール合成を低下させる。脂質異常症の治療薬である。

逆転写酵素阻害剤（アジドチミジン）
・ウイルスの逆転写酵素を阻害する。抗ウイルス薬，エイズ治療薬である。

図2　競合（拮抗）阻害

$$\begin{array}{c} E + S \underset{}{\overset{K_m}{\rightleftarrows}} ES \longrightarrow E + P \\ + \\ I \\ \updownarrow K_i \\ EI \end{array}$$

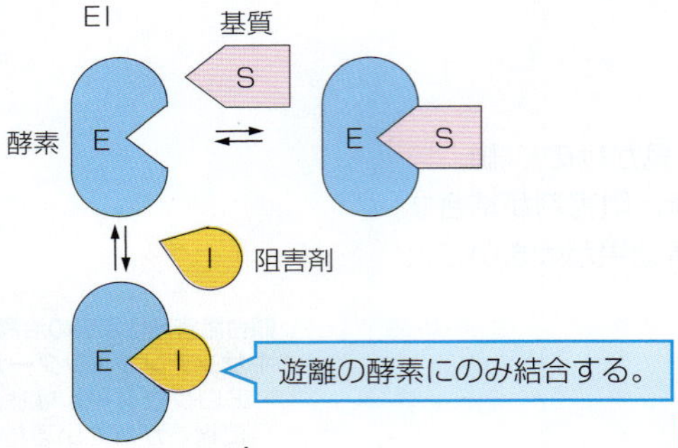

p.185, ＊1より

$$v = \frac{V_{max}\,[S]}{aK_m + [S]}$$

$$a = 1 + \frac{[I]}{K_i} \quad より \quad \frac{1}{v} = \frac{K_m}{V_{max}}\left(1 + \frac{[I]}{K_i}\right)\frac{1}{[S]} + \frac{1}{V_{max}}$$

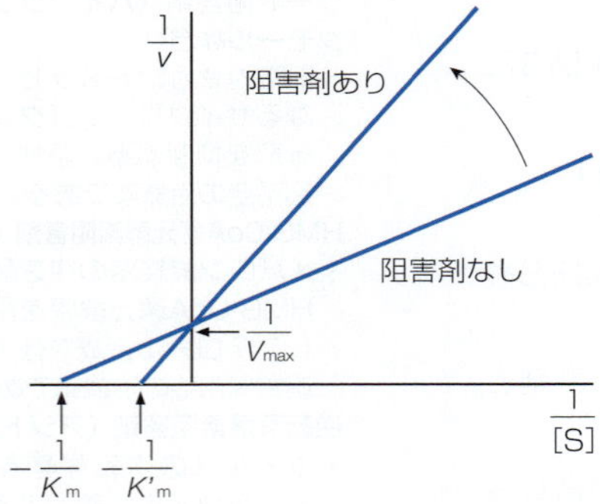

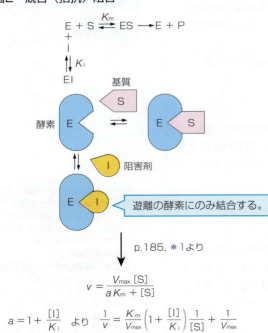

阻害定数（K_i）はK_mとK'_mから求めることができる。

$$K'_m = K_m\left(1 + \frac{[I]}{K_i}\right)$$

$$K_i = \frac{K_m[I]}{K'_m - K_m}$$

図3　不（反）競合阻害

$$\begin{array}{c} E + S \underset{}{\overset{K_m}{\rightleftarrows}} ES \longrightarrow E + P \\ + \\ I \\ \updownarrow K'_i \\ ESI \end{array}$$

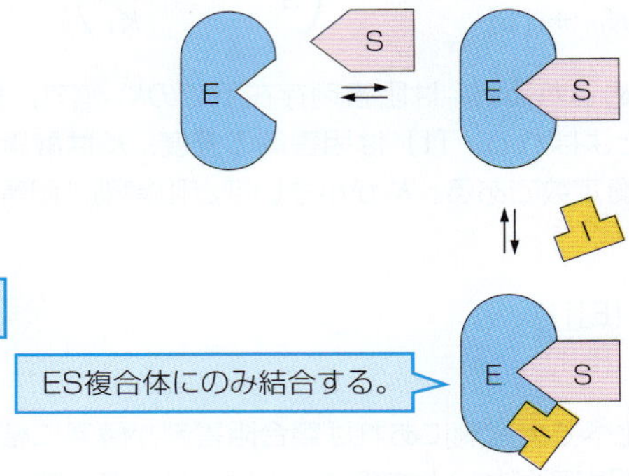

$$v = \frac{V_{max}\,[S]}{K_m + a'[S]}$$

$$a' = 1 + \frac{[I]}{K'_i} \quad より \quad \frac{1}{v} = \frac{K_m}{V_{max}} + \frac{1}{[S]} + \frac{1}{V_{max}}\left(1 + \frac{[I]}{K_i}\right)$$

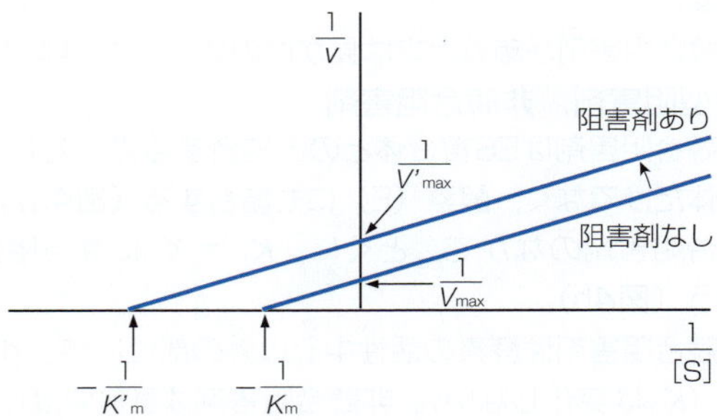

QUESTION

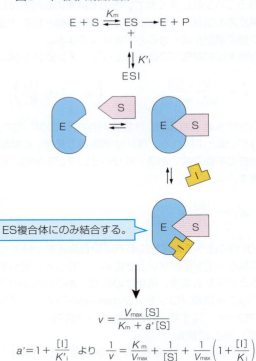

見かけのK_m値を増大させるのはどの阻害剤か。

a　競合阻害剤
b　非競合阻害剤
c　不競合阻害剤
d　不可逆阻害剤
e　自殺阻害剤

図4　混合型阻害と非競合阻害

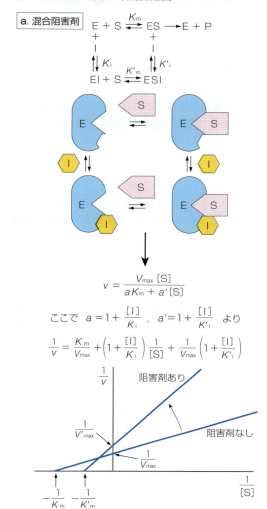

a. 混合阻害剤

$$\mathrm{E + S} \underset{}{\overset{K_m}{\rightleftarrows}} \mathrm{ES} \longrightarrow \mathrm{E + P}$$

$$\begin{array}{ccc} + & & + \\ \mathrm{I} & & \mathrm{I} \\ \updownarrow K_i & & \updownarrow K'_i \\ \mathrm{EI + S} & \overset{K'_m}{\rightleftarrows} & \mathrm{ESI} \end{array}$$

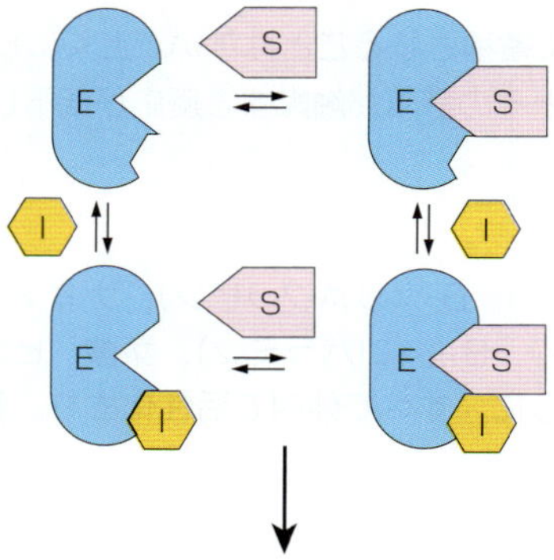

$$v = \frac{V_{max}\,[\mathrm{S}]}{aK_m + a'[\mathrm{S}]}$$

ここで　$a = 1 + \frac{[\mathrm{I}]}{K_i}$，$a' = 1 + \frac{[\mathrm{I}]}{K'_i}$　より

$$\frac{1}{v} = \frac{K_m}{V_{max}} \left(1 + \frac{[\mathrm{I}]}{K_i}\right) \frac{1}{[\mathrm{S}]} + \frac{1}{V_{max}} \left(1 + \frac{[\mathrm{I}]}{K'_i}\right)$$

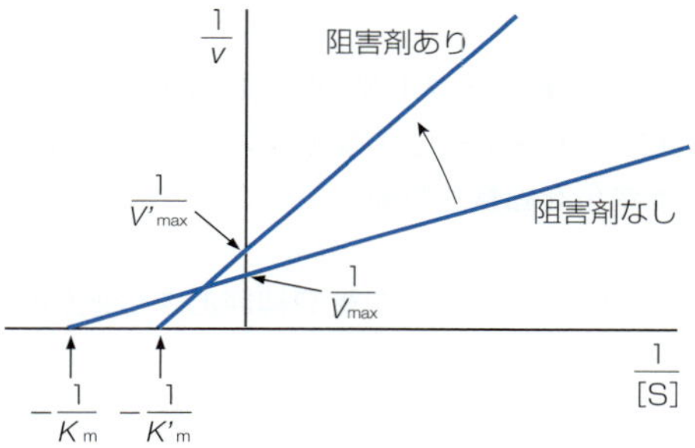

$K_i = K'_i$ のとき
混合型阻害は非競合阻害になる

b. 非競合阻害剤

$K_i = K'_i$　なので　$a = a'$

$$v = \frac{V_{max}\,[\mathrm{S}]}{aK_m + a[\mathrm{S}]}$$

ここで　$a = 1 + \frac{[\mathrm{I}]}{K_i}$

$$\frac{1}{v} = \frac{K_m}{V_{max}} \left(1 + \frac{[\mathrm{I}]}{K_i}\right) \frac{1}{[\mathrm{S}]} + \frac{1}{V_{max}} \left(1 + \frac{[\mathrm{I}]}{K_i}\right)$$

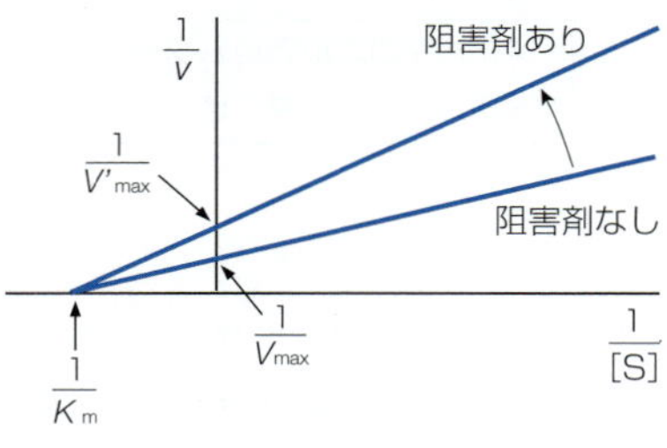

競合阻害剤のミカエリス・メンテン式の誘導＊1

$$\mathrm{E + S} \overset{K_m}{\rightleftarrows} \mathrm{ES} \overset{K_2}{\longrightarrow} \mathrm{E + P}$$

$$\begin{array}{c} + \\ \mathrm{I} \\ K_i \updownarrow \\ \mathrm{EI} \end{array}$$

阻害剤Iは酵素Eと可逆的に結合し，速やかに平衡に達すると仮定する。

$$K_i = \frac{[\mathrm{E}][\mathrm{I}]}{[\mathrm{EI}]} \quad \text{———} (1)$$

基質Sも酵素Eと可逆的に結合する。定常状態では，

$$K_m = \frac{[\mathrm{E}][\mathrm{S}]}{[\mathrm{ES}]} \quad \text{———} (2)$$

[E]について解くと，

$$[\mathrm{E}] = \frac{K_m[\mathrm{ES}]}{[\mathrm{S}]} \quad \text{———} (3)$$

（3）を（1）に代入すると，

$$K_i = \frac{\frac{K_m[\mathrm{ES}]}{[\mathrm{S}]}[\mathrm{I}]}{[\mathrm{EI}]} \quad \text{———} (4)$$

[EI]について解くと，

$$[\mathrm{EI}] = \frac{K_m[\mathrm{ES}][\mathrm{I}]}{[\mathrm{S}]\,K_i} \quad \text{———} (5)$$

ここで，すべての酵素E_0はすべての形の酵素の和である。

$$[\mathrm{E_0}] = [\mathrm{E}] + [\mathrm{ES}] + [\mathrm{EI}] \quad \text{———} (6)$$

（6）に（3）と（5）を代入

$$[\mathrm{E_0}] = \frac{K_m[\mathrm{ES}]}{[\mathrm{S}]} + [\mathrm{ES}] + \frac{K_m[\mathrm{I}][\mathrm{ES}]}{[\mathrm{S}]\,K_i}$$

$$= [\mathrm{ES}]\left(\frac{K_m}{[\mathrm{S}]} + 1 + \frac{K_m[\mathrm{I}]}{[\mathrm{S}]\,K_i}\right)$$

$$= [\mathrm{ES}]\left\{\frac{K_m}{[\mathrm{S}]}\left(1 + \frac{[\mathrm{I}]}{K_i}\right) + 1\right\} \quad \text{———} (7)$$

ここで、$1 + \frac{[\mathrm{I}]}{K_i} = a$ とすると

$$[\mathrm{E_0}] = [\mathrm{ES}]\left(\frac{aK_m}{[\mathrm{S}]} + 1\right) \quad \text{———} (8)$$

速度vは，

$v = k_2\,[\mathrm{ES}]$ ———（9）と表せる。

また，最大反応速度V_{max}のときは，すべての酵素が使われているので

$$V_{max} = k_2\,[\mathrm{E_0}] \quad \text{———} (10)$$

（8）を[ES]について解くと，

$$[\mathrm{ES}] = \frac{[\mathrm{E_0}]}{\frac{aK_m}{[\mathrm{S}]} + \frac{[\mathrm{S}]}{[\mathrm{S}]}} \quad \text{———} (11)$$

（11）を（9）に代入

$$v = \frac{k_2\,[\mathrm{E_0}][\mathrm{S}]}{aK_m + [\mathrm{S}]} \quad \text{———} (12)$$

（12）に（10）を代入

$$v = \frac{V_{max}\,[\mathrm{S}]}{aK_m + [\mathrm{S}]} \qquad \left(a = 1 + \frac{[\mathrm{I}]}{K_i}\right)$$

物質代謝に水溶性ビタミンはなぜ必要か？

模範解答

・ビタミンは，微量で生理作用を発揮し，生命活動に必須の栄養素である。また，通常ヒトの体内で合成されないため毎日食品から摂取する必要がある。

・ビタミンB群とビタミンCは水溶性であるため，尿中に代謝されやすく蓄積されることはない。とくにビタミンB群は種々の酵素の補酵素（補欠因子）として働くため，不足するとその酵素が触媒する反応が低下し，ビタミン欠乏症となる危険性がある。

・ビタミンB群には，B_1（チアミン），B_2（リボフラビン），ナイアシン，パントテン酸，B_6（ピリドキシン），B_{12}（コバラミン），葉酸，ビオチンの8種が含まれる。**表1**に示すように，すべて体内で活性化され，重要な酵素反応の補酵素として働く。

■ビタミンB_1（チアミン，図1）

構造

・2, 5-ジメチル-6-アミノピリミジン（構造式左半分の六角形の部分）と4-メチル-5-ヒドロキシエチルチアゾール（構造式右半分の五角形の部分）がメチレン基を介して結合したもので，チアミンピロリン酸（活性型はチアミン二リン酸）（略語はTPPまたはTDP）である。

働き

・酸化的脱炭酸反応（ピルビン酸，α-ケトグルタル酸，ロイシン，イソロイシン，バリンの代謝），トランスケトラーゼ反応（ペントースリン酸経路）の補酵素になり，アルデヒド単位を転移させる。

欠乏症

・脚気（末梢ニューロパチー，消耗感，浮腫，心血管や神経および筋の変性，心不全，腱反射の異常）

1911年に日本の農学者である鈴木梅太郎が抗脚気因子であるオリザニンとして発見するが，1912年フックがビタミンB_1として発表し，ノーベル賞を受賞した。

表1　転移させる官能基の種類によるビタミン（補酵素）の分類

ビタミン	補酵素	転移する官能基	酵素（例）
ビタミンB_1	チアミンピロリン酸（TPP）	アルデヒド基（CH_3-CHO-）	ピルビン酸デヒドロゲナーゼ複合体，トランスケトラーゼ
ビタミンB_2	FMN，FAD	水素（電子）	酸化還元酵素
ナイアシン	NAD^+，$NADP^+$	水素（電子）	酸化還元酵素
パントテン酸	CoA-SH（補酵素A）	アシル基（-CO-R）	ピルビン酸デヒドロゲナーゼ
ビタミンB_6	ピリドキサルリン酸（PLP）	アミノ基（NH_2-）	アラニンアミノトランスフェラーゼ
ビオチン	ビオシチン	カルボキシ基	ピルビン酸カルボキシラーゼ
葉酸	テトラヒドロ葉酸	さまざまなC1単位（ホルミル基など）	グルタミン酸ホルムイミノトランスフェラーゼ
ビタミンB_{12}	デオキシアデノシルコバラミン，メチルコバラミン	水素 メチル基	メチルマロニルCoAムターゼ・メチオニンシンターゼ

p.184 QUESTION

正解　**a**　p.183表1とp.184図2を参照。競合阻害剤は基質結合への結合を基質と奪い合うために，基質が結合しにくくなる。

・Wernicke脳症（運動失調，眼球運動麻痺，意識障害）：栄養状態の悪い慢性アルコール中毒患者ではチアミンが欠乏しているためにグルコースが与えられると急速にピルビン酸がたまり，乳酸アシドーシスを起こす。

ビタミンB_1を多く含む食品

・豚肉，大豆，焼き海苔などに多い。ニンニクやネギなどアリシンを多く含む食品と食べると吸収されやすい。

■ビタミンB_2（リボフラビン）

構造

・ヘテロ環状イソアロキサジン環（フラビン）に五炭糖の糖アルコール（リビトール）がついたものであり，黄色い。比較的熱に強いが，可視光で分解される。

・活性型はフラビンモノヌクレオチド（FMN）とフラビンアデニンジヌクレオチド（FAD，図2）で，通常酵素に強く結合している。これらはフラビン酵素またはフラビンタンパク質とよばれ，黄色い色調を帯びている。

働き

・アミノ酸の脱アミノ反応におけるα-アミノ酸オキシダーゼ，プリン分解のキサンチンオキシダーゼ，コハク酸デヒドロゲナーゼ，グルタチオン還元酵素など酸化還元酵素の補酵素として働く。

欠乏症

・命にかかわる欠乏症は知られていない。

・口角びらん症，口唇炎，舌炎，脂漏（にきび），羞明（眼が光によって強く刺激されるため，光をまぶしく感じ，光を受けることを嫌う状態）などを起こす可能性がある。

ビタミンB_2を多く含む食品

・レバー，納豆，卵などに多い。

図1　チアミンの構造式

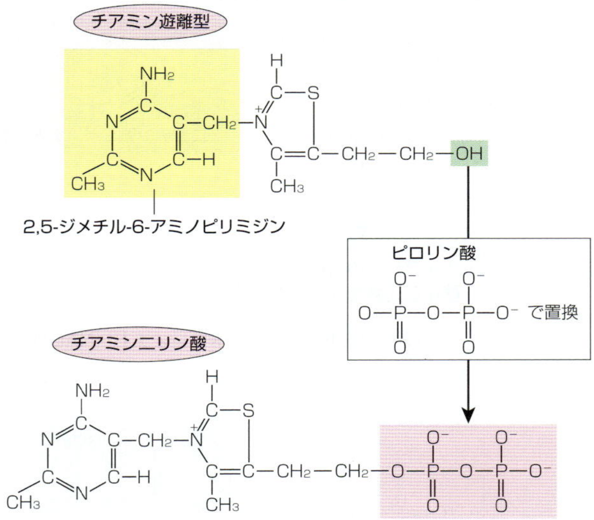

■ナイアシン

構造

・図3に示すような構造をしており，ナイアシンはニコチン酸とニコチンアミドの総称である。

・活性型はニコチンアミドアデニンジヌクレオチド（NAD^+）とニコチンアミドアデニンジヌクレオチドリン酸（$NADP^+$）である。

働き

・乳酸デヒドロゲナーゼやリンゴ酸デヒドロゲナーゼなど酸化還元酵素の補酵素として，電子を運ぶ役割をする。

・酸化的経路にはNAD^+が，還元的経路には$NADPH + H^+$が使われる場合が多い。

図2　フラビンアデニンジヌクレオチド（FAD）の構造式

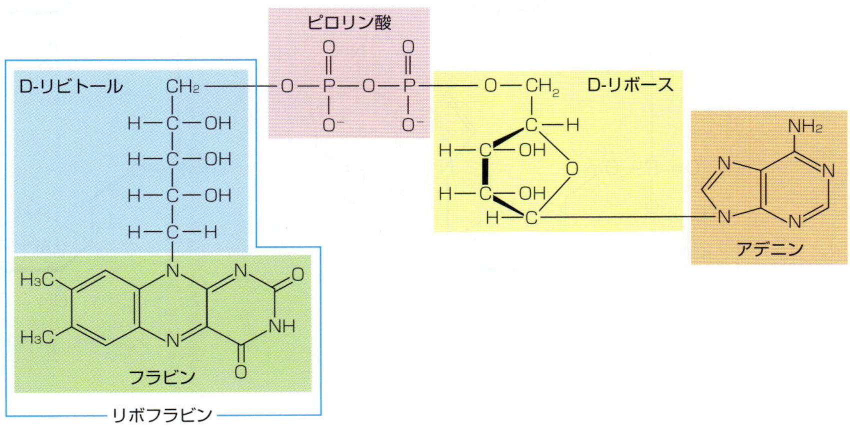

KEY WORDS
- 補酵素
- 欠乏症

ナイアシンはトリプトファンから合成されるが，その供給量は不十分である。とくにトウモロコシにはトリプトファンが少なく，ロイシンが多い。ロイシンはトリプトファンからナイアシンの合成を阻害するので，トウモロコシを主食にしている南米ではペラグラが多い。
ニコチン酸（ニコチンアミドではない）は血漿コレステロールを下げる治療（脂肪組織からの遊離脂肪酸の流入阻害）に使用されてきたが，過剰摂取は肝障害を引き起こす可能性があるので注意する。

欠乏症

・ペラグラ（光線過敏による皮膚炎，下痢，認知症），体重減少，消化管障害，抑うつ症などがある。

ナイアシンをを多く含む食品

・ナイアシンはたいていの動植物食品に存在するが，レバー，肉類，魚類に多い。

■パントテン酸

補酵素A：coenzyme A（CoA）

構造

・パントイン酸とβ-アラニンが結合したもの（**図4**）で，補酵素A（CoA）の成分になる（**図5**）。補酵素Aは，パントテン酸と3'-リン酸化ADPとシステアミンが結合したものである。

働き

・アセチルCoAやアシルCoAとして，糖，アミノ酸，脂質の代謝に関与する。

欠乏症

・パントテン酸は食品に広く分布しているので，欠乏症は起こりにくい。

図3　ナイアシンの構造式

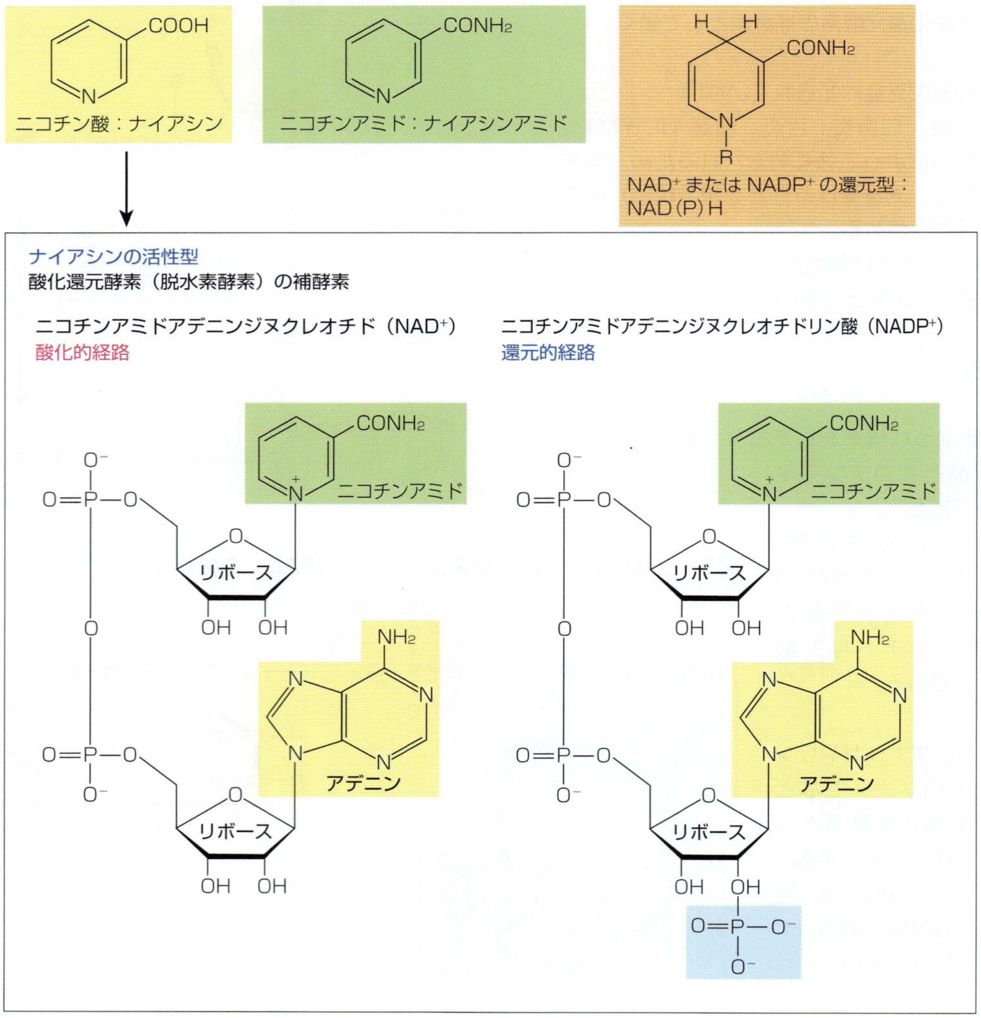

■ビタミンB_6

構造

- ピリドキシン，ピリドキサール，ピリドキサミンとそれぞれに相当するリン酸塩の総称である。
- ピリドキサールキナーゼによってATPのリン酸がエステル結合して活性型のピリドキサールリン酸（PLP）になる（図6）。

働き

- ピリドキサールリン酸は主にアミノ基転移反応の補酵素として働く。
- 通常はアルデヒド基と酵素のリジン残基のアミノ基との間でSchiff（シッフ）塩基結合しているが，アミノ基転移反応の際は基質のα-アミノ酸のアミノ基との間でいったんSchiff塩基結合をつくり，α-ケト酸にアミノ基を受け渡す（図7）。
- その他に脱炭酸反応，トレオニンアルドラーゼ反応，グリコーゲン分解のホスホリラーゼ反応，ヘム合成の最初の反応であるδ-アミノレブリン酸（ALA）シンターゼ，システイン代謝におけるシスタチオニンβ-シンターゼとシスタチオニンγ-リアーゼの補酵素になる。

欠乏症

- ビタミンB_6単独欠乏症はまれである。
- 慢性アルコール中毒患者はエタノールがアセトアルデヒドに代謝されるときに，この補酵素のリン酸加水分解が

図4　パントテン酸の構造式

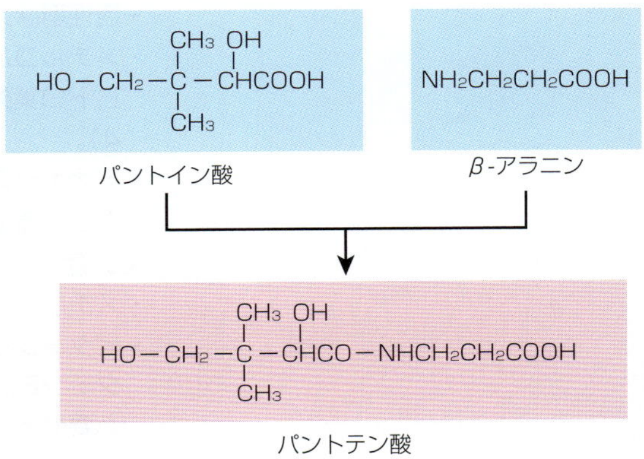

図5　補酵素Aおよびアセチル CoAの構造式

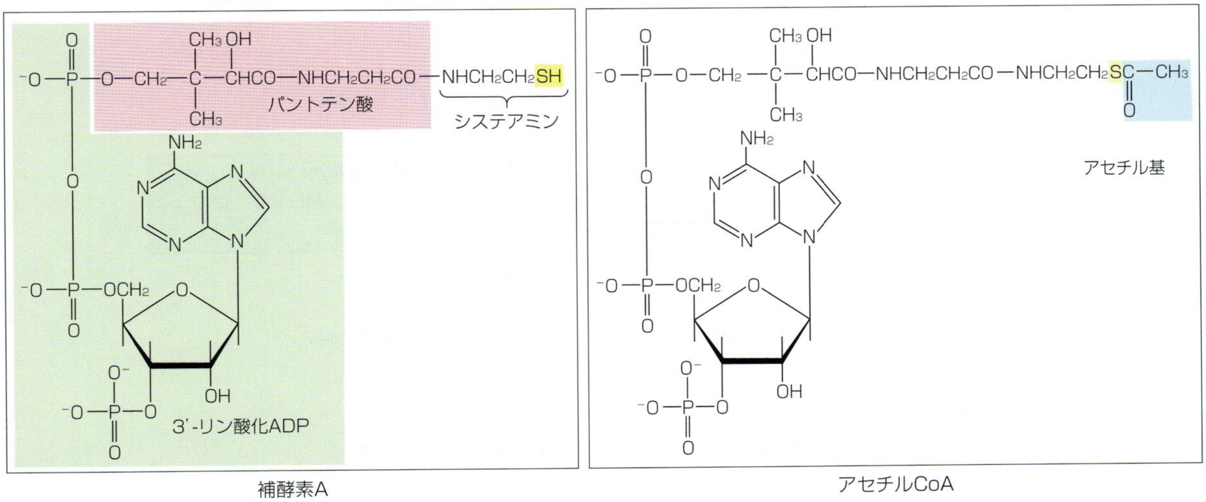

図6　ピリドキサールから活性型ピリドキサールリン酸の生成

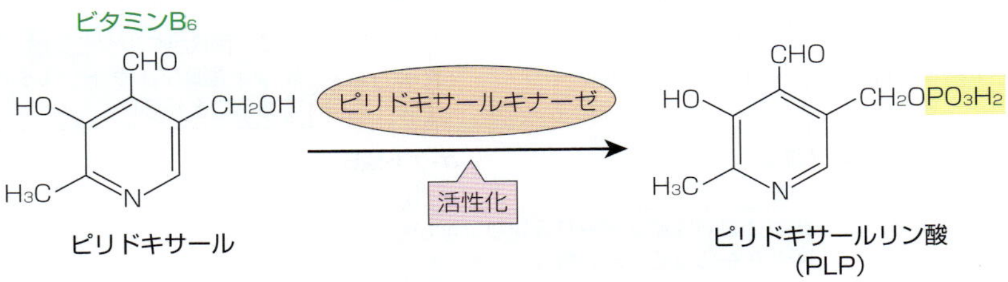

促進されて欠乏症になる。

・抗結核薬のイソニアジドもピリドキサールと直接反応してヒドラゾンをつくってしまうので欠乏症になる。

ビタミンB_6を多く含む食品

・レバー，マグロ，ニンニクなど。

■ビタミンB_{12}（コバラミン）

構造

・ポルフィリン環に似たコリン環からなり，中心にコバルトイオン（Co^+）が配位しているため赤色を呈する（図8）。

働き

・活性型はメチルコバラミンとデオキシアデノシルコバラミンである。

・メチルコバラミンはホモシステインのメチオニンへの変換とメチルテトラヒドロ葉酸のテトラヒドロ葉酸への同時変換の補酵素になる（⇒p.151図4）。

・デオキシアデノシルコバラミンはメチルマロニルCoAがスクシニルCoAに変換する反応の補酵素になる（⇒p.151図4）。

欠乏症

・メチルマロン酸尿症，悪性貧血（巨赤芽球性貧血）。

・ビタミンB_{12}の腸管吸収は回腸の受容体を介して行われる。そのとき，ビタミンB_{12}は胃粘膜の壁細胞から分泌される内因子と結合していることが必要である。胃切除によって内因子が分泌されない場合，ビタミンB_{12}の

図7　ピリドキサールリン酸を使ったアミノ基の受け渡し

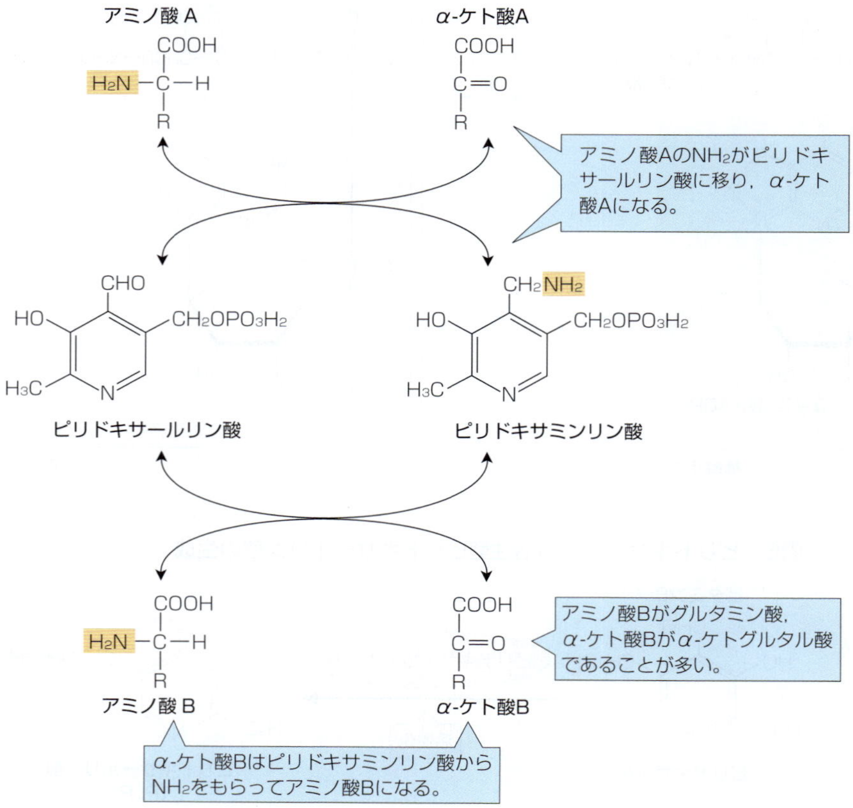

腸管吸収ができなくなるので注意する。

ビタミンB_{12}を多く含む食品

・貝類，イクラ，レバーなど。

■葉酸

構造

・葉酸はプテリジン塩基に*p*-アミノ安息香酸とグルタミン酸が結合したものである（図9）。

・動物は*p*-アミノ安息香酸を合成できないか，*p*-アミノ安息香酸への結合ができないかのどちらかであるため，葉酸を食餌から摂取する必要がある。

働き

・ 活性型はテトラヒドロ葉酸（THF）で一炭素単位（メチル（CH_3），メチレン（CH_2），メテニル（CH），ホルミル（CHO），ホルムイミノ（CHNH）基）の運搬体として働く。

欠乏症

・悪性貧血（巨赤芽球性貧血）が起こる。

ビタミンB_{12}と葉酸の働き（図10）

・ビタミンB_{12}欠乏になると，メチルマロニルCoAムターゼとメチオニンシンターゼ反応が障害され，メチルマロン酸尿症になる。

・メチオニンシンターゼ反応が障害されると，テトラヒドロ葉酸（THF）はメチルテトラヒドロ葉酸（メチルTHF）として捕捉されるため，葉酸欠乏と同じ状態になり，DNAの成分であるプリン，ピリミジンの合成が障害され，新しい赤芽球の核形成が妨害される。その結果，骨髄中に巨赤芽球が蓄積し，未成熟な赤血球ができて，悪性貧血（巨赤芽球性貧血）が起こる。

葉酸を多く含む食品

・レバー，緑黄色野菜など。

図8　ビタミンB_{12}の1つ（シアノコバラミン）の構造式

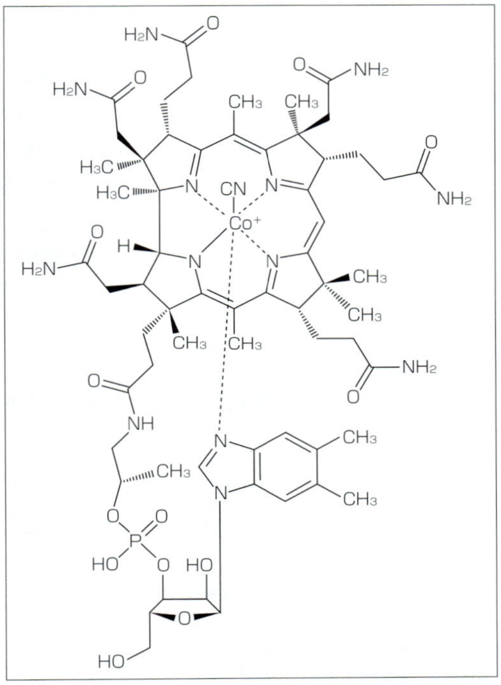

■ビオチン（図11）

構造

・天然の食品に広く分布するイミダゾール誘導体で，大部分は腸内細菌によって合成される。

働き

・ビオチンは炭酸固定反応のカルボキシラーゼの補酵素として働く。

・例：ピルビン酸カルボキシラーゼ（ピルビン酸をオキサロ酢酸に変換する酵素），アセチルCoAカルボキシラーゼ（アセチルCoAをマロニルCoAに変換する酵素）。ビオチンは重炭酸イオン（HCO_3^-）由来のカ

図9　葉酸の構造式

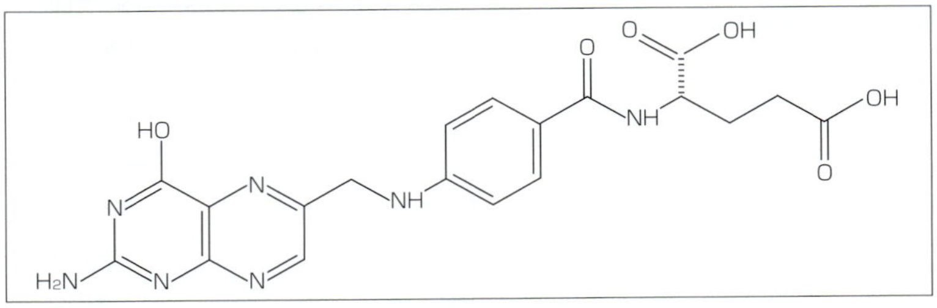

葉酸：プテロイルグルタミン酸

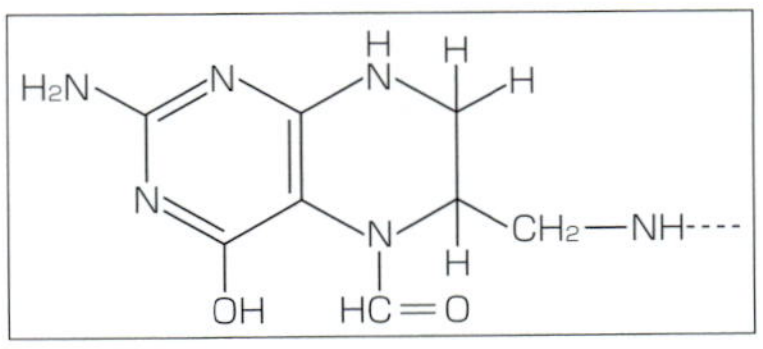

5-ホルミル THF

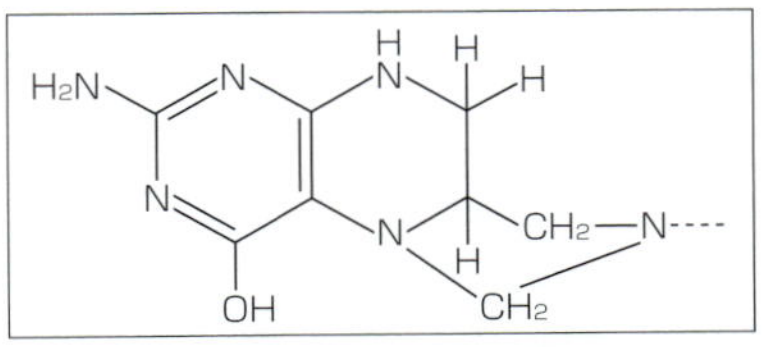

5，10-アンヒドロホルミル FH_4，
5，10-メチレン FH_4，

ビタミンCのように

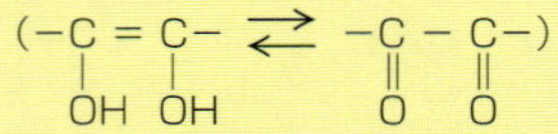

エンジオール構造をもつものをレダクトン類という。

ルボキシ基を一時的に運搬する。

欠乏症

- 抑うつ症，幻覚，筋肉痛，皮膚炎，掌蹠膿疱性骨関節炎など。
- 卵白にはアビジンという熱に弱いタンパク質が含まれており，ビオチンと強く結合する。生卵を食べ過ぎるとビオチン欠乏が起こる。

ビオチンを多く含む食品

- 魚類，ピーナッツなど。

■ビタミンC（アスコルビン酸）

構造

- グルコースに似ており，多くの哺乳類ではグルコースから生成される。しかし，ヒトを含む霊長類やある種の鳥類などではL-グロノラクトンオキシダーゼが欠損しているので，食物から摂る必要がある。
- 活性型ビタミンCであるアスコルビン酸は，還元剤として働くと自らは酸化されてデヒドロアスコルビン酸（オキシアスコルビン酸）となる（図12）。

働き

- 金属イオンの還元と抗酸化作用：コラーゲンのプロリン残基の水酸化（ヒドロキシ化）反応に還元されたFe^{2+}が必要である。また，鉄の吸収をするとき，Fe^{3+}では吸収されないので，ビタミンCでFe^{2+}に還元する必要が

図10　ビタミンB_{12}とテトラヒドロ（H_4）葉酸の働き

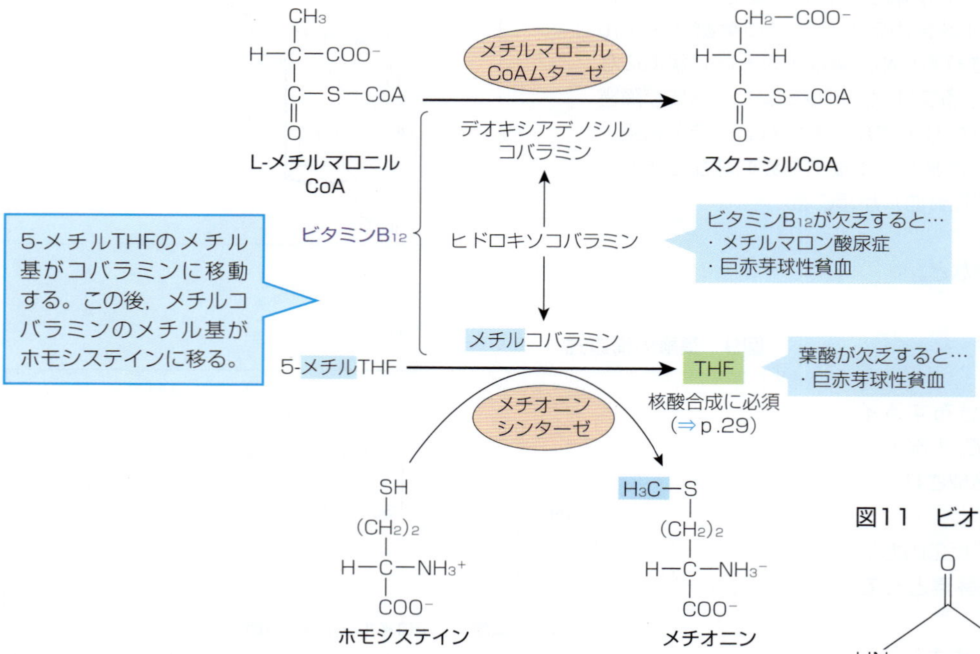

図11　ビオチンの構造式

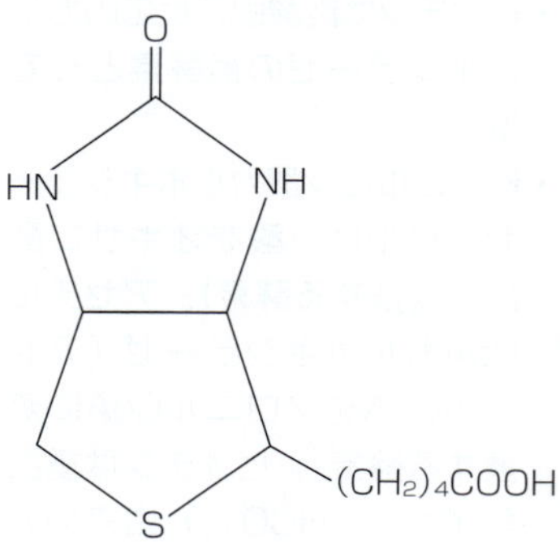

ある。したがって，ビタミンC欠乏になると鉄の吸収阻害が起こり，鉄欠乏性貧血を引き起こす可能性がある。

欠乏症

- 壊血病（コラーゲン含有結合組織の欠如による歯茎のはれや出血，皮下出血，関節痛，創傷治癒の遅れなど）。
- コラーゲンにはプロリン残基が多く含まれており，プロリル-4-ヒドロキシラーゼによって水酸化される。このときビタミンCで還元されたFe^{2+}が必要である。ビタミンCが欠乏すると4-ヒドロキシプロリンのないコラーゲンができる。このコラーゲンは変性しやすく脆弱なため壊血病を引き起こす原因となる（図13）。

ビタミンCを多く含む食品

- 果物，野菜など。

図12　ビタミンC（アスコルビン酸）

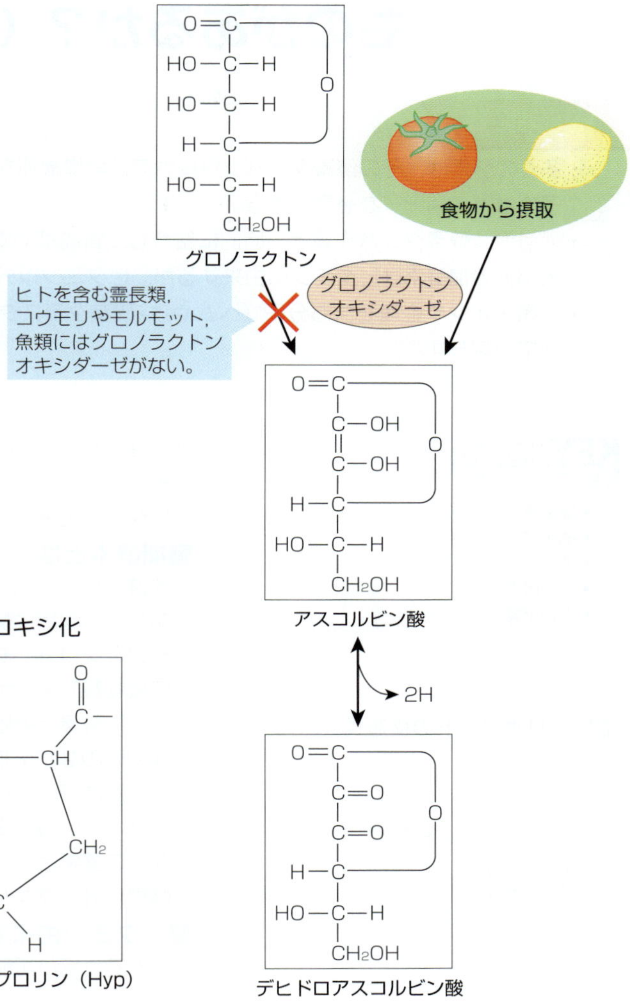

図13　ビタミンCの還元力が必要なプロリン残基のヒドロキシ化

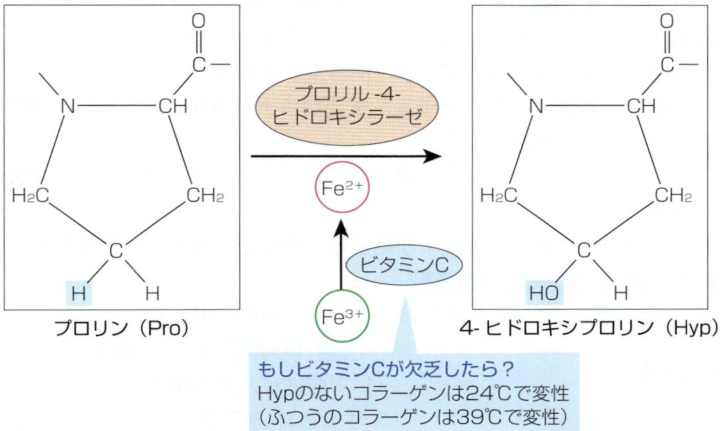

QUESTION

ビタミンと欠乏症で間違った組み合わせはどれか。

a　チアミン ── 脚気
b　ナイアシン ── ペラグラ
c　コバラミン ── 悪性貧血
d　アスコルビン酸 ── 出血傾向
e　リボフラビン ── 骨軟化症

酵素反応を補助する補因子にはどのようなものがあるか？（補酵素と補欠分子族）

模範解答

- 多くの酵素は，その酵素タンパク質単独では触媒機能を発揮することができず，種々の補酵素や金属，補欠分子族などの補因子を必要とする。
- 補酵素は酵素タンパク質と一時的に結合して官能基や電子のやり取りを行うため，第2の基質ともいわれる。大部分の補酵素はビタミンに由来するが，ビタミン以外の補酵素も存在する。
- 金属イオンや金属を含む分子（ヘムや鉄-硫黄クラスター）は，酵素と強固に結合した補欠分子族として酵素反応に寄与する。

KEYWORDS

- 補酵素
- 補因子
- 補欠分子族
- アポ酵素
- ホロ酵素

水溶性ビタミンの項（⇒p.186-193）でも述べたが，酵素反応を補助する因子として活性型になったビタミンが補酵素として働く場合が多い。本項ではビタミン由来ではない補酵素について概説する。

■補酵素とは

- 補酵素は，基質と同じように，酵素タンパク質に親和性があり，一時的，あるいは強固に酵素と結合して官能基や電子のやり取りを行う。
- ビタミン以外でも補酵素として働く低分子有機物質が存在する。
- 無機物質である金属も酵素反応に必要とされる場合がある（⇒p.197）。
- とくに酵素と強固に結合した補因子（補酵素）を補欠分子族という。
- 補因子のなかに補酵素，補欠分子族，金属が含まれるが，酵素反応を補助する意味ではすべて補酵素である。
- 活性のない酵素タンパク質をアポ酵素，補因子によって活性をもった酵素をホロ酵素という。
- 酵素以外のタンパク質にも補因子が結合して機能を発揮するものがある。

■ビタミン由来ではない補酵素

- 体内で合成が可能な低分子有機物質で補酵素の役割を果たす。

図1　リポアミドの構造式

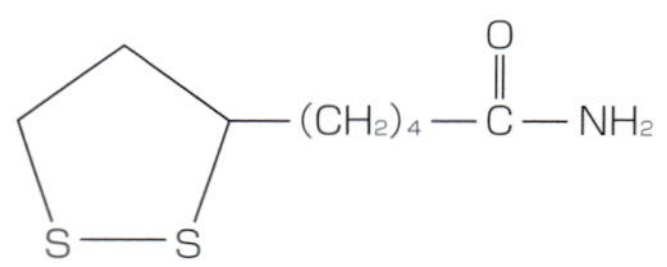

リポ酸（リポアミド）（図1）

- リポ酸はピルビン酸デヒドロゲナーゼ複合体内のジヒドロリポトランスアセチラーゼのリシン残基とアミド結合しているのでリポアミドとよばれる。
- リポアミドはアシル基の受け渡しを行う。
- 図2はピルビン酸デヒドロゲナーゼ複合体の酵素反応機構である（⇒p.216）。各酵素反応で補酵素が官能基を受け取り，次の補酵素に受け渡している。
  ①ピルビン酸デヒドロゲナーゼに結合したチアミンピロリン酸（TPP）はピルビン酸から二酸化炭素が外れた中間体に結合した後，ジヒドロリポイルトランスアセチラーゼに結合した酸化型リポ

図2　ピルビン酸デヒドロゲナーゼ複合体に使われる補酵素

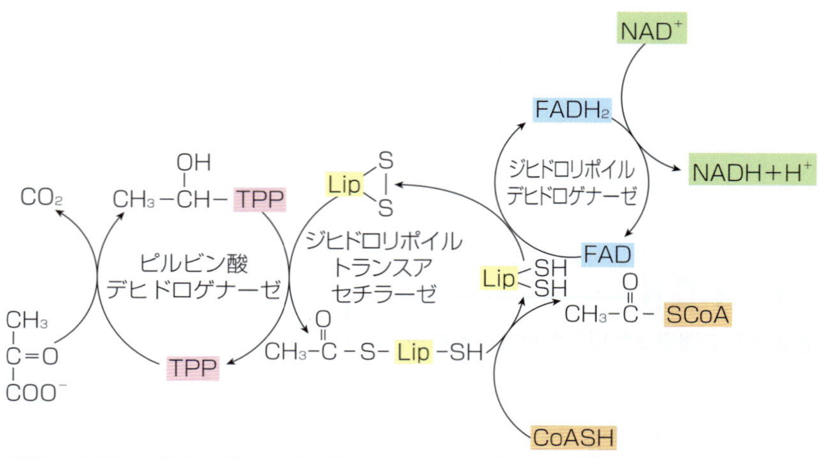

TPP＝チアミンピロリン酸
Lip＝リポアミド
CoA＝補酵素A
NAD+：ニコチンアミドアデニンジヌクレオチド
FAD：フラビンアデニンジヌクレオチド

p.193 QUESTION

正解　e　リボフラビンの欠乏で骨軟化症にはならない。

アミドにアセチル基を渡す。

②アセチル基が結合したリポアミドは補酵素A（CoASH）にアセチル基を渡すと同時に還元型になる（アセチルCoAができる）。

③還元型リポアミドはジヒドロリポイルデヒドロゲナーゼに結合したFADを還元して自らは酸化型リポアミドに戻る。

④還元された$FADH_2$はNAD^+によって酸化されてFADに戻る。還元された$NADH+H^+$が電子伝達系に入る。

補酵素：coenzyme
補因子：cofactor
補欠分子族：prosthetic group
アポ酵素：apo enzyme
ホロ酵素：holo enzyme

テトラヒドロビオプテリン（BH_4）（図3）
- GTPから合成される。
- 一酸化窒素合成酵素やフェニルアラニンヒドロキシラーゼ，チロシンヒドロキシラーゼ，トリプトファンヒドロキシラーゼなどの補酵素となり，反応後はジヒドロビオプテリンに酸化される。
- テトラヒドロビオプテリンの合成やジヒドロビオプテリンレダクターゼの活性が低下するとフェニルアラニンヒドロキシラーゼ活性も低下するので，フェニルケトン尿症の原因の1つになる。また他のカテコールアミンやセロトニン合成にも影響を与える。

ユビキノン（ubiquinone，補酵素Q，CoQ）（図4）
- イソプレン単位（n）が1〜12のものが天然に広く存在し，高等動物ではQ_{10}である（CoQ_{10}）。
- ミトコンドリア脂質二重膜内の脂溶性成分として存在し，電子伝達系の複合体Ⅰ（NADH-ユビキノンレダクターゼ）や複合体Ⅱ（コハク酸-ユビキノンレダクターゼ）によって還元されたユビキノール（QH_2）は，複合体Ⅲ（ユビキノール-シトクロムcレダクターゼ）によってシトクロムcに電子を渡す（⇒p.222-223）。

ATP（アデノシン三リン酸）（⇒p.9）
- ATPは生体反応におけるエネルギー供与体として働くほか，キナーゼの補酵素として働き，リン酸基やAMP基の転移を行う。

■金属
- 金属イオン自体が酵素タンパク質に配位し，触媒反応に必須の働きをしている。
- とくに酸化還元反応における電子の授受を担う場合が多い。
- 金属を含む酵素の例⇒p.197表1。

■補欠分子族
- 補酵素や金属が酵素に強固に結合した場合に限り，補欠分子族とよばれる。
- グルタチオン還元酵素やチオレドキシン還元酵素はFADを強固に結合した黄色のフラビンタンパク質である。
- 酵素に配位結合している金属イオンも補欠分子族である。ヘムや鉄-硫黄クラスターなども補欠分子族して機能している。精製カタラーゼはヘムを結合しているために黒色を呈している。

図3　テトラヒドロビオプテリンの構造式

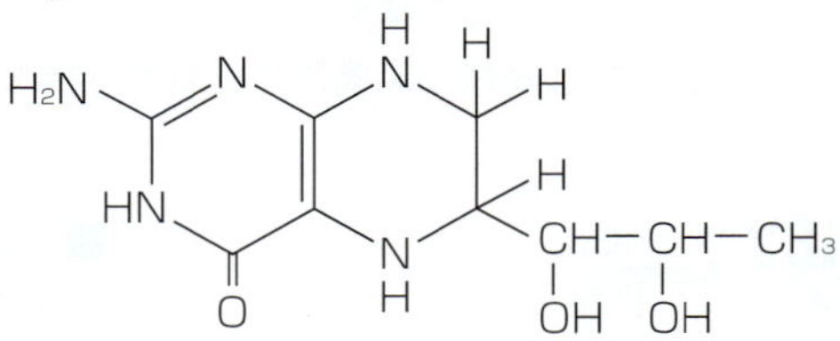

図4　ユビキノンの構造式

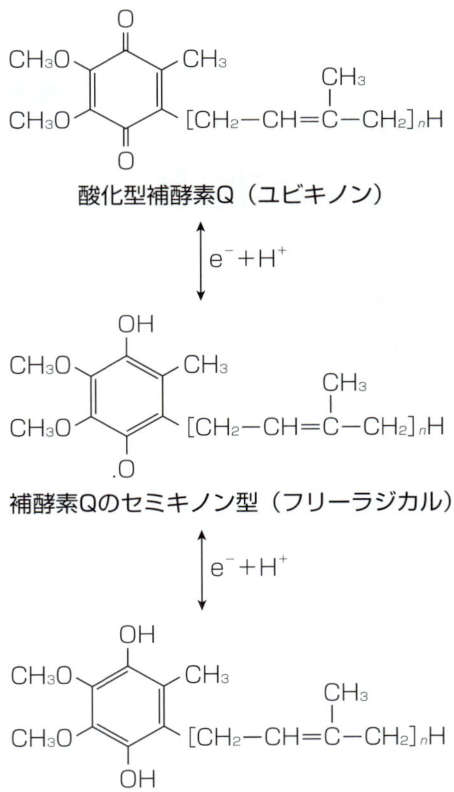

QUESTION

ビタミンと補酵素型の組み合わせで正しいのはどれか。

a　ナイアシン ―― PLP
b　パントテン酸 ―― CoA
c　ビオチン ―― FAD
d　リボフラビン ―― TPP
e　コバラミン ―― THF

生体にミネラルは必要なのか？（微量元素）

模範解答

・人体を構成する元素として有機物以外に無機質（ミネラル）も含まれる。
・無機質は生体内の代謝やホメオスターシスの維持に必要不可欠な役割を果たしている。
・微量金属は多くの酵素やタンパク質の補因子として生体反応に不可欠である。
・ビタミンと同様に無機質も食餌から摂取する必要がある。

KEYWORDS
• 無機質
• 微量元素

補因子
無機質：mineral
微量元素：trace element

血中Ca濃度が低いと，ビタミンDとPTHが協調的に作用し，骨吸収（骨からリン酸カルシウムを外す）を促進し，腎臓でのカルシウムの再吸収を促す。なお，ビタミンDの欠乏はPTH量を上昇させ，骨からカルシウムが出ていくために，骨軟化症や骨粗鬆症が起こる。一方，食後血中Ca濃度が上がると，ペプチドホルモンであるカルシトニンが甲状腺から分泌され，骨へのリン酸カルシウム沈着と尿中への排泄が促進される。

副甲状腺ホルモン：parathyroid hormone（PTH）

■人体を構成する無機物

・人体を構成する無機物として多量ミネラル（Ca, P, S, K, Na, Cl, Mg）と微量ミネラル（Fe, Zn, Cu, I, Mn, Co, Se, Mo, Cr）に分類される。
・食餌中に無機物が含まれているため，一般的に欠乏症は少ないが，完全経静脈栄養や経腸栄養では微量元素欠乏が起こりうるので注意が必要である。
・この項では，体液中に多く存在するK, Na, Cl以外の無機物について概説する。

■多量ミネラル

カルシウム（calcium，Ca）

・生体内で最も多い無機質で，成人の体内に約1kg存在し，99%はリン酸カルシウム塩として骨や歯に存在する。
・骨の外にある微量のCaイオンが，血液凝固因子の活性化や筋肉の収縮，神経機能や酵素反応に重要な役割を果たしている。
・Caイオンはカルモジュリンというタンパク質と結合し，一酸化窒素合成酵素やグリコーゲンシンターゼなどを活性化する。
・CaとPの代謝には，ビタミンD，副甲状腺ホルモン（PTH），カルシトニンが働いている。
・Ca欠乏症ではビタミンD不足と同様の症状が出てくるが，他に筋肉けいれんが起こる。

リン（phosphate，P）

・Caとともに多くは骨や歯に存在する。
・核酸の構成成分で，DNAやRNA中に存在する。またATPやGTPとしてエネルギーを要する反応に使用される。
・リンタンパク質やリン脂質を構成するほか，リン酸化や脱リン酸化などによってシグナル伝達や酵素反応の調節を行っている。

硫黄（sulfur，S）

・含硫アミノ酸であるシステインとメチオニンに含まれているため，生体内のタンパク質（とくに毛髪や爪）に多く存在する。
・チアミンやビオチンにも硫黄が含まれている。
・ヘパリンやヘパラン硫酸，コンドロイチン硫酸など硫酸多糖類に含まれる。

マグネシウム（magnesium，Mg）

・50～60%は骨にCaと共存して貯蔵されており，軟骨や骨の成長に必要な無機質である。

p.195 QUESTION

正解 **b** PLPはビタミンB_6，FADはビタミンB_2（リボフラビン），TPPはビタミンB_1（チアミン），THFは葉酸の補酵素型である。

・リン酸化合物の代謝に重要で，ATP-Mg^{2+}複合体は，ATPを使用する酵素反応（ヘキソキナーゼや種々のシンテターゼ）に必要である（**表1**）。
・Mgが欠乏すると，衰弱，震え，心臓不整脈が発生することがある。なお，Mgの補充は血圧を下げる効果があり，脳卒中になる危険性を下げる。

■微量ミネラル

鉄（iron，Fe）

・成人の体内に約3g存在し，とくにヘムの構成因子（⇒p.156）として，血色素であるヘモグロビン，筋肉の赤色色素であるミオグロビンとして酸素を運ぶ。
・ヘム鉄は，電子伝達系の酵素複合体，カタラーゼなどに含まれる。鉄・硫黄クラスターや鉄イオンを補因子にする酵素も多く存在する（**表1**）。
・鉄は生命にとって必須元素であるが，遊離鉄はフェントン反応で有毒な活性酸素を産出する（⇒p.202）ので，細胞内ではフェリチン（ferritin），血液中ではトランスフェリン（transferrin）に結合することで，反応が起きないように隔離されている。
・フェリチンやトランスフェリン受容体など鉄恒常性にかかわるタンパク質の発現は鉄濃度に応答して翻訳レベルで厳密に調節されており，生体内の鉄濃度を調節している（⇒p.84）。
・鉄が欠乏すると，ヘモグロビン量が減少し，赤血球が小さくなり，色も薄くなる小球性低色素性貧血が起こる。
・ヘモクロマトーシスは主に鉄が過剰になる遺伝子疾患で，普通食でも肝臓や心臓などに鉄沈着が起こる。

表1　金属を含む酵素

金属	各金属を含む酵素の例
カルシウム（Ca）	一酸化窒素合成酵素 グリコーゲンシンターゼ
銅（Cu）	シトクロムcオキシダーゼ 銅,亜鉛スーパーオキシドジスムターゼ ドーパミンβヒドロキシラーゼ
マンガン（Mn）	マンガンスーパーオキシドジスムターゼ アルギナーゼ
マグネシウム（Mg）	ヘキソキナーゼ アルカリホスファターゼ
亜鉛（Zn）	アルコールデヒドロゲナーゼ DNAポリメラーゼ
モリブデン（Mo）	キサンチンオキシダーゼ アルデヒドデヒドロゲナーゼ
鉄（Fe） （Feイオン）	プロリン4ヒドロキシラーゼ
鉄（Fe） （ヘム鉄）	カタラーゼ シトクロムP450
鉄（Fe） （鉄硫黄クラスター）	コハク酸デヒドロゲナーゼ アコニターゼ
セレン（Se） （セレノシステイン）	グルタチオンペルオキシダーゼ ヨードチロニンデヨージナーゼ

Cu,Zn-SOD：Cu,Zn-superoxide dismutase
ALA：aminolevulinic acid　アミノレブリン酸
CTP1：copper transporter 1ATPase：adenosine triphosphatase
Mn-SOD：Mn-superoxide dismutase

亜鉛（zinc，Zn）

- DNAポリメラーゼやRNAポリメラーゼ，アルカリホスファターゼなど多くの金属酵素の活性中心になる。銅,亜鉛スーパーオキシドジスムターゼ（Cu,Zn-SOD）やインスリンの構造を安定させる働きをもっている（**表1**）。
- 転写因子のモチーフになるジンクフィンガー（⇒p.81**図1**）は，DNAへの結合を助ける働きをもつ。
- 細胞内亜鉛濃度は，亜鉛を細胞内に輸送するタンパク質で制御されており，細胞に入った亜鉛はメタロチオネイン（⇒p.203）のシステイン残基に結合している。
- 亜鉛が欠乏すると，小児の場合は発育不良や性的発達の遅れがみられる。成人では，味覚障害や皮膚炎，創傷治癒の遅れ，免疫機能障害を引き起こす。
- 鉛中毒ではALAデヒドラターゼ活性に必要な亜鉛が鉛に置き換わるので酵素活性が低下する。そのため，ヘム合成が障害され，貧血が起こる。またδ-アミノレブリン酸（δ-ALA）が蓄積する（⇒p.157）。
- 亜鉛は銅や鉄の吸収と競合するので注意する。

銅（copper，Cu）

- シトクロムcオキシダーゼやドーパミンβヒドロキラーゼ，Cu,Zn-SODなど多くの酵素の補因子になり，酸化還元反応において電子の授受を行っている（**表1**）。
- 細胞内への取り込みは，CTR1とよばれる銅輸送体が担っており，細胞外への排出は2つの銅輸送体であるATPaseが担っている。肝臓（肝細胞）から胆管への銅排出はATP7B，その他の臓器からの細胞外排出はATP7Aが触媒している。
- Wilson（ウィルソン）病は常染色体劣性遺伝で*ATP7B*の変異によって起こり，肝臓に銅が蓄積することで重度の肝障害が起こる。脳や腎臓にも銅が蓄積し，神経障害や腎障害をもたらすが，亜鉛製剤や銅キレート剤で治療可能である。
- *ATP7B*の変異で肝細胞から銅が排出されないと，セルロプラスミンは銅と結合できず不安定になり分解されてしまう。
- X染色体劣性遺伝の*ATP7A*の変異は，腸から銅を吸収できないMenkes（メンケス）病を引き起こす。銅欠乏によって，銅酵素の活性が低下し，毛髪異常や精神発達遅滞をきたし，予後不良である。
- 銅欠乏症はまれな疾患であるが，Menkes病と亜鉛の過剰摂取で起こり，セルロプラスミン低下による鉄輸送阻害による貧血をもたらす。

トリヨードチロニン：triiodothyronin（T_3）
テトラヨードチロニン：tetraiodothyronin（T_4），thyroxine
ヨードチロニンデヨージナーゼ：iodothyronine deiodinase

ヨウ素（iodine，I）

- 海藻類に多く含まれるヨウ素は甲状腺で濃縮され，甲状腺ホルモンであるトリヨードチロニン（トリヨードサイロニンともいう。T_3）とテトラヨードチロニン（チロキシン，サイロキシンともいう。T_4）の構成成分になる。T_3とT_4の構造式を**図1**に示す。
- セレノプロテインであるヨードチロニンデヨージナーゼがセレン欠乏で不活性化すると脱ヨウ素化によるヨウ素のリサイクルができず，ヨウ素欠乏症になるおそれがある。
- 日本ではあまりみられないが，ヨウ素欠乏症になると，精神発達遅滞，甲状腺機能低下症，クレチン症になる。

T_3とT_4は，遊離のチロシンではなく甲状腺の糖タンパク質であるチログロブリンのチロシン残基から合成される。ヨウ素化チロシン残基同士が縮合（エーテル結合）した後，加水分解により切り離されたT_3とT_4は血液中に分泌される。T_3とT_4の数字はヨウ素の数である（**図1**）。

マンガン（manganese，Mn）

- マンガンスーパーオキシドジスムターゼ（Mn-SOD）やアルギナーゼ，グルタミンシンターゼ，ミトコンドリアに存在するホスホエノールピルビン酸カルボキシラーゼなど多くの酵素の補因子である（**表1**）。

・Mnが不足すると，骨代謝や糖脂質代謝，運動機能，皮膚代謝に影響が出る。

コバルト（cobalt，Co）

・ビタミンB_{12}の構成成分であることから，Coの欠乏はビタミンB_{12}欠乏と同じ症状になる。

セレン（selenium，Se）

・Seは非常には高い毒性をもつが，生体には必須の微量元素である。
・セレノプロテインであるGPxなどの抗酸化酵素（⇒p.200-203）にセレノシステイン残基として含まれている（**表1**）。
・Se欠乏は起こりにくいが，土壌のセレン濃度が低い地域では，心筋壊死を起こすKeshan（克山）病が起こる。

モリブデン（molybdenum，Mo）

・Moは尿酸の生成に必要なキサンチンオキシダーゼとアルデヒドデヒドロゲナーゼの補因子である（**表1**）。

クロム（chromium，Cr）

・濃度は低いが，Crはヒトの体内で広く分布している。
・クロモデュリンという耐糖因子に結合しており，インスリンの受容体結合を促進する。Crの欠乏によりインスリン感受性が低下する耐糖能障害が起こりうる。

図1　甲状腺ホルモンの構造

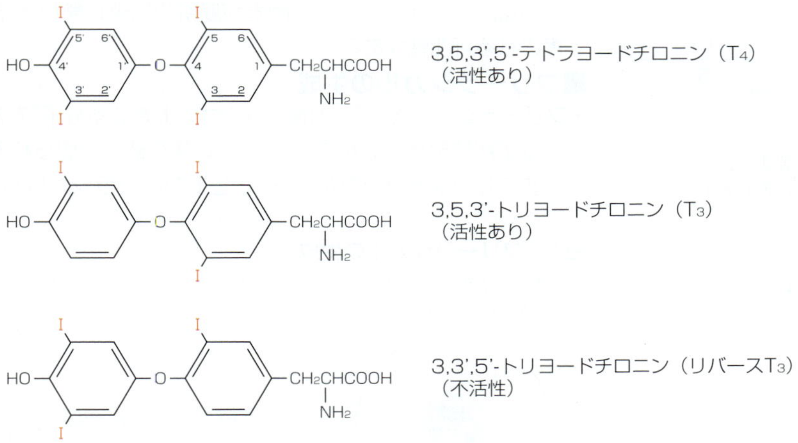

QUESTION

微量元素について正しいのはどれか。

a　銅欠乏は亜鉛欠乏を引き起こす。
b　アスコルビン酸は鉄や銅の利用を促進する。
c　金属イオンは低分子なので生体膜を通過する。
d　セレノシステイン残基は翻訳後修飾で合成される。
e　甲状腺ホルモンはフェニルアラニンからも合成可能である。

抗酸化物質はなぜ必要か？（活性酸素と抗酸化物質）

模範解答

・ヒトをはじめとして，地球上に住む動植物は酸素呼吸によってエネルギーを得ており，生命維持に酸素は欠かせないものである。
・一方で酸素は強い酸化力を有しており，生体に対して毒性を示す。さらに呼吸に使われる酸素の1～2%が活性酸素とよばれる反応性の高い有害な物質に変化する。
・しかし，生体には多くの抗酸化物質（ビタミンE，ビタミンC，グルタチオンなど）や抗酸化酵素が存在し，酸素や活性酸素の毒性から生体を守る役割を果たしている。
・活性酸素は有害であるという認識が強かったが，最近の研究により，細胞内外の情報伝達物質としても重要な役割を果たすことがわかってきた。

・酸素を利用してエネルギーを得ている好気性生物は活性酸素の毒性に常にさらされている。本項では活性酸素から身を守るための種々の抗酸化物質について概説する。

■体内の酸素分圧

・生体内の酸素濃度は大気中と比べると**表1**のように非常に低い。すなわち，生体内の細胞の多くは大気中よりもずっと低い酸素濃度環境下で生きている。したがって，活性酸素が局所的に少し発生するだけでも細胞が傷害される可能性がある。

表1　ヒト体内の酸素分圧

分布場所	酸素分圧（mmHg）
大気	160
肺胞気	100
細動脈	70～80
毛細血管	45～60
組織（静脈血）	20～40
細胞内	1～10
ミトコンドリア内	<0.5

■フリーラジカルの生成

・フリーラジカルとは“不対電子を1つ以上有する分子”である。**図1**のように水分子が放射線などのエネルギーで共有結合が切られると，不対電子を1つずつもつ水素ラジカル（H･）とヒドロキシラジカル（･OH）が生成する。

フリーラジカルを書き表すときは，不対電子を示す「・」をその原子の横につける。

ラジカル反応には酵素もエネルギー（ATP）も不要である。

図1　フリーラジカルの生成
水分子が放射線などのエネルギーで共有結合が切られると，水素ラジカルとヒドロキシラジカルが生成する。

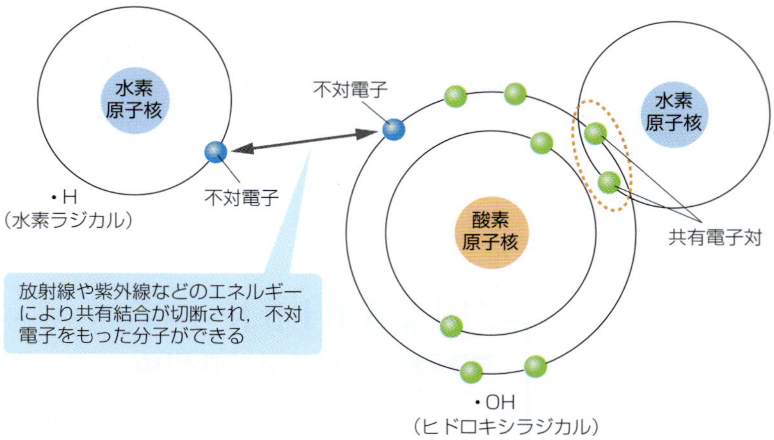

p.199 QUESTION

正解 **d**　亜鉛と銅の吸収は競合するので，亜鉛の過剰摂取が銅欠乏を引き起こす。補酵素になっている鉄や銅はアスコルビン酸で還元されることで酵素活性を促進する。金属イオンの生体膜通過には輸送体が働く。セレノシステインは翻訳後修飾ではなく，翻訳時に入る。フェニルアラニンからチロシンはできるが，甲状腺ホルモンはチログロブリンのチロシン残基からしか合成されない。

■活性酸素とフリーラジカル

・活性酸素とは大気中に存在する分子状酸素よりも“活性化された酸素”の総称で，フリーラジカルも含まれる。

・過酸化水素やオゾンはフリーラジカルではないが活性酸素の一種である。**表2**にラジカルとラジカルではない活性酸素を列記した。

■活性酸素の発生と抗酸化酵素の働き

・活性酸素は**図2**のように酸素分子が不完全な還元を受けることで発生する。呼吸で取り入れられた酸素の1～2%がスーパーオキシド（ラジカルアニオン）（$O_2 \cdot^-$）になる。ミトコンドリアにおいてATPが生成する電子伝達系の過程でスーパーオキシドは必ず漏れ出てくる。

・また，炎症時には好中球が微生物を殺すためにNADPHオキシダーゼによってスーパーオキシドを大量に発生させる。

・そのほかにもアラキドン酸カスケードやキサンチンオキシダーゼ（**図2**）によってスーパーオキシドが発生する。

・病的な発生源としては虚血再灌流や炎症の際に多くのサイトカインの刺激で活性酸素が発生する。

・活性酸素は血管障害や癌化，老化の原因になると考えられているが，炎症時の活性酸素は殺菌作用に重要な役割を果たしている。また，高エネルギーの紫外線や放射線はフリーラジカルの発生源であるが，このフリーラジカルが癌治療に利用されている。最近の研究では活性酸素が細胞内のシグナル伝達に働いているという報告もある。活性酸素が『両刃の剣』といわれるゆえんである。

・**図2**は種々の活性酸素がどのように生成し，抗酸化酵素でどのように処理されるのかを示したものである（図中の番号は各反応の説明に対応する）。

❶酸素の一部は不完全な還元を受けると（電子を1つもらうと），スーパーオキシド（ラジカルアニオン）（$O_2 \cdot^-$）が発生する。

KEYWORDS
- フリーラジカル
- 活性酵素
- 抗酸化酵素

活性酸素（種）：reactive oxygen species（ROS）
フリーラジカル：free radical

ミトコンドリア以外にペルオキシソームも活性酸素を産生する細胞小器官である。脂肪酸の酸化など，多くの代謝系におけるオキシダーゼによる酸化反応を担う。オキシダーゼの働きで発生した過酸化水素はカタラーゼによって消去される。

表2　生理的に生じる主な活性酵素

	名　称	表記法
ラジカル（＋）	スーパーオキシド	$O_2 \cdot^-$
	ヒドロキシラジカル	$HO \cdot$
	脂質ペルオキシラジカル	$LO_2 \cdot$
	アルコキシラジカル	$LO \cdot$
	チイールラジカル	$RS \cdot$
	一酸化窒素	$NO \cdot$
ラジカル（－）	一重項酸素	$^1O_2$
	過酸化水素	H_2O_2
	脂質ヒドロペルオキシド	LOOH
	次亜塩素酸	HOCl
	オゾン	O_3
	ペルオキシ亜硝酸	$ONOO^-$

図2　活性酵素の発生と抗酸化酵素の働き

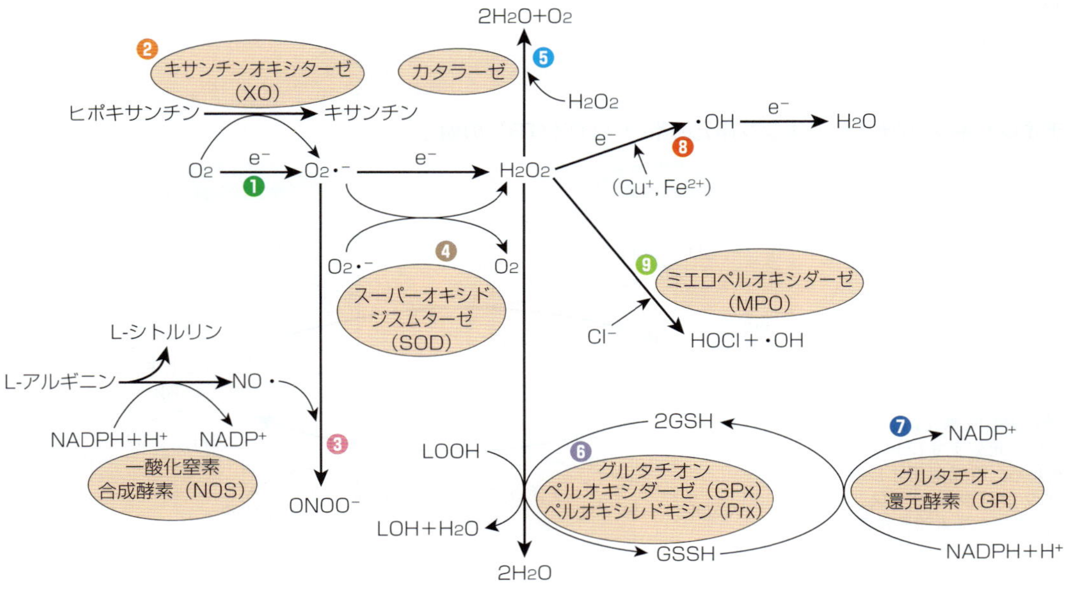

❷また，キサンチンオキシダーゼによってヒポキサンチンがキサンチンに変換されるときにもスーパーオキシドが発生する。

❸スーパーオキシドは一酸化窒素（NO）と反応し，毒性の高いペルオキシ亜硝酸（$ONOO^-$）に変換される。NOは一酸化窒素合成酵素（NOS）によってL-アルギニンから生成される。

❹スーパーオキシドジスムターゼ（SOD）が2分子のスーパーオキシドを酸素と過酸化水素に変換する。

❺ペルオキシソームに存在するカタラーゼが2分子の過酸化水素を水と酸素に変換する。

❻グルタチオンペルオキシダーゼ（GPx）が過酸化水素を水に還元する。この還元力は還元型グルタチオン（GSH）が用いられる。また，ペルオキシレドキシン（Prx）が還元型グルタチオンや還元型チオレドキシンを用いて，過酸化水素を水に還元する。

❼結果的に生じた酸化型グルタチオンを，グルタチオン還元酵素（GR）がNADPHの還元力を用いて還元型グルタチオンに戻す。

❽過酸化水素からは銅イオン（Cu^+）や鉄イオン（Fe^{2+}）が存在するとフェントン反応によって非常に反応性と毒性の高いヒドロキシラジカル（・OH）が生じる。

❾白血球に存在するミエロペルオキシダーゼ（MPO）が過酸化水素とハロゲンイオン（とくにCl^-）から次亜塩素酸（HOCl）を生成する。

ペルオキシ亜硝酸：peroxynitrite
還元酵素：reductase

フェントン反応
$H_2O_2 + Cu^+ (Fe^{2+}) \rightarrow HO\cdot + OH^- + Cu^{2+} (Fe^{3+})$

グルタチオンペルオキシダーゼ（GPx）とチオレドキシン還元酵素（TR）はセレノプロテインである。
セレノプロテイン：セレノシステイン**（図3）**という特殊なアミノ酸を含むタンパク質。セレノシステインは終止コドンであるUGAにコードされているため，翻訳されるときは特殊なメカニズムが必要である。TRやGPxのセレノシステイン残基は活性部位に存在するため，セレノシステイン残基をシステインやセリンに変異させた酵素では，その酵素活性が極端に低下する。

図3　セレノシステインの構造式

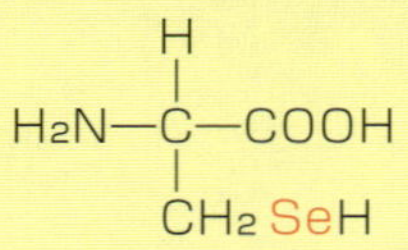

■主な抗酸化酵素

1）スーパーオキシドジスムターゼ（SOD）：$O_2\cdot^-$をO_2とH_2O_2に変える。
2）カタラーゼ：H_2O_2をH_2OとO_2に変える。
3）グルタチオンペルオキシダーゼ（GPx）：還元型グルタチオンを使ってLOOHをLOHに，H_2O_2をH_2Oに変える。
4）グルタチオン還元酵素（GR）：酸化型グルタチオン（GSSG）を還元型グルタチオン（GSH）に還元する**（図4）**。
5）チオレドキシン還元酵素（TR）：酸化型チオレドキンを還元型チオレドキシンに還元する。
6）ペルオキシレドキシン（Prx）：還元型チオレドキシンまたはGSHを使ってLOOHをLOHに，H_2O_2をH_2Oに変える。

図4　チオレドキシン/チオレドキシン還元酵素の（TRX/TR）の働き

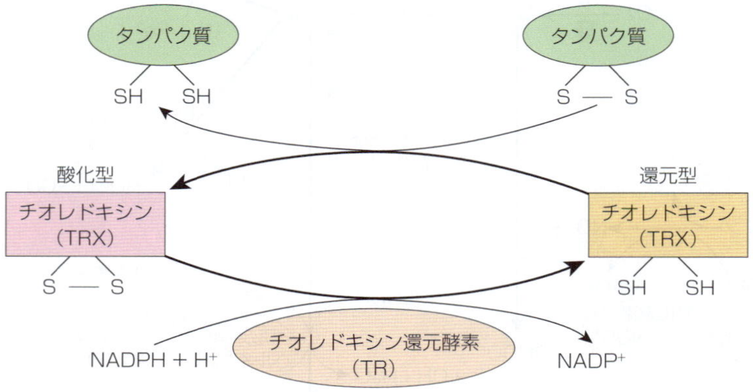

チオレドキシン還元酵素（TR）がNADPHを用いて酸化型チオレドキシンを還元型チオレドキシンに還元する。還元型チオレドキシンはタンパク質のジスルフィド結合（-S-S-）を還元する。

■主な活性酸素生成酵素

1）キサンチンオキシダーゼ：O_2から$O_2\cdot^-$を生成させる。
2）一酸化窒素合成酵素（NOS）：L-アルギニンからNOを生成させる。
3）ミエロペルオキシダーゼ（MPO）：H_2O_2とHClから次亜塩素酸（HOCl）と・OHを生成させる。
4）NADPHオキシダーゼ：O_2から$O_2\cdot^-$を生成させる。

一酸化窒素（NO）と一酸化炭素（CO）は構造的に似ており，血管拡張物質として働く。

■主な抗酸化物質

1）ビタミンA（とくにβカロテン）：ラジカルの捕捉，一重項酸素の消去作用を有する。
2）ビタミンC：金属の還元，ラジカルの捕捉，ビタミンEの再生に働く。
3）ビタミンE：脂溶性ラジカル（脂質ペルオキシラジカル）を捕捉する。
4）ポリフェノール：フェノール性の水酸基を多くもつ植物成分で，茶に含まれるカテキンやタンニン，ブドウに含まれるアントシアニンなどが含まれる。抗酸化作用がある。
5）グルタチオン（L-γ-グルタミル-L-システイニルグリシン）：還元型はGSH，酸化型はGSSG。他分子のSH基を還元状態に保つ作用をもち，グルタチオンペルオキシダーゼに還元力を提供する。酸化型のGSSGが還元されるためにはグルタチオン還元酵素が必要である。
6）セルロプラスミン：分子量13万の糖タンパク質。フェントン反応を起こしやすい銅イオンを結合し，ヒドロキシラジカルの生成を防ぐ。鉄が運搬されやすいようにFe^{2+}をFe^{3+}に酸化するフェロキシダーゼの作用をもつ。
7）メタロチオネイン：分子量6,000のポリペプチド。1/3が遊離型（-SH）のシステイン残基で，重金属の結合やフリーラジカルの消去に働く。
8）チオレドキシン：分子量1万のポリペプチド。還元型チオレドキシンは他のタンパク質分子のSH基の保護および正しいS-S結合を補助するPDIへの還元力提供に働く。チオレドキシン自身はチオレドキシン還元酵素で還元される（図4）。
9）その他，ヘムの分解産物であるビリベルジンやビリルビン，また，プリン分解物である尿酸にも抗酸化作用があると報告されている。
10）抗酸化作用のある食品としては，ビタミンC，ビタミンE，β-カロテン，茶カテキン，ブルーベリーなどに含まれるポリフェノール，サーモンなどに含まれるアスタキサンチン，トマトに含まれるリコピン，ブロッコリーに含まれるスルフォラファンなどがある。

一重項酸素とは
酸素には電子スピンの配置状態の違いで一重項と三重項の２種類が存在する。大気中の酸素は基底状態の三重項酸素で，光エネルギーで励起された状態の酸素を一重項酸素という。リボフラビンやポルフィリン，抗生物質や抗炎症薬は光増感剤として働き，一重項酸素を発生させる可能性がある。これらの薬剤を服用している人やポルフィリン症患者は日光に強く当たると皮膚障害を起こすことがある。

PDI：protein disulfide isomerase

QUESTION

活性酸素でないのはどれか。

a　オゾン
b　一酸化窒素
c　次亜塩素酸
d　グルタチオン
e　一重項酸素

アミノ酸・タンパク質　間違い探し

次の文章が正しければ○，誤っていれば×を（　　　）に入れなさい。
×の場合は，間違っている部分に下線を引き，正しいことばを書きなさい。

Q&A

Q1	グリシンとアセチル-CoAからδ-アミノレブリン酸ができる（　　　）。
Q2	グルタミン酸が脱アミノ反応を受けるとGABAが生成される（　　　）。
Q3	尿素はアスパラギン酸の加水分解で生じる（　　　）。
Q4	酵素は活性化エネルギーを下げることによって反応を促進する（　　　）。
Q5	胃を切除した後は葉酸の吸収低下による悪性貧血に注意する（　　　）。
Q6	ビリルビンはグルタミン酸を抱合すると水溶性になる（　　　）。
Q7	葉酸はアシル基を運搬する補酵素になる（　　　）。
Q8	キモトリプシンはトリプシンのチモーゲンである（　　　）。
Q9	薬物の投与で肝臓のポルフィリン合成は抑制される（　　　）。
Q10	カルバモイルリン酸はオルニチンと結合してアルギニンになる（　　　）。
Q11	1分子のヘモグロビンには1分子のヘムが結合している（　　　）。
Q12	ピリドキサールリン酸が転移する官能基はメチル基である（　　　）。
Q13	Km値が小さいほど酵素との親和性が大きい（　　　）。
Q14	非競合阻害剤は基質濃度が低いとき阻害効果が大きい（　　　）。
Q15	イソメラーゼは分子間で官能基を転移させる（　　　）。
Q16	4分子のδ-アミノレブリン酸から1分子のポルフィリンができる（　　　）。
Q17	ヘムオキシゲナーゼによって二酸化炭素が発生する（　　　）。
Q18	S-アデノシルメチオニンからのメチル基転移反応は不可逆である（　　　）。
Q19	タンパク質の少ない食事をすると尿素回路の速度が速くなる（　　　）。
Q20	グルタチオンペルオキシダーゼの活性部位にはセレノシステイン残基が存在する（　　　）。

p.203 QUESTION

正 解　**d**　グルタチオンは還元作用のあるトリペプチドである。

A1 ×	グリシンとアセチルCoAからδ-アミノレブリン酸ができる。 スクシニルCoA
A2 ×	グルタミン酸が脱アミノ反応を受けるとGABAが生成される。 脱炭酸
A3 ×	尿素はアスパラギン酸の加水分解で生じる。 アルギニン
A4 ○	
A5 ×	胃を切除した後は葉酸の吸収低下による悪性貧血に注意する。 ビタミンB_{12}
A6 ×	ビリルビンはグルタミン酸を抱合すると水溶性になる。 グルクロン酸
A7 ×	葉酸はアシル基を運搬する補酵素になる。 パントテン酸
A8 ×	キモトリプシンはトリプシンのチモーゲンである。 トリプシノーゲン
A9 ×	薬物の投与で肝臓のポルフィリン合成は抑制される。 促進
A10 ×	カルバモイルリン酸はオルニチンと結合してアルギニンになる。 シトルリン
A11 ×	1分子のヘモグロビンには1分子のヘムが結合している。 4分子
A12 ×	ピリドキサールリン酸が転移する官能基はメチル基である。 アミノ基
A13 ○	
A14 ×	非競合阻害剤は基質濃度が低いとき阻害効果が大きい。 競合
A15 ×	イソメラーゼは分子間で官能基を転移させる。 分子内
A16 ×	4分子のδ-アミノレブリン酸から1分子のポルフィリンができる。 8分子
A17 ×	ヘムオキシゲナーゼによって二酸化炭素が発生する。 一酸化炭素
A18 ○	
A19 ×	タンパク質の少ない食事をすると尿素回路の速度が速くなる。 多い
A20 ○	

糖質とはなにか? 炭水化物と同じだろうか? (糖質の定義)

模範解答

- 糖質とは，糖を主な成分とする化合物の総称で，以前は炭水化物とよばれていた。
- 糖とはヒドロキシ基（-OH）をもつ炭化水素で，アルデヒド（-CHO）またはケトン（>C=O）のいずれかをもつ（2つ以上のヒドロキシ基をもつ）。
- 糖はグリコシド結合によって縮合し，二糖，オリゴ糖，多糖をつくる。また脂質やタンパク質と結合したものは複合糖質とよばれる。
- 主食である米や小麦のデンプンも糖質であり，ヒトの栄養素のなかで最も重要なものである。

KEYWORDS

- ヒドロキシ基
- アルデヒド基
- ケトン基
- グリコシド結合
- デンプン
- グリコーゲン

■糖質の定義と役割

- 糖質は$C_m(H_2O)_n$で表せるものが多く炭水化物とよばれていたが，これに当てはまらないものもあり，現在は糖質という呼称が一般的である。糖質は2つ以上のヒドロキシ基（-OH）とアルデヒド（-CHO）またはケトン（>C=O）のいずれかをもち，ポリヒドロキシアルデヒドあるいはポリヒドロキシケトンと定義できる。
- 主な役割は生命活動を営むのに必要なエネルギー源となることで，中心となる化合物であるグルコース（ブドウ糖）の酸化によって，ヒトは必要なエネルギーのおよそ50～60%をまかなっている。第二の役割は，糖タンパク質，プロテオグリカン，あるいは糖脂質として細胞膜・細胞間の構成要素となることである。第三には，核酸の基本単位であるヌクレオチドの構成成分となることである（DNA：2-デオキシリボース，RNA：リボース）。

図1　アルドースとケトース

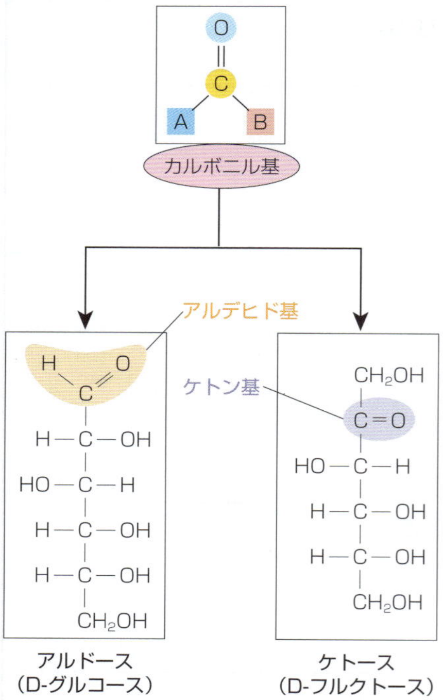

■糖質の分類，命名，および構造

炭素数

- 3，4，5，および6個の炭素をそれぞれもつ糖質は，トリオース（三炭糖），テトロース（四炭糖），ペントース（五炭糖），およびヘキソース（六炭糖）とよばれる。

カルボニル基の種類（図1）

- アルドース：アルデヒド基をもつ糖質（グルコース，ガラクトース，リボースなど）
- ケトース：ケトン基をもつ糖質（フルクトース，リブロースなど）

還元糖

- 分子中のアルデヒド基やケトン基などのカルボニル基（還元基）によって還元性（相手から酸素を奪い自身が容易に酸化される）を示す糖質のこと。フェーリング溶液で酸化されて呈色反応を生じる。
- 糖類には還元糖と非還元糖が存在する。還元糖は，グルコース（ブドウ糖），フルクトース（果糖），ガラクトース，キシロース，マルトース（麦芽糖），ラクトース（乳糖）などで，非還元糖はスクロース（ショ糖），トレハロースで，デンプンやグリコーゲンなどの多糖も非還元糖である。

環状構造

- ペントースとヘキソースはカルボニル基とヒドロキシ基との縮合によって，分子内でヘミアセタールあるいはヘミケタールを形成する。分子の99%以上は環状構造をとり，開環構造（直鎖構造）と平衡状態にある。

ヒドロキシ基（OH基，水酸基）は慣用的にヒドロキシル基ともよばれるが，正式にはヒドロキシ基である。

・実際に原子模型などでグルコースを作成してみると，1位のアルデヒド基と5位のヒドロキシ基が近い位置をとりうることがよくわかる（図2）。

糖質の記載方法（図3）

・糖質の記載方法としては，Fischer（フィッシャー）投影式（投射），Haworth（ハワース）式，いす型などがよく用いられる。後述の異性体で詳しく説明するが（⇒p.210-211），グルコースの2番目から5番目の炭素は不斉であり，Fischer投影式では左右どちらに，またHaworth式では上下どちらに-OH基がつくのか重要である。

■主な糖質

・糖質のモノマーは単糖（あるいは単糖類）とよばれ，単糖が縮合されてつながると二糖，オリゴ糖および多糖となる。複合糖質については別項目（⇒p.252-255）で解説する。

主な単糖類（図4）

・D-グルコース(ブドウ糖)：あらゆる生物にとって最も重要な栄養源で，D-グ

図2　D-グルコースの環状構造と分子内ヘミアセタール

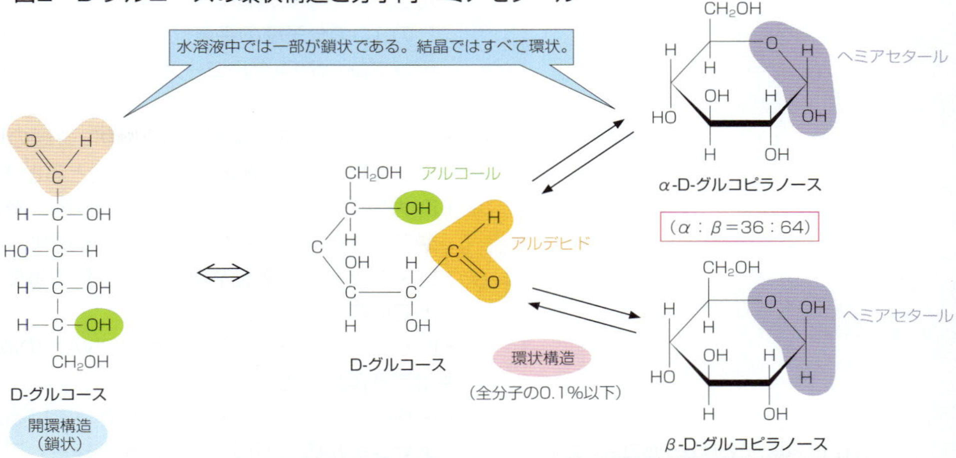

ここがPOINT

立体構造を考えると1位のアルデヒド基と5位のOH基が近く縮合して環状となる。その結果ヘミアセタールができるが，そのときにαとβの2種類のグルコースができる（⇒p.211）。

図3　D-グルコース

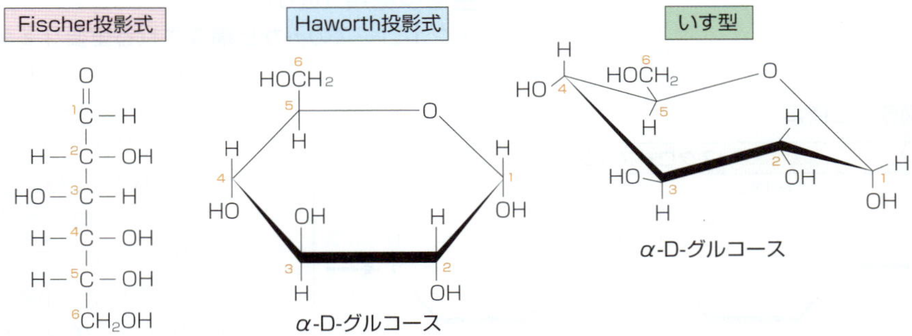

不斉炭素では，左右どちらにH基とOH基がつくか区別される（⇒p.210）

不斉炭素では，上下どちらにH基とOH基がつくか区別される（⇒p.210）

図4　単糖類

Fisher式の記載法がわかりやすく，多く用いられているが，実際は多くの糖は環状構造をとる割合が多い。6位（フルクトースでは5位）の炭素ではなくO（酸素）が環状構造に加わっている。

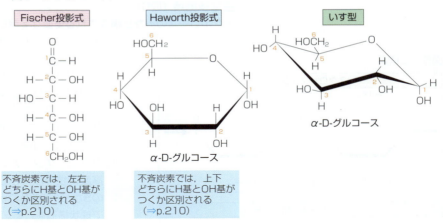

α-グルコース（ブドウ糖）	β-グルコース（ブドウ糖）	フルクトース（果糖）	ガラクトース
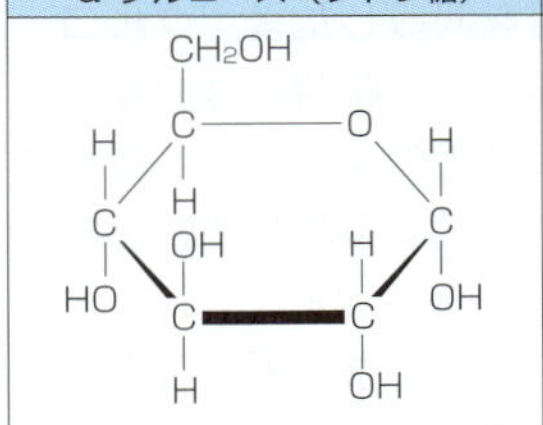	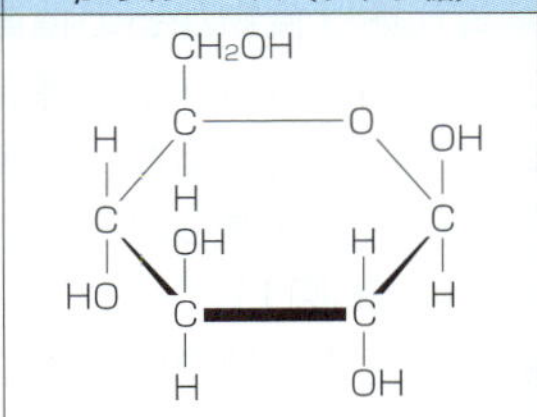	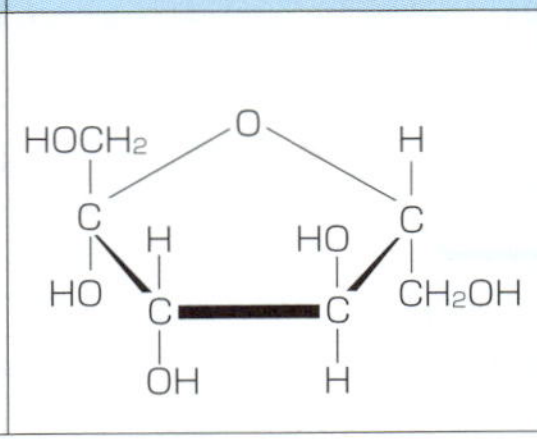	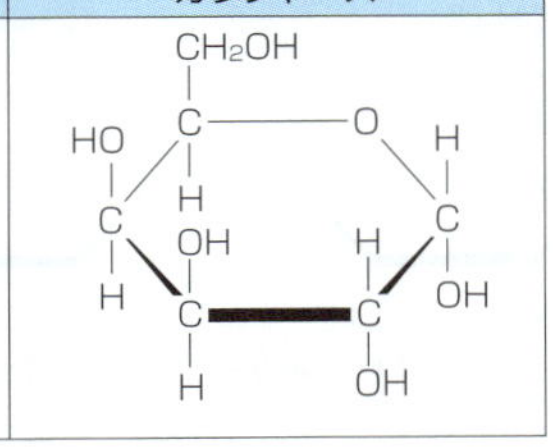

ルコースを水に溶かすと，鎖状構造を介してα型とβ型が生じ，最終的にこの3つの分子種の平衡混合物になる。わずかに甘い。α-D-グルコースはデンプン，β-D-グルコースはセルロースの成分である。別名デキストロース。

- D-フルクトース（果糖）：果物中に遊離の形で存在し，グルコースとともにショ糖の成分である。環状構造をとるとき五員環となる（フラノース型）。
- D-ガラクトースはラクトース（乳糖），糖脂質などの成分で，グルコースやフルクトースと異なり，天然には遊離の形で存在しない。
- D-マンノース：多糖や糖タンパク質の重要な成分であるが，天然に遊離の形では存在しない。
- D-リボース：五炭糖で，核酸（RNA）の成分である。

主な二糖類（図5）

- 単糖間はグリコシド結合でつながっている。グリコシド結合とは糖のヘミアセタールのヒドロキシ基が脱水縮合してできたもので，他方が-OHならO-グリコシド結合（エーテル結合），SHならS-グリコシド結合（チオエーテル結合），-NH_2や>NHならN-グリコシド（アミド結合）結合となる。
  ①マルトース：グルコース（α-1, 4）グルコース；デンプンの分解産物
  ②スクロース：グルコース（α-1, β-2）フルクトース；砂糖の主成分
  ③ラクトース：ガラクトース（β1, 4）グルコース：母乳，牛乳の主な糖
- このなかで，マルトースとラクトースは，グルコース同様に還元糖であるが，スクロースはアノマー炭素どうしで結合するので非還元糖である。

"α1，4結合"とはαグルコースの1位と別のグルコースの4位に結合していることを表している。
注：ここの「α」「β」は，食品分野で用いられるアルファ化やα米とはまったく別である。食品のアルファ化とはデンプンなどの結晶構造が加熱などにより破壊され，水分子が入り粘度を増すことをさす。

主な多糖類（図6）

- グルコースのみから構成される重要な多糖が3つある。
  ①デンプン：2つの主要な成分をもつ。
  1）アミロース（α-1, 4結合）の直鎖構造をもつ
  2）アミロペクチン（α-1, 4結合＋α-1，6結合）は25から30グルコース残基ごとに分枝構造をもつ。アミロペクチンが多いと粘性が高く（もち米など），アミロースが比較的多い場合は粘性は低い（うるち米，小麦，ジャガイモなど）。
  ②グリコーゲン：アミロペクチンに似ているがより高度に枝分かれしている。すなわち，グルコースの8から12残基ごとに1つの分枝をもつ。細胞質で球状構造をとる。
  ③セルロース（β-1, 4結合）：直鎖構造をもち，植物の構造多糖である。セルロースは，ヒトの消化酵素α-アミラーゼによって消化されないので，ヒトではエネルギー源とはならない。食事に含まれる食物繊維の主な給源である。

図5　二糖類

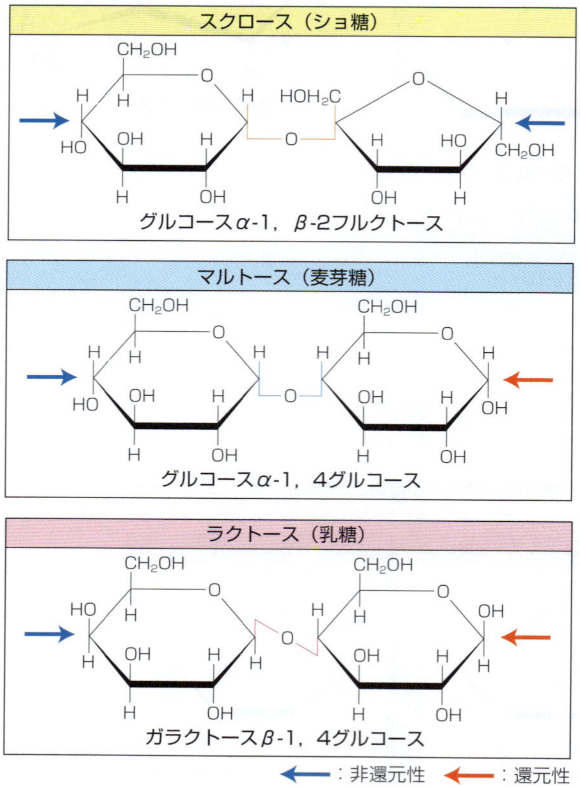

■糖質代謝の概観

- 糖質代謝は食物からの糖質を吸収した後，グルコースの供給と行方が中心課題で，空腹時には血糖をどのように維持するか，食後はどのようにして血糖を下げ，余分なグルコースを貯蔵するかが問題となる（⇒p.256図1）。
- 糖質の主要な働きは生体のエネルギー源となる。摂取されたグルコースは生体内で利用されたあと，グ

リコーゲンに合成され貯蔵される。さらに過剰な糖質は脂肪酸に合成され，トリアシルグリセロールとして貯蔵される。空腹時はグリコーゲン分解，糖新生で血糖が維持される。

図6　多糖類

セルロースでは糖の上下も交互に入れ替わっていることに注意。アミロペクチンはアミロースに比べ，α-1，6結合の枝分かれをもつ。グリコーゲンも同様の構造であるが，さらに枝分かれが多い。

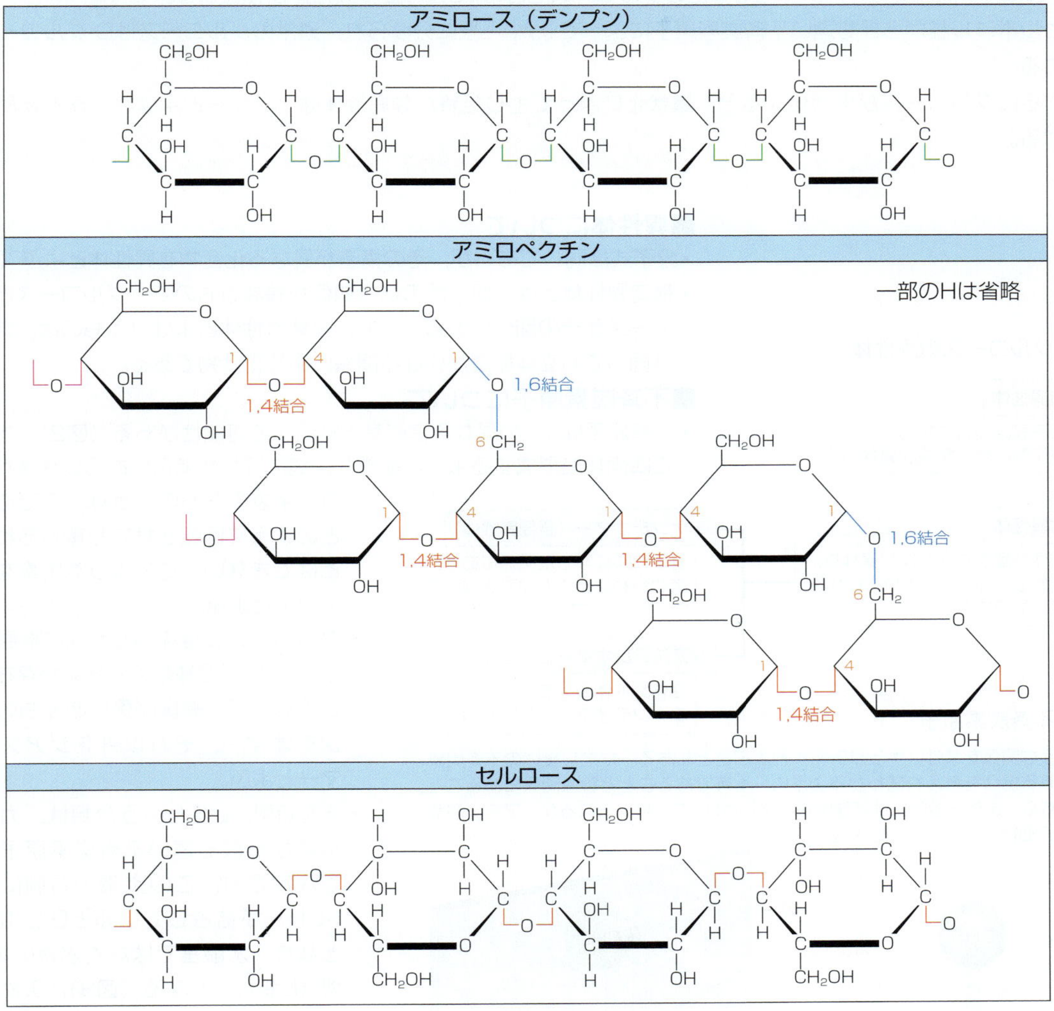

QUESTION

糖質の定義である。
「複数の（　　　　　）基をもつアルデヒドまたはケトンおよびそれらの誘導体」
（　　　　　）内に当てはまるのはどれか。

a　アシル
b　アミノ
c　カルボキシル
d　チオール
e　ヒドロキシ

グルコースの異性体とはなにか？

模範解答

- 異性体には構造異性体と立体異性体がある。
- 構造異性体としてはフルクトース，代表的な立体異性体としてはガラクトースやマンノースなどがあげられる。
- グルコースは4つの不斉炭素をもつためグルコースを含め16個の立体異性体が存在する。
- カルボニル基から最も遠い不斉炭素原子によってD型，L型に分けられ，通常のグルコースはD-グルコースである。
- さらにグルコースが環状化すると，環状化によって生じた新たな異性体はアノマーとよばれ，αとβが存在する。

■異性体について

- 分子式は同じであるが，その構造が異なる化合物を異性体とよぶ（図1）。
- 構造異性体とは，原子間の結合関係が異なるもので，グルコースとフルクトースがその関係にある。一方，立体異性体とよばれるものは，結合関係は同じでも立体配置が異なる関係にある化合物である。

■不斉炭素原子について

- 炭素原子は4つの異なる官能基と結合する可能性がある（図2）。すなわち正四面体を形成するように配置し，鏡に写した関係にある異性体が存在する。手袋の左右のようなものであるが，どのように回転させても重ねあわせることはできない。このような炭素を不斉炭素原子とよぶ。
- グルコースには4つの不斉炭素原子があり，全部で16種類の異性体が存在する。このなかで，鏡像関係にあるものをエナンチオマー，それ以外をジアステレオマーとよぶ。
- またD型，L型という分類は，カルボニル基から最も遠い不斉炭素原子によって決定され，この炭素の右側に水酸基(-OH）が結合しているとD型（D系列）となり，水酸基ではなく水素の場合はL型（L系列）となる（図3）。天然の糖質は大部分がD型で，DとL型の当量の混合物をラセミ体という。
- 図4はD型のグルコースの異性体である。グルコースとガラクトースのようにただ1つの炭素原子（この場合C4）の配置が異なる糖質はエピマーとよばれる。
- 以前はこのような化合物を光学異性体とよんでいたが，現在では，エナンチオマー，ジアステレオマーという名称が推奨されている。

図1　グルコースの異性体

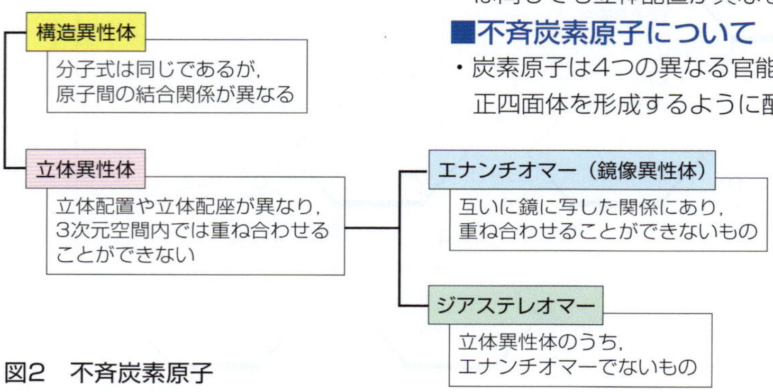
構造異性体
分子式は同じであるが，原子間の結合関係が異なる
立体異性体
立体配置や立体配座が異なり，3次元空間内では重ね合わせることができない
エナンチオマー（鏡像異性体）
互いに鏡に写した関係にあり，重ね合わせることができないもの
ジアステレオマー
立体異性体のうち，エナンチオマーでないもの

図2　不斉炭素原子

このような関係を掌性（キラリティ）とよぶこともある。ただし後述の不斉炭素が複数ある場合を考えればわかるように，不斉であることと鏡像関係にあることは別である。また一般的には鏡像関係の区別はRとSが用いられるが，アミノ酸や糖では伝統的にDとLで区別される。

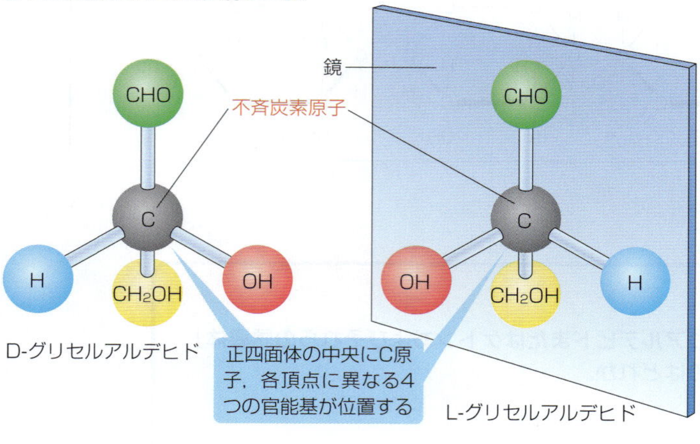
鏡
不斉炭素原子
CHO
C
H
OH
CH2OH
D-グリセルアルデヒド
L-グリセルアルデヒド
正四面体の中央にC原子，各頂点に異なる4つの官能基が位置する

p.209 QUESTION

正　解　**e**　糖とはヒドロキシ基をもつ炭化水素でアルデヒドまたはケトンのいずれかをもつ。

■環状構造とアノマー

- ペントースとヘキソースはカルボニル基とヒドロキシ基との縮合によって，分子内でヘミアセタールあるいはヘミケタールを形成する（図5）。分子の99%以上は環状構造をとり，開環構造（直鎖構造）と平衡状態にある。
- グルコースとガラクトースはいずれも主にピラノースとよばれる六員環をもつ。またリボースとフルクトースはいずれもフラノースとよばれる五員環をもつ。
- 環状構造の形成はカルボニル炭素の位置に新たな不斉炭素原子をつくる。環状化によって生じた新たな異性体はアノマーとよばれる。
- アノマー異性体とはアノマー炭素における構造のみが異なる2つの糖である。アノマー炭素のヒドロキシ基が環状構造の上に位置するなら，それはβ位置で，下に位置するならα位置である。開環構造との平衡により，変旋光とよばれるα-アノマーとβ-アノマーとの間の相互変換が起こる。

KEYWORDS

- 不斉炭素原子
- 鏡像異性体
- 環状構造

■希少糖

- 希少糖とは自然界にその存在量が少ない単糖およびその誘導体と定義される。誘導体としては糖アルコールなどがある。ブドウ糖の異性体であるエリスリトール，キシリトールなどであり，歯科における齲（う）歯予防やカロリーの少ない人工甘味料として用いられる。
- 他にも近年D-プシコースやD-アロースなどは食後血糖値の上昇を抑える，内臓脂肪の蓄積を抑える，動脈硬化の抑制，抗酸化作用などの報告がされている。実用化のため今後は生産コストの削減も重要である。

図3　グルコースのD-異性体，L-異性体

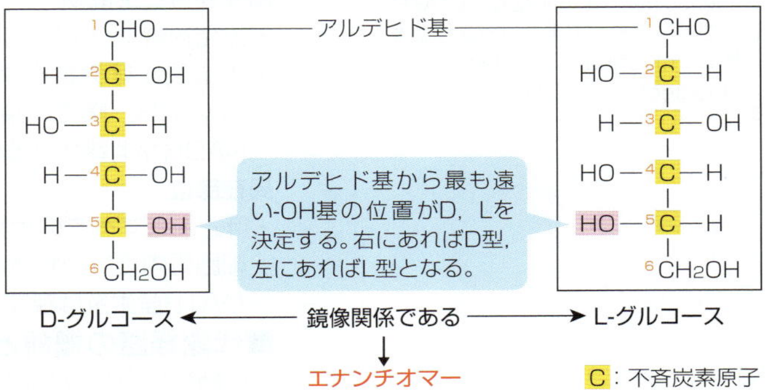

ここがPOINT

これ以外にそれぞれ鏡像関係にあるL型が存在するため，グルコースにはグルコース自身を含め16種の異性体が存在する。

エナンチオマー　C：不斉炭素原子

図4　D型のグルコースの異性体

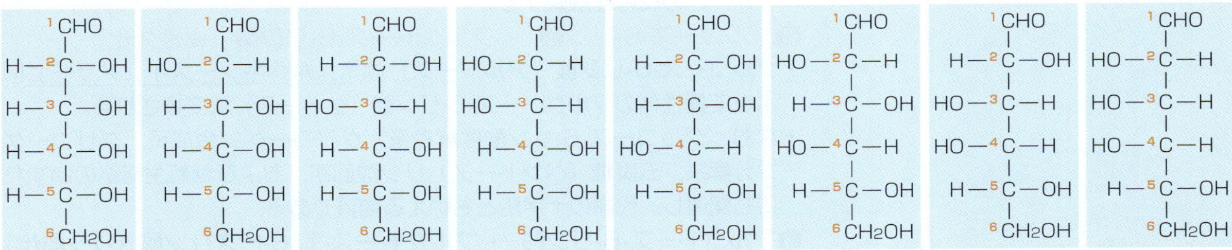

D-アロース　D-アルトロース　D-グルコース　D-マンノース　D-グロース　D-イドース　D-ガラクトース　D-タロース

図5　D-グルコースの環状構造と分子内ヘミアセタール

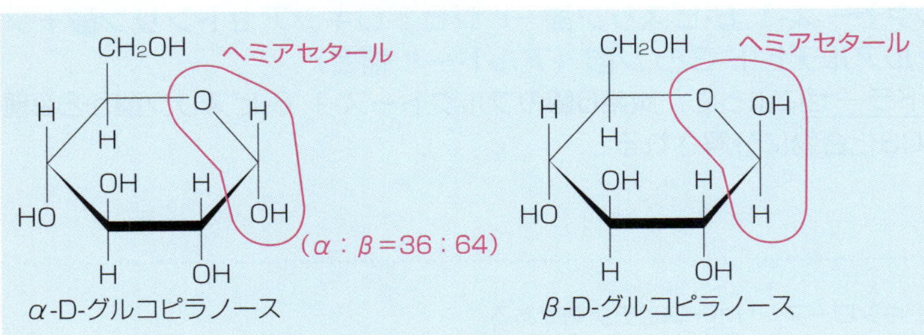

QUESTION

グルコースの構造異性体はどれか。

a　ガラクトース
b　キシロース
c　フルクトース
d　マンノース
e　リボース

グルコースはどのように分解されてエネルギーになるか？（解糖系）

模範解答

- グルコースは解糖系によって好気的条件下では2分子のピルビン酸，2分子のATPと2分子のNADHとなる。嫌気的条件下では，ピルビン酸は乳酸にまで代謝され結果的にグルコースは2分子の乳酸と2分子のATPになる。
- 好気的条件下では，生成されたピルビン酸は細胞質からミトコンドリア内へ運ばれ，クエン酸回路と電子伝達系・酸化的リン酸化により，二酸化炭素と水に分解される。
- 生理的条件で乳酸を生じるのは筋肉やミトコンドリアをもたない赤血球で，筋肉では酸素が不十分であると乳酸が蓄積する。

アデノシン-5'-三リン酸：adenosine-5'-triphosphate（ATP）
ニコチンアミドアデニンジヌクレオチド：nicotinamide adenine dinucleotid（NADH）

■解糖系について

出発物質と生成物

- 出発物質：グルコース
- 生成物：好気的条件下では2分子のピルビン酸，2分子のATPと2分子のNADH，嫌気的条件下においては，ピルビン酸を乳酸に変えるためにNADHが消費されるので，最終産物は，ATP2分子，乳酸2分子となる。

局在部位

- ほとんどすべての生物種・細胞に存在するATP産生系で，ヒトの解糖系は細胞質内で行われる。赤血球はミトコンドリアをもたないため，解糖系しかATP産生系は存在しない。

■代謝経路の概観と主要酵素の反応

- 詳細な反応を**図1**に示す。厳密には❶～❿までの10反応が解糖系である。概略は**図2**に示す。

❶グルコース → グルコース-6-リン酸（リン酸化）

- ヘキソキナーゼによって，グルコースにATPのリン酸基が転移され，グルコース-6-リン酸が生じる（不可逆的）。グルコース-6-リン酸は細胞膜を通過できないために細胞内に留まる。肝細胞と膵ランゲルハンス島β細胞とにおいては，ヘキソキナーゼのアイソザイムの1つであるグルコキナーゼが，この反応を触媒する。

❷グルコース-6-リン酸 → フルクトース-6-リン酸（異性体化）

- グルコース-6-リン酸（アルドース）はホスホヘキソースイソメラーゼによって異性体のフルクトース-6-リン酸（ケトース）に変換される。
- なお，グルコース-6-リン酸は解糖系，グリコーゲン合成系，グリコーゲン分解系，五炭糖（ペントース）リン酸回路，および糖新生経路のいずれにも関連し，代謝の十字路ともいえる物質である。

❸フルクトース-6-リン酸 → フルクトース-1, 6-ビスリン酸（リン酸化）

- フルクトース-6-リン酸にATPのリン酸基が転移されて，フルクトース-1, 6-ビスリン酸（F1, 6BP）が生じる（不可逆的）。この反応を行うホスホフルクトキナーゼは，解糖系の主要な律速酵素である。

❹フルクトース-1, 6-ビスリン酸 → ジヒドロキシアセトンリン酸＋グリセルアルデヒド-3-リン酸（アルドール縮合）

- アルドラーゼによって，炭素6個のフルクトース-1, 6-ビスリン酸から2種類のC3化合物に分解される。

p.211 QUESTION

正解 **c** ガラクトース，マンノースは光学異性体，キシロース，リボースは五炭糖である。

❺ジヒドロキシアセトンリン酸 → グリセルアルデヒド-3-リン酸（異性体化）

・ホスホトリオースイソメラーゼによって，ジヒドロキシアセトンリン酸（ケトース）はグリセルアルデヒド-3-リン酸（アルドース）に変換され，結局グルコース1molからグリセルアルデヒド-3-リン酸2molが生じることになる。

❻グリセルアルデヒド-3-リン酸 → 1, 3-ビスホスホグリセリン酸（酸化と共役したリン酸化）

・解糖系の唯一の酸化的段階で，グリセルアルデヒド-3-リン酸デヒドロゲナーゼによって，アルデヒド基が酸化されると同時に，リン酸基が付加されて，1, 3-ビスホスホグリセリン酸（高エネルギーリン酸化合物）とNADHが生じる。

・解糖系を続けるためには補酵素NAD^+を再生する必要がある。好気的条件下では，電子伝達系でNAD^+を再生する。嫌気的条件下では，乳酸デヒドロゲナーゼが触媒する反応によってNAD^+を再生する。

❼1, 3-ビスホスホグリセリン酸 → 3-ホスホグリセリン酸（リン酸基転移＝基質レベルのリン酸化）

・ホスホグリセリン酸キナーゼによって1, 3-ビスホスホグリセリン酸を加水分解して，ADPをリン酸化してATPをつくる（基質レベルのリン酸化）。

❽3-ホスホグリセリン酸 → 2-ホスホグリセリン酸（リン酸基の位置変え）

・ホスホグリセリン酸ムターゼによって2-ホスホグリセリン酸を生ずる。

❾2-ホスホグリセリン酸 → ホスホエノールピルビン酸（脱水）

・エノラーゼによって水分子が2-ホスホグリセリン酸から除去され，ホスホエノールピルビン酸（高エネルギー化合物）が生成する。

・フッ素化合物は，補因子であるMg^{2+}あるいはMn^{2+}と結合することによっ

> **注意**
> ビス（bis-）はリン酸基が分子の2つの異なる部位に結合していることを意味する。一方，ジ（di-）は同じ部位に2つリン酸基が結合している。
> ・リン酸グループが互いに結合しているとき
> アデノシン二リン酸（ADP）：di-
> アデノシン三リン酸（ATP）：tri-
> ・リン酸グループが分かれているとき
> フルクトース-1,6-ビスリン酸：bis-
> イノシトール-1,4,5-トリスリン酸（IP_3）：tris-

> アデノシン-5'-二リン酸：adenosine-5'-diphosphate（ADP）

図1　解糖系のあらまし（反応の番号は本文に対応）

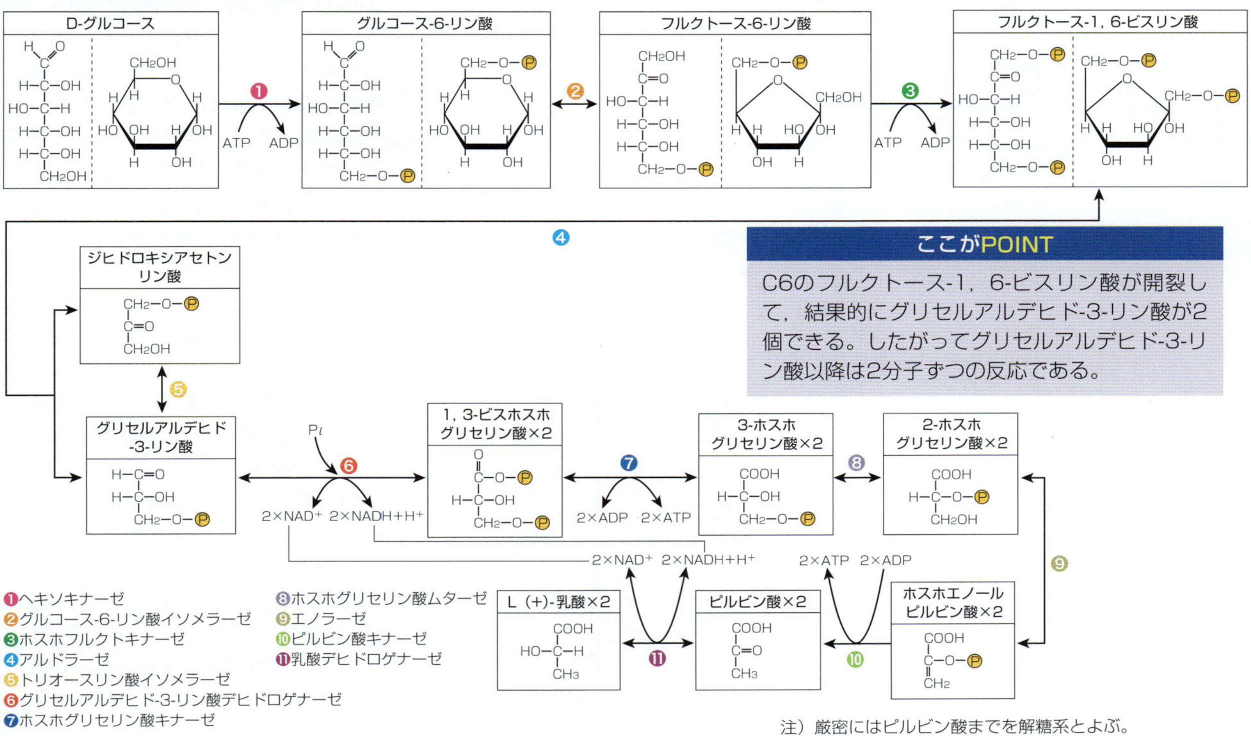

> **ここがPOINT**
> C6のフルクトース-1，6-ビスリン酸が開裂して，結果的にグリセルアルデヒド-3-リン酸が2個できる。したがってグリセルアルデヒド-3-リン酸以降は2分子ずつの反応である。

注）厳密にはピルビン酸までを解糖系とよぶ。

乳酸脱水酵素：lactate dehydrogenase（LDH）
ヘキソキナーゼ：hexokinase（HK）
ホスホフルクトキナーゼ：phospho-fructokinase（PFK）
ピルビン酸キナーゼ：pyruvic acid kinase（PK）

- 解糖系の酵素欠損症はまれであるが，ヘキソキナーゼ欠損症などは溶血性貧血を示す。
- LDH（最近はLDと略されることも多い）は多くの組織に分布し，損傷により血中へ逸脱するため臨床検査に用いられる。また5種のアイソザイムは臓器分布に特徴があるため，上昇のパターンからある程度の障害臓器の推定ができる。
  LDH1，2上昇：溶血性貧血，心筋梗塞など
  LDH2，3上昇：悪性リンパ腫，筋ジストロフィーなど
  LDH5増加：肝疾患（肝炎，肝癌ほか）など

てエノラーゼを阻害する。そのため血糖測定の際の解糖阻止剤としてフッ化物が用いられる。

⑩ホスホエノールピルビン酸 → ピルビン酸（リン酸基転移＝基質レベルのリン酸化）

- ピルビン酸キナーゼによって高エネルギーリン酸化合物であるホスホエノールピルビン酸が分解されて放出されるエネルギーを利用してADPのリン酸化が起こり，ATPが生成する（不可逆的）。
- ピルビン酸は，好気的条件下における解糖の最終産物で，ここまでが解糖系である。

⑪ピルビン酸 → 乳酸

- 嫌気的条件下の細胞とミトコンドリアをもたない赤血球では，ミトコンドリアの好気的酸化によるNADHの再酸化が起こらないので，乳酸脱水素酵素（LDHまたはLD）の作用で，ピルビン酸がNADHによって還元されてL-乳酸を生じる。乳酸は，嫌気的条件下における解糖の最終産物である。LDHは厳密にいえば解糖系ではない。
- LDHは5つのアイソザイムが存在し，臨床検査で頻用される。乳酸は単なる老廃物質ではなく，心臓や腎臓でエネルギーとして使われたり，肝臓に運ばれてグルコースを合成するために使われたりする。
- なお，この反応は可逆的で休息時には乳酸は，肝臓に運ばれてピルビン酸に再変換されて糖新生の材料になる。臨床検査ではLDと略されることが多い。

■解糖系の調節

- 解糖系の反応の大部分は可逆反応であるが，不可逆な反応を触媒する酵素が調節酵素となる。ヘキソナーゼ，ホスホフルクトキナーゼ，ピルビン酸キナーゼがその代表である。
- ヘキソキナーゼは，反応生成物のグルコース-6-リン酸で阻害される。一方，アイソザイムである肝臓のグルコキナーゼは，グルコース-6-リン酸によって阻害されない。
- グルコース-6-リン酸は，ホスホフルクトキナーゼの不活性化により蓄積するので，ホスホフルクトキナーゼを阻害すると，結果的にヘキソキナーゼを阻害することになる。ホスホフルクトキナーゼは解糖系の最も重要な律速酵素で高濃度のATPとクエン酸で阻害され，フルクトース-6-リン酸，AMPやフルクトース-2，6-ビスリン酸（F-2，6-BP）などで活性化される。フルクトース-2，6-ビスリン酸については後の章（⇒p.238-241）で詳述する。
- ピルビン酸キナーゼは肝臓に多いＬ型，筋肉と脳に多いＭ型など，いろいろな種類が存在する。ピルビン酸キナーゼは，フルクトース-1，6-ビスリン酸により活性化され，ATPやアラニンにより阻害される。すなわち，解糖系の中間体が増加するのに対応して活性化

図2　解糖経路
酵素反応からなる

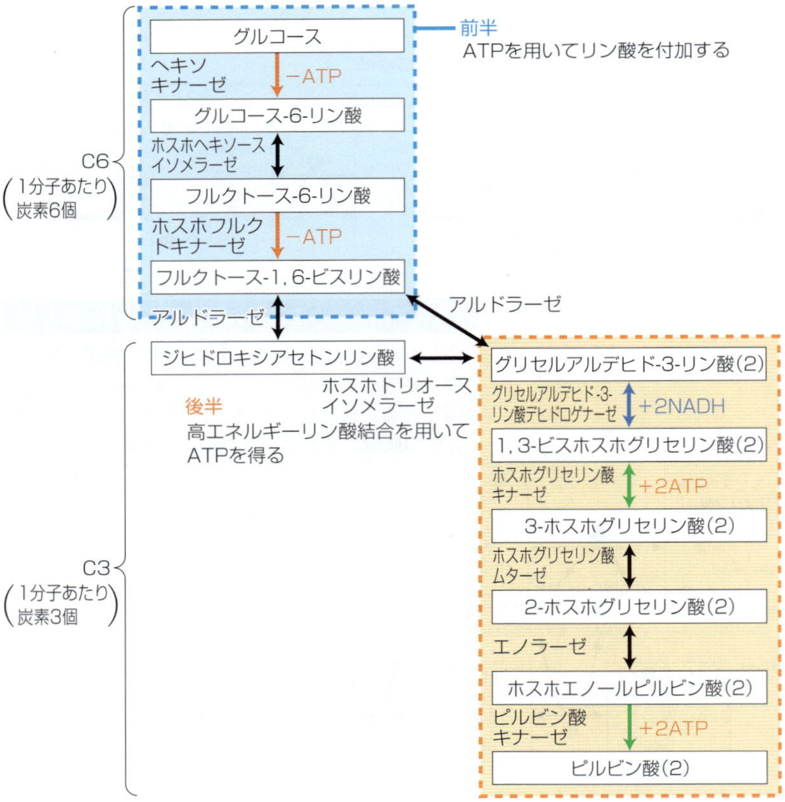

し，逆にATP産生量やピルビン酸などが増加することによって不活性となったりする。リン酸化により調節され，血糖値が低くなると，肝臓のピルビン酸キナーゼ（L型）のリン酸化が促進され，活性が低くなる。したがって，肝臓のグルコース消費が減少することになる。

■運動と解糖系

- 無酸素運動（短時間の激しい運動）を行うと，最初の数秒間は細胞内のATP・ホスホクレアチン（クレアチンリン酸）を用いられる。バーベルを挙げたり，ジャンプやダッシュなどがこれにあたる。次いで細胞内の筋グリコーゲン由来のグルコース-6-リン酸が嫌気的に分解（解糖反応）される。これはせいぜい1～2分間程度であり，400m走のような激しい運動では，ゴール直前に枯渇する可能性がある。その意味でも400m走は過酷な運動である。
- また古くは，乳酸は疲労物質と考えられてきたが，近年は疲労の原因物質ではないと考えられている。運動すると乳酸が増えるが，そのまま運動し続けても，その後減ってしまう。また細胞内アシドーシスは運動中の筋肉の興奮性を亢進し，従来の説とは逆に，乳酸蓄積が収縮性の維持を支えるとも考えられる。

■癌と解糖系とPET検査

- 癌細胞ではグルコースの取り込み速度が亢進，解糖が進むことは古くから知られていた。癌組織は血管構築が不十分なので，その中心部は酸素を十分に得ることができず，乳酸発酵のための解糖がATP合成のための主要な給源となる。
- 低酸素状態になるとある転写因子が活性化され，その結果，解糖系酵素増加と血管新生因子の活性化が引き起こされると考えられる。これを利用しているのが，全身の癌のスクリーニングなどに最近用いられるPET検査である。
- 癌組織は酸素供給が低いので悪性腫瘍では解糖系（ヘキソキナーゼ活性増加）が亢進していることが知られており，生体内の局所の糖代謝異常を画像化するPET-FDGが使われる。fluorodeoxyglucose（FDG）はグルコースと同様に細胞に取り込まれ，ヘキソキナーゼの作用を受けてリン酸化されるが，それ以降の解糖系の代謝は受けない。

■ヘキソキナーゼとグルコキナーゼ

- 通常の細胞の解糖系ではグルコースをリン酸化してグルコース-6-リン酸にするのはヘキソキナーゼであるが，肝臓ではヘキソキナーゼのアイソザイムの１つであるグルコキナーゼがリン酸化を行う。2つの酵素の基質飽和曲線の概略を比較したのが**図3**である。ヘキソキナーゼに比較し，グルコキナーゼのK_m値は高い。その結果，通常の血糖値ではグルコキナーゼは飽和しておらず，グルコース濃度が上昇した場合にグルコースを速やかにリン酸化することができる。
- またヘキソキナーゼはグルコース-6-リン酸による生成物阻害によって調節を受けるが，グルコキナーゼはグルコース-6-リン酸によって阻害を受けない。その結果，高血糖時でも肝細胞は，どんどんグルコースを細胞内に取り込んで，グルコースをグリコーゲンや脂肪に変換することができる。
- 一方ヘキソキナーゼをもつ細胞，とくに神経細胞ではヘキソキナーゼが低いK_m値をもつため，低血糖でグルコース濃度が下がった場合にもグルコースを十分リン酸化できる。

KEYWORDS
- 好気的，嫌気的
- リン酸化
- ATP
- ピルビン酸
- 乳酸

陽電子放射型断層撮影：positron emission tomography（PET）
フッ素18標識陽電子放射型断層撮影：PET with［[18]F］-labeled fluoro-deoxygluco（PET-FDG）

図3　グルコース濃度に対するグルコキナーゼとヘキソキナーゼの活性の変化

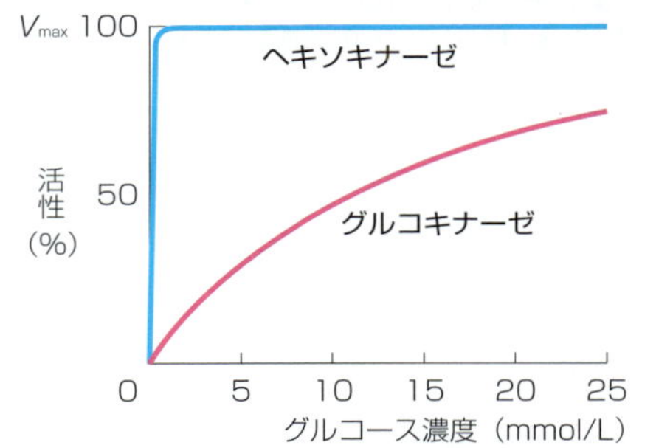

縦軸の活性（%）はそれぞれの酵素についての最大活性対する比活性である。酵素の処理能力の絶対値ではない。

QUESTION

嫌気的条件下における解糖系の最終生成物はどれか。
a　アセチルCoA
b　オキサロ酢酸
c　グリセルアルデヒド3 - リン酸
d　乳酸
e　ピルビン酸

クエン酸回路はどのような回路か？（TCA回路）

模範解答

- クエン酸回路はすべての燃料分子（糖質，アミノ酸と脂肪）に共通な最終的酸化経路である。
- 好気的条件下の解糖系で生成されたピルビン酸はミトコンドリアのマトリックスへ運ばれてさらに代謝される。ピルビン酸デヒドロゲナーゼ（PDH）は，ピルビン酸の酸化的脱炭酸反応を触媒して，解糖系とクエン酸回路をリンクする。
- クエン酸回路の中心的な機能は，アセチルCoAのCO_2とH_2Oへの酸化であり，この過程で電子伝達系の基質（NADHと$FADH_2$）がつくられる。
- 生じたNADHと$FADH_2$は電子伝達系に入り，酸化的リン酸化によって大量のATPが産生される。
- クエン酸回路は，クエン酸がカルボキシ基を3つもつためトリカルボン酸サイクル（TCAサイクル）ともよばれる。

- ピルビン酸はミトコンドリア内に入り，内膜に結合しているピルビン酸デヒドロゲナーゼ複合体によってアセチルCoA（補酵素A）となる。
- アセチルCoAはクエン酸回路（別名：トリカルボン酸回路，TCA回路，Krebs（クレブス）回路）へ入る。

■ピルビン酸からアセチルCoA生成

- ピルビン酸デヒドロゲナーゼ，ジヒドロリポイルトランスアセチラーゼ，ジヒドロリポイルデヒドロゲナーゼの3酵素のサブユニットからなる巨大な多酵素複合体で，ミトコンドリアのマトリックスに存在するピルビン酸デヒドロゲナーゼ複合体によってピルビン酸はアセチルCoAに変換される（図1）。この反応は不可逆で，アセチルCoAがグルコースに変換されることはない。

ピルビン酸 + CoA + NAD^+ → アセチルCoA + CO_2 + NADH

- 式に示すと単純に見えるが，反応にはピルビン酸デヒドロゲナーゼ複合体の3種類の酵素（ピルビン酸デヒドロゲナーゼ，ジヒドロリポイルトランスアセチラーゼ，ジヒドロリポイルデヒドロゲナーゼ）と5種類の補酵素を必要とする複雑な反応である。5種類の補酵素はチアミンピロリン酸（TPP），リポアミド（リジン残基の側鎖に結合したリポ酸の誘導体），FAD，NAD^+，CoAである。複合体の活性は，これ以外の2種類の酵素（キナーゼとホスファターゼ）によって調節される。なお，亜ヒ酸はこの反応を阻害する（CoAはCoA-SHとも書く場合がある）。
- 酵素が複合体を形成する利点としては，①基質が拡散しないから反応速度が高まる，②一連の酵素間で中間体が直接渡されるからside reaction（副反応）が最小となる，③触媒される反応全体が一括して調節できる，などが考えられる。
- 上述のようにピルビン酸デヒドロゲナーゼ複合体はミトコンドリアに存在する。

■クエン酸回路

- クエン酸回路はすべての燃料分子（糖質，アミノ酸と脂肪）に共通な最終的酸化経路であると考えられ，中心的な機能は，アセチルCoAのCO_2とH_2Oへの酸化である。この過程でNADHと$FADH_2$がつくられ，電子伝達

ピルビン酸デヒドロゲナーゼ：pyruvate dehydrogenase（PDH）
ニコチンアミドアデニンジヌクレオチド（還元型）：nicotinamide adenine dinucleotide（reduced form）（NADH）
（還元型）フラビンアデニンジヌクレオチド：flavin adenine dinucleotide（reduced form）（$FADH_2$）
アデノシン-5'-三リン酸：adenosine-5'-triphosphate（ATP）
補酵素A：coenzyme A（CoA）
チアミンニリン酸：thiamine diphosphate（TDP）

注：チアミンニリン酸（チアミンピロリン酸TPP，またはTDP，ThDP）はビタミンB_1（チアミン）の活性型である。

p.215 QUESTION

正解 **d**　一方，好気的な条件ではピルビン酸からアセチルCoAとなる。

系で大量のATPが酸化的リン酸化の過程で産生される。この過程は好気性であり，最終酸化物質として酸素を必要とする。オキサロ酢酸はクエン酸回路において触媒的役割を果たす。

・クエン酸回路は，細胞内において2つの重要な役割を果たしている。
①炭素エネルギー源を酸化してエネルギーをつくり出す。
②同化のための中間産物をつくり出す。

・クエン酸回路は両方向性代謝経路と考えられる（異化と同化の両過程に作用する）。

・アセチルCoAが入ってクエン酸回路を回転してもクエン酸やオキサロ酢酸など回路の中間物質の量が増えるわけではない。
局在：ミトコンドリアのマトリックス
出発物質：アセチルCoA
生成物：CO_2，NADH，$FADH_2$

KEYWORDS
- NADH
- $FADH_2$
- ピルビン酸デヒドロゲナーゼ
- イソクエン酸デヒドロゲナーゼ
- α-ケトグルタル酸デヒドロゲナーゼ

■クエン酸回路の反応（図2）

❶クエン酸シンターゼはオキサロ酢酸とアセチルCoAからクエン酸を合成する。

❷分子内対称性をもつクエン酸はアコニターゼ（アコニット酸ヒドラターゼ）で非対称なクエン酸（2R，3S-イソクエン酸）に変えられる。

❸イソクエン酸デヒドロゲナーゼによって触媒される酸化的脱炭酸によってα-ケトグルタル酸となり，NADHとCO_2ができる。この酵素はADPやCa^{2+}によって活性化，ATPにより抑制される。

❹α-ケトグルタル酸デヒドロゲナーゼ複合体によって触媒される酸化的脱炭酸によってスクシニルCoAとなりNADHとCO_2ができる。スクシニルCoAは高エネルギー化合物である。なお，この酵素複合体はピルビン酸デヒドロゲナーゼ複合体と反応機構が非常に類似している。また，亜ヒ酸塩はこの反応を阻害する。

❺コハク酸チオキナーゼ（スクシニルCoAシンテターゼ）はスクシニルCoAをコハク酸に変換すると同時に基質レベルのリン酸化を触媒してGTPを合成する。

図1　ピルビン酸デヒドロゲナーゼ複合体によるピルビン酸の酸化的脱炭酸

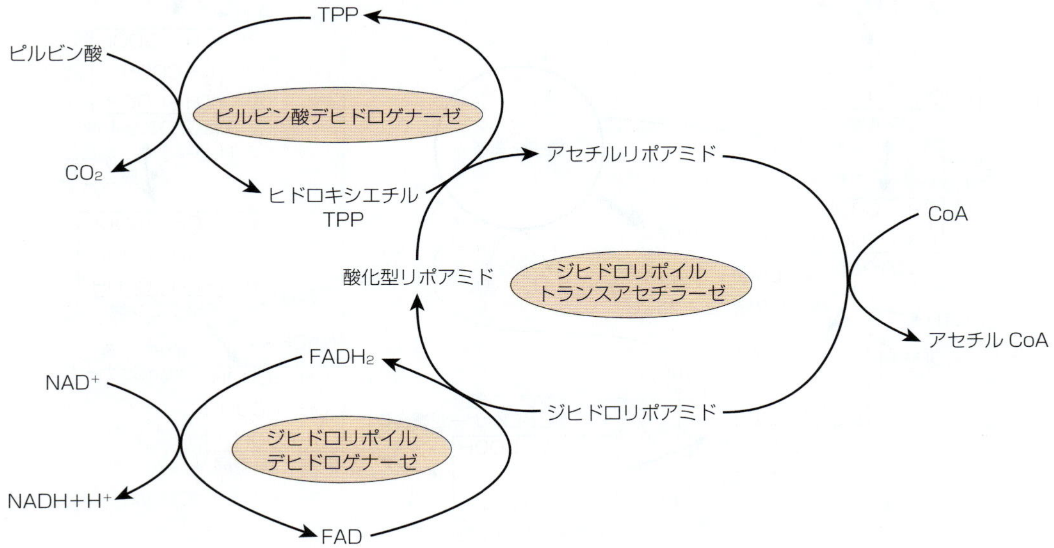

⑥<u>コハク酸デヒドロゲナーゼ</u>はコハク酸をフマル酸に酸化し，このとき $FADH_2$とフマル酸ができる。コハク酸デヒドロゲナーゼだけはミトコンドリア内膜の電子伝達系に含まれる複合体Ⅱの構成成分である。クエン酸回路のデヒドロゲナーゼのなかで，この酵素だけがFADを補酵素としている。また，この酵素はミトコンドリア内膜に存在する（他はミトコンドリアマトリックスに存在する）。

⑦<u>フマラーゼ</u>（フマル酸ヒドラターゼ）でフマル酸はリンゴ酸になる。

⑧L-リンゴ酸は<u>リンゴ酸デヒドロゲナーゼ</u>で酸化されてオキサロ酢酸が再生する。このとき，3分子目のNADHができる。

■クエン酸回路のまとめと調節（図2）

・クエン酸回路をまとめると，

$$\text{アセチルCoA} + 3NAD^+ + FAD + GDP + Pi + 2H_2O \rightarrow 2CO_2 + \text{CoA-SH} + 3NADH + 3H^+ + FADH_2 + GTP$$

となる。

・クエン酸回路は，アセチルCoAのアセチル基を2molのCO_2にし，GDPをリン酸化して1モルのGTP（ATPと同じ意味をもつ）を生成し，デヒ

図2　クエン酸回路の反応

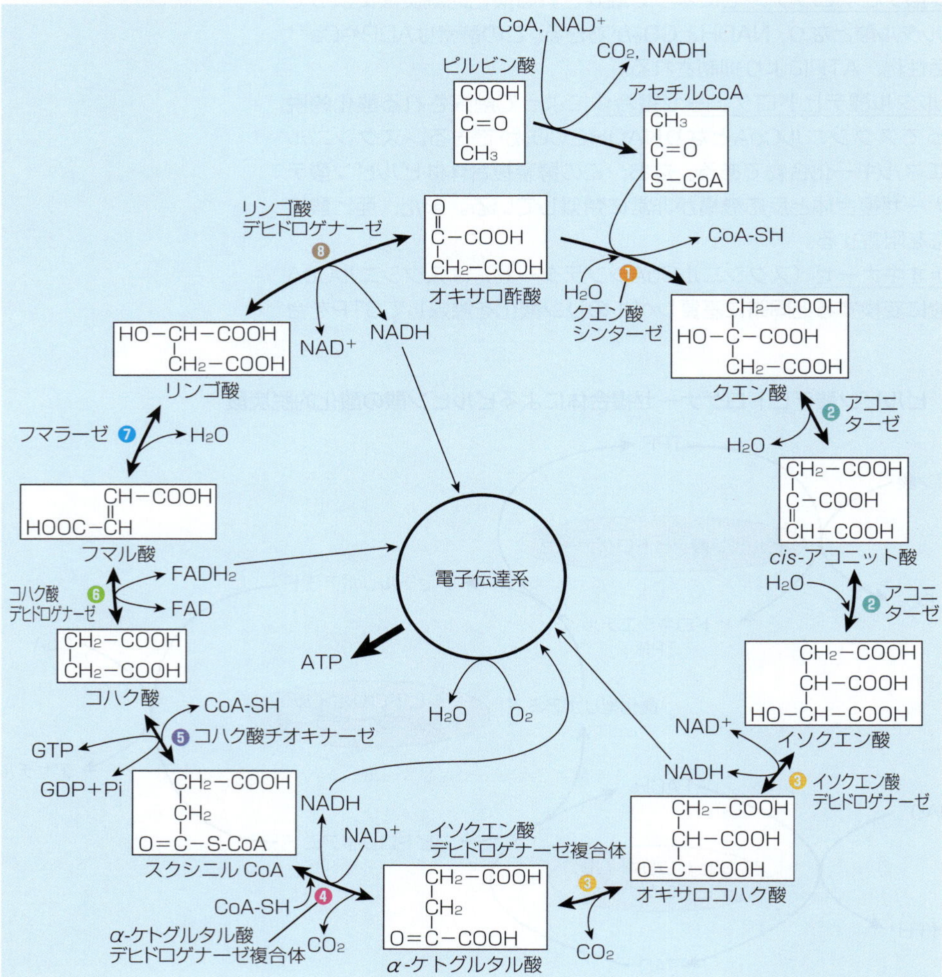

ドロゲナーゼの補酵素として働く3 NAD^+と1 FADが還元型（NADH, $FADH_2$）となることがわかる。この還元型補酵素は，電子伝達系（呼吸鎖）を通じて最終的には酸素によって酸化されて，もとの酸化型（3 NAD^+と1FAD）に戻り，その過程で放出されるエネルギーがADPのリン酸化によるATPの生成に用いられる。O_2の欠如または不足は，全面的または部分的な阻害を起こす。

- クエン酸回路は，いくつかの段階で調節されている。下記の1），2）が主要な調節である。
  1）ピルビン酸デヒドロゲナーゼ複合体はクエン酸回路を構成する酵素ではないが，最も重要な調節段階である。なぜなら，ピルビン酸からはグルコースを再合成することができるが，アセチルCoAからはもはやグルコースをつくることができないので，この反応が律速段階となっている。ピルビン酸デヒドロゲナーゼ複合体はATP，アセチルCoAとNADHによって阻害され，Ca^{2+}，ADP，CoA，NAD^+によって促進される。
  2）イソクエン酸デヒドロゲナーゼはATP，NADHによって阻害され，ADP，Ca^{2+}によって活性化される。
  3）α-ケトグルタル酸デヒドロゲナーゼ（2-オキソグルタル酸デヒドロゲナーゼ）はスクシニルCoAとNADHによって阻害される。

細胞内のATP，ADP，AMPの総量は限られており，ATP/ADP比が低い（ADPが多く，細胞のエネルギー需要が大きい）と電子伝達系は促進され，クエン酸回路も活性化する。逆に高いATP/ADP比および高い$NADH/NAD^+$比のとき，クエン酸回路の代謝速度は遅くなる。筋肉においては運動時などでは細胞質のCa^{2+}濃度が上昇すると同時にCa^{2+}がミトコンドリアに入り，これらのデヒドロゲナーゼを活性化する。なお，エネルギー代謝の調節では，解糖系や電子伝達系の調節に比べてクエン酸回路の調節は2次的である。また，クエン酸シンターゼにおける調節はヒトでは重要ではないと考えられている（脂肪酸合成の時には，クエン酸を介してアセチルCoAがミトコンドリア外へ輸送される）。

■クエン酸回路の欠損症

- 解糖系やクエン酸回路の酵素欠損症はまれであり，存在した場合も部分欠損の場合が多い。これらは細胞内のエネルギー代謝の根幹をなす代謝系であり，全身の細胞の完全欠損の場合は生存そのものが危い。
- 臨床症状としては，新生児・乳児近似期に致死，精神運動遅延，運動失調発作などが報告されている。またフマラーゼ欠損症も報告されており，高濃度の尿中フマル酸，脳奇形，精神運動発達遅滞，けいれんなどの重篤な中枢神経症状が報告されている。

QUESTION

ヒト肝臓細胞におけるクエン酸回路の調節酵素はどれか。

a　クエン酸シンターゼ
b　アコニターゼ
c　イソクエン酸デヒドロゲナーゼ
d　フマラーゼ
e　リンゴ酸デヒドロゲナーゼ

ビタミンB_1欠乏，亜ヒ酸（あるいは水銀イオン）によってピルビン酸が蓄積すると，結果的に乳酸アシドーシスをまねく。遺伝性ピルビン酸デヒドロゲナーゼ欠損症の患者はグルコース投与により乳酸アシドーシスとなる。

アデノシン-5'-二リン酸：adenosine-5'-diphosphate（ADP）
アデノシン一リン酸：adenosine monophosphate（AMP）

α-ケトグルタル酸の正式名称は2-オキソグルタル酸であるが，慣用的にα-ケトグルタル酸がよく使われる。

cf. 炭化水素の位置の名称

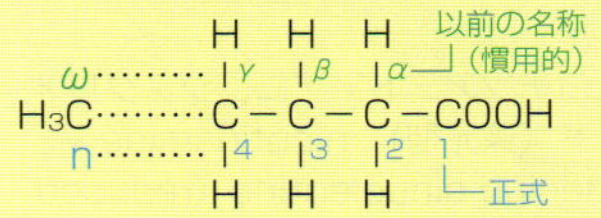

エネルギー産生以外の解糖系やクエン酸回路の役割はなにか？　（中間体の補充）

模範解答

・解糖系を介して，グルコースはアセチルCoAに変換され脂肪酸合成に用いられる。またジヒドロキシアセトンリン酸からグリセロール-3-リン酸が生成し，トリアシルグリセロール産生に用いられる。

・クエン酸回路は同化のための中間産物をつくり出す両方向性代謝経路である。例えば，α-ケトグルタル酸からはグルタミン酸が，オキサロ酢酸からはアスパラギン酸がつくられ，またスクシニルCoAはポルフィリン生合成の原料となる。また回路の中間体を元に戻す過程はアナプレロティック（補充）経路という。

KEYWORDS

- アナプレロティック
- ピルビン酸カルボキシラーゼ

ニコチンアミドアデニンジヌクレオチド（還元型）：nicotinamide adenine dinucleotide（reduced form）（NADH）
（還元型）フラビンアデニンジヌクレオチド：flavin adenine dinucleotide（reduced form）（$FADH_2$）
グアノシン三リン酸：guanosine-5'-triphosphate（GTP）

■クエン酸回路の相互変換

・解糖系（とくに肝臓）を経てつくられたアセチルCoAは脂肪酸合成に使われる。また解糖系のジヒドロキシアセトンリン酸にグリセロール-3-リン酸デヒドロゲナーゼが作用してグリセロール-3-リン酸を生成し，トリアシルグリセロール産生に用いられる。

・クエン酸回路は，さまざまなポイントで代謝回路とつながっている。まずクエン酸回路中間体の接続点は，次のとおりである。

①脂肪酸酸化とピルビン酸酸化からのアセチルCoAは，回路に入って，オキサロ酢酸と縮合してクエン酸を生成することができる。

②アミノ酸の脱アミノ反応から生じる炭素骨格は，アセチルCoA，α-ケトグルタル酸，スクシニルCoA，フマル酸，あるいはオキサロ酢酸として回路に流入できる。

③糖新生にそれらの炭素骨格を供給するα-ケトグルタル酸，スクシニルCoA，フマル酸，あるいはオキサロ酢酸で回路に入る炭素化合物が糖原性とよばれる。

④ミトコンドリア内のアセチルCoAはクエン酸の形で細胞質へ移動し，脂質合成に用いられる。

図1　クエン酸回路の生合成的役割

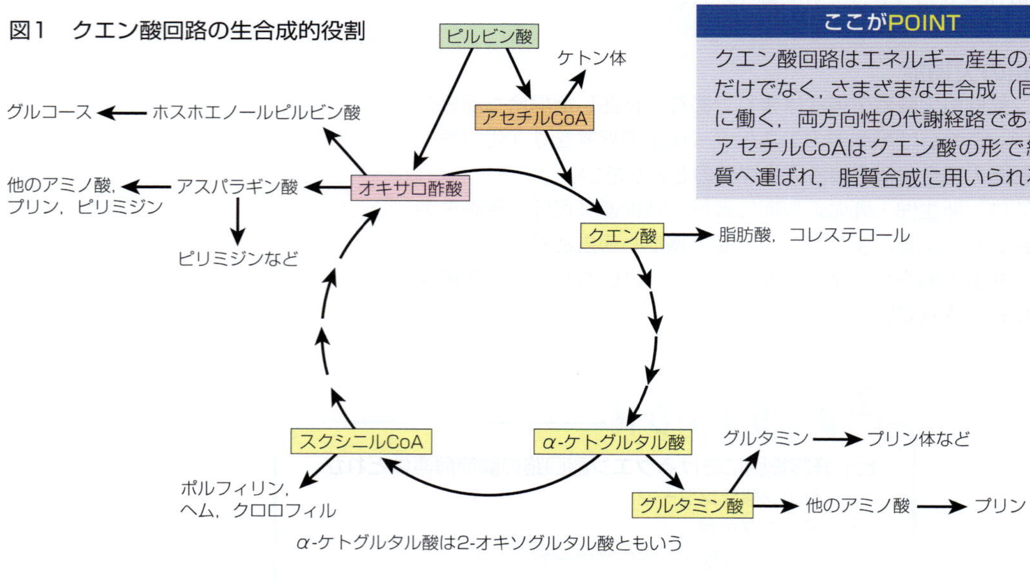

ここがPOINT

クエン酸回路はエネルギー産生のためだけでなく，さまざまな生合成（同化）に働く，両方向性の代謝経路である。アセチルCoAはクエン酸の形で細胞質へ運ばれ，脂質合成に用いられる。

p.219 QUESTION

正解　c　クエン酸回路の基本的理解を問う。ヒトなど哺乳類ではクエン酸シンターゼは律速段階ではない。

⑤スクシニルCoAはポルフィリン環の合成における前駆体として利用される。
⑥α-ケトグルタル酸とオキサロ酢酸は非必須アミノ酸の炭素骨格の合成に用いられる。
⑦α-ケトグルタル酸にアミノ基が転移されたグルタミン酸・グルタミンはプリン塩基の材料となり，オキサロ酢酸にアミノ基が転移されたアスパラギン酸はピリミジン塩基の材料となる。

・図1はクエン酸回路の生合成的役割をまとめたものである。

■アナプレロティック経路

・クエン酸回路の中間体は，さまざまな物質の材料となるが，クエン酸回路の中間体がこれらの反応に使われて減少すると，アセチルCoAが回路へ入るために必要なオキサロ酢酸の濃度も減少し，回路の順調な回転を維持できなくなる。そこで，引き出された中間体はピルビン酸からオキサロ酢酸をつくることによって補充される。回路の中間体を元に戻す過程はアナプレロティック（補充）経路という。

・肝臓と腎臓における最も重要な補充反応は，オキサロ酢酸をつくるためのピルビン酸とCO_2による可逆的カルボキシル化であり，ピルビン酸カルボキシラーゼで触媒される（⇒p.234-237）。ピルビン酸カルボキシラーゼは調節酵素であり，正のアロステリックエフェクターであるアセチルCoAが存在しないと事実上，不活性である（**図2**）。

・またアナプレロティック経路には分類されないが，アミノ基転移反応も同様な働きをする。この反応は可逆的であり，クエン酸回路の中間体を生成できる。

■アセチルCoAからグルコースはできるか

・アセチルCoAはグルコースを生成できない。その理由は以下のとおりである
①ピルビン酸のアセチルCoAへの転換は，ピルビン酸デヒドロゲーゼ反応が事実上不可逆のため，不可能である。
②クエン酸回路でアセチルCoAはオキサロ酢酸へ転換されない。

・1分子のアセチルCoAがクエン酸回路によって代謝されると1分子のオキサロ酢酸が生成するが，クエン酸回路の最初の反応でクエン酸ができるとき1分子のオキサロ酢酸が使われる。すなわち，炭素数4個のオキサロ酢酸にアセチルCoAの2分子の炭素が結合して炭素数6個のクエン酸ができるが，クエン酸回路をまわってNADHや$FADH_2$，GTPなどを生成すると同時に2分子のCO_2を放出して，同じ炭素数4個のオキサロ酢酸に戻るため実質的には増えない（**図3**）。

図2　グルコースから脂肪酸合成へのクエン酸回路の関与

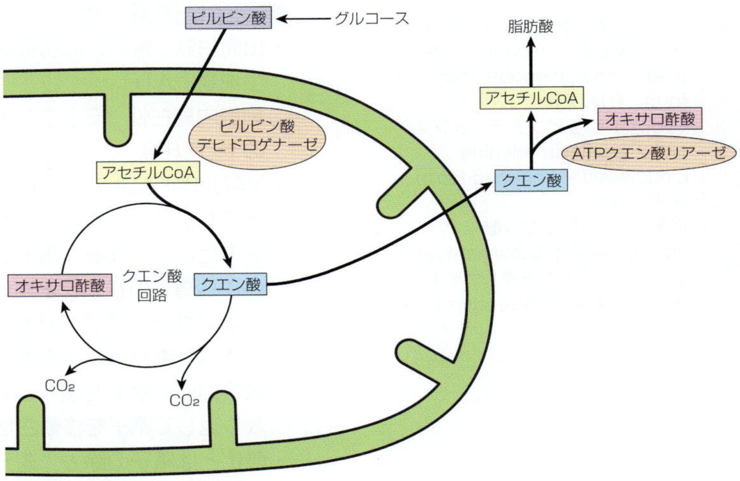

図3　クエン酸回路の概念図

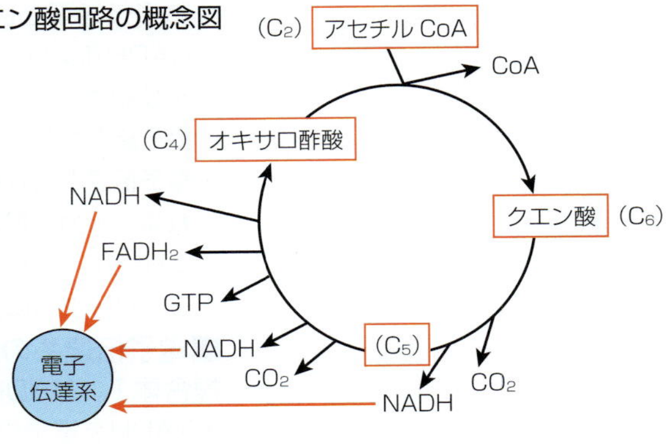

QUESTION

ミトコンドリア内のアセチルCoAは何に変化してミトコンドリア外へ輸送されるか。

a　フマル酸
b　クエン酸
c　オキサロ酢酸
d　スクシニルCoA
e　αケトグルタル酸

電子伝達系はどのようなものか？

模範解答

・電子伝達系とは酸化還元電位の異なる酸化還元物質の集合体である。
・クエン酸回路でできたNADH（ニコチンアミドジヌクレオチド（還元型））や$FADH_2$（（還元型）フラニンアデニンジヌクレオチド）はミトコンドリア内膜に存在する電子伝達系でATP産生に用いられる。
・電子が酸化還元反応を行うときに自由エネルギーの放出が起こる。電子伝達系とは酸化還元電位の異なる酸化還元物質の集合体であり，$NADH/NAD^+$系（－320 mV）からH_2O/O_2系（+816 mV）まで電子を移動させてエネルギーを得る。このエネルギーを利用してATP（アデノシン-5'-三リン酸）合成酵素によりATPを生じる。この反応を酸化的リン酸化とよぶ。NADH，$FADH_2$は解糖系，クエン酸回路，脂肪酸のβ酸化などで産生される。

ニコチンアミドアデニンジヌクレオチド（還元型）：nicotinamide adenine dinucleotide（reduced form）（NADH）
（還元型）フラビンアデニンジヌクレオチド：flavin adenine dinucleotide（reduced form）（$FADH_2$）
アデノシン-5'-三リン酸：adenosine-5'-triphosphate（ATP）
ニコチンアミドジヌクレオチド：nicotinamide dinucleotide（NAD）

■電子伝達系とは

・出発物質：解糖，脂肪酸酸化，クエン酸回路で生成したNADHや$FADH_2$
　生成物：ATP
　細胞内局在性：ミトコンドリア内膜（マトリックス側と細胞質側での物質のやり取り）
・NADHや$FADH_2$はクエン酸回路でできるが，化学式ではNAD（ニコチンアミドジヌクレオチド）とFAD（フラビンアデニンジヌクレオチド）は水素を得たことになる。電子と水素の関係を考えると，$H_2 \rightleftarrows 2H^+ + 2e^-$の関係から電子の移動と水素の移動は等価と考えられる。電子供与（受容）体と水素供与（受容）体は区別なく使用される場合も多い。NAD，FADに渡された電子は電子伝達系または呼吸鎖とよばれる電子の流れをつくって最終的には酸素を還元して水を生じるが，複雑な複合体で酸化還元反応を繰り返して電子を移動させている（図1）。
・酸化とは電子の除去，還元とは電子の獲得と定義されるが，電子が酸化還元反応を行うときに自由エネルギーの放出が起こる。
・電子伝達系とは酸化還元電位の異なる酸化還元物質の集合体であり，$NADH/NAD^+$系（－320 mV）からH_2O/O_2系（+816 mV）まで電子を移動させてエネルギーを得て，ATP合成酵素によりADPにもう1つリン酸を結合させてATPを生じる（酸化的リン酸化）。
・電子伝達系の理解を助けるために，ミトコンドリアは発電所によく例えられる。水力（揚水）発電に例えるなら，水がH^+であり，電子伝達系によってH^+をミトコンドリアマトリックスから膜間腔に汲み上げて，そのH^+がマトリックスに戻るときにATPを産生するのである（図2）。

■電子伝達系の成分

複合体Ⅰ：NADH-ユビキノンレダクターゼ

・NADHを電子供与体，ユビキノンを電子受容体とする。主要な成分はNADHデヒドロゲナーゼでフラビンおよび鉄-硫黄タンパク質（Fe-S）を含んでいる。
・複合体Ⅰを経由するNADHからQH_2（ユビキノール）への2個の電子の流れは，結果としてミトコンドリア内膜のマトリックス側から膜間腔へH^+を4個汲み出す。

複合体Ⅱ：コハク酸-ユビキノンレダクターゼ

・複合体Ⅱは，コハク酸からキノンへの電子伝達を行う。コハク酸デヒドロゲナーゼでユビキノンを水素（電子）受容体とする。クエン酸回路の構成

p.221 QUESTION

正解 **b**　クエン酸シャトルであるアセチルCoAはミトコンドリア膜を通過できないので，クエン酸シンターゼでクエン酸となり細胞質へ出る。

成分でもあり，フラビン（FAD），鉄-硫黄タンパク質をもつ。コハク酸がフマル酸に酸化されるときにできる$FADH_2$からの電子がユビキノンに入る。

・電子伝達系の複合体でただ1つ，プロトン（H^+）の電気化学的ポテンシャル形成には関与しない（プロトンポンプでない）。

複合体Ⅲ：ユビキノール-シトクロムcレダクターゼ

・還元型ユビキノンを電子供与体に，シトクロムcを電子受容体とする。電子は鉄-硫黄タンパク質を経てシトクロムbとc1に渡されシトクロムcに与えられる。複合体Ⅲを経由して（QH_2からシトクロムcへ）電子2個が移動すると，膜間腔へ差し引き4個のH^+が輸送される。

複合体Ⅳ：シトクロムcオキシダーゼ

・還元型シトクロムcを酸化し酸素を4電子還元して水を生じる。複合体Ⅳを経由して4個の電子はO_2へ流れ込み，O_2を完全に還元して（2分子の）

KEYWORDS

- 酸化的リン酸化
- NADH
- $FADH_2$
- ミトコンドリア
- 呼吸鎖

フラビンアデニンジヌクレオチド：flavin adenine dinucleotide（FAD）

シトクロム：英文ではcytochromeである。チトクロームと表記される場合もある。

図１　電子伝達系

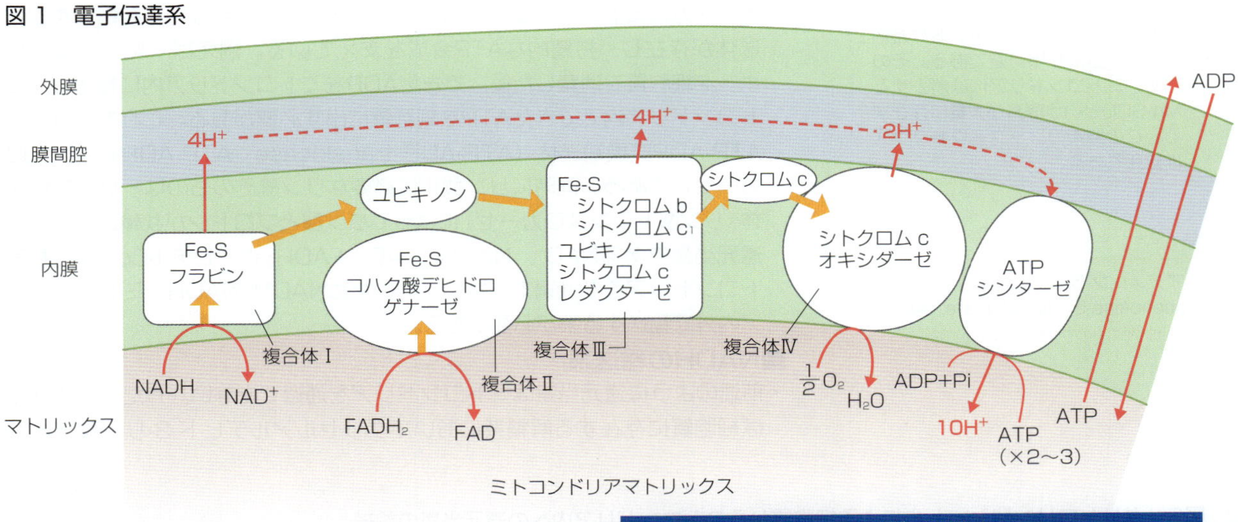

（太矢印）は電子の流れを示す。

ここがPOINT

$FADH_2$は複合体Ⅱの段階で電子を渡すため，NADHに比べH^+の吸い出しが少ない。これがATP生成量の差である。

図2　電子伝達系におけるH^+の流れ

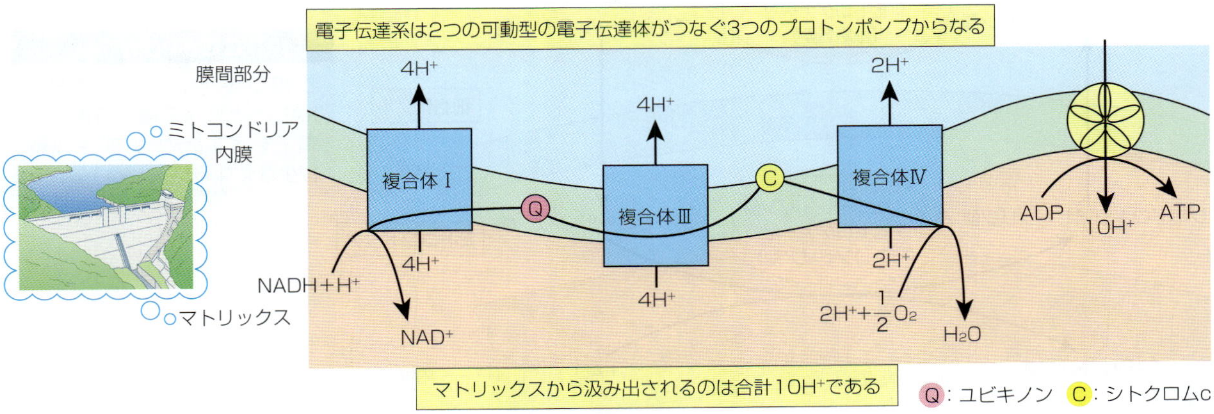

ダムに例えられるが，H^+の濃度勾配は化学的浸透圧とも表される。H^+の差によりpH差，電位差も生じるからである。

H_2Oを生成する。同時にミトコンドリア内膜を介してマトリックス側から膜間腔に（2個の）H^+を汲み出す。

複合体Ⅴ：ATPシンターゼ

・マトリックスにあり酵素触媒作用のあるF_1サブユニットと膜貫通のF_0サブユニットからなる（それぞれがまた多くのサブユニットからなっている）。水素（H^+）はミトコンドリア内膜を通過できないが，ADP（アデノシン-5'-二リン酸）とPiからATPが産生されるのと共役して戻る。

その他

・ユビキノン：補酵素Q（CoQあるいは単にQ）ともいわれる。長い非極性の側鎖をもち，ミトコンドリア内膜の中を活発に動き，電子の受け渡しを行う。酸化型はユビキノン，還元型（QH_2）はユビキノールとよばれる。

・シトクロムc：水溶性の小さなタンパク質でミトコンドリア内膜の外側に存在する。

電子伝達系の阻害（シアン化合物など）やミトコンドリア病についてはP.227で述べる。また，電子伝達系においてはスーパーオキシドなど活性酵素の生成が不可避である。そのため，ミトコンドリアには消去するMn-SODという酵素が大量に存在する。この酵素のノックアウトマウスは致死である。

アデノシン-5'-二リン酸：adenosine-5'-diphosphate（ADP）

■ミトコンドリアの輸送系

・細胞はミトコンドリアで持続的にATPを合成することによって生存している。一方，ミトコンドリア内膜には選択的にさまざまな物質を輸送する輸送体が存在し，持続的なATP合成を支えている。例えば，ATPのエネルギーを細胞質で消費した後，できたADPをミトコンドリア内に輸送し，ミトコンドリア内でできたATPを細胞質に出す必要がある。これを行うのがATP-ADP交換輸送体（ATP-ADP translocase；ATP-ADPトランスロカーゼ）である。同時にリン酸化に必要なリン酸そのものは，リン酸輸送体（リン酸トランスロカーゼ）によってリン酸とプロトンが共輸送される。

・還元当量であるNAD^+，NADH，FAD，$FADH_2$やアセチルCoAなどもミトコンドリア膜を通過できない。そのためNAD^+やNADHをミトコンドリア内外で輸送する系が必要である。

■NADHの輸送系

・前述のように還元当量はミトコンドリアを通過できない。したがって例えば細胞質に存在する解糖系においてグリセルアルデヒド-3-リン酸デヒド

図3　グリセロリン酸シャトルによる細胞質からミトコンドリア内への還元当量の輸送

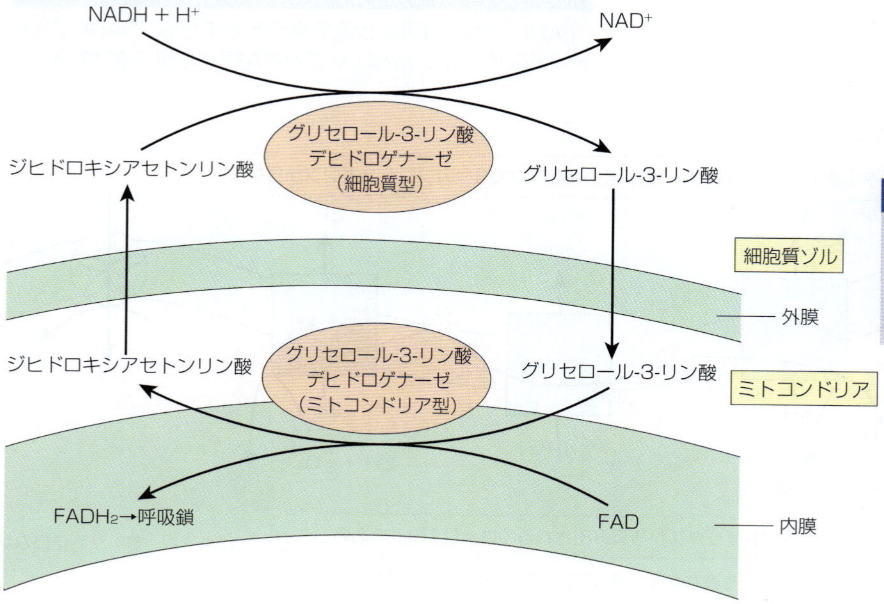

ここがPOINT

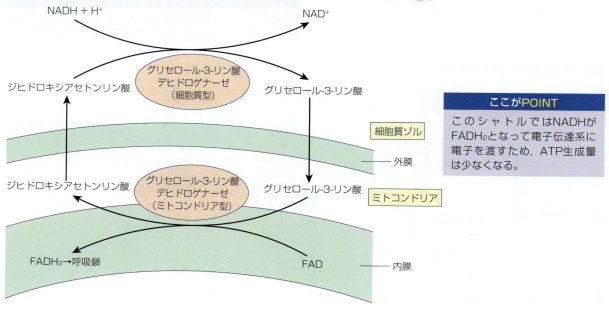

このシャトルではNADHが$FADH_2$となって電子伝達系に電子を渡すため，ATP生成量は少なくなる。

ロゲナーゼにより生じたNADHは，ミトコンドリア内膜を通過できない。そこで2つのシャトル機構が存在する。

グリセロールリン酸シャトル（グリセロリン酸シャトル）

・より単純な機構ではあるが，NADHは$FADH_2$を経て電子伝達系に接続するため，細胞質のNADH 1分子あたりのATP合成量は3分子ではなくて2分子である。骨格筋や脳などでこの機構は働いているが，心筋などにはないと考えられる（図3）。

リンゴ酸-アスパラギン酸シャトル（リンゴ酸シャトル）

・肝臓や心筋で働いている主要なシャトル機構である。この系で重要なのはオキサロ酢酸であるが，この物質は内膜を通過できないため，アスパラギン酸やα-ケトグルタル酸に変えて輸送され，その後，再生される（図4）。

シャトルとは
バドミントンのシャトル，スペースシャトルの例にもあるように，往復して物質輸送を行うシステムである。

■アセチルCoAの輸送

・それではアセチルCoAはミトコンドリア内外をどのように輸送されるのであろうか。それはp.220で示したようにクエン酸として輸送される。ミトコンドリアで生じたアセチルCoAはクエン酸シンターゼによってクエン酸に変えられる。その後細胞質に輸送され，クエン酸リアーゼによってクエン酸とCoAからアセチルCoAとオキサロ酢酸に変換される。ATPとCoAが必要である。脂肪酸合成の際にも細胞質にアセチルCoAを供給する。

図4　リンゴ酸シャトルによる細胞質からミトコンドリアへの還元当量の輸送

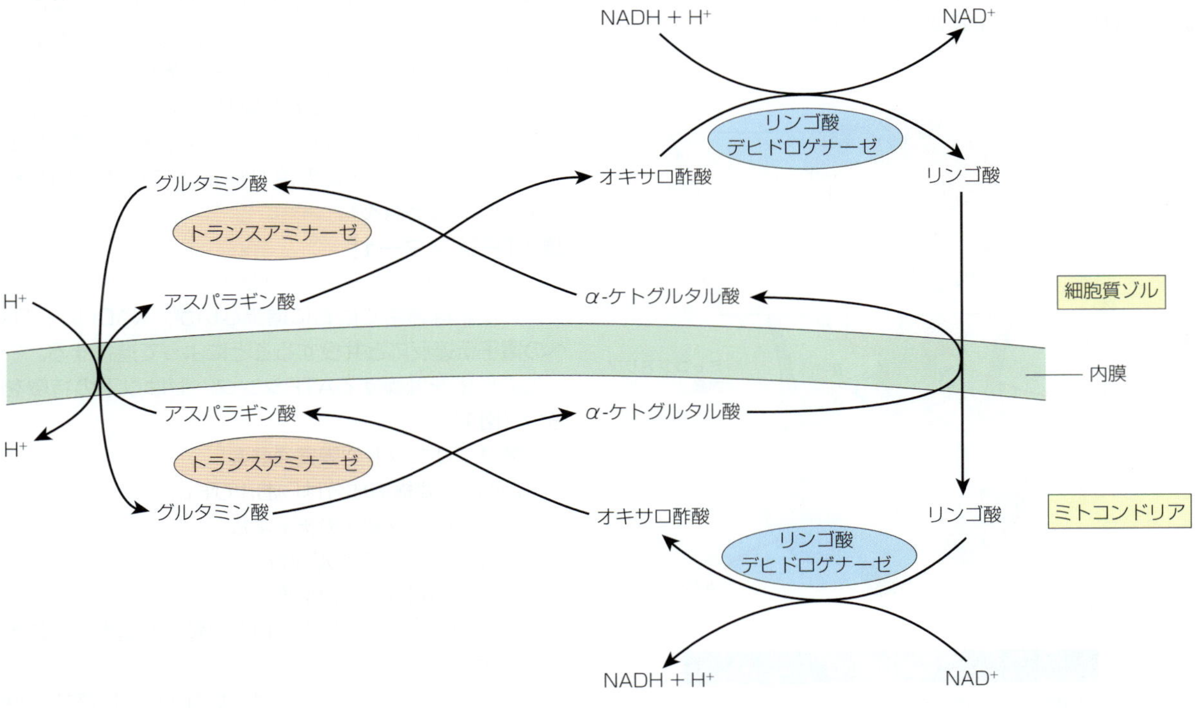

QUESTION

ミトコンドリア電子伝達系の複合体Ⅱへ電子を流入させる酵素はどれか。

a　リンゴ酸デヒドロゲナーゼ
b　ピルビン酸デヒドロゲナーゼ
c　コハク酸デヒドロゲナーゼ
d　β-ヒドロキシアシルCoAデヒドロゲナーゼ
e　イソクエン酸デヒドロゲナーゼ

酸化的リン酸化とはどのようなものか？

模範解答

・酸化的リン酸化とは，一連の電子伝達系によりNADHや$FADH_2$からO_2へ電子が渡され，その結果，ATPが合成される過程と定義される。酸化的リン酸化は電子伝達に依存し，形成されるプロトン勾配がATP合成を駆動する。

・高エネルギー化合物によるATP産生である基質レベルのリン酸化と異なり，NADHや$FADH_2$の酸化と共役したリン酸化であるといえる。

ニコチンアミドアデニンジヌクレオチド（還元型）：nicotinamide adenine dinucleotide（reduced form）（NADH）
（還元型）フラビンアデニンジヌクレオチド：flavin adenine dinucleotide（reduced form）（$FADH_2$）
アデノシン-5'-三リン酸：adenosine-5'-triphosphate（ATP）

■生体内におけるATP産生

・生物がATPを産生する機構としては，基質レベルのリン酸化，酸化的リン酸化，そして植物などにおける光合成の3つが存在する。基質レベルのリン酸化とは高エネルギー化合物によるATP産生である（例：ホスホエノールピルビン酸からピルビン酸への変換の際に起こる）。それに対し，上述のように酸化的リン酸化とはNADHや$FADH_2$の酸化と共役したリン酸化である。

・電子伝達系とATP合成の共役を最もよく説明する仮説が化学浸透圧説である。その概略は以下のとおりである。まずミトコンドリア内膜の複合体を通って電子がNADHと$FADH_2$からO_2へ伝達される際にマトリックスから外へプロトン（H^+）が汲み出される。結果として，pH勾配と膜の両側のプロトン濃度勾配によりプロトン駆動力が生み出される。ATPはプロトン駆動力によってつくられる（マトリックスに戻るプロトンの流れによってADPとPiからATPがつくられる）。

図1　ATPシンターゼによるATP産生機構

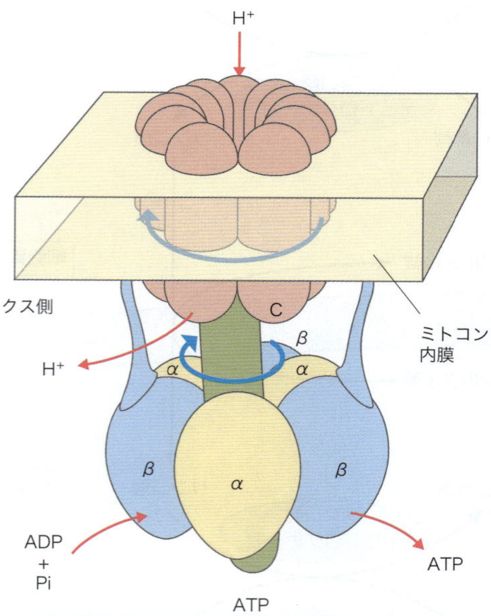

ここがPOINT

膜間腔側に汲みあげられたプロトン（H^+）はATPシンターゼによってマトリックス側に戻る。そのときにATPが生じる。

■ATPシンターゼ

$$ADP + Pi + H^+ \rightarrow ATP + H_2O$$

この反応は通常では右に進まないが，NADHからO_2への電子伝達反応と共役することによって進行する。

この反応を触媒するATPシンターゼは以下の特徴をもつ（図1）。

・多サブユニット型膜貫通酵素
・2個の主要構造成分はF_oおよびF_1
・F_oはプロトン輸送のチャネル
・F_1はATP合成の触媒部位
・F_1とF_oの相互作用が必要
・オリゴマイシンがF_oのプロトン輸送を阻害することによって酵素活性を低下

・上記のようにATPシンターゼはプロトン伝達ユニットF_oと触媒ユニットF_1からなり，3つのプロトンがATPシンターゼを通して細胞質側からマトリックス

p.225 QUESTION

正解　**c**　コハク酸デヒドロゲナーゼを含めてグルコース・脂肪酸の代謝によって生じる$FADH_2$はミトコンドリア電子伝達系の複合体Ⅱに電子を流れ込ませて，複合体Ⅲを経て複合体Ⅳで酸素に渡して水を生じる。

内へ移動するとATP1個が合成される。

■調節機構

・酸化的リン酸化の速度は，ADP濃度によって制御されている。 クエン酸回路もNAD$^+$（ニコチンアミドアデニンジヌクレオチドの酸化型）やFADを必要とするため，ADP濃度による調節はクエン酸回路の速度にも影響する。

・ATPが利用されてADP濃度が上昇したときだけ酸化的リン酸化やクエン酸回路を通したエネルギー産生が行われる。

■熱発生

・生理的条件下では電子伝達とリン酸化は厳密に共役しており，同時にADPがリン酸化されてATPにならない限り，電子は電子伝達系を通ってO_2に流れることはない。

・ATPシンターゼを通すことなく，プロトンをミトコンドリア内膜越しに運ぶDNP（2，4-ジニトロフェノール）などは，脱共役剤とよばれる。DNPを加えるとプロトン駆動力が失われ，ATP合成酵素によるATP合成（リン酸化）が停止するにもかかわらず，NADHからO_2への電子伝達は停止しない。

・サーモジェニンは別名脱共役タンパクとよばれる。褐色脂肪細胞内のミトコンドリア内膜は大量のサーモジェニンを含み，電子伝達によってつくり出されたプロトン勾配をショートさせることによって熱を産生している。寒さに適応した哺乳類，冬眠中の動物や新生児（人間も含む）が，体温を一定に保つために熱を発生させる1つの手段と考えられる。

■電子伝達系の阻害

・電子伝達系は細胞の生存に必須であり，これを阻害する薬剤は毒物となる。

・代表的なものとして

①シアン化合物，一酸化窒素，H_2Sなど：シトクロムcオキシダーゼ阻害。

②ロテノン（殺魚剤），バルビツール剤（アモバルビタール）など：NADデヒドロゲナーゼと結合。

③アンチマイシンA，ジメルカピロールなど：シトクロムbとc_1の間で電子の流れを止める。

④オリゴマイシン：リン酸化を阻害する。

⑤脱共役剤（ジニトロフェノールなど）：酸化反応とリン酸化反応の共役を阻害する（上述）。

■シアン化化合物による中毒（青酸中毒，シアン中毒）

・シアン化化合物として代表的なものには，シアン化水素（青酸ガス），シアン化カリウム（青酸カリ），シアン化ナトリウム（青酸ソーダ）などがあるが，最も即効性があり強力な毒物である。シトクロムｃオキシダーゼのヘムのFe^{3+}に結合して電子伝達系を阻害する。ミトコンドリアのエネルギー産生と内呼吸は停止し，細胞死が起きる。その結果，組織の酸素欠乏，とくに中枢神経の酸素欠乏により生命は断たれる。

・ヒトでの経口致死量は50mgともいわれている。軽症の場合の治療は解毒剤として亜硝酸塩（亜硝酸ナトリウム）が投与される。亜硝酸塩はヘモグロビンのFe^{2+}をFe^{3+}に酸化してオキシヘモグロビンをメトヘモグロビンに変換する。このシアンと結合しやすいヘモグロビンをつくることによって，これに結合したシアンを，チオ硫酸ナトリウムの投与によって尿中に排泄させる。ほかにもビタミンB_{12}誘導体であるヒドロキソコバラミンを投与する場合もある。

KEY WORDS

- NADH
- $FADH_2$
- ATPシンターゼ
- 共役

アデノシン-5'-二リン酸：adenosine-5'-diphosphate（ADP）
フラビンアデニンジヌクレオチド：flavin adenine dinucleotide（FAD）
2,4-ジニトロフェノール：2,4-dinitrophenol（DNP）
脱共役剤：uncoupler
サーモジェニン：thermogenin
脱共役タンパク質：uncoupling protein

ミトコンドリア病
ミトコンドリアの異常は神経系や心臓など酸化的リン酸化にそのエネルギーを大きく依存する器官に深刻な影響を及ぼす。 ミトコンドリアDNAの変異は非メンデル性の母系遺伝をする。
[例] Leber（レーベル）病：NADH-ユビキノンレダクターゼの変異による，視覚神経障害。

QUESTION

酸化的リン酸化の速度を規定するのはどれか。

a　ADP
b　GTP
c　NADH
d　カルシウム
e　グルコース

余ったグルコースはどうなるのか？（グリコーゲン合成）

模範解答

・細胞内にグルコースを高濃度で貯蔵すると浸透圧が高くなり多くの水分を要求するため，過剰なグルコースは多糖類（グリコーゲン）で貯蔵される。
・グリコーゲンはグルコースをすぐに動員できる，また非常に効率のよい貯蔵形態（エネルギー貯蔵効率はおよそ97％）であり，肝臓と筋肉で主に貯蔵される。濃度は肝臓が最も高いが，貯蔵総量は筋肉が最も多い（容積は筋肉のほうが多いため）。
・過剰なグルコースは脂肪酸を経てトリアシルグリセロールとしても貯蔵されるが（⇒p.279-281），グルコースの貯蔵型としては使うことができない。

ウリジン-5'-三リン酸：uridine-5'-triphosphate（UTP）
ウリジン-5'-二リン酸：uridine-5'-diphosphate（UDP）
分枝酵素：branching enzyme

■グリコーゲンとは

・グリコーゲンはグルコースのみからなる糖質の貯蔵型で，速やかに動員できるエネルギー源である。細胞内にグルコースを高濃度で貯蔵すると浸透圧が高くなり多くの水分を要求する。浸透圧は分子数に依存するため，生物は多糖類（植物ではデンプン，動物ではグリコーゲン）で貯蔵する。
・グリコーゲンにおいてはグルコースは大部分α-1，4結合で結合し，およそ8～10残基ごとにα-1，6結合によって枝分かれが形成されている。還元末端はタンパク質グリコゲニンと結合している。
・グリコーゲンは筋肉と肝臓に多量に存在し，細胞質に顆粒の形で貯蔵される。肝臓には全身のおよそ1/3のグリコーゲンが存在し，血糖の維持に用いられる。絶食の場合，肝臓のグリコーゲンは半日～1日で消費される。
・グリコーゲンの合成と分解は別の経路で行われ，グリコーゲン代謝酵素が欠損するとグリコーゲン貯蔵病（糖原病）となる。

■グリコーゲンの合成

・グルコースはヘキソキナーゼ（肝臓ではグルコキナーゼ）によってグルコース-6-リン酸になる。このグルコース-6-リン酸はホスホグルコムターゼ（ムターゼとはリン酸基の場所を変える酵素の総称）によりグルコース-1-

図1　ウリジン二リン酸グルコース（UDPグルコース）

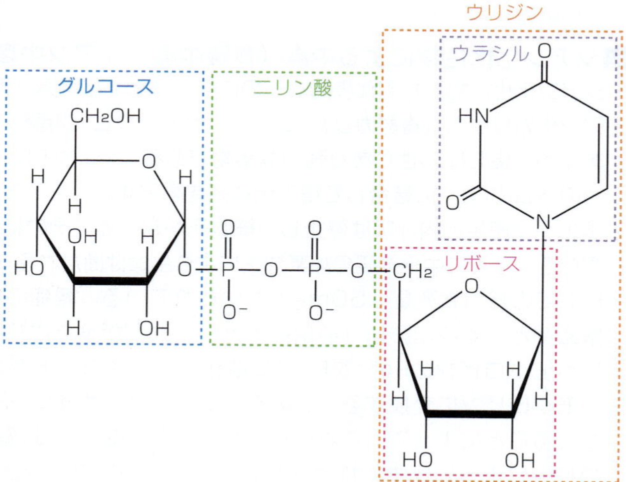

p.227 QUESTION
正解 **a**　酸化的リン酸化の速度はADP濃度が左右する。

リン酸になる。

・グルコース-1-リン酸はUTP（ウリジン-5'-三リン酸）と結合してUDP（ウリジン-5'-二リン酸）グルコースとなり（**図1**），グリコーゲンシンターゼの働きによりα-1，4グリコシド結合が，分枝酵素の働きによりα1，6-グリコシド結合（いわゆる枝分かれ部分）ができる。
・グリコーゲンシンターゼは少なくとも4個以上のグルコースがすでに連なっている場合にだけグルコースを付加することができるため，グリコーゲン合成にはプライマーが必要となる。このプライマーはグリコゲニンというタンパク質であり，8個までのグルコースを付加する自己触媒能をもっている（**図2**）。
・グルコースの供与体はUDP-グルコースであるが，供与した後UDPはヌクレオシド二リン酸キナーゼによりまたUTPに戻り，UDP-グルコース産生に使われる。したがって，グルコース1分子をグルコースに付加する反応にはATP1分子が必要である。
・以下にグリコーゲン合成の概略を示す（**図3**，図中の❶～❻の番号は本文の番号に対応）。

❶グルコースは<u>ヘキソキナーゼ</u>（筋肉），<u>グルコキナーゼ</u>（肝臓）によってグルコース-6-リン酸になる。

❷グルコース-6-リン酸は<u>ホスホグルコムターゼ</u>でグルコース-1-リン酸となる。

❸<u>UDP-グルコースピロホスホリラーゼ</u>によってグルコース-1-リン酸とUTPとからUDPグルコースができる。

❹<u>グリコーゲンシンターゼ</u>によってUDP-グルコースのC-1（UDPで活性化されている）はグリコーゲン末端のグルコースのC-4に結合する。この最初のグリコーゲンはグリコーゲンプライマーともよばれ，グリコゲニンに結合している。グリコゲニンは37kDaのタンパク質でチロシン残基にグルコースが結合して，その後α-1，4結合でグルコース鎖が伸びている。

❺グルコースは11残基以上つながると，<u>分枝酵素</u>（branching enzyme）が働いて6～8残基程度のグルコースの鎖を切り離してα-1，6結合をつくって枝分かれをつくる。

❻枝分かれしたグルコースの鎖に<u>グリコーゲンシンターゼ</u>が働いて，再度α-1，4結合が伸びていく。

■グリコーゲンという貯蔵体の意味

・なぜ，脂肪だけでなくグリコーゲンがエネルギー貯蔵分子として用いられるか，という理由には，

①脂肪は，無酸素下ではエネルギーを供給できない。

②脂肪酸を酸化するには，クエン酸回路・電子伝達系・酸化的リン酸化が必要である（ATP供給が遅い）。

③脂肪酸は，脳組織のエネルギー源として利用できない（飢餓時のときだけケトン体の形で一部利用可能）。ヒトは脂肪酸をグルコースに変換できない。

などが挙げられる。

・また，グリコーゲンは枝分かれをしているが，この分枝によって，グリコーゲンの可溶性が増す，末端を増やすことにより合成分解反応の速度を増大させる，などの利点がある。

KEYWORDS
- グリコーゲンシンターゼ
- グリコゲニン
- UDP-グルコース
- 分枝酵素

図2　グリコゲニンの自己触媒能

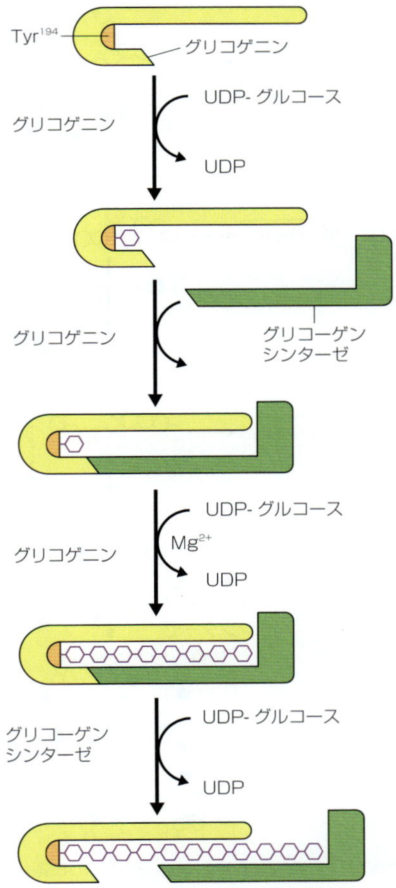

ここがPOINT
グリコーゲン合成の一番最初はグリコゲニンからはじまる。

グリコーゲンシンターゼ欠損はグリコーゲンそのものが生成されない。グリコーゲンが蓄積する病気を糖原病とよぶが（⇒p.233），この場合は糖原病0型とよばれる。ルイス病ともよばれ，小児期の低血糖，傾眠，けいれん，眼球運動異常などを認める。

図3　グリコーゲン合成の概略

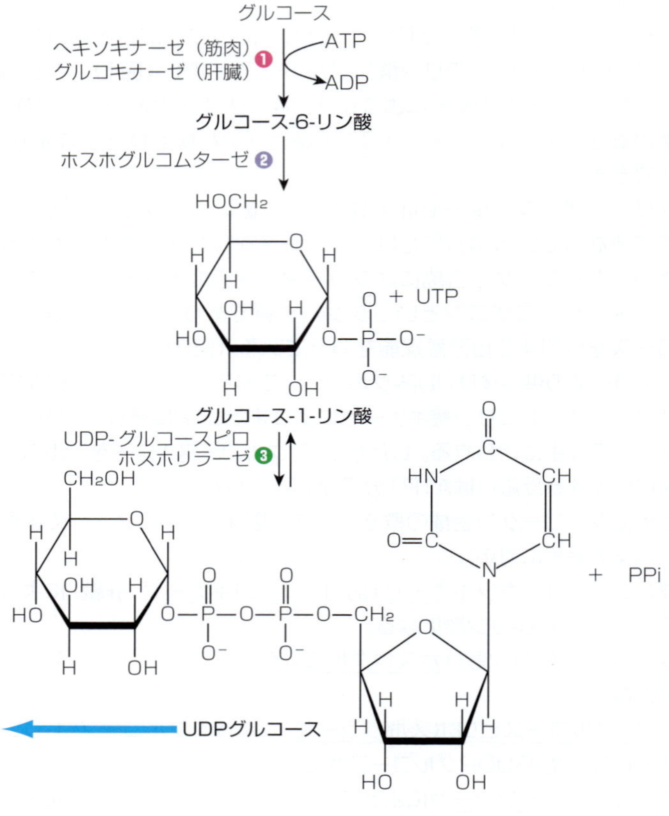

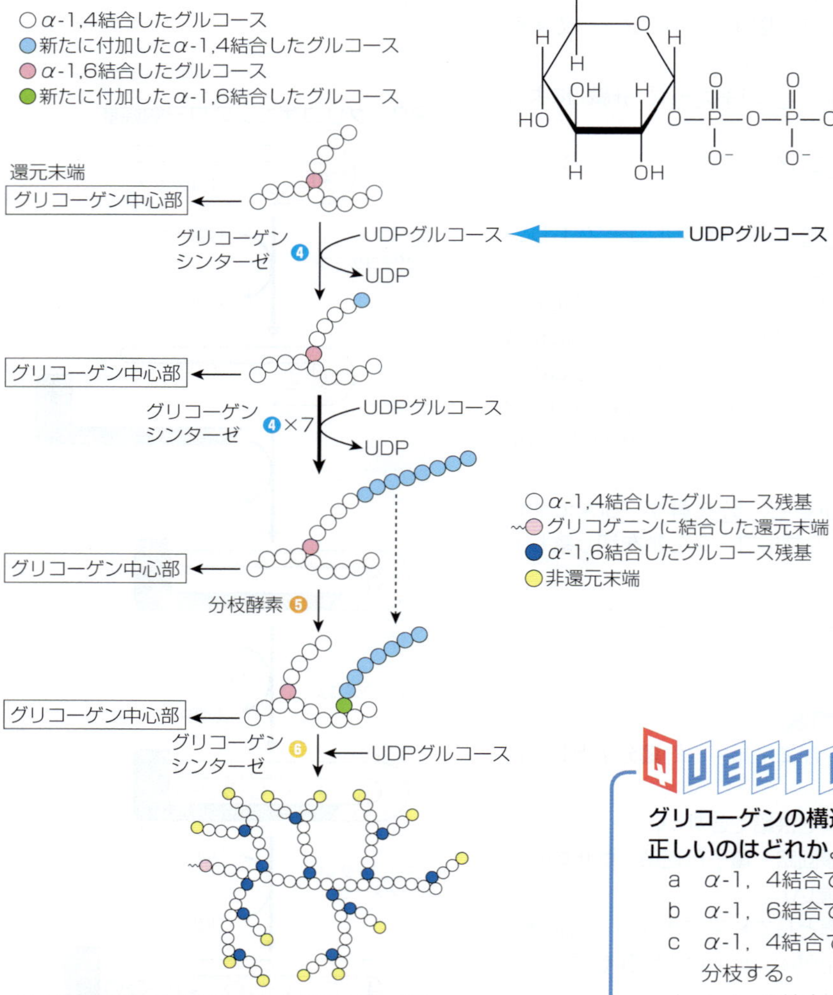

（今西二郎：医学一般，金芳堂，p92，2005より改変引用）

QUESTION

グリコーゲンの構造でグルコースの結合について正しいのはどれか。

a　α-1，4結合で直鎖状で分枝なし
b　α-1，6結合で直鎖状で分枝なし
c　α-1，4結合で直鎖状に連なり，α-1，6結合で分枝する。
d　α-1，6結合で直鎖状に連なり，α-1，4結合で分枝する。
e　α-1，4結合とα-1，6結合が混在して直鎖と分枝を繰り返す。

短時間の空腹時ではどのように血糖値は維持されるか？ （グリコーゲン分解）

模範解答

・短時間の空腹では，主に肝臓のグリコーゲンの分解により血糖は維持される。筋肉グリコーゲンは直接的には血糖の維持には用いられない。

・グリコーゲンの分解は合成とは全く異なる経路で行われる。グルカゴンやアドレナリンはアデニル酸シクラーゼ→cAMP→プロテインキナーゼAを介してグリコーゲン代謝の酵素をリン酸化してグリコーゲン分解を促進する（グリコーゲンシンターゼの不活性化とホスホリラーゼキナーゼ活性化）。

KEYWORDS

• グリコーゲンシンターゼ
• グリコーゲンホスホリラーゼ
• 糖原病

■早期空腹時の血糖維持

・空腹時の正常血糖値は70～100mg/dL（4～5.5mM）（低血糖は60mg/dL以下）で，健常人では絶食4週間後でも血糖値は50～60mg/dLに維持されるといわれている。食後3～24時間は肝グリコーゲン分解，食後4時間～28日は肝臓と腎臓の糖新生が中心となる（図1）。

・食後数時間内に，血中グルコースが食事前のレベルに低下すると，インスリン濃度が減少し，グルカゴンが分泌される。グルカゴン濃度が上昇すると細胞内のcAMP濃度が増加する。その結果，肝グリコーゲン分解が促進され，グルコースを血中に供給し始める。肝グリコーゲン分解は食後約16時間の間，血中グルコースを維持する主役となる（図2）。

・インスリン濃度の減少によって筋肉細胞や脂肪細胞の表面からグルコース輸送体GLUT4が減少するので，これらの組織におけるグルコースの取り込みと利用が減少する。

・なお，筋肉はグルカゴンにとって標的器官ではないので，筋グリコーゲン分解は，グルカゴンによって促進されない。

図1　摂食時，絶食時，飢餓時の血中グルコースの源
横軸の単位は時間から日に切換わっていることに注意

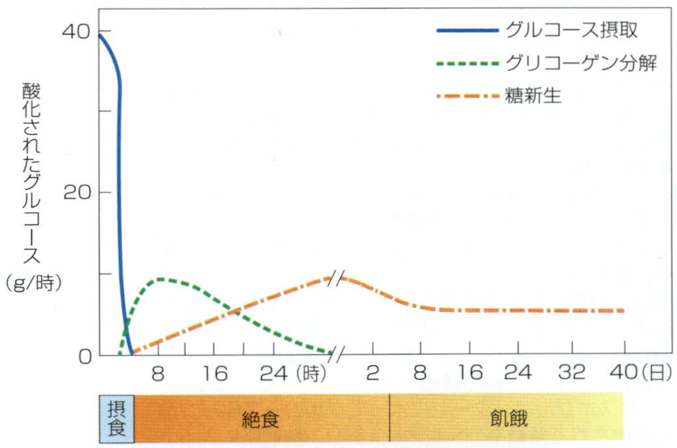

ここがPOINT

肝グリコーゲンは24時間程度で枯渇する。食後4時間程度で糖新生も開始する。

■グリコーゲンの分解

・グリコーゲンの分解は合成とは全く異なる経路で行われる（図3）。

■グリコーゲン代謝の調節

・グリコーゲン分解を促進する主要な刺激は肝細胞に対してグルカゴン，肝細胞と筋肉細胞に対してアドレナリンである。これらはGタンパク質に結合しアデニル酸シクラーゼの活性化，その結果cAMPが増加する。これによりプロテインキナーゼA

図2　早期空腹時の肝臓における代謝

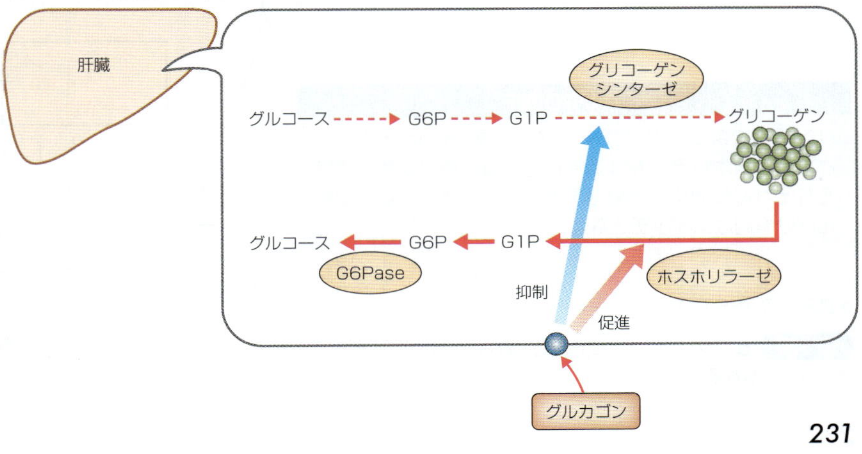

図3　グリコーゲンの分解

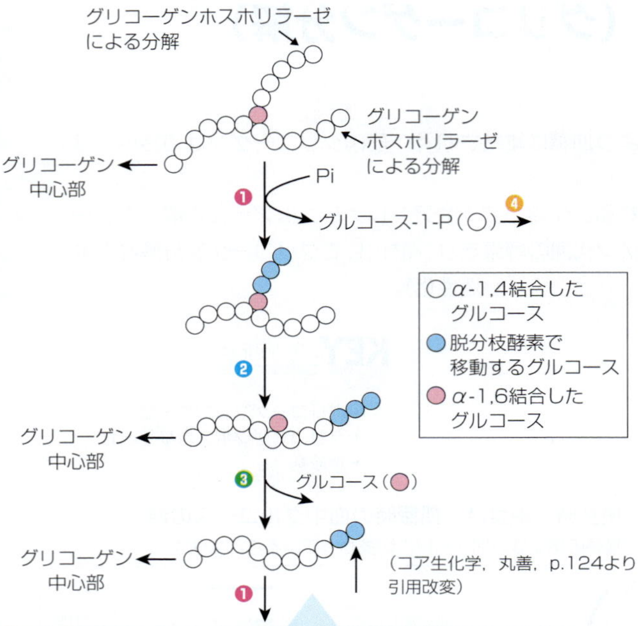

❶グリコーゲンホスホリラーゼは無機リン酸を使ってα-1，4結合を切断して（加リン酸分解），グルコース1-リン酸をつくる。これは分枝点からおよそグルコース4残基になるまで働く。
❷枝分かれは脱分枝酵素（debranching enzyme）によって処理される。残っている4残基のグルコースのうち，先端の3残基を切り離して他のグリコーゲン非還元末端に移動させる。
❸残った1残基は脱分枝酵素のα-1，6グリコシダーゼ活性によって切り離される（グルコースが遊離する）。❶，❷，❸が繰り返されてグリコーゲンは分解される。
❹グルコース1-リン酸の運命
a）ホスホグルコムターゼによってグルコース6-リン酸に変換されて解糖系，ヘキソース1-リン酸回路に入る。
b）グルコース6-ホスファターゼによってグルコースとなり血糖の維持に働く。ただし筋肉にはこの酵素は存在しないので，筋肉のグリコーゲンは血糖の維持に用いられない。

ここがPOINT

リン酸化によってグリコーゲンシンターゼbが不活性化され，ホスホリラーゼは活性化される。脱リン酸化ではそれぞれ逆に働く。その結果としてリン酸化・脱リン酸化は効率的なスイッチとなる。

p.230 QUESTION

正 解　c　グリコーゲンの基本的な構造の理解である。α結合でつながる。

が活性化されて，グリコーゲン代謝の酵素がリン酸化されるとグリコーゲン分解が亢進し，合成は低下する（図4）。

- すなわちcAMPはプロテインキナーゼAを活性化する。cAMP-依存性プロテインキナーゼは，グリコーゲンシンターゼをリン酸化して不活性化し，グリコーゲン合成を抑える。このキナーゼは同時にホスホリラーゼキナーゼをリン酸化して活性化する。
- 次に活性化されたホスホリラーゼキナーゼはホスホリラーゼをリン酸化して活性化し，グリコーゲン分解を促進する。したがってcAMP濃度の上昇はグリコーゲンからグルコースを動員させる。

■筋肉と肝臓のグリコーゲンの違い

- 骨格筋中では運動が行われるとATPが消費されてAMPが合成され，またATPを合成するために解糖を行なう必要がある。そのためにホスホリラーゼが活性化されグルコース6-リン酸がつくられるが，骨格筋はグルコース6-ホスファターゼがないため（⇒p.234-237）それをグルコースにはできない。したがってグルコースが筋細胞中から逃げ出すことはなく，細胞内でエネルギー源として使われる。逆にエネルギーやエネルギー源が豊富なことのシグナルとしてはATPやグルコース6-リン酸が使われる。

図4　リン酸化とグリコーゲン代謝の調節

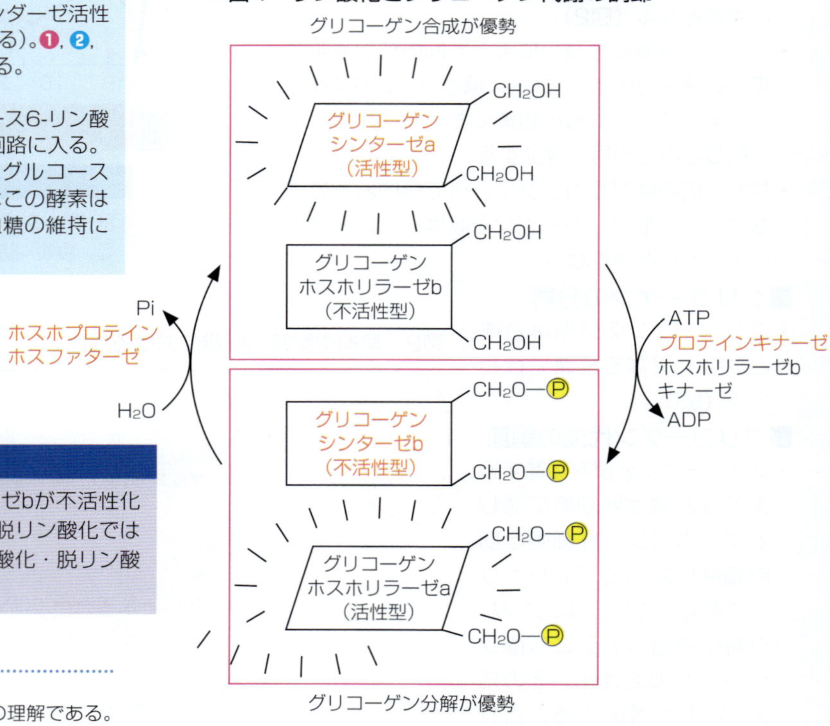

・肝臓のホスホリラーゼはAMPで活性化されず（グルコースは肝臓にとって主要なエネルギー源ではないから），グルコースの結合によって不活性化される（血糖値が十分高いことのシグナル）。
・つまり，骨格筋でのグリコーゲン分解の目的は自分が使うグルコースの確保であるが，肝臓でのグリコーゲン分解の目的は他の組織に運搬するグルコースの生成である。また，どちらの酵素もリン酸化をうけることに注意する（図5）。

■グリコーゲンの日内変動

・半日～1日分程度の血糖を維持する程度のグリコーゲンが肝臓に貯蔵されている。食事のたびに貯蔵され，空腹時には減少するなど日内変動は大きい。江戸時代の農民など1日2食の生活やグリコーゲン貯蔵量の少ない小児では，「おやつ」など間食も代謝面からも一定の意義があったと思われる（図6）。

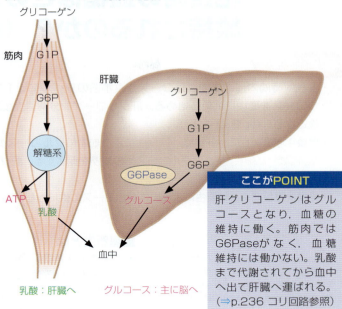

図5　グリコーゲン分解の比較

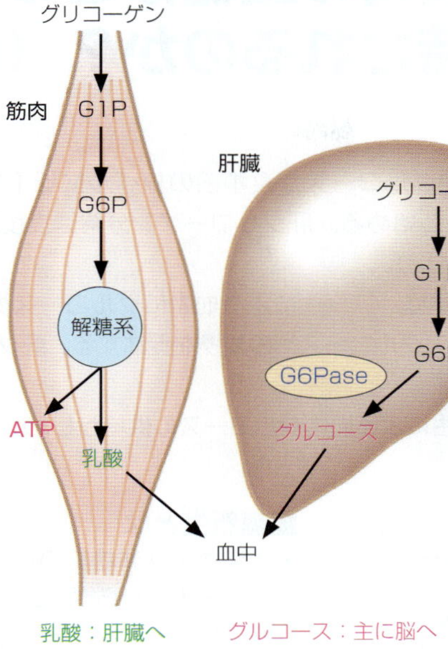

ここがPOINT

肝グリコーゲンはグルコースとなり，血糖の維持に働く。筋肉ではG6Paseがなく，血糖維持には働かない。乳酸まで代謝されてから血中へ出て肝臓へ運ばれる。（⇒p.236 コリ回路参照）

図6　肝グリコーゲンの日内変動

食事毎に肝グリコーゲンは蓄積される。

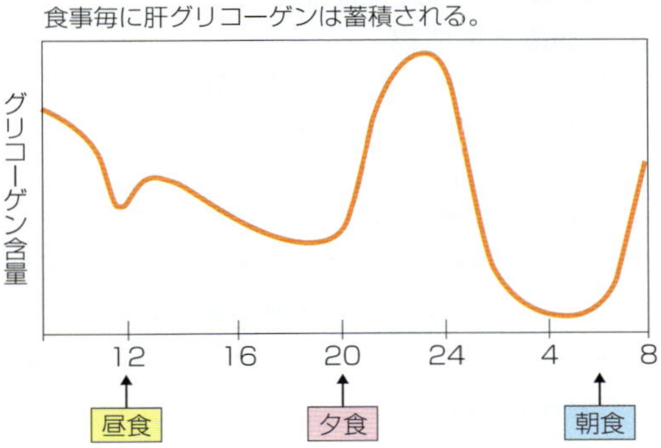

糖原病（グリコーゲン貯蔵病）

グリコーゲン代謝においてもさまざまな酵素欠損がある。欠損する酵素からその症状を類推してみよう。

Ⅰ型：グルコース-6-ホスファターゼ欠損症（von Gierke病）
グルコース-6-リン酸がグルコースに変換されず，肝臓から血液へのグルコース放出が行われない→低血糖。 また，細胞内G6P濃度が上昇し，肝臓や腎臓にグリコーゲンが大量に蓄積する（正常なグリコーゲンが蓄積）→肝臓肥大。エネルギー確保のため，肝臓での解糖が増加→高乳酸血症。
脂質代謝，ケトン体代謝への依存→脂質異常症，ケトン症。

Ⅱ型：α-1，4グルコシダーゼ欠損症（Pompe病）
α-1，4グルコシダーゼ：リソソームでマルトース，マルトオリゴ糖やグリコーゲンの最外層の枝を加水分解してグルコースを生じる酵素 。リソソームにグリコーゲンが蓄積（細胞質中のグリコーゲン量は正常）。通常，心機能不全により2歳以下で死亡。

Ⅲ型：脱分枝酵素欠損症（Cori病）
肝臓，筋肉に最外層の枝が極端に短いグリコーゲンが蓄積する。 脱分枝酵素がないため，グリコーゲンはこれ以上分解されない。症状はⅠ型と同じだが，Ⅰ型ほど重症ではない→低血糖症。

Ⅳ型：分枝欠損症（Andersen病）
グリコーゲン濃度は高くならないが，非常に長いアミロース構造の多糖鎖が生じ，グリコーゲンの溶解度が低下する。肝機能不全（異常グリコーゲンが異物と認識されるための自己免疫反応による）により，通常2歳以下で死亡。

Ⅴ型：筋ホスホリラーゼ欠損症（McArdle病）
筋グリコーゲン分解系が働かず，生理的なATP要求に見合うだけの燃料を解糖で供給できないため，運動すると激痛を伴うけいれんが起こる。

Ⅵ型：肝ホスホリラーゼ欠損症（Hers病）
症状は軽いⅠ型糖原病に似ている→低血糖症。

Ⅶ型：筋ホスホフルクトキナーゼ欠損症（Tarui病）
解糖系のホスホフルクトキナーゼがないため，グルコース-6-リン酸，フルクトース-6-リン酸が蓄積する。グルコース-6-リン酸濃度の上昇により，グリコーゲンが蓄積（正常なグリコーゲンが蓄積）。症状はⅤ型と同じ。

Ⅷ型：肝ホスホリラーゼキナーゼ欠損症
Ⅵ型と症状は同じだが，肝ホスホリラーゼは正常であるもの。ホスホリラーゼキナーゼがないため，ホスホリラーゼを活性化できない。

QUESTION

糖原病Ⅰ型で正しいのはどれか。

a　高血糖になる。
b　ケトン体は低下する。
c　脂質異常症は呈さない。
d　正常なグリコーゲンが蓄積する。
e　グリコーゲンホスホリラーゼ欠損である。

絶食時の血糖はどのように維持されるのか？（糖新生）

模範解答

- 食後数時間内に，血中グルコースが食事前のレベルに低下すると，肝グリコーゲン分解が促進され，グルコースを血中に供給し始める。肝グリコーゲン分解は食後約16時間の間，血中グルコースを維持する主役となる（⇒p.231-233）。
- 食後4時間までに，肝臓は，糖新生により血中にグルコース供給を開始する。糖新生前駆体（糖原性アミノ酸，乳酸やピルビン酸）のグルコースへの変換を促進する。肝グリコーゲン分解と糖新生によって血中グルコース濃度は維持される。
- 絶食状態が続くと糖新生による血中グルコースの供給がしだいに多くなる。

アデノシン-5'-三リン酸：adenosine-5'-triphosphate（ATP）
ニコチンアミドアデニンジヌクレオチド（還元型）：nicotinamide adenine dinucleotide（reduced form）（NADH）

■糖新生とは

- さまざまな非糖質の糖原性化合物（ピルビン酸・乳酸，アミノ酸，グリセロール）からグルコースを合成することを糖新生という。食物あるいは肝グリコーゲンから十分な量のグルコースが得られないときには，糖新生によって身体（とくに脳）のグルコース要求を満たす。
- 肝臓と腎臓（肝臓の約1/10）における糖新生は血液中のグルコース濃度（血糖値）を維持するのに役立ち，脳と筋肉（とくに脳）の代謝要求に対応している。肝腎以外の臓器（脳，骨格筋，心筋など）では行われない。

出発物質と生成物

- 出発物質：ピルビン酸（乳酸，糖原性アミノ酸，グリセロール）2分子
- 生成物：グルコース1分子
- 乳酸からの糖新生では，ATP（アデノシン-5'-三リン酸）6分子を消費する。ピルビン酸の場合，さらに還元型補酵素NADH（ニコチンアミドアデニンジヌクレオチド還元型）を2分子消費する。

図1　糖新生経路

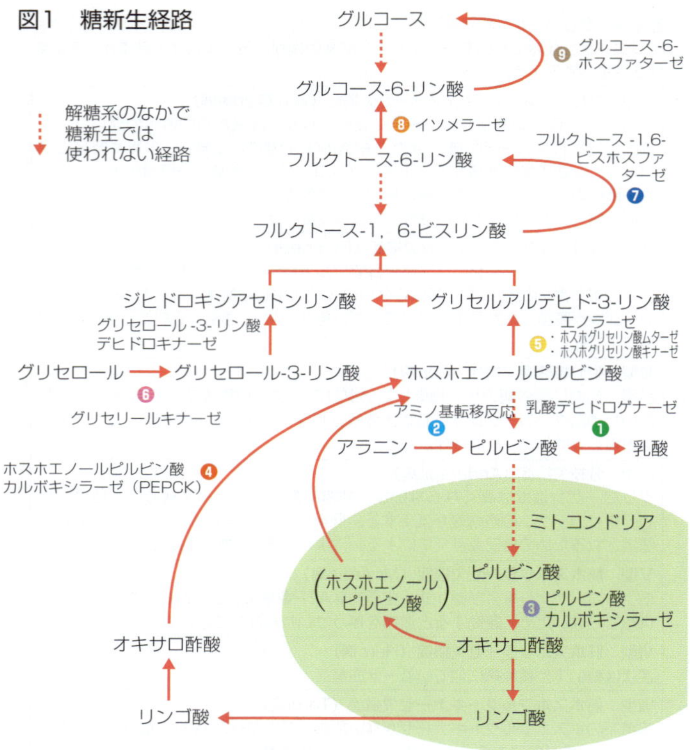

■糖新生経路（図1，図中の❶～❾の番号は本文の番号に対応）

前段階：ピルビン酸の生成

❶骨格筋や赤血球でつくられた乳酸は乳酸デヒドロゲナーゼによりピルビン酸となる。

❷筋肉の分解によりアラニンなどのアミノ酸が前駆物質となる。アラニンはアミノ基転移反応でピルビン酸に変換される。

糖新生系

❸ピルビン酸からオキサロ酢酸

- ピルビン酸キナーゼの逆反応ではなく，ミトコンドリア内でまずピルビン酸はピルビン酸カルボキシラーゼによりオキサロ酢酸に変換される。

❹オキサロ酢酸からホスホエノールピルビン酸

p.233 QUESTION

正解　**d**　肝臓から血液へのグルコースの放出が行われない。脂質代謝が亢進し，脂質は高値となる。

・オキサロ酢酸はミトコンドリア膜を通過できないのでリンゴ酸もしくはアスパラギン酸に変換されて細胞質に出てオキサロ酢酸に再生される。ヒトではGTPを用いて，オキサロ酢酸はホスホエノールピルビン酸カルボキシキナーゼ（PEPCK）によりホスホエノールピルビン酸ができる。この❸+❹は解糖系に比べ「迂回路（回り道）」となる。ヒトをはじめ一部の動物では，ミトコンドリア内にもPEPCKが存在する。細胞質のPEPCKはアラニンからの糖新生に働き，ホルモンや飢餓により制御を受け，ミトコンドリアのPEPCKは主に乳酸からの糖新生に働くといわれている。

❺ホスホエノールピルビン酸からフルクトース-1，6-ビスリン酸

・解糖系の反応を逆行し，2-ホスホグリセリン酸，3-ホスホグリセリン酸，1，3-ビスホスホグリセリン酸，グリセルアルデヒド-3-リン酸，ジヒドロキシアセトンリン酸を経てフルクトース-1，6-ビスリン酸となる。

❻グリセロールからヒドロキシアセトンリン酸を経てフルクトース-1，6-ビスリン酸

・グリセロールはグリセリールキナーゼによりグリセロール-3-リン酸となり，NAD^+により酸化されてジヒドロキシアセトンリン酸となってフルクトース-1，6-ビスリン酸となる。

❼フルクトース-1，6-ビスリン酸からフルクトース-6-リン酸

・フルクトース-1，6-ビスホスファターゼが触媒する。

❽フルクトース-6-リン酸からグルコース-6-リン酸

・イソメラーゼによる。

❾グルコース-6-リン酸からグルコース

・グルコース-6-ホスファターゼが触媒するが，この酵素は肝臓や腎臓には存在し，脂肪や筋肉には存在しない。

■糖新生経路のまとめ

・根本的に，糖新生系は解糖系の逆反応である。違う点は，解糖系で不可逆な反応を迂回路によって補っている点である。

（1）ヘキソキナーゼ → グルコース-6-ホスファターゼ

（2）ホスホフルクトキナーゼ → フルクトース-1，6-ビスホスファターゼ

（3）ピルビン酸キナーゼ → ピルビン酸カルボキシラーゼ ＋ ホスホエノールピルビン酸カルボキシキナーゼ

・ピルビン酸カルボキシラーゼがピルビン酸をオキサロ酢酸に，ホスホエノールピルビン酸カルボキシキナーゼがオキサロ酢酸をホスホエノールピルビン酸に変える。

・糖新生を行うためには多くのATPを必要とするが，血糖の維持は大変重要であるため多くのコストを払っても行う必要がある。

①解糖

グルコース $+ 2P_i + 2ADP + 2NAD^+ \rightarrow$

2ピルビン酸 $+ 2ATP + 2NADH + 2H^+ + 2H_2O$

②糖新生（コストが高い）

2ピルビン酸 $+ 4ATP + 2GTP + 2NADH + 4H_2O \rightarrow$

グルコース $+ 4ADP + 2GDP + 6P_i + 2NAD^+ + 2H^+$

・ピルビン酸からの糖新生では，4ATPと2GTPが必要であり，脂肪酸のβ酸化と酸化的リン酸化によって6ATPを供給しなければならない（NADHの供給を考慮するともっとコストが高くつく＝合計12ATPが必要。乳酸からでは，NADHは要らない

2乳酸$+ 2NAD^+ \rightarrow$ 2ピルビン酸 $+ 2NADH + 2H^+$）。

KEYWORDS

- 糖原性アミノ酸
- グルコース-6-ホスファターゼ
- フルクトース-1,6-ビスホスファターゼ
- ホスホエノールピルビン酸カルボキシキナーゼ
- エノラーゼ
- ホスホグリセリン酸ムターゼ
- ホスホグリセリン酸キナーゼ

グアノシン-5'-三リン酸：guanosine-5'-triphosphate（GTP）

図2　糖新生のまとめ

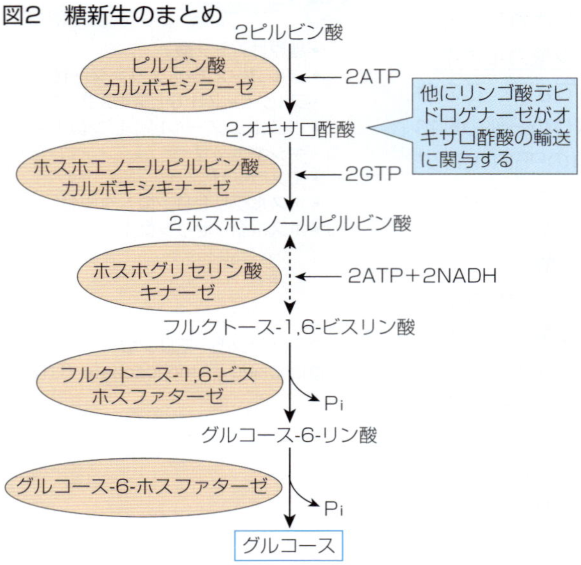

図3　アミノ酸代謝と糖新生

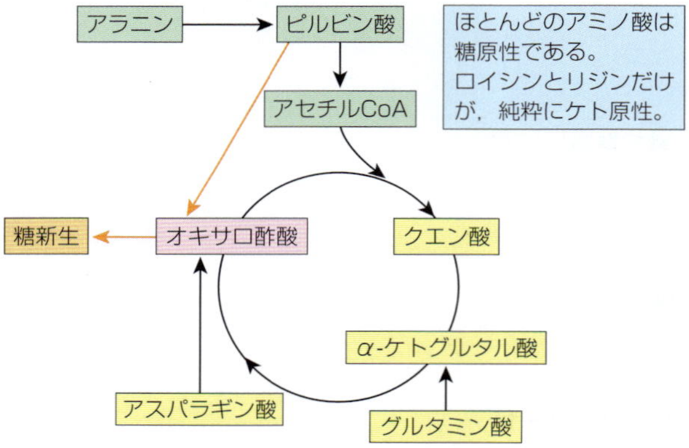

（詳細は⇒p.373図3）

図4　コリ回路（乳酸回路）

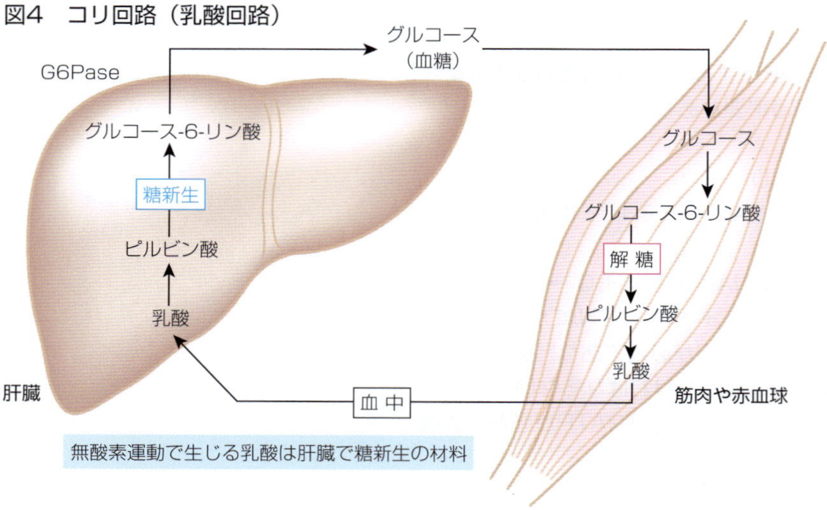

・概略をまとめると**図2**となる。

■糖新生材料の供給

・ピルビン酸・乳酸，アミノ酸，グリセロールなどから糖新生が行われる。**図3**はアミノ酸からの糖新生の概略である。ここで，肝臓から筋肉にグルコースを供給する代謝回路でとくに重要なのはアラニンである。しばしばアラニン回路やグルコース-アラニン回路ともよばれる。筋肉ではグルコースが解糖系によってピルビン酸に分解され，アラニンがつくられる。アラニンは血液を介して肝臓に運ばれ，アラニンからピルビン酸に変換され糖新生によってグルコースがつくられる。

・また乳酸も糖新生の材料として重要である。嫌気的条件下などにおいて，細胞内に貯まった乳酸は，細胞外に放出され，血液中を通って肝臓に運ばれる。たとえば筋肉や赤血球でできた乳酸は肝臓や腎臓に運ばれてグルコースに変換され，再度筋肉などで利用される。これをコリ回路（乳酸回路）という（**図4**）。

■糖新生の調節

・糖新生の調節は，上記の迂回路によって行われるが，さらに解糖系の調節機構と協調して，解糖と糖新生が同時に起こらないように制御している。

・ビオチンを補酵素とするピルビン酸カルボキシラーゼは，糖新生経路における最初の調節酵素である。この酵素に決定的なアロステリックエフェクターとしてアセチルCoAが要求される。これらはクエン酸回路における補充反応の1つでもある（⇒p.216-219）。

・解糖か糖新生かを決定づけるのに重要であるのは，フルクトース-1，6-ビスホスファターゼとホスホフルクトキナーゼである。これらの共通の調節因子（フルクトース-2，6-ビスリン酸）は，ホスホフルクトキナーゼを活性化し，フルクトース-1，6-ビスホスファターゼの活性を阻害する。このフルクトース-2，6-ビスリン酸の生成分解を調整するホスホフルクトキナーゼ2とフルクトースビスホスファターゼ2は二機能酵素である。**図5**に示すように，フルクトース-6-リン酸にリン酸基が付加してF-2，6-BPになる反応を触媒するホスホフルクトキナーゼ2（PFK2）と，F-2，6-BPを加水分解しフルクトース-6-リン酸にする酵素フルクトースビスホスファターゼ2（FBPase2）の2つの酵素の部位をあわせもつ。二機能酵素（PFK2とFBPase2）の活性は，1つのセリン残基のリン酸化により，PFK2は不活性に，FBPase2は活性化される。この共有結合修飾によって調節がなされている。

・血糖値が低くなる（グルコース欠乏時）と，血液中のグルカゴン（ホルモンの一種）の濃度が上昇し，その結果として二機能酵素がリン酸化され，FBPase2の活性化とPFK2の阻害によってF-2，6-BP濃度を低下させる。逆に，グルコースが豊富なとき，二機能酵素はリン酸基が解離され，その結果F-2，6-BP濃度が上昇し，必然的に解糖が進むことになる。

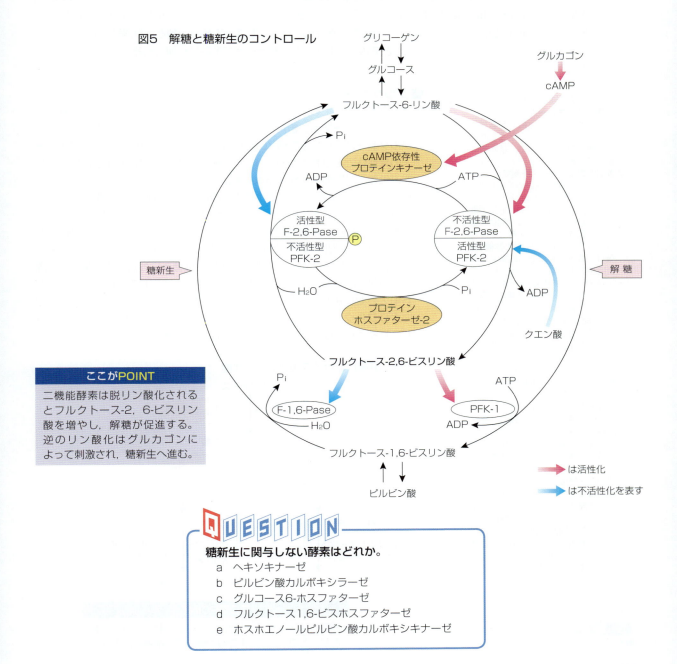

図5　解糖と糖新生のコントロール

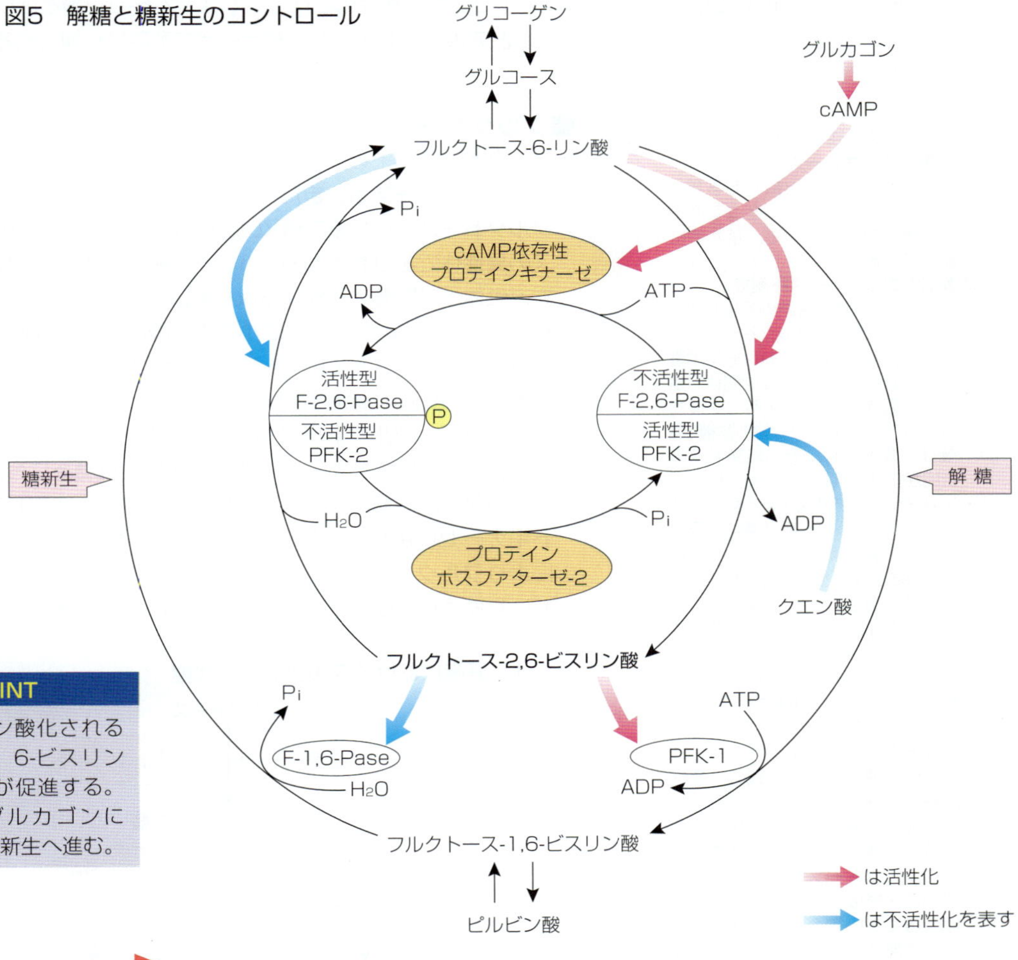

ここがPOINT

二機能酵素は脱リン酸化されるとフルクトース-2，6-ビスリン酸を増やし，解糖が促進する。逆のリン酸化はグルカゴンによって刺激され，糖新生へ進む。

QUESTION

糖新生に関与しない酵素はどれか。

a　ヘキソキナーゼ
b　ピルビン酸カルボキシラーゼ
c　グルコース6-ホスファターゼ
d　フルクトース1,6-ビスホスファターゼ
e　ホスホエノールピルビン酸カルボキシキナーゼ

グルコース以外の糖やアルコールはどのように代謝されるか？（フルクトース代謝・ガラクトース代謝）

模範解答

・フルクトースは筋肉や脂肪組織ではヘキソキナーゼによってフルクトース-6-リン酸に変換され，解糖系に流入する。一方，肝臓ではフルクトキナーゼとアルドラーゼBの作用によりグリセルアルデヒド-3-リン酸となって解糖系に入る。

・ガラクトースはグルコースとの相互変換経路で代謝される。ガラクトキナーゼでガラクトース-1-リン酸になり，UDP（uridine-5'-diphosphate：ウリジン-5'-二リン酸）グルコースと反応してUDPガラクトースとグルコース-1-リン酸を生成する。グルコース-1-リン酸は異性化されてグルコース-6-リン酸となり，解糖系に入る。

・エタノールはアルコールデヒドロゲナーゼとアルデヒドデヒドロゲナーゼで酢酸に代謝される。

■フルクトース

・フルクトース（果糖）はグルコースの構造異性体である単糖で，果物に遊離型として存在する。また砂糖の主成分であるスクロース（グルコースとフルクトースからなる二糖）の加水分解で生じる。フルクトースはグルコースの異性体であり甘さもあるが，その構造がかなり異なるように吸収や代謝，生体への影響など異なる点も多い。

・経口からのフルクトースは小腸から吸収され門脈から肝臓に運ばれて代謝される。グルコースは，Na-糖共輸送担体（SGLT1：sodium-dependent glucose transporter 1）により，Naと一緒に能動的に吸収されるが，フルクトースは，小腸上皮の糖輸送担体（GLUT5）により単純拡散で吸収される。フルクトースは，解糖系に合流してエネルギー源となるが肝臓と筋肉では異なる代謝を受ける。すなわち肝臓では，フルクトキナーゼにより，フルクトース-1-リン酸に，筋肉ではヘキソキナーゼによりフルクトース-6-リン酸に変換される。また脂肪酸やトリグリセリドに変換されたり，グルコースに変換される（糖新生）。

図1　肝臓におけるフルクトース代謝

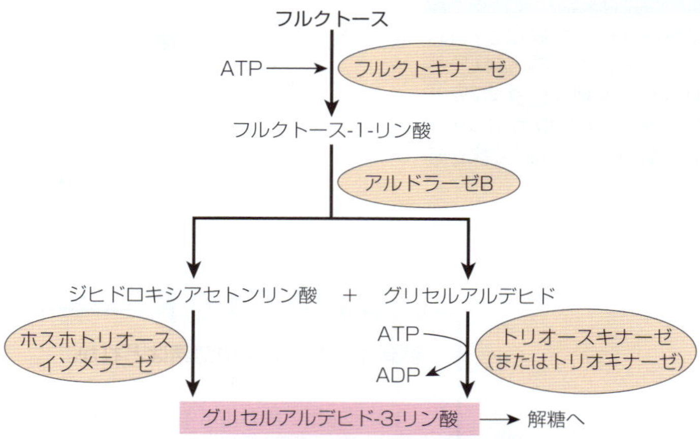

ここがPOINT

肝臓ではアルドラーゼBによってグリセルアルデヒドとジヒドロキシアセトンリン酸を経て解糖系に入る。

フルクトース代謝と疾患

①本態性フルクトース尿症

・フルクトキナーゼ欠損であるが，フルクトースはヒトにとって必須の栄養素ではないため，基本的に無症状である。

②遺伝性フルクトース不耐症

・フルクトース代謝経路のアルドラーゼB欠損は遺伝性フルクトース不耐症を引き起こすが，これは必須栄養素の欠損ではなく，代謝中間体の蓄積に起因するものである。すなわちフルクトース-1-リン酸が蓄積（無機リン低下）し，その結果ATPの合成が妨げられるといわれている。

・フルクトースを摂取すると急性症状として嘔吐，下痢，低血糖によるけいれん，意識障害が出現し，継続的摂取により，肝腫などがみられる。

・治療は，急性の発作にはブドウ糖を静脈内投与し，日常はフルクトース（主に甘い果物に含まれる），ショ糖，ソルビトール（砂糖の代用品）を食事に含めないことが重要である。

③ペットボトル症候群

・大量の清涼飲料水を摂取し，急性に糖尿病を発症し，またアシドーシス症状もみられたことから命名された。清涼飲料水には甘味料としてフルクトースが多く使用されている。摂取されたフルクトースは肝臓においてグルコースよりも早く代謝され，ピルビン酸を生成し，ピルビン酸はクエン酸に変換され，TCA回路で代謝されるが，大量に供給されたピルビン酸はTCA回路で代謝しきれず，大量の乳酸となってアシドーシスとなる。

p.237 QUESTION

正解 **a**　ヘキソキナーゼは解糖系の酵素である。

肝臓におけるフルクトースの代謝経路（フルクトース-1-リン酸経路）

・図1に示すように，フルクトースがフルクトキナーゼの作用でリン酸化されフルクトース-1-リン酸になる。次にフルクトース-1-リン酸アルドラーゼが触媒して，ジヒドロキシアセトンリン酸とグリセルアルデヒドに開裂する。そしてグリセルアルデヒドがトリオースキナーゼの作用によりリン酸化されて，グリセルアルデヒド-3-リン酸となる。グリセルアルデヒド-3-リン酸は解糖系の中間体なので，代謝が可能になる。

・筋肉や脂肪組織などでは，フルクトースの代謝経路は肝臓とは異なる（図2）。これは代謝する酵素の差異によるものである。筋肉や脂肪組織ではヘキソキナーゼが働いてフルクトースをフルクトース-6-リン酸に変換し，解糖系に流入することになる。一方，肝臓ではヘキソキナーゼよりグルコキナーゼ活性が非常に高いが，グルコキナーゼはフルクトースを基質にはしない。

・その他の糖からのフルクトース供給は，グルコースからソルビトールを経てフルクトースへ変換される。通常はわずかであり，むしろ高血糖の場合にグルコースからソルビトールが蓄積し合併症を起こすと考えられている。

■フルクトースの生体に及ぼす影響

・フルクトースはインスリンを誘導する作用が弱く，血糖値の上昇も軽度である。したがってインスリン分泌と無関係に利用できる優れたエネルギー源と思われた時代もあった。しかし実はヒトの体は大量のフルクトースの代謝に耐えうるようにできてはいない。すなわちフルクトースをリン酸化してフルクトース-1-リン酸をつくってもそれを開裂して代謝する速度は十分ではない。中心静脈栄養の患者にフルクトースを大量に静脈投与すると肝臓内のATPとリン酸が枯渇し，肝障害をきたすことが明らかになった。むしろ近年はフルクトースの過剰摂取は超低比重リポタンパク（VLDL）の産生を促し，高中性脂肪をもたらすことが懸念されている。

■フルクトースと糖尿病

・糖尿病患者におけるフルクトースの摂取の影響については古くから議論のあるところである。フルクトース摂取は血糖値を上昇させる作用は少なく，インスリンの分泌刺激もグルコースに比べて低い。しかし解糖系に合流し生体内で利

図2　フルクトースの代謝（筋肉・脂肪など）

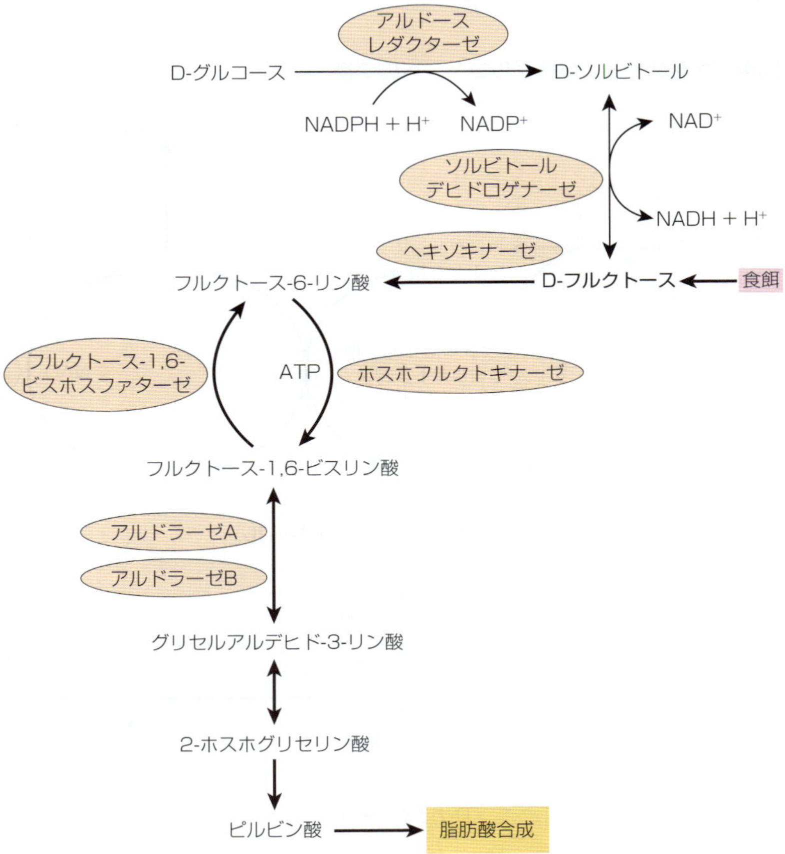

KEYWORDS
- アルドラーゼ
- ガラクトキナーゼ
- アルコールデヒドロゲナーゼ

用されるため大量の摂取は肥満，とくに高中性脂肪につながりやすいと考えられる。

・すなわちフルクトースはグルコースと一緒に摂取すると，ブドウ糖により分泌が促進されたインスリンにより，トリグリセリド合成が促進される。

・また，フルクトースが多くグルコースが少ない食物を摂取すると，インスリン分泌量が相対的に低下し，VLDLのリポタンパクリパーゼ（LPL：インスリンにより酵素活性が促進）による異化が少ないため，血中にトリグリセリドが増加しやすいとも考えられる。

エピマーとは？
立体異性体の1つで，不斉炭素の1つのみ配置が異なるものである。グルコースとガラクトース，グルコースとマンノースなどがこれにあたる（⇒p.210）。

■ガラクトース

・ガラクトースは乳汁中のラクトース（乳糖）の加水分解産物である。ガラクトースは腸管において二糖のラクトースのラクターゼによる加水分解によって生じる。

・ガラクトースはグルコースのC4-エピマーだが，ヘキソキナーゼ・グルコキナーゼは作用しない（**図3**）。

ガラクトースの代謝

・4つの段階を経て，ガラクトースはグルコース-6-リン酸に変換される（**図4**）。

・まず，ガラクトースがガラクトキナーゼでリン酸化され，ガラクトース-1-リン酸になる。ガラクトース-1-リン酸はウリジン二リン酸グルコース（UDPグルコース）のウリジン基を受け取り，UDPガラクトースとなる。そして，同時に，グルコース-1-リン酸を生成する（ガラクトース-1-リン酸ウリジルトランスフェラーゼが触媒）。グルコース-1-リン酸は，ホスホグルコムターゼによって異性化されてグルコース-6-リン酸となり，解糖系に入る。また，UDPガラクトースのガラクトース部分がエピマー化（UDP

図3　ガラクトースの構造式

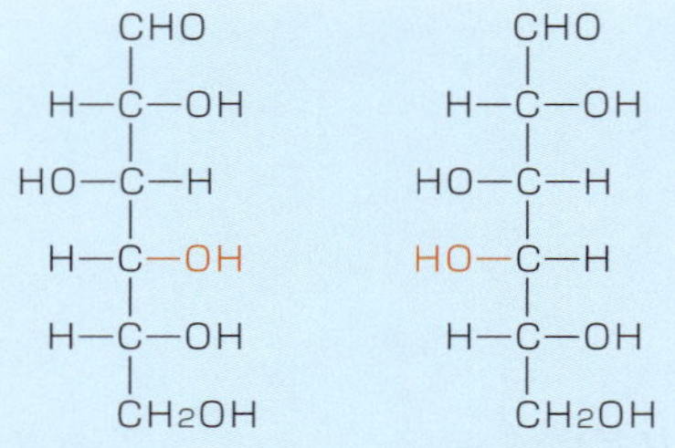

D-グルコース　　D-ガラクトース

図4　ガラクトースからグルコースへの変換

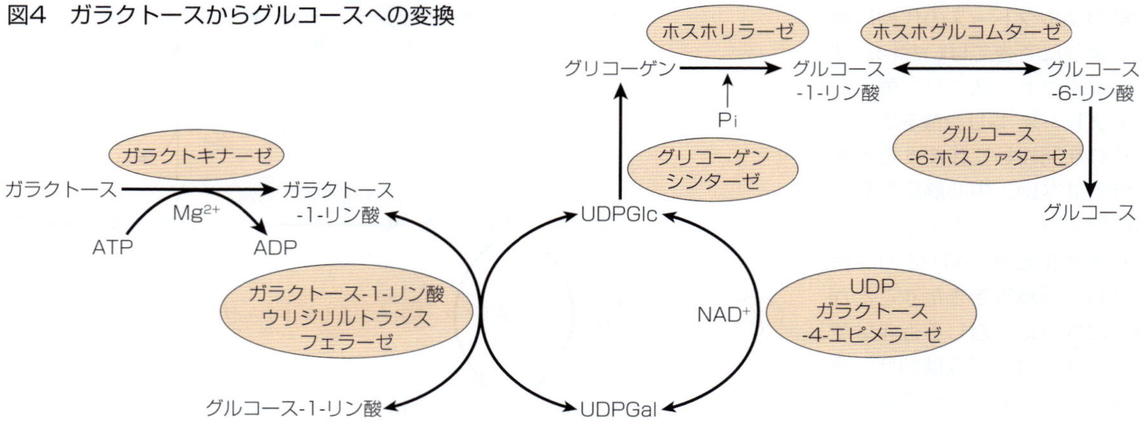

図5　ガラクチトール

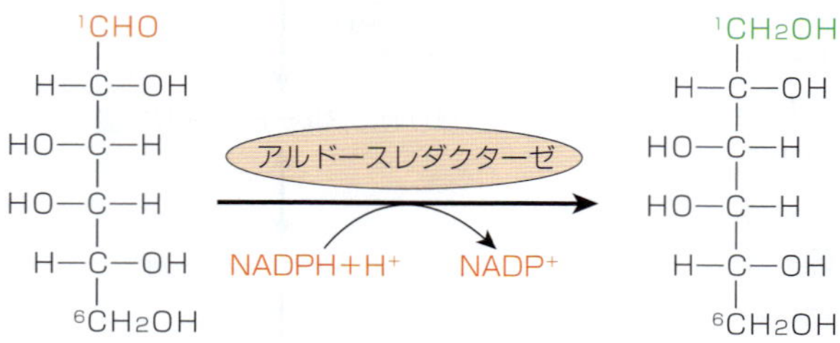

D-ガラクトース　　D-ガラクチトール（ポリオール）

ガラクトース-4-エピメラーゼの作用によって，ガラクトースのC-4位のヒドロキシ基の配置が反転）されてグルコースになり，UDPグルコースが再合成される。したがって，UDPグルコースは消費されない。**図4**は概略を示している。

・乳腺中のラクトース合成では，グルコースは上に述べた酵素でUDP-ガラクトースに変換する。UDP-ガラクトースは，ラクトースシンターゼによってグルコースと縮合して，ラクトースとなる（**図6**）。

■エタノール

・エタノールを始めとしてアルコールの代謝には，大きく2つの酵素が関係している。アルコールデヒドロゲナーゼ（アルコール脱水素酵素：ADH）とアルデヒドデヒドロゲナーゼ（アルデヒド脱水素酵素：ALDH）で酢酸に代謝される。

$$CH_3CH_2OH + NAD^+ \rightarrow CH_3CHO + NADH + H^+$$

$$CH_3CHO + H_2O + NAD^+ \rightarrow CH_3COOH + NADH + H^+$$

・他にヒトでは小胞体のシトクロムP450ならびにペルオキシソームのカタラーゼ（ペルオキシダーゼ作用）の2つの側路もあるといわれている。いずれにしろ生成した酢酸は血中に放出される。血液中の酢酸は再度肝臓に吸収されてアセチルCoAを経て脂質合成に利用される。エタノール代謝は$NADH/NAD^+$比を上昇させるので，脂肪酸酸化と競合する（特に空腹時）。血糖が高いと代謝は円滑であると考えられ，食事を摂取しながらの飲酒は悪酔いを防ぐと思われる。一方，食事と飲酒が習慣化すると肥満，脂質異常症につながる危険性がある（⇒p.270-274）。

ガラクトースと疾患

・ガラクトース代謝経路中の欠損はガラクトース血症の原因となる。ガラクトースを代謝することができないガラクトース血症（ガラクトセミア）は，ガラクトキナーゼ，ガラクトース-1-リン酸ウリジルトランスフェラーゼ，あるいは4-エピメラーゼのどれかが遺伝的に欠損することによって起こりうるが，なかでもウリジルトランスフェラーゼの欠損が最も重篤である。この酵素が欠損するとガラクトースとガラクトース-1-リン酸が蓄積する。

・ガラクトキナーゼ欠損症との対比から白内障以外の症状（肝不全と知能低下）はガラクトース-1-リン酸の蓄積によるものであり，白内障はガラクチトールの蓄積によるものと考えられている。

①ガラクトース血症（ガラクトセミア）(1)

・ガラクトース-1-リン酸ウリジルトランスフェラーゼ欠損でガラクトースとガラクトース-1-リン酸が蓄積する。必須栄養素の欠損による障害ではなく，代謝中間体の蓄積に起因するもので，生後まもなく嘔吐，発育障害，肝機能障害が発症，しばしば死亡の原因となる。

・ガラクチトールは，蓄積したガラクトースの還元により形成され，眼の水晶体に蓄積すると白内障を生じる（**図5**）。

②ガラクトース血症（ガラクトセミア）(2)

・ガラクトキナーゼ欠損で，ガラクチトールが蓄積するが，症状は白内障のみである。ガラクトースからアルドースレダクターゼによってガラクチトールが生成する。

③ガラクトース血症（ガラクトセミア）(3)

・UDP-ガラクトース-4-エピメラーゼ欠損（赤血球のみ）で無症状である。

図6　乳腺におけるグルコースからUDPガラクトースの合成

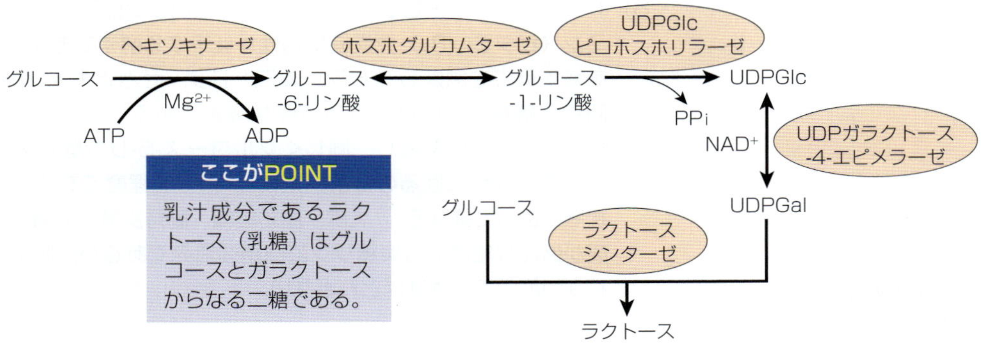

ここがPOINT

乳汁成分であるラクトース（乳糖）はグルコースとガラクトースからなる二糖である。

QUESTION

肝臓におけるフルクトース代謝に重要な酵素はどれか。

a　ヘキソキナーゼ
b　アルドラーゼB
c　アルドースレダクターゼ
d　ホスホフルクトキナーゼ
e　ソルビトールデヒドロゲナーゼ

五炭糖リン酸回路はなにを産生しているか？

模範解答

・NADPHの産生：NADPH（ニコチンアミドアデニンジヌクレオチドリン酸の還元型）は脂肪酸合成やステロイド，コレステロールの合成，スーパーオキシドの産生に必須の補酵素で，これらの反応の盛んな肝臓，脂肪組織，副腎皮質，好中球などではこの経路で代謝されるグルコースがかなりある。

・リボースの合成（核酸原料）：リボースは塩基と結合してリボヌクレオチドになり，核酸であるRNAの合成に使われ，デオキシ化されるとデオキシリボースとなりDNAの原料となる。

ニコチンアミドアデニンジヌクオチドリン酸（還元型）：reduced nicotinamide adenine dinucleotide phosphate（NADPH）
ヘキソース-1-リン酸経路：hexose monophosphate pathway（HMP）
チミジン二リン酸：thymidine diphosphate（TDP）

■五炭糖リン酸回路の概略

・グルコース-6-リン酸で始まる糖質の代謝経路で，ペントースリン酸経路，ヘキソース-1-リン酸経路（HMP）ともよばれる。また，以下の特徴をもつ。

1）細胞質に存在する。
2）NADPHと，核酸の前駆体であるリボース-5-リン酸を供給する。
3）経路には酸化的過程と非酸化的過程がある。
4）産生されたNADPHは脂肪酸合成やステロイド合成などさまざまな還元的合成に使われる。
5）赤血球においては，NADPHは酸化型グルタチオンを還元型に戻すのに使われ，経路の酵素欠損は溶血性貧血を示す。
6）代表的な酵素はグルコース-6-リン酸デヒドロゲナーゼとトランスケトラーゼである。
7）グルコース-6-リン酸デヒドロゲナーゼはペントースリン酸回路の初段階で，調節酵素で，グルコース-6-リン酸を脱水して6-ホスホグルコノ-δ-ラクトンをつくる。
8）トランスケトラーゼはTPP（チアミンピロリン酸）が補酵素で，チアミン（ビタミンB_1）欠乏時に活性が低下する酵素である。2炭素単位を移す反応を触媒し，トランスアルドラーゼとともに五炭糖リン酸回路と解糖系を結びつける重要な酵素である。
9）解糖系と相互に関連し，同じくグルコース-6-リン酸を中間体とするが，この経路に回るのは解糖系に比べ10%程度である（細胞やその状態によって異なる）。乳腺，脂肪組織，副腎皮質，肝臓などの脂質合成が盛んな組織で五炭糖リン酸回路は活発であるが，脂質合成の行われない筋肉で活性はほとんどない。

脂肪酸合成では，アシルCoAの合成にNADPHが必要である。コレステロール合成においても，メバロン酸を生成するHMG-CoAレダクターゼの反応に必要である。

NADP$^+$の還元反応を触媒するグルコース-6-リン酸デヒドロゲナーゼが欠損すると，溶血性貧血を起こしやすい。抗マラリヤ薬（プリマキン），アスピリン，スルホンアミドなどの酸化剤，ソラマメ中毒（favism）などによって誘発されるといわれている。これはNADPH依存性のグルタチオンレダクターゼが十分に働かないため，還元型グルタチオンが不足するからである。

■五炭糖リン酸回路の反応（図1，図中の❶～❽の番号は本文の番号に対応）

酸化的過程

・この3段階（❶～❸）でグルコース-6-リン酸はCO_2を放出してリブロース-5-リン酸とNADPHをつくる。

❶グルコース-6-リン酸から6-ホスホグルコノ-δ-ラクトンに酸化され，NADP$^+$はNADPH + H$^+$に還元される（グルコース-6-リン酸デヒドロゲナーゼ）。

p.241 QUESTION

正解 **b** アルドラーゼBによってグリセルアルデヒドとジヒドロキシアセトンリン酸になる。

❷6-ホスホグルコノ-δ-ラクトンはグルコノラクトナーゼによって加水分解されて6-ホスホグルコン酸ができる。

❸6-ホスホグルコン酸は酸化的脱炭酸によってCO_2を放出し，さらに1分子NADPH + H^+をつくりリブロース-5-リン酸となる（ホスホグルコン酸デヒドロゲナーゼ）。

非酸化的過程

・トランスケトラーゼとトランスアルドラーゼによる炭素単位の組み換えが重要で，最終的にグリセルアルデヒド-3-リン酸とフルクトース-6-リン酸ができる。これらは解糖系の中間体である。

❹リブロース-5-リン酸はエピメラーゼの作用でキシルロース-5-リン酸になる。

または

❺リブロース-5-リン酸はケトイソメラーゼによって異性化され，リボース-5-リン酸となり，核酸やヌクレオチドの合成に使われる。

KEY WORDS
- NADPH
- 脂肪酸合成
- リボース
- 核酸

ここがPOINT

酸化的過程ではNADPHをつくる。非酸化的過程では五炭糖以外に四炭糖，七炭糖もつくられる。

図1　五炭糖リン酸回路の反応

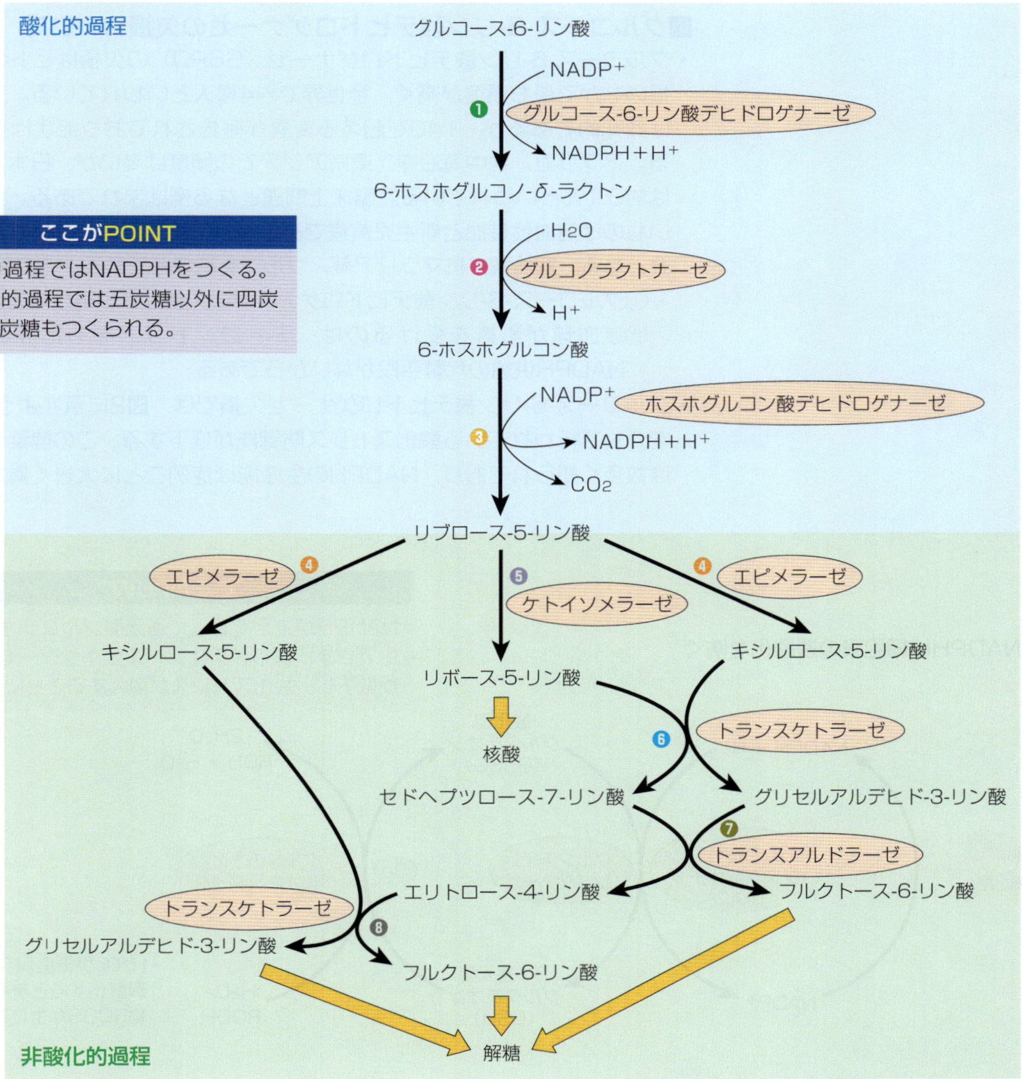

（今西二郎：医学一般，金芳堂，p96，2005より改変引用）

❻トランスケトラーゼが2個の炭素原子を移す。キシルロース-5-リン酸から２個炭素をとってリボース-5-リン酸に移し，グリセルアルデヒド-3-リン酸とセドヘプツロース-7-リン酸ができる（可逆）。

❼トランスアルドラーゼは3個の炭素原子を移す。セドヘプツロース-7-リン酸から3個の炭素をとってグリセルアルデヒド-3-リン酸に移し，エリトロース-4-リン酸とフルクトース-6-リン酸ができる（可逆）。

❽トランスケトラーゼによりキシルロース-5-リン酸から2個炭素原子をエリトロース-4-リン酸に移し，グリセルアルデヒド-3-リン酸とフルクトース-6-リン酸ができる（可逆）。

■五炭糖リン酸回路の調節

・非酸化過程が可逆であるため，細胞分裂時など核酸の要求性が高まったときには解糖系の中間体からリボース-5-リン酸をつくることができ，エネルギーが必要なときにグリセルアルデヒド-3-リン酸とフルクトース-6-リン酸を解糖系にまわすこともできる。

■グルコース-6-リン酸デヒドロゲナーゼの欠損について

・グルコース-6-リン酸デヒドロゲナーゼ（G6PD）の欠損はヒトの酵素欠損のなかで最も頻度が高く，全世界で約4億人といわれている。完全欠損は致死的であるが，140を超える変異が報告されており症状は多彩である。アフリカ，地中海沿岸，東南アジアでの頻度は高いが，日本人の頻度は約0.1%といわれている。臨床上問題となる例はまれである。症状で多いものは溶血性貧血と新生児黄疸であるが，多くの場合，薬物などが引き金となる。解熱薬，抗マラリア薬，サルファ剤などである。その特徴は

①グルコース-6-リン酸デヒドロゲナーゼの欠損は伴性遺伝する。

②赤血球が影響を受けるのは，ミトコンドリアをもたないため，NADPH供給の代替手段がないからである。

・グルコース-6-リン酸デヒドロゲナーゼ欠損では，**図2**に示すようにGSHを介して行われている酸化ストレス防御能が低下する。この酵素の変異型は数多く知られており，NADPHの生産能は症例ごとに大きく異なるが，

ここがPOINT

NADPHが欠乏すると，還元型グルタチオンが再生できず，グルタチオンペルオキシダーゼの働きが低下し，酸化ストレスが増大することになる。

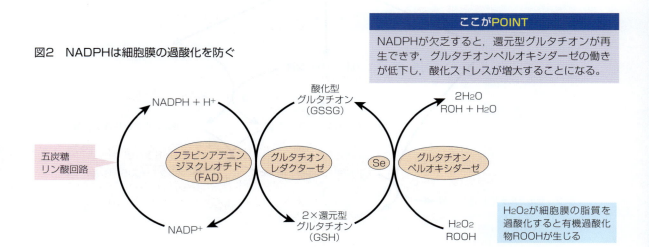

図2　NADPHは細胞膜の過酸化を防ぐ

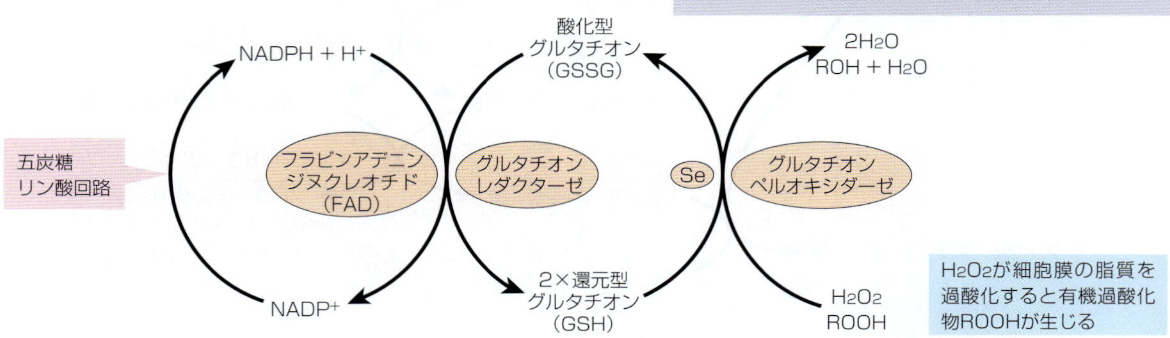

NADPH濃度が低いほどGSHの再生能力が低下することになる。

- 通常は無症状でも酸化ストレスが亢進する状態になれば，症状が現れる。とくに赤血球は他にNADPH生成系をもたないため，酸化ストレスが亢進すると赤血球膜が障害されて溶血性貧血になる。抗マラリア薬のプリマキンは過酸化水素（H_2O_2）の産生を刺激することでマラリア原虫を殺すため，G6PD欠損患者に投与すると溶血性貧血を引き起こすことになる。
- 逆に，G6PD欠損患者は赤血球が酸化ストレスを受けやすい状況であるため，マラリア原虫にとっては不都合な環境であり，マラリアに抵抗性となる。G6PD欠損患者分布とマラリア発生地域は重なるといわれている。
- ほかに溶血を引き起こすものとしてサルファ剤，解熱鎮痛薬，ソラマメ大量摂取（favism：日本ではきわめてまれ）などが知られている。
- なお，NADPHは五炭糖リン酸回路以外にリンゴ酸酵素によっても合成される。

リンゴ酸 ＋ $NADP^+$ → ピルビン酸 ＋ NADPH ＋ H^+ ＋ CO_2

わが国の先天性溶血性貧血の原因で多く認められるのが赤血球酵素の異常症である。たとえば，解糖系酵素異常症としてピルビン酸キナーゼ（PK）異常症，グルコースリン酸イソメラーゼ（GPI）異常症，ペントースリン酸経路ではグルコース-6-リン酸デヒドロゲナーゼ（G6PD）異常症，そしてヌクレオチド代謝系ではピリミジン-5'-ヌクレオチダーゼ（P5N）などがあげられる。

■疾患との関わり：Wernicke-Korsakoff（ウェルニッケ・コルサコフ）症候群

- アルコール依存症者にしばしば発症する中枢神経疾患であり，急性期のものをWernicke脳症，慢性期をKorsakoff症候群とよぶ。急性期の症状は意識障害と歩行障害（小脳失調歩行），眼症状（眼振）である。原因はビタミンB_1（VB_1）欠乏で，食事を摂らずに飲酒するための栄養失調，下痢によるVB_1の吸収不良，アルコール分解にVB_1が使われる，などVB_1欠乏を招いたためと考えられている。
- この疾病では五炭糖リン酸回路のトランスケトラーゼの異常がみられることがあり，その原因としてはトランスケトラーゼがVB_1の活性型であるチアミン二リン酸を補因子として利用しており，それがアルコールにより欠乏をきたすためと考えられている。
- そのためビタミンB_1欠乏の診断にはビタミンB_1定量に加え，相対的B_1欠乏を発見するのにはトランスケトラーゼ活性測定が用いられる。

QUESTION

五炭糖リン酸回路について誤っているのはどれか。

a　NADPHを生成する。
b　最終的には解糖系につながる
c　非酸化的過程はトランスケトラーゼが働く。
d　酸化的過程ではリブロース5-リン酸を生じる。
e　調節酵素の欠損の場合は低血糖になりやすい。

インスリンはどのように働くか？（グルカゴン，アドレナリン）

模範解答

- 血糖が上昇してインスリンが分泌され，血糖を低下させるように働く。
- 肝臓では余分なグルコースは，グリコーゲンに合成される。また解糖系が亢進し，アセチルCoAは脂肪酸合成に用いられる。余分なグルコースはトリアシルグリセロールに変換される。
- 脂肪組織はキロミクロン（カイロミクロン）・VLDL由来の脂肪酸およびグルコースを取り込み，上昇し，グリセロール合成に用いられる。
- 筋肉組織ではグルコース取り込みが上昇し，グリコーゲン合成に用いられる。

- インスリンは食後に上昇した血糖値を下げるホルモン，細胞内へのグルコースの取り込みを増やすホルモン，という理解が一般的である。言い換えれば，全身に働き，唯一純粋に同化に働くホルモンと考えられる。

■インスリンの構造

- インスリンは前駆体分子として合成され，膵臓ランゲルハンス島β細胞から分泌される。インスリンはヘテロ二量体のポリペプチド：A，Bという二本鎖からなるポリペプチドである。

  鎖間ジスルフィド結合：A7とB7およびA20とB19

  鎖内ジスルフィド結合：A鎖の6番目と11番目の残基

  A鎖とB鎖はそれぞれ21個，30個のアミノ酸からなる。
- インスリン合成と顆粒形成は細胞内小器官で起こる。プレプロホルモン（分子量約11，500）として合成される。

  プレ，あるいはリーダー配列：疎水性の23残基のアミノ酸からなり，小胞体嚢へと分子を導く。

  プロインスリン：プロインスリンの生物活性はインスリンの5%以下しかない。

  Cペプチド:インスリンとともに分泌される（インスリン／Cペプチドは1:1）
- 膵臓は毎日，40～50単位のインスリンを分泌している。

小胞体嚢：cisterna
GLP-1：glucagon-like peptide-1
GIP：glucose-dependent insulinotropic polypeptide

■インスリンの調節

グルコース

- 血中グルコース濃度の増加：生理的に最も重要な調節要素である。
- 分泌を起こす閾値濃度：空腹時の血漿グルコース濃度（80～100mg/dL）
- 最大の反応：300～500mg/dL

ホルモン因子

- 消化管ホルモン：GLP1，GIP；これらは従来インクレチンともよばれており，近年糖尿病の新薬としてインクレチン関連の薬が登場してきた。インクレチンは，血糖値が高い場合にはインスリン分泌を促進するが，血糖値が正常あるいは低い場合にはインスリン分泌に影響を与えない，また膵臓からのグルカゴン分泌を低下させ，肝臓における糖新生を抑制するといわれている。経口薬としてはインクレチンの分解酵素である「ジペプチジルペプチダーゼ-4（DPP-4）」を選択的に阻害する薬剤が日本でも市販されている。
- 成長ホルモン，コルチゾール，胎盤性ラクトゲン，エストロゲン，プロゲスチン類

p.245 QUESTION

正解 **e** 調節酵素のグルコース-6-リン酸デヒドロゲナーゼの欠損は，抗酸化酵素であるグルタチオンレダクターゼやチオレドキシンレダクターゼの補酵素であるNADPHの不足を招き，溶血性貧血を引き起こすことがある。

自律神経

・交感神経：ノルアドレナリン；β細胞のα_2受容体に作用して分泌抑制（β-アドレナリン作動性アゴニスト；インスリン放出を刺激；β細胞にはβ受容体は少量）
・迷走神経：ムスカリン受容体を介して分泌促進

薬物

・スルホニルウレア化合物：トルブタミド；グルコースによるインスリン分泌とは別のメカニズムでインスリンの放出を増加する。タイプⅡ型（インスリン非依存型）の糖尿病の治療に広く利用されている。

■インスリンの代謝

・インスリンは速やかに代謝される。
・血漿中の半減期は3～5分以下。
・約50%は肝臓を経由する経路で除去される。
・インスリン特異的なプロテアーゼ；インスリンのジスルフィド結合を還元する。

■インスリン分泌のしくみ

・血糖が上昇するとインスリンが膵臓β細胞から分泌されるしくみを**図1**に示す。
・グルコースがグルコース輸送担体（GLUT2）を通ってβ細胞に取り込まれる。取り込まれたグルコースはグルコキナーゼによってリン酸化を受け，グルコース-6-リン酸（G6P）になる。G6Pは解糖系に入りさらに代謝を受けてATPが産生される。ATP濃度の上昇によってATP感受性Kチャネルが閉鎖される。細胞内K濃度の上昇によって，細胞が脱分極を起こす。脱分極によって電位依存性Caチャネルが活性化される。電位依存性Caチャネルを通ってCa^{2+}が細胞内に流入する。細胞内Ca^{2+}濃度の上昇によってインスリン分泌が起こる。

■インスリンの働き

・血糖が上昇してインスリンが分泌されると
①肝臓では余分なグルコースは，グリコーゲンとして貯蔵される。

KEYWORDS

• 解糖系
• 糖新生
• グリコーゲン
• 脂肪酸
• 糖原病

図1　膵β細胞におけるインスリン分泌のメカニズム

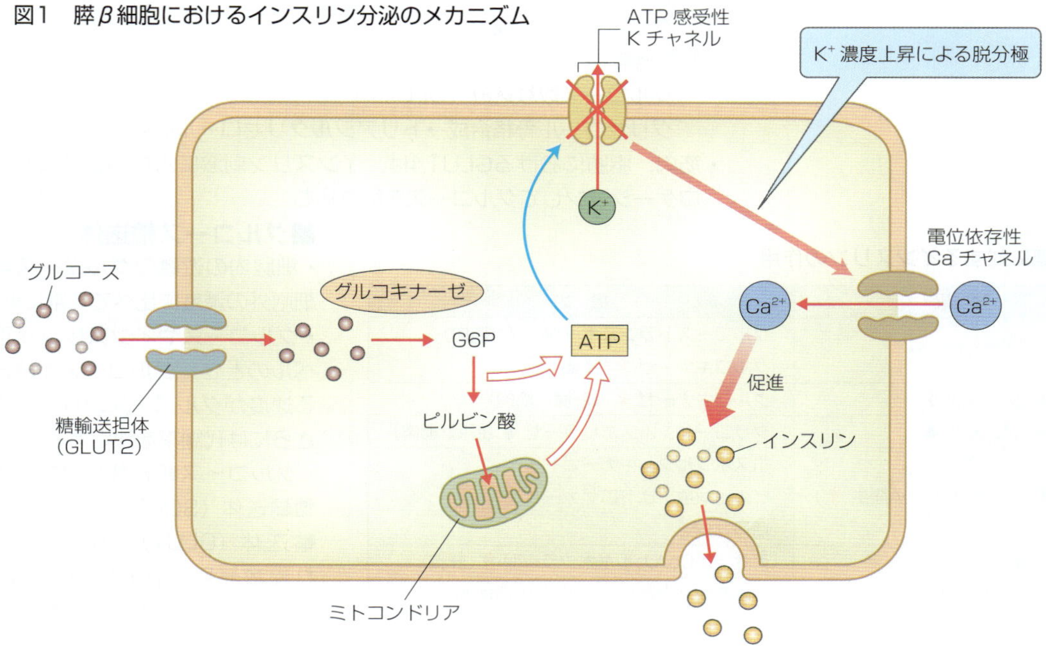

②肝臓で解糖系亢進，できたアセチルCoAは脂肪酸合成に用いられる。
③さらに，余分なグルコースはトリアシルグリセロールに変換されて，肝臓からVLDLとして輸送される。
④五炭糖リン酸回路でNADPH合成。NADPHは脂肪酸合成などに用いられる。
⑤脂肪組織はキロミクロン（カイロミクロン）・VLDL由来の脂肪酸を取り込む。
⑥脂肪組織ではグルコース取り込みが上昇し，グリセロール合成に用いられる。
⑦筋肉組織ではグルコース取り込みが上昇し，グリコーゲン合成に用いられる。
⑧取り込まれたアミノ酸はタンパク質合成や窒素化合物の合成に用いられる。余分なアミノ酸は，脱アミノされ分解される。
⑨NA-K ATPaseを活性化するため細胞内にカリウムが取り込まれる。

・表1にインスリンの働きをまとめる。

■血糖はどのようにして低下するか

・食後の血糖は以下のメカニズムで低下する。

肝臓

①インスリン非依存性
・グルコースの取り込み（GLUT2：K_m大）
・グルコキナーゼ（K_m大）によるグルコースのリン酸化（→膵β細胞ではインスリン分泌）

②インスリン依存性
・解糖
・グリコーゲン合成
・脂肪酸合成　（他にタンパク質合成）

肝臓以外の臓器

①インスリン依存性
・筋肉
　グルコース取り込み（GLUT4）
　グリコーゲン合成
・脂肪組織
　グルコース取り込み（GLUT4）
　グリセロール骨格合成→トリアシルグリセロールの再合成
・筋肉，脂肪におけるGLUT4は，インスリン刺激により細胞膜にトランスロケーションしてグルコースを取り込む

表1　血糖に対するインスリンの作用

効　果	標　的
①グルコースの取り込み⬆	グルコーストランスポーター⬆（筋肉） グルコキナーゼ⬆（肝臓）
②グリコーゲン合成⬆	グルコキナーゼ⬆（肝臓・筋肉）
③グリコーゲン分解⬇	グリコーゲンホスホリラーゼ⬇（肝臓・筋肉）
④解糖系⬆（アセチルCoA産生⬆）	ホスホフルクトキナーゼ1⬆ ピルビン酸デヒドロゲナーゼ⬆ （肝臓など）
⑤脂肪酸の合成⬆	アセチルCoAカルボキシラーゼ⬆（肝臓）
⑥トリアシルグリセロール合成⬆	リポタンパク質リパーゼ⬆（脂肪組織）

■グルコース輸送体

・細胞内の遊離のグルコース濃度は細胞外の濃度に比べて非常に低い。
・グルコースやインスリンが正常レベルのとき，グルコースが輸送される速度がグルコースのリン酸化率とさらには代謝率を決定する。
・グルコース輸送体にはNa^+依存性糖輸送体（SGLT）と促進拡散型糖輸送体（GLUT）があり，それぞれ複数発見されている。ここではGLUTの代表的なものを挙げる。

GLUT1：多くの組織に広く存在し，血液-脳関門の輸送にも関与。
GLUT2：主として肝臓にあり，グルコキナーゼと連動して働く（膵臓のβ細胞にもある）。
GLUT3：神経細胞などに分布。
GLUT4：脂肪組織，筋肉に存在。インスリンの働きで細胞膜上にトランスロケーションして，グルコースの取り込みが増大する。
GLUT5：フルクトース輸送。小腸，精巣など。

■グルカゴン

- 一般にグルカゴンの作用はインスリン作用の逆で，主要な標的は肝臓である。
- 実際には，インスリンだけでなくインスリン/グルカゴン比が血糖調節に中心的な役割を演じている。
- グルカゴン刺激によって
  ①肝グリコーゲン分解による血糖値の維持：1日以内に枯渇する（マラソンなら3時間程度で）。
  ②1）筋肉組織でタンパク質が分解されてアラニン・グルタミンとして血中へ放出
  　2）肝臓で糖原性アミノ酸から糖新生
  ③脂肪組織でトリアシルグリセロール分解。肝臓で脂肪酸は分解されてケトン体形成
- **表2**にグルカゴンの働きをまとめる。

表2　血糖に対するグルカゴンの作用

効果	標　的
①解糖系↓	ホスホフルクトキナーゼ1↓（肝臓）
②糖新生↑	フルクトース-1,6-ジホスファターゼ↑ ピルビン酸キナーゼ↓（肝臓）
③グリコーゲン合成↓	グリコーゲンシンターゼ↓（肝臓）
④グリコーゲン分解↑	グリコーゲンホスホリラーゼ↑（肝臓）
⑤脂肪酸利用↑	トリアシルグリセロールリパーゼ↑ （脂肪組織からの動員）

■アドレナリン

- 激しい運動時にはストレスホルモンであるアドレナリンが副腎髄質から分泌され，エネルギーを供給する（**図2**）。
  筋肉収縮→ATP消費（AMP増加）
  筋グリコーゲン分解→グルコース6-P→解糖
  血流増加→血中グルコースが筋肉に取り込まれる
  肝グリコーゲン分解と糖新生が血中グルコース濃度の維持に働く（**表3**）

表3　解糖，糖新生でのグルカゴン，アドレナリン，インスリンの変化

	グルカゴン	アドレナリン	インスリン
解糖	↓（肝臓）	↑（筋肉）	↑（肝臓・筋肉）
糖新生	↑（肝臓）	↑（肝臓）	↓（肝臓）

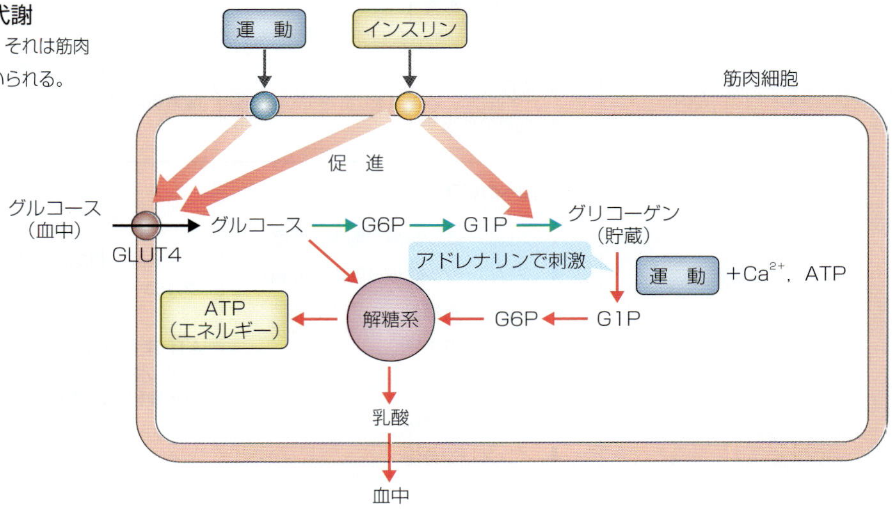

図2　筋肉でのグリコーゲン代謝
筋肉でもグリコーゲンが合成されるが，それは筋肉自身の運動エネルギー源としてのみ用いられる。
←：休息時
←：運動時

・その他のアドレナリンの働きを**図3**にまとめる。

■糖尿病

・血液中のグルコース（血糖）は生命の維持には必須で，そのためにグリコーゲンを貯蔵し，糖新生経路も有している。この血液中のグルコースを細胞内に取り込んで利用するわけであるが，これを促進するのがインスリンというホルモンである。このインスリンが不足したり，その働きが悪くなり，高血糖の状態が持続するのが糖尿病という病気である。

・高血糖は口渇，多飲，多尿などの症状，著しい場合は意識障害をきたす場合もある。そして慢性的な高血糖（血液中のグルコースが利用されずに長期間あり余った状態）が続くと全身の細い血管，神経が障害され，やがて太い血管も障害され動脈硬化が進行する。三大合併症は腎障害，網膜症，神経障害である。血糖値が高くなると尿中にも糖が漏れ出るため糖尿病と名付けられたが，糖尿病とは，血液中のグルコースが過剰となって全身を蝕む病気といえる。

・糖尿病の2つのタイプ

1型：膵臓のインスリンの産生そのものが著しく低下し分泌できなくなったもの。糖尿病全体の数%であり，治療にはインスリンの注射が必要である。

2型：インスリンはある程度分泌できているが，インスリンの効きが悪くなっている状態。インスリン抵抗性の増大とインスリンの分泌低下が合わさり，インスリンの相対的な不足が起きている。治療は運動療法，食事療法，薬物療法（内服）が主であるが，インスリン注射が必要な場合がある。糖尿病全体の95%程度を占め，生活習慣病の１つである。

・絶対的なインスリン欠乏時の代謝を**図4**に示す。脂肪分解が亢進し血漿トリアシルグリセロール濃度が上昇する（脂質異常症）。アセチルCoAはクエン酸回路でわずかしか代謝されず，ほとんどがケトン体に変換されてしまい（ケトン症），ケトン尿がみられることもある。解糖が抑えられているので，亢進しているグリコーゲン分解で生じたG6Pはグルコースに転

図3　アドレナリンの生理機能と代謝に及ぼす影響

生理機能への影響

- ↑ 心拍数
- ↑ 血圧
- ↑ 気道の拡張

→ 臓器（筋肉など）への酸素供給 ↑

代謝への影響

- ↑ グリコーゲン分解（筋肉，肝臓）
- ↓ グリコーゲン合成（筋肉，肝臓）
- ↑ 糖新生（肝臓）

→ エネルギー供給のためグルコース産生

- ↑ 解糖系（筋肉）：ATP産生の増加
- ↑ 脂肪酸動員（脂肪組織）：エネルギー源としての脂肪酸利用の増加
- ↑ グルカゴン分泌
- ↓ インスリン分泌

換する。これに加え，グルコース新生も増加しているため，高血糖となる（PEPCK酵素量およびアミノ酸有効量が増すため）。本来，インスリンは，本質的にはこれらの全過程を逆にする。

・また重篤な場合は，糖尿病ケトアシドーシスとなる。この場合，インスリン不足により細胞内グルコースの減少，それに伴い糖新生が増加し，オキサロ酢酸が不足する。オキサロ酢酸が不足するためアセチルCoAはクエン酸回路に進まず，ケトン体生成が増える。しかもインスリン不足のため脂肪組織の分解は亢進し，さらに脂肪酸を経てアセチルCoAは増加し，ケトン体生成が増加しアシドーシスが進行してしまう。

図4　インスリン欠乏時の代謝

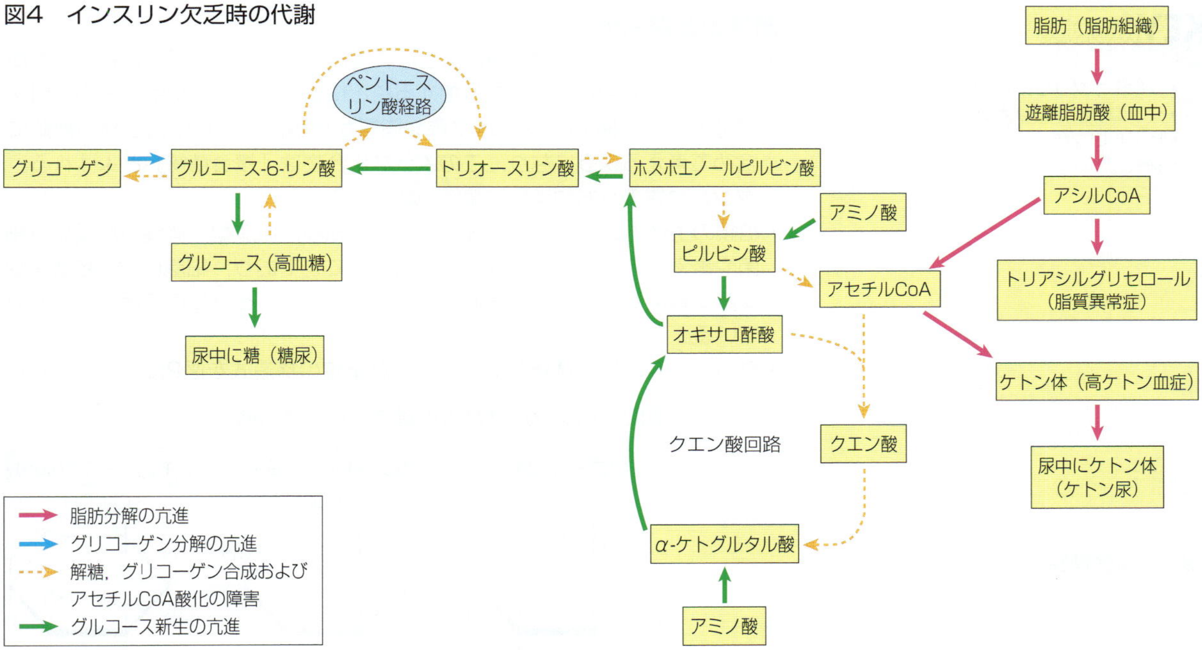

QUESTION

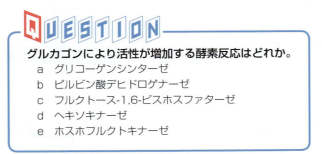

グルカゴンにより活性が増加する酵素反応はどれか。

a　グリコーゲンシンターゼ
b　ピルビン酸デヒドロゲナーゼ
c　フルクトース-1,6-ビスホスファターゼ
d　ヘキソキナーゼ
e　ホスホフルクトキナーゼ

複合糖質とはどのようなものか？

模範解答

- 複合糖質はタンパク質や脂質が糖鎖に結合した化合物で，糖鎖とはグルコースなどの単糖が鎖のようにつながっているものである。
- 複合糖質はプロテオグリカン，糖タンパク質，糖脂質の3種類に大別される。
- プロテオグリカンは細胞外マトリックスに分泌され緩衝に働いたり細胞膜で細胞接着やシグナル伝達に働く。
- 糖タンパク質，糖脂質の糖鎖は細胞接着や癌転移，血液型，異種抗原反応（細菌や毒素への結合）など多彩な機能をもち，第3の生命鎖として注目されている。

KEYWORDS

- プロテオグリカン
- グリコサミノグリカン
- ヒアルロン酸
- 糖鎖

■糖鎖と複合糖質

- グルコースなどの単糖が鎖のようにつながっているもので，糖転移酵素がタンパク質や脂質に単糖を付加することによってつくる細胞膜表面の鎖状構造である（**図1**）。タンパク質や脂質が糖鎖に結合した化合物も糖質に含めて考えるようになり，このような化合物は「複合糖質」とよばれる。タンパク質のうち約半数に糖鎖が結合している。
- 糖鎖の生体内の働きとして細胞接着や癌転移，血液型，異種抗原反応（細菌や毒素への結合）などが明らかになってきており，細胞の顔，核酸・タンパク質に次ぐ第3の生命鎖，情報集積分子などといわれて近年注目されている。
- グルコース以外の糖鎖を構成する主な単糖の構造式を**図2**に挙げる。また

図2　糖タンパク質の糖鎖をつくる構成糖

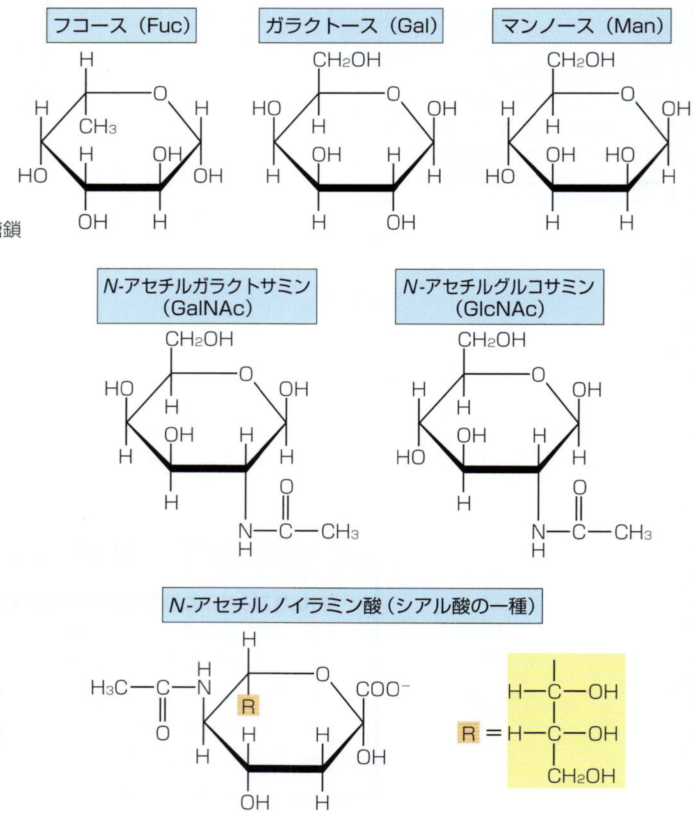

図1　複合糖鎖

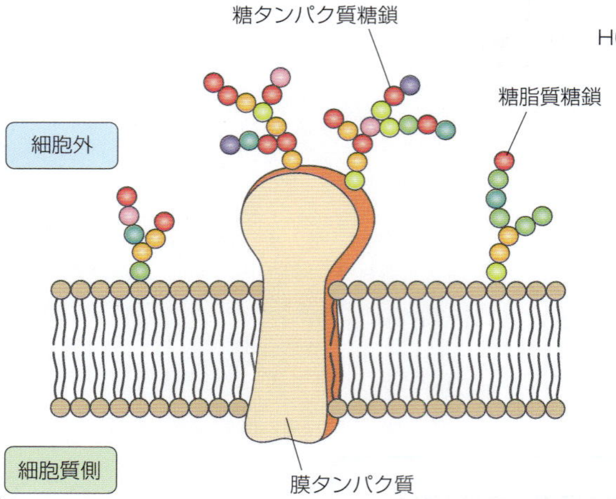

p.251 QUESTION

正解 **c**　フルクトース-1,6-ビスホスファターゼは糖新生系の調節酵素で，グルカゴンによりその活性が増加して，血糖の増加に寄与する。

デンプンやグリコーゲンなどの単純な多糖も糖鎖ではあるが，通常は糖脂質や糖タンパク質を構成している糖鎖をさす場合がほとんどである。

■複合糖質の種類

①プロテオグリカン：コアタンパク質に1本以上のグリコサミノグリカン鎖が付加している。
②糖タンパク質：1本のタンパク質分子に1本から数百本の糖鎖が結合したもの（糖鎖の長さは単糖約20個まで）
③糖脂質：1本の脂質分子に1本の糖鎖が結合したもの

■プロテオグリカン

- プロテオグリカンは，硫酸化多糖（グリコサミノグリカン）がコアタンパク質に共有結合してできる（**図3**）。広義の糖タンパク質の一種である。
- グリコサミノグリカンの構造はアミノ糖（*N*-アセチルグルコサミンあるいは*N*-アセチルガラクトサミン）とウロン酸（グルクロン酸あるいはイズロン酸）からなる二糖単位の繰り返し構造をもつ直鎖の多糖である（**図4**）。グリコサミノグリカン鎖のさまざまな位置に硫酸基が付加されている。
- プロテオグリカンは細胞外マトリックスに分泌され水和ゲルを形成して圧迫に抵抗するクッションとして働いたり，細胞膜に埋め込まれて細胞接着やシグナル伝達に働く。また分泌顆粒に蓄積されて塩基性プロテアーゼや活性アミン類のリザーバーとして働いている。

図3　プロテオグリカン集合体の模式図
模式的に示したが，実際にはケラタン硫酸リッチ領域，コンドロイチン硫酸リッチ領域などがある。

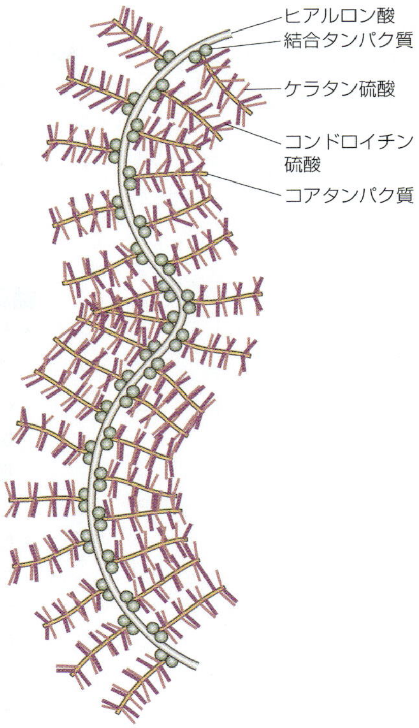

図4　グリコサミノグリカンの繰り返し二糖単位

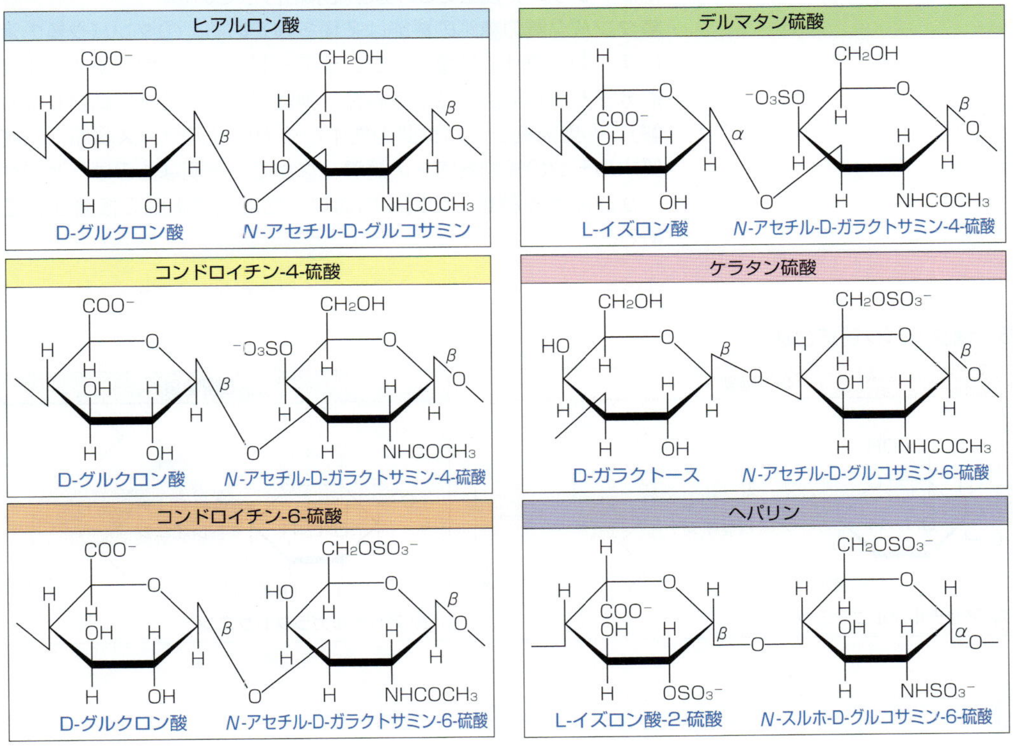

グリコサミノグリカンの分類

・グリコサミノグリカン（GAG）は，アミノ糖をもつ多糖である**（図4）**。
①ヒアルロン酸：保水作用，関節の潤滑液，眼の硝子液の成分。
②ヘパラン硫酸：細胞増殖や分化の制御。
③ヘパリン：血液凝固の阻害。血栓予防など臨床的にも用いられる。
④コンドロイチン硫酸，デルマタン硫酸：GalNAcβ1-4GlcAβ1-3の二糖単位の繰り返し。通常GalNAcに1個硫酸基が付加されている。コンドロイチン硫酸は，軟骨のプロテオグリカンの主要成分。コンドロイチン硫酸のグルクロン酸がエピマー化されてイズロン酸に変わるとデルマタン硫酸とよばれる。

■糖タンパク質

・タンパク質・ペプチドのアスパラギン（Asn）残基やセリン（Ser）/スレオニン（Thr）残基にオリゴ糖が結合した複合体を総称して糖タンパク質とよぶ**（図2, 図5）**。ASn残基に結合した糖鎖[*N*-グリコシド結合型（Asn型）糖鎖]とSer/Thr残基に結合した糖鎖[*O*-グリコシド結合型（ムチン型）糖鎖]に分けられる。この側鎖に生物活性を有する糖鎖抗原がしばしば発現している。
・*N*-グリコシド結合のときは必ず*N*-アセチルグルコサミンがAsn-X-SerまたはAsn-X-Thrの配列のAsnのアミドNに結合する（Xはプロリン（Pro）またはアスパラギン酸（Asp）以外）。このタイプは決まった型の基本骨格があり，基本骨格末端のマンノースにマンノースまたは*N*-アセチルグルコサミンが結合し，さらに多くの糖が付く可能性がある。一方，アミノ酸のセリン残基またはトレオニン残基に結合する糖鎖は，ムチン（粘性をもつ糖タンパク質）に多く存在しムチン型糖鎖ともよばれる。この場合，糖鎖還元末端の*N*-アセチルガラクトサミンのC-1のOH基が，セリン残基またはトレオニン残基のOH基と脱水結合している。
・糖タンパク質の糖鎖の機能は多種多様である。①タンパク質の溶解性を上げる，②抗原性の被覆，③プロテアーゼによる分解を防ぐ，④神経細胞接着分子どうしによる結合を調節（神経細胞接着分子に結合したポリシアル酸），⑤血清糖タンパク質の血中からのクリアランス調節，⑥糖タンパク質ホルモンの標的器官への誘導。なかでも著明なものは，セレクチンとこれが認識する糖鎖との間で白血球と血管内皮細胞の接着が起こることである。

図5　糖タンパク質結合様式

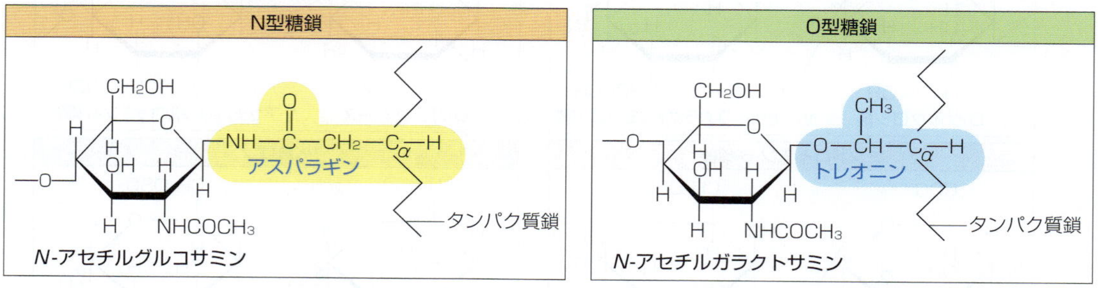

■糖脂質

- 糖脂質は細胞表面に大量にあり，脂質にいろいろな長さで糖鎖が結合している。古くからよく知られているのが，ヒトの血液型で，その構造を**図6**に示す。
- 血液型がA型の場合は*N*-アセチルガラクトサミンを付加する酵素があり，B型は余分のガラクトースを付加する酵素がある。AB型のヒトは両方を合成でき，O型のヒトはH抗原しかできない。ABH抗原は糖脂質上にも糖タンパク質上にも多く存在する。
- このように糖鎖の生体内の役割や病態への関与は近年急速に解明されており，ポストゲノムの1つの大きな研究テーマとなっている（⇒p.338-343）。

プロテオグリカン，ヒアルロン酸，コンドロイチンなどは関節液の成分として知られているが，経口摂取による関節液への移行は医学的に証明されていない。一方，糖鎖については第3の生命鎖としてその重要性が注目されている。細胞が癌化すると糖鎖構造は一定の方向に変化し（癌性変化），増殖能や転移能と密接に関連したり，糖鎖変化が腫瘍マーカーとして利用されたりしている。糖鎖の病気としては糖分解酵素の異常によりリソソーム中に糖鎖が蓄積する病気も知られている。

図6　ヒトの血液型抗原の構造

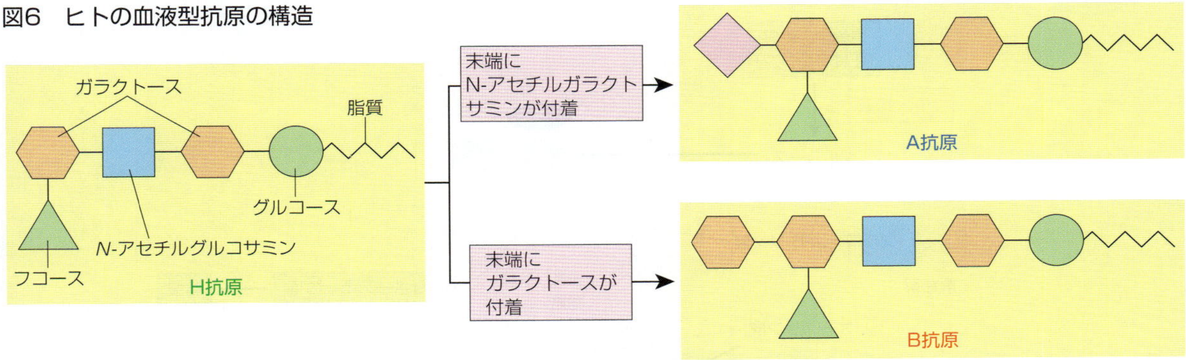

ここがPOINT

赤血球表面などから出ている糖鎖の構造の違いで，性格などとは関連しない。A型の人はA型物質，B型の人はB型物質，AB型の人は両方を赤血球表面から出している。O型はAおよびB型を特徴づける糖鎖を転移する酵素をもたず，もとになるH型物質がそのまま赤血球表面から出ている。

QUESTION

複合糖質はどれか。

a　ホスファチジルコリン
b　プロスタグランジン
c　プロテオグリカン
d　コレステロール
e　アセチルCoA

糖質代謝のまとめ

・食物中の糖質（デンプン）は，単糖にまで消化分解された後，吸収され血液中に入る。その後の概略を図1に示す。

■主な反応と調節酵素

解糖

・調節酵素：ホスホフルクトキナーゼ
・調節因子：フルクトース-2，6-ビスリン酸（F-2，6-BP），アデノシン一リン酸（adenosine monophosphate：AMP），クエン酸で阻害

クエン酸回路と酸化的リン酸化

・NADH，$FADH_2$の産生，電子伝達系，酸化的リン酸化の共役
・クエン酸回路はATPの産生に見合った速度で進行する。
・クエン酸回路は臓器や細胞のエネルギー状態により複雑に調節されている。

図1　食物中の糖質の体内における代謝の概要

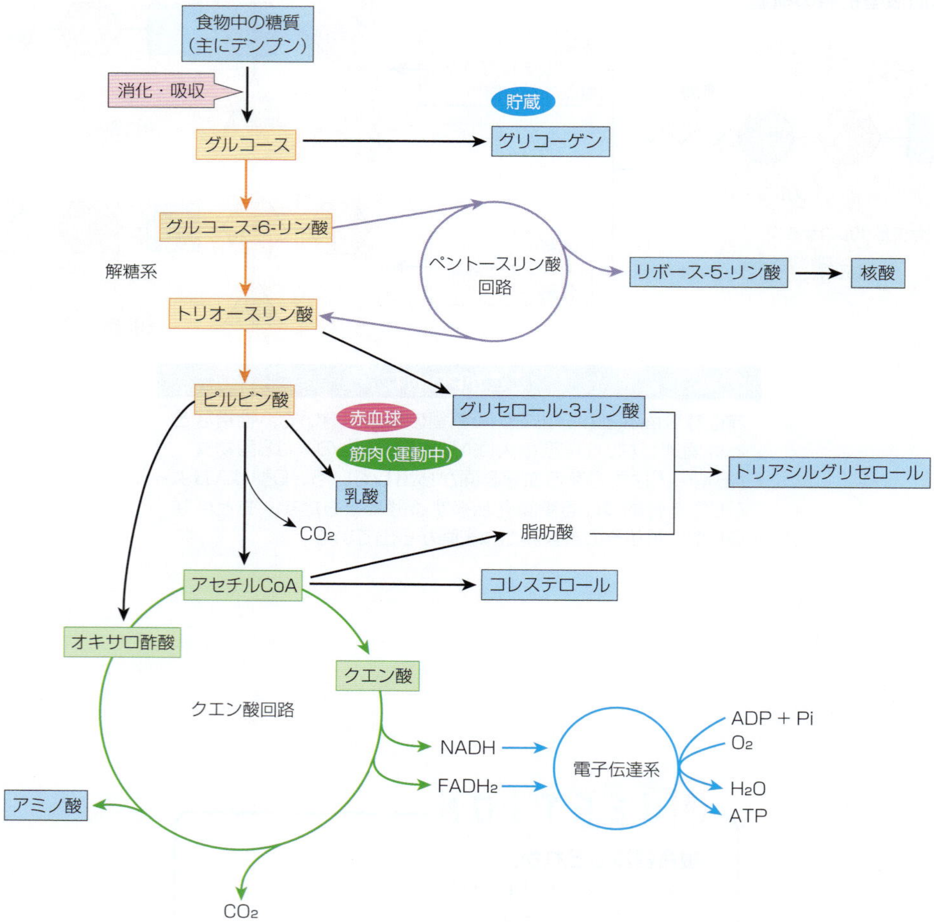

p.255 QUESTION

正解　c　c以外は脂質，エイコサノイドなどである。

ペントースリン酸回路

・NADPHとヌクレオチド合成の材料であるリボース-5-リン酸の生産を行う。
・グルコース-6-リン酸デヒドロゲナーゼ：$NADP^+$の量

糖新生

・糖新生と解糖は協調的に制御される（フルクトース-2，6-ビスリン酸）。
・解糖と異なる3つのステップが重要。

グリコーゲンの合成と分解

・グリコーゲンホスホリラーゼ
・グリコーゲン合成酵素
・両者はホルモンにより協調的に制御される。

・代謝経路の交差点ともいうべきは物質グルコース-6-リン酸とピルビン酸，アセチルCoAである（図2，3）。

■糖質代謝の生理的重要性

・糖質代謝は食物からの糖質を吸収した後，グルコースの供給とゆくえが中心課題となる。
・ヒトはどのような栄養状態でもグルコースは必要である。
・グルコースが絶対に必要であると考えられるのは以下の部位である。
①中枢神経系（飢餓時はケトン体も利用するが，グルコースは必須）
②赤血球（ミトコンドリアがないため，純粋に解糖系に依存）
③クエン酸回路の維持：クエン酸回路の活性を保つため，オキサロ酢酸の濃度を維持することが必要
④グリセロキナーゼのない組織：脂肪組織
グルコースはグリセロール-3-リン酸の主な供給源
⑤胎児の栄養源
⑥母乳の産生

・グルコースの欠乏時にはグルコースは絶対に必要な組織に供給するため，他の組織は脂肪酸，ケトン体を利用する。
・血糖が低下すると貯蔵脂肪がホルモン感受性リパーゼで分解され，遊離脂肪酸が動員されるとともに，肝臓における脂肪酸のβ酸化とケトン体形成の促進，他組織でのケトン体の利用の増加，血糖消費の減少が起こる。逆

グルコース欠乏時には，グルコースは重要な活動のために節約されケトン体と遊離脂肪酸を優先利用

〈筋　肉〉
グルコース-6-リン酸になる過程
ホスホフルクトキナーゼ反応
ピルビン酸が酸化的に脱炭酸される過程
↓
ケトン体と脂肪酸により阻害される。
グルコースは節約される。

〈遊離脂肪酸，ケトン体の酸化〉
クエン酸の細胞内濃度が増加
↓
ホスホフルクトキナーゼをアロステリックに阻害
[アセチルCoA]/[CoA]比と[ATP]/[ADP]比の上昇
⇩
ピルビン酸デヒドロゲナーゼの阻害
⇩
グルコースの節約

図2　グルコース-6-リン酸を中心とした代謝

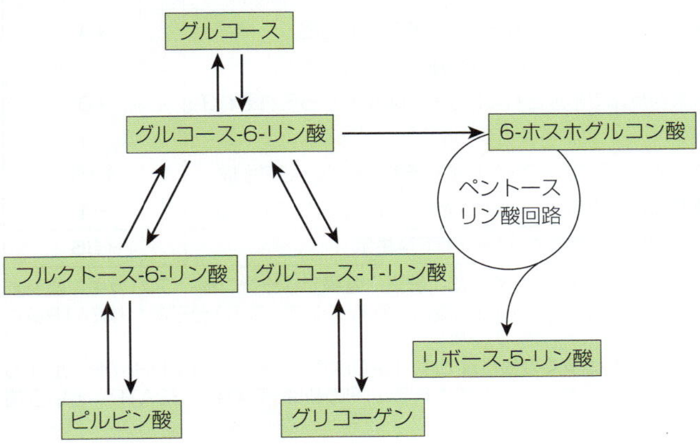

図3　アセチルCoAを中心とした代謝

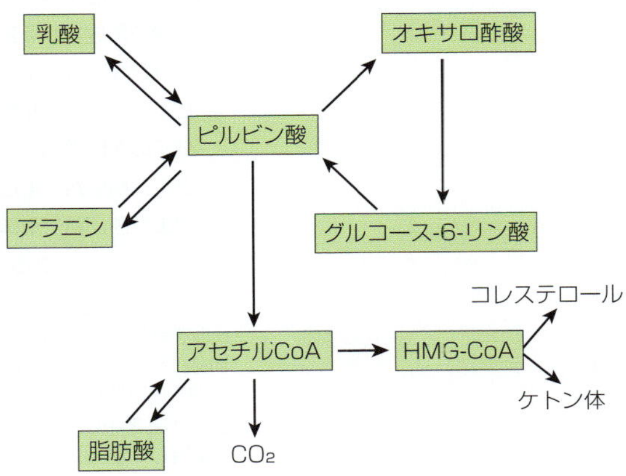

に，血糖の上昇によって，脂肪組織における脂肪分解（リポリシス）が抑制され，遊離脂肪酸（FFA）の血漿中の濃度が低下し，β酸化の抑制，血糖消費の増加が起こる。このように糖質と脂質の消費エネルギー源の切り替えが食物摂取と絶食などの栄養条件，あるいはホルモンレベルの変動に応じて交互に生じることをグルコース脂肪酸回路（サイクル）とよぶ。

・糖質欠乏の条件下では燃料は，①ケトン体（短鎖脂肪酸，酢酸も含む），②遊離脂肪酸，③グルコース，の順序で優先的に酸化されるが，実際はいろいろな燃料はまじり合って使われる。

■脂質からグルコースは生成されるか

脂肪酸はグルコースにならない

・ピルビン酸のアセチルCoAへの転換：不可逆，ピルビン酸デヒドロゲナーゼ反応が事実上不可逆のため。

・クエン酸回路でアセチルCoAはオキサロ酢酸へ転換されない。1molのアセチルCoAがクエン酸回路によって代謝されると1molのオキサロ酢酸が生成するが，クエン酸回路の最初の反応でアセチルCoAが縮合するとき1molのオキサロ酢酸が消費される。

・すなわち偶数個の炭素原子を有する脂肪酸（アセチルCoAを生ずる）からグルコースあるいはグリコーゲンを合成することはできない。

表1　グルコースの完全酸化によるATP産生（骨格筋・脳など）

反応段階	グルコースの1分子あたりのATP産生量
解糖：グルコースのピルビン酸への転換（細胞質ゾル）	
グルコースのリン酸化	−1
フルクトース-6-リン酸のリン酸化	−1
1，3-ビスホスホグリセリン酸（2分子）からの基質レベルのリン酸化	+2
ホスホエノールピルビン酸（2分子）からの基質レベルのリン酸化	+2
グリセルアルデヒド-3-リン酸（2分子）の酸化で2分子のNADHができる → 酸化的リン酸化へ	
ピルビン酸のアセチルCoAへの転換（ミトコンドリア内）	
NADHが形成される（2分子）→ 酸化的リン酸化へ	
クエン酸回路（ミトコンドリア内）	
スクシニルCoA（2分子）からの基質レベルのリン酸化（2GTP生成）	+2
イソクエン酸，α-ケトグルタル酸およびリンゴ酸のそれぞれ2分子の酸化で6分子のNADHができる → 酸化的リン酸化へ	
コハク酸（2分子）の酸化で$FADH_2$が2分子できる → 酸化的リン酸化へ	
酸化的リン酸化（ミトコンドリア内）	
解糖で形成される2分子のNADHからそれぞれ2分子のATP生成（グリセロール-3-リン酸シャトルによるNADHの輸送と仮定して）	+4
ピルビン酸の酸化的脱炭酸反応で形成される2分子のNADHからそれぞれ3分子のATP生成	+6
クエン酸回路で形成される6分子のNADHからそれぞれ3分子のATP生成	+18
クエン酸回路で形成される2分子の$FADH_2$からそれぞれ2分子のATP生成	+4
グルコースの1分子あたり正味のATP産生量	+36

なお，グリセロール-3-リン酸シャトルではなく心筋，肝臓，腎臓ではリンゴ酸-アスパラギン酸シャトルを細胞からの還元当量の輸送に使用するので，酸化されるグルコースの1分子あたり2ATP多く形成される（+38ATP）。
1995年以降に出版されたアメリカの多くの教科書では，NADHのP/O比2.5，$FADH_2$のP/O比1.5という値を用いてグルコースの1分子あたりに形成されるATPの数は30ATP（32ATP）という値を採用している。

奇数個の炭素原子を有する脂肪酸

- 末端3個の炭素部分のみが糖原性である。この部分がβ酸化によって最終的にプロピオニルCoAを生ずる。

トリアシルグリセロールのグリセロール部分

- グリセロール-3-リン酸となった後，グルコースを生じる。
- 参考までに飽和脂肪酸の一つであるパルミチン酸が同様な理論上で燃焼した際のATP産生は**図4**のとおりである。

■グルコースから何分子のATPを生成できるのか（完全酸化）

- 解糖の初期に消費される2分子のATPを差し引いて，正味36または38分子のATPが生成される（解糖で生成したニコチンアミドアデニンジヌクレオチド（NADH）の輸送をリンゴ酸シャトルでは38分子，グリセロリン酸シャトルでは36分子，**表1**）。
- しかしこれは1分子のNADHの酸化により3分子，フラビンアデニンジヌクレオチド（$FADH_2$）からは2分子のアデノシン-5'-三リン酸（ATP）が生じるとした場合である。実際はそれぞれ2.5，1.5程度（P/O比）であると考えられ，この場合は30または32分子のATPとなる（教科書により記述が異なる場合があるが，米国の教科書の多くは30または32分子である）。
- また，**表2**では，さまざまな化合物の理論上のATP産生量を示す（グリセロールリン酸シャトルを使用し，1分子のNADHの酸化により3分子，$FADH_2$からは2分子のATPが生じるとした場合）。

P/O比
P/O比とは，合成されたリンとそれに伴い消費された酸素のモル数の比のことである。かつてはNADHでP/O比が3，$FADH_2$でP/O比が2と考えられていた。近年では，それぞれ2.5，1.5とされる場合が多い。

図4　パルミチン酸が完全に酸化されたとき生じるATPの数

CH_2 CH_2 \ CH_2 CH_2 \ CH_2 CH_2 \ CH_2 CH_2 \ CH_2 CH_2 \ CH_2 CH_2 \ CH_2 CH_2 \ CH_2COOH
7　6　5　4　3　2　1

パルミチン酸：C16の飽和脂肪酸
β酸化は7サイクル回る。1回転で2＋3＝5ATP（$FADH_2$→2ATP）
7×5＝35（NADH＋H^-→3ATP）
8分子のアセチルCoAを生じる。
1分子のアセチルCoAからクエン酸回路を経て呼吸鎖で12ATPを生じる。
12×8＝96
パルミチン酸の活性化に2ATP分の高エネルギー結合を消費する。
−2ATP（ATP→AMP＋Ppi，PPi→2Pi）
パルミチン酸1分子から生じるATPの総和は
7×5＋8×12−2＝129

脂肪酸の酸化による炭素あたりのATPの産生数は糖質より多い

表2　化合物の理論上のATP産生量

化合物	細胞質		ミトコンドリア		合計
	基質レベルリン酸化	酸化的リン酸化	基質レベルリン酸化	酸化的リン酸化	
グルコース	2	0	2	32	36
フルクトース-6-リン酸	3	0	2	32	37
グリセルアルデヒド-3-リン酸	2	0	1	16	19
ピルビン酸	0	0	1	14	15
アセチルCoA	0	0	1	11 (=3×3+2×1)	12

細胞質で生じたNADHの還元当量がミトコンドリアに運送されるとき，グリセロールリン酸シャトルを使用する。また，酸化的リン酸化でNADHから生ずるATP数は3と仮定する。

QUESTION

解糖における基質レベルのリン酸化で
グルコース1分子から生じるATPの分子数はどれか。

a　1　　d　4
b　2　　e　5
c　3

糖質代謝　一問一答

Q&A

解糖系

Q1	解糖系の酵素が局在するのはどこか。	A	細胞質
Q2	グルコース1分子あたりの好気的解糖の生成物はなにか。	A	2ピルビン酸，2ATP，2NADH
Q3	解糖の不可逆反応を触媒する酵素を3つ述べよ。	A	ヘキソキナーゼ，ホスホフルクトキナーゼ，ピルビン酸キナーゼ
Q4	解糖系の律速酵素はなにか。	A	ホスホフルクトキナーゼ
Q5	上記の律速酵素の阻害因子はなにか。	A	クエン酸，ATP
Q6	解糖が唯一のATP供給源である臓器・組織はなにか。	A	赤血球

ピルビン酸脱炭酸

Q1	触媒する酵素複合体はなにか。	A	ピルビン酸デヒドロゲナーゼ複合体
Q2	触媒に関与するサブユニット酵素の種類はいくつか。	A	3種類
Q3	触媒的な働きをする補酵素を3つあげよ。	A	TPP，リポアミド，FAD
Q4	反応をアロステリックに阻害する生成物はなにか。	A	アセチルCoA，NADH
Q5	複合体を不活性型にする調節酵素はなにか。	A	（ピルビン酸デヒドロゲナーゼ）キナーゼ
Q6	複合体を活性型にする調節酵素の刺激因子はなにか。	A	Ca^{2+}（Mg^{2+}）

クエン酸回路

Q1	基質はなにか（化学量論的）。	A	アセチルCoA
Q2	最も重要な調節酵素を1つあげよ[注]。	A	イソクエン酸デヒドロゲナーゼ 注：ピルビン酸デヒドロゲナーゼも重要であるが，厳密にはクエン酸回路の前である。
Q3	触媒的役割を果たす中間体はなにか。	A	オキサロ酢酸
Q4	1回転当たり何分子の還元型補酵素を生じるか。	A	4分子，NADH×3，$FADH_2$
Q5	脂肪酸の材料となるアセチルCoAの供給源となる中間体はなにか。	A	クエン酸
Q6	クエン酸回路の局在する場所はどこか。	A	ミトコンドリアマトリックス

グリコーゲン代謝

Q1	α-1,4結合の糖鎖をα-1,6結合に変換する酵素はなにか。	A	分枝酵素
Q2	グリコーゲン分解による直接の生成物を2つあげよ。	A	（多い生成物）グルコース-1-リン酸，（少ない生成物）グルコース
Q3	グリコーゲン合成のプライマー形成に関与するタンパク質はなにか。	A	グリコゲニン
Q4	グリコーゲン合成の基質ともいえる活性型中間体はなにか。	A	UDP-グルコース
Q5	グリコーゲン代謝の律速酵素はなにか。	A	グリコーゲンホスホリラーゼ
Q6	筋肉で上記酵素を活性化するアロステリック因子はなにか。	A	AMP

p.259 QUESTION

正解　**b**　解糖系の基本的な問題。

糖新生

Q1	ピルビン酸カルボキシラーゼを活性化するアロステリック因子はなにか。	A	アセチルCoA
Q2	ピルビン酸からホスホエノールピルビン酸への変換を触媒する酵素はなにか。	A	ピルビン酸カルボキシラーゼ，ホスホエノールピルビン酸カルボキシキナーゼ
Q3	ピルビン酸からの糖新生に必要な高エネルギー化合物は何分子か[注]。 注：還元型補酵素は計算に入れない。	A	6分子（⇒p.236図2）
Q4	糖新生の律速酵素はなにか。	A	フルクトース-1,6-ビスホスファターゼ
Q5	上記酵素のアロステリック阻害因子はなにか。	A	フルクトース-2,6-ビスリン酸（AMP）

主な酵素欠損症

Q1	ピルビン酸キナーゼが欠損するとどうなるか。	A	2,3-ビスホスホグリセリン酸の蓄積を伴う溶血性貧血
Q2	ピルビン酸デヒドロゲナーゼ複合体が欠損するとどうなるか。	A	高乳酸血症，中枢神経障害（チアミン欠乏症でも起こる）
Q3	グルコース-6-ホスファターゼが欠損するとどうなるか。	A	グリコーゲン貯蔵病（I型），低血糖症状が重い
Q4	筋グリコーゲンホスホリラーゼが欠損するとどうなるか。	A	グリコーゲン貯蔵病（V型），運動に耐えられない
Q5	グルコース-6-リン酸デヒドロゲナーゼが欠損するとどうなるか。	A	薬物誘導性の溶血性貧血
Q6	ガラクトース-1-リン酸ウリジルトランスフェラーゼが欠損するとどうなるか。	A	知能低下を伴うガラクトース血症（ガラクトキナーゼ欠損は白内障だけ）
Q7	アルドラーゼBが欠損するとどうなるか。	A	遺伝性フルクトース不耐症

空腹時，摂食時，運動時

Q1	食後，肝臓で余ったグルコースから作られる産物はなにか。	A	肝グリコーゲン，トリアシルグリセロール
Q2	インスリン刺激によってグルコースを取りこむ輸送体はなにか。	A	筋肉と脂肪組織のGLUT4
Q3	空腹時の血糖値を維持する主な糖質代謝系はなにか。	A	肝グリコーゲン分解，肝臓（と腎臓）の糖新生
Q4	飢餓時の脳でグルコース以外に用いられるエネルギー源はなにか。	A	ケトン体
Q5	ダッシュ，重量挙げのATPの供給源はなにか。	A	ホスホクレアチン
Q6	400m走におけるATPの供給源はなにか。	A	グリコーゲンの嫌気的解糖
Q7	マラソンにおけるATPの供給源はなにか。	A	グリコーゲン，脂肪酸，アミノ酸の好気的酸化

脂質とは？　（脂質概論）

模範解答

・脂質は，長鎖あるいは環状構造の炭化水素鎖をもつ多様な生体分子で，3つの基本的機能（エネルギー燃料，生体膜構成成分，生理活性シグナル分子）をもつ。水に溶けにくく有機溶媒に溶けやすい性質をもつ。

脂質：lipid
グリセロール：glycerol
脂肪酸：fatty acid
リン酸：phosphoric acid
糖鎖：glycan
リン脂質：phospholipid
糖脂質：glycolipid
グリセロリン脂質：glycerophospholipid
セラミド：ceramide
スフィンゴリン脂質：sphingophospholipid
スフィンゴミエリン：sphingomyelin
スフィンゴシン：sphingosine

・脂質の3大機能は，エネルギー燃料，生体膜構成成分，生理活性シグナル分子である（**図1**）。
・**表1**に脂質の機能別分類を示す。

■中性脂肪（⇒p.270-274，p.275-278，p.279-281）

・グリセロールと脂肪酸でできている脂質で，エネルギーの貯蔵や膜脂質の基材として利用される。グリセロール（アルコールの一種で-OH）と脂肪酸（-COOH）がエステル結合している（-COO-，アシル化された）ので，アシルグリセロール（グリセリド）とよばれる。
・グリセロールには3つの-OHがあり，脂肪酸が1個，2個，3個結合すると，それぞれモノアシルグリセロール，ジアシルグリセロール，トリアシルグリセロールとよばれる。
・脂肪組織に蓄えられているのはトリアシルグリセロール（またはトリグリセリド：TG）で，必要に応じて（ホルモンの作用により）燃料として供給される。

■膜脂質（⇒p.282-285,p.286-291,p.304-308,p.309-314,p.338-343）

・分子中にリン酸や糖鎖などを含む脂質を複合脂質という。これらは，水にも油にも溶ける両親媒性の性質をもち，生体膜の主要な構成成分である。体内での情報伝達にかかわるものもある。リン酸と結合したものをリン脂質，糖鎖と結合したものを糖脂質という。
・リン脂質は，リン酸がジアシルグリセロールの-OHにエステル結合したグリセロリン脂質が主体である。このほか，リン酸がセラミドの-OHに結合したスフィンゴリン脂質のスフィンゴミエリンが存在する。セラミドは，脂肪酸（-COOH）が，塩基性の長鎖炭化水素鎖であるスフィンゴシンのアミノ基（$-NH_2$）とアミド結合（-NHCO-）してできている。
・コレステロールには遊離型コレステロールとエステル型コレステロール

図1　脂質の3大機能

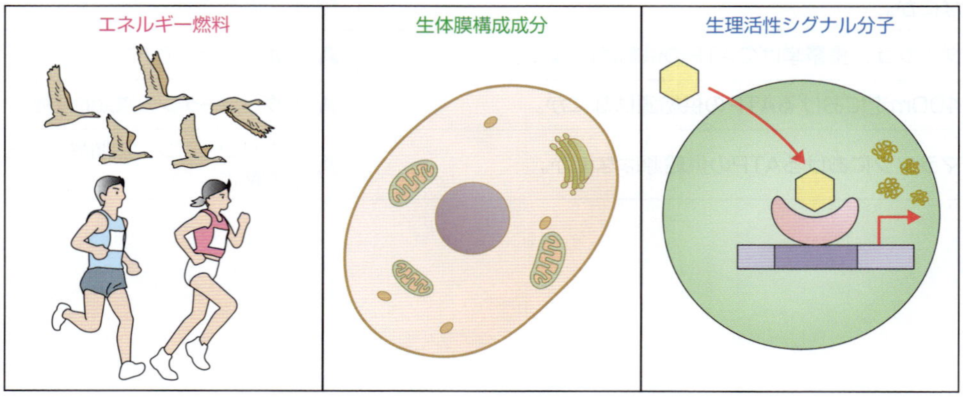

（コレステリルエステル（CE）という）の2形態があり，それらをあわせたものを総コレステロールとよぶ。遊離コレステロールの3位の水酸基に脂肪酸がエステル結合してCEが生成される。遊離コレステロールは両親媒性で細胞膜やリポタンパク質膜に存在し，異なる膜間を移動する。CEは親水性基がなく，細胞の中やリポタンパク質粒子の内部に存在する。CEは，血中ではレシチン：コレステロール アシルトランスフェラーゼ（LCAT）によって，細胞の中ではアシルCoA：コレステロール アシルトランスフェラーゼ（ACAT）によって作られる。遊離コレステロールとCEは，それぞれ，血清総コレステロールの約25-30%と約70-75%を占める。主に，遊離コレステロールは膜構成成分として，CEはステロイドホルモンや胆汁酸の原料として使われる。

- 糖脂質は，糖鎖がセラミドの-OHにエーテル結合（グリコシド結合という）したスフィンゴ糖脂質が主体である。糖鎖がグリセロールに結合したグリセロ糖脂質も存在するが，哺乳動物では精子に特異的なセミノリピドという硫酸化糖脂質に限られる。
- グリセロ脂質のなかで，グリセロールの1位の-OHに脂肪酸が，エステル結合ではなくエーテル結合した（-O-，アルキル化された）アルキルアシルグリセロールは，プラスマローゲンやGPI-アンカー（特定のタンパク質を細胞膜に繋ぐ役目をもつ糖脂質構造）やセミノリピドにのみ存在する。
- 脂肪酸が長鎖アルコールとエステル結合したものは蝋（ろう）とよばれる。動物や植物表面に多くみられ，保護物質として働いている。一部の植物を除いて，エネルギー源とはならない。

■リポタンパク質（⇒p.286-321，p.322-325）

- リポタンパク質は，血液中のトリアシルグリセロールとコレステロールの輸送に利用されるキャリア粒子の総称である。リポタンパク質は球状粒子で，脂質膜，疎水性コア，アポリポタンパク質（脂質を除いて裸にしたタンパク質のこと）から構成される。脂質膜は，単層で遊離コレステロールやリン脂質からなる。疎水性コアは，コレステロールエステルとトリアシルグリセロールからなる。アポリポタンパク質は脂質膜中に存在し，リポタンパク質の受容体リガンドとして機能している。リポタンパク質は脂溶性ビタミンの運搬にも不可欠である。
- リポタンパク質は，比重によって軽いものから順に，キロミクロン（カイロミクロン），超低比重（VLDL），低比重（LDL），高比重（HDL）に分類されている。比重は運ばれる成分の比重に依存する。トリアシルグリセロールが最も軽く，コレステロール，タンパク質の順に重くなる。

KEY WORDS

- 中性脂肪
- 膜脂質
- リポタンパク質
- ステロイドホルモン
- エイコサノイド
- 脂溶性ビタミン
- 胆汁酸

コレステリルエステル：cholesteryl ester（CE）
セミノリピド：seminolipid
アルキルアシルグリセロール：alkylacylglycerol
プラスマローゲン：plasmalogen
GPI-アンカー：GPI-anchor
蝋（ロウ）：wax
アポリポタンパク質：apolipoprotein
キロミクロン：chylomicron

臨床検査では，血漿リポタンパク質の電気泳動により，荷電性によって陰極に近いほうからキロミクロン，βリポタンパク（LDLに相当），pre-βリポタンパク（VLDLに相当），αリポタンパク（HDLに相当）と分離される（⇒p.333表1）。

表1　脂質の機能別分類

中性脂肪（neutral fat）
モノアシルグリセロール（monoacylglycerol）
ジアシルグリセロール（diacylglycerol）
トリアシルグリセロール（triacylglycerol）
膜脂質（membrane lipid ）
ホスホグリセリド（phosphoglyceride）
ホスファチジルセリン（phosphatidyl serine）
ホスファチジルコリン（phosphatidyl choline）
ホスファチジルエタノーラミン（phosphatidyl ethanolamine）
ホスファチジルイノシトール（phosphatidyl inositol）
スフィンゴ脂質（sphingolipids）
スフィンゴミエリン（sphingomyelin）
スフィンゴ糖脂質（glycosphingolipid）
コレステロール（cholesterol）
輸送脂質（リポタンパク質lipoprotein）
キロミクロン（chylomicron）
超低比重リポタンパク質（very low density lipoprotein：VLDL）
中比重リポタンパク質（intermediate density lipoprotein：IDL）
低比重リポタンパク質（low density lipoprotein：LDL）
高比重リポタンパク質（high density lipoprotein：HDL）
ステロイドホルモン（steroid hormone）
黄体ホルモン（progesterone）
エストロゲン（estrogen）
アンドロゲン（androgen）
グルココルチコイド（glucocorticoid）
ミネラルコルチコイド（mineralocorticoid）
エイコサノイド（eicosanoid）
プロスタグランジン（prostaglandin）
ロイコトリエン（leukotriene）
トロンボキサン（thromboxane）
脂溶性ビタミン（fat-soluble vitamin）
ビタミンA（vitamin A）
ビタミンD（vitamin D）
ビタミンE（vitamin E）
ビタミンK（vitamin K）
胆汁酸（bile acid）
コール酸（cholic acid）
ケノデオキシコール酸（chenodeoxycholic acid）

ステロイドホルモン：steroid hormone
グルココルチコイド：glucocorticoid
ミネラルコルチコイド：mineralocorticoid
アンドロゲン：androgen
エストロゲン：estrogen
黄体ホルモン：progesterone
ビタミン：vitamin
胆汁酸：bile acid
コール酸：cholic acid
ケノデオキシコール酸：chenodeoxycholic acid
タウリン：taurine
グリシン：glycine

■ステロイドホルモン （⇒p.315-318）

・ステロイドホルモンは，脊椎動物で働く脂溶性ホルモンである。ステロイドホルモンは細胞膜を通過し，細胞内に存在するタンパク性受容体（核内受容体）と結合して，生理活性を発揮する。

・同化ホルモンのグルココルチコイド，電解質を調節するミネラルコルチコイド，性ホルモンのアンドロゲン，エストロゲン，黄体ホルモンの5種類ある。

■脂溶性ビタミン （⇒p.344-347）

・脂溶性ビタミンには，ビタミンA，D，E，Kがある。

■胆汁酸 （⇒p.331-332）

・胆汁酸は，胆汁に含まれるステロイド誘導体の総称である。肝臓でコレステロールからつくられ，胆嚢にためられる。食事中に小腸に分泌され，食物中の脂肪を乳化して分解を促進する。

・コール酸やケノデオキシコール酸が，タウリンやグリシンと抱合したタウロコール酸とグリココール酸などがある。これら水溶性分子と抱合することにより，界面活性（洗剤作用）が高くなる。

■エイコサノイド （⇒p.296-303）

・エイコサノイドはエイコサン酸（アラキドン酸：炭素数20）を骨格にもつ化合物ないしその誘導体の総称である。プロスタグランジン，ロイコトリエン，トロンボキサンという重要な生理活性物質が含まれるが，細胞によってどれがどの程度発現するかが異なる。

・ヒトは原料の不飽和脂肪酸を合成できないので，植物や他の動物から摂取しなければならない。

・プロスタグランジンは五員環を有し，二重結合を2つしかもたないのに対し，ロイコトリエンは二重結合を4つもつが，環構造をもたない。トロンボキサンは酸素を含む六員環を骨格にもち，二重結合を2つもつという特徴がある。

QUESTION

人体でエネルギー燃料として<u>利用されない</u>のはどれか。

a　乳酸
b　脂肪酸
c　ケトン体
d　グリセロール
e　コレステロール

脂質はどのように代謝されるか？（脂質代謝概論）

模範解答

- ヒトは，中性脂肪を酸化分解して生命活動に必要なエネルギーを取り出したり，逆に，余剰エネルギーを中性脂肪に合成して蓄えたりすることができる。ヒトは，糖から脂肪を合成できるが，脂肪から糖を合成できない。過剰に糖分を摂取すると，必要以上に脂肪が蓄積され肥満となる。
- 膜脂質のリン脂質構造の非対称性は，いったん*de novo*経路で作成した後にリモデリング経路で改修することによって巧みにつくり上げられている。リン脂質の分解はホスホリパーゼによるが，これは単にバラバラにするというよりも脂質メディエーターを生成する積極的な意義がある。
- 小腸で吸収されたコレステロールと肝臓で生合成されたコレステロールは，リポタンパク質に組み込まれて血中を運ばれる。コレステロールは胆汁酸，ステロイドホルモン，ビタミンDに変換される。コレステロールは胆汁酸としてまたはそのまま糞便中に排出され，大部分がリサイクルされる。ステロール環は体内で分解できない。体内のコレステロール量は，LDL受容体による取り込み，生合成，排出のバランスによって制御されている。アテローム性動脈硬化は，このコレステロールホメオスターシスの破綻によって起こる。
- 脂質代謝の制御メカニズムには，代謝の区画化，アロステリック因子による酵素活性の調節，リン酸化修飾による酵素活性の調節，転写因子による代謝酵素の発現量調節がある。

■アセチルCoAは脂質代謝の要

- 脂肪酸のアシル基が細胞内で化学反応を起こすためには，補酵素A（CoA）とチオエステル結合して活性化されなければならない（**図1**）。脂質の最小単位はアセチルCoA（acetyl-CoA）のアセチル基である。脂肪酸分解の際は，アセチルCoAに収束した後にTCA回路でCO_2にまで完全燃焼される（**図2**）。
- アセチルCoAは糖が分解してもつくられる。脂肪酸とコレステロールの生合成（⇒p.270-273，288-289）はアセチルCoAを原料とする（**図2**）。

補酵素A：coenzyme A（CoA）
ピルビン酸デヒドロゲナーゼ：pyruvate dehydrogenase（PDH）
ピルビン酸：pyruvic acid

■中性脂肪（エネルギー燃料脂質）の代謝（⇒p.270-274，275-278，p.322-325，333-337）

- 摂食時には，トリアシルグリセロール（TG）の合成が盛んになって，余剰エネルギーがため込まれ，絶食時には，ためられたTGが酸化分解されて生命活動に必要なエネルギーを取り出す（**図2**）。
- 糖と脂肪が分解されると，中間代謝産物のアセチルCoAが産生される（**図2，3**）。
- ピルビン酸デヒドロゲナーゼ（PDH）複合体の反応は，ピルビン酸からアセチルCoAを産生する一方通行である（不可逆反応）（**図3**）。このため，糖から脂肪を

図1　アシルCoAの構造

アセチル基（R=CH_3）を含むアシル基は補酵素A（CoA）とチオエステル結合することにより活性化される。

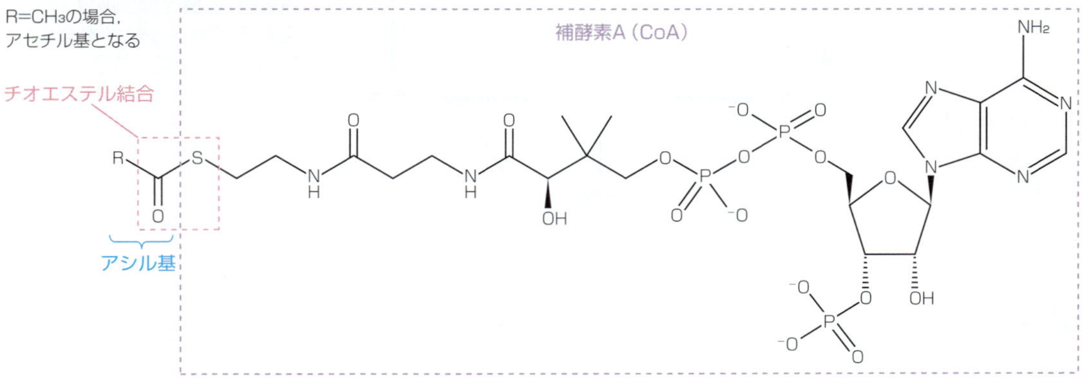

ケトン体：ketone body

合成できるが，脂肪から糖を合成できない。

・PDHは，アセチルCoAをグルコースから生成するか脂肪酸から生成するかを制御している。糖に富む食事をとると，PDHは活性化され，グルコース由来のピルビン酸がアセチルCoAに変換される（図4）。肝臓では，アセチルCoAは主に脂肪酸合成に使われる。肝臓以外では，アセチルCoAはATP産生に使われる。一方，絶食すると，PDHは不活性化され，アセチルCoAは脂肪酸から生成される（図5）。

・脂肪酸分解で取り出されたエネルギーは，肝臓では糖新生に使われる。肝臓で産生されたアセチルCoAはケトン体に変換され，血中に分泌される。末梢組織では，ケトン体をアセチルCoAに再変換して，TCA回路で二酸化炭素まで分解する（図2）。

図2　中性脂肪代謝の概観

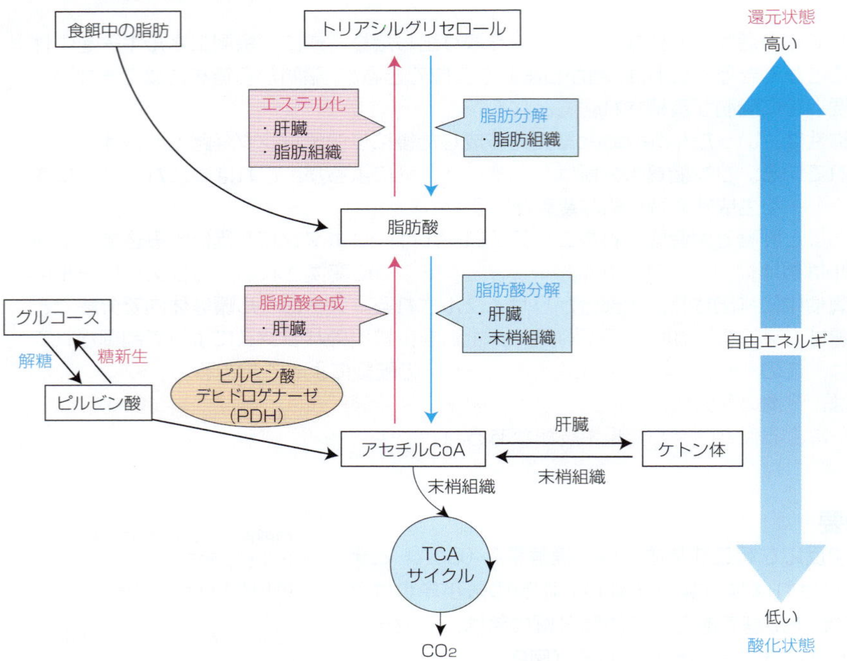

図3　アセチルCoAはエネルギー代謝の要

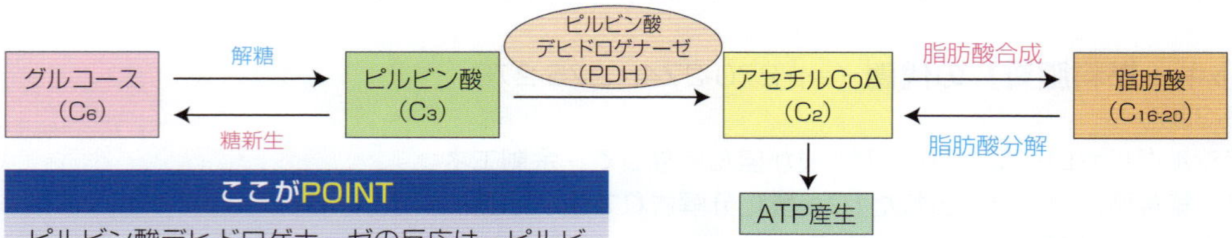

ここがPOINT

ピルビン酸デヒドロゲナーゼの反応は，ピルビン酸からアセチルCoAへの一方通行である。

図4　摂食時の肝臓での代謝

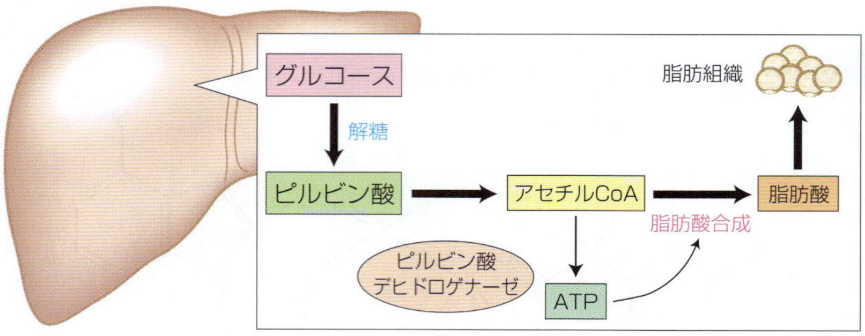

ここがPOINT

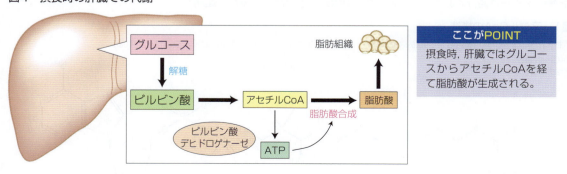

摂食時，肝臓ではグルコースからアセチルCoAを経て脂肪酸が生成される。

p.264 QUESTION

正解 **e**　コレステロールは胆汁酸，ステロイドホルモンの原料となるが，ステロール環は体内で分解できないのでエネルギー源になることはない。他はエネルギー源として利用される。

・高カロリー食を食べ続けると，必要以上に脂肪が蓄積され肥満となる。過剰に糖分を摂取すると，糖の約1/3重量の脂肪が蓄積する（⇒p.356応用問題**Q2**）。肥満状態が続くと，エネルギー代謝に異常（とくに高脂肪酸血症）をきたし，2型糖尿病などの原因となる。

■膜脂質の代謝

リン脂質の代謝（⇒p.286-291，304-308）

・リン脂質は生体膜の構成成分であるとともに，シグナル伝達の脂質メディエーターのリザーバーとしても機能している。

・リン脂質構造の非対称性は，いったん*de novo*経路で作成した後にリモデリング経路で改修することによって巧みにつくり上げられている。

・リン脂質の分解はホスホリパーゼ（PL）によるが，これは単にバラバラにするというよりも脂質メディエーターを生成する積極的な意義がある。

ホスホリパーゼ（図6）

・ホスホリパーゼは，リン脂質を加水分解する酵素の総称で，切断する部位によってA，B，C，Dと分類される。ホスホリパーゼAは，切断する脂肪酸のついている位置によりA_1とA_2に分かれる。

・ホスホリパーゼA（PLA）：
ホスホリパーゼA_1（PLA_1）：*sn-1*アシル鎖を切断する。
ホスホリパーゼA_2（PLA_2）：*sn-2*アシル鎖を切断する。エイコサノイドの前駆体となるアラキドン酸を遊離する。

・ホスホリパーゼB（PLB）：PLA_1またはPLA_2が働いて残った*sn-1*アシル鎖または*sn-2*アシル鎖を切断する。リゾホスホリパーゼともいう。

・ホスホリパーゼC（PLC）：リン酸-頭部アルコールとジアシルグリセロール（DAG）の間を切断する。細胞膜を介するシグナル伝達に重要な役割を果たす。

・ホスホリパーゼD（PLD）：ホスファチジン酸と頭部アルコールの間を切断する。

コレステロールの代謝（⇒p.286-291，319-321，322-325，326-330）

・体内のコレステロールは外から食物として摂取したものと，自分で合成したものからなる。1日あたり約1gのコレステロールが体内で合成され，約200mgのコレステロールが食物から摂取される。

・食物から摂取したコレステロールは，トリアシルグリセロールと

KEYWORDS

- アシルCoA，アセチルCoA
- ピルビン酸デヒドロゲナーゼ（PDH）
- ホスホリパーゼ
- コレステロールホメオスターシス
- HMG-CoA

ホスホリパーゼ：phospholipase（PL）
肥満：obesity
エイコサノイド：eicosanoid
アラキドン酸：arachidonic acid
ジアシルグリセロール：diacylglycerol（DAG）
ホスファチジン酸：phosphatidic acid

図6　ホスホリパーゼの切断箇所
ホスホリパーゼの種類によって切断する部位が異なる。

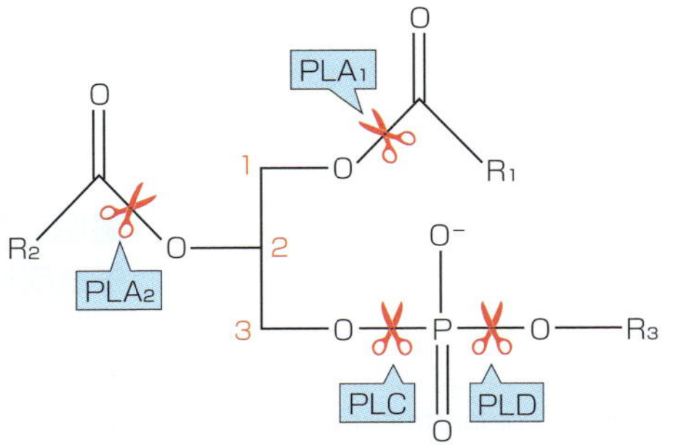

図5　絶食時の肝臓における代謝

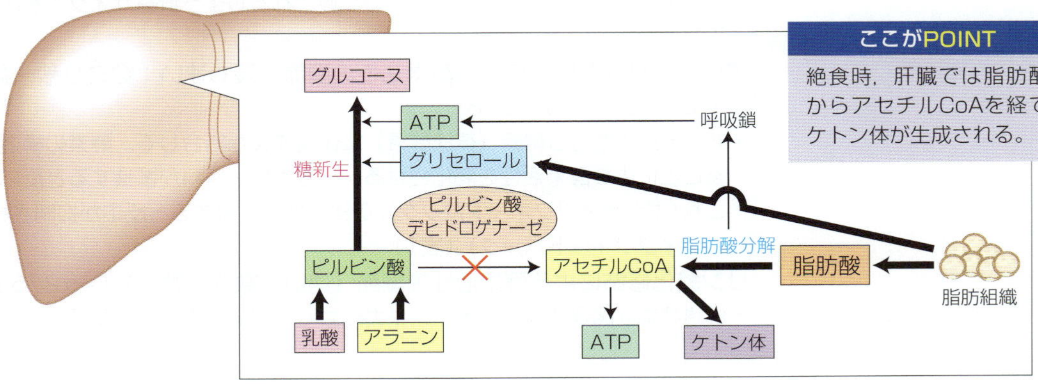

ここがPOINT
絶食時，肝臓では脂肪酸からアセチルCoAを経てケトン体が生成される。

ともに，小腸でキロミクロン（カイロミクロン）とよばれるリポタンパク質に組み込まれ，血中を運ばれる。コレステロールは，トリアシルグリセロールが分解された後に残ったキロミクロンレムナントとして肝臓に取り込まれる。
- コレステロールは主に肝臓で合成され，VLDLやLDLとよばれるリポタンパク質の形で血液中を運ばれる。肝臓と小腸以外の組織は，通常は自分でコレステロールを合成せずに，血中LDLをLDL受容体で取り込み，その中に含まれているコレステロールを利用する（⇒p.319-321）。
- コレステロールは胆汁酸，ステロイドホルモンに変換される。コレステロールは胆汁酸またはコレステロールの形で糞便中に排出され，大部分が再吸収されてリサイクルされる。ステロール環は体内で分解できないのでエネルギー源になることはない。
- 体内のコレステロール量は，LDL受容体による取り込み，生合成，排出のバランスによって決まる。これらは，コレステロールセンサーと共役する膜内在性転写因子によって制御されている。このコレステロールホメオスターシスが破綻するとアテローム性動脈硬化を惹起する。

糖脂質の代謝（⇒p.286-291，348-355）
- 細胞表面に発現する糖脂質の糖鎖構造は，細胞分化や癌化に伴い変化するが，これは主として合成酵素（糖転移酵素や硫酸転移酵素）の活性で制御されていることが多い。
- リソソームに局在するスフィンゴ糖脂質分解酵素の遺伝子に変異があると，酵素の基質が細胞内に蓄積してスフィンゴリピドーシスをきたす。

■生理活性脂質の代謝（⇒p.292-295，296-303，309-314，315-318）
- ステロイドホルモンは，特定のホルモン産生細胞でコレステロールからつくられる。ステロイド産生の律速段階はステロイド産生急性制御タンパク質によるコレステロールのミトコンドリアへの輸送である。
- エイコサノイドはアラキドン酸からつくられる。細胞膜上でリン脂質の*sn-2*位にエステル結合したアラキドン酸が，ホスホリパーゼA_2によって切り出される反応がこの系の律速段階である。

■脂質代謝の制御メカニズム（⇒p.270-274，275-278）
生合成反応と分解反応は同時に起こらない
- 生合成反応は分解反応の単なる逆反応ではない。両者の反応経路は異なる。
- 生合成反応を行う場（細胞内小器官）と分解反応を行う場は異なる（区画化）。
- 生合成反応を促進するときは分解反応を抑制し，分解反応を促進するときは生合成反応を抑制するように調節される（⇒p.270-274，マロニルCoAセンサー）。
- このように，せっかくつくったものが壊されてしまう無益サイクルを防ぐしくみが備わっている。

区画化：compartmentalization

アロステリック因子による酵素活性の調節（最も速い：数ミリ秒～数秒）（⇒p.270-274，275-278）
- 非平衡反応を行う酵素（律速酵素）に代謝物質が結合して，酵素の構造を変えることにより酵素活性を変化させる。一般的に，原料が蓄積すると反応が促進され（ポジティブフィードバック），最終産物が蓄積すると反応が抑制される（ネガティブフィードバック）（**表1**）。

リン酸化修飾による酵素活性の調節（速い：数秒～数分）（⇒p.275-278）
- 代謝酵素は関連するプロテインキナーゼでリン酸化され，プロテインホスファターゼで脱リン酸化される。

- エネルギー代謝では5'AMPキナーゼ（AMPK）が重要である。絶食時や運動時にATPが消費されてAMP濃度が増加するとAMPKが活性化される。AMPKは，脂肪酸合成とコレステロール合成のキー（鍵）酵素であるアセチルCoAカルボキシラーゼと3-ヒドロキシ-3-メチルグルタリル補酵素A（HMG-CoA）レダクターゼをリン酸化して阻害することにより，アセチルCoAをケトン体産生（肝臓）やクエン酸回路を介するATP産生（肝臓以外の組織）のために使うよう制御している（**表2**）。さらに，AMPKはマロニルCoAデカルボキシラーゼをリン酸化して活性化する（**表2**）。この酵素はマロニルCoAを分解するので，脂肪酸代謝が生合成から分解にシフトする（⇒p.275-278）。

転写因子を介する代謝酵素の発現量調節（遅い：数時間）

（⇒p.275-278，326-330）

- 関連する転写因子が活性化されて酵素遺伝子の発現が誘導される。とくに律速酵素の遺伝子誘導が重要である。翻訳段階で調節される場合や，酵素の分解が促進される場合もある。
- 脂質代謝の重要な転写因子には，SREBP，ChREBP，LXR，FXR，PPARなどがある。この調節メカニズムは体内コレステロール量の調節（コレステロールホメオスターシス）でとくに重要な役割を果たしている。

3-ヒドロキシ-3-メチルグルタリル補酵素A：3-hydroxy-3-methylglutaryl coenzyme A（HMG-CoA）
ステロール調節領域結合タンパク質：sterol regulatory element-binding protein（SREBP）
炭水化物応答領域結合タンパク質：carbohydrate response element-binding protein（ChREBP）
肝臓X受容体：liver X receptor（LXR）
ファルネソイドX受容体：farnesoid X receptor（FXR）
ペルオキシソーム増殖因子活性化受容体：peroxisome proliferator-activated receptor（PPAR）

表1　アロステリック因子による脂質代謝酵素活性の調節

酵　素	関与する反応系	アロステリック因子	促進/阻害	参照頁
カルニチンパルミトイルCoAトランスフェラーゼ	脂肪酸分解（β酸化）	マロニルCoA	阻害	p.270-274，p.275-278
アセチルCoAカルボキシラーゼ	脂肪酸合成	パルミトイルCoA クエン酸	阻害 促進	p.270-274

表2　リン酸化による脂質代謝酵素活性の調節

酵　素	関与する反応系	リン酸化酵素/脱リン酸化酵素	促進/阻害	参照頁
HMG-CoAレダクターゼ	コレステロール合成	5'AMPキナーゼ	阻害	p.286-291
アセチルCoAカルボキシラーゼ	脂肪酸合成	5'AMPキナーゼ	阻害	p.275-278
		PP2A	活性化	p.270-274
マロニルCoAデカルボキシラーゼ	脂肪酸合成分解制御	5'AMPキナーゼ	活性化	p.275-278
ホルモン感受性リパーゼ	中性脂肪分解	cAMP依存性キナーゼ（PKA）	活性化	p.270-274，p.275-278

QUESTION

（1）炎症時にリン脂質からアラキドン酸を遊離させる酵素はどれか。

a　ホスホリパーゼA_1　　d　ホスホリパーゼC
b　ホスホリパーゼA_2　　e　ホスホリパーゼD
c　ホスホリパーゼB

（2）酵素と細胞内局在部位の組み合わせで誤っているのはどれか。

a　脂肪酸シンターゼ ―― 小胞体
b　HMG-CoAリアーゼ ―― ミトコンドリア
c　HMG-CoAレダクターゼ ―― 小胞体
d　3-ヒドロキシアシルCoAデヒドロゲナーゼ ―― ミトコンドリア
e　グリセロール-3-リン酸アシル転移酵素 ―― 小胞体

摂食時，糖はどのように中性脂肪に変えられるか？（脂肪酸合成）

模範解答

- 摂食時には，高濃度のグルコースとインスリンの作用によって脂肪酸合成が促進され，エネルギー燃料が貯蓄される。
- 食物グルコースの脂肪酸への変換は主に肝臓で行われ，次の3段階で起こる。①解糖系とピルビン酸デヒドロゲナーゼによってミトコンドリア内でアセチルCoAが生成される。②アセチルCoAがクエン酸に姿を変えて細胞質へ運び出され，細胞質で再生される。③細胞質で，アセチル基が重合して長鎖脂肪酸が合成される。脂肪酸合成には，エネルギー（ATP）と還元力（NADPH）が必要である。

脂肪酸合成：lipogenesis

■脂肪酸合成

- 糖分の多い食事をとると，肝臓において，グルコースからトリアシルグリセロール（TG）が生合成される（**図1**）。TGは肝臓には蓄えられず，VLDLとなって血中に分泌され，脂肪組織に運ばれて蓄積される（⇒p.319-321）。
- 生合成反応は，分解反応の単なる逆反応ではない。脂肪酸合成は細胞質で行われる。分解はミトコンドリアで行われる（⇒p.275-278）。
- 脂肪酸は，アセチルCoAを原料として，炭素鎖を伸長しながら合成される（**図2**）。生合成には，エネルギー（ATP）と還元力（NADPH）が必要である。

図1　肝臓におけるグルコースからトリアシルグリセロール（TG）の生合成

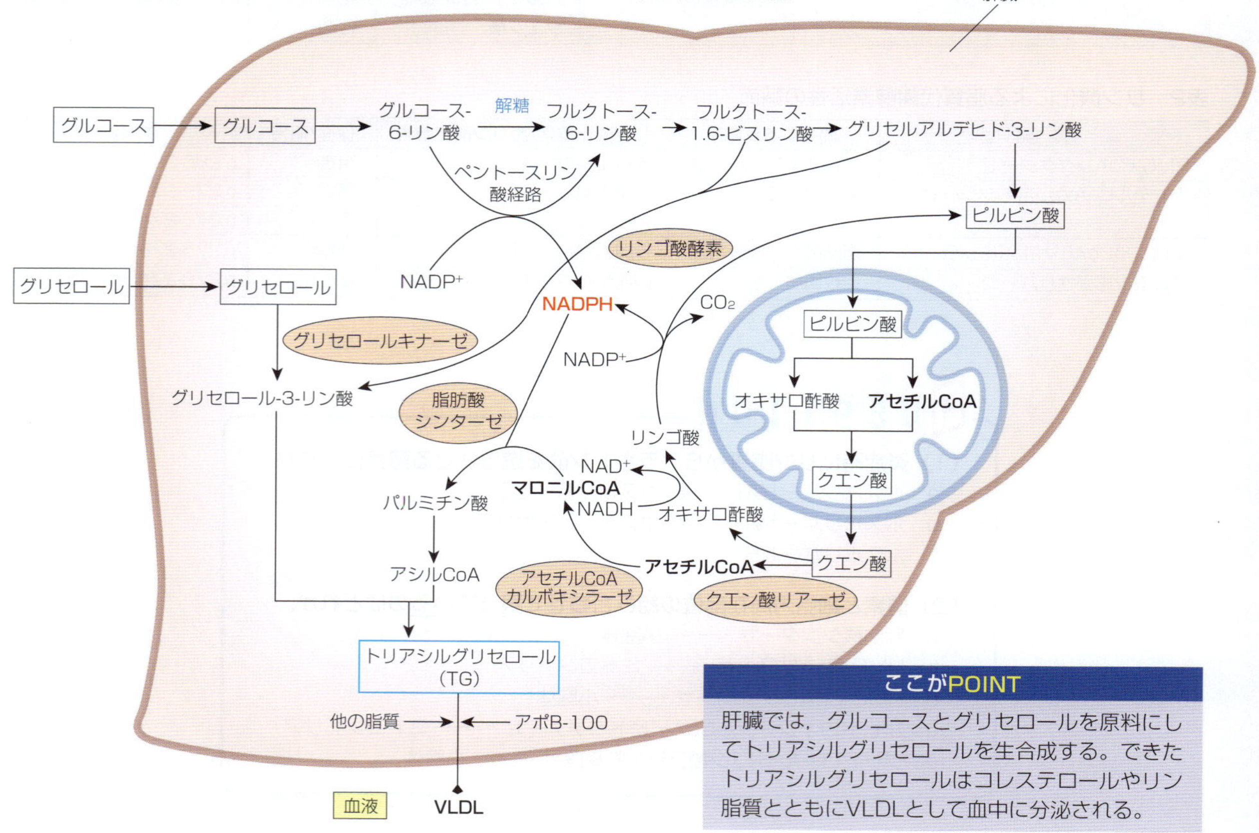

ここがPOINT

肝臓では，グルコースとグリセロールを原料にしてトリアシルグリセロールを生合成する。できたトリアシルグリセロールはコレステロールやリン脂質とともにVLDLとして血中に分泌される。

準備段階：アセチルCoAの運搬（図1）

- アセチルCoAはミトコンドリアで生成されるので，まず細胞質に運ばなければならない。アセチルCoAはミトコンドリア内膜を通過できないので，いったんオキサロ酢酸（OAA）と結合してクエン酸に変換されてミトコンドリア内膜を通過する。
- 細胞質に運ばれたクエン酸は，ATP依存性のクエン酸リアーゼによってオキサロ酢酸とアセチルCoAに戻される。
- オキサロ酢酸は，リンゴ酸デヒドロゲナーゼの働きでNADHを用いてリンゴ酸に還元される。

ここがPOINT

アセチルCoAカルボキシラーゼ（ACC）によるマロニルCoAの供給が律速段階である。

図2　マロニルCoAの生成と脂肪酸シンターゼ（FAS）による伸長サイクル

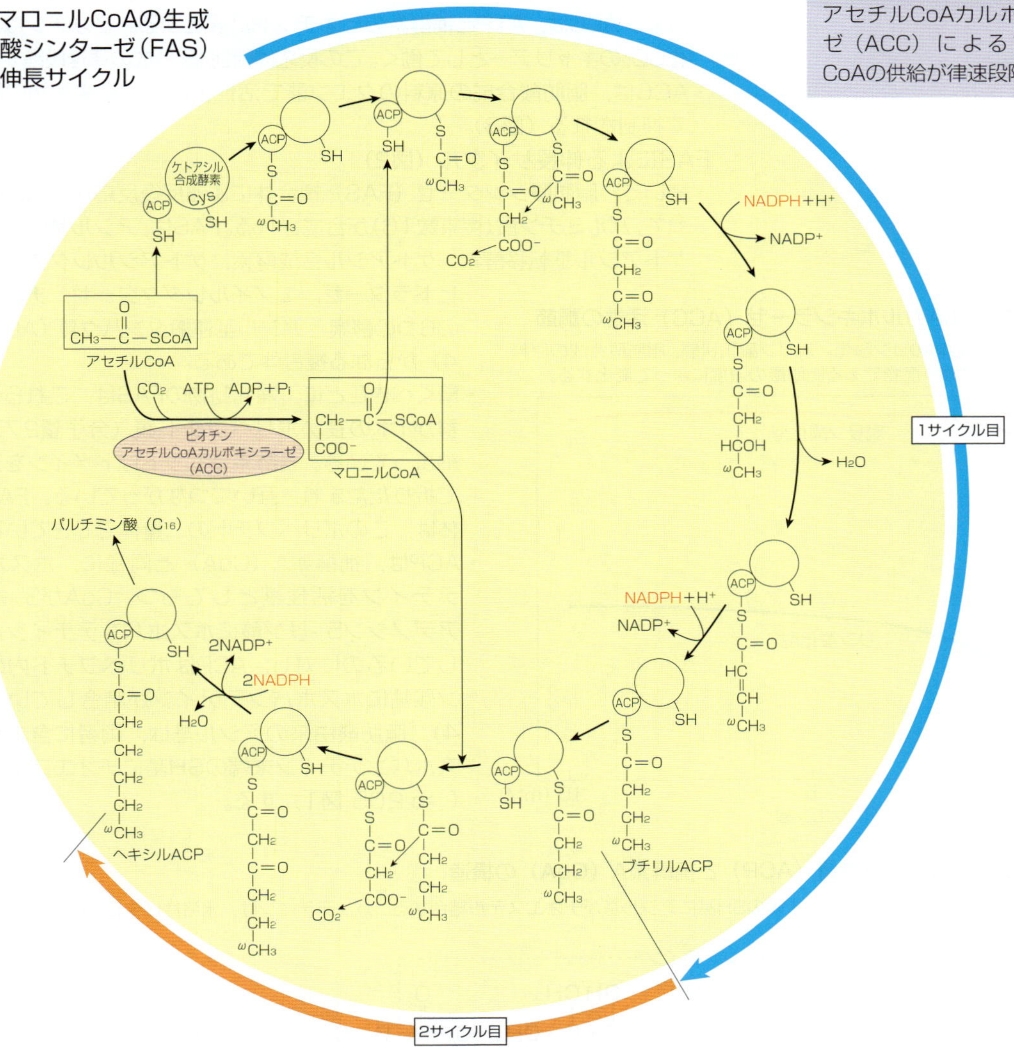

p.269 QUESTION

正　解　(1) **b**　(2) **a**

(1) アラキドン酸はリン脂質（主にホスファチジルエタノールアミン）の*sn-2*位に付いており，炎症時に活性化されるホスホリパーゼA_2によって遊離される。遊離したアラキドン酸はプロスタグランジンやロイコトリエンなど生理活性物質に変換される。

(2) 脂肪酸シンターゼは脂肪酸合成経路の酵素で，細胞質に局在する。HMG-CoAリアーゼはケトン体生成経路の酵素。HMG-CoAレダクターゼはコレステロール合成経路の律速酵素。3-ヒドロキシアシルCoAデヒドロゲナーゼは脂肪酸分解経路の酵素。グリセロール-3-リン酸アシルトランスフェラーゼはリン脂質とトリアシルグリセロールの合成経路の酵素。

リンゴ酸酵素：malic enzyme
ビオチン：biotin
脂肪酸シンターゼ：fatty acid synthase（FAS）
アシル基運搬タンパク質：acyl carrier protein

・リンゴ酸は，リンゴ酸酵素により脱炭酸的に酸化され，CO_2とNADPHを放出してピルビン酸を生じる。NADPHは脂肪酸合成のための還元力として使用される。
・ピルビン酸は，ミトコンドリアに運ばれて，アセチルCoA（ピルビン酸デヒドロゲナーゼの作用）とオキサロ酢酸（ピルビン酸カルボキシラーゼの作用）の産生に再利用される。

マロニルCoAの生成（図2）

・最初の反応は，アセチルCoAのカルボキシル化である（糖新生の最初の反応もピルビン酸のカルボキシル化である）。
・アセチルCoAカルボキシラーゼ（ACC）によってマロニルCoAが生成される。ACCは，ATPと補酵素のビオチンを必要とする。ビオチンは，活性化CO_2のキャリアーとして働く。この反応は，脂肪酸合成の律速段階である。
・ACCは，脂肪酸合成の原料のクエン酸で活性化され，最終産物の脂肪酸で抑制される（図3）。

FASによる伸長サイクル（図2）

・続いて，脂肪酸シンターゼ（FAS）複合体による反復反応が7回繰り返されて，パルミチン酸（炭素数16）が合成される。FASは，アシル基転移酵素，ケトアシル基転移酵素，ケトアシル合成酵素，ケトアシルレダクターゼ，ヒドラターゼ，エノイルレダクターゼ，チオラーゼの6つの酵素とアシル基運搬タンパク質（ACP）（図4）からなる複合体である。
・驚くべきことに，哺乳動物のFASは，これらの酵素群が1本の長いポリペプチド鎖（分子量27万）に納まっている。各酵素ユニットはドメインを形成して折りたたまれ，互いにつながっている。FAS複合体は，このポリペプチドの二量体でできている。
・ACPは，補酵素A（CoA）と同様に，ホスホパンテテインを活性基としてもつ。CoAが3'-ホスホアデノシン5'-リン酸にホスホパンテテインが結合しているのに対し，ACPはポリペプチド内のセリン残基にホスホパンテテインが結合している（図4）。脂肪酸由来のアシル基は，両者に含まれるホスホパンテテイン末端のSH基にチオエステル結合（⇒p.265 図1）する。

図3　アセチルCoAカルボキシラーゼ（ACC）活性の調節

ACC活性は，ACC自体のリン酸化／脱リン酸化状態，脂肪酸合成の原料であるクエン酸の濃度，産物である脂肪酸の濃度によって変化する。

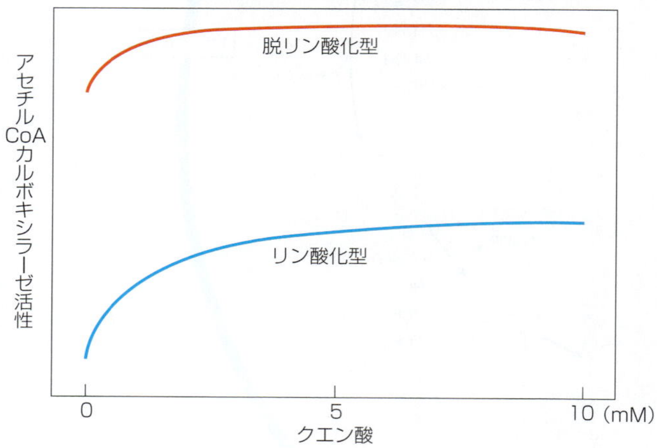

図4　アシル基運搬タンパク質（ACP）と補酵素A（CoA）の構造

両者ともホスホパンテテインを含み，末端のSH基にアシル基がチオエステル結合する。パンテテインは，水溶性ビタミンのパントテン酸に由来する。

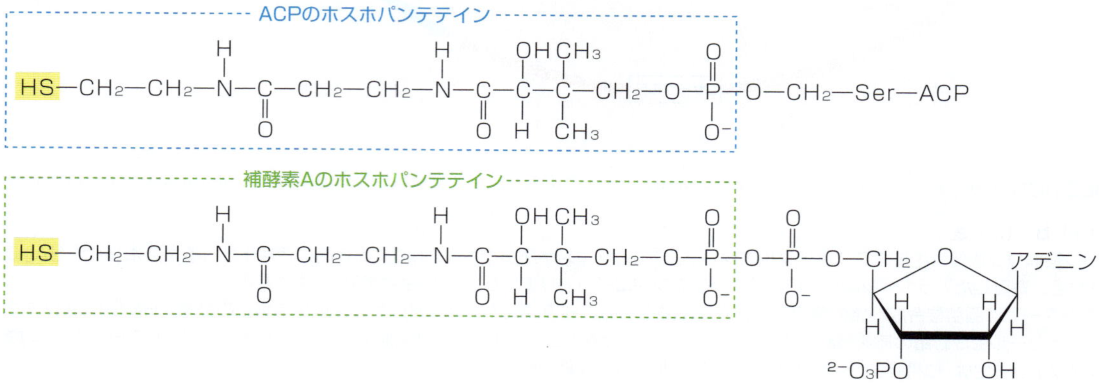

KEYWORDS
- 脂肪酸合成
- アセチルCoA
- マロニルCoA
- NADPH，$NADP^+$
- アルコール代謝

- 反応は，まず，アセチルCoAからFAS複合体中のACPにアセチル基が転移された後，ケトアシル合成酵素のシステイン残基に転移され，空いたACPにマロニルCoAからマロニル基が転移されることから始まる。次に，アセチル基とマロニル基がアシル基転移酵素の作用によって脱炭酸的に縮合する。このアセチル基は最終的に生産される脂肪酸のω炭素となる。生成したACP上のβケト酸は，NADPHで2回還元されてブチリルACPとなる。ここまでが1回目のサイクルである。
- 2回目のサイクルは，このブチリル基がケトアシル合成酵素のシステイン残基に転移されて，空いたACPにマロニルCoAからマロニル基が転移されることから始まる。1回目と同様の反応で縮合，還元反応を受け，炭素数が2個増えたヘキシルACPができる。
- 3回目のサイクルは，ヘキシル基がケトアシル合成酵素に移って，空いたACPにマロニル基が転移されて開始され，以下パルミチル基ができるまで同様のサイクルが繰り返される。
- FAS反応は還元反応で，1サイクルに2個のNADPHが必要である。1個のパルミチン酸をつくるのに7サイクル回るので，NADPHが14個必要である。このうちの8個は，原料のアセチル CoAが8個輸送される際にリンゴ酸酵素の作用で産生される（前述）。残りの6個は，ペントースリン酸経路から供給される（**図1**）。ペントースリン酸経路もグルコース濃度が高いときしか働かない。

反応の総和

8 アセチルCoA + 7 ATP + 14 NADPH + 14H^+ →
　パルミチン酸 + 14 $NADP^+$ + 8 CoA + 7 ADP + 7Pi + 6 H_2O

■脂肪酸のさらなる伸長と不飽和化

- FAS反応の最終産物はパルミチン酸（16：0）である。これより長い脂肪酸の合成や不飽和化は，小胞体膜の細胞質側で行われる（主に肝臓）。
- パルミチン酸（16：0）からステアリン酸（18：0）への伸長は長鎖脂肪酸伸長酵素（Elovl 6）によって行われる。
- ステアリン酸（18：0）からオレイン酸（18：1）への二重結合導入はステアリル-CoAデサチュラーゼ（SCD1）によって行われる。

■マロニルCoAセンサー

- 脂肪酸代謝は，絶食時には脂肪酸分解（⇒p.275-278），摂食時には脂肪酸合成が行われる。脂肪酸分解と脂肪酸合成は同時に起こらない。この調節のキーファクターはマロニルCoAである。
- 摂食時に脂肪酸合成が起こりマロニルCoAが増えると，カルニチンパルミトイルトランスフェラーゼ1（CPT1）に結合してアロステリック阻害する。この結果，脂肪酸がミトコンドリアに入ることができず，脂肪酸分解が止まる。せっかく苦労してつくった脂肪酸が分解されてしまっては元も子もないので，この無益サイクルを防ぐしくみが備わっているのである。

■ホルモン，転写因子による脂肪代謝調節

- 血糖値が上がりインスリン分泌が亢進すると，
  ①肝臓でプロテインホスファターゼPP2Aが活性化され，ACCが脱リン酸化されて活性型へ変換される（**図3**）。この結果，マロニルCoA濃度が上昇し，脂肪酸合成が促進するとともにβ酸化が抑制される。
  ②脂肪組織でcAMP濃度が低下し，ホルモン感受性リパーゼ（HSL）が脱リン酸化され不活性型に変換される。この結果，脂肪組織中のトリアシルグリセロールの分解が抑制される。
  ③転写因子の炭水化物応答エレメント結合タンパク質（ChREBP）は，グルコース濃度が高いと，ペントースリン酸経路でキシルロース-5-リ

図5　転写因子による脂肪代謝調節

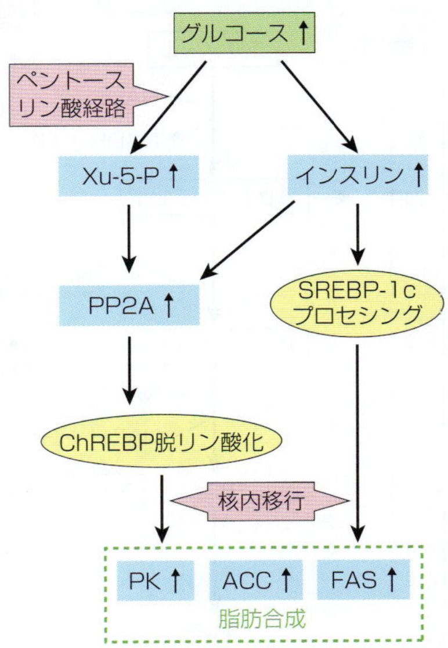

ン酸（Xu-5-P）が産生され，これによりプロテインホスファターゼPP2Aが活性化されてChREBPは脱リン酸化される。脱リン酸化されたChREBPは核内に入ることが可能となり，転写因子として，肝ピルビン酸キナーゼ（解糖系最終ステップ）や脂肪酸合成系酵素（ACCやFASなど）の遺伝子発現を誘導する（**図5**）。

④インスリン濃度が高いと，転写因子ステロール応答エレメント結合タンパク質1c（SREBP1c）のプロセシングが亢進し，核内に運ばれて脂肪酸合成系酵素（ACC，FASなど）の遺伝子発現を誘導する（**図5**）。

- ①，②の速い制御と③，④の遅い制御の両方により，インスリンと高血糖はエネルギー燃料をトリアシルグリセロールとして貯蔵する方向に働く。

トリアシルグリセロールの生合成（⇒p.319-321）

- 脂肪酸合成で生成されたアシルCoAからグリセロール-3-リン酸にアシル基を2つ転移してホスファチジン酸を生成する（⇒p.321**図2**）。リン酸基が加水分解で外されたあと，もう1つアシル基が転移されてトリアシルグリセロールが生成される。
- 肝臓において，グリセロール-3-リン酸は，取り込まれたグリセロールをグリセロールキナーゼで直接リン酸化して生成する（**図1**）。

■お酒（アルコール）を飲むと代謝にどんな影響があるか？

- エタノールは，肝臓の細胞質でアルコールデヒドロゲナーゼによって酸化されアセトアルデヒドになる（**図6**）。この酵素は補酵素NAD^+を必要とし，これはNADHに還元されるので細胞質の$NADH/NAD^+$比が上昇する。続いて，アセトアルデヒドはミトコンドリアに運ばれ，アセトアルデヒドデヒドロゲナーゼによって酸化され酢酸になる。この酵素も補酵素NAD^+を必要とし，NADHに還元されるのでミトコンドリアの$NADH/NAD^+$比が上がる。

脂肪肝 ： steatosis

図6　アルコール代謝

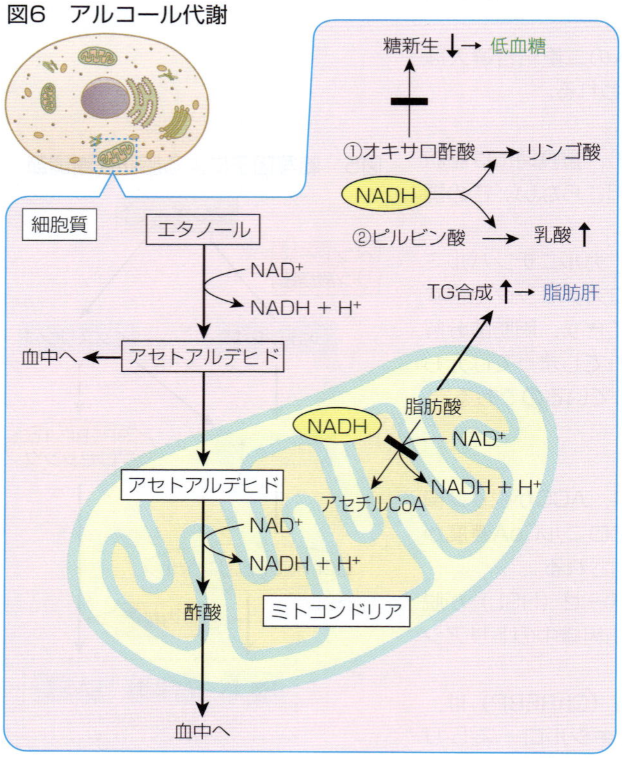

- 細胞質で$NADH/NAD^+$比が上昇すると，①オキサロ酢酸がリンゴ酸デヒドロゲナーゼ（MDH1）でリンゴ酸に還元されてしまい，糖新生が抑制される。このため，食事をしないでお酒をたくさん飲むと低血糖になる。②ピルビン酸が乳酸デヒドロゲナーゼ（LDH）で乳酸に還元され，高乳酸血症となる。
- 空腹時には肝臓のミトコンドリアで脂肪酸酸化が進行するが，ミトコンドリアの$NADH/NAD^+$比が上昇すると，ヒドロキシアシルCoAデヒドロゲナーゼ活性が阻害され，脂肪酸酸化は抑制される。分解されなかった脂肪酸はトリアシルグリセロールに変換され蓄積される（脂肪肝）。
- 代謝産物の酢酸は，糖質に富んだ食事をとってインスリンが分泌されると，アセチルCoAに変換されて脂肪合成に供される（肥満）。

QUESTION

脂肪酸合成の原料はどれか。

a　リンゴ酸　　d　オキサロ酢酸
b　コハク酸　　e　アスパラギン酸
c　クエン酸

絶食時，中性脂肪はどのように代謝されるか？（脂肪酸分解・β酸化）

模範解答

・絶食時には，貯められた脂肪酸が燃やされてエネルギーを産生する。グルコース濃度が下がってインスリン濃度が低下すると，脂肪組織のトリアシルグリセロールが分解され，脂肪酸が血中に遊離される。肝臓，筋肉，腎臓は脂肪酸を酸化してATPを産生する。肝臓は，このATPを利用してグルコースと尿素を合成する。また，肝臓は脂肪酸を原料としてケトン体を産生し，他の組織にエネルギー源として供給する。

■脂肪酸分解（β酸化）

・絶食時にグルコース濃度が下がってインスリン濃度が低下すると，脂肪組織のトリアシルグリセロール（TG）が分解されて脂肪酸が血中に遊離され，血中の脂肪酸濃度が上昇する。
・細胞に取り込まれた脂肪酸は，細胞質で，アシルCoA合成酵素により，補酵素A（CoA）とATPのエネルギーを用いてアシルCoAに活性化される（図1）。
・次に，アシルCoAを脂肪酸酸化の反応場であるミトコンドリアマトリックスに運ばなければならない。アシルCoAはミトコンドリア内膜を通過できないので，ミトコンドリア外膜に局在するカルニチンパルミトイルトランスフェラーゼ1（CPT1）により，アシルカルニチンに変換されて内膜を通過する（図1）。ミトコンドリアマトリックスに入ってから，CPT2による逆反応でアシルCoAに再生される。CPT1は，脂肪酸合成の中間体のマロニルCoAにより阻害され，合成した脂肪酸が分解されないようなしくみになっている（⇒p.270-274）。
・ミトコンドリアマトリックスにおいて，アシルCoAは，カルボン酸の隣（α位）の隣（β位）の炭素が酸化されて，炭素数が2個短くなったアシルCoAとのアセチルCoAが生じる（図2）。この反応が繰り返し起こって，炭素数16のパルミトイルCoAから8個のアセチルCoAが産生される。この繰り返し反応をβ酸化という。

脂肪酸分解（β酸化）：lypolysis（β-oxidation）
トリアシルグリセロール：triacylglycerol
アシルCoA合成酵素：acyl-coenzyme A synthetase

図1　脂肪酸のミトコンドリア内への輸送

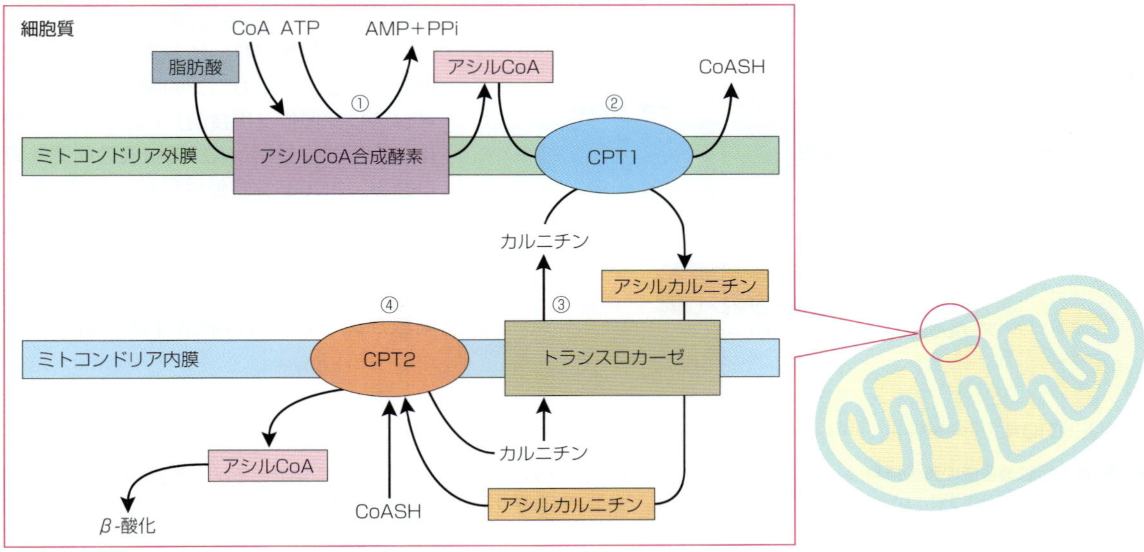

ペリリピン：perilipin
ホルモン感受性リパーゼ：hormone-sensitive lipase（LIPE）

・β酸化では，反応①と反応③で2回酸化され$FADH_2$とNADHが1個ずつできる（図3）。$FADH_2$とNADHは呼吸鎖に動員され，ATP産生に使われる。一連の反応はTCA回路の反応に似ている。

反応の総和
パルミチン酸 + ATP + 8CoA + 7FAD + $7NAD^+$ + $7H_2O$
→8アセチル CoA + $7FADH_2$ + 7NADH + $7H^+$ + AMP + 2Pi

・炭素数が奇数の脂肪酸の場合，最後にプロピオニルCoA（炭素数3個）が残る。これはサクシニル CoAに変えられて，TCA回路に入る。

図2　β酸化

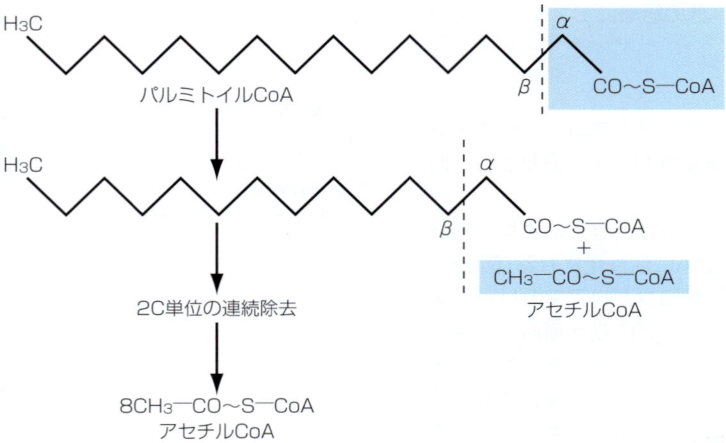

図3　β酸化の反応

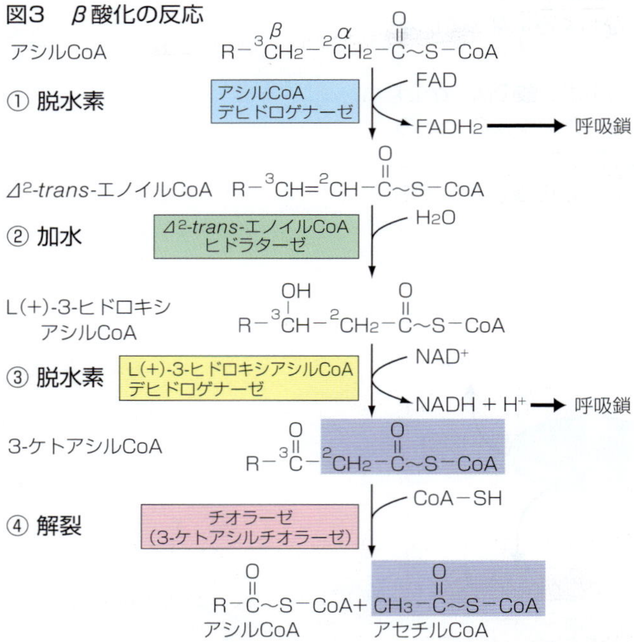

・不飽和脂肪酸の場合，二重結合がアシルCoAのカルボキシル末端に近づくまでβ酸化が起こる。不飽和脂肪酸の*cis*二重結合は，イソメラーゼやレダクターゼの働きでΔ^2-*trans*-エノイルCoA（図3）に変換され，β酸化反応に合流する。

・脂肪酸酸化はミトコンドリア以外にペルオキシソームでも行われる。ペルオキシソームでの脂肪酸酸化の役割は，炭素数22以上の長鎖脂肪酸を短くして，ミトコンドリアでの脂肪酸酸化をしやすくすることである。

■ホルモン，転写因子による脂肪代謝調節

・絶食時，インスリン濃度が下がり，グルカゴンとアドレナリンが分泌されると，

①肝臓におけるcAMPの濃度は，グルカゴンによって増加し，インスリンによって低下する。絶食時，解糖系制御に働く二重機能酵素6-ホスホフルクト-2-キナーゼ／フルクトース-2，6-二リン酸ホスファターゼが，cAMP依存性タンパクキナーゼ（PKA）によりリン酸化されてホスファターゼ活性が優位になり，フルクトース-2，6-二リン酸の量が低下する。この結果，脂肪酸合成の原料を提供する解糖系が抑制される。

②脂肪組織における脂肪分解は，アドレナリンによって促進され，インスリンによって抑制される。グルカゴンの関与は小さい。インスリン優位（摂食時）だと，脱リン酸化されたペリリピンAが脂肪滴の周囲を取り囲み，ホルモン感受性リパーゼ（LIPE）が近づけない。絶食時に，インスリン濃度が下がって，アドレナリンが分泌されて脂肪細胞表面のβ_3アドレナリン受容体へ刺激が入ると，cAMP依存性プロテイン

p.274 QUESTION

正　解　**c**　脂肪酸合成の真の原料は，グルコースがピルビン酸を経て分解されて生じたアセチルCoAであるが，アセチルCoAはミトコンドリア膜を通過できないので，いったんオキサロ酢酸と結合してクエン酸となってミトコンドリアを出て，細胞質でクエン酸リアーゼによりアセチルCoAに戻されて脂肪酸合成に供される。

キナーゼ（PKA）が活性化されて，ペリリピンAがリン酸化される。リン酸化されたペリリピンAは構造が変化して，脂肪滴がLIPEに曝露される。PKAはLIPEをリン酸化して活性化する働きもあり，これらが相乗的に働いてTGの分解が進む。

③グルカゴン分泌と脂肪組織からの脂肪酸動員が，肝臓におけるcAMPとAMPの濃度を上昇させ，これらがPKAとAMPKを活性化し，脂肪合成に働く転写因子の炭水化物応答エレメント結合タンパク質（ChREBP）をリン酸化して細胞質に留める。

④インスリン濃度が低いと，脂肪合成に働く転写因子のステロール応答エレメント結合タンパク質1c（SREBP1c）は小胞体膜に留まる。

- ①，②の速い制御と③，④の遅い制御により，グルカゴン，アドレナリンはエネルギー燃料のトリアシルグリセロールを燃やす方向に働く。

KEYWORDS
- マロニルCoA
- β酸化
- グルカゴン
- アドレナリン
- ケトン体

■マロニルCoAセンサー

- マロニルCoAは，脂肪酸合成系のアセチルCoAカルボキシラーゼ（ACC）によって生成され（⇒p.270-274），マロニルCoAデカルボキシラーゼ（MCD）によって分解される。ACCとMCDは，ともに5'AMPキナーゼ（AMPK）でリン酸化されて調節される（**図4**）。
- 絶食時や運動時にAMPKが活性化され，ACCとMCDがリン酸化されると，ACCは不活性化され，MCDは活性化される。この結果，脂肪酸合成の律速反応が阻害されるとともに，マロニルCoA量は減少し，CPT1への抑制が解除されて脂肪酸がミトコンドリアに運び入れられ脂肪酸分解が進行する。

■肝臓でグルコースを合成するのに必要なエネルギーはどこから来るか？

- 脂肪酸β酸化で生じた$FADH_2$とNADHは，呼吸鎖に渡されてATPが産生される。肝臓では，このATPが糖新生や尿素産生のためのエネルギー源として供給される。

■ケトン体はコークスのようなもの

- ケトン体は，脂肪酸の血中濃度が高いとき（絶食，飢餓，高脂肪食摂食，糖尿病），肝臓のミトコンドリアで生成される。肝臓で糖新生が行われているときはオキサロ酢酸が不足するので，アセチル CoAはTCA回路に入れない。このため，アセチルCoAからケトン体（アセト酢酸，3-ヒドロキシ酪酸）が産生される（**図5**）。
- 肝臓はケトン体利用系（**図5**）の3-オキソ酸CoA-トランスフェラーゼ（SCOT）が発現しておらず，ケトン体を利用できないので，ケトン体は血中に放出され，他の臓器（筋肉，心臓，腎臓，脳など）に取り込まれて，TCA回路に入ってATP産生に使われる。ケトン体は，脂肪由来の水溶性燃料であり，ちょうど，半分燃やされて非常に燃えやすく加工されたコークスのようなものである。
- ケトン体の生成には，遊離CoAの再生の役割もある。つまり，HMG-CoAからアセト酢酸とCoAを分離して，遊離CoAをβ酸化に再利用することが可能となる（**図5**）。
- 糖尿病などでケトン体の濃度が非常に高濃度になるとケトアシドーシスを誘発する。このとき，アセト酢酸からアセトンが生じ呼気に臭う。

■糖は脂肪に変わるのに，どうして脂肪から糖に変換できないのか？

- 動物は，脂肪酸からグルコースをつくれない。ピルビン酸デヒドロゲナーゼ（PDH）の反応は，ピルビン酸からアセチルCoAへの一方通行で，逆戻りできない（不可逆反応）。TCA回路に入ったアセチルCoAはCO_2に分解される。植物は，glyoxylate cycle（TCA回路のシャント）で糖新生の材料化合物をつくる。

図4　5'AMPキナーゼ（AMPK）によるマロニルCoA代謝調節（絶食，運動時）

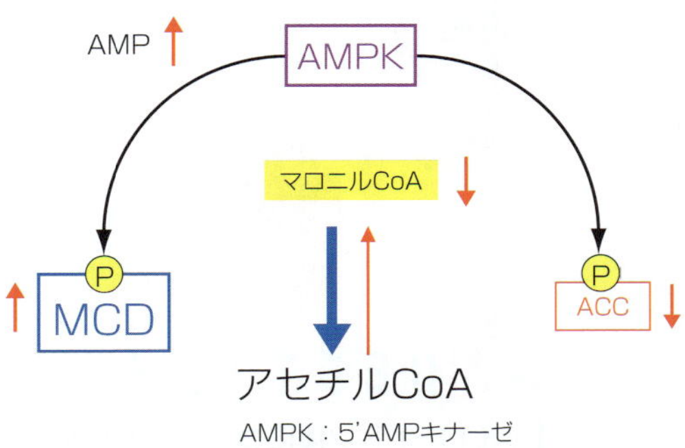

AMPK：5'AMPキナーゼ
MCD：マロニルCoAデカルボキシラーゼ
ACC：アセチルCoAカルボキシラーゼ

ここがPOINT

絶食時や運動時にはAMPKの作用でACCが不活性化され，MCDが活性化されるためマロニルCoA量は減少する。

図5　ケトン体の生成と利用

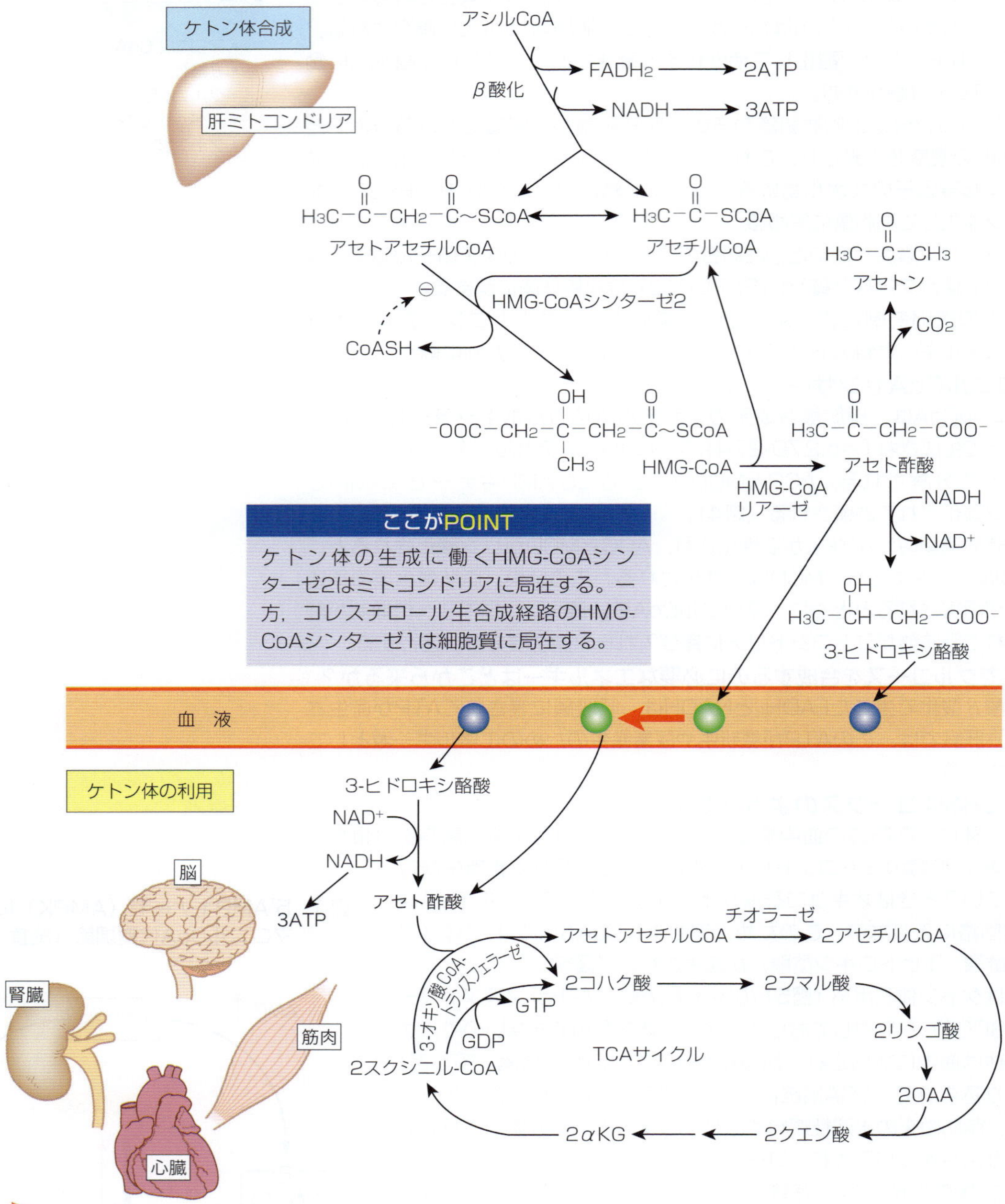

ここがPOINT

ケトン体の生成に働くHMG-CoAシンターゼ2はミトコンドリアに局在する。一方，コレステロール生合成経路のHMG-CoAシンターゼ1は細胞質に局在する。

QUESTION

(1) ケトン体について正しいのはどれか。

a　肝臓はケトン体を利用できない。
b　主に肝細胞の細胞質で合成される。
c　ケトン体は血液脳関門を通過できない。
d　糖質に富んだ食事を摂ると合成が促進される。
e　HMG-CoAレダクターゼが合成経路の律速酵素である。

(2) マロニルCoAの主な作用はどれか？

a　脂肪酸合成酵素を活性化する。
b　脂肪酸分解酵素を活性化する。
c　コレステロール合成酵素を活性化する。
d　リポプロテインリパーゼを活性化する。
e　カルニチンパルミトイルトランスフェラーゼ1（CPT1）を抑制する。

どうしてエネルギー燃料として脂肪を貯めるのか？（トリアシルグリセロールの機能）

模範解答

- ヒトの貯蔵エネルギーは，糖質のグリコーゲン，脂肪のトリアシルグリセロールと筋肉タンパク質である。脂肪の主成分の炭化水素鎖は，高度に還元され疎水性であるため，軽量で大量のエネルギー量を蓄えることができる。このため，脂肪は貯蔵エネルギー燃料として糖質やタンパク質よりもずっと優れている。
- ダイエットの目的は過剰な皮下脂肪を減らすことである。脂肪は軽い燃料であるので，短期間に何kgもの脂肪を減らすことはできない。200g/日以上の体重減少は，重い燃料が消費されたか体内の水分が失われたことを意味する。ダイエットは栄養バランスに注意して計画的に十分に時間をかけて行わなければならない。

■生物エネルギー

- ヒトをはじめとする動物が活動するのに必要なエネルギーは，他の生物の生体分子（糖，脂質，タンパク質）を食物として摂ることにより得られる（従属栄養）。大元は太陽光のエネルギーである。
- 糖，脂質，タンパク質の炭素-炭素結合，炭素-水素結合の電子対は高いエネルギーをもつ。これら生体分子は酸素を用いて分解されて最終的に二酸化炭素と水になるが，二酸化炭素と水に含まれる炭素-酸素結合と水素-酸素結合の電子対がもつエネルギーは低い（電子が酸素原子核の近傍に偏るため）。このエネルギー差分が分解の過程で放たれ，生命活動のためのエネルギーを得る。

グリコーゲン：glycogen
トリアシルグリセロール：triacylglycerol
疎水性：hydrophobic
親水性：hydrophilic

■ヒトの貯蔵エネルギー燃料

- 生物は，食物から（植物は光合成で）得たエネルギー量が生命活動に必要なエネルギー量を超えた場合，貯蔵することができる。
- ヒトの貯蔵エネルギー燃料は，糖質のグリコーゲン，脂肪のトリアシルグリセロール（TG）と，本来は構造や機能的役割を果たしている筋肉タンパク質である。
- 身体内で最大の貯蔵エネルギーは中性脂肪のTGである（**表1**）。脂肪は，糖質やタンパク質と比べて水素含量が高い（＝高度に還元されている）ので，乾燥重量あたり得られるエネルギーが約9kcal/gと糖やタンパク質の約4kcal/gと比較して2倍以上である（**表1**）。
- 脂肪は水素含量が高く，1gの脂肪が完全燃焼されると約1gの水を生じる（代謝水）。このため，水の貯蔵庫としても使われている。
- 水と油の関係といわれるように，脂肪の炭化水素鎖は疎水性である。一方，糖やタンパク質は親水性である。このため，水分を大量に含む身体内では，脂肪は水と結合しないが，糖やタンパク質には重量あたり2倍の水が結合（水和）するため，4kcal/（1+2）g≒1.3kcal/gと，重量あたりのエネルギー量が1/3に目減りする（**表1**）。このように，体内で脂肪は，糖やタンパク質と比べて，重量あたりで6倍以上のエネルギー量を蓄えることができる。

- マラソン選手が長距離走るときは，エネルギー燃料として脂肪を燃やす。クマは半年もの間冬眠するが，この間のエネルギー燃料として脂肪を使用する。渡り鳥は，1,000kmに及ぶ長距離を飛ぶが，このときのエネルギー燃料は脂肪である。
- 運動時や高熱時の発汗で失われる水分を補給するために脂肪が分解される。
- 砂漠に住むラクダのこぶには水ではなくて脂肪が入っている。呼吸の際に蒸散する水分を脂肪分解による水分補給でまかなっている。

表1　エネルギー燃料の体内貯蔵量

貯蔵燃料	乾燥重量エネルギー効率（kcal/g）	湿重量エネルギー効率（kcal/g）	貯蔵湿重量（kg）	総エネルギー貯蔵量（kcal）
グリコーゲン	4	1.3	1.8	2,400
中性脂肪（TG）	9	9	15	135,000
筋肉タンパク質	4	1.3	18	24,000

■ダイエットで1日に何g痩せられるか？

・主なエネルギー燃料は，グルコースと貯蔵燃料のグリコーゲンとTGである。上で述べたように，
グルコースやグリコーゲンは1÷1.3kcal/g≒0.75g/kcalと重い燃料で，
TGは1÷9kcal/g≒0.11g/kcalと軽い燃料である。

・身体がエネルギーを必要とするとき，まず手持ちの燃料であるグルコース

図1　主なエネルギー燃料

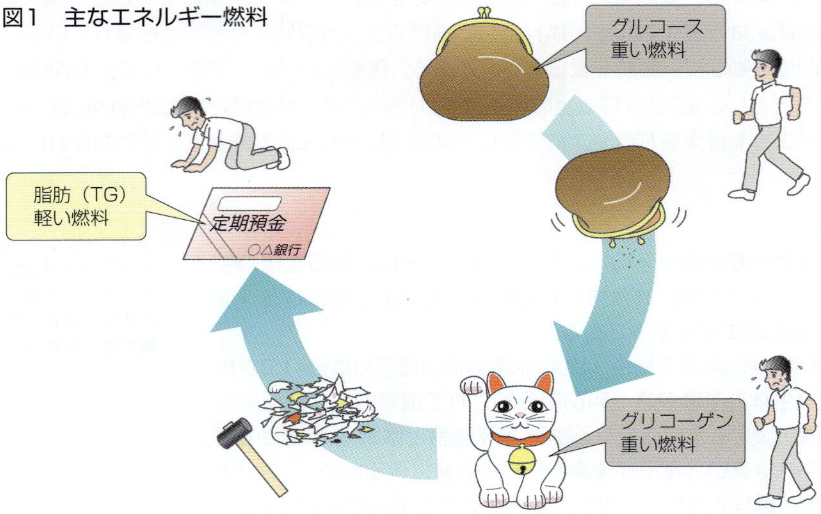

図2　ダイエットに伴う体重変動の例

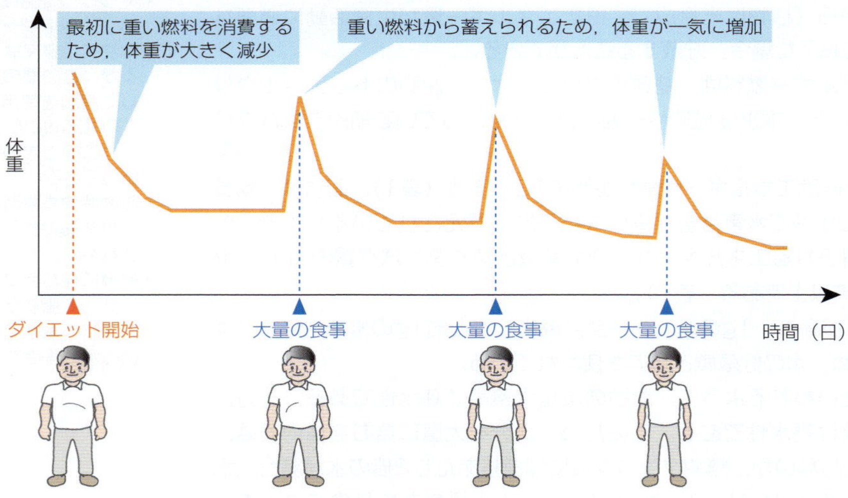

p.278 QUESTION

正解　(1) a　(2) e

(1) 絶食時，あるいは糖質制限食を摂取すると脂肪酸が分解されケトン体の合成が促進される。ケトン体は主に肝細胞のミトコンドリアで合成される。HMG-CoAはケトン体合成経路の中間産物であるが，HMG-CoAレダクターゼは関与しない。HMG-CoAレダクターゼが律速酵素であるのはコレステロールの合成経路。肝臓は，アセト酢酸を活性化するスクシニルCoA：アセト酢酸 CoAトランスフェラーゼを欠いているのでケトン体を利用できない。ケトン体は血液脳関門を通過して脳でエネルギー源として利用される。これに対して，脂肪酸は血液脳関門を通過できない。

(2) CPT1は脂肪酸合成の中間代謝物のマロニルCoAにより阻害され，合成された脂肪酸がミトコンドリアに運ばれて分解されないようにしている。

（小銭）を使い，なくなったら貯蔵燃料のグリコーゲン（貯金箱）を使い，それでも足りないと貯蔵燃料のTG（銀行預金）を使う（**図1**）。

- ダイエットをするときもこの順番に消費される。最初に重い燃料が使用され，後から軽い燃料が使われる。このため，ダイエットを始めて最初の1日目は体重が大きく減少するが，数日経つとほとんど体重は減らなくなる（**図2**）。このころにはグリコーゲンは枯渇している。このときに大量の食事を摂ると，使用順と同じく，グルコース（小銭），グリコーゲン（貯金箱），TG（銀行預金）の順に満たされていく。このため，重い燃料が蓄えられて一気に体重が増加する（**図2**）。これを繰り返す。
- 日本人の1日あたりのエネルギー消費量は，おおよそ成人の男性で2,500 kcal，女性で2,000kcalである（**表2**）。仮に，1日絶食して，その分をすべて体内のTGを燃やしてエネルギーを得たとしても，2,000kcal÷9 kcal/g≒222gのTGが消費されるにすぎない。よって，1日あたり200g以上の脂肪を減らすことはできない。
- 体重60kgの人が100kcal消費するには，歩行で30分，ジョギングで10分，自転車（坂道）で10分，水泳で5分要する（**表3**）。これだけの運動を，すべて脂肪を燃やして行ったとしても，100kcal÷9kcal/g≒11gしか脂肪は消費されない。
- ダイエットの目的は過剰な皮下脂肪を減らすことである。以上で述べたように，（手術で取り除かないかぎり）短期間に何kgもの脂肪を減らすことはできない。200g/日以上の体重減少は，重い燃料が消費されたか体内の水分が失われたことを意味する。ダイエットは栄養バランスに注意して計画的に十分に時間をかけて行わなければならない。

KEYWORDS
- トリアシルグリセロール
- グリコーゲン
- ダイエット

ダイエット薬
ダイエット薬として市販されているものに以下のようなものがあるが，危険な薬効成分を含むものが多く，使用には慎重になるべきである。
①食欲抑制剤
フェンフルラミン（fenfluramine）：脳内でセロトニンの分泌が抑制され，「腹いっぱいになった」と脳に思わせる。覚醒剤のメタンフェタミンと構造が似ており，肺高血圧症や心臓弁膜症を起こすので使用が禁止されている。中国製の減肥茶や抗肥満薬に含まれていることが多い。
②脂肪燃焼剤（fat burner）：交感神経を刺激して脂肪燃焼を促進する。
シネフリン（synephrine）：ダイダイの皮に含まれる。
エフェドリン（ephedrine）：麻黄（ephedra）に含まれる。
甲状腺ホルモン
③脂肪ブロッカー（fat brocker）：小腸からの脂肪吸収を抑制する。

表2　日本人の推定エネルギー必要量（kcal/日）

年齢	男性			女性		
	身体活動レベル			身体活動レベル		
	低い	普通	高い	低い	普通	高い
15～17歳	2,350	2,750	3,150	1,900	2,200	2,550
18～29歳	2,300	2,650	3,050	1,750	2,050	2,350
30～49歳	2,250	2,650	3,050	1,700	2,000	2,300
50～69歳	2,050	2,400	2,750	1,650	1,950	2,200
70歳以上	1,600	1,850	2,100	1,350	1,550	1,750

（厚生労働省：日本人の食事摂取基準，2005年版から抜粋）

表3　100 kcal消費する運動量（体重60 kgの人の場合）

運動強度	METS数	運動の種類	所要時間
軽い	3	軽い散歩 軽い体操	30分
やや強い	4	ウォーキング（速歩）	25分
	5	自転車（平地） ゴルフ	20分
強い	10	ジョギング（強い） 自転車（坂道） テニス	10分
激しい	20	バスケット 水泳（クロール）	5分

（日本糖尿病学会：糖尿病治療ガイド，2004-2005より引用）

QUESTION

50歳の男性。身長170 cm，体重70kg，体脂肪率25%。この男性が体脂肪率を20%まで減らすとき，どれだけのエネルギー量（kcal）を消費しなければならないか。

a　3,500
b　7,000
c　14,000
d　31,500
e　135,000

生体膜はなにでできているか？（膜脂質：リン脂質/コレステロール/糖脂質）

模範解答

・生体膜は，両親媒性のリン脂質の二重層でできている。リン脂質の種類としては，グリセロリン脂質のホスファチジルコリン，ホスファチジルエタノールアミン，ホスファチジルセリン，ホスファチジルイノシトールと，スフィンゴ脂質のスフィンゴミエリンがある。

・リン脂質以外の膜脂質として，コレステロールと糖脂質を含んでいる。糖脂質は糖鎖部分の構造が多様で，シアル酸を含むガングリオシドや硫酸基を含むスルファチドがある。

生体膜：biomembrane
ミセル：micelle

図1　ミセルとリポソーム

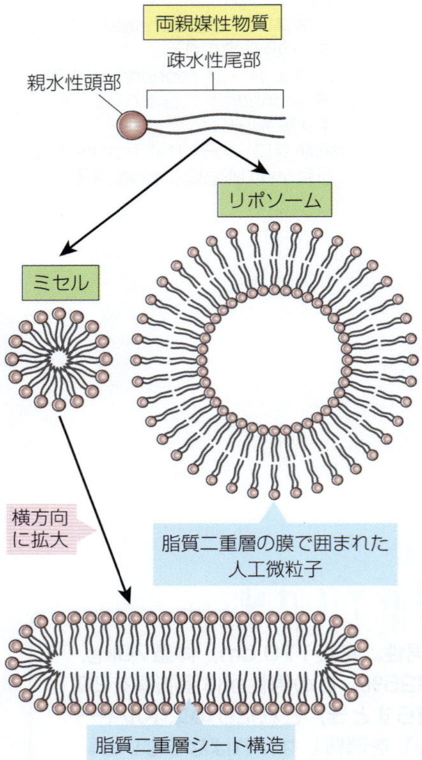

■生体膜の性質

・生体膜は，細胞内と外部環境を隔離し，真核細胞では細胞内を小胞体，ゴルジ体，ミトコンドリア，リソソームなどに区画化する働きがある。膜で遮られているため，細胞内が加水分解酵素による自己消化や過酸化物の侵襲を免れることができる。

・生体膜は，気体や小さな脂溶性物質は自由に透過できるが，イオン性物質や大きな物質は透過できない。これらの物質はチャネルやトランスポーターという関門を介して選択的に膜を横断する。

・生体膜には，細胞外からのシグナルを捉えるための受容体や，他の細胞や細胞外マトリックスと結合するための接着分子も存在する。

・生体膜は流動性をもち，構成分子の膜脂質や膜タンパク質は二次元空間をダイナミックに動き回るが，流動性には不均一性がある（⇒p.309-314，338-343）。

■生体膜はリン脂質二重層でできている

・界面活性剤（洗剤）のように，分子構造の中に水溶性部分と脂溶性の部分をもつ物質を両親媒性物質とよぶ。水溶液の中に界面活性剤を溶かすと，脂溶性部分を内部に向け，水溶性部分を外側に露出した球状の会合構造ができ，水に可溶性となる。これをミセルという（**図1**）。このとき，脂溶性の物質はミセルの内部に取り込まれる。

・このミセルを横方向に拡大していくと中央部は平面状になり，脂質二重層シート構造ができる（**図1**）。

・生体膜は，両親媒性物質としてリン脂質を使う。リン脂質には，グリセロリン脂質（ホスホグリセリド）とスフィンゴリン脂質がある（**図2**）。グリセロリン脂質には，ホスファチジルコリン，ホスファチジルエタノールアミン，ホスファチジルセリン，ホスファチジルイノシトールがある。スフィンゴ脂質には，スフィンゴミエリンがある。

・生体膜と同様に，脂質二重層の膜で囲まれた人工微粒子をリポソームという（**図1**）。内部に水溶性や脂溶性の生体物質や薬物を包含することができ，ドラッグデリバリーシステム（DDS）に応用されている。

■脂質二重層のリン脂質組成は非対称的である

・細胞膜の外側と細胞質側では，リン脂質組成が異なる。ホスファチジルコ

p.281 QUESTION

正　解　**d**　体脂肪率を20%まで減らすためには，70 kg×(25−20)%=3.5kgの脂肪が燃焼する必要がある。脂肪のエネルギー量は9kcal/gであるから，9kcal/g×3,500g=31,500kcal。これだけのエネルギー量を筋肉で減らすと，31,500kcal÷1.3kcal/g=24,230g，およそ24 kg減ることになる。これは全身の筋肉量よりもずっと多い。

リンとスフィンゴミエリンは外側に多く，ホスファチジルエタノールアミン，ホスファチジルセリン，ホスファチジルイノシトールは細胞質側に多い。

・負の荷電性をもつホスファチジルセリンと，量的には少ないホスファチジルイノシトールは，細胞内に重要なシグナルを発信する（⇒p.304-308）。

■リン脂質の脂肪酸組成の特徴

・一般に，グリセロリン脂質は*sn-1*位（*sn* は *stereochemical number*の略）に飽和脂肪酸，*sn-2*位に不飽和脂肪酸をもつものが多い（**図2**）。

・*sn-1*位は通常アシル結合しているが，エーテル結合したものがある（プラスマローゲンや血小板活性化因子（PAF（⇒p.286-291））。

・通常のジアシル結合をもつホスファチジルコリン，ホスファチジルエタノールアミン，ホスファチジルセリンは*sn-2*位にオレイン酸（18:1）やリノール酸（18:2）をもつものが多いが，*sn-1*位がエーテル結合したホスファチジルコリンやホスファチジルエタノールアミンは，*sn-2*位にアラキドン酸（20：4）（⇒p.296-303）をもつものが多い。ホスファチジルイノシトールも*sn-2*位にアラキドン

ホスファチジルコリン：phosphatidylcholine（PC）
ホスファチジルエタノールアミン：phosphatidylethanolamine（PE）
ホスファチジルセリン：phosphatidylserine（PS）
ホスファチジルイノシトール：phosphatidylinositol（PI）
スフィンゴミエリン：sphingomyelin
リポソーム：liposome
ドラッグデリバリーシステム：drug delivery system（DDS）
細胞膜の外側：extracellular leaflet
細胞膜の細胞質側：cytoplasmic leaflet
プラスマローゲン：plasmalogen
血小板活性化因子：platelet-activating factor（PAF）
アラキドン酸：arachidonic acid

図2　生体膜を構成するリン脂質の構造

ホスファチジルコリンとスフィンゴミエリンの親水性頭部はコリンとリン酸で共通であるが，疎水性尾部が異なる。ホスファチジルコリンの1本の脂肪鎖は折れ曲がっているが，スフィンゴミエリンは2本とも真っ直ぐであることに注目。

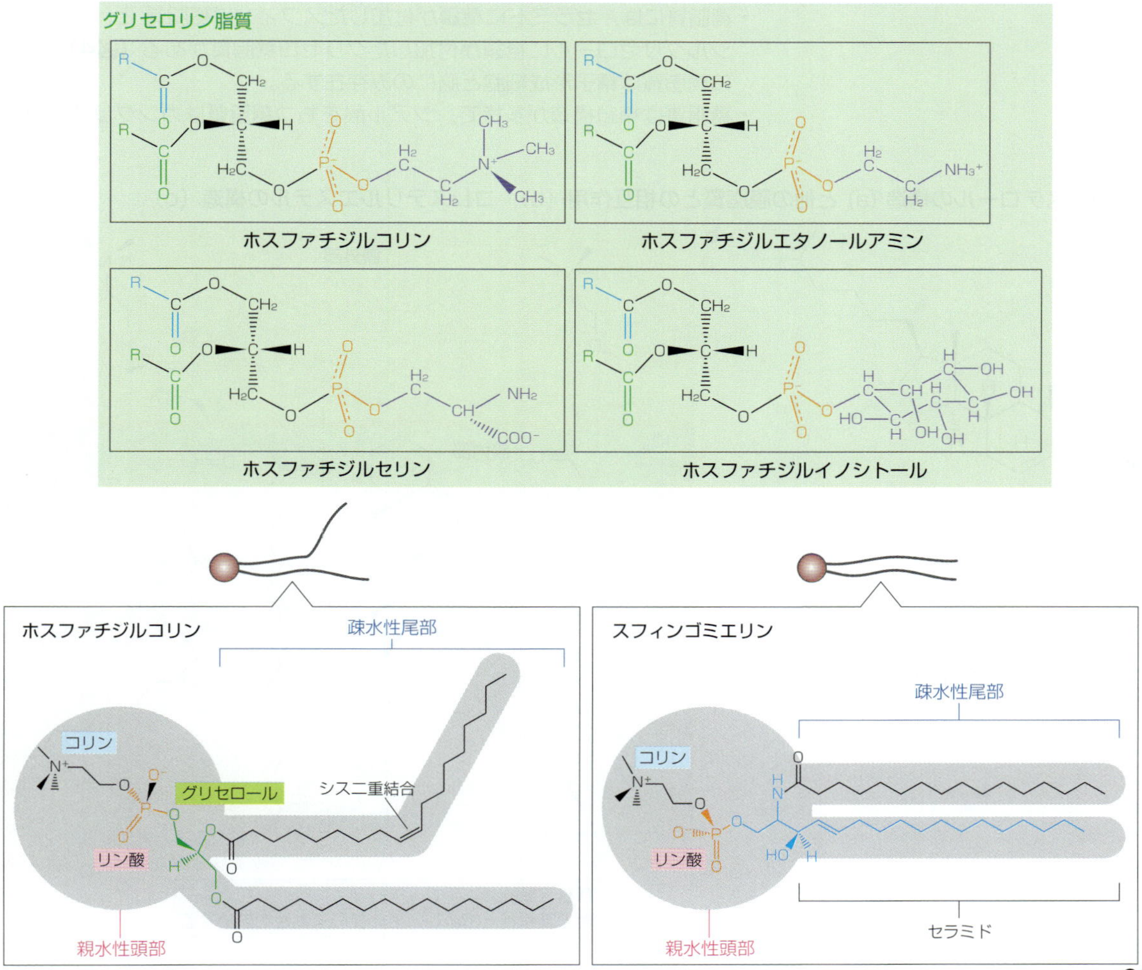

KEYWORDS
- 両親媒性
- グリセロリン脂質
- スフィンゴリン脂質
- コレステロール
- 糖脂質

コレステロール：cholesterol
糖脂質：glycolipid
コレステリルエステル：cholesteryl ester（CE）
セラミド：ceramide
スフィンゴ糖脂質：glycosphingolipid
ガングリオシド：ganglioside

酸をもつものが多い。

■コレステロール

- 生体膜は，リン脂質以外にコレステロールと糖脂質を含んでいる。コレステロールは細胞膜の外側の層にも細胞質側の層にも存在するが，糖脂質は外側にのみ存在する。
- コレステロールは，ステロール環とC3位に付いた水酸基とC17位に付いた炭化水素鎖からなる（**図3**）。コレステロールの水酸基は，膜の外でリン脂質やスフィンゴ脂質の極性頭部と相互作用している（**図3**）。一方，ステロール環と炭化水素鎖は，リン脂質やスフィンゴ脂質の疎水性脂肪酸鎖と一緒に，膜の内部に埋まっている。このように，他の膜脂質と密着することにより，コレステロールは生体膜の流動性を調節し，水素イオンやナトリウムイオンなどの膜透過性を低下させている（バリア機能）。このため，生体膜中のコレステロールが不足すると，膜電位を保てなくなる。
- コレステロールの3位の水酸基に脂肪酸（通常はリノール酸）がエステル結合したものをコレステリルエステル（CE）という（**図3**）。CEは，親水性基がなく疎水性が高く，細胞の中やリポタンパク粒子の内部に存在する。CEのエステル化は，血中ではレシチン：コレステロールアシルトランスフェラーゼ（LCAT），細胞の中ではアシルCoA：コレステロールアシルトランスフェラーゼ（ACAT）によって触媒される。血流中のリポタンパク質に含まれるCEは，血中総コレステロールの約70～75％を占め，ステロイドホルモンや胆汁酸の原料として使われる。

■糖脂質

- 糖脂質には，セラミドに糖鎖が付加したスフィンゴ糖脂質 と，アルキルアシルグリセロールに糖鎖が付加したグリセロ糖脂質がある（**図4**）。グリセロ糖脂質は精子形成細胞と脳にのみ存在する。
- 糖脂質は糖鎖構造が多様で，シアル酸をもつ糖脂質はガングリオシドと総

図3　コレステロールの構造 (a) と他の膜脂質との相互作用（b），コレステリルエステルの構造（c）

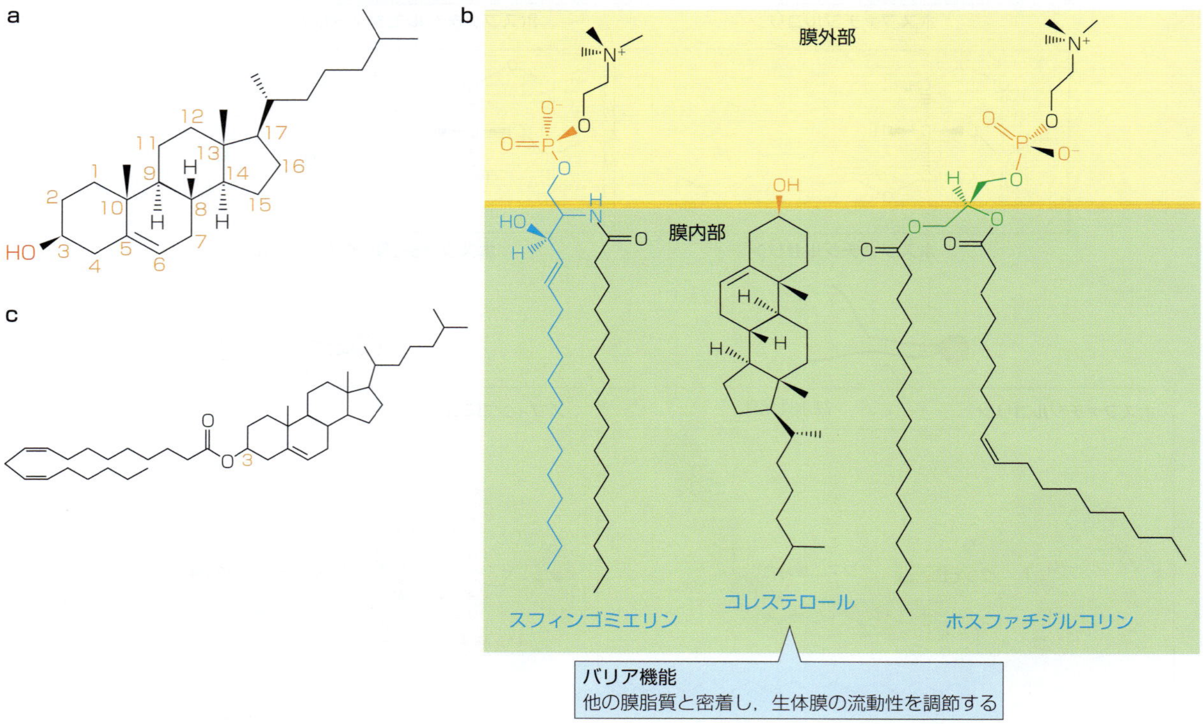

称される（図5）。糖鎖部分に硫酸基の付いたものはスルファチドとよばれる（図5）。
・糖脂質は，糖鎖構造によりグロボ系，ガングリオ系，ラクト系に分類される（⇒p.286-291）。発現する糖脂質の種類は，組織や細胞によって異なる。例えば，神経細胞にはガングリオ系のガングリオシドが多い。ミエリン鞘にはガラクトシルセラミドとスルファチドが大量に含まれる。

スルファチド：sulfatide
脂肪細胞：adipocyte
脂肪滴：lipid droplet
ペリリピン：perilipin

■脂肪細胞の脂肪滴や血中リポタンパク質はリン脂質一重層で覆われている

・脂肪細胞は，トリアシルグリセロールとコレステリルエステルを脂肪滴として蓄積するが，この脂肪滴はペリリピンやCidec/FSP27などの脂肪細胞特異的タンパク質を含むリン脂質一重層で覆われている（図6）。
・ペリリピンやCidec/FSP27は脂肪滴の形成と脂肪分解を制御している（⇒p.275-278）。
・血中でトリアシルグリセロールとコレステリルエステルを輸送するリポタンパク質もリン脂質一重層で覆われている。

図4　スフィンゴ糖脂質とグリセロ糖脂質

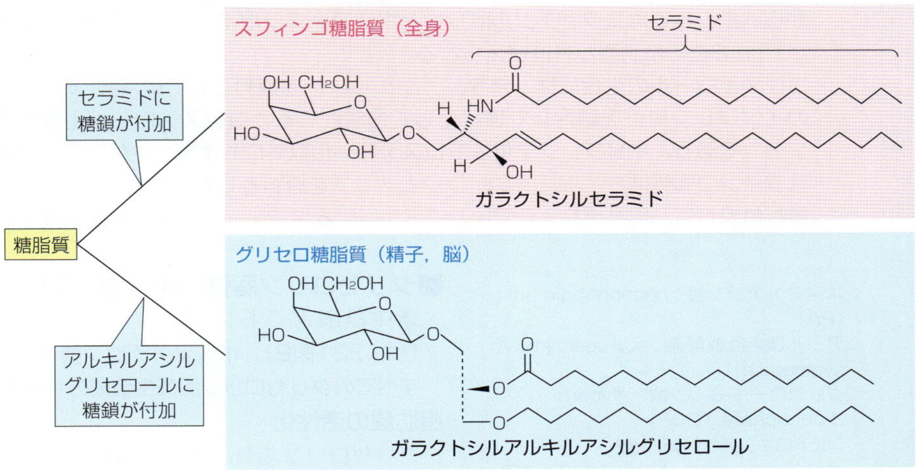

図5　ガングリオシドとスルファチド

シアル酸をもつ糖脂質をガングリオシド，硫酸基（正しくは亜硫酸基）をもつ糖脂質をスルファチドとよぶ。

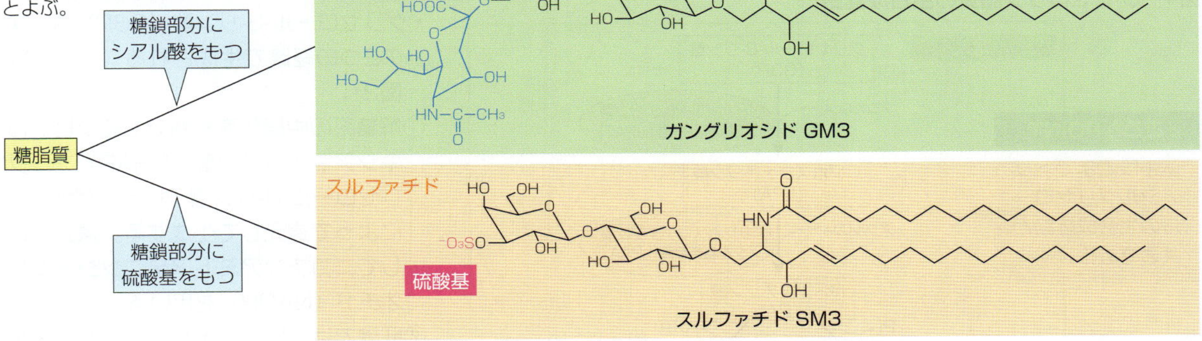

図6　脂肪滴

脂肪滴は単層のリン脂質で覆われている。

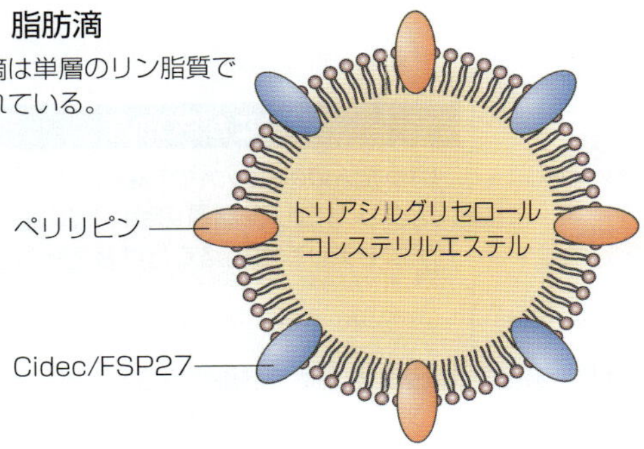

QUESTION

未熟児の呼吸窮迫症候群の肺で欠乏しているのはどれか。

a　ガングリオシド
b　コレステロール
c　スフィンゴミエリン
d　プロスタグランジン
e　ホスファチジルコリン

膜脂質はどのようにつくられるか？（膜脂質の生合成）

模範解答

・グリセロリン脂質の生合成のためには，脂肪酸がアシルCoAに活性化されなければならない。グリセロリン脂質の生合成は，*de novo*合成経路でアシルCoAがグリセロール-3-リン酸と縮合してホスファチジン酸を生成することから始まる。ホスファチジン酸はジアシルグリセロールになる経路とCDP-ジアシルグリセロールになる経路に分かれて，前者からは主としてホスファチジルコリンとホスファチジルエタノールアミンが，後者からは主としてホスファチジルセリンとホスファチジルイノシトールが生成される。その後，リモデリング経路で*sn-2*位の脂肪酸が付け替えられる。

・コレステロールの生合成は，まず，アセチルCoAを原料として炭素数5のイソプレン単位を合成した後，6個のイソプレン単位を結合して環状化して合成される。コレステロール生合成の律速酵素はHMG-CoAレダクターゼである。イソプレン単位はコレステロール以外にも重要な生体分子の修飾に用いられる。

・スフィンゴ脂質は，パルミトイルCoAとセリンを原料としてセラミドが生成された後，リン酸コリンあるいは糖が付加して，それぞれ，スフィンゴミエリンとスフィンゴ糖脂質が生合成される。

ホスファチジン酸：phosphatidic acid（PA）
アシルCoA合成酵素：acyl-coenzyme A synthetase
グリセロール-3-リン酸：glycerol 3-phosphate（G3P）
ジヒドロキシアセトンリン酸：dihydroxyacetone phosphate（DHAP）
ニコチンアミドアデニンジヌクレオチド：nicotinamide adenine dinucleotide（NADH）

■グリセロリン脂質の生合成（図1）

・途中段階までトリアシルグリセロールの生合成経路と共通である（⇒p.321図2）。ホスファチジン酸（PA）は，トリアシルグリセロールとすべてのグリセロリン脂質生合成の共通中間代謝物質である。

脂肪酸の活性化

・グリセロリン脂質の生合成のためには，アシルCoA合成酵素によって，脂肪酸がアシルCoAに活性化されなければならない（β酸化と共通，⇒p.275-278）。脂肪酸の活性化は細胞質で行われる。

グリセロール-3-リン酸の生合成

・グリセロール-3-リン酸（G3P）は，次の2つの経路で生成される（⇒p.321 図2）。

①解糖系の中間代謝産物であるジヒドロキシアセトンリン酸（DHAP）を，グリセロール-3-リン酸デヒドロゲナーゼによって還元して生成する。還元力としてニコチンアミドアデニンジヌクレオチド（NADH）を用いる。

②肝臓では，取り込まれたグリセロールをグリセロールキナーゼで直接リン酸

図1　グリセロリン脂質の生合成経路

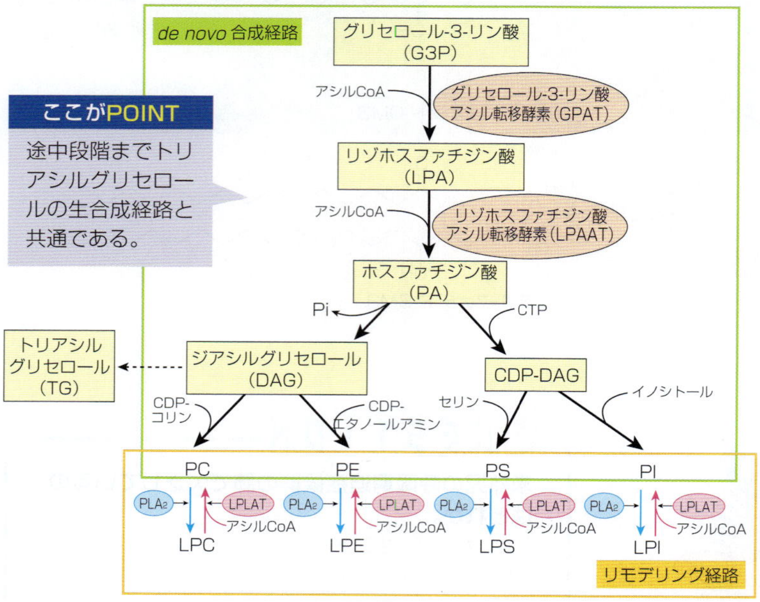

ここがPOINT
途中段階までトリアシルグリセロールの生合成経路と共通である。

ここがPOINT
いったん*de novo*合成経路でつくられたグリセロリン脂質の*sn-2*位の脂肪酸がリモデリング経路で付け替えられる。

p.285 QUESTION

正解 **e** 肺サーファクタントは，リン脂質とサーファクトタンパクからなり，肺胞の表面張力を弱めて肺胞が膨らみやすくする。欠乏すると無気肺になり低酸素血症をきたす。

化して生成する。エネルギーとしてATPを必要とする。

*de novo*合成経路：ホスファチジン酸の生成合成

- *de novo*合成経路は小胞体膜の細胞質側で起こる。
- まず，グリセロール-3-リン酸アシル転移酵素（GPAT）によって，グリセロール-3-リン酸からリゾホスファチジン酸（LPA）が生成される。次に，リゾホスファチジン酸アシル転移酵素（LPAAT）によって，LPAからホスファチジン酸（PA）が生成される。PAは以下の2つの経路の分岐点となる。

経路1

- PAは無機リン酸を遊離してジアシルグリセロール（DAG）に変換される。DAGはCDP-コリンあるいはCDP-エタノールアミンと反応して，それぞれホスファチジルコリン（PC）とホスファチジルエタノールアミン（PE）を生成する。
- セリンがコリンやエタノールアミンと置き換わって，PCあるいはPEからホスファチジルセリン（PS）ができる。

経路2

- PAがCTPと反応し，CDP-ジアシルグリセロール（CDP-DAG）を生成する。CDP-DAGはセリンあるいはイノシトールと反応して，それぞれPSとホスファチジルイノシトール（PI）を生成する。

リモデリング経路

- アラキドン酸などの多価不飽和脂肪酸は，グリセロリン脂質の*sn-2*位に付くが*sn-1*位には付かない（⇒p.282-285）。また，親水性基（コリン，エタノールアミン，セリン，イノシトール）の違いにより，*sn-2*位に付く脂肪酸が異なる。これらは，いったん*de novo*経路で合成されたグリセロリン脂質の*sn-2*位の脂肪酸が，リモデリング経路で選択的に付け替えられることによる。*sn-2*位の脂肪酸はホスホ

KEYWORDS

- ホスファチジン酸
- *de novo* 合成経路／リモデリング経路
- エーテル脂質
- イソプレン
- セラミド

シチジンニリン酸：cytidine diphosphate（CDP）
CDP-コリン：CDP-choline
CDP-エタノールアミン：CDP-ethanolamine
ホスファチジルコリン：phosphatidylcholine（PC）
ホスファチジルエタノールアミン：phosphatidylethanolamine（PE）
ホスファチジルセリン：phosphatidylserine（PS）
CDP-ジアシルグリセロール：CDP-diacylglycerol（CDP-DAG）
ホスファチジルイノシトール：phosphatidylinositol（PI）

図2　エーテル脂質の生合成経路

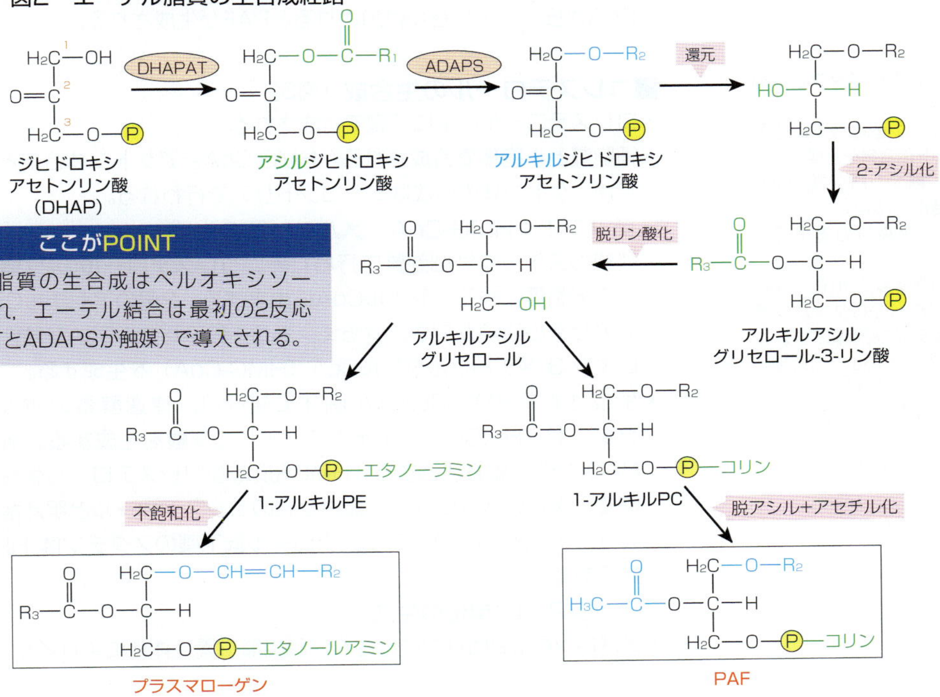

ここがPOINT

エーテル脂質の生合成はペルオキシソームで行われ，エーテル結合は最初の2反応（DHAPATとADAPSが触媒）で導入される。

リゾリン脂質アシル転移酵素：lysophospholipid acyltransferase（LPLAT）
プラスマローゲン ： plasmalogen
血小板活性化因子： platelet activating factor（PAF）
ペルオキシソーム：peroxisome
メバロン酸 ：mevalonic acid
イソプレン：isoprene

リパーゼA_2（PLA_2）によって外されるが，付け直すアシル転移酵素の実体が不明であった。近年，ようやく，リゾリン脂質アシル転移酵素（LPLAT）ファミリーが同定され，リン脂質生合成経路の全貌が明らかとなりつつある。

■エーテル脂質の生合成（図2）

・通常のグリセロリン脂質はグリセロールにアシル鎖が付いているが，アルキル鎖がエーテル結合したものがあり，エーテル脂質とよばれる。代表的なものに，プラスマローゲン（⇒p.348-355）と血小板活性化因子（PAF）（⇒p.304-308）がある。

*sn-1*位にアルキル基の導入

・エーテル脂質の生合成はペルオキシソームで行われる。エーテル結合は最初の2反応で導入される。ジヒドロキシアセトンリン酸（DHAP）の*sn-1*位に，ジヒドロキシアセトンリン酸アシル転移酵素（DHAPAT）の作用で，アシル基が付加される。引き続き，アルキルジヒドロキシアセトンリン酸合成酵素（ADAPS）により，アシル基がアルキル基に交換される。

*sn-2*位にアシル基の導入

・*sn-2*位のケトン基が還元された後，アシル基が導入されて，アルキルアシルグリセロール-3-リン酸（PAに相当）が生成される。これから無機リン酸が遊離してアルキルアシルグリセロール（DAGに相当）が生成される。

ホスホエタノールアミンまたはホスホコリンの付加

・PEやPCの生合成と同様に，CDP-エタノールアミンまたはCDP-コリンからホスホエタノールアミンまたはホスホコリンが転移され，1-アルキルPEと1-アルキルPCができる。

プラスマローゲンの生成

・1-アルキルPEのアルキル鎖が不飽和化されるとプラスマローゲンが生成される。

PAFの生成

・1-アルキルPCにPLA2が働いて*sn-2*位が脱アシル化された後，アセチルCoAからアセチル基が付加されるとPAFが生成される。

コレステロール以外のイソプレン単位の利用

ファルネシルニリン酸は以下の重要なイソプレノイド化合物を合成する。

①ドリコール：糖タンパク質，GPI-アンカーの合成に必要。
②ユビキノン：呼吸鎖の電子運搬体。
③タンパク質のプレニル化：RasやRabなどの小分子Gタンパク質のC末端システイン残基にプレニル基（イソプレン単位の化合物。C_{15}のファルネシル基やC_{20}のゲラニルゲラニル基など）が結合する。
④カロテノイド，脂溶性ビタミン

■コレステロールの生合成（図3）

・コレステロールは主に肝臓で合成される。
・細胞質と小胞体で合成される。HMG-CoAまでケトン体合成と反応は同じだが，ケトン体の合成はミトコンドリアで行われる。

ステップ1：HMG-CoA，メバロン酸の生成

・最初のステップは細胞質で行われる。コレステロールの27個の炭素はすべて細胞質にあるアセチルCoAに由来する。2個のアセチルCoAからアセトアセチルCoAができ，さらに，もう1個アセチルCoAが結合して3-ヒドロキシ-3-メチルグルタリルCoA（HMG-CoA）を生成する。
・生成されたHMG-CoAは小胞体に運ばれ，律速酵素のHMG-CoAレダクターゼ（HMGR）で還元されてメバロン酸を生成する。補酵素としてNADPHを2個必要とする。HMGR反応がコレステロール生合成の律速段階で，産物のメバロン酸，最終産物のコレステロールと胆汁酸で抑制される（⇒p.326-330）。コレステロール低下薬のスタチンは HMGRの阻害剤である。

ステップ2：C_5単位の生成

・メバロン酸は2回リン酸化され，脱炭酸，異性体化によりイソプレン（C_5）

単位のジメチルアリルニリン酸を生成する。

ステップ3：C_5→C_{30}

・2個のジメチルアリルニリン酸が結合してゲラニルニリン酸（C_{10}）が生成される。さらに，もう1個のジメチルアリルニリン酸が結合してファルネシルニリン酸（C_{15}）が生成される。2個のファルネシルニリン酸が結合してスクアレン（C_{30}）が生成される。

ステップ4：環状化

・スクアレンが酸化，環状化されてラノステロール（C_{30}）に変換される。

ステップ5：コレステロールへの加工

・ラノステロール（C_{30}）のC14位とC4位から3個のメチル基が外され，二重結合の位置が移動，側鎖が還元されてコレステロール（C_{27}）が生成される。

> ジメチルアリルニリン酸：dimethylallyl pyrophosphate
> ゲラニルニリン酸：geranyl pyrophosphate
> ファルネシルニリン酸：farnesyl pyrophosphate
> スクアレン：squalene

ここがPOINT

コレステロールの炭素はすべて細胞質のアセチルCoAを原料とする。小胞体に運ばれたHMG-CoAの還元反応が律速段階である。

図3　コレステロールの生合成経路

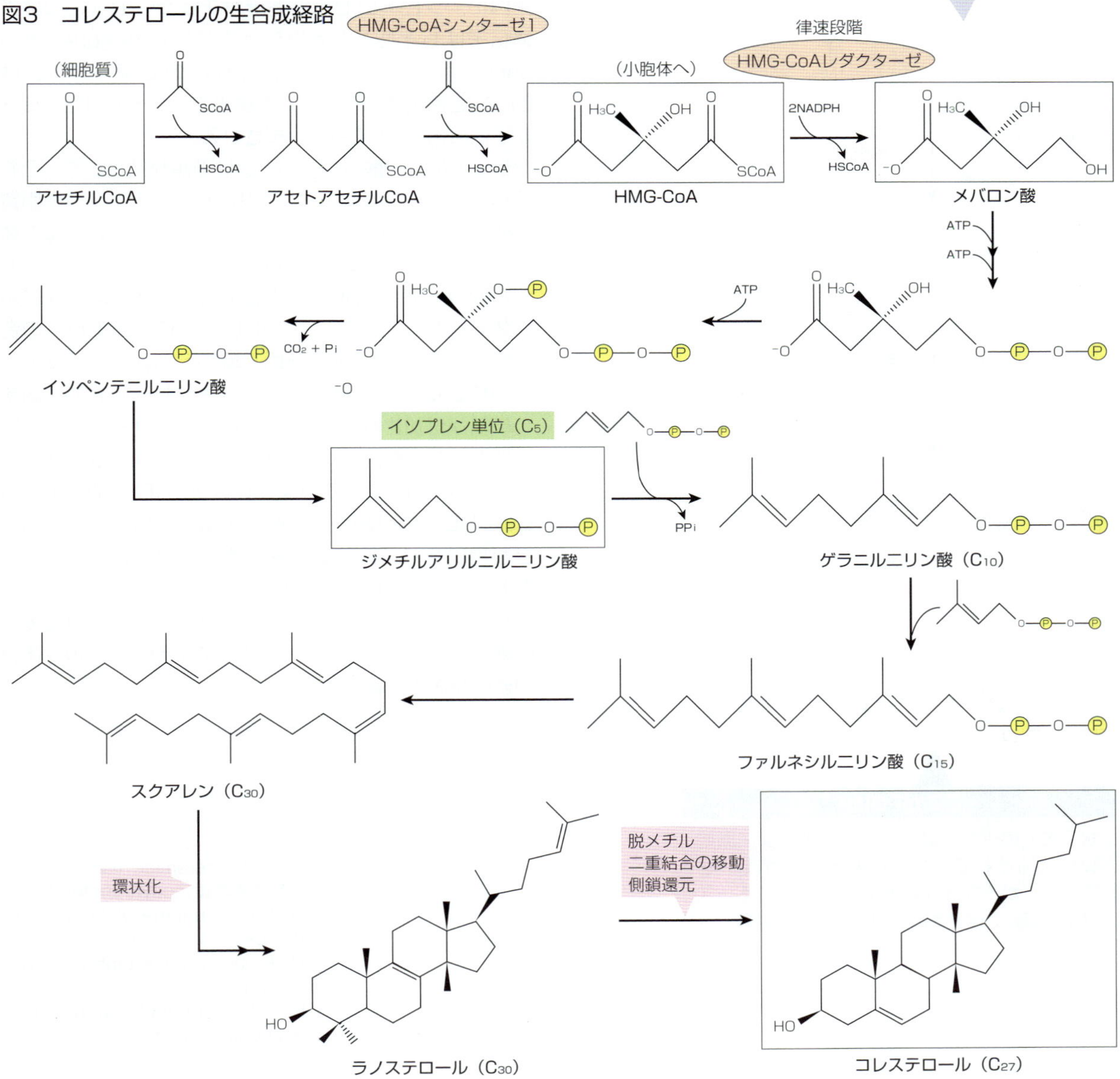

図4　セラミドの生合成経路

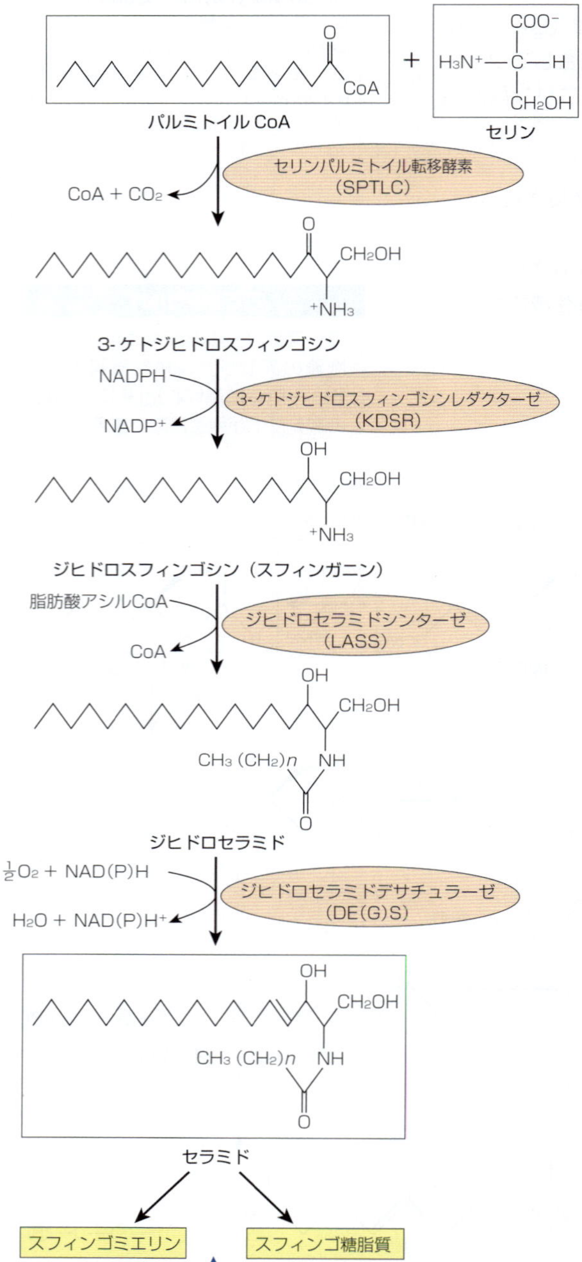

ここがPOINT

セラミドの生合成は，スフィンガニンに脂肪酸が付加されてジヒドロセラミドが生成され，これが不飽和化されセラミドになる。スフィンゴシンは，生合成の中間産物ではない。

■スフィンゴ脂質の生合成

セラミドの生合成（図4）

- セラミド（Cer）の生合成は小胞体で行われ，4段階の反応からなる。まず，セリンパルミトイルトランスフェラーゼ（SPTLC）の働きで，パルミトイルCoAとセリンが縮合して3-ケトジヒドロスフィンゴシンが生成される。次に，3-ケトジヒドロスフィンゴシンレダクターゼ（KDSR）の働きで，3-ケトジヒドロスフィンゴシンが還元されてジヒドロスフィンゴシン（スフィンガニン）が生成される。第三に，ジヒドロセラミドシンターゼ（この酵素遺伝子はもともとショウジョウバエで longevity assuranceとして同定されたので，LASSと命名されている）の働きで，ジヒドロスフィンゴシンのアミノ基に脂肪酸が縮合してジヒドロセラミドが生成される。第四に，ジヒドロセラミドデサチュラーゼ（この酵素遺伝子はもともとショウジョウバエで degenerative spermatocyteとして同定されたのでDESあるいはDEGSと命名されている）の働きで，ジヒドロセラミドが不飽和化されてCerが生成される。
- セラミドにリン酸コリンあるいは糖鎖が結合して，それぞれ，スフィンゴミエリン（**図5**）とスフィンゴ糖脂質（**図6**）が生合成される。スフィンゴミエリンはゴルジ体で合成される。スフィンゴ糖脂質の生合成は，ガラクトシルセラミド（GalCer）の合成（小胞体）以外はゴルジ体で行われる。グルコシルセラミド（GlcCer）の合成反応はゴルジ体の細胞質面で起こる（⇒p.292-295）。
- 糖鎖伸長反応は，糖転移酵素ファミリーにより1個ずつ単糖が付加される。糖転移酵素は，ドナー基質として活性糖である糖ヌクレオチドを用いる。糖ヌクレオチドは単糖の種類によって決まっており，UDP-Glc，UDP-Gal，UDP-GlcNAc，UDP-GalNAc，CMP-NeuAcなどが用いられる。硫酸転移酵素は，活性硫酸のPAPSをドナー基質として利用する。これら糖ヌクレオチドやPAPSは，細胞質（CMP-NeuAcは核）で合成された後，特異的なトランスポーターによって小胞体やゴルジ体の内側に輸送される。

セラミド：ceramide（Cer）
糖転移酵素 glycosyltransferase
UDP-Glc：uridine diphosphate glucose
UDP-Gal：uridine diphosphate galactose
PAPS：3’-phosphoadenosine-5’-phosphosulfate

図5　スフィンゴミエリンの生合成反応

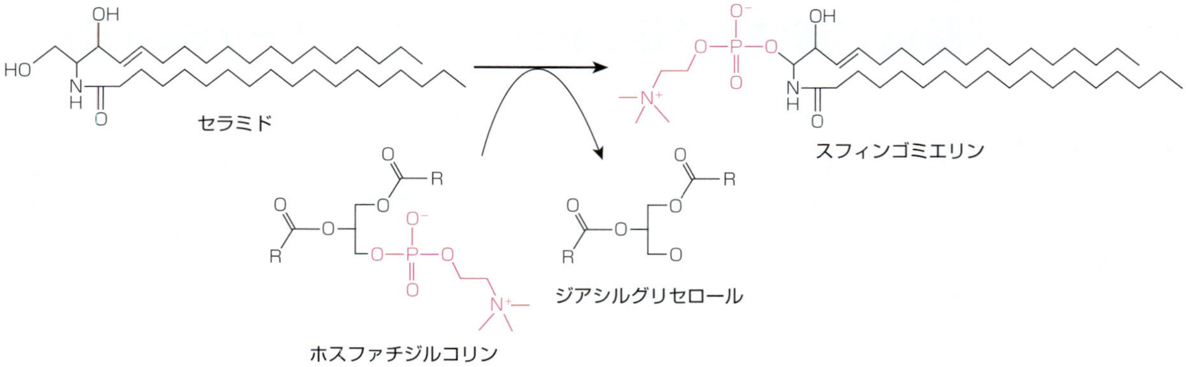

図6　スフィンゴ糖脂質の生合成経路

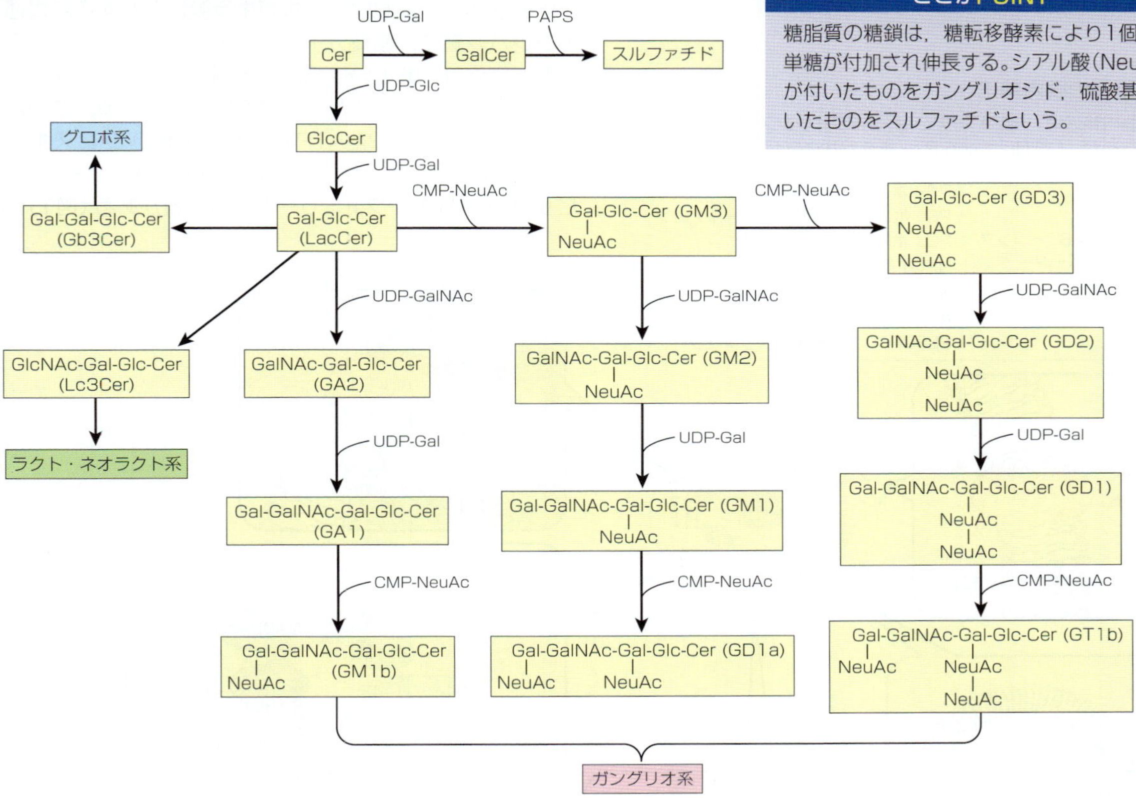

ここがPOINT

糖脂質の糖鎖は，糖転移酵素により1個ずつ単糖が付加され伸長する。シアル酸（NeuAc）が付いたものをガングリオシド，硫酸基が付いたものをスルファチドという。

QUESTION

ホモ接合型の家族性高コレステロール血症（FH）の患者にロバスタチンを投与したときに予想されるのはどれか。

a　細胞膜LDL受容体量が減少する。
b　細胞膜LDL受容体量は変わらない。
c　血中コレステロール濃度が減少する。
d　血中コレステロール濃度は変わらない。
e　肝臓におけるコレステロール合成量が増加する。

脂質は細胞内をどのように渡り歩くか？（脂質輸送体：ABCトランスポーター /StAR）

模範解答

・脂質の膜内あるいは膜間輸送は，細胞分裂とくに膜形成に不可欠である。生体膜はリン脂質二重層によって構成されているが，膜内輸送は，細胞膜やオルガネラ膜に存在する膜貫通型タンパク質を介して，脂質分子を膜の内側（細胞質側）から外側（細胞外，あるいは細胞外と同じトポロジーをもつオルガネラ内）へ，または，逆方向に輸送する。この過程で膜の非対称性がつくられる。

・膜間輸送は，小胞輸送と可溶性タンパク質による輸送があるが，膜脂質の輸送では可溶性タンパク質による輸送が重要である。

■膜内輸送体（図1）

・膜内輸送体は，細胞膜やオルガネラ膜に存在する膜貫通型タンパク質で，脂質分子を膜の内側（細胞質側）から外側（細胞外，あるいは細胞外と同じトポロジーをもつオルガネラ内）へ，または，逆方向へ輸送する。このような輸送体には，P型ATPアーゼ，ABCトランスポーター，スクランブラーゼ，C型Niemann-Pick（ニーマン・ピック）病（NPC）ファミリータンパク質がある（**図1**）。

図1　脂質の膜内輸送

脂質の膜内輸送は，P型ATPアーゼ，ABCトランスポーター，スクランブラーゼ，C型Niemann-Pick病タンパク質が担っている。

ABCA1, ABCB4, ABCB11, ABCG1, ABCG5, ABCG8：ABCトランスポーター	PS：ホスファチジルセリン PE：ホスファチジルエタノールアミン PC：ホスファチジルコリン NPC1, NPC2：C型Niemann-Pick病タンパク質 APLT：アミノリン脂質トランスポーター PLSCR1：リン脂質スクランブラーゼ1

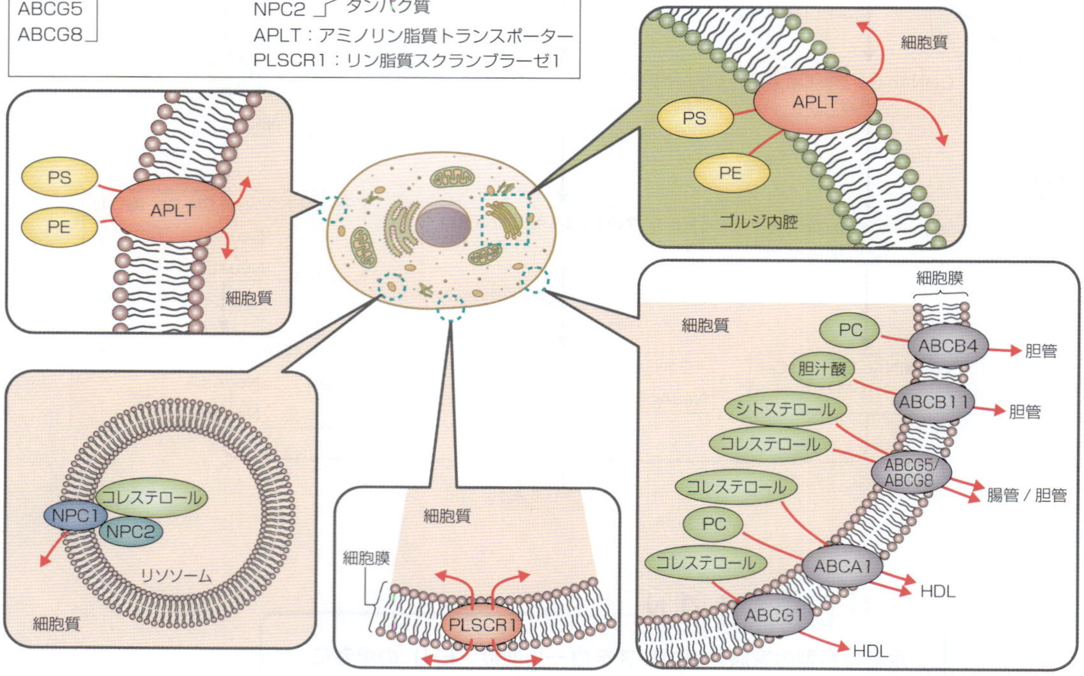

p.291 QUESTION

正解 **d**　スタチンは，直接的にはコレステロール生合成経路の律速酵素であるHMG-CoAレダクターゼを阻害して，コレステロールの細胞内合成を減少させる。細胞内コレステロールが低下すると，転写因子SREBP-2が活性化されて，LDL受容体の発現量を増加させ，LDLの血中からの取り込みを増やし血中LDL値を低下させる。ホモ接合型のFHでは，両方のLDL受容体遺伝子に変異があるので，機能不全のLDL受容体が増量してもLDLを取り込むことができないので，血中コレステロール濃度は減少しない。

P型ATPアーゼ

・P型ATPアーゼファミリーはNa^+/K^+-ATPアーゼの仲間で，自己リン酸化するためP型とよばれる。一般に陽イオンの能動輸送に関与する。

・このファミリーのサブグループのアミノリン脂質トランスポーター（APLT）は，1級アミノ基を含むグリセロリン脂質のホスファチジルセリン（PS），ホスファチジルエタノールアミン（PE）を外側（細胞外，あるいは細胞外と同じトポロジーをもつゴルジ体内）から内側（細胞質側）へ輸送する。これは，膜二重層の脂質組成における非対称性（PSとPEは内層に多いこと（⇒p.286-291）に寄与する。

ABCトランスポーター

・ABCトランスポーターは，細胞への物質取り込みや細胞からの物質排出に関与する膜貫通型タンパク質で，2つの膜貫通ドメインと2つのABC（ATP結合カセット）ドメインから構成され（図2），ATP分解のエネルギーを使って能動輸送する。

・ヒトには49種類存在する。このうち，脂質輸送に関与するABCトランスポーターがあり，欠損するとさまざまな脂質代謝異常をきたす（⇒p.348-355）。

①ABCB4：肝細胞から，ホスファチジルコリン（PC）を胆管へ排出する。欠損すると，肝内結石をきたす。

②ABCB11：肝細胞から，胆汁酸を胆管へ排出する。

③ABCG5／ABCG8：植物性ステロール（シトステロール）とコレステロールを，小腸上皮細胞から腸管へ，あるいは肝細胞から胆管へ排出する。

④ABCA1：末梢細胞（とくにマクロファージ）からアポリポタンパク質apoA1に，コレステロールとPCを輸送してHDLを生成することにより，コレステロール逆輸送に寄与する（⇒p.322-325）。欠損すると，低HDL血症（Tangier（タンジール）病）となる。

⑤ABCG1：末梢細胞（とくにマクロファージ）から，ABCA1の作用で生じたHDLに，コレステロールを輸送する（⇒p.322-325）。

⑥ABCA3：PCとコレステロールをラメラ体（肺サーファクタントの貯蔵庫）に輸送する。欠損するとサーファクタントができなくなり，呼吸不全で生後まもなく死亡する。

⑦ABCA4：網膜の光感受性細胞から，レチニリジン-PE（レチナールのアルデヒド基とPEのアミノ基が共有結合したもの）を取り除く。欠損するとレチニリジン-PEが蓄積してリポフスチンが生成され，黄斑部が変性して，視力障害と色覚異常をきたす（Stargardt（シュタルガルト）病）。

スクランブラーゼ

・スクランブラーゼは，リン脂質に対する基質特異性がなく膜脂質組成の非対称性を壊すのでこのようによばれる。リン脂質スクランブラーゼ1（PLSCR1）は，普段は活性が低いが，細胞内Ca^{2+}濃度が上昇したときやアポトーシスのシグナルが入ると活性化される。このため，アポトーシスが起こるとPSが細胞膜の外層に現れ，マクロファージによる取り込みのシグナルを与える。

図2　ABCトランスポーターの構造と作用機序

a. ABCトランスポーターは，2つの膜貫通ドメイン（TM）と2つのABCドメインからなる。
b. ABCドメインは，ATP結合（Walker AとWalker B）モチーフとCモチーフからなる。
c. 2つのATP分子は2つのABCドメインにはさまれるようにして結合する。この際，ATPは一方のドメインのATP結合モチーフに結合し，もう一方のドメインのCモチーフと接触する。膜貫通ドメインのコンフォメーションが変わり基質の脂質が取り込まれる。ATPが加水分解されると，ABCドメインの構造交換に伴い膜貫通ドメインも変化して基質が排出される。

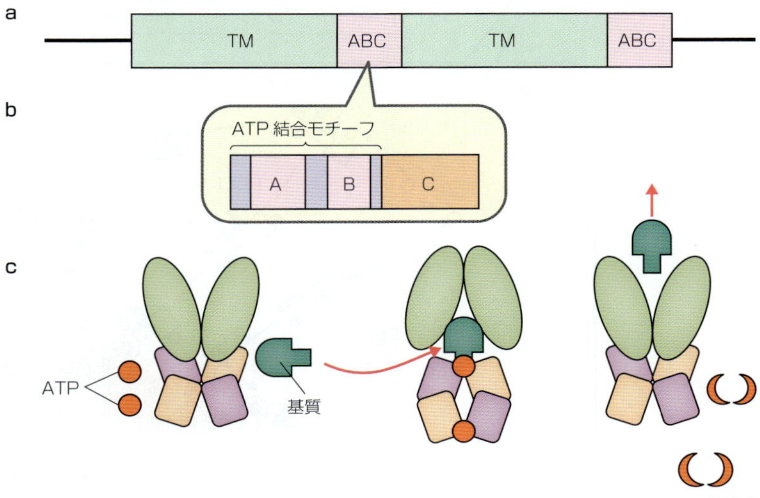

KEYWORDS
• 膜内輸送体
• 膜間運搬体
• 膜の非対称性
• ABCトランスポーター

膜内輸送体：intramembrane transporter
P型ATPアーゼ：P-type ATPase
ABCトランスポーター：ATP-binding cassette（ABC）transporter
C型Niemann-Pick病：Nieman-Pick Type C（NPC）
リン酸化：phosphorylation
アミノリン脂質トランスポーター：aminophospholipid transporter（APLT）
スクランブラーゼ：scramblase
リン脂質スクランブラーゼ1：phospholipid　scramblase 1（PLSCR1）

膜間運搬体：intermembrane carrier
小胞：vesicle
セラミドトランスポーター cerabide transporter（CERT）
プレクストリン相同：pleckstrin homology（PH）
スター関連脂質転移：StAR-related lipid transfer（START）
酸性領域内連続フェニルアラニン：tandem phenylalanine in an acidic tract（FFAT）
セリン集合：serine-rich（SR）
4-リン酸アダプタータンパク質：four-phosphate adaptor protein（FAPP2）
ホスファチジルセリン脱炭酸酵素：phosphatidylserine decarboxylase（PSD）
ミトコンドリア付着膜：mitochondria-associated membrane（MAM）
オキシステロール結合タンパク質：oxysterol-binding protein(Osh4p)
ステロイド産生急性制御タンパク質：steroidogenic acute regulatory protein（StAR）
トランスロケータータンパク質：translocator protein（TSPO）
電位依存性陰イオンチャネル：voltage-dependent anion channel（VDAC）
脂肪酸結合タンパク質：fatty acid binding protein（FABP）

- もう1つのPLSCR3はミトコンドリア膜に存在し，カルジオリピンをミトコンドリア膜の外側に露出させ，アポトーシス促進因子のBaxファミリーをリクルートする。

NPCファミリータンパク質

- LDLとして取り込まれたコレステロール（⇒p.319-321）はリソソームで分解され，解離したコレステロールはNPC1とNPC2の働きによりリソソームから排出される。C型Niemann-Pick病では，これらの欠損により，コレステロールがリソソームとエンドソームに蓄積する。
- NPC1は，リソソーム膜に局在する13回膜貫通型タンパク質で，N末端近傍のコレステロール結合サイトと5回膜貫通領域のステロールセンシングドメイン（⇒p.326-330）をもつ。
- NPC2は，リソソームマトリックスに局在する可溶性タンパク質で，コレステロールを運搬して膜にあるNPC1と協働する。

■膜間運搬体

- 細胞内における脂質合成センターは小胞体である。生成された脂質が小胞体膜から別の膜へ輸送される経路としては，小胞にのって運ばれる場合と，特定の可溶性タンパク質（運搬体）に結合して運ばれる場合がある。
- 小胞輸送は，膜タンパク質の細胞内輸送やエンドサイトーシスのときに用いられる様式である。膜脂質の輸送では，可溶性運搬体による輸送が重要である。

セラミド，グルコシルセラミドの輸送（図3）

- セラミドは小胞体で合成された後，ゴルジ体に運ばれて，そこでスフィンゴミエリンやスフィンゴ糖脂質に変換される。この輸送を可溶性タンパク質のセラミドトランスポーター（CERT）が担う。CERTは，N末端領域にプレクストリン相同（PH）ドメインをもつ。PHドメインはリン酸化イノシトールと結合することが知られているが，CERTのPHドメインは，ゴルジ膜に局在するホスファチジルイノシトール-4-リン酸（PI4P）と特異的に結合し，これをターゲッティングの目印としている。CERTは，C

図3　セラミド，グルコシルセラミドの輸送

セラミド（Cer）はCERTにより小胞体からゴルジ体へ，グルコシルセラミド（GlcCer）はFAPP2によりゴルジ体から小胞体へ運搬される。CERTとFAPP2のPHドメインはゴルジ体表面のホスファチジルイノシトール-4-リン酸（PtdIns4P）を目印としてターゲッティングする。

Cer：セラミド	FFAT（ドメイン）：酸性領域内連続フェニルアラニン（ドメイン）
VAP：小胞体膜タンパク質	FAPP2：4リン酸アダプタータンパク質
CERT：セラミドトランスポーター	GlcCer：グルコシルセラミド
START（ドメイン）：スター関連脂質転移（ドメイン）	PtdIns4P：ホスファチジルイノシトール-4-リン酸
PH（ドメイン）：プレクストリン相同（ドメイン）	

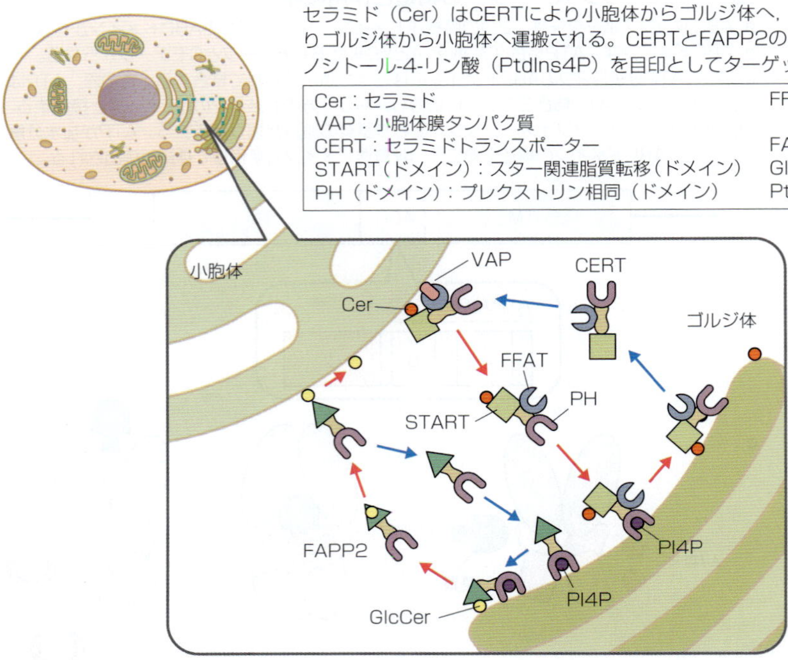

末端領域にスター関連脂質転移（START）ドメインをもつ。STARTドメインは小胞体膜からセラミドを引き抜き別の膜に転移する活性をもつ。さらにCERTは，中央部に酸性領域内連続フェニルアラニン（FFAT）ドメインとセリン集合（SR）ドメインをもつ。FFATドメインは小胞体係留タンパク質のVAPと結合する。セラミド輸送のターンオーバーはSRドメインのリン酸化-脱リン酸化で調節される。

・グルコシルセラミド（GlcCer）は，トランスゴルジの細胞質側面で合成される（その後の糖脂質糖鎖の伸長がゴルジ内腔で行われることに注意。⇒p.286-291）。GlcCerの可溶性運搬体である4-リン酸アダプタータンパク質（FAPP2）もPHドメインをもち，ゴルジ膜のPI4Pと結合する。そこで，GlcCerを受け取り小胞体膜あるいは細胞膜に輸送する。いったん小胞体に戻ったGlcCerは，未知のメカニズムで再びゴルジ体に運ばれて，今度は内腔側で糖鎖が伸長され多様な構造の糖脂質が合成される（⇒p.286-291）。

リン脂質の輸送

・PSは小胞体で合成される。生成されたPSはミトコンドリアに運ばれ，そこでホスファチジルセリン脱炭酸酵素（PSD）の作用でPEに変換される。小胞体膜の一部がミトコンドリア膜と付着しており（MAM），この部位にPS合成酵素が濃縮されている。

コレステロールの輸送

・コレステロールは小胞体でエステル化されるが，小胞体まで可溶性タンパク質のオキシステロール結合タンパク質（Osh4p）に結合して運ばれる。

・ステロイド産生急性制御タンパク質（StAR）は，ステロイドホルモン産生細胞に特異的に発現するコレステロール運搬体である。ステロイドホルモンの原料であるコレステロールを，ステロイド生合成の初期反応（⇒p.312図5）の場であるミトコンドリアまで輸送する。この輸送がステロイド産生の律速段階で，ACTHによるホルモンをつくれというシグナルで促進される。コレステロールは，ミトコンドリア外膜でStARからトランスロケータータンパク質（TSPO）/電位依存性陰イオンチャネル（VDAC）複合体にバトンされ，ミトコンドリア内に挿入される（図4）。

脂肪酸の輸送

・脂肪酸結合タンパク質（FABP）は，脂肪酸やエイコサノイドやレチノイドを運搬する可溶性タンパク質である。組織特異的に9種類のメンバーが発現している。

図4　ステロイドホルモン産生細胞におけるコレステロールの輸送

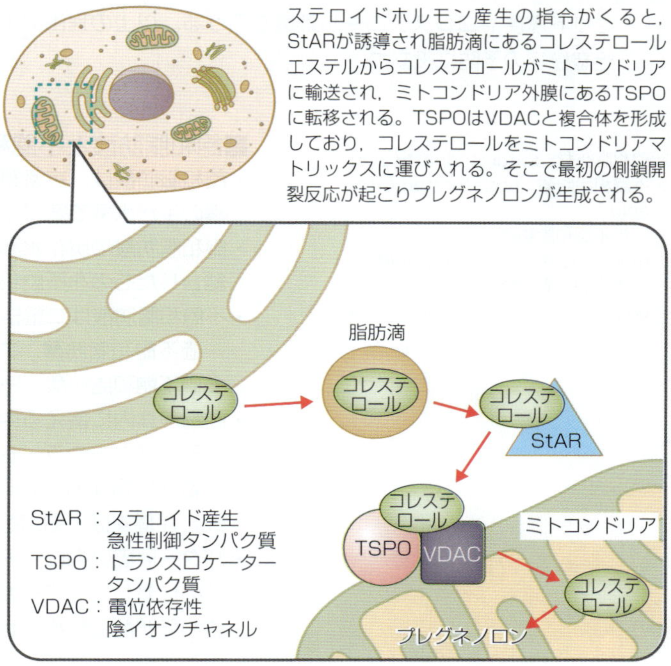

ステロイドホルモン産生の指令がくると，StARが誘導され脂肪滴にあるコレステロールエステルからコレステロールがミトコンドリアに輸送され，ミトコンドリア外膜にあるTSPOに転移される。TSPOはVDACと複合体を形成しており，コレステロールをミトコンドリアマトリックスに運び入れる。そこで最初の側鎖開裂反応が起こりプレグネノロンが生成される。

QUESTION

5歳の女児。中耳炎に罹ったときにオレンジ色の扁桃腫大を指摘された。組織検査で扁桃の濾胞周囲に泡沫細胞が増生しており，肉眼的に黄色のリング状に見える。扁桃の脂質分析で多量のコレステリルエステルが検出された。血中HDL値4 mg/dL。この患児で欠損していると考えられるのはどれか。

a　HMG-CoAレダクターゼ
b　ABCトランスポーターABCA1
c　コレステリルエステル輸送タンパク質（CETP）
d　ミクロソームトリグリセリド輸送タンパク質（MTP）
e　レシチン-コレステロールアシルトランスフェラーゼ（LCAT）

魚を食べるとなぜ身体によいのか？
（多価不飽和脂肪酸/プロスタグランジン/ロイコトリエン）

模範解答

- マグロ，イワシ，アジ，サバなどの青魚は，ω3（n-3）系統多価不飽和脂肪酸のエイコサペンタエン酸（EPA）やドコサヘキサエン酸（DHA）を豊富に含んでいる。
- n-3系統もn-6系統も同様にトロンボキサンなどに変換されるが，n-3系統からつくられた物質は，n-6系統からつくられたものと比較して生理活性が弱く，生理活性の強いn-6系統物質と競合することで，凝血反応や炎症における過剰な反応を抑えるブレーキとなる。
- さらに，EPAやDHAは，肝臓における転写因子のSREBP-1cの働きを抑制することにより，血中のトリグリセリド濃度やコレステロール濃度を下げる。以上の理由により，n-3脂肪酸を含む魚を食べると，心疾患や血栓塞栓症の予防に役立つ。

飽和脂肪酸：saturated fatty acid
不飽和脂肪酸：unsaturated fatty acid
一価不飽和脂肪酸：monounsaturated fatty acid
多価不飽和脂肪酸：polyunsaturated fatty acid（PUFA）

■飽和脂肪酸と不飽和脂肪酸

- 飽和脂肪酸は，炭素鎖に二重結合を有しない脂肪酸，つまり，すべての炭素の手が水素で塞がっている脂肪酸のことである。
- 飽和脂肪酸の炭化水素の一部の水素が取れ，水素の取れた炭素同士が二重結合したものを不飽和脂肪酸という。
- 不飽和脂肪酸は二重結合の数によって次のように分類される。
  一価不飽和脂肪酸：二重結合の数が1つ。
  多価不飽和脂肪酸（PUFA）：二重結合の数が2つ以上。
- 動物が体内に蓄える中性脂肪には，飽和脂肪酸と一価不飽和脂肪酸が含まれる。バターやラードの主成分はこの2つの脂肪酸である。
- 植物油に含まれるのは多価不飽和脂肪酸である。不飽和度（二重結合の数）が増すほど融点が低くなり，このため植物油は室温で液体である。
- バターは固いのにマーガリンは柔らかい。バターは飽和脂肪酸でできているのに対して，マーガリンは不飽和度の高い植物油に水素付加して一部を飽和脂肪酸に転換させたものである。不飽和脂肪酸の含量が多いほど柔ら

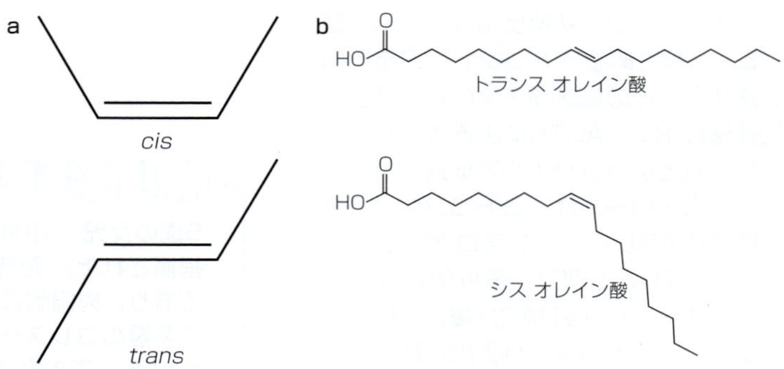

図1　二重結合のシス型とトランス型
a. 水素が同じ側に付くとシス（*cis*）型，反対側に付くとトランス（*trans*）型の幾何異性体となる。
b. オレイン酸のトランス型とシス型。シス型は二重結合のところで曲がるのに対して，トランス型は直線状になる。

p.295 QUESTION

正 解　**b**　ABCA1は，末梢の細胞で過剰になったコ レステロールをアポリポタンパクapoA I に渡してHDL粒子を形成する。患児はTangier病でABCA1を欠損しているため，末梢組織にコレステロールが蓄積する。 マクロファージに酸化コレステロールが蓄積すると泡沫細胞になる。 肝脾腫がみられることもある。 HDLが生成されないので血中HDL値は非常に低くなる。

かくなる。

- 天然の不飽和脂肪酸では，ほとんどすべての二重結合はシス型をとり，折れ曲がった構造をもつのに対して，マーガリンを製造する過程で水素付加させると，一部の不飽和脂肪酸のシス型結合がトランス型に変化し，直線状の構造をもつようになる（**図1**）。これをトランス脂肪酸という。トランス脂肪酸を多量に摂取すると，LDLコレステロールを増加させる。2003年に，世界保健機関（WHO）と国際連合食糧農業機関（FAO）が共同で，トランス脂肪酸は虚血性心疾患のリスクを高めると報告し，摂取量は全カロリーの1%未満にするよう勧告した。

■多価不飽和脂肪酸と必須脂肪酸

- 多価不飽和脂肪酸には主に2系統存在し，ω-3（n-3ともよぶ）系統とω-6（n-6ともよぶ）系統に大別される。ω（オメガ）は古い表示で，最近はnと示すのが通常になっている。これらの命名は，炭素間二重結合の位置によるものであり，ω-3は脂肪酸のメチル末端（カルボン酸の反対側）から数えて3つ目に，ω-6は6つ目に，最初の二重結合炭素をもつ（**図2**）。
- n-3系もn-6系も動物では体内で生合成することができない。動物はn-9系統のみ合成可能である。このため，n-9系統からn-6系統あるいはn-3系統を合成したり，n-6系統からn-3系統を合成するような系統間の変換をできない。これは，n-6位に二重結合をつくるΔ^{12}-デサチュラーゼやn-3位に二重結合をつくるΔ^{15}-デサチュラーゼが動物には存在せず，n-6位，n-3位に新たに二重結合を導入できないためである。ヒトは体内で合成できないので食物として摂取しなければならない。このため，必須脂肪酸とよばれる。
- 同一系統内の変換は可能であるので，n-3系統とn-6系統の脂肪酸のそれぞれどれかを摂取しなければならない。
- n-3系統の多価不飽和脂肪酸には，α-リノレン酸，エイコサペンタエン酸（EPA），ドコサヘキサエン酸（DHA）などがある（**図2**）。α-リノレン酸は，葉野菜や根菜，シソ油，エゴマ油に多く含まれている。EPAやDHAは，マグロ，イワシ，アジ，サバなどの青魚に豊富である。

KEYWORDS

- n-3系統多価不飽和脂肪酸
- n-6系統多価不飽和脂肪酸
- アラキドン酸
- エイコサノイド
- プロスタノイド
- ロイコトリエン

デサチュラーゼ：desaturase
α-リノレン酸：α-linolenic acid
エイコサペンタエン酸：eicosapentaenoic acid
ドコサヘキサエン酸：docosahexaenoic acid
リノール酸：linoleic acid

DHAの作用
英国の栄養学者が，日本人の子供の知能指数が高いのは魚油に含まれるDHAの作用によると評して，頭が良くなる食品として脚光を浴びた。真偽は定かではないが，動物実験では，脳や網膜のDHAが減少すると，学習能力が低下し視力が落ちることが示されている。

魚自身もDHAをつくることはできない。海洋微生物が産生するα-リノレン酸が魚の体内でEPA，DHAに変換され蓄積されるのである。

図2　n-3（ω-3）系統多価不飽和脂肪酸とn-6（ω-6）系統多価不飽和脂肪酸
n-3（ω-3）系統は，炭素鎖のメチル末端（ω炭素）から数えて3番目（赤色の数字）の炭素に最初の二重結合がある。同様に，n-6（ω-6）系統は6番目の炭素に最初の二重結合がある。エイコサは炭素数20，ドコサは炭素数22の意味。テトラエン，ペンタエン，ヘキサエンは，二重結合（エン）をそれぞれ4つ，5つ，6つもつことを意味する。エイコサテトラエン酸の慣用名はアラキドン酸である。

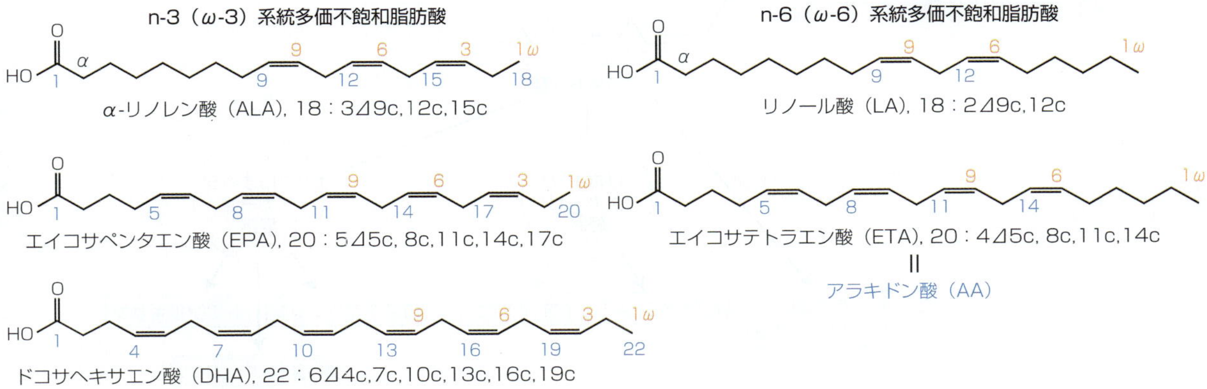

ネコ科の動物は，リノール酸をアラキドン酸に変換できない。アラキドン酸は植物に含まれないので，動物を食べなければならない。

サルは草食性なので，すべての必須脂肪酸を植物から摂取する。しかし，植物性油脂を多量に含む種子中にはリシン（ヒマ）やトリプシンインヒビター（大豆）などの毒性タンパク質が含まれるため，大量には食べられない。そのため，必須脂肪酸が不足しがちである。

アラキドン酸：arachidonic acid
オータコイド：autacoid
エイコサノイド：eicosanoid
細胞質ホスホリパーゼA_2：cytosolic phospholipase A_2（$cPLA_2$）
リポコルチン：lipocortin

- n-6系統の多価不飽和脂肪酸には，リノール酸がある（**図2**）。リノール酸は植物の種子に豊富で，植物油の主成分である。リノール酸は細胞成分を含む食品にはすべて含まれているので，欠乏症になることはまずない。
- n-6 PUFAのアラキドン酸（**図2**）は，生理活性物質であるロイコトリエンやプロスタグランジン，トロンボキサンの前駆体として非常に重要である。
- n-3 PUFAも同様にトロンボキサンなどに変換されるが，n-6 PUFAからつくられたものと比較して生理活性が弱い。しかし，生理活性の強いn-6 PUFAと競合することで，免疫や凝血反応，炎症などにおいて過剰な反応を抑えるブレーキとなることができる。

■アラキドン酸から生成される脂質メディエーター

- オータコイドは，刺激が入ると急速に合成されて速やかに分解される物質で，短時間しか活性がないので近傍の細胞にのみ作用する。アラキドン酸（別名エイコサテトラエン酸）由来の誘導体であるエイコサノイドは，オータコイド活性をもつ。
- アラキドン酸は，細胞膜上でリン脂質のホスファチジルコリンやホスファチジルエタノールアミンの*sn-2*位にエステル結合した形で存在しており，細胞質ホスホリパーゼA_2（$cPLA_2$）によって切り出される（⇒p.265-269）。アラキドン酸カスケードの最初のこの反応は，すべてのエイコサノイド産生の律速段階である。グルココルチコイドは，PLA_2阻害物質のリポコルチン（別名アネキシン）の合成を誘導して，PLA_2活性を阻害する。これがステロイド薬の抗炎症作用の主なメカニズムである

ここがPOINT

細胞に刺激が入ってホスホリパーゼA_2が活性化されると，リン脂質にリザーブされているアラキドン酸が遊離してエイコサノイドが産生される。

図3　アラキドン酸の代謝

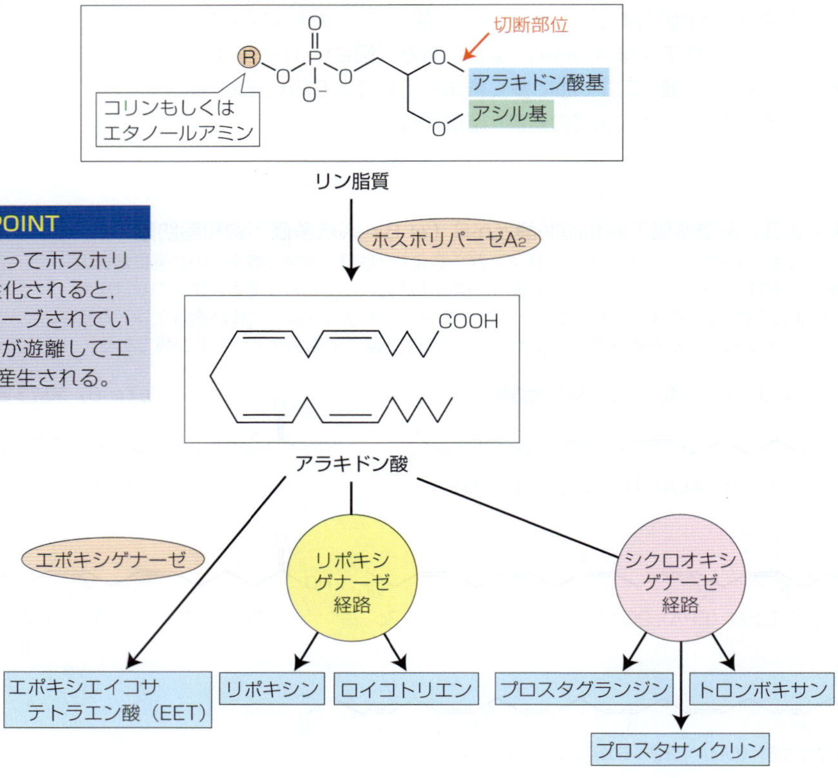

が，ステロイド薬はCOX2（後述）の発現も抑制する。
- 遊離したアラキドン酸は，シクロオキシゲナーゼ（COX），リポキシゲナーゼ，エポキシゲナーゼ経路の基質となる（**図3**）。
- シクロオキシゲナーゼ経路は，プロスタグランジン，プロスタサイクリン，トロンボキサンを産生する。
- リポキシゲナーゼ経路は，ロイコトリエン，リポキシンを産生する。

シクロオキシゲナーゼ：cyclooxygenase（COX）
リポキシゲナーゼ：lipoxygenase（LOX）
エポキシゲナーゼ：epoxygenase
リポキシン：lipoxin（LX）
非ステロイド性抗炎症薬：non-steroidal antiinflammatory drug（NSAID）

■シクロオキシゲナーゼ

- シクロオキシゲナーゼ（別名PGH合成酵素）は，核周縁膜に局在し，次の2つの連続した反応を触媒する（**図4**）。
  ①酸素2分子を取り込んで，炭素鎖環化を行い，アラキドン酸をプロスタグランジンG_2（PGG_2）へ変換する（COX反応）。
  ②PGG_2をPGH_2に変換する（ペルオキシダーゼ反応）。
- シクロオキシゲナーゼには，COX1とCOX2の2つのアイソフォームが存在する。COX1は構成的かつ普遍的に発現しており，生体の恒常性維持にかかわるエイコサノイドを産生する。一方，COX2は誘導型で，病態にかかわるエイコサノイドを産生する。ただし，神経や腎臓ではCOX2は構成的に発現している。
- 解熱鎮痛薬のアスピリンなどの非ステロイド性抗炎症薬（NSAID）は，抗炎症，抗血栓，抗腫瘍作用など多様な薬効を示すが，一方で消化性潰瘍を増悪し，腎機能を低下させ，妊娠分娩に悪影響を及ぼすなど副作用が問題となる。NSAIDの薬理作用は，大部分COXの阻害による。

図4　プロスタノイドの合成経路
代謝酵素は組織特異的に発現しており，組織により産生されるプロスタノイドのタイプが異なる。

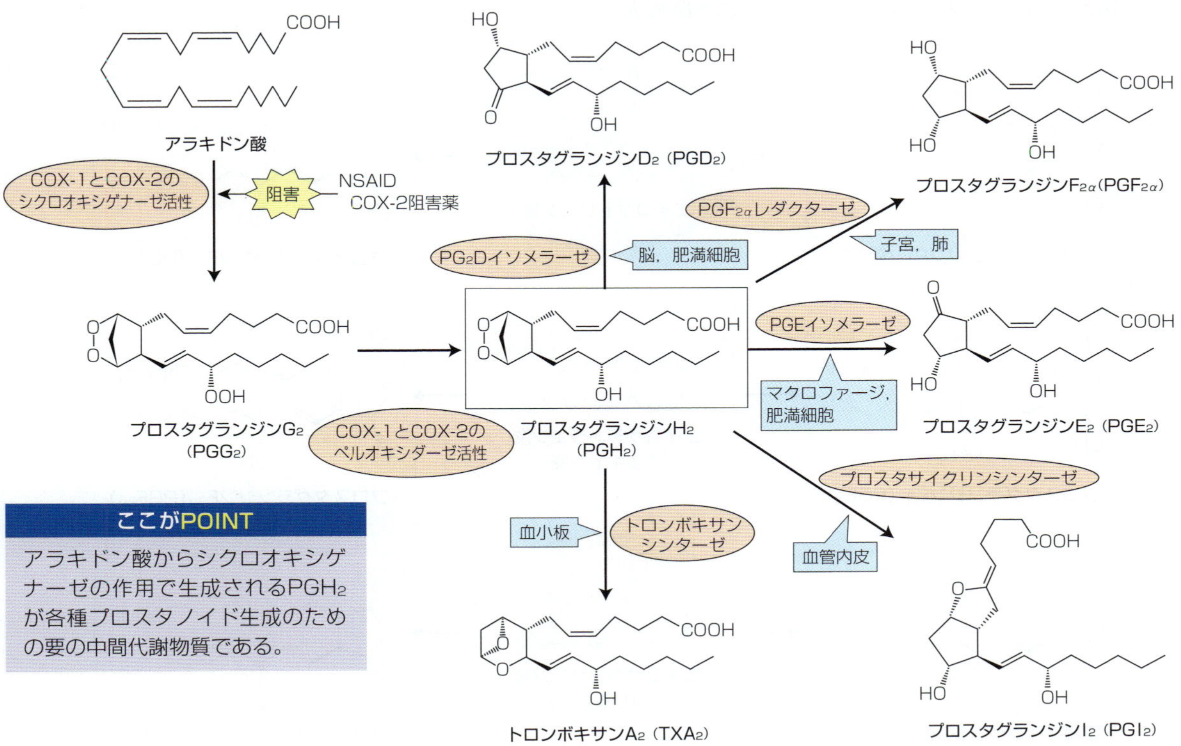

ここがPOINT

アラキドン酸からシクロオキシゲナーゼの作用で生成されるPGH_2が各種プロスタノイド生成のための要の中間代謝物質である。

プロスタグランジン：prostaglandin
プロスタサイクリン：prostacyclin
トロンボキサン：thromboxane
前立腺：prostate gland
プロスタノイド：prostanoid

■プロスタグランジン，トロンボキサン，プロスタサイクリン

- プロスタグランジン（PG）は，シクロペンタン環と15位の水酸基を特徴とする20炭素カルボン酸構造をもつ生理活性物質の総称で，アラキドン酸から生成される。プロスタグランジンは，もともと，精液中に存在する平滑筋収縮物質として発見され，前立腺由来と考えられたためこのように命名された。プロスタグランジンとトロンボキサン（TX）を合わせてプロスタノイドという。
- PGやTXやプロスタサイクリン（PGI）には，PGH_2，PGH_3，TXA_2，TXA_3のように，末尾に数字が付いているが，これは二重結合の数を表す**（図5）**。PGH_2やTXA_2は二重結合を4つもつエイコサテトラエン酸（＝アラキドン酸，n-6 PUFA）に由来し，PGH_3やTXA_3は二重結合5つのエイコサペンタエン酸（n-3 PUFA）に由来する。n-6 PUFA由来のPG_2群が通常の機能分子である。
- COX産物のPGH_2は分岐点で，PGH_2から最終PG合成酵素群により，PGD_2，$PGF_{2\alpha}$，PGE_2，トロンボキサンTXA_2，プロスタサイクリンPGI_2が合成される**（図4）**。それぞれの機能を**表1**に示す。
- 血小板はトロンボキサンシンターゼ（TXS）を高発現しているが，プロスタサイクリンシンターゼ（PGIS）は発現していない**（図4）**。このため，血小板はTXA_2を産生する。TXA_2はGタンパク共役受容体に結合し，血小板を凝集させる。対照的に，血管内皮細胞はPGISを高発現しており，PGI_2を産生する**（図4）**。PGI_2も

表1　エイコサノイドの機能

リガンド	受容体	機能
PGD_2	DP1	睡眠誘発，気管支収縮
PGE_2	EP1	疼痛反応
	EP2	排卵
	EP3	発熱，胃酸分泌抑制
	EP4	骨吸収
$PGF_{2\alpha}$	FP	分娩誘導
PGI_2	IP	抗血栓，血管拡張
TXA_2	TP	血栓形成
LTB_4	BLT1	白血球走化性
LTC_4，LTD_4，LTE_4	CysLT1	気管支収縮，血管透過性亢進

図5　プロスタノイドの二重結合数による命名法
略号の末尾の数字は二重結合の数を示す。

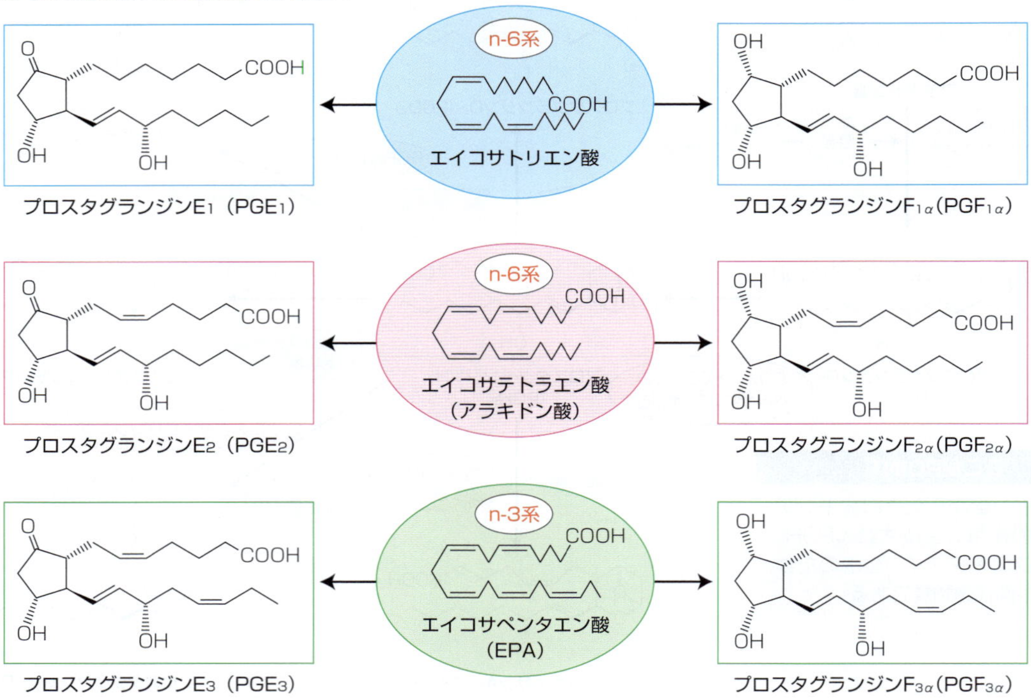

別のGタンパク共役受容体に結合して血管拡張作用，血小板凝集抑制作用を発揮する。このように，TXA_2とPGI_2は互いに拮抗する作用をもち，このバランスが崩れると血栓症や出血を起こす。

■心疾患や血栓塞栓症に及ぼすn-3脂肪酸／n-6脂肪酸バランスの影響

- グリーンランド先住民のイヌイットは，アザラシなど動物性脂肪に富んだ肉を食べて西洋人よりも多量のコレステロールを摂取するが，血中のトリグリセド濃度やコレステロール濃度は西洋人より低く，心疾患や血栓塞栓症の発症率が西洋人よりも一桁低い。イヌイットの食事は，n-3脂肪酸を多く含む鯨油や魚油が豊富で，その結果，n-6脂肪酸に比べてn-3脂肪酸を大量に摂取している。
- n-3脂肪酸を大量に摂取していると，TXA_2よりも活性の弱いTXA_3と，PGI_2と同じぐらいの活性をもつPGI_3が産生されるので，トロンボキサンとプロスタサイクリンのバランスが後者に傾き，全体として血管拡張，血小板凝集抑制状態になる（**図6**）。このため，心疾患や血栓塞栓症の発症率が低くなると考えられる。
- EPA（n-3脂肪酸）とアラキドン酸（n-6脂肪酸）が，トロンボキサンやプロスタサイクリンに変換される際，同じ酵素により変換されていく。このため，n-6脂肪酸は多くの酵素反応でn-3脂肪酸と競合する。変換酵素

図6　トロンボキサン（TX）とプロスタサイクリン（PGI）の拮抗作用に及ぼすn-3脂肪酸の効果

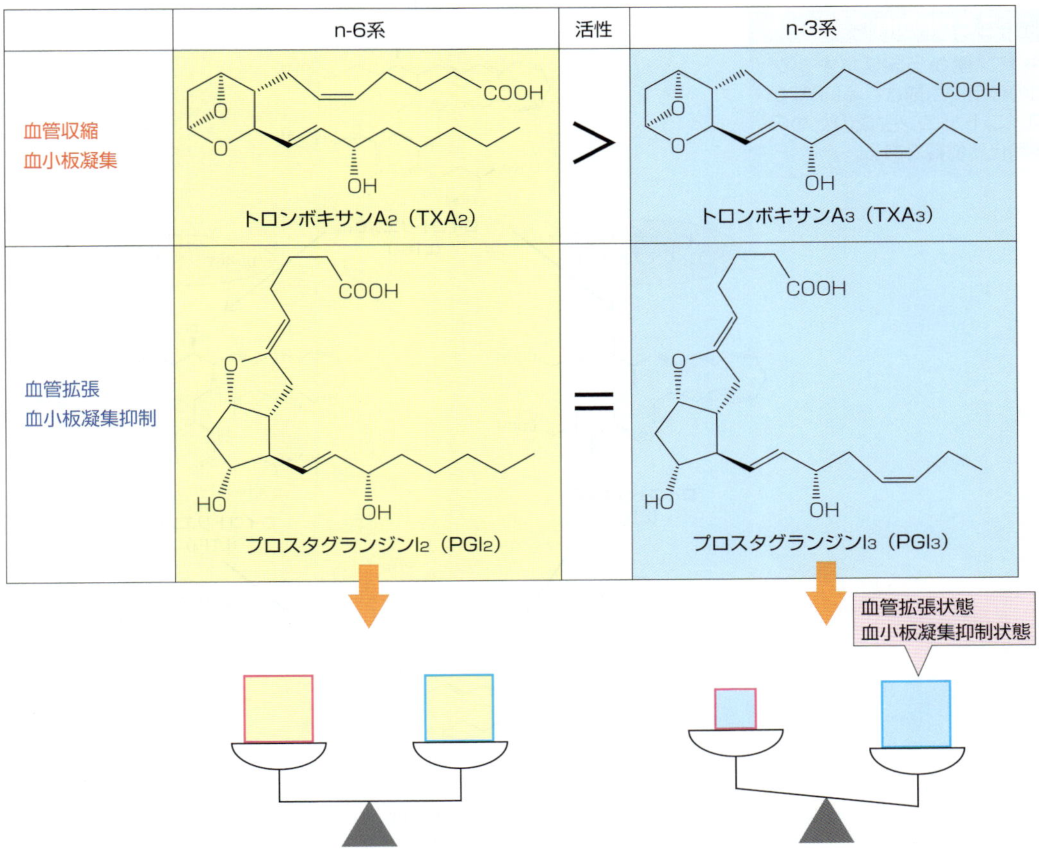

の親和性はn-6のほうが高いので，適切な脂肪酸バランス（n-6系統のアクセル的役割と，n-3系統のブレーキ的役割）を保つためには，n-3系統をn-6系統より多く摂取する必要がある。脂質の過剰摂取によるカロリー過多はn系統にかかわらず発生するため，全体の脂質摂取量を減らしながら，n-6系統の摂取を減らし，n-3系統の割合を増やすのがよいとされる。実際，リノール酸（n-6系統）の多い植物油（大豆油，菜種油，マーガリン，マヨネーズなど）の摂取を勧める栄養指導は，かえって冠動脈性心疾患のリスクを増やし，リノール酸摂取を下げ，α-リノレン酸（n-3系統）の摂取を勧める栄養指導（食用油をバター，エゴマ油，シソ油に替える）は心疾患の二次予防に有効であることが示されている。

・飽和脂肪酸はSREBP-1cを活性化し脂肪合成を促進するのに対し，n-3系PUFAはSREBP-1cを抑制し脂肪合成を低下させる。n-3系PUFAはコレステロール合成系の酵素発現も低下させ，血中コレステロール濃度を下げる働きもある。

図7　ロイコトリエンの合成経路

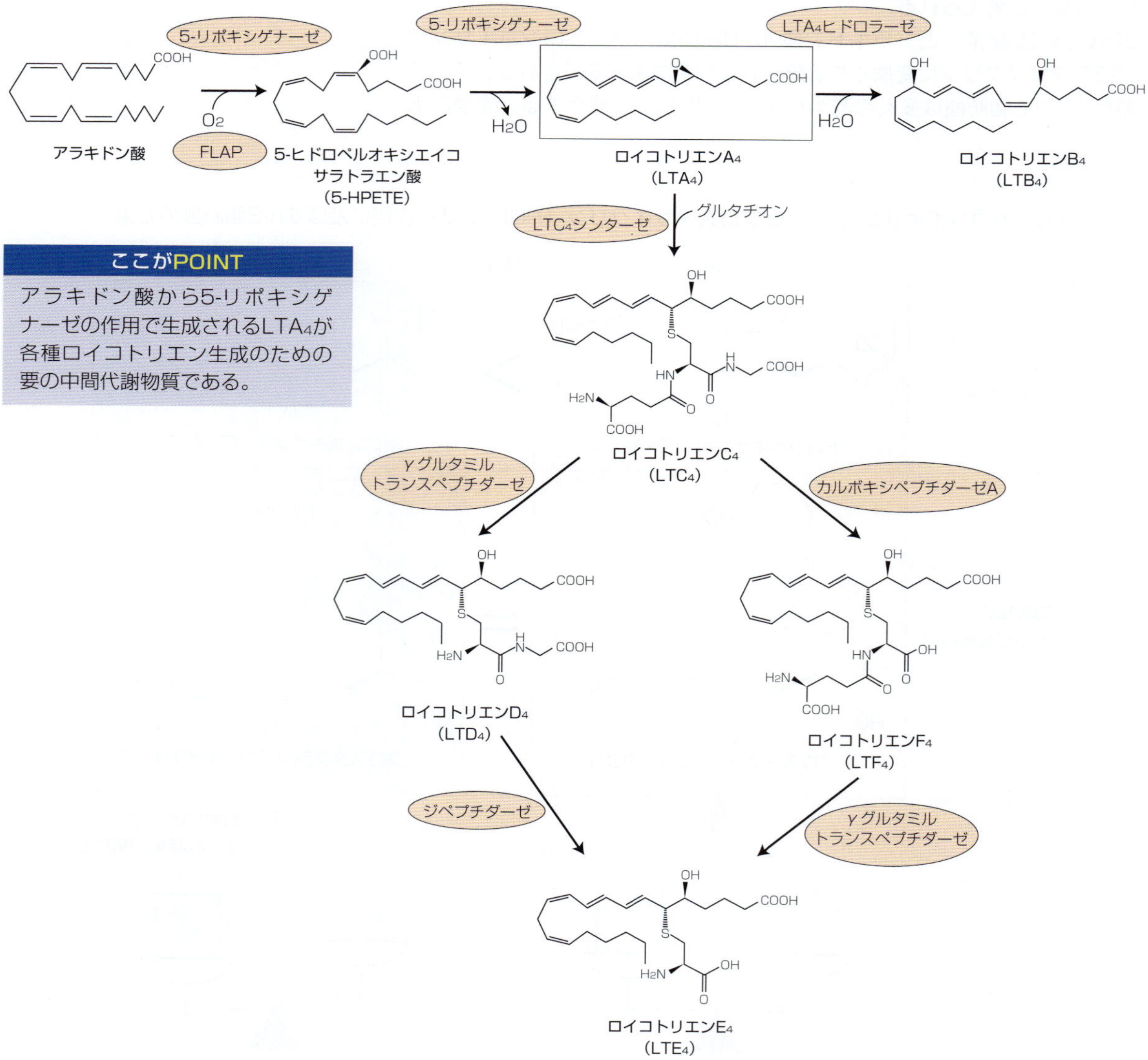

ここがPOINT

アラキドン酸から5-リポキシゲナーゼの作用で生成されるLTA4が各種ロイコトリエン生成のための要の中間代謝物質である。

・これらの作用が総合して，n-3脂肪酸は心疾患や血栓塞栓症のリスクを下げる効果がある。

ロイコトリエン：leukotriene（LT）
5-LOX活性化タンパク質：5-lipoxygenase activator protein（FLAP）
5-ヒドロペルオキシエイコサテトラエン酸：5-hydroperoxyeicosatetraenoic acid（5-HPETE）

■リポキシゲナーゼ経路とロイコトリエン

・リポキシゲナーゼ（LOX）は，アラキドン酸に酸素分子を添加する酵素で，酸素の付加部位の違いにより5-，8-，12-，15-LOXに分類される。このうち，ロイコトリエン（LT）を産生する5-LOXは，細胞内Ca^{2+}濃度が上昇すると核膜に移行し，補助因子の5-LOX活性化タンパク質（FLAP）と協働して，アラキドン酸に酸素分子を添加して5-ヒドロペルオキシエイコサテトラエン酸（5-HPETE）に変換し，さらに脱水してLTA_4に変換する2段階の酵素反応を行う（**図7**）。不安定なLTA_4は，以下の酵素で速やかにLTB_4またはLTC_4に変換される。
・LTA_4ヒドロラーゼは，好中球や肥満細胞の細胞質に存在し，LTA_4をLTB_4に変換する。LTB_4が好中球やTリンパ球表面のGタンパク共役受容体BLT1に結合すると，走化性が賦活化される。
・LTC_4シンターゼ（LTCS）は，単球や好酸球，肥満細胞の核膜に局在し，LTA_4にグルタチオンを付加してLTC_4を生成する。LTC_4のグルタチオン部分が限定分解を受けて，LTD_4，LTE_4，LTF_4に変換される（**図7**）。これらは，システインを含むのでシステイニルロイコトリエン（CysLT）とよばれるが，もともとアナフィラキシー反応のメディエーターとして同定された物質である。CysLTが肥満細胞，好酸球，内皮細胞に存在するGタンパク共役受容体CysLT1と結合すると，血管と気管支を収縮させ，血管透過性を亢進させる。喘息，乾癬，関節炎，アレルギー，過敏症の発症要因となりうる。
・リポキシン（LX）は，ロイコトリエンの作用を負に制御する。

■n-3系PUFA由来抗炎症物質

・EPA由来のレゾルビンとDHA由来のプロテクチンは好中球の浸潤を抑制し，炎症性サイトカインの産生を抑制する。また，単球の血管からの遊出を促進し，アポトーシスした好中球のマクロファージによる貪食を促進する。さらに，マクロファージのリンパ系への移行を促進し，異物が早期にクリアランスされる。
・n-6系PUFA代謝物のプロスタグランジンとロイコトリエンは起炎性脂質メディエーターであるのに対し，n-3系PUFA代謝物のレゾルビンとプロテクチンは炎症の収束に働く脂質メディエーターである。

QUESTION

（1）n-3系多価不飽和脂肪酸はどれか。

a　アラキドン酸
b　エイコサペンタエン酸
c　オレイン酸
d　リノール酸
e　γ-リノレン酸

（2）シクロオキシゲナーゼ（COX）について正しいのはどれか。

a　COX1は炎症時に特異的に誘導される。
b　COX1とCOX2は同一の遺伝子からの産物である。
c　アスピリン誘発性気道過敏症の原因の一つは，ロイコトリエン濃度の上昇による。
d　非ステロイド性抗炎症薬（NSAID）による胃障害は，COX2活性を阻害することにより起こる。
e　心筋梗塞や脳梗塞の予防のために低用量アスピリンを投与するのは，プロスタサイクリンPGI_2の合成抑制を期待するためである。

膜脂質はシグナル伝達にどうかかわるか？（イノシトールリン脂質）

模範解答

・生体膜を構成するリン脂質は，脂質メディエーターのリザーバーとしても働く。例えば，細胞外から刺激が来てホスホリパーゼCが活性化されると，ホスファチジルイノシトール-4, 5-二リン酸（PIP_2）が加水分解されてイノシトール-1, 4, 5-三リン酸（IP_3）とジアシルグリセロール（DAG）が生じ，それぞれが別個の細胞内シグナルを発信する。

・イノシトール環OH基がリン酸化されたイノシトールリン脂質は，特定のシグナル分子や輸送分子のドッキングサイトとしても機能し，細胞運動や細胞内小胞輸送など動的な現象の制御に寄与する。

ホスファチジルイノシトール：phosphatidylinositol（PI）
イノシトールリン脂質：phosphatidylinositol

■細胞膜内層に多いホスファチジルイノシトール

・細胞膜はリン脂質二重膜でできているが，外層と内層ではリン脂質種の分布が違う。ホスファチジルコリンとスフィンゴミエリンは外層に多く存在しているが，ホスファチジルエタノールアミン，ホスファチジルセリン，ホスファチジルイノシトールは内層に多く存在している（⇒p.282-285）。

・細胞質側に極性基を向けたホスファチジルイノシトール（PI）は，細胞内に重要なシグナルを発信する。

■イノシトールリン脂質

・イノシトールリン脂質は，グリセロリン脂質の一種で，極性基としてイノシトール環をもつ（図1）。イノシトール環にリン酸基の付いていない狭義のホスファチジルイノシトール（PI）は不活性であるが，イノシトール環の3位，4位，5位のOH基がリン酸化されると情報分子に変身する。3位，

図1　イノシトールリン脂質

イノシトールリン脂質は，極性基としてイノシトール環をもつ。イノシトール環の3位，4位，5位のOH基がリン酸化されるが，リン酸化部位の違いにより８種類のイノシトールリン脂質が存在する。

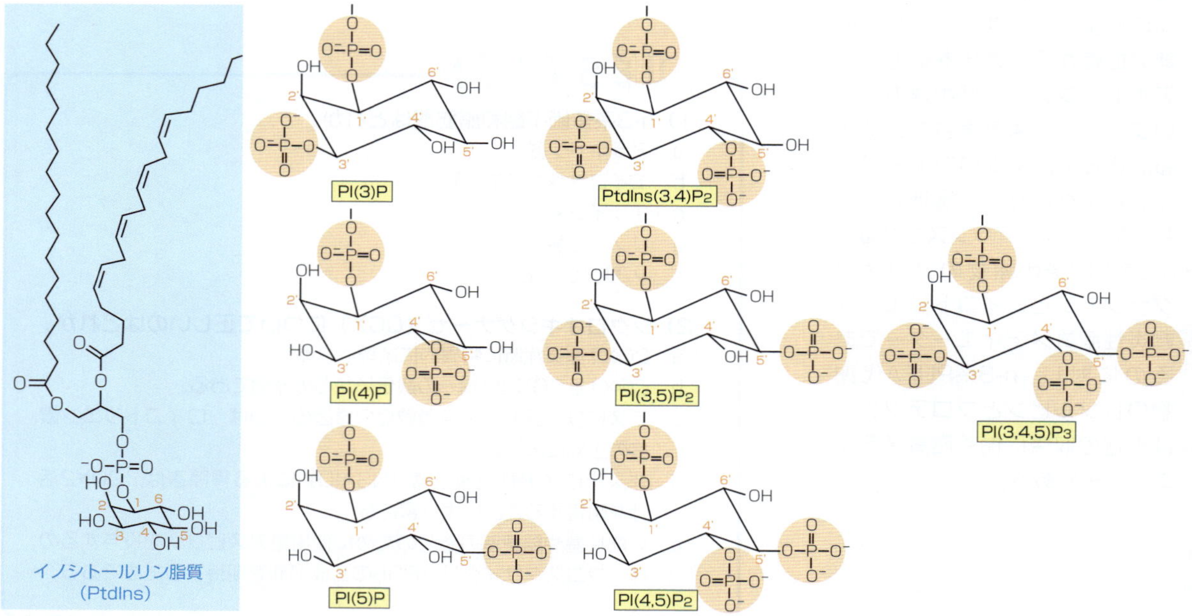

4位，5位のOH基が一カ所のみリン酸化されたものを，それぞれPI(3)P，PI(4)P，PI(5)Pと表し，3位と4位，3位と5位，4位と5位の二カ所がリン酸化されたものを，それぞれ$PI(3,4)P_2$，$PI(3,5)P_2$，$PI(4,5)P_2$と標記する。3位と4位と5位の三カ所ともリン酸化されたものを$PI(3,4,5)P_3$（またはPIP_3）と表す。このように，リン酸化部位の違いにより8種類のイノシトールリン脂質が存在する（**図1**）。

- 細胞内イノシトールリン脂質量は，PI，PI(4)P，$PI(4,5)P_2$の順に多く，この3種類で99%以上を占める。他の5種類は量的には少ないが，シグナル分子あるいは輸送分子が内包するイノシトールリン脂質結合ドメインのドッキングサイトとして重要な役割を担っている。
- イノシトールリン脂質のリン酸化は，ホスファチジルイノシトールキナーゼ（PIキナーゼ）ファミリーによって行われる。リン酸化の部位によって名前がつけられている。たとえば，PI3キナーゼはイノシトール環3位のOH基をリン酸化する酵素を意味する。
- イノシトールリン脂質の脱リン酸化は，ホスホイノシチドホスファターゼファミリーによって行われる。代表的なものにPTENがある。
- 細胞内小胞輸送は，新たに合成されたタンパク質を目的のオルガネラに運んだり，細胞外からエンドサイトーシスで取り込んだ物質をリソソームに運んだりするシステムである。輸送中の小胞はコート分子で覆われ，これが目印となって目的の場所に運ばれる。イノシトールリン脂質は，コート分子が小胞の周囲に集結するきっかけを与える（**図2**）。小胞の種類によってイノシトールリン脂質が使い分けられている。たとえば，細胞膜は$PI(4,5)P_2$，エンドソーム膜はPI(3)P，ゴルジ膜はPI(4)P，リソソーム膜は$PI(3,5)P_2$が使われる。

■イノシトールリン脂質結合ドメイン

- 特定のイノシトールリン脂質と結合するタンパク質ドメインで，この部位で細胞膜およびオルガネラ膜に局在するイノシトールリン脂質と結合する。
- イノシトールリン脂質結合ドメインには，PHドメイン，PXドメイン，FYVEドメイン，ENTHドメイン，FERMドメインなどがある。
- PHドメインは約120アミノ酸残基からなるモジュールで，分子により異なるイノシトールリン脂質に結合する（**表1**）。PHドメインを有するシグナル分子は，膜に局在するイノシトールリン脂質と結合することにより，足場を得て活性化する。脂質輸送体のCERTやFAPP2もPHドメイン

KEYWORDS

- ホスファチジルイノシトール
- イノシトールリン脂質
- PHドメイン
- PI3Kシグナリング
- ホスホリパーゼC

PHドメイン：pleckstrin-homology domain
PX：phox homology
FYVE：Fab-1, YGL023, Vps27, and EEA1
ENTH：epsin NH_2-terminal homology
FERM：band 4.1, ezrin, radixin, and moesin

図2　イノシトールリン脂質を拠点にコート分子が集結する

細胞膜内側のイノシトールリン脂質$PI(4,5)P_2$にエプシンがENTHドメインで結合する。エプシンはアダプタータンパク質複合体のAP-2やコートタンパク質のクラスリンをリクルートしてクラスリン被覆小胞を組み立てる。

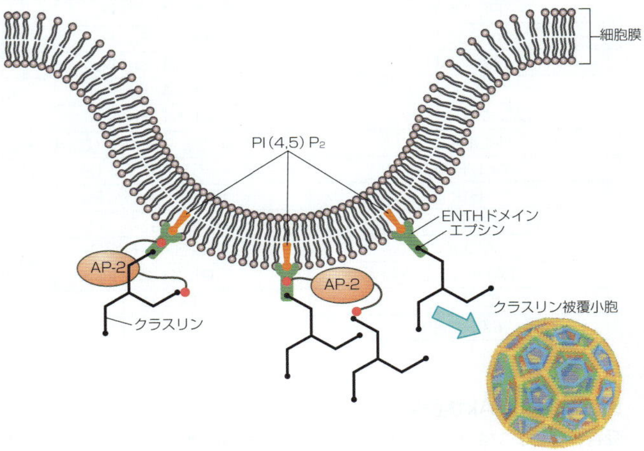

p.303 QUESTION

正解　(1) **b**　(2) **c**

(1) アラキドン酸，リノール酸，γ-リノレン酸はn-6系多価不飽和脂肪酸，オレイン酸は一価不飽和脂肪酸。他に，α-リノレン酸，ドコサヘキサエン酸もn-3系多価不飽和脂肪酸。

(2) COXにはCOX1とCOX2の2つのアイソフォームがある。COX1は構成的かつ普遍的に発現しているのに対し，COX2は炎症時に特異的に誘導される。アスピリンをはじめとするNSAIDはCOX2の阻害を期待する薬であるが，アイソフォームに対する特異性が低いためCOX1も阻害してしまう。このためCOX1由来エイコサノイドの細胞保護機能が障害され胃障害が起こる。アスピリンはCOX1を阻害するため，COX1の基質のアラキドン酸はリポキシゲナーゼ活性によりロイコトリエンが過剰産生されるようになる。これがアスピリン誘発性気道過敏症（喘息）の引き金をひく。アスピリンを抗血栓薬として使用するのは，血小板でのトロンボキサンA_2の合成を抑制することを期待しているためである。血小板はタンパク質を合成できないので，アスピリンにより不可逆的に阻害されたCOX1は，血小板の寿命の期間（10日間）トロンボキサンTXA_2を合成できない。これに対し，血管内皮細胞はタンパク質を合成できるので，いったん不可逆的に阻害されても，新たに合成されたCOX1は活性をもち，プロスタサイクリンPGI_2を産生できる。このため，TXA_2-PGI_2バランスがPGI_2優位に傾き，抗血栓傾向になる。

を有しており，ゴルジ膜に局在するPI(4) Pを認識してドッキングする(⇒p.292-295)。

PI3キナーゼ：phosphoinositide 3-kinase (PI3K)
PTEN：phosphatase and tensin homolog deleted from chromosome 10
ホスホリパーゼC：phospholipase C (PLC)

■PI3Kシグナリング

- PI3キナーゼ（PI3K）は，PI(4,5)P_2の3位のOH基をリン酸化してPI(3,4,5) P_3に変換する。細胞膜の内側に生成されたPI(3,4,5) P_3に結合した3-ホスホイノシトールリン脂質依存性プロテインキナーゼ（PDK1）は，隣のPI(3, 4, 5) P_3に結合したプロテインキナーゼB（PKB，別名Akt）をリン酸化して活性化する（**図3**）。このシグナル伝達経路はPI3K-Akt経路とよばれ，Akt1は生存や成長に関係し，Akt2はインスリン作用に重要な役割を果たす。
- PTEN（ピーテンと発音する）は，PI(3, 4, 5) P_3の3位のリン酸基を脱リン酸化してPI(4,5) P_2へと変換する。つまり，PI3Kの逆反応を触媒する。PTENが阻害されると，細胞内にPI(3, 4, 5) P_3が蓄積し，PI3K-Akt経路が活性化され，生存シグナルがオンになる。PTENはもともと腫瘍抑制因子としてみつかった。癌細胞ではPTENに変異が入り機能を失う場合がある。こうなると癌細胞は死ななくなる。
- PI3Kシグナリングは細胞の運動方向性の制御にも関与している。運動先端部でPI3K活性が高く，後部でPTENの活性が高いため，細胞内でPI（3, 4, 5) P_3の濃度勾配ができる。このPI（3, 4, 5) P_3の濃度勾配が細胞運動を引き起こす引き金となっている（**図4**）。

表1　PHドメインを有するタンパク質とそれらが結合するイノシトールリン脂質

PHドメインを有するタンパク質	結合するイノシトールリン脂質
PLCδ1	PI（4, 5）P_2
mSos1	PI（4, 5）P_2
RasGAP	PI（4, 5）P_2
Tsk	PI（4, 5）P_2
プレクストリン	PI（4, 5）P_2
PDPK1	PI（3, 4, 5）P3，PI（3, 4）P_2
Akt/PKB	PI（3, 4, 5）P3, PI（3, 4）P_2
Btk	PI（3, 4, 5）P_3
GRP1	PI（3, 4, 5）P_3
ARNO	PI（3, 4, 5）P_3
TAPP1，2	PI（3, 4）P_2
CERT	PI（4）P
FAPP2	PI（4）P

図3　PI3K-Akt経路

受容体チロシンキナーゼ（RTK）に細胞外から刺激が入るとPI3キナーゼ（PI3K）が活性化され，PI(4,5) P_2の３位がリン酸化されてPI(3,4,5) P_3が生成される。このPI(3,4,5) P_3にプロテインキナーゼのPDK1とその基質であるAkt/PKBが隣り合わせに結合すると，Akt/PKBがリン酸化されて活性化され膜から離れる。

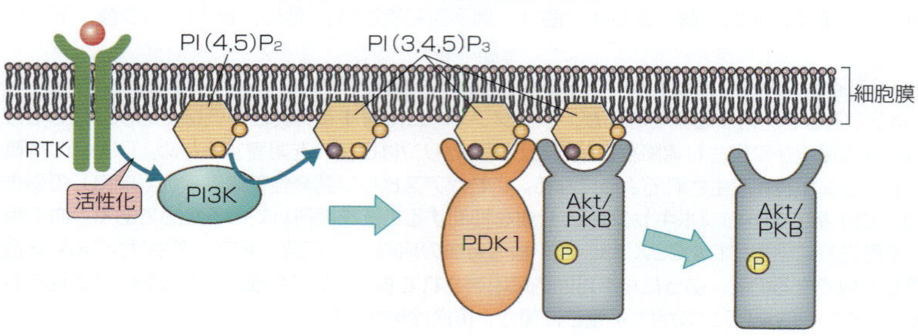

図4　細胞運動におけるPI3Kシグナリング

運動先端部でPI3キナーゼ活性が高く，後部でPTENの活性が高いため，細胞内でPI(3,4,5) P_3の濃度勾配ができ，これが細胞運動を引き起こす引き金となる。

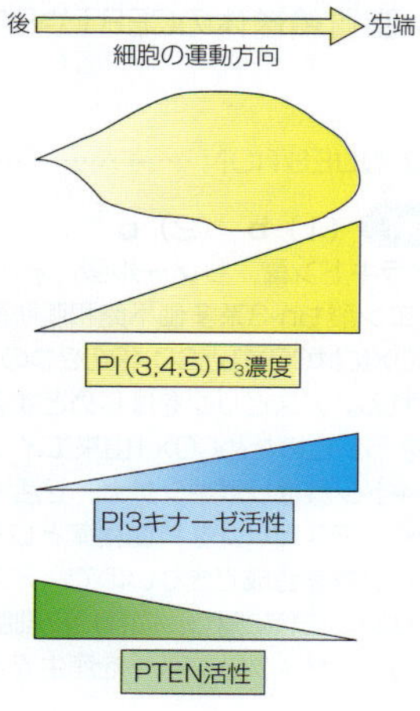

■ホスホリパーゼC（図5）

- ホスホリパーゼC（PLC）は，ホスファチジルイノシトール-4,5-二リン酸（PI（4,5）P_2，またはPIP_2）のリン酸とグリセロールの間を加水分解して，イノシトール-1，4，5-三リン酸（IP_3）とジアシルグリセロール（DAG）を産生する。細胞質に遊離したIP_3は，小胞体膜のIP_3受容体（Ca^{2+}チャネル）と結合してチャネルを開き，細胞質にCa^{2+}イオンを放出させる。膜に残ったDAGはプロテインキナーゼC（PKC）を活性化する。
- PLCは，Gタンパク質共役受容体（GPCR）にリガンドが結合したときに，遊離したGqαサブユニットによって活性化される。PLCを活性化するGPCRには，セロトニン受容体，α1アドレナリン受容体，カルシトニン受容体，H1ヒスタミン受容体，M1，M3，M5ムスカリン受容体，代謝型グルタミン酸受容体などがある。

イノシトール-1,4,5-三リン酸：inositol-1,4,5-trisphosphate（IP_3）
ジアシルグリセロール：diacylglycerol（DAG）
プロテインキナーゼC：protein kinase C（PKC）
Gタンパク質共役受容体：G-protein-coupled receptor（GPCR）

■Gタンパク質共役受容体（図5）

- GPCRは細胞膜に存在する受容体の一種で，7回膜を貫通する特徴がある。三量体Gタンパク質と共役してシグナルを細胞内に伝達する。ヒトでは700種類以上のGPCRが存在し，その半数は匂い物質の受容体である。およそ350種類のGPCRがホルモンや増殖因子などの生理活性物質をリガンドとするが，このうち約150種類はリガンドがなにかわかっておらずオーファン受容体とよばれる。GPCRは，Gタンパク質を介してアデニレートシクラーゼやPLCなどを活性化あるいは阻害する。多種多様な生理機能や病態に関与するので，創薬のターゲットとして注目されている。
- 生理活性脂質にもGPCRのリガンドとなるものがあり，各種エイコサノイド（⇒p.296-303），血小板活性化因子（PAF），リゾホスファチジルコリン，リゾホスファチジン酸（LPA），スフィンゴシン1-リン酸などのリゾリン脂質メディエーター（図6），内因性カンナビノイド（マリファナの主成分）である2-アラキドノイルグリセロールなどに対する特異的な受容体が知られている。

図5　Gタンパク質共役受容体 とホスホリパーゼC

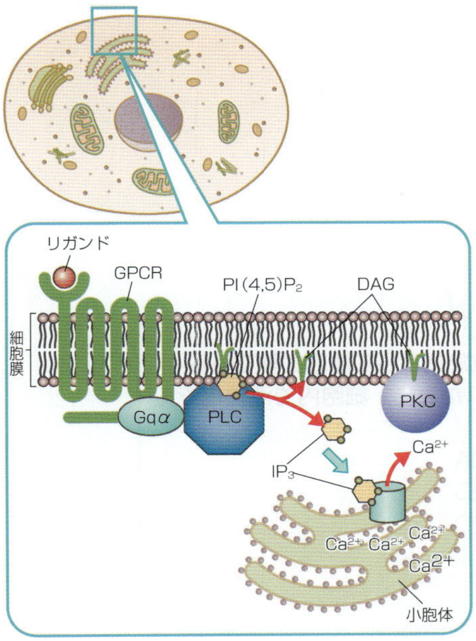

Gタンパク質共役受容体（GPCR）にリガンドが結合すると，GqαサブユニットがホスホリパーゼC（PLC）を活性化する。PLCはPI（4,5）P_2を加水分解して，IP_3とジアシルグリセロール（DAG）を産生する。遊離したIP_3は，小胞体膜のIP_3受容体（Ca^{2+}チャネル）と結合してチャネルを開き，細胞質にCa^{2+}イオンを放出させる。膜に残ったDAGはプロテインキナーゼC（PKC）を活性化する。

図6　リゾリン脂質メディエーターの生合成経路

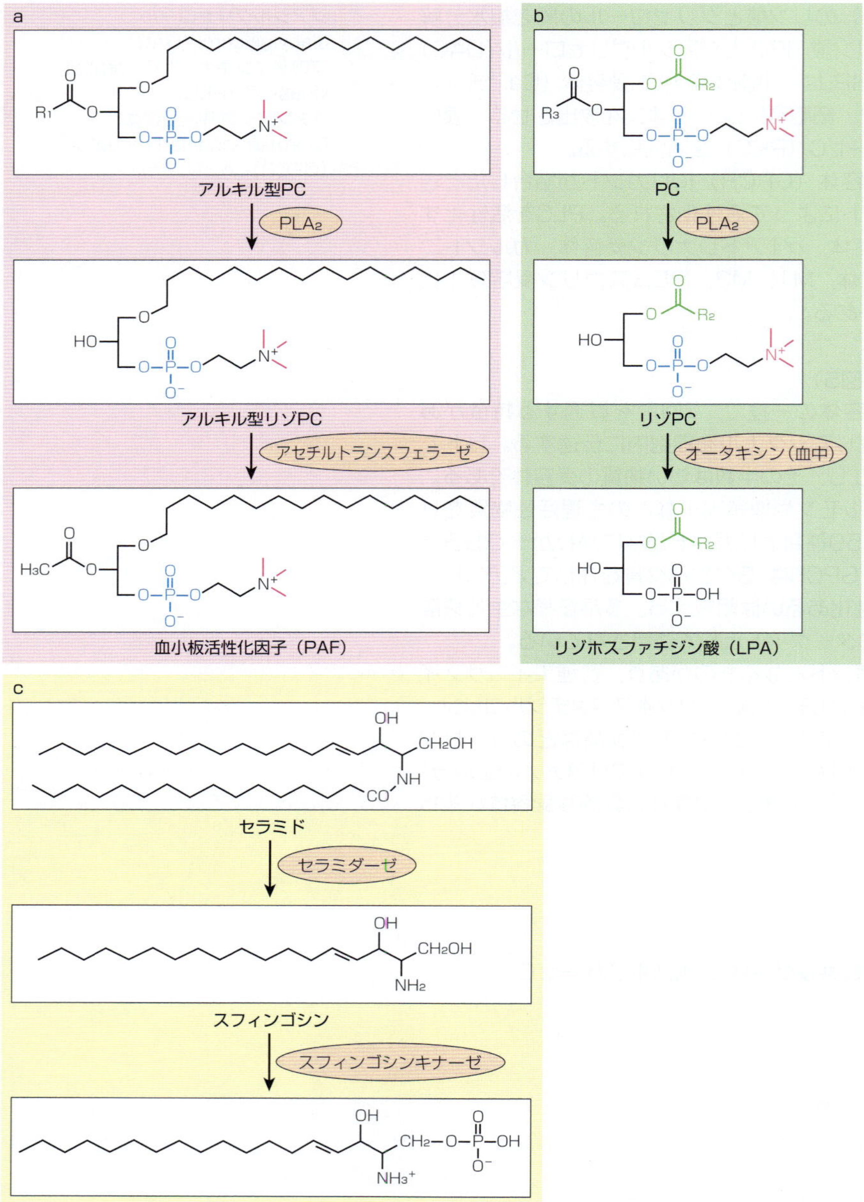

a. PAFは，まず，生体膜中のアルキル型ホスファチジルコリン（PC）がホルホリパーゼ（PL）A_2で2位が脱アシル化されてアルキル型リゾPCに変換された後，これにアセチルトランスフェラーゼが作用して産生する。
b. LPAは，細胞あるいは血小板のPCがPLA_2の作用によりリゾPCに変換された後に血中に放出され，これに血中のオートタキシン（autotaxin）が働いて産生される。
c. S1Pは，赤血球や血管内皮細胞内で，セラミドがセラミダーゼによってスフィンゴシンに変換された後，スフィンゴシンキナーゼが作用して生成され，血中に放出される。

QUESTION

PI3キナーゼ阻害薬は抗癌剤として注目されている。PI3キナーゼが阻害されたとき，細胞内で活性化できないのはどれか。

a　プロテインキナーゼA
b　プロテインキナーゼB
c　プロテインキナーゼC
d　Srcキナーゼ
e　Lynキナーゼ

コレステロールはなにをしているのか？（ステロイドホルモンの生合成）

模範解答

・コレステロールは，生体膜の構成成分および胆汁酸，ステロイドホルモンの原料となる。コレステロールが分解されてエネルギーを産生することはない。

・細胞膜内のコレステロールは，カベオラやクラスリン被覆小窩や脂質ラフトなどの膜マイクロドメインに存在し，膜輸送，シグナル伝達，細胞接着，免疫応答に重要な役割を果たしている。脳では，ミエリン形成，神経突起伸長，シナプス形成に寄与している。

・コレステロール硫酸は，皮膚の角質細胞の層構造を接着して安定化させており，保湿にも重要な役割を果たしている。

■コレステロールは生体膜の重要な構成成分である

・コレステロールは，生体膜の構成成分である（⇒p.282-285）。細胞膜の場合，コレステロールは総脂質の約20%含まれている。生体膜はリン脂質の二重層でできているが，コレステロールは，リン脂質やスフィンゴ脂質と相互作用することにより（⇒p.284図3），生体膜の流動性を調節して強靱な膜をつくるとともに，イオンの膜透過性を低下させている（バリア機能）。

図1　カベオラとカベオリン

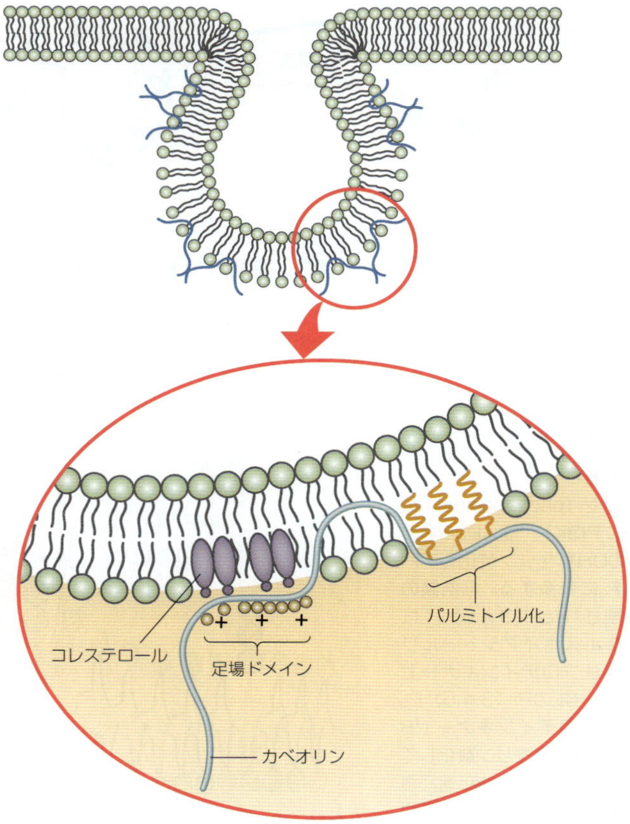

（Parton RG, Simons K：Nature Review Mol. Cell Biol. 8, 185-194, 2007. より改変引用）

KEYWORDS
- 胆汁酸
- ステロイドホルモン
- ビタミンD
- 膜マイクロドメイン
- コレステロール硫酸
- シトクロムP450

カベオラ：caveola
クラスリン被覆小窩：clathrin-coated pit
エンドサイトーシス：endocytosis

このため，ミトコンドリア膜のコレステロールが不足すると，膜電位を保てなくなりアポトーシスに陥る。

- 細胞膜のコレステロールは，膜輸送や物質輸送にも重要な役割を果たしている。コレステロールは，細胞膜の嵌入したカベオラ（**図1**）やクラスリン被覆小窩（**図2**）に存在し，カベオラ依存性あるいはクラスリン依存性のエンドサイトーシスに必須である。興味深いことに，コレステロールホメオスターシスで重要な，血流中の低比重リポタンパク質（LDL）の細胞への取り込み（⇒p.319-321）は，クラスリン依存性エンドサイトーシスで行われる。

図2　クラスリン被覆小窩とクラスリン依存性エンドサイトーシス

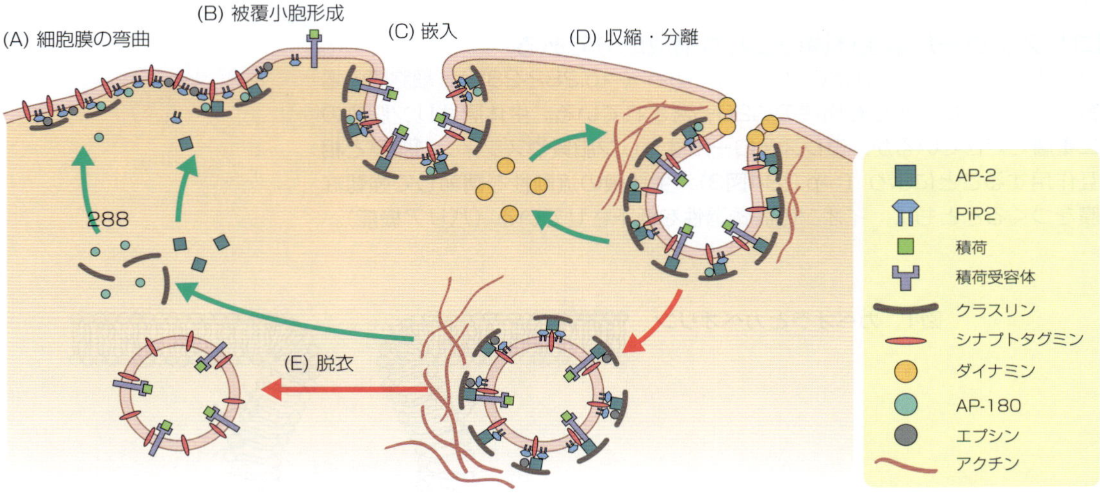

(Ali Mousavi S, et al.：Biochem. J. 377, 1-16, 2004. より改変引用)

図3　脂質ラフトとコレステロール

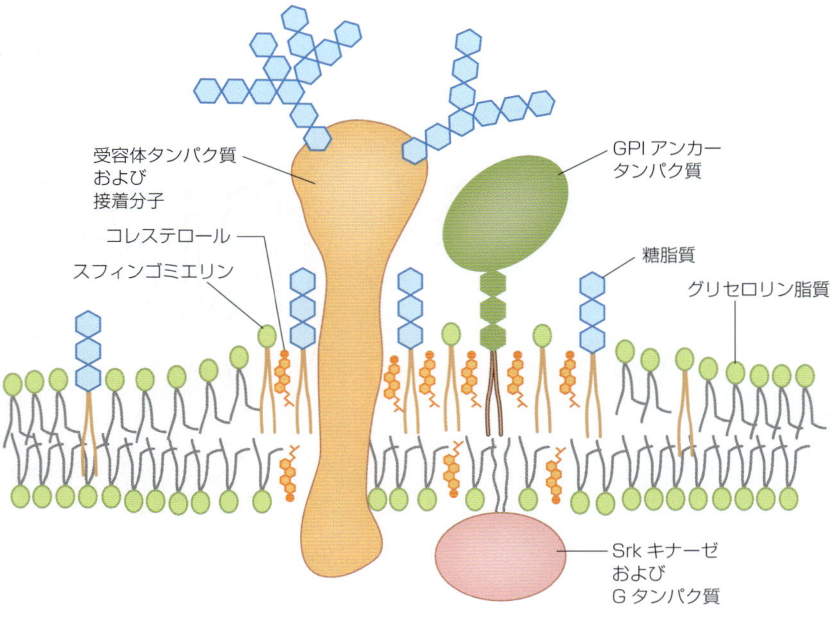

p.308 QUESTION

正解 **b**

PI3キナーゼ（phosphoinositide 3-kinase；PI3K） は，PI（4,5）P_2の3位のOH基をリン酸化してPI（3,4,5）P_3に変換する。細胞膜の内側に生成されたPI(3,4,5) P_3に結合した3-ホスホイノシトールリン脂質依存性プロテインキナーゼ（PDK1）は，隣のPI（3,4,5）P_3に結合したプロテインキナーゼB（PKB）（別名Akt）をリン酸化して活性化する。このシグナル伝達経路はPI3K-Akt経路とよばれ，生存や成長に関係する。

・細胞膜のコレステロールは，スフィンゴ脂質とともに脂質ラフトとよばれる膜マイクロドメインの形成に不可欠の分子である（**図3**）。このドメインは，静的な構造体ではなく，ダイナミックに離散集合を繰り返し，受容体タンパク質，接着分子，Srcキナーゼファミリー，Gタンパク質などの重要な機能タンパク質が集積して，細胞接着，細胞増殖，分化，免疫応答などの重要な生命現象の場として働く。このため，コレステロールが不足すると，血管壁をつくる内皮細胞や平滑筋細胞の細胞間接着や細胞基質間接着が弱くなって高血圧下で脳内出血を起こしやすくなったり，免疫能が低下して癌や感染症に罹りやすくなる。

・ヒトの神経細胞の多くは有髄神経で，ミエリン鞘で包まれている。この装置のおかげで跳躍伝導が可能となり，神経伝導速度が格段に速くなった。ミエリンはオリゴデンドロサイト（中枢神経系）とSchwann（シュワン）細胞（末梢神経系）の細胞膜が特殊化したもので，コレステロールとスフィンゴ脂質が多量に含まれており，どちらも不可欠の分子である。コレステロールは，神経突起伸長やシナプス形成にも寄与する。コレステロールが不足すると，うつ状態になる。

脂質ラフト：lipid raft
神経細胞：neuron
ミエリン鞘：myelin sheath
ステロイドスルファターゼ：steroid sulfatase
伴性劣性遺伝性魚鱗癬：recessive X-linked ichthyosis
ステロイド産生急性調節：steroidogenic acute regulatory (StAR)
球状帯：zona glomerulosa
アルドステロン：aldosterone
束状帯：zona fasciculata
コルチゾール：cortisol
アンドロゲン：androgen
デヒドロエピアンドロステロン：dehydroepiandrosterone

■皮膚におけるコレステロール硫酸の役割（図4）

・コレステロール硫酸は，皮膚表面の角質細胞間質の成分で，角質細胞の層構造を接着して安定化させており，保湿にも重要な役割を果たしている。コレステロール硫酸は，トリプシンやキモトリプシンなどのセリンプロテアーゼを阻害するが，角質上層で，ステロイドスルファターゼによってコレステロール硫酸が分解されると，セリンプロテアーゼの抑制が解除されて細胞間接着が分解されて角質が剥離脱落する。ステロイドスルファターゼが欠損すると，角化細胞の正常な剥離が阻害され，伴性劣性遺伝性魚鱗癬（ぎょりんせん）を発症する。

図4　コレステロール硫酸の脱硫酸化反応（a）と皮膚表面の角質細胞間質（b）

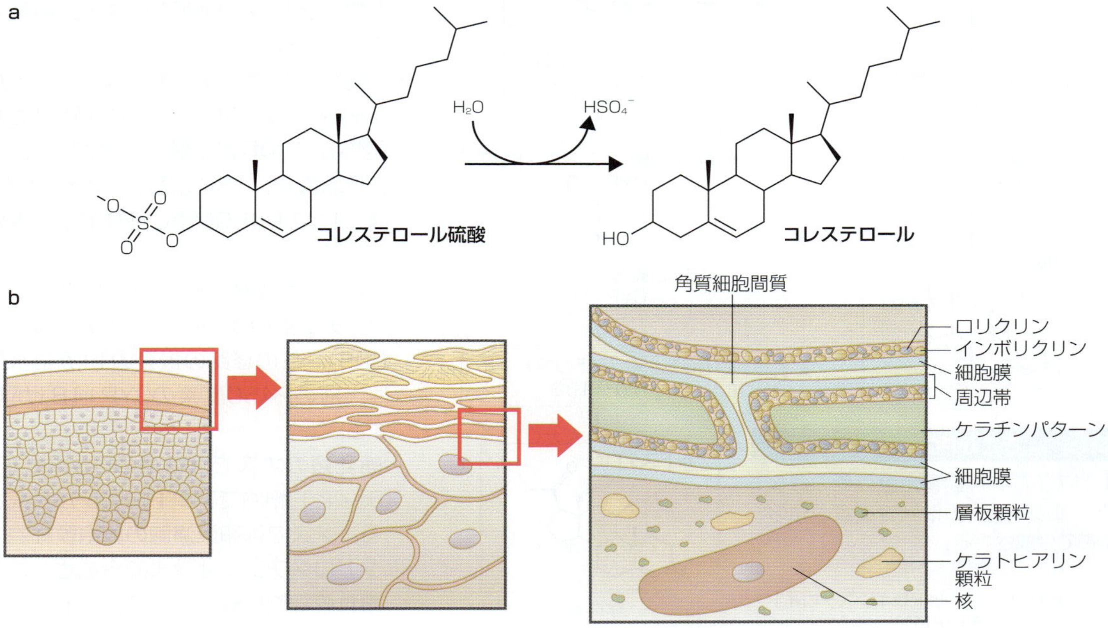

（清水　宏：あたらしい皮膚科学．中山出版，233，2005．より改変引用）

■コレステロールは，ステロイドホルモン，胆汁酸の前駆体

・コレステロールは，副腎皮質や性腺の細胞においてステロイドホルモンに変換される（⇒p.354図1）。

図5　副腎皮質におけるステロイドホルモンの生合成

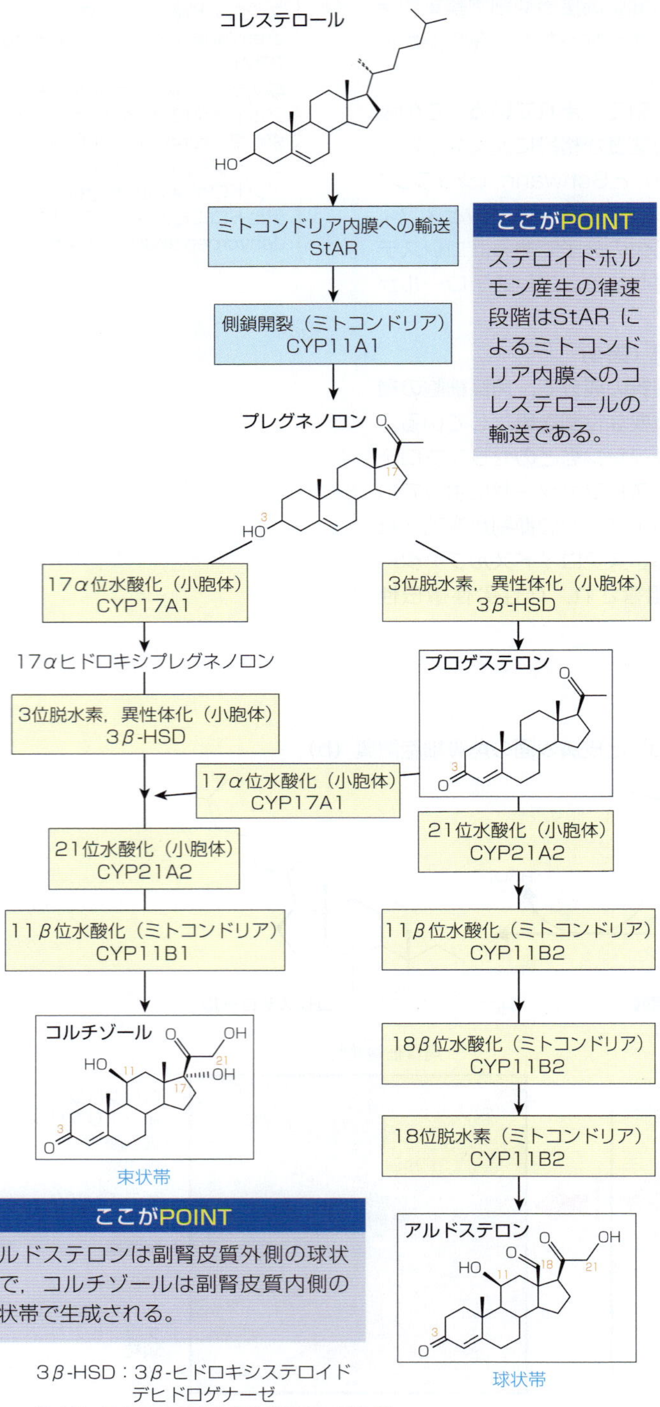

ここがPOINT

ステロイドホルモン産生の律速段階はStAR によるミトコンドリア内膜へのコレステロールの輸送である。

ここがPOINT

アルドステロンは副腎皮質外側の球状帯で，コルチゾールは副腎皮質内側の束状帯で生成される。

3β-HSD：3β-ヒドロキシステロイドデヒドロゲナーゼ
StAR：ステロイド産生急性調節タンパク質

・すべてのステロイドホルモン合成の初期段階は共通である。まず，コレステロールがミトコンドリア内膜へステロイド産生急性調節（StAR）タンパク質によって運ばれることから始まり（⇒p.295図4），このステップがステロイドホルモン産生の律速段階である。ミトコンドリア内膜の側鎖開裂シトクロムP450酵素（CYP11A1またはP450scc）によってプレグネノロンに変換されたあと，ミトコンドリアを出て，小胞体の3βヒドロキシステロイドデヒドロゲナーゼ（3β-HSD）の作用でプロゲステロンに変換されるか，シトクロムP450酵素のCYP17A1によって17α位が水酸化される。
・その後，副腎ではCYP21A2によって21位が水酸化され，グルココルチコイドのコルチゾールとミネラルコルチコイドのアルドステロンの産生経路につながる（**図5**）。一方，性腺では17αヒドロキシプレグネノロンから男性ホルモンのアンドロゲンと女性ホルモンのエストロゲンが産生される（**図6**）。CYP17A1は，17α位水酸化活性に加えて，17，20開裂活性ももつので（**図6**），アンドロゲンのデヒドロエピアンドロステロン（DHEA）は一部副腎でも産生される。
・副腎皮質外側の球状帯では，ミネラルコルチコイドのアルドステロンが合成される（**図5**）。この経路の最後の3つの反応（11β位水酸化，18位水酸化，18位脱水素）は，1つのP450酵素CYP11B2が触媒する。
・一方，副腎皮質内側の束状帯では，グルココルチコイドのコルチゾールが合成される（**図5**）。この経路の最後の11β位水酸化は，別のP450酵素のCYP11B1が触媒する。
・哺乳類のオスでは精巣のLeydig（ライディヒ）細胞でアンドロゲンが合成される。メスでは卵巣濾胞の卵胞膜細胞でアンドロステンジオンまで合成された後，顆粒膜細胞に輸送されてエストロゲンに変換される。

- テストステロンは，標的細胞において5α-レダクターゼによってジヒドロテストステロンに還元される。ジヒドロテストステロンのアンドロゲン受容体への結合は，テストステロンよりも10倍親和性が高い。5α-レダクターゼ阻害薬は前立腺肥大症および男性型脱毛症の治療薬として使用されている。
- エストラジオールは，テストステロンの芳香環化によって生成する（**図6**）。この反応は3段階の水酸化反応よりなり，アロマターゼが触媒する。
- コレステロールは，肝細胞において胆汁酸に変換される（**図7**）。最初の反応はコレステロールの7位の水酸化反応で，この経路の律速段階である。この後，3位の水酸基の異性化，5位の不飽和二重結合の還元とシス異性化，12位，24位，27位の水酸化を受けて，CoAの導入で24位，25位間が開裂してコリルCoAが生成される。このCoAがタウリンあるいはグリシンと置換されてタウロコール酸とグリココール酸ができる。12位の水酸化を欠くものはケノデオキシコール酸という（⇒p.331-332）。
- ステロイドホルモンや胆汁酸は水溶性である。脂溶性のコレステロールからこれらの水溶性物質ができるのは，酸素添加（水酸化）反応によって酸素原子が導入されて極性が高くなるからである。この酸素添加反応を触媒

エストロゲン：estrogen
エストラジオール：estradiol
テストステロン：testosterone
アロマターゼ：aromatase
タウリン：taurine
グリシン：glycine
タウロコール酸：taurocholic acid
グリココール酸：glycocholic acid
ケノデオキシコール酸：chenodeoxycholic acid

図6　性腺における性ホルモンの生合成
この図のなかの反応はすべて小胞体で行われる。

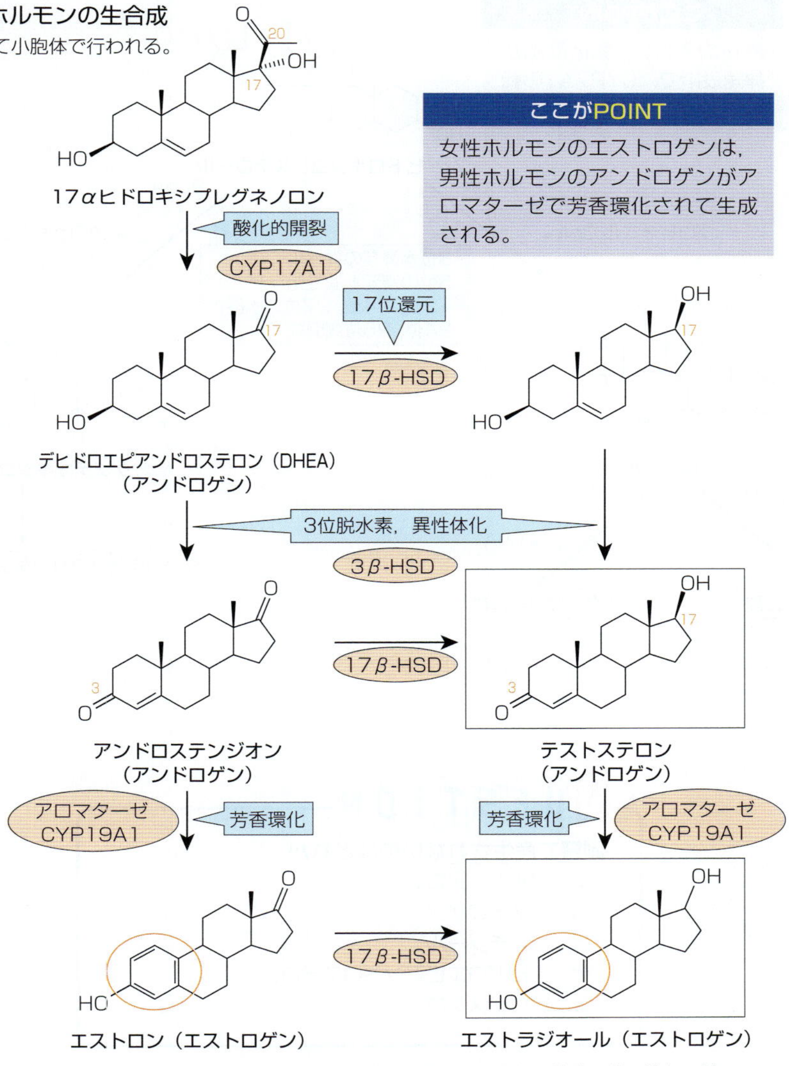

3β-HSD：3β-ヒドロキシステロイドデヒドロゲナーゼ
17β-HSD：17β-ヒドロキシステロイドデヒドロゲナーゼ

ここがPOINT
女性ホルモンのエストロゲンは，男性ホルモンのアンドロゲンがアロマターゼで芳香環化されて生成される。

する酵素がシトクロムP450群（略号にCYPの接頭語がつく）で，分子状酸素と還元剤（またはNADPHの形で運ばれる電子）を必要とする。

$$RH + NADPH + H^+ + O_2 \rightarrow ROH + H_2O + NADP^+$$

・コレステロールが分解されてエネルギーを産生することはない。コレステロールは，胆汁酸または遊離コレステロールの形で糞便中に排出される（⇒p.331-332）。

図7　コレステロールから胆汁酸の生合成

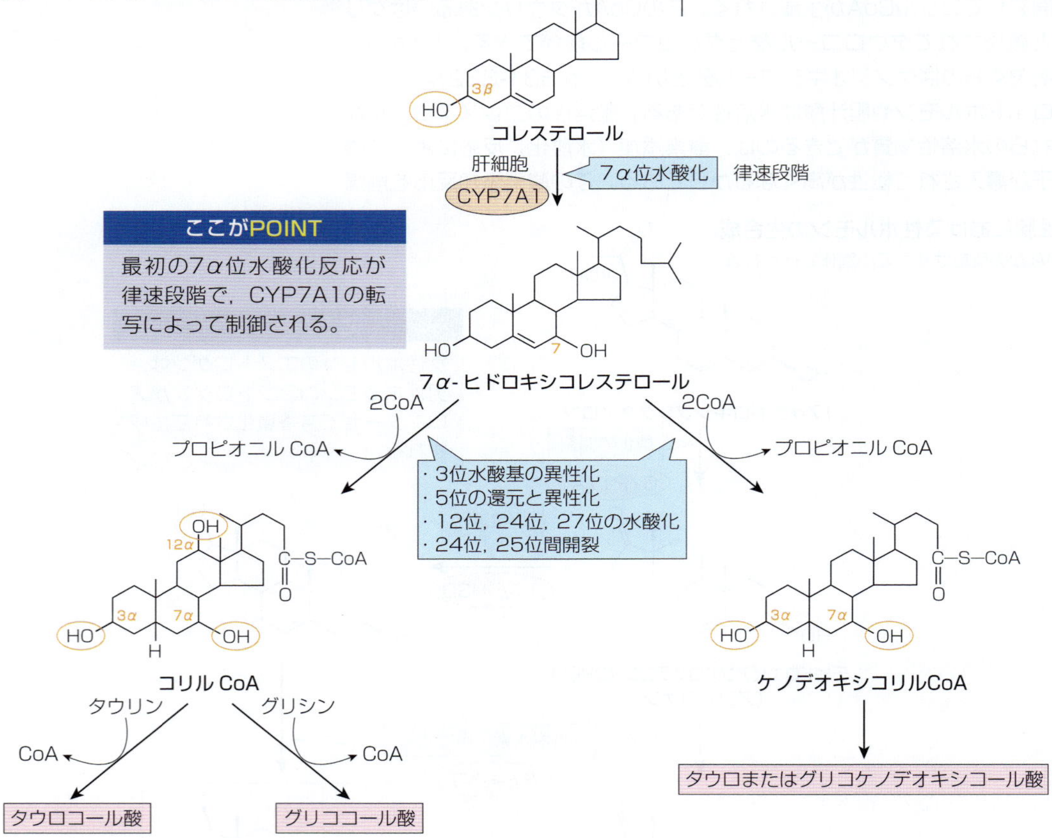

ここがPOINT

最初の7α位水酸化反応が律速段階で，CYP7A1の転写によって制御される。

QUESTION

副腎で産生されないのはどれか。

a　アルドステロン
b　エストロゲン
c　コルチゾール
d　デヒドロエピアンドロステロン
e　プロゲステロン

ステロイドホルモンはどのように働くか？（核内受容体/転写因子）

模範解答

- ステロイドホルモンは，特定の組織でのみ産生分泌され，血流中で輸送タンパク質と結合して遠隔臓器に運ばれ，そこで受容体を発現する細胞に情報を伝える。
- ステロイドホルモンは，脂溶性で細胞膜を通過し，細胞質に局在する特異的な核内受容体に結合する。
- ステロイドホルモンが結合した核内受容体は，コンフォメーションが変化してホモダイマーを形成し，核内に輸送されて，コアクチベータータンパク質と複合体を形成して標的遺伝子のプロモーター部位にあるホルモン応答エレメントに結合して，転写を促進する。

受容体：receptor
リガンド：ligand
傍分泌：paracrine
サイトカイン：cytokine
内分泌：endocrine
ホルモン：hormone
ペプチドホルモン：peptide hormone
ステロイドホルモン：steroid hormone

■内分泌とステロイドホルモン

- 細胞外からの刺激は，神経軸索や隣接細胞から直接入る場合もあるが，たいていは，周辺の細胞あるいは遠隔の細胞が産生分泌するシグナル分子が，その担い手となる。シグナル分子の信号を受け取るレシーバーの役割を果たす生体分子を受容体という（受容体に結合するシグナル分子をリガンドという）。いくら電波が発信されていてもテレビやラジオのスイッチを入れないと情報が伝わらないように，シグナル分子が氾濫していても受容体がないと細胞には情報が伝わらない。
- 受容体を発現する細胞（標的細胞）の周辺の細胞でシグナル分子が分泌されて情報が伝えられる様式を傍分泌といい，このようなシグナル分子はサイトカインと総称される（**図1**）。一方，シグナル分子が身体の特定の組織でのみ産生分泌され，血流中で輸送タンパク質と結合して遠隔臓器に運ばれ，そこで受容体を発現する細胞に情報を伝える様式を内分泌といい，このようなシグナル分子はホルモンと総称される（**図1**）。ホルモンは，ギリシャ語で刺激という意味である。傍分泌では分泌時のサイトカインの濃度が保たれるが，内分泌では分泌時のホルモンの濃度は血流で運ばれる間に希釈される。このため，ホルモン受容体は非常に高感度でなければならない。
- ホルモンには，ペプチドでできているペプチドホルモンとステロイドからなるステロイドホルモンがある。ペプチドホルモンは，水溶性で細胞膜を通

図1　内分泌とホルモン

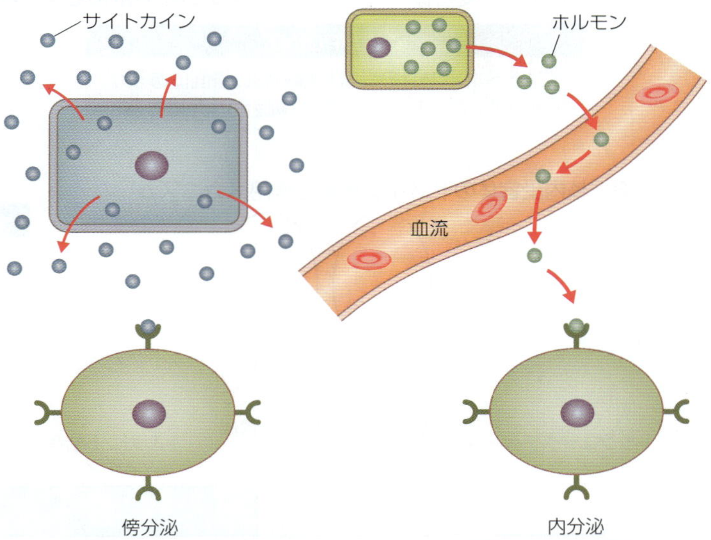

ここがPOINT

ホルモンは，特定の組織でのみ産生分泌され，血流に乗って遠隔臓器に運ばれ，そこで受容体を発現する細胞に情報を伝える。

p.314 QUESTION

正解 **b**　副腎皮質では，17αヒドロキシプレグネノロンとプロゲステロンを介してグルココルチコイドとミネラルコルチコイドが合成されるが，コルチゾールの生合成過程で生じる17αヒドロキシプレグネノロンが性腺に運ばれて男性ホルモンのアンドロゲンが合成され，さらにアロマーターゼによって女性ホルモンのエストロゲンに変換される。17αヒドロキシプレグネノロンは，副腎に存在するシトクロムP450酵素CYP17A1によって，一部デヒドロエピアンドロステロンに変換される。

過できないので，細胞表面の受容体に結合して情報を伝える（図2）。これに対して，ステロイドホルモンは，脂溶性で細胞膜を通過し，細胞内の受容体に結合して情報を伝える（図2）。

・ステロイドホルモンには，グルココルチコイド，ミネラルコルチコイド，性ホルモンなどがあり，これらはすべてコレステロールからつくられる（⇒p.309-314）。

■核内受容体ファミリー

・核内受容体は，DNAと直接結合する転写因子で，トランスアクチベーションドメイン，DNA結合ドメイン，リガンド結合ドメインからなる（図3）。

・ステロイドホルモンのような脂溶性のシグナル分子のことを脂質リガンドとよぶ。脂質リガンドは，核内受容体と結合してそのコンフォメーションを変化させ，さらに，コアクチベータータンパク質とともに転写共役因子複合体を形成して標的遺伝子のプロモーター部位にあるリガンド応答エレメント（ホルモン応答エレメント）に結合し，転写を促進する（図3）。

・核内受容体は後生動物にのみ存在し，ヒトには48種類ある。各核内受容体は，それぞれに固有の標的遺伝子プロモーターに結合することで，リガンド依存的に標的遺伝子の発現を制御する。

・核内受容体には，もともと細胞質に局在し，リガンドが結合するとホモダイマーを形成して核

図2　ホルモンの膜透過性とホルモン受容体の局在部位

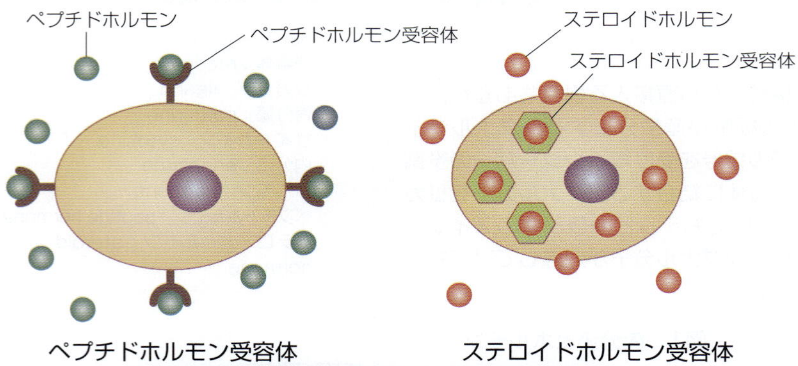

ここがPOINT

ペプチドホルモンの受容体は細胞の表面にあるが，ステロイドホルモンの受容体は細胞のなかにある。

図3　核内受容体のドメイン構造と作用メカニズム

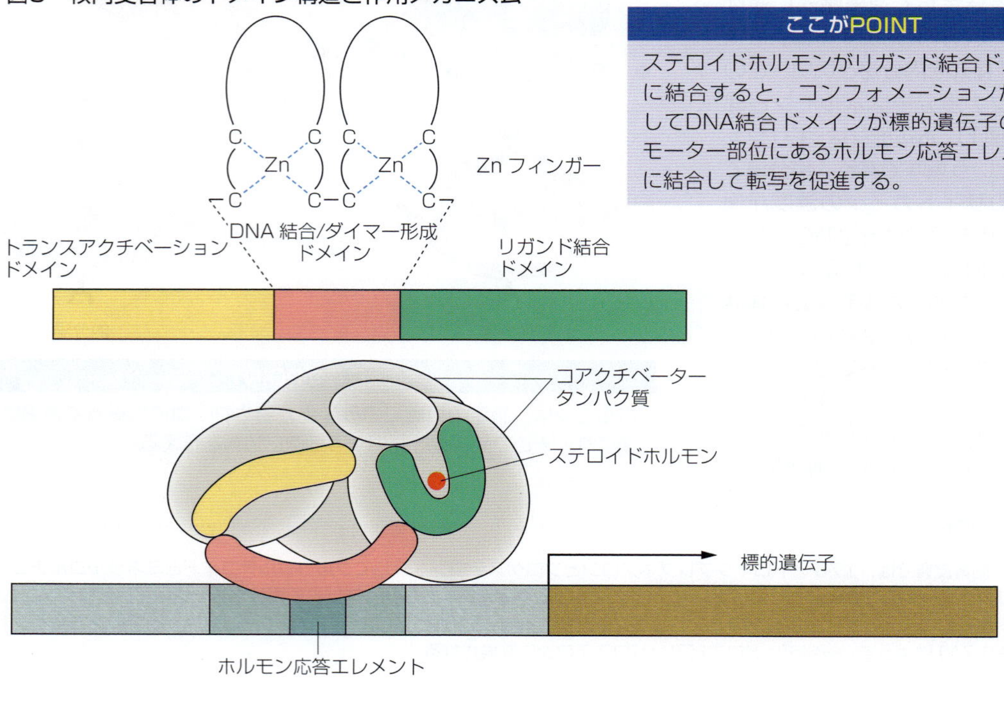

ここがPOINT

ステロイドホルモンがリガンド結合ドメインに結合すると，コンフォメーションが変化してDNA結合ドメインが標的遺伝子のプロモーター部位にあるホルモン応答エレメントに結合して転写を促進する。

内へ運ばれるⅠ型と，最初から核内に局在するⅡ型がある。Ⅱ型核内受容体は，平時コリプレッサーと結合していて，リガンドが結合するとコリプレッサーが外れ，代わりにコアクチベーターが結合して標的遺伝子の発現を促進する。ステロイドホルモンの核内受容体はⅠ型である。Ⅱ型にはレチノイドX受容体（RXR）や甲状腺ホルモン受容体（TR）がある。

- 核内受容体と結合する脂質リガンドには，ステロイドホルモン以外に，甲状腺ホルモン，ビタミンAおよびDなどの脂溶性ビタミンがある。さらに，脂質代謝産物の脂肪酸やステロールや胆汁酸も脂質リガンドの仲間であり，核内受容体のペルオキシソーム増殖因子活性受容体（PPAR）や肝臓X受容体（LXR），ファーネソイドX受容体（FXR）と結合して，関連する脂質代謝酵素の遺伝子発現を調節する（⇒p.322-325，p.326-330，p.331-332）。つまり，核内受容体は代謝産物のセンサーとして機能している。
- 脂質リガンドによって遺伝子発現が調節される原理を利用して，核内受容体を標的とする治療薬が開発されている。代表例は，エストロゲン受容体を標的とするラロキシフェン（骨粗鬆症治療薬）や，PPARαを標的とするフィブラート（脂質異常症治療薬），PPARγを標的とするチアゾリジン（2型糖尿病治療薬）などがある。
- ある種の薬物は，核内受容体の構成的アンドロスタン受容体（CAR）やプレグナンX受容体（PXR）に結合して，薬物解毒酵素のシトクロームP450の遺伝子発現を誘導する。内分泌撹乱物質（ダイオキシンなどの環境ホルモン）も核内受容体のリガンドとなる。

■レチノイドX受容体（RXR）

- 核内受容体の一種であるRXRは，TRやLXRやFXRとヘテロダイマーをつくり，それぞれの標的遺伝子プロモーター上のリガンド応答エレメント（-RE）に結合する（**図4**）（⇒p.326-330）。

■small heterodimer partner（SHP）

- small heterodimer partner（SHP）は，核内受容体ファミリーのユニークな一員で，リガンド結合ドメインを有するが，DNA結合ドメインをもたない。リガンド結合ドメインでさまざまな核内受容体メンバーと結合することにより，結合相手の核内受容体の機能を阻害し，標的遺伝子の転写を抑制する。
- 肝臓における胆汁酸生合成経路の律速酵素であるコレステロール7αヒドロキシラーゼ（CYP7A1）の発現は，核内受容体のLXRによって促進され，FXRによって抑制される（⇒p.331-332）。これが胆汁酸合成によるコレステロール排出の主要な制御メカニズムである。CYP7A1遺伝子のプロモーター領域には，核内受容体のliver receptor homologue（LRH）-1の応答

KEYWORDS

- 内分泌
- ステロイドホルモン
- 核内受容体
- 脂質リガンド
- レチノイドX受容体

核内受容体：nuclear receptor
レチノイドX 受容体：retinoid X receptor（RXR）
リガンド（ホルモン）応答性エレメント：ligand（hormone）response element
甲状腺ホルモン受容体：thyroid hormone receptor（TR）
ペルオキシソーム増殖因子活性受容体：peroxisome proliferator-activated receptor（PPAR）
肝臓X受容体：liver X receptor（LXR）
ファーネソイドX受容体：farnesoid X receptor（FXR）
構成的アンドロスタン受容体：constitutive androstane receptor（CAR）
プレグナンX受容体：pregnane X receptor（PXR）

図4　RXRヘテロダイマーによる遺伝子発現制御

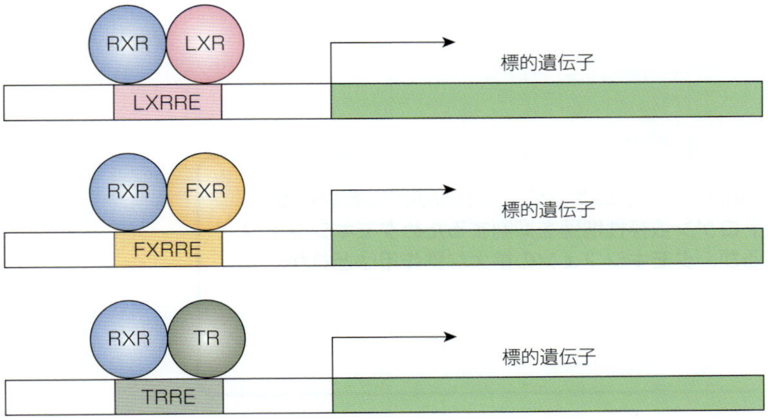

ここがPOINT

RXRはLXR，FXR，TRとヘテロダイマーをつくり，それぞれのリガンド応答性エレメントをもつ標的遺伝子の転写を促進する。

RXR：レチノイドX受容体
LXR：肝臓X受容体
FXR：ファーネソイドX受容体
TR：甲状腺ホルモン受容体
LXPRE：LXR応答エレメント
FXPRE：FXR応答エレメント
TRRE：TR応答エレメント

エレメント（LRHRE）とLXRの応答エレメント（LXRRE）が存在する（**図5**）。①肝細胞内に蓄積したコレステロールが酸化コレステロールに変換される。②生成された酸化コレステロールは核内受容体のLXRに結合して活性化する。③LRH-1とLXRが相乗的に働いてCYP7A1の発現を誘導する。④CYP7A1の作用でコレステロールは胆汁酸に変換されて排出される。これにより，肝細胞内のコレステロール量は減少する。⑤生成された胆汁酸が核内受容体FXRに結合して活性化して，SHP遺伝子のプロモーター領域にあるFXR応答エレメント（FXRRE）に結合するとSHP遺伝子の転写が促進され，⑥SHPが産生される。⑦SHPがたまってくるとLRH-1と結合してLRH-1の作用を妨害し，CYP7A1の発現が抑制される。この結果，胆汁酸の合成が低下する。⑧SHPは，同時に，SHP自身のプロモーター領域におけるLRH-1の作用も抑えることにより，SHPの産生も止まる（ネガティブフィードバック）。

図5　核内受容体による胆汁酸合成の制御

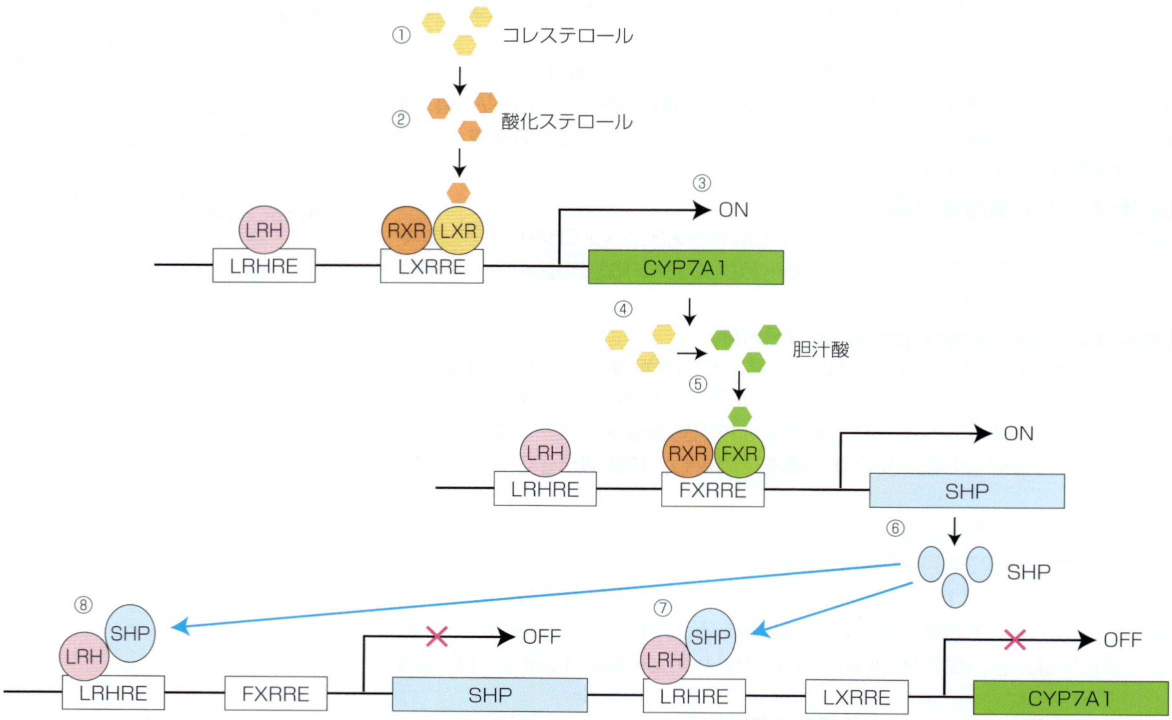

LRH：LRH-1，LRHRE：LRH-1応答エレメント，LXRRE：LXR応答エレメント，FXRRE：FXR応答エレメント，SHP：small heterodimer partner

QUESTION

乳癌の約3分の2はエストロゲンによって増殖が促進される。乳癌のエストロゲン依存性増殖を抑制するためタモキシフェンが使用されるが，タモキシフェンの重大な副作用はどれか。

a　大腸癌
b　骨粗鬆症
c　子宮体癌
d　子宮頸癌
e　肝細胞癌

食餌中の脂質や肝臓で合成された脂質は，どのように，どこへ運ばれるか？（リポタンパク質（1）：キロミクロン/VLDL）

模範解答

- 脂質は水に溶けないため，コレステロールとトリアシルグリセロールは，タンパク質やリン脂質と結合して血漿リポタンパク質粒子となって移送される。
- 食餌から取り込んだコレステロールとトリアシルグリセロールは，キロミクロン（カイロミクロン）となって脂肪組織と筋肉組織に運ばれる。
- 一方，肝臓で合成されたトリアシルグリセロールとコレステロールは，超低比重リポタンパク質（VLDL）に組み込まれて血中に遊離され，脂肪組織と筋肉組織でトリアシルグリセロールが分解される。
- VLDLレムナントの低比重リポタンパク質（LDL）は，コレステリルエステルの濃度が高く，末梢組織にコレステロールを供給する役目を果たしている。

■食餌中の脂質のゆくえ（図1）

- 食餌中のコレステリルエステル（CE）とトリアシルグリセロール（またはトリグリセリド）（TG）は，遊離コレステロールと遊離脂肪酸に分解される。これらは小腸上皮細胞に取り込まれて再エステル化され，CEとTGがつくられる。
- 小腸上皮細胞のゴルジ体内において，CEとTGは，アポリポタンパク質apoB48およびapoAⅠ（**表1**）とともにパッケージングされ，キロミクロンを形成する。脂溶性ビタミンもキロミクロンに取り込まれる。高脂肪食を摂取した後の血漿が白く濁るのはキロミクロンが多量にあるためである。
- キロミクロンは，リンパ液中へ分泌され，胸管を経て左鎖骨下静脈で血流へ合流する。血管に入ると，高比重リポタンパク質（HDL）からアポリポタンパク質apoCⅡ とapoE（**表1**）を受け取る。apoCⅡは，血管内皮表面に局在するリポタンパク質リパーゼ（LPL）の活性化因子である。LPL活性の高い脂肪組織と筋肉組織でTGが分解され，だんだんサイズが小さくなり，ついにはキロミクロンレムナントとなってapoE受容体を介して肝臓に取り込まれる。

パッケージング
リポタンパク質粒子は，単層の脂質膜，アポリポタンパク質，疎水性コアから構成される。エステル化されたコレステリルエステルとトリアシルグリセロールは疎水性コアとして脂質膜のなかに包み込まれる。これをパッケージングという。

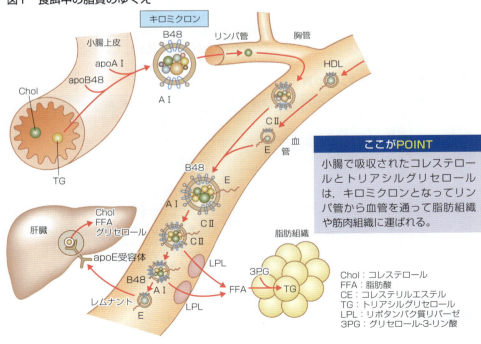

図1　食餌中の脂質のゆくえ

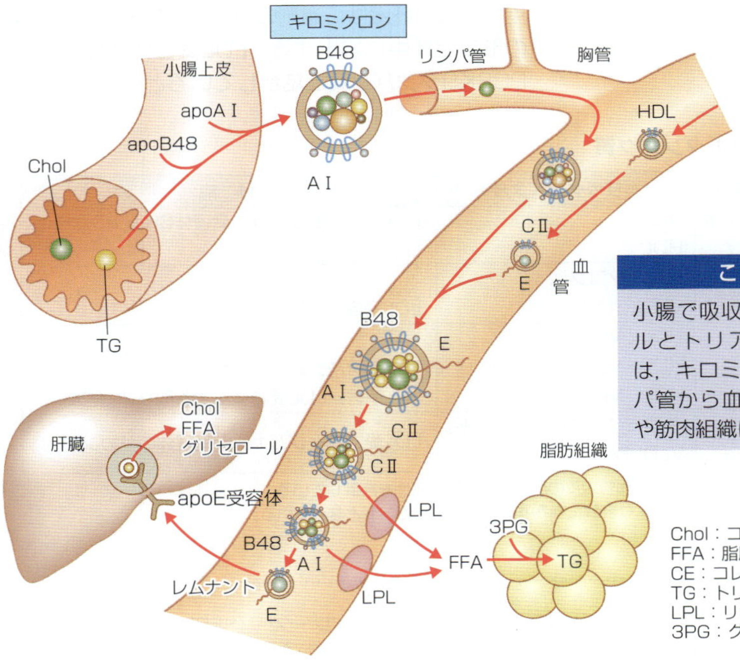

Chol：コレステロール
FFA：脂肪酸
CE：コレステリルエステル
TG：トリアシルグリセロール
LPL：リポタンパク質リパーゼ
3PG：グリセロール-3-リン酸

ここがPOINT
小腸で吸収されたコレステロールとトリアシルグリセロールは，キロミクロンとなってリンパ管から血管を通って脂肪組織や筋肉組織に運ばれる。

KEYWORDS
- コレステロール
- トリアシルグリセロール
- リポタンパク質
- キロミクロン
- 超低比重リポタンパク質（VLDL）

キロミクロン：chylomicron
コレステリルエステル：cholesteryl ester（CE）
リポタンパク質リパーゼ：lipoprotein lipase（LPL）
コレステリルエステル輸送タンパク質：cholesteryl ester transfer protein（CETP）

・糖分の多い食餌を摂ると，脂肪組織におけるLPL活性が高くなる（インスリン作用）のに対して，絶食時には筋肉組織のLPL活性が高くなる（グルカゴン，アドレナリン作用）。
・TGの分解で生じた遊離脂肪酸とグリセロールは，近くの細胞に取り込まれ，ATP産生に利用されたりエネルギー源として貯蔵される。
・脂肪組織において，遊離脂肪酸は脂肪細胞に取り込まれてTGに再合成される。このTG合成に必要なグリセロール-3-リン酸は，脂肪細胞にグリセロールキナーゼが存在しないので，分解時に生じたグリセロールを利用できない。このため，脂肪細胞内でグルコースを分解して，解糖系中間産物のジヒドロアセトン-3-リン酸を還元してグリセロール-3-リン酸をつくる（**図2**）。したがって，脂肪組織におけるTG合成は，血中グルコースとインスリンに依存している。

■肝臓で合成された脂質のゆくえ（図3）

・食事をとると，肝臓はTGとコレステロールを合成し始める。肝細胞で合成されたTGは，ミクロソームトリグリセリド輸送タンパク質（MTP）で小胞体内に運ばれ，別経路で運ばれたコレステロールとともにアポリポタンパク質apoB100（**表1**）と融合して超低比重リポタンパク質（VLDL）を形成し，血液中へ分泌される。
・血中で，VLDLはHDLからapoCⅡとapoEを受け取り，VLDLのTGは，キロミクロンと同様に，末梢組織血管内皮のLPLによって分解されていく。一方，VLDLはHDLからCEも受け取る。このCEの移行は，血液中のコレステリルエステル輸送タンパク質（CETP）によって媒介される。TG量が減りCE量が増えることによって，高いコレステロール含量（60%）を特徴とする低比重リポタンパク質（LDL）が形成される。LDLは，血中総コレステロールのおよそ65～75%を占め，末梢組織へコレステロールを運ぶ働きをしている。中比重リポタンパク質（IDL）は，VLDLからLDLへ変換過程の中間体である。
・LDL上のapoB100は，末梢組織（リンパ球，平滑筋細胞，副腎皮質細胞，生殖腺細胞など）および肝臓のLDL受容体により認識されて細胞内に取り込まれる。取り込まれたLDLはリソソームに運ばれて分解され，遊離コレステロールが細胞質中に放出され，細胞膜やステロイドホルモンの原料として再利用される。肝臓は，過剰のコレステロールを胆汁酸または遊離コレステロールの形で胆汁中に排出する。LDL受容体は細胞膜にリサイクリングされるが，PCSK9タンパク質と結合しているとリサイクリングされずにリソソームで分解される。
・末梢でのコレステロール需要が低いと，LDLは長時間血中に滞留することになる。LDLが血中に長時間滞留すると，酸化変性される。酸化変性されたLDLはマクロファージによって貪食される。これが，アテローム性動脈硬化症の原因となる（⇒p.322-325）。

表1　主要なアポリポタンパク質

タンパク質	合成場所	リポタンパク質	機　能
AⅠ	肝臓，小腸	HDL	LCATの活性化，HDL受容体SR-B1の活性化
AⅡ	肝臓	HDL	
B48	小腸	キロミクロン	
B100	肝臓	VLDL，LDL	LDL受容体のリガンド
CⅠ	肝臓	HDL，VLDL	
CⅡ	肝臓	HDL，VLDL	リポタンパク質リパーゼ（LPL）の活性化
CⅢ	肝臓	HDL，VLDL	LPL阻害，LDL受容体による取り込み遮断
E	肝臓	キロミクロンレムナント，VLDLレムナント	LDL受容体とレムナント受容体のリガンド

AおよびCファミリーは，血液中および血管内皮の脂質代謝酵素の活性を制御している。
BおよびEファミリーは，末梢組織および肝臓に存在する受容体のリガンドとなっている。

p.318 QUESTION

正解 **c**　タモキシフェンは，選択的エストロゲン受容体モジュレーター（SERM）とよばれている薬物の一種で，乳腺組織ではエストロゲン受容体に対してアンタゴニストとして作用するが，子宮内膜と骨ではアゴニストとして作用する。このため，子宮内膜症や子宮体癌のリスクが高まる。骨粗鬆症に対しては予防的に働く。大腸癌と肝細胞癌は無関係である。

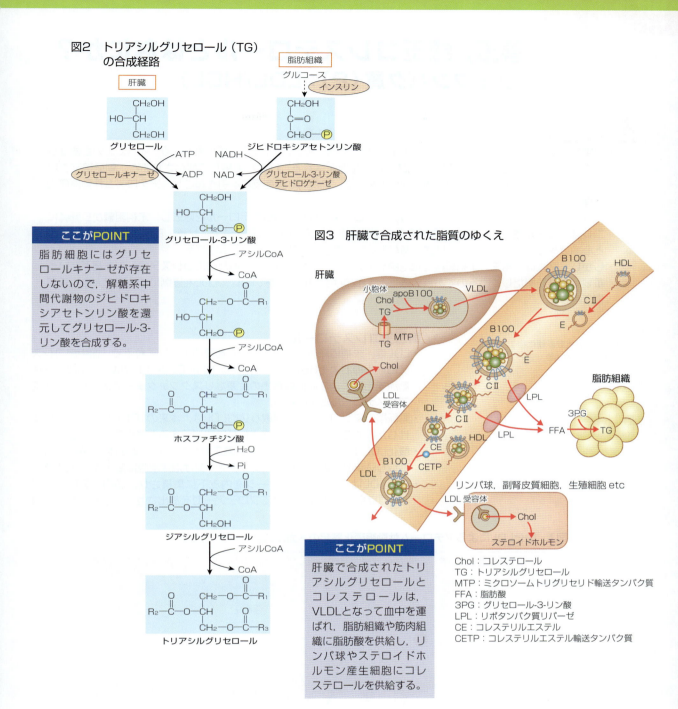

図2　トリアシルグリセロール（TG）の合成経路

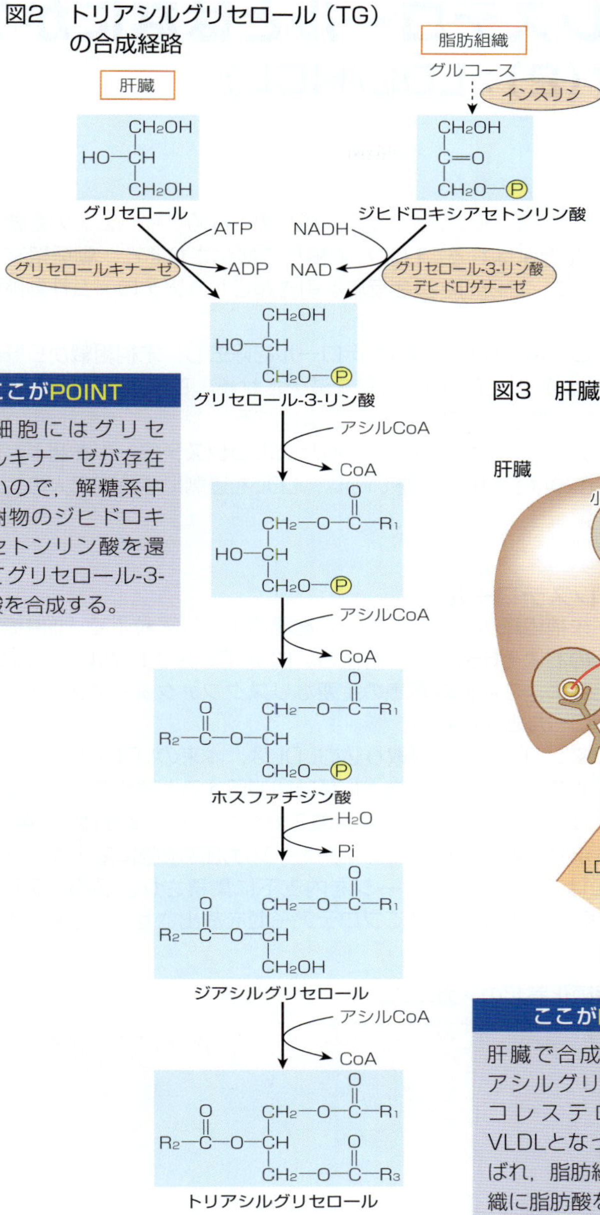

ここがPOINT

脂肪細胞にはグリセロールキナーゼが存在しないので，解糖系中間代謝物のジヒドロキシアセトンリン酸を還元してグリセロール-3-リン酸を合成する。

図3　肝臓で合成された脂質のゆくえ

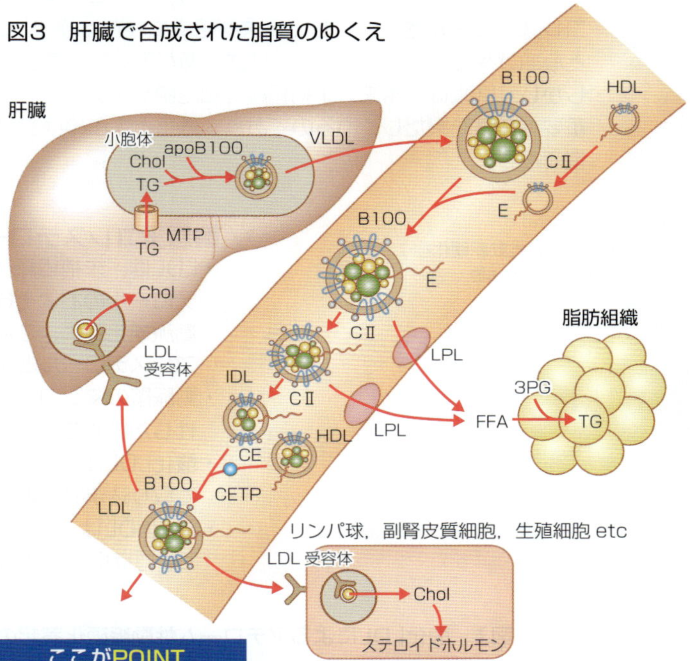

Chol：コレステロール
TG：トリアシルグリセロール
MTP：ミクロソームトリグリセリド輸送タンパク質
FFA：脂肪酸
3PG：グリセロール-3-リン酸
LPL：リポタンパク質リパーゼ
CE：コレステリルエステル
CETP：コレステリルエステル輸送タンパク質

ここがPOINT

肝臓で合成されたトリアシルグリセロールとコレステロールは，VLDLとなって血中を運ばれ，脂肪組織や筋肉組織に脂肪酸を供給し，リンパ球やステロイドホルモン産生細胞にコレステロールを供給する。

QUESTION

10歳の女児。腹痛を主訴に受診。血中トリアシルグリセロール値700 mg/dL。総コレステロール値240 mg/dL。リポタンパク質ではキロミクロン値とVLDL値が上昇し，HDL値は減少していた。この患者で欠損していると考えられるのはどれか。

a　MTP　　b　CETP　　c　apoCⅡ
d　LDL受容体　　e　apoE受容体

善玉，悪玉コレステロールとはなにか？（リポタンパク質（2）：LDL/HDL）

模範解答

・血中低比重リポタンパク質（LDL）値の上昇は，アテローム性動脈硬化症が原因となる心血管疾患の主要なリスクファクターであるため，悪玉コレステロールとよばれる。LDLが蓄積して酸化されると，動脈壁マクロファージに取り込まれる。これがきっかけとなって，局所的な炎症反応を引き起こし，アテローム性動脈硬化を促進する。
・一方，高比重リポタンパク質（HDL）は，マクロファージからコレステロールを除去し，末梢組織から肝臓にコレステロールを逆輸送して，末梢組織に存在するコレステロール量を減少させる。このため，血中HDL値と心血管疾患のリスクとの間には逆相関がみられ，善玉コレステロールとよばれる。
・しかし，LDLは，本来，末梢組織で細胞膜やステロイドホルモンをつくるためのコレステロールを運ぶという重要な任務を果たしているのであり，悪玉とよぶのはおかしい。悪いのは，LDLを過剰にする現代人の生活習慣である。

アテローム性動脈硬化症：atherosclerosis

■悪玉コレステロール

・LDLは，末梢組織へコレステロールを運ぶキャリア粒子で，血中総コレステロールのおよそ65～75%を含む。血中LDL値の上昇は，アテローム性動脈硬化症による心血管疾患の主要なリスクファクターであるため，悪玉コレステロールとよばれる。
・動脈壁のマクロファージが取り込むLDLは，本来のLDLではなく，酸化変性したLDLである。LDLが血中に長時間滞留すると酸化変性される。
・酸化LDLは，マクロファージ表面のスカベンジャー受容体SR-Aに結合して取り込まれ，取り込んだマクロファージは泡沫細胞に変化する（図1）。
・酸化LDLは，①マクロファージを内皮下に集積させ，②内皮細胞を傷害し，③泡沫細胞を壊死させてプロテアーゼを放出させる。これらが局所的

図1　酸化LDLによるアテローム性動脈硬化惹起のメカニズム

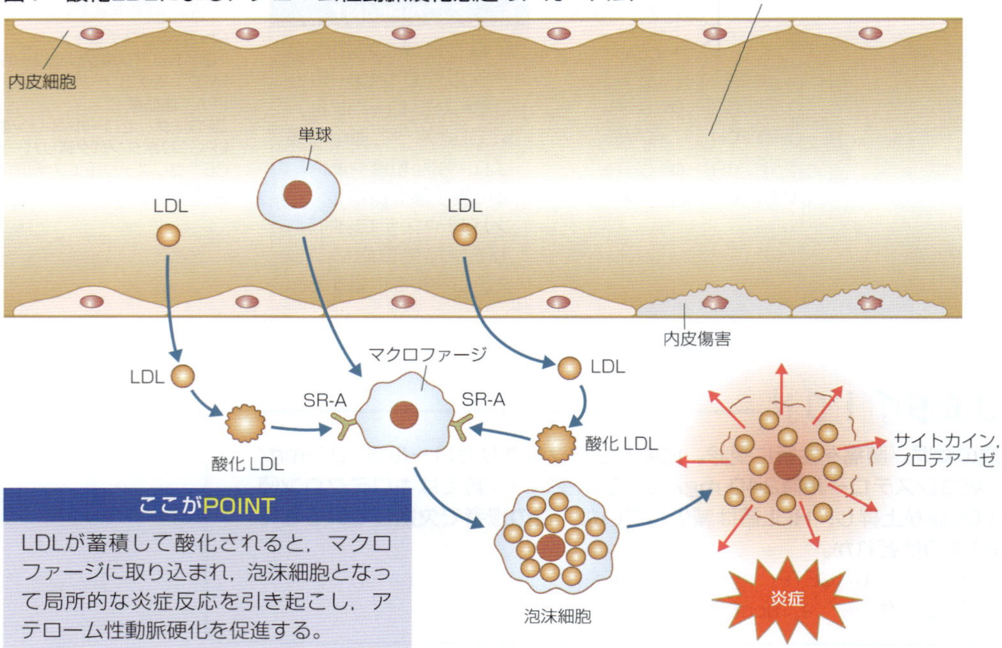

ここがPOINT

LDLが蓄積して酸化されると，マクロファージに取り込まれ，泡沫細胞となって局所的な炎症反応を引き起こし，アテローム性動脈硬化を促進する。

な炎症反応を引き起こし，アテローム性動脈硬化を促進する。

・しかし，LDLは，本来，末梢組織で細胞膜やステロイドホルモンをつくるためのコレステロールを運ぶという重要な任務を果たしているのであり，悪玉とよぶのはおかしい。悪いのは，LDLを過剰にする現代人の生活習慣である。

■善玉コレステロール

・高比重リポタンパク質（HDL）の主要なアポリポタンパク質はapoA I（⇒p.320**表1**）で，主に肝臓で合成される。

・末梢の細胞で過剰になったコレステロールは，ABCトランスポーターの一種であるABCA1とABCG1で細胞外に排出され，HDLに受け渡される（**図2**）。HDL上のapoA I は，血流中のレシチン-コレステロール-アシルトランスフェラーゼ（LCAT）を活性化して，受け渡されたコレステロールをエステル化して疎水性コアに蓄積する。血中HDL値が高値であることは，末梢からのコレステロール排出活性が高いことを意味する。

・コレステリルエステル（CE）をたくさん蓄えたHDLは，肝臓，副腎，生殖腺に存在するHDL受容体SR-B1により取り込まれる（**図2**）。副腎と生殖腺は，取り込んだコレステロールをステロイドホルモンの原料として利用する。肝臓は，過剰のコレステロールを胆汁酸または遊離コレステロールの形で胆汁中に排出する。

・もう1つの流れは，HDLはCETPを介して，CEをVLDLやLDLに渡して，代わりにトリアシルグリセロール（TG）をもらう。もらったTGを肝リパーゼが分解して，血中を再循環する小さなHDL粒子に再生される（**図2**）。

・以上で示したように，HDLは，マクロファージからコレステロールを除去し，末梢組織から肝臓にコレステロールを運搬して（コレステロール逆輸送），末梢組織に存在するコレステロール量を減少させる（**図3**）。このため，血中HDL値と心血管疾患のリスクとの間には逆相関がみられ，善玉コレステロールとよばれる。

KEYWORDS

- 低比重リポタンパク質（LDL）
- 高比重リポタンパク質（HDL）
- アテローム性動脈硬化症
- コレステロール逆輸送
- LXR

コレステロール逆輸送：reverse cholesterol transport
酸化コレステロール：oxysterol
ABCA1：ATP-binding cassette transporter A1
ABCトランスポーターA1

図2　末梢組織由来のコレステロールのゆくえ

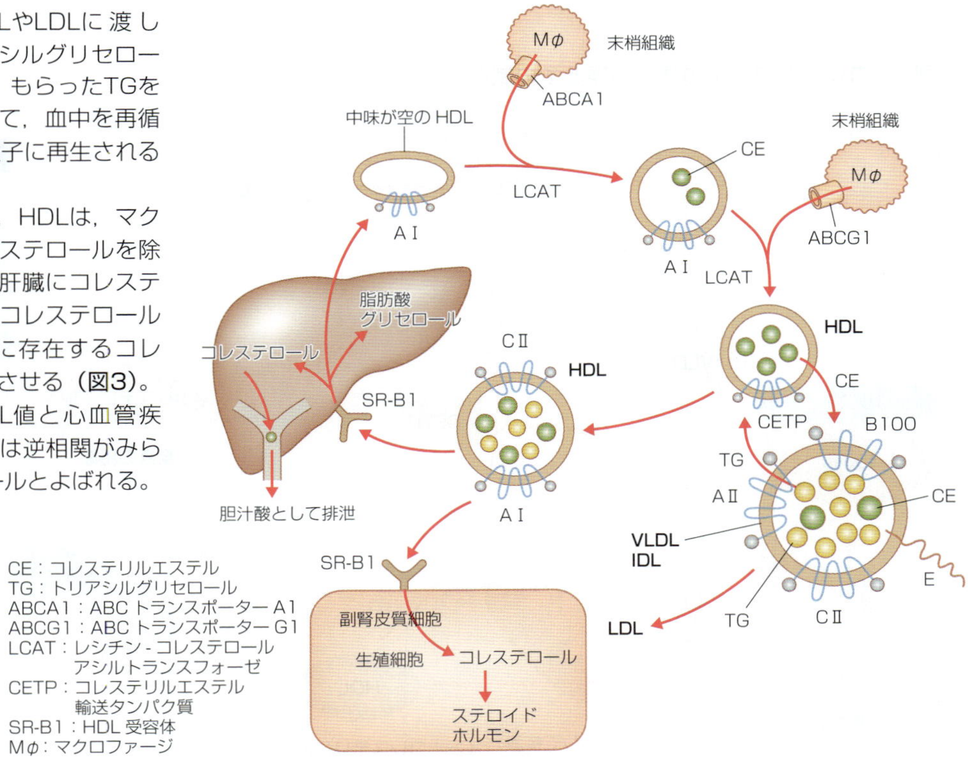

p.321 QUESTION

正 解 **c** アポリポタンパク質C IIが欠損すると，リポタンパク質リパーゼ（LPL）が活性化されず，キロミクロンとVLDLの両方に存在するトリグリセリドを分解できない。これにより血中トリアシルグリセロール値が非常に高くなる。黄色腫，肝脾腫，急性膵炎をきたす。ミクロソームトリグリセリド輸送タンパク質（MTP）欠損症は，キロミクロンとVLDLが形成されず，脂肪便を呈する。コレステリルエステル輸送タンパク質（CETP）欠損症は，HDL中のコレステリルエステルとVLDL中のトリグリセリドの交換ができなくなるため高HDL血症をきたす。LDL受容体欠損症は高LDL血症をきたす。apoE欠損症はキロミクロンレムナントとVLDLレムナントが蓄積するため，血中トリアシルグリセロール値と総コレステロール値が両方とも中等度上昇する。

糖尿病では，LDLが酸化変性を受けやすい

糖尿病では，酸化ストレスが亢進し，酸化防御機能も低下しているので，LDLの酸化が起きやすい環境下にある。脂肪組織におけるインスリン耐性により脂肪細胞から脂肪酸が遊離され，肝臓に過剰供給される。肝臓に取り込まれた遊離脂肪酸はトリアシルグリセロール（TG）に縮合され，VLDL産生分泌が高まる。このVLDLは，通常のVLDLより粒子サイズが大きく，TGとアポリポタンパク質apoCⅢを多く含有している。apoCⅢは，apoB100のLDL受容体親和性を阻害し，かつ，apoCⅡのリポタンパク質リパーゼ（LPL）活性化を阻害するため，このようなVLDLは血中に長く滞留する。このため，血中TG値が上昇する。さらに，コレステリルエステル輸送タンパク質（CETP）の働きで，VLDL中のTGとLDL中のコレステリルエステル（CE）の交換が起こる。TGを受け取ったLDLは，LPLや肝リパーゼで分解されて小型化され，small dense LDL（sLDL）を生じる。sLDLはLDL受容体との親和性が低いため，血中に滞留して酸化されやすい。sLDLの多い患者は通常のLDLが多い患者よりも冠動脈心疾患の発症リスクが高いので，sLDLは超悪玉コレステロールとよばれる。

■liver X receptors（LXRs）によるコレステロール逆輸送の調節（図3）

・LXRsはリガンド依存性転写因子の一種（⇒p.315-318）で，酸化ステロールによって活性化される。LXRsはコレステロール逆輸送にかかわる遺伝子群，ABCA1，ABCG1，CETP，CYP7A1，ABCG5，ABCG8の発現を促進する。ABCトランスポーターのABCA1とABCG1は，末梢組織のマクロファージに蓄積しているコレステロールを放出させ，HDL粒子として回収する（図2）。CETPは，HDLからLDLへCEを渡す（⇒p.321図3）。CEを蓄えたHDLとLDLを肝細胞が回収し，コレステロールを胆汁酸に変換して胆汁中に排泄する。CYP7A1（コレステロール 7α-水酸化酵素）は，コレステロールから胆汁酸を合成する経路の律速酵素である（⇒p.332図4）。ABCトランスポーターのABCG5とABCG8は，できた胆汁酸を肝細胞から胆管に放出する。

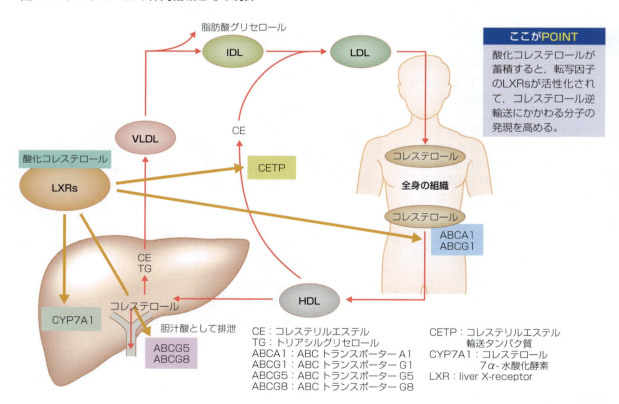

図3　コレステロールの体内循環とその制御

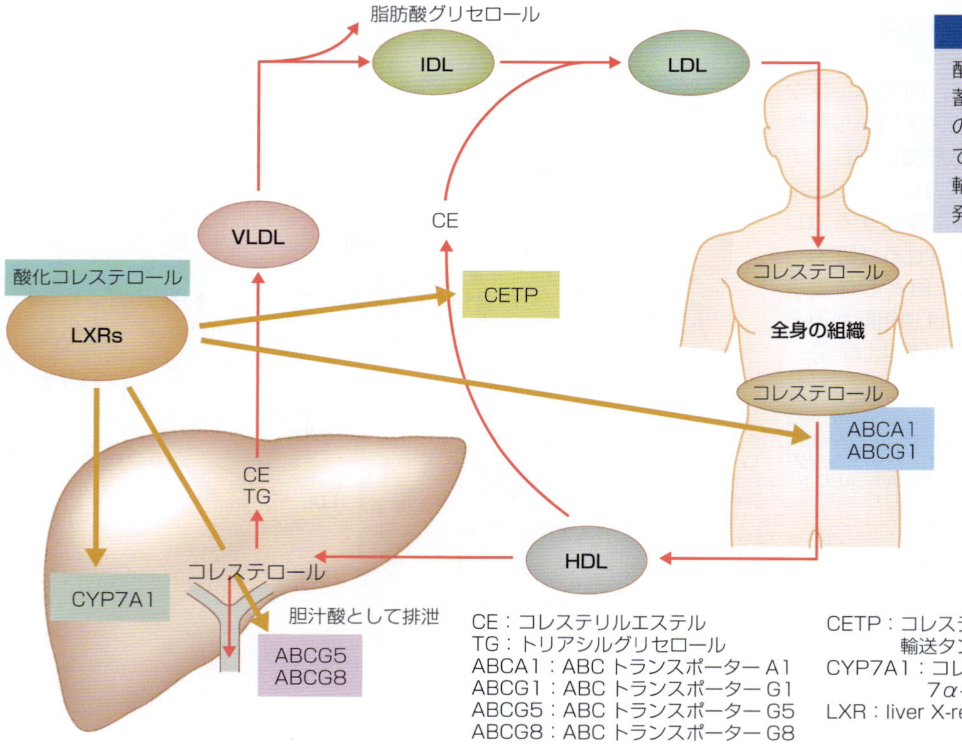

ここがPOINT
酸化コレステロールが蓄積すると，転写因子のLXRsが活性化されて，コレステロール逆輸送にかかわる分子の発現を高める。

CE：コレステリルエステル
TG：トリアシルグリセロール
ABCA1：ABC トランスポーター A1
ABCG1：ABC トランスポーター G1
ABCG5：ABC トランスポーター G5
ABCG8：ABC トランスポーター G8
CETP：コレステリルエステル輸送タンパク質
CYP7A1：コレステロール 7α-水酸化酵素
LXR：liver X-receptor

QUESTION

(1) 高比重リポタンパク質（HDL）について正しいのはどれか。

a　主要なアポリポタンパク質はapoB100である。
b　超低比重リポタンパク質（VLDL）からコレステロールを受け取る。
c　コレステリルエステル輸送タンパク質（CETP）欠損症では低HDL血症になる。
d　肝臓で合成されたトリアシルグリセロールとコレステロールを末梢組織へ運ぶ。
e　血中のレシチン-コレステロール-アシルトランスフェラーゼ（LCAT）を活性化する。

(2) 44歳の男性，BMI 25，血中トリアシルグリセロール値とHDL値は正常であるが，総コレステロール値が350 mg/dLであった。スタチンの服用により総コレステ ロール値が180 mg/dLまで低下した。父親は46歳のときに心臓発作で死亡している。この患者で欠損していると考えられるのはどれか。

a　CETP
b　LCAT
c　apoCⅡ
d　apoB100
e　LDL受容体

脂質代謝の制御メカニズムにはどのようなものがあるか？（SREBP/PPAR）

模範解答

- 細胞内のコレステロール量は，LDL受容体による取り込み，生合成，排出のバランスによって決まる。
- 生合成は，律速酵素のHMG-CoA（3-ヒドロキシ-3-メチルグルタリル補酵素A）レダクターゼで制御されている。コレステロールが枯渇すると，LDL受容体とHMG-CoAレダクターゼの遺伝子の転写が促進される。逆に，コレステロールが過剰になると転写が抑制される。転写因子のSREBPは，コレステロール量を感知してこれらの遺伝子の発現を制御する。
- 排出はABCトランスポーターを介して行われ，この発現は核内受容体ファミリー転写因子で調節される。脂肪酸およびトリアシルグリセロールの代謝は，核内受容体ファミリー転写因子のPPARで制御され，この転写にはコアクチベーターのPGC-1αが関与する。

取り込み：uptake
生合成：synthesis
排出：efflux

■コレステロールホメオスターシス（細胞内コレステロール量の調節）

- 細胞内のコレステロール量は，①取り込み，②生合成，③排出のバランスによって決まる。
- 細胞内のコレステロールが増えるのは，細胞外からLDL受容体を介して取り込む場合（①取り込み）と，細胞内でアセチルCoAから新たに産生する場合（②生合成）がある。②生合成は，律速酵素のHMG-CoAレダクターゼで制御されている。
- 細胞内でコレステロールが枯渇すると，LDL受容体やHMG-CoAレダクターゼなど，コレステロールの取り込みと生合成に必要な遺伝子の転写が促進される。逆に，コレステロールが過剰になると，これらの遺伝子の転写が抑制される。

図1　膜結合型転写因子SREBPの活性化メカニズム

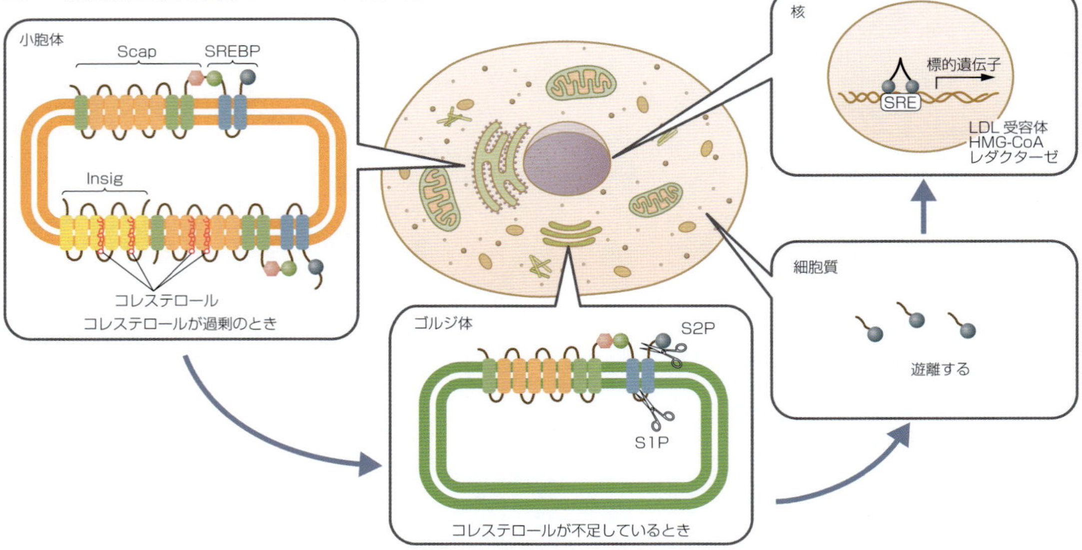

SREBPはScapと小胞体膜上で複合体を形成している。コレステロールが過剰にあるときは，Scapのステロールセンシングドメインにコレステロールが結合して小胞体膜のInsigにつなぎとめられている。コレステロールが欠乏すると，Scap-SREBP複合体はゴルジ体へ輸送される。ゴルジ体にはS1PとS2Pという2種類のプロテアーゼが待ちかまえており，SREBPの転写因子ドメインが細胞質に遊離され，さらに，核内へ移行して転写因子として標的遺伝子の発現を高める。

・LDL受容体やHMG-CoAレダクターゼの遺伝子の転写は，これらの遺伝子のプロモーター上に共通に存在するステロール制御配列（SRE）に，転写因子のSRE結合タンパク質（SREBPs）が結合することにより促進される。SREBPは，転写因子にもかかわらず，小胞体膜に局在する膜タンパク質である。
・SREBPは，Scapとよばれる8回膜貫通タンパク質と小胞体膜上で複合体を形成している（**図1**）。コレステロールが過剰にあるときは，Scapのステロールセンシングドメインにコレステロールが結合してコンフォメーションが変化し，小胞体係留タンパク質のInsig（もともとインスリンで誘導される遺伝子としてみつかったため，insulin induced geneの頭文字をとってInsigと名付けられた）と結合して小胞体膜につなぎとめられている。コレステロールが欠乏すると，Scap-SREBP複合体は小胞体を離れて，COPII小胞に載ってゴルジ体へ輸送される。ゴルジ体にはS1PとS2Pという2種類のプロテアーゼが待ちかまえており，SREBPの転写因子ドメインがゴルジ膜から切り離され細胞質に遊離され，さらに，核内へ移行してコアクチベーターと協働して転写因子として働く。

KEYWORDS
- コレステロールホメオスターシス
- SREBP
- HMG-CoAレダクターゼ
- PPAR
- PGC-1α

ステロール制御配列：sterol regulatory element（SRE）
SRE結合タンパク質：SRE binding protein（SREBP）
Scap：SREBP cleavage activating protein
S1P：Site-1 protease
S2P：Site-2 protease

■SREBPファミリー

・2つの遺伝子から3種類のSREBPs（SREBP-1a，SREBP-1c，SREBP-2）がつくられる。SREBP-1aとSREBP-1cは同一遺伝子の産物である（**図2**）が，SREBP-2は別の遺伝子でコードされている。

図2　同一遺伝子からできるSREBP-1aとSREBP-1c

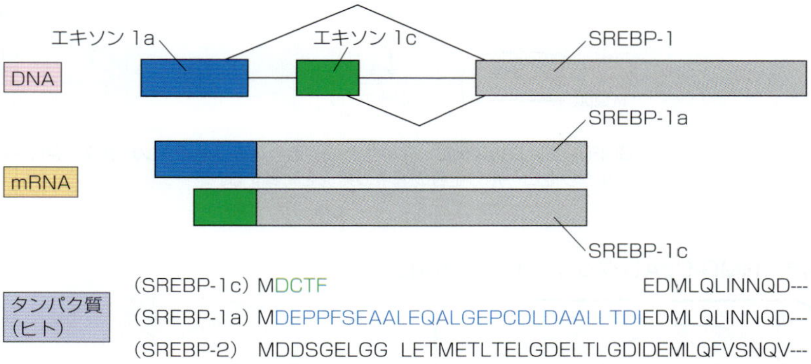

SREBP-1aとSREBP-1cは，転写開始点の違いにより第一エキソンのみが異なるmRNAでできている。SREBP-1cは，SREBP-1aのN末端28アミノ酸を欠き，代わりに別の4つのアミノ酸をもつ。SREBP-1aのN末端28アミノ酸は転写活性化ドメインであり，SREBP-2のN末端にも同様のドメインが存在する。

p.325 QUESTION

正解 （1）**e**，（2）**e**

（1）HDLは，末梢組織から肝臓にコレステロールを逆輸送するリポタンパク質で，主要アポリポタンパク質としてapoA Ⅰをもつ。HDL上のapoA ⅠはLCATを活性化する。apoB100はVLDLとLDLの主要アポリポタンパク質。CETPの触媒でVLDLとLDLにコレステロールを渡す。CETP欠損症では高HDL血症になる。肝臓で合成されたトリアシルグリセロールとコレステロールを末梢組織へ運ぶのはVLDLとその派生物のLDLである。

（2）LDL受容体遺伝子にヘテロ変異をもつ家族性高コレステロール血症（FH）は，血中からLDLを取り除くLDL受容体の量が半分であるため十分にLDLを取り込めず，血中LDL値が正常の2～3倍に上昇する。通常40～50歳で冠動脈性心疾患をきたす。スタチンはコレステロール生合成経路の律速酵素HMG-CoAレダクターゼを阻害する。スタチンにより肝細胞におけるコレステロール合成が阻害されると，転写因子SREB-2が活性化されLDL受容体の転写が促進される。産生されるLDL受容体の半分は異常タンパク質であるが，発現量が増加するためそれをカバーして血中からLDLを正常に取り込めるようになる。CETP欠損症では高HDL血症になる。LCAT欠損症では低HDL血症になる。apoC Ⅱ血症では高トリグリセリド血症になる。apoB100欠損症ではVLDLの産生が抑制されるとともに，apoEがapoB100の代わりにLDL受容体と結合するためLDL値はそれほど高くならず冠動脈性心疾患のリスクも低い。

・SREBP-2は，コレステロール代謝にかかわる遺伝子（コレステロール合成酵素群，LDL受容体など）の発現を制御する（図3）。
・SREBP-1cは，脂肪酸合成にかかわる遺伝子の発現を高める（図3）。
・SREBP-1aはコレステロール代謝と脂肪酸合成の両者を制御する。

■ステロールセンシングドメイン

・Scapや，HMG-CoAレダクターゼ（HMGR），ヘッジホッグ受容体のPatched，C型Niemann-Pick（ニーマン・ピック）病タンパク質のNPC-1は，ステロールセンシングドメインをもち，細胞内のステロール量を感知する。

図3　SREBPで制御される脂質代謝

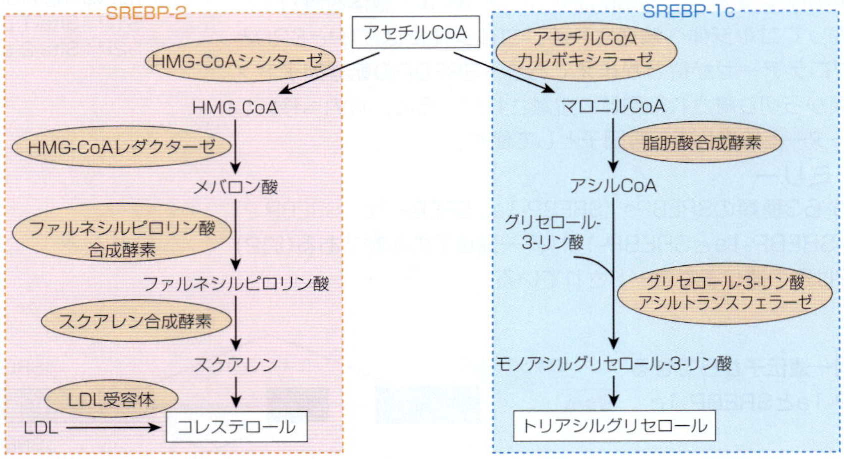

SREBP-2はコレステロールの生合成や取り込みに働くタンパク質の発現を調節し，SREBP-1cはトリアシルグリセロールの生合成酵素の発現を制御する。

図4　HMG-CoAレダクターゼの二重制御

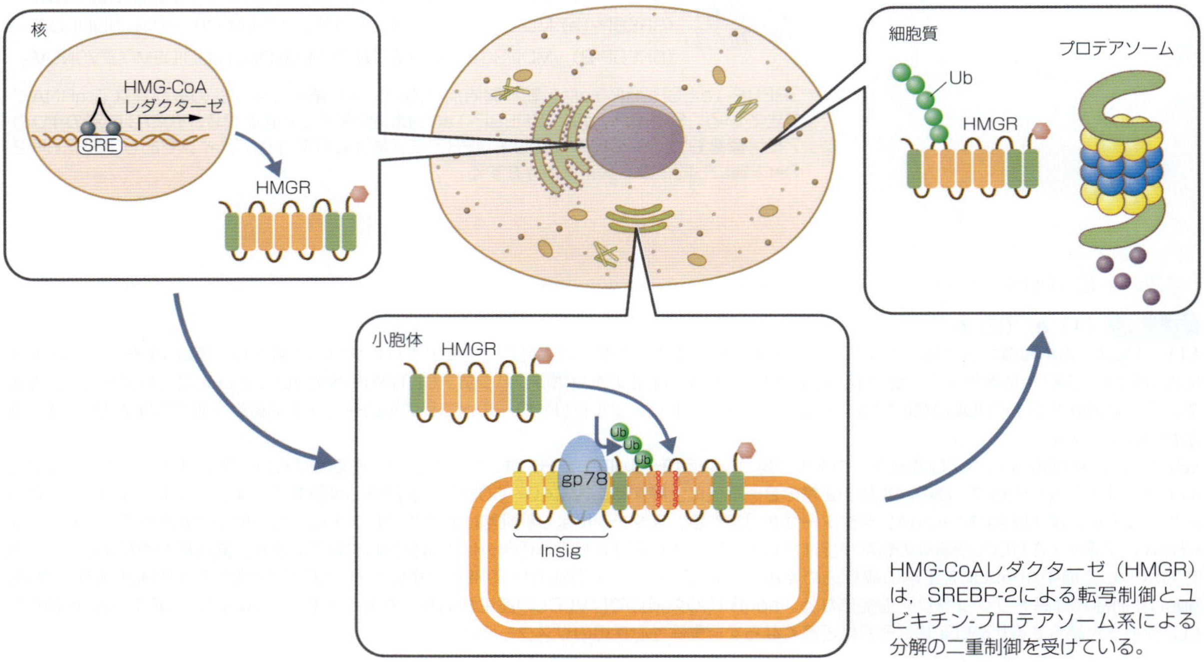

HMG-CoAレダクターゼ（HMGR）は，SREBP-2による転写制御とユビキチン-プロテアソーム系による分解の二重制御を受けている。

・HMGRは，小胞体膜に局在する8回膜貫通型タンパク質で，Scapと似た構造をもつ（**図4**）。コレステロール合成経路でできる最初のステロールのラノステロールが蓄積すると，HMGRのステロールセンシングドメインに結合し，Insigとの結合を促す。InsigはE3ユビキチンリガーゼのgp78と複合体を形成しており，HMGRがユビキチン化され，細胞質のプロテアソームによって分解される。このように，HMGR活性は，SREBPによる転写とユビキチン-プロテアソーム系による分解の二重制御を受けている。
・ステロール応答性核内受容体の一種であるLXR（⇒p.315-318）は，細胞内コレステロール量が過剰になると活性化され，E3ユビキチンリガーゼの一種であるIdolの発現を誘導して，LDL受容体をユビキチン化して分解を促進する。このため，細胞表面のLDL受容体の数が少なくなり，LDLの取り込みが減少する（①取り込みの調節）。LXRは，ABCトランスポーターのABCA1とABCG1（⇒p.292-295）の発現も誘導して，末梢細胞からのコレステロールの排出を促進する（③排出の調節）。
・このほか，コレステロールはアシルCoA-コレステロール-アシルトランスフェラーゼ（ACAT）を活性化して，コレステリルエステルに変換して貯蔵する。

LXR：liver X receptor
PPAR：peroxisome proliferator-activated receptor
倹約遺伝子：thrifty gene
ABC：adenosin triphosphate-binding cassette
コアクチベーター：coactivator
ヒストンアセチルトランスフェラーゼ：histone acetyltransferase

■PPAR

・PPARは，もともとペルオキシソーム増殖剤による脂肪分解を介在する核内受容体（⇒p.315-318）として発見された。α，γ，δの3種類のサブタイプがある。
・PPAR-αは，骨格筋，心筋，肝臓に多く発現しており，脂肪酸酸化を促進するタンパク質の発現を増加させる。肥満，糖尿病，高脂肪食，絶食，運動などで血中脂肪酸濃度が高まると，脂肪酸がPPAR-αに結合して，レチノイドX受容体（RXR）とヘテロ二量体を形成する。この二量体は脂肪酸酸化酵素遺伝子群のプロモーター領域に存在するペルオキシソーム増殖剤応答配列（PPRE）に結合して，標的遺伝子の発現を促進する。PPAR-αは，心筋と肝臓における脂肪酸酸化酵素の発現に必須である。骨格筋では，PPAR-δと相補的に脂肪酸酸化酵素の発現に関与する。脂質代謝改善薬のフィブラート（fibrate；クロフィブラートなど）はPPAR-αを標的として，脂肪酸を燃やして血漿トリアシルグリセロール値を低下させる。
・PPAR-γは，主として脂肪組織で発現しており，脂肪細胞分化と脂肪合成を促進するタンパク質の発現を増加させる。PPAR-γは，エネルギー貯蔵方向に働く倹約遺伝子の1つ。PPAR-γは，2型糖尿病治療薬のチアゾリジン誘導体（TZD）の標的となり，インスリン感受性を高める。
・PPAR-δは，さまざまな組織に発現しており，脂肪酸酸化酵素群，脱共役タンパク質（UCP）（⇒p.333-337），ABC（ATP結合カセット）トランスポーターのABCA1（⇒p.292-295）の発現に寄与する。

■PGC-1α

・PPAR-γコアクチベータ（PGC）-1αは，ミトコンドリア量が多く好気性分解が盛んな褐色脂肪組織，心筋，骨格筋，脳，腎臓で高発現している。
・PGC-1αは，さまざまな転写因子のコアクチベーターとして働き，ミトコンドリア酸化機能の上昇，生理的熱産生，脂肪酸酸化，糖新生などエネルギー代謝の重要な局面を制御する（**表1**）。PGC-1αによるミトコンドリア機能亢進は，心筋や骨格筋ではATPの増加につながり，褐色脂肪組織では熱産生につながる（UCPの作用）。
・正常に栄養をとっているときは，肝臓におけるPGC-1αの発現量は大変低いが，飢餓状態になるとPGC-1αの発現が劇的に増加し，糖新生と脂肪酸酸化が促進する。

- PGC-1αは転写因子のコアクチベーターである。それ自身は特定の塩基配列を認識してDNAに結合することはないが，転写因子と相互作用することにより遺伝子の転写を促進する。
- PGC-1αは，それ自身はヒストンアセチルトランスフェラーゼ（HAT）の活性をもたないが，核内受容体コアクチベーター1（NCOA1），CREB結合タンパク質（CBP），p300などのHAT活性をもつほかのコアクチベータータンパク質と複合体を形成してヒストンをアセチル化する。この結果，クロマチン構造が変化して転写開始されやすくなる。

表1　PGC-1αがコアクチベーターとして働く転写因子の代表例

転写因子	標的遺伝子	生物機能
NRF1	mtTFA，β-ATP合成酵素，シトクロームc，シトクロームcオキシダーゼⅣ	ミトコンドリアの形成と機能強化
NRF2	mtTFA，β-ATP合成酵素，シトクロームc，シトクロームcオキシダーゼⅣ	ミトコンドリアの形成と機能強化
PPAR-α	脂肪酸酸化酵素群	脂肪酸酸化
PPAR-δ	脂肪酸酸化酵素群	脂肪酸酸化
PPAR-γ	UCP1	寒冷に適応するための熱産生
LXR-α／β	ABCA1，ABCG1	HDLによるコレステロール逆輸送
FXR	PPAR-α，SHP	トリアシルグリセロール代謝
GR	PEPCK，G-6-Pase	糖新生
HNF-4α	PEPCK，G-6-Pase	糖新生
FOXO1	PEPCK，G-6-Pase	糖新生

PGC：ペルオキシソーム増殖剤活性化受容体（PPAR)-γコアクチベーター，NRF：核内呼吸因子，LXR：肝X受容体，FXR：ファルネソイドX受容体，GR：グルココルチコイド受容体，HNF：肝核内受容体，FOXO：フォークヘッドボックス，mtTFA：ミトコンドリア転写因子A，UCP：脱共役タンパク質，ABC：ABCトランスポーター，PEPCK：ホスホエノールピルビン酸カルボキシラーゼ，G-6-Pase：グルコース-6-ホスファターゼ，SHP：スモールヘテロダイマーパートナー

QUESTION

糖尿病治療薬のメトホルミンを投与したとき活性が上昇するのはどれか。

a　SREBP-1c
b　脂肪酸シンターゼ
c　HMG-CoAレダクターゼ
d　アセチルCoAカルボキシラーゼ
e　カルニチンパルミトイルトランスフェラーゼ1

胆汁酸はどこでどのようにつくられ，なにをしているのか？（FXR/CYP7A1）

模範解答

- 胆汁酸は胆汁の主成分で，肝臓でコレステロールからつくられる。
- 胆汁酸は，胆嚢で濃縮された後，総胆管から小腸管腔へと分泌され，小腸下部の回腸に運ばれ，食餌中の脂肪とミセルを形成して可溶化し，リパーゼによる分解を助けて脂質の吸収を促進する。
- 胆汁酸分泌は，コレステロールの排出系として，コレステロール量の調節に非常に重要な役割を果たす。この調節メカニズムに，リガンド依存性転写因子のFXR，LXR，SREBP-2が相互に関与する。

■胆汁酸はコレステロールのなれの果て

- 胆汁酸は，肝臓において，コレステロールから，シトクローム P450の酸化作用によってつくられる。肝臓は1日20～30gの胆汁酸を小腸管腔内に分泌し，その後90%以上は小腸下部のトランスポーター（IBAT）で再吸収されて肝臓へと戻る。これを胆汁酸の腸肝循環（図1）という。ヒトでは1日6～12回程度循環すると推測されている。
- 胆汁酸の主な役割は，食餌中の脂肪を乳化してミセルをつくることにより，リパーゼによる分解を促進することである。これ以外に，胆汁酸はコレステロールや脂溶性ビタミンを乳化してミセルを形成して吸収を促進したり，逆に肝臓から代謝物を排出したり，小腸や胆管の細菌叢を減らす働きもある。
- 肝臓で産生される主な胆汁酸は，コール酸（80%）とケノデオキシコール酸である（図2）。ケノデオキシコール酸のcheno-はギリシャ語でガチョウの意味で，最初にガチョウでみつかったことに由来する。両者ともカルボン酸をもち，それぞれの塩はcholate，chenodeoxycholateとよばれる。
- コール酸とケノデオキシコール酸は，グリシンやタウリンと抱合されて，それぞれグリココール酸，グリコケノデオキシコール酸およびタウロコール酸，タウロケノデオキシコール酸となり（図2），胆嚢に蓄えられる。食事をとると，胆嚢内容物が小腸内に分泌される。抱合体はプロトンが解離されやすく，回腸（小腸の遠位部で，脂肪の分解吸収が行われる）までイオンの形で運ばれる（図3）。イオン形は，界面活性が強い。

■胆汁酸とコレステロール代謝のフィードバック制御

- 胆汁酸分泌は，コレステロールの排出系として，コレステロール量の調節に非常に重要な役割を果たす。

KEYWORDS
- コレステロール
- コール酸・ケノデオキシコール酸
- コレステロール7α-ヒドロキシラーゼ（CYP7A1）
- FXR
- LXR

胆汁酸：bile acid
コール酸：cholic acid
ケノデオキシコール酸：chenodeoxycholic acid
グリシン：glycine
タウリン：taurine
FXR：farnesoid X receptor
LXR：liver X receptor

図1　胆汁酸の腸肝循環

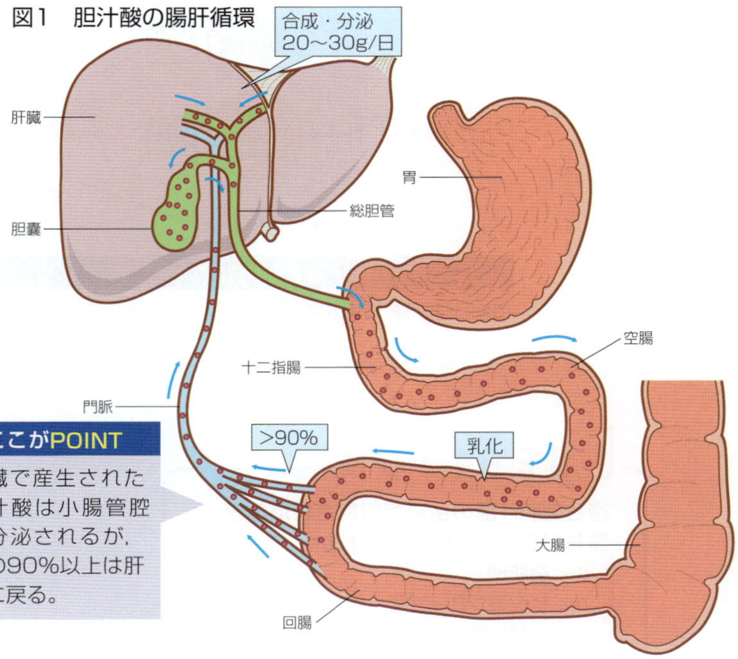

ここがPOINT
肝臓で産生された胆汁酸は小腸管腔に分泌されるが，その90%以上は肝臓に戻る。

図2　胆汁酸の化学構造

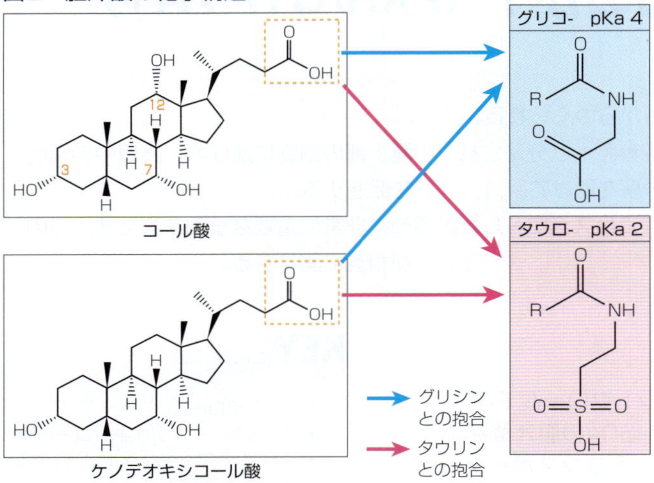

図3　胆汁酸のイオン化

小腸管腔内はpH6.0

pKa=6.0のとき　BAH ⇄ $BA^- + H^+$　BAH = BA^-

pKa<6.0のとき　BAH ⇄ $BA^- + H^+$　BAH < BA^-

BA：胆汁酸

ここがPOINT

タウリンやグリシンと抱合することにより，胆汁酸はイオン化されやすくなる。

・肝臓に戻った胆汁酸は，細胞質にある胆汁酸センサーの核内受容体（FXR）に結合してこれを活性化し，胆汁酸合成の律速酵素であるCYP7A1（コレステロール 7α-ヒドロキシラーゼ）遺伝子の転写を抑制し，胆汁酸合成が低下する（**図4**）。つまり，リサイクルされた胆汁酸が十分にあると，新品の胆汁酸の合成が抑制される。

・肝臓においてコレステロールが過剰になると，酸化コレステロールが増え，核内受容体（LXR）に結合して活性化し，胆汁酸合成の律速酵素CYP7A1の転写を促進する（**図4**）。これにより，胆汁酸の合成が高まり，コレステロールの濃度が低下する。

・逆に，コレステロール濃度が低いときには，SREBP-2が活性型へと変換され，CYP7A1は抑制され，胆汁酸合成が止められる（**図4**）。

・食物繊維は，胆汁酸の腸肝循環を阻害し，CYP7A1の転写を促進する。

図4　肝臓における胆汁酸合成の制御

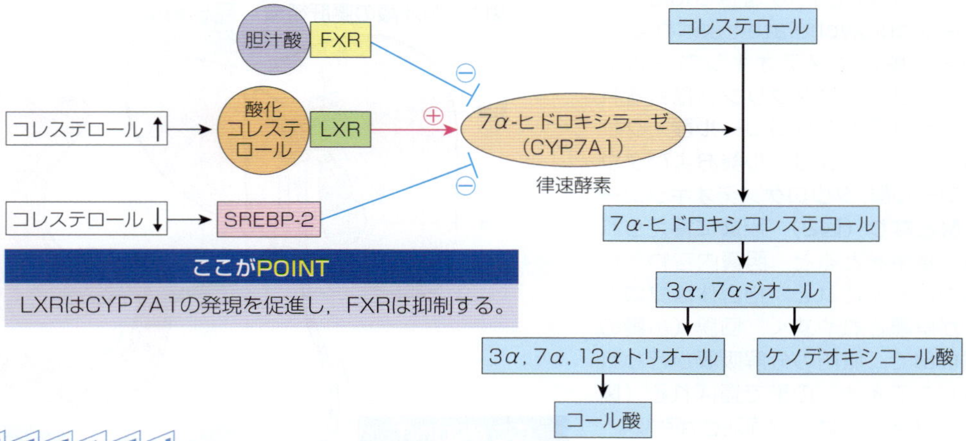

ここがPOINT

LXRはCYP7A1の発現を促進し，FXRは抑制する。

QUESTION

抱合型胆汁酸の生成が阻害されたとき，最も起こりやすいのはどれか。

a.　脂肪便
b.　ビタミンB_{12}欠損
c.　小腸管腔内のpH低下
d.　血中カイロミクロン値の上昇
e.　膵酵素前駆体（チモーゲン）の減少

脂質異常症，メタボリックシンドロームとはどのような病気か？（内臓脂肪/アディポカイン）

模範解答

・脂質異常症（高脂血症）は血清脂質が増加した病態で，高総コレステロール血症，高トリグリセリド血症，高LDLコレステロール血症の3つの異常がある。病態により増加するリポタンパク質の種類が異なる。遺伝的に起こる家族性高脂血症と，何らかの基礎病態に伴って起こる二次性高脂血症がある。HDLコレステロールの場合は，低いほうが動脈硬化のリスクファクターになる。

・メタボリックシンドロームは，肥満による内臓脂肪蓄積が原因となって，高血圧，高脂血症，糖尿病が重複して発症する病態で，動脈硬化症や非アルコール性脂肪性肝疾患の基礎病態となる。そのメカニズムは，内臓脂肪組織から分泌される多様なアディポカインが，インスリン抵抗性をもたらし，慢性炎症反応を誘起することによる。

■高脂血症の分類

・血清脂質が増加した病態で，①高コレステロール血症（総コレステロール値240mg/dL以上），②高トリグリセリド（TG）血症（トリアシルグリセロール値150mg/dL以上），③高LDLコレステロール血症（LDLコレステロール値 160mg/dL以上）の3つの異常がある。

・脂質は，血中ではアポリポタンパク質と結合してリポタンパク質として存在する（⇒p.319-321，p.322-325）。病態により増加するリポタンパ

表1　高脂血症の分類（WHO分類）

タイプ	I	IIa	IIb	III	IV	V
増加するリポタンパク質	キロミクロン	LDL	LDL VLDL	IDL レムナント	VLDL	キロミクロン VLDL
総コレステロール	↑	↑↑↑	↑↑	↑↑	→ or ↑	↑
トリグリセリド	↑↑↑	→	↑↑	↑↑	↑↑	↑↑↑
アガロースゲル電気泳動  	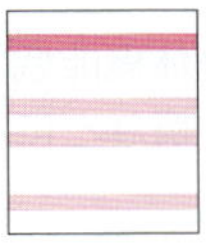	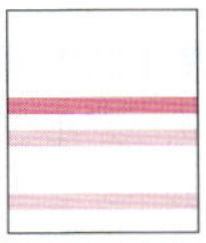	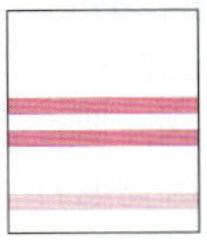			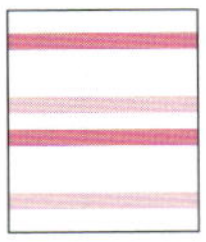
血清外観	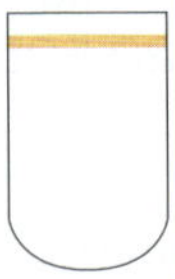 	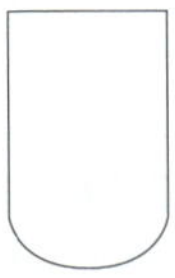 	 	 	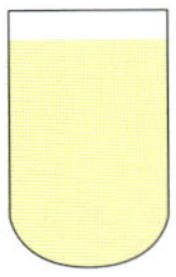 	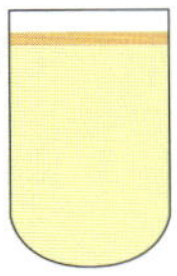
家族性高脂血症の原因	LPL欠損症 アポCII欠損症	家族性高コレステロール血症 家族性アポB異常症 家族性複合型高脂血症	家族性複合型高脂血症	家族性III型高脂血症 アポE欠損症 HTGL欠損症	家族性高トリグリセリド血症 家族性複合型高脂血症	LPL欠損症 アポCII欠損症 家族性高トリグリセリド血症

p.330 QUESTION

正解 **e**　メトホルミンは間接的にAMPキナーゼ（AMPK）を活性化する。AMPKはアセチルCoAカルボキシラーゼをリン酸化して不活化し，マロニルCoAの産生を抑制する。このためマロニルCoAによるカルニチンパルミトイルトランスフェラーゼ1の抑制が外れて脂肪酸がミトコンドリアに運ばれ分解される。脂肪酸合成系のSREBP-1c，脂肪酸シンターゼは抑制される。コレステロール合成系のHMG-CoAレダクターゼも抑制される。

KEY WORDS

- 高トリグリセリド血症
- 高LDLコレステロール血症
- 低HDLコレステロール血症
- 内臓脂肪
- アディポカイン

ク質の種類が異なるので，WHO分類（**表1**）でどのタイプに属するかを定める。

- 遺伝的に起こる家族性高脂血症と，何らかの基礎病態に伴って起こる二次性高脂血症がある。
- 日本動脈硬化学会は，「動脈硬化性疾患予防ガイドライン2007年版」で「高脂血症」を「脂質異常症」に置き換える指針を出している。従来のガイドラインでは，総コレステロール値，LDLコレステロール値，トリアシルグリセロール値のいずれかが基準より高いか，HDLコレステロール（HDL-C）値が基準より低い場合を「高脂血症」とよび治療の対象としてきた。しかし，疫学的調査により総コレステロール値は冠動脈疾患の発生リスクとあまり相関せず，LDL-C値が高くHDL-C値が低いとハイリスクになることが明らかとなった。高LDL-C値と低LDL-C値が混在する場合や，単にHDL-C値が低い場合に「高脂血症」とよぶのは適当でないので，「脂質異常症」に置き換えられた。個体を対象とする臨床医療では包括的に「脂質異常症」としてとらえられるが，本書では個々の病態の原因を分子レベルで考察するために，あえて「高脂血症」の病態名を使用することにした。

■家族性高脂血症

- Ⅰ型：遺伝的にリポタンパク質リパーゼ（LPL）や，LPLの活性発現に必要なアポCⅡ（⇒p.319-321）が欠損すると，キロミクロン（カイロミクロン）のTGを分解できなくなり，キロミクロンが蓄積する。
- Ⅱ型：原因として最も頻度の高いものは家族性高コレステロール血症で，LDL受容体（⇒p.319-321）の欠損のため，LDLの細胞内への取り込みができないので血中LDLが蓄積する。アテローム性動脈硬化や冠状動脈疾患になりやすい。
- Ⅲ型：アポE（⇒p.319-321）の3種類の分子種（E2, E3, E4）のうち，受容体への結合の弱いE2しか発現していないと，キロミクロンレムナントとVLDLレムナント（＝IDL）が肝臓のアポE受容体に結合して取り込まれないため蓄積する。手掌線状黄色腫をきたす。

> **メタボリックシンドローム診断基準（日本肥満学会 2005年）**
> 腹囲　男性85cm，女性90cm以上で，かつ
> ①収縮期（最大）血圧 130mmHg以上または拡張期（最小）血圧 85mmHg以上
> ②高トリグリセリド血症 150mg/dL以上または低HDLコレステロール血症 40mg/dL未満
> ③空腹時血糖 110mg/dL以上
> の3項目中2項目以上

■二次性高脂血症

- ネフローゼ症候群，甲状腺機能低下症，下垂体機能低下症，副腎皮質機能亢進，糖尿病，脂肪肝，膵炎，アルコール中毒などによる。妊娠，閉経後にも血中脂質濃度が上昇する。
- 検診などで最も多くみられるのは，コレステロールとTGの両方が増加するⅡb型（**表1**）で，酸化コレステロールとsmall dense LDLを生じやすく，動脈硬化のハイリスクとなる（⇒p.322-325）。

■低HDLコレステロール血症

- 血中HDLコレステロール（HDL-C）値40mg/dL未満。HDL-Cは善玉コレステロールといわれ，動脈硬化になるのを防御している（⇒p.322-325）。

■メタボリックシンドロームと内臓脂肪

> メタボリックシンドローム：metabolic syndrome

- 中高年になると，肥満，高血圧，高脂血症，糖尿病になる人が増加してくるが，これらは独立して起こることは少なく，共通の原因がもとで重複し

p.332 QUESTION

正解 **a**　胆汁酸が抱合型になるとpKaが低下し，小腸管腔内（pH 6.0）でイオン化されやすくなる。 イオン形は界面活性が強い。胆汁酸の抱合不全によりトリグリセリド消化が不十分になると，腸管上皮細胞への脂質の取り込みが低下するので，腸内のキロミクロン生成は低下する。ビタミンB_{12}は水溶性ビタミンなので吸収が影響されない。 小腸管腔内のpHや膵臓からのチモーゲンの分泌は影響されない。

て発症する。この病態をメタボリックシンドロームといい，動脈硬化や非アルコール性脂肪性肝疾患（NAFLD）の基礎病態となる。この病態の背景には栄養過剰，運動不足という現代人の生活習慣があり，肥満によって腹腔内に蓄積する内臓脂肪が原因となる。内臓脂肪型肥満は，男性のほうが女性よりもなりやすく，女性でも閉経後に増加する。
- メタボリックシンドロームの診断で腹囲が重要視されるのは，腹囲が内臓脂肪量とよく相関するからである。
- 脂肪組織は，エネルギー貯蔵臓器であるのみならず，エネルギーホメオスターシスや炎症反応を調節する生理活性物質を分泌する働きがある。脂肪組織（脂肪細胞＋マクロファージ＋血管内皮細胞）が産生分泌する生理活性物質をアディポカインと総称する（**表2**）。アディポカインには，インスリン感受性を高めるアディポネクチンやレプチンと，逆にインスリン抵抗性をもたらすレジスチン，腫瘍壊死因子α（TNF-α），インターロイキン6（IL-6），レチノール結合性タンパク質4（RBP-4）がある（**表2**）。
- 内臓脂肪が蓄積してくると，インスリン感受性を高めるレプチンの分泌量は増加するがレプチン抵抗性となり，アディポネクチンの分泌は減少する。一方，インスリン抵抗性をもたらすレジスチン，TNF-α，IL-6，RBP-4の分泌は増える。このため，総じてインスリン抵抗性となり，2型糖尿病になる。
- 内臓脂肪が蓄積してくると，TNF-αやIL-6といった炎症性サイトカインが分泌されて慢性炎症反応を誘起するとともに，動脈硬化防御因子のアディポネクチンの分泌が減少するので，動脈硬化になりやすくなる。動脈硬化が起こると血管の抵抗性が増して高血圧になる。

アディポネクチン

- アディポネクチンの血中濃度は，およそ10μg/mLとホルモンやサイトカインと比べて桁違いに高い。肥満になって脂肪細胞が肥大化すると，分泌が減り血中濃度が低下する。
- アディポネクチンは，肝臓と骨格筋に存在する受容体を介してAMPキナーゼ（AMPK）を活性化してインスリン感受性を高める。肝臓におけるAMPKの活性化は糖新生を抑制する。骨格筋におけるAMPKの活性化はグルコースの取り込みを促進する。
- アディポネクチンは，傷害を受けた血管内壁に集まり，内皮細胞に単球が接着するのを防ぎ，平滑筋の増殖を抑制し，マクロファージ上のスカ

内臓脂肪：visceral adiposity
アディポカイン：adipokine
腫瘍壊死因子α：tumor necrosis factor-α（TNF-α）
インターロイキン6：interleukin-6（IL-6）
レチノール結合タンパク質4：retinol-binding protein-4
アディポネクチン：adiponectin
レプチン：leptin

表2　アディポカインの種類と生理作用

種　類	生理作用
レプチン	脳の視床下部弓状核にあるレプチン受容体に作用して食欲を低下させるとともに，エネルギー消費を活発にさせる。
アディポネクチン	AMPKを活性化してインスリン感受性を高める。動脈硬化防御作用。
レジスチン	インスリン抵抗性
TNF-α	インスリン抵抗性。炎症促進作用。アディポネクチン産生抑制。
IL-6	インスリン抵抗性。アディポネクチン産生抑制。肝臓におけるVLDLの分泌を促進する。
RBP-4	インスリン抵抗性
アンギオテンシノーゲン	レニンにより限定水解を受けアンギオテンシンⅠになり，さらに，アンジオテンシン変換酵素によってアンジオテンシンⅡになり，副腎皮質細胞に作用してアルドステロンを分泌させる。
MCP-1	マクロファージを集め，炎症性サイトカインを分泌させる。受容体はCCR2。

青文字はインスリン感受性を高めるもので，赤文字はインスリン抵抗性をもたらすもの。
TNF-α：tumor necrosis factor-α，IL-6：interleukin-6，
RBP-4：retinol binding protein-4，MCP-1：monocyte chemoattractant protein-1，
AMPK：5'-AMP-dependent protein kinase

非アルコール性脂肪肝疾患：non-alcoholic fatty liver disease（NAFLD）
非アルコール性脂肪肝炎：non-alcoholic steatohepatitis（NASH）
遺伝形質：genetic trait
遺伝型：genotype
遺伝的多型：genetic polymorphism
一塩基多型：single nucleotide polymorphisms（SNPs）

*ob/ob*マウス
*ob/ob*マウス（obはobese；肥満に由来）は，1949年にジャクソン研究所で偶然発見された肥満マウスで，遺伝形式は劣性である。*ob*変異はレプチン遺伝子の変異で，*ob/ob*マウスはレプチンを産生できないので，食欲が抑えられず食べ続けるために肥満になる。

ベンジャー受容体SR-Aの発現を抑制する働きがある（動脈硬化防御，⇒p.322-325）。

レプチン

・レプチンは，脳の視床下部弓状核（満腹中枢）にあるレプチン受容体を介して，食欲を抑制し，交感神経を刺激してエネルギー消費を亢進させる。自然発症肥満モデル動物の*ob/ob*マウスの原因遺伝子はレプチンである。レプチンは全身の脂肪細胞（80%は皮下脂肪）でつくられ，血中レプチン濃度は体脂肪量に比例する。つまり，全身の脂肪量を脳に伝えるシグナル分子である。

■非アルコール性脂肪性肝疾患，非アルコール性脂肪肝炎

・飲酒歴がなく，ウイルスや自己免疫など肝傷害の原因がないにもかかわらず，肝臓に脂肪が蓄積する疾患を非アルコール性脂肪性肝疾患（NAFLD）といい，わが国でも急増している。この疾患の基礎病態はメタボリックシンドロームである。脂肪酸酸化の亢進によって酸化ストレスが増加して，脂肪肝から脂肪性肝炎へと進展すると非アルコール性脂肪肝炎（NASH）になる。NASHになると肝硬変や肝癌へと進行する危険がある。

■肥満と関連する遺伝子多型

・肥満のような生活習慣病は，単一遺伝子の変異が原因で起こる単一遺伝子病とは異なり，複数の遺伝子でつくられる遺伝形質と環境因子の生活習慣が複雑に絡みあって発症する。もし病気に罹りやすい遺伝形質が事前にわかれば，発症予防に役立つ。
・ヒトは，23対46本の染色体中に60億塩基対からなるゲノムを有する。塩基配列の99%以上は個体間で同一であるが，残り1%が個体間の体質や，病気に罹りやすさや，環境因子（薬物を含む）に対する反応性の違いを生じる。つまり，一人一人は異なる遺伝子型を有している。
・ある遺伝子の部分が人によって異なっている場合，その違いを遺伝的多型という。遺伝的多型で最も頻度の高いものは，一塩基多型（SNPs）である。SNPsは，平均して1,200塩基に1カ所存在し，全ゲノム中には1,000万カ所存在する。
・肥満と関連するSNPsが**表3**にまとめられている。日本人の体質は，飢餓には強いが，高エネルギー食を過食すると脂質異常症や糖尿病になりやす

表3　肥満関連のSNPsが知られている遺伝子とその機能

遺伝子の名称	本書中で記載されている項目	機能
β3アドレナリン受容体	p.255-258	脂肪細胞表面に局在し，アドレナリンの刺激で脂肪分解を促進する。
脱共役タンパク質2	p.310-314	エネルギーを熱に変換する。
脱共役タンパク質3	p.310-314	エネルギーを熱に変換する。
レプチン受容体	p.310-314	脳の視床下部にあり，食欲を抑制し，エネルギー消費を高める。
アディポネクチン	p.310-314	脂肪細胞から分泌され，インスリン感受性を高め，動脈硬化を防御する。
PPARα	p.304-307	肝臓や骨格筋における脂肪酸酸化を促進する酵素群の発現を高める。フィブラートの受容体。
PPARγ	p.304-307	脂肪細胞における脂肪合成を高める。チアゾリジン誘導体の受容体。
脂肪酸結合タンパク質2	p.272-275	脂肪酸の吸収，輸送。
小胞体脂肪輸送体	p.272-275	小胞体における脂肪の輸送促進。
アポリポタンパク質E	p.298-300	LDL受容体とレムナント受容体のリガンド。
SREBP切断活性化タンパク質	p.304-307	SREBPによる脂質代謝遺伝子の発現誘導。

赤文字は日本人に特有のSNPsがみられるもの

い。この原因として，日本人特有のSNPsが関与している。

■褐色脂肪組織と脱共役タンパク質

- 脂肪組織には，通常の白色脂肪組織以外に，褐色脂肪組織とよばれる特殊な脂肪組織があり，首の周りや胸郭の大血管周囲に存在する。褐色脂肪は，ミトコンドリア（鉄含有酵素に富む）が多量に含まれるため褐色にみえる。このミトコンドリアの内膜に脱共役タンパク質（UCP)-1とよばれるチャネルが局在している（**図1**）。
- UCP-1は，せっかく呼吸鎖でミトコンドリア膜間腔に汲み出した水素イオンを，ATP合成酵素に通す前にマトリックスに戻してしまう。このため，酸化的リン酸化の酸化とリン酸化が共役しなくなり，脂肪酸が分解されて取り出されたエネルギーは，ATPではなく熱を産生する。この熱発生プロセスは，乳児や冬眠動物の保温でとくに重要である。
- UCPにはUCP-1～UCP-5の5つがあり，さまざまな組織に発現している。UCP-2とUCP-3には，肥満になりやすい遺伝子多型がある（**表3**）。

褐色脂肪組織：brown adipose tissue
脱共役タンパク質：uncoupling protein（UCP）

熱産生
体温調節中枢からの刺激が交感神経と運動神経を活性化すると，前者は褐色脂肪組織における脱共役タンパク質を介する熱産生を促し，後者は骨格筋におけるふるえ熱産生を促す。

図1　脱共役タンパク質の熱発生メカニズム

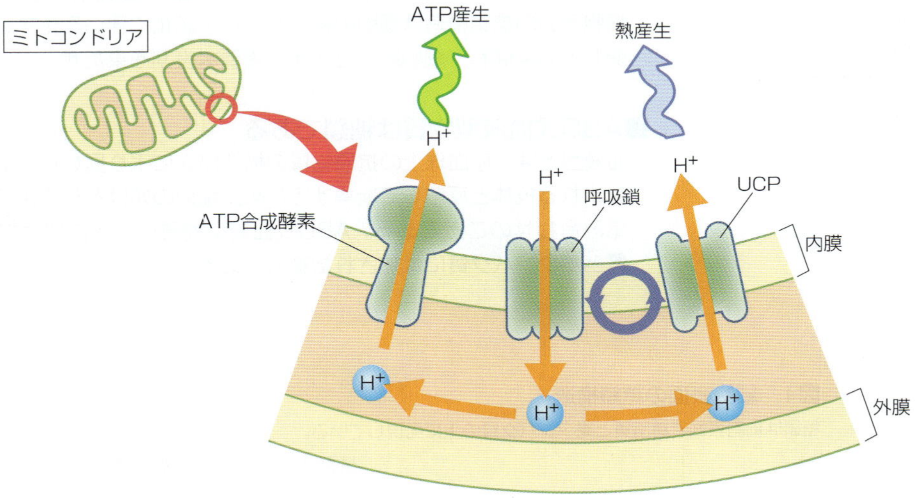

QUESTION

55歳の男性。 BMI 32，ウエスト周囲100cm。 検診の結果，HbA1c 8.4%，血中トリアシルグリセロール値310mg/dL。 糖尿病と高トリグリセリド血症の治療のためにピオグリタゾン（チアゾリジン誘導体）が処方され，1カ月後，トリアシルグリセロール値は160mg/dLまで低下した。 ピオグリタゾンが直接活性化したのはどれか。

a　PPAR-γ
b　レプチン
c　AMPキナーゼ
d　アディポネクチン
e　インスリン受容体

糖脂質はどのような働きをしているか？（ABO式血液型/コレラ毒素受容体）

模範解答

・糖脂質と糖タンパク質は，糖鎖を細胞外に向けて細胞膜に埋まっている。細胞表面の糖鎖構造は細胞の種類や分化・癌化に伴い変化するので細胞の顔ともよばれ，細胞間相互作用に重要な役割を果たす。
・同種抗原の代表であるABO式血液型のエピトープは糖脂質や糖タンパク質の糖鎖である。
・糖脂質はコレラ毒素やシガ毒素が宿主細胞に取り込まれる際の受容体として働いている。
・糖脂質は，病原性大腸菌が尿路系細胞に付着するためのグリップにもなる。
・糖脂質は，コレステロールやGPI-アンカータンパク質とともに脂質ラフトとよばれる膜マイクロドメインを形成し，膜輸送やシグナル伝達や細胞接着などに重要な役割を果たしている。

エピトープとは？
抗体が認識する抗原の部分のことで，抗原決定基ともいう。

糖衣：glycocalyx
糖脂質：glycolipid
糖タンパク質：glycoprotein
糖鎖：glycan

■糖鎖は細胞の顔

・電子顕微鏡で観察すると，細胞の表面は糖衣で覆われている。糖衣は，細胞膜に組み込まれている糖脂質と糖タンパク質に付加された糖鎖でできている。このように，糖脂質や糖タンパク質の糖鎖は細胞外に向いている（図1）。
・細胞表面の糖鎖構造は細胞の種類や分化・癌化に伴い変化するので「細胞の顔」ともよばれ，細胞間相互作用に重要な役割を果たす。

■ABO式血液型物質は糖鎖である

・血液型とは，赤血球上の抗原物質の構造が人により異なり，他人の血漿中に含まれる抗体と反応して凝集するため，輸血の妨げとなるような抗原物質の組み合わせのことである。ABO式血液型物質は，赤血球膜に存在する糖脂質と糖タンパク質に付加された糖鎖である。

図1　細胞表面の糖鎖構造
糖鎖は細胞表面で糖脂質と糖タンパク質の上に発現している。

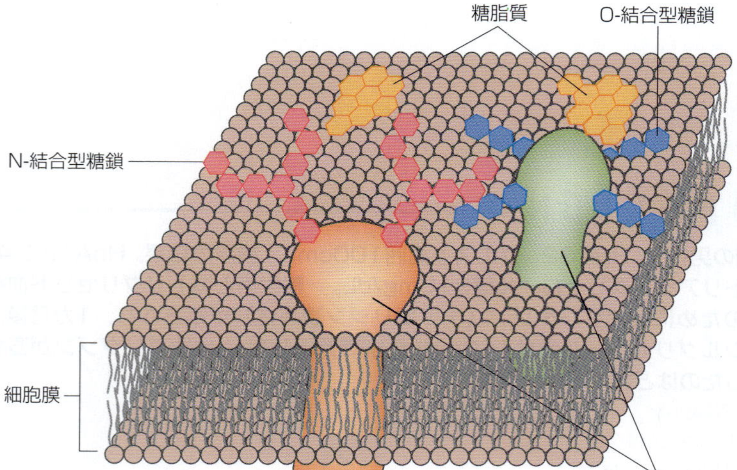

- ABO式血液型遺伝子座位は9番染色体上にある。ABO式血液型には，a，b，oという3つの対立遺伝子が存在する。母親由来と父親由来の相同染色体が存在するので，遺伝型はaa，ao，bb，bo，ab，ooの6型がある。表現型は，aaとaoがA型，bbとboがB型，abがAB型，ooがO型になる（図2）。

> 対立遺伝子：allele
> 遺伝型：genotype
> 表現型：phenotype

図2　ABO式血液型の遺伝型と表現型

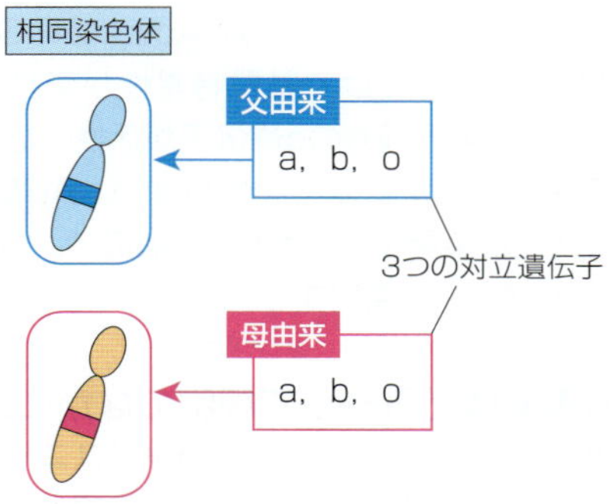

母由来＼父由来	a	b	o
a	A型 aa	AB型 ab	A型 ao
b	AB型 ab	B型 bb	B型 bo
o	A型 ao	B型 bo	O型 oo

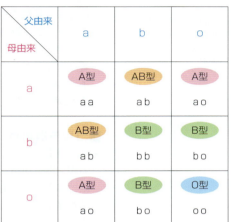

図3　ABO式血液型物質とそれをつくる糖転移酵素

A酵素は*N*-アセチルガラクトサミンを付加し，B酵素はガラクトースを付加する。

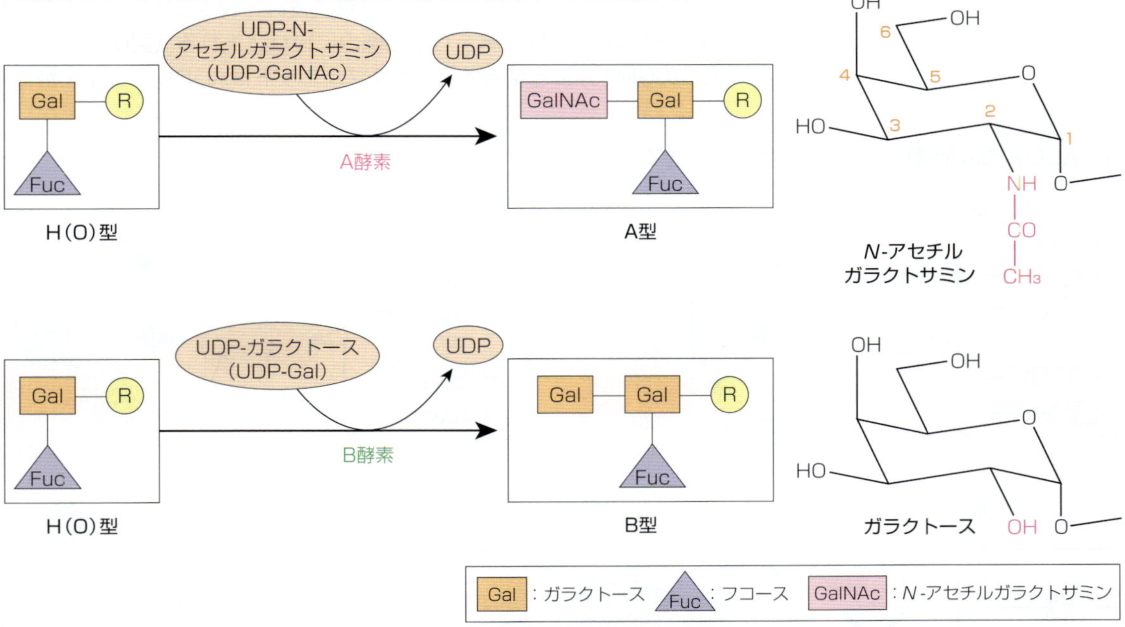

p.337 QUESTION

正解 a　チアゾリジン誘導体は，脂肪細胞内で核内受容体PPAR-γと結合し活性化する。PPAR-γは脂肪細胞分化と脂肪合成を促進するタンパク質の発現を促進する。なかでも善玉アディポカインのアディポネクチンの合成と分泌を活性化する。アディポネクチンは，肝臓と骨格筋に存在する受容体を刺激してAMPキナーゼ（AMPK）とPPAR-αを活性化する。肝臓におけるAMPKの活性化は糖新生を抑制する。骨格筋におけるAMPKの活性化はGLUT4の発現を高めグルコースの取り込みを促進する。PPAR-αの活性化は脂肪酸酸化酵素遺伝子群の転写を促進して血中トリアシルグリセロール値を低下させる。

KEYWORDS

- 糖鎖
- ABO式血液型物質
- コレラ毒素
- 脂質ラフト
- GPI-アンカータンパク質

糖転移酵素：glycosyltransferase
N-アセチルガラクトサミン：*N*-acetylgalactosamine（GalNAc）
ガラクトース：galactose（Gal）
コレラ毒素：cholera toxin
シガ毒素：Shiga toxin

・ABO式血液型遺伝子は糖転移酵素をコードする。この遺伝子には3つ対立遺伝子があり，A酵素か，B酵素か，活性のない未完成の酵素タンパク質をコードする。A酵素は，前駆体のH型（O型）糖鎖に*N*-アセチルガラクトサミン（GalNAc）を付加することにより，B酵素はガラクトース（Gal）を付加することにより，それぞれA型糖鎖とB型糖鎖を産生する。A型糖鎖とB型糖鎖の違いは，末端のGalのC2の水酸基（-OH）がアセタミド（$-NHCOCH_3$）に置換しただけの違いである（**図3**）。

・A酵素とB酵素はもともと同じ遺伝子でできており355個のアミノ酸からなるが，基質の糖ヌクレオチド（UDP-GalNAcとUDP-Gal）を認識する2個のアミノ酸残基が置換するだけで基質特異性が変わる（**図4**）。O型の人は，父親由来と母親由来の両方のo遺伝子が活性のない酵素タンパク質をつくるため，A型抗原もB型抗原も産生しない。AB型の人は，a遺伝子とb遺伝子の両方をもち，A酵素もB酵素もあるので，細胞表面にA型抗原とB型抗原の両方がモザイクで発現する。

■コレラ毒素やシガ毒素はどうやって細胞のなかに入るか？

・細菌外毒素には1つのAサブユニットと5つのBサブユニットから構成されるAB_5毒素がある。このAB_5毒素の仲間に，コレラ菌と赤痢菌の病原性の素となるコレラ毒素とシガ毒素がある。シガ毒素は，病原性大腸菌O157菌が産生するベロ毒素と本質的に同じものである。AB_5毒素は，Bサブユニットで宿主細胞に結合して細胞内にエンドサイトーシスで取り込まれ，遊離したAサブユニットが小胞体まで逆輸送された後，細胞質に放出されて毒性を発揮する（**図5**）。

・コレラ毒素のBサブユニットは，小腸上皮のガングリオシド（シアル酸を含む糖脂質）GM1に結合して細胞内に取り込まれる（**図6**）。このとき，5つのGM1分子と結合する。AサブユニットはADPリボシル化酵素活性

図4　ABO式血液型遺伝子から抗原物質ができるプロセス

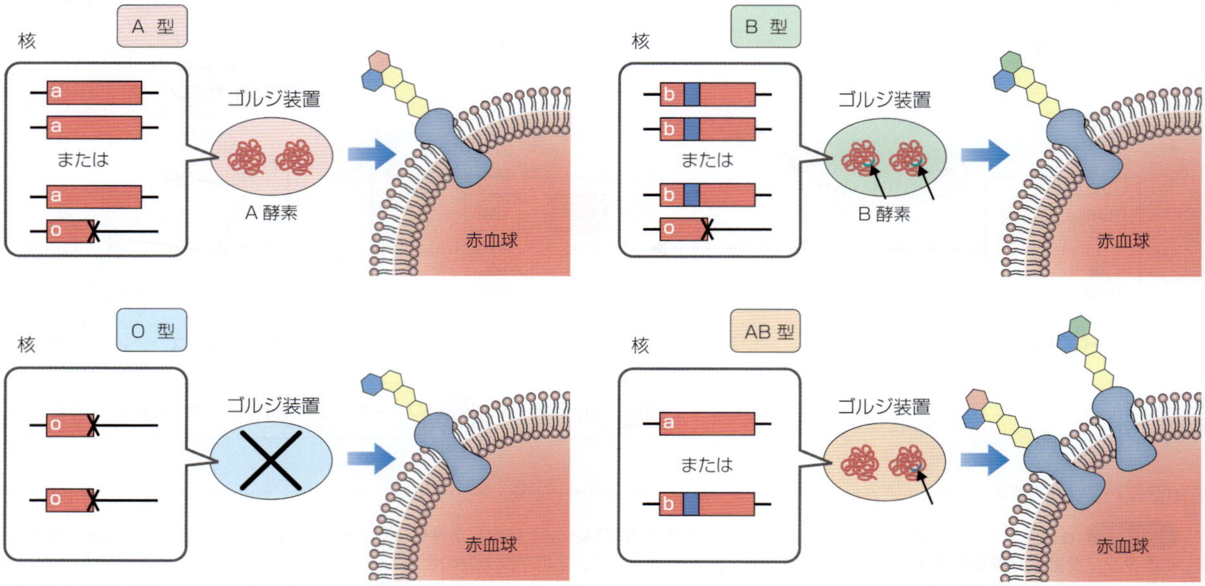

A酵素とB酵素はもともと同じ遺伝子でできているが，活性中心の2個のアミノ酸残基（黒矢印部分）が置換するだけで，酵素はGalではなくGalNAcを認識するようになる。

をもち，三量体Gタンパク質のGsαサブユニットをADPリボシル化する。ADPリボシル化されたGsαサブユニットはGTPase活性が抑制されスイッチオンの状態で固定され，アデニレートシクラーゼが活性化されてcAMP量が増加する。この結果，小腸上皮細胞の水透過性が亢進して下痢を起こす。

・シガ毒素（ベロ毒素）のBサブユニットは，糖脂質Gb3に結合して細胞内

図5　AB_5毒素の細胞内輸送経路

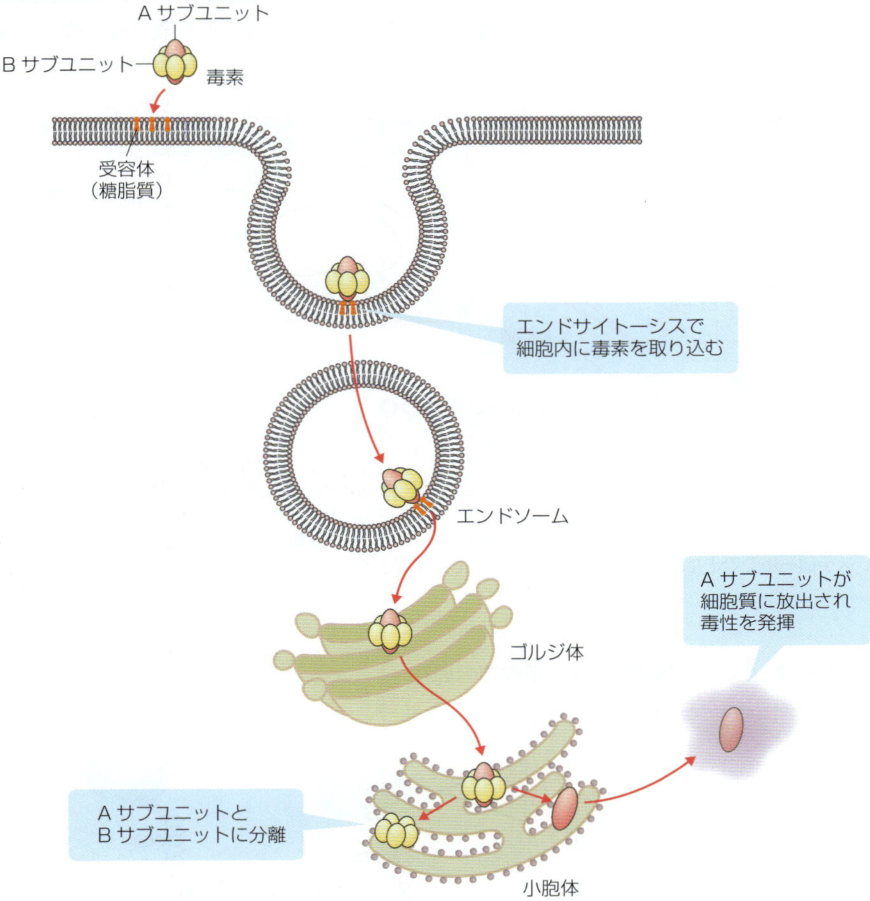

図6　コレラ毒素BサブユニットとガングリオシドGM1の結合

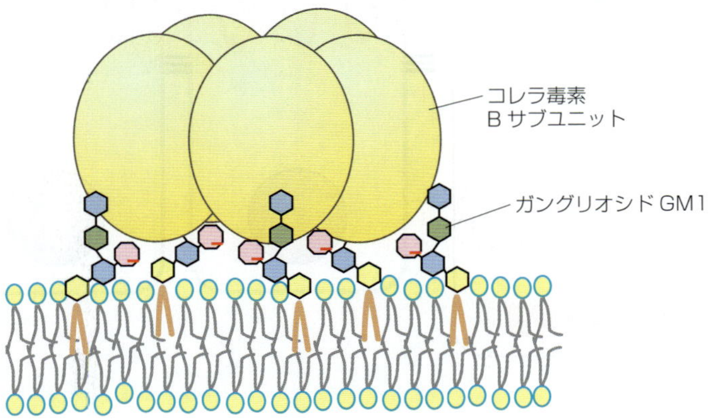

に取り込まれる。Aサブユニットは，RNAのリボースと塩基の間を切断する*N*-グリコシダーゼ活性をもち，リボソームを破壊してタンパク質合成を阻害し細胞を死滅させる。

脂質ラフト：lipid raft

■糖脂質は脂質ラフトを形成する

・細胞膜は，構成分子の膜脂質や膜タンパク質が二次元空間を活発に動き回る流動的な構造体であるが，このような細胞膜の流動性には不均一性が存在する。この不均一性に影響する因子として，膜脂質の物性の違いがある。生体膜の基本構造をつくるリン脂質は，2本ある脂肪酸鎖の片方が中央部にシス二重結合をもち，その部分で折れ曲がるために，脂肪鎖間の密着度

図7　脂質ラフトの概念

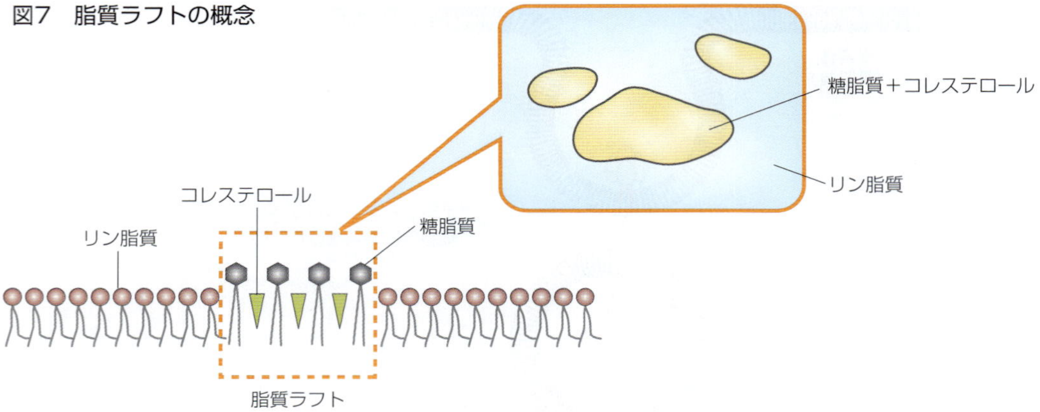

リン脂質，コレステロール，糖脂質の三者からなる人工膜をつくると，リン脂質の海（liquid disordered phase）の中に，糖脂質とコレステロールでできた島（liquid ordered phase）ができる。

図8　GPI-アンカータンパク質の構造と極性細胞での局在

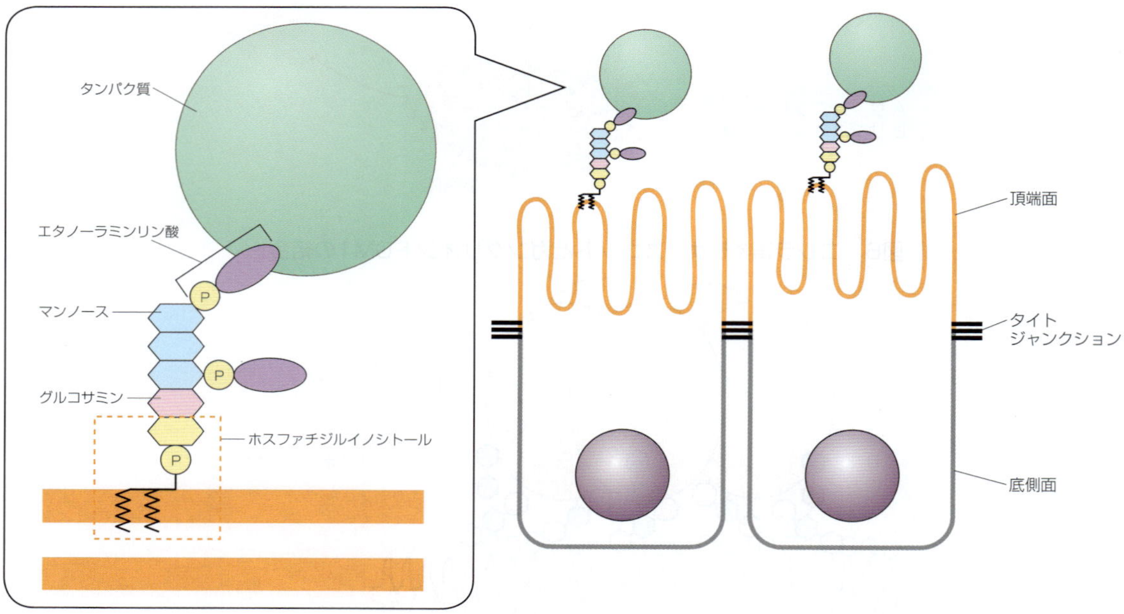

が弱くなり流動性が高い。一方，糖脂質にはこのような二重結合が存在せず，脂肪鎖どうしが密着して会合しやすい。コレステロールもコンパクトな平面構造をしており，糖脂質の脂肪鎖と親和性が高い。したがって，これら三者からなる人工膜をつくると，リン脂質の海のなかに，糖脂質とコレステロールでできた島ができる（**図7**）。

- 生体内でも同様の原理で，糖脂質はコレステロールとともに脂質ラフトとよばれる膜マイクロドメインを形成しており，ここには，GPI-アンカータンパク質や増殖因子受容体，接着分子，Srcファミリーチロシンキナーゼ，Gタンパク質などの機能性膜タンパク質が会合し，膜輸送，シグナル伝達，細胞接着などのプラットフォームとなっている（⇒p.309-314）。

膜マイクロドメイン：membrane microdomain
GPI-アンカータンパク質：GPI-anchored protein
頂端面：apical surface
発作性夜間血色素尿症：paroxysmal nocturnal hemoglobinuria（PNH）

■GPI-アンカータンパク質

- GPI-アンカーは，ホスファチジルイノシトールに糖とエタノーラミンリン酸が結合したユニークな糖脂質である（**図8**）。ある種のタンパク質はGPI-アンカーを介して膜につなぎ留められており，このようなタンパク質をGPI-アンカータンパク質とよぶ。GPI-アンカータンパク質は150種類ほど存在する。
- GPI-アンカータンパク質は，細胞膜の脂質ラフトに局在し，小腸上皮細胞や腎尿細管細胞など極性をもった細胞では頂端面に局在する（**図8**）。
- 赤血球膜上のGPI-アンカータンパク質が部分的に欠損すると，発作性夜間血色素尿症（PNH）を発症する。PNHは後天性の病気で，血液系の細胞でのみGPI-アンカータンパク質を欠損する。生後，GPI-アンカー生合成酵素の遺伝子に，造血幹細胞で体細胞変異が起こり，このクローンが増殖してGPI-アンカー欠損赤血球が多くなると発症する。正常な赤血球にはCD55（DAF）とCD59の補体制御因子が発現しており，これらの働きで補体の攻撃から保護されている。CD55とCD59はGPI-アンカータンパク質なので，GPI-アンカーのできない赤血球では発現できなくなり，補体がこの赤血球の膜を攻撃して破壊する。

QUESTION

ガングリオシドについて正しい記述はどれか。

a　GM1はシガ毒素の受容体である。
b　硫酸をもつ糖脂質の総称である。
c　GM1とGM3は同数の中性糖を含む。
d　GM1とGM3はシアル酸の数が異なる。
e　Guillain-Barré症候群で産生される自己抗体の標的物質である。

脂溶性ビタミンはどのように働くか？（ビタミンA・D・E・K）

模範解答

- 脂溶性ビタミンとしてA，D，E，Kの４種類がある。
- ビタミンAとDは，ステロイドホルモンや甲状腺ホルモンと同様に，核内受容体のリガンドとして作用する。転写調節因子である核内受容体にこれらビタミンが結合するとそのコンフォメーションが変化して，標的遺伝子の発現を制御する。
- 一方，ビタミンEは抗酸化物質として働き，ビタミンKは血液凝固因子や骨形成因子のγ-カルボキシグルタミン酸生成反応の補助因子として働く。
- 胆汁酸塩の欠乏は吸収不良を引き起こし，脂溶性ビタミンの欠乏につながる。

ビタミン：vitamin
レチノール：retinol
βカロテン：β-carotene
レチナール：retinal

妊娠初期の器官発生の時期にビタミンAを過剰摂取（1万単位以上）すると，レチノイン酸の作用により催奇形性がある。

■ビタミンA

- ビタミンAは，動物食品から摂取され，小腸上皮でレチノール（図1）に変換され体内に貯蔵される。体内のレチノール量が不足すると，植物食品に含まれるβカロテンが，ビタミンAに変換される。このため，βカロテンはプロビタミンAとよばれる。
- レチノールはレチナール（図1）というクロモフォア（光吸収分子）に変換されて，網膜の視覚を担う。レチナールは，網膜光受容器細胞にあるオプシンとよばれるGタンパク質結合受容体ファミリータンパク質に結合して，ロドプシン（桿体細胞での暗視を担う）あるいはフォトプシン（錐体細胞での色覚を担う）とよばれる色素（光感受性物質）を形成する。レチナールが光を吸収して立体異性体に変化するのに伴いオプシンのコンフォメーションも変化して，会合しているGタンパク質を活性化してシグナルを下

図1　ビタミンA（レチノール，レチナール，レチノイン酸）の構造と機能

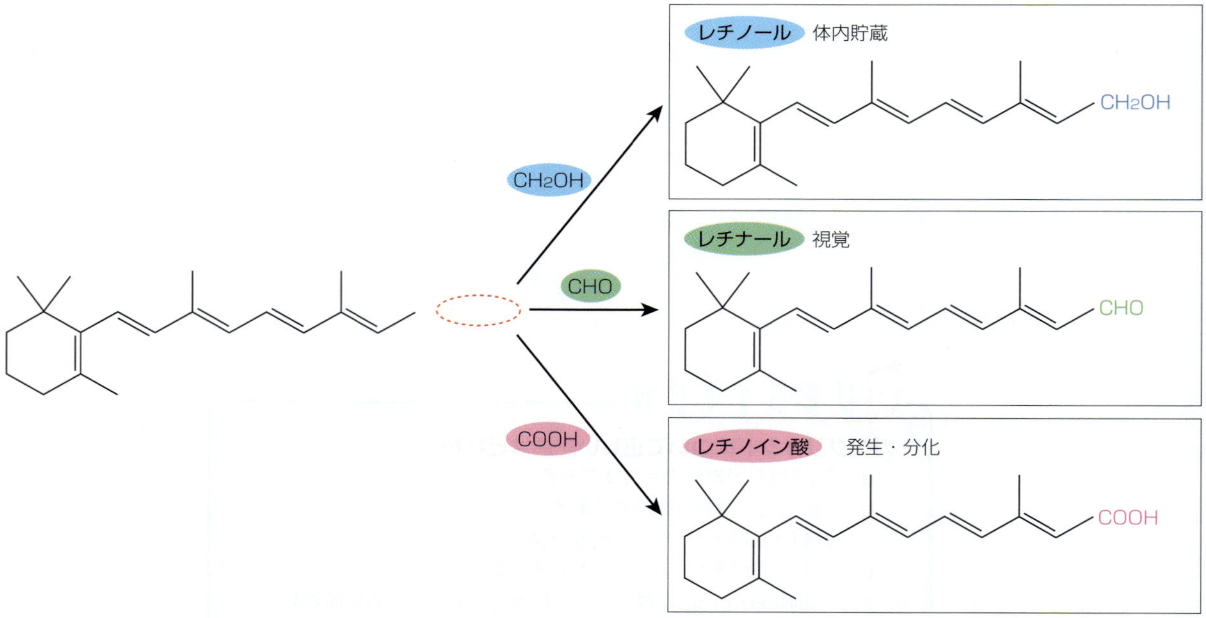

retinol（$-CH_2OH$，アルコール），retinal（$-CHO$，アルデヒド），retinoic acid（$-COOH$，カルボン酸）

流に伝える。桿体細胞でレチナールが欠乏すると，光感受性が減弱して夜盲症になる。

・レチノールはレチノイン酸（**図1**）という脂質リガンドに変換されて，核内受容体のレチノイン酸受容体（RAR）/レチノイドX受容体（RXR）ヘテロ二量体に結合する（**図2**）。RAR/RXR受容体はⅡ型の核内受容体であり，レチノイン酸がないときには標的遺伝子のプロモーター上でコリプレッサーが会合しているが，レチノイン酸が結合するとコリプレッサーが外れて代わりにコアクチベーターが結合して遺伝子発現がオンになる（⇒p.315-318）。この効果として，上皮細胞などの分化増殖を促進する。

レチノイン酸：retinoic acid
レチノイン酸受容体：retinoic acid receptor（RAR）
レチノイドX受容体：retinoid X receptor（RXR）
ビタミンD受容体：vitamin D receptor（VDR）
コレカルシフェノール：cholecalciferol
カルシトリオール：calcitriol

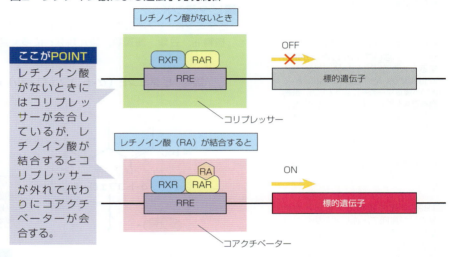

図2　レチノイン酸による遺伝子発現制御

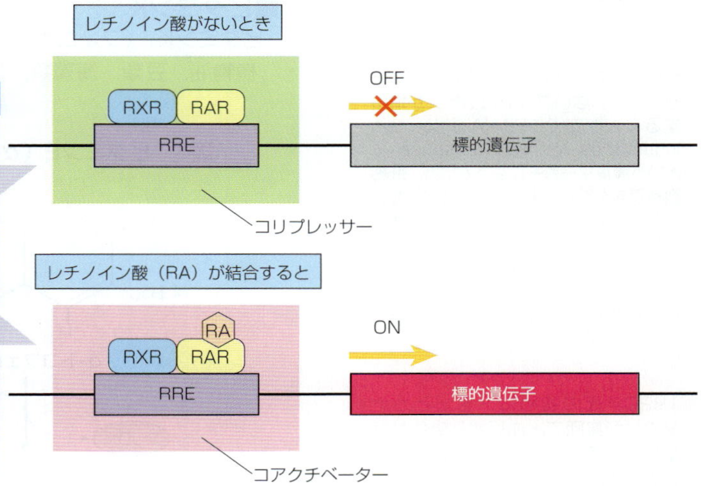

ここがPOINT
レチノイン酸がないときにはコリプレッサーが会合しているが，レチノイン酸が結合するとコリプレッサーが外れて代わりにコアクチベーターが会合する。

■ビタミンD

・ビタミンDは，ヒトの皮膚で7-デヒドロコレステロールからつくられるが，活性化に日光を必要とする（**図3**）。肝油，脂肪の多い魚，卵，レバーなどの食物から摂取することもできるが，乳製品などの加工食品へ添加されており，食品と一緒に摂取している。

・7-デヒドロコレステロールは，皮膚で紫外線によってβ環が開裂してコレカルシフェール（ビタミンD_3）に変換される（**図3**）。さらに，肝臓で25位の水酸化，続いて腎尿細管で1α位の水酸化を受けて活性型のビタミンDであるカルシトリオールになる。

・活性型ビタミンDは，ビタミンD結合タンパク質と結合して，血流に乗り小腸，骨，腎臓などの標的臓器に運ばれる。そこで，ビタミンDは標的細胞の核内に局在するビタミンD受容体（VDR）と結合して，

図3　7-デヒドロコレステロールからビタミンDの生合成

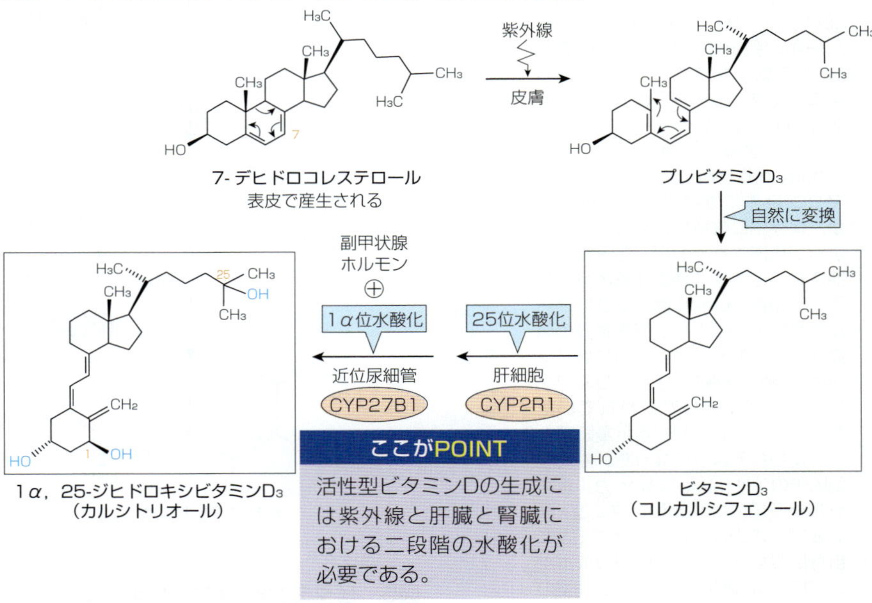

ここがPOINT
活性型ビタミンDの生成には紫外線と肝臓と腎臓における二段階の水酸化が必要である。

p.343 QUESTION

正解 **e**　ガングリオシドはシアル酸をもつ糖脂質の総称である。GM1はコレラ毒素の受容体である。GM1とGM3は中性糖の数が異なる(GM1は4個，GM3は2個)。GM1とGM3はともに1個のシアル酸をもつ。中央のMがmono sialoの意味である。2個の場合はD (di)，たとえばGD1やGD3など，3個の場合はT (tri)と表す。ウイルスやカンピロバクターの先行感染（下痢や風邪症状）の後に，急性・多発性の神経炎をきたすGuillain-Barré症候群は，感染源に対する抗体が自己の神経組織を攻撃してしまうことによって発症すると考えられている。この自己抗体の標的物質の一つが神経組織に多いガングリオシドである。

KEYWORDS
- ビタミンA
- ビタミンD
- ビタミンE
- ビタミンK
- 核内受容体

α-トコフェロール：α-tocopherol
抗酸化物質：antioxidant

肝細胞癌で，血中にγ-カルボキシル化を受けていないプロトロンビンが増加することがあり，PIVKA-Ⅱ（protein induced by vitamin K absence-2）という腫瘍マーカーになっている。肝細胞癌でなくても，胆汁うっ滞（胆汁酸の欠乏）による相対的ビタミンK欠乏状態でも陽性となることがあるので注意が必要である。この場合は，正常の活性型プロトロンビンができないのでプロトロンビン時間が延長する。ビタミンKの投与でも鑑別できる。

1920年代の初めに，北米とカナダで牛が集団で出血死する事件が発生した。調査の結果，サイロで保存している間に傷んだスイートクローバーを食べたことが原因であることがわかった。1933年に，K. P. Linkらが，傷んだスイートクローバー中の抗凝固物質の同定に着手し，5年以上かけて，ついに1940年に，ジクマロール（dicoumarol）を発見した。スイートクローバーのみならず多くの植物にクマリン（coumarin）が含まれている。クマリン自体には抗凝固活性はないが，保存中に牧草に付着したカビによって代謝されてジクマロールに変換されると活性を発現するようになる。その後，Linkらは，ジクマロールを基により強力な抗凝固物質の開発を行い，1948年にワルファリン（warfarin）を得た。当初，ワルファリンは殺鼠剤として使われていたが，後に，ヒトに対する抗凝固薬として使われるようになった。血液凝固因子の活性化に必要なγ-カルボキシル化反応には還元型ビタミンKが必要で，この反応によりビタミンK自身は酸化されて不活性型のエポキシドになる（図6）。これを活性型のビタミンKに再生するために還元反応が必要で，ワルファリンはこの還元酵素を阻害する。ワルファリンの作用で還元型ビタミンKが枯渇するため，γ-カルボキシル化が阻害される。

カルシウム輸送体などの遺伝子発現を誘導して，小腸におけるカルシウムとリンの吸収と腎臓におけるカルシウムの再吸収を高めることによって，血中のカルシウムとリンの濃度を上げ，骨のミネラル化を促す。ビタミンD受容体はⅠ型の核内受容体である（⇒p.315-318）。

■ビタミンE

・ビタミンEは，光合成生物でつくられる。脂溶性であるので，植物油に豊富に存在する。ヒト体内で最も生物活性の高いビタミンEは，α-トコフェロール（**図4**）である。α-トコフェロールは抗酸化物質として働き，とくに膜脂質の不飽和脂肪酸の過酸化反応を防止する（**図4**）。

■ビタミンK

・ビタミンK1（フィロキノン，**図5**）は，食物から摂取され，とくに緑葉野菜，植物油，豆類，海藻類，魚介類などに多く含まれる。ビタミンK2（メナキ

図4　ビタミンE（α-トコフェロール）の構造と抗酸化作用

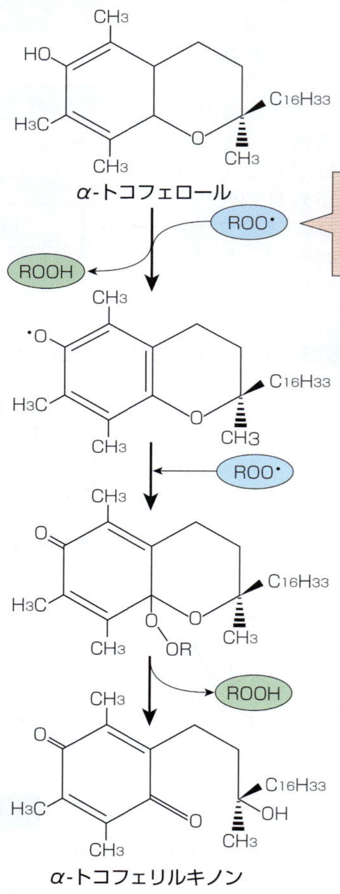

α-トコフェロールは，過酸化脂質ラジカル（ROO•）を還元して除去する。

ここがPOINT
ビタミンEは膜脂質の過酸化を防止する

図5　ビタミンK1（フィロキノン）とビタミンK2（メナキノン）の構造

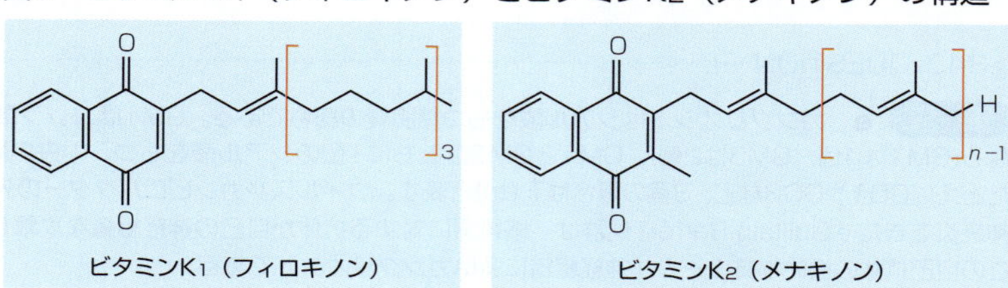

ノン，**図5**）は，ヒト体内の腸内細菌によって産生される。ビタミンKのKはドイツ語のKoagulation（血液凝固）に由来する。

- ビタミンKは，肝ミクロソームなどに局在するビタミンK依存性カルボキシラーゼの補酵素として働き，血液凝固因子の第Ⅱ（プロトロンビン），Ⅶ，Ⅸ，Ⅹ因子や，骨形成因子のオステオカルシン（BGLAP）や，腎結石形成阻害因子の腎Glaタンパク質などのビタミンK依存性タンパク質の特定のグルタミン酸残基に，もう1個カルボキシ基を導入してγ-カルボキシグルタミン酸（Gla，**図6**）に変換させる。こうしてできたGlaドメインはCa^{2+}結合能を獲得して生物活性をもつようになる。このため，ビタミンKが欠乏すると出血（とくに新生児）や骨粗鬆症をきたす。

γ-カルボキシグルタミン酸：γ-carboxyglutamic acid（Gla）

ここがPOINT

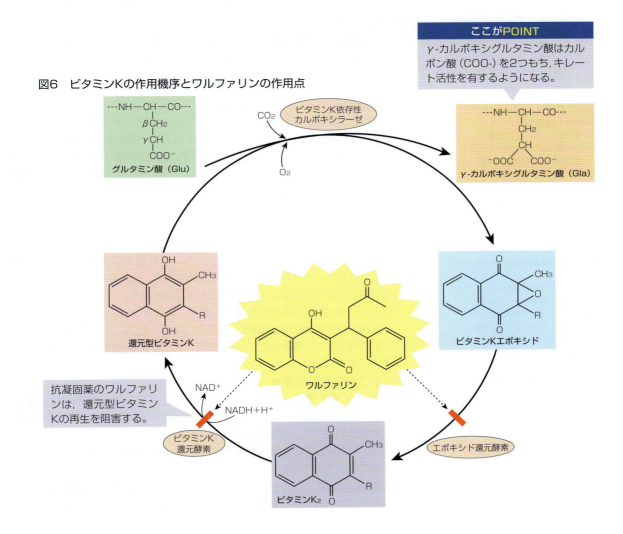

γ-カルボキシグルタミン酸はカルボン酸（COO-）を2つもち，キレート活性を有するようになる。

図6　ビタミンKの作用機序とワルファリンの作用点

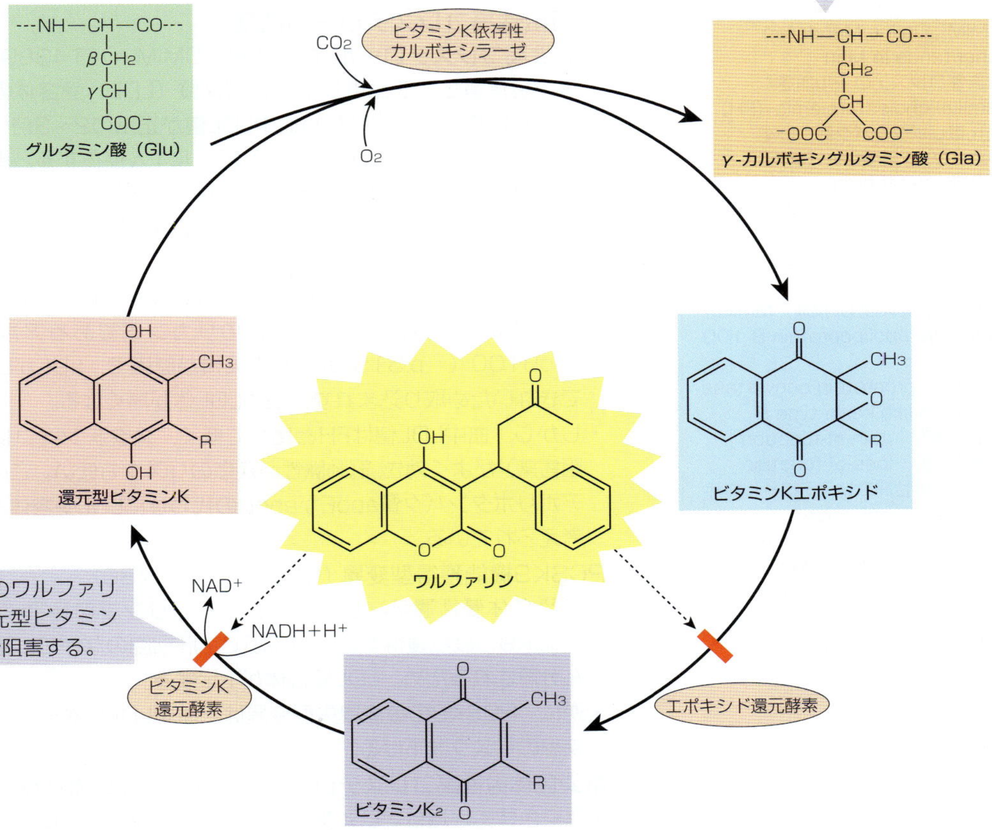

QUESTION

60歳の女性。胆石に伴い膵炎を発症し，脂肪便を呈している。この患者で予期される症状はどれか。

a　眼振　　b　皮膚炎　　c　皮下出血　　d　歯の喪失　　e　大球性貧血

先天性脂質代謝異常症にはどのようなものがあるか？（FH/MCAD欠損症/スフィンゴリピドーシス/副腎過形成症）

模範解答

・単一遺伝子の変異が原因となって引き起こされる先天性脂質代謝異常症が知られている。このような疾患はMendel（メンデル）の法則に従って家系内に伝搬されるので家族性脂質代謝異常症ともよばれる。
・理論的には，脂質代謝にかかわるすべての遺伝子に変異があるはずであるが，徴候を示さないものもある。生活習慣病による脂質代謝異常との鑑別が重要である。
・単一遺伝子病はまれな疾患ではあるが，変異分子の生理機能に関して貴重な情報を提供してくれる。単一遺伝子病に関する公共オンラインデータベースとして米国NCBIのOMIM databaseがある。

OMIM：Online Mendelian Inheritance in Man
家族性コレステロール血症：familial cholesterolemia（FH）
低比重リポタンパク質：low-density lipoprotein（LDL）
黄色腫：xanthoma
若年性角膜輪：premature corneal arcus
冠動脈性心疾患：coronary heart disease
家族性 apoB100欠損症：familial defective apolipoprotein B-100（FDB）
PCSK9：proprotein convertase subtilisin-like kexin type 9
機能獲得型：gain-of-function
機能喪失型：loss-of-function
常染色体劣性高コレステロール血症 autosomal recessive hypercholesterolemia（ARH）
シトステロール血症（植物ステロール血症）：sitosterolemia（plant sterol）
ABC：ATP-binding cassette

■遺伝性高コレステロール血症

家族性高コレステロール血症（FH；OMIM no. 143890）

・常染色体遺伝。低比重リポタンパク質（LDL）受容体の欠損が原因で，LDLが取り込まれないため血中LDL値が正常の2～3倍の高値になる（ヘテロ接合体）。ヘテロ接合体は500人に1人存在する。腱の黄色腫，若年性角膜輪，40～50歳で冠動脈性心疾患をきたす。
・ホモ接合体はもっと重篤で，血中LDL値は5倍以上になり，20歳で冠動脈性心疾患をきたす。

家族性apoB100欠損症（FDB；OMIM no. 144010）

・常染色体優性遺伝。LDL受容体のリガンドであるアポリポタンパク質apoB100（⇒p.319-321）の欠損が原因で，LDLがLDL受容体と結合できないため取り込まれず，血中LDL値が高くなる。
・しかし，血中LDL値はFHと比べて低く，スタチン（コレステロール合成阻害薬）がよく効き，冠動脈性心疾患のリスクも低い。この理由としては，アポリポタンパク質apoEがapoBの代わりにLDL受容体と結合するためと考えられている。

PCSK9機能獲得型変異（OMIM no. 607786）

・常染色体優性遺伝。サブチリシン・セリンプロテアーゼの一種であるPCSK9の機能獲得型変異が原因で，肝細胞のなかでLDL受容体がどんどん分解されるため，LDL受容体が不足する。
・逆に，PCSK9の機能喪失型変異は，血中LDL値を低下させ，冠動脈性心疾患のリスクを下げる。

常染色体劣性高コレステロール血症（ARH；OMIM no. 603813）

・常染色体劣性遺伝。LDL受容体アダプタータンパク質（LDLRAP1）の欠損が原因。
・LDLRAP1は，LDL受容体の細胞内ドメインとクラスリン被覆小窩のコンポーネントを結合させる働きがある。このため，LDLRAP1が欠損するとLDL受容体はエンドサイトーシスができなくなる。

シトステロール血症（植物ステロール血症）（OMIM no. 210250）

・常染色体劣性遺伝。ABCトランスポーターのABCG5あるいはABCG8（⇒p.292-295）の欠損が原因で，小腸で吸収したシトステロールなどの植物ステロールを小腸腔内へ排泄できなくなるため，血中植物ステロール濃度が上昇して全身に蓄積する。食餌中の植物性コレステロールの量を制限すると予防できる。

■遺伝性高トリグリセリド血症

家族性リポタンパク質リパーゼ（*LPL*）欠損症（OMIM no. 238600）

・常染色体劣性遺伝。リポタンパク質リパーゼ（LPL）の欠損が原因で，キロミクロン（カイロミクロン）および超低比重リポタンパク質（VLDL）のトリアシルグリセロールが分解できず，血中のトリアシルグリセロール濃度が著しく増加する。発疹性黄色腫，肝脾腫，急性膵炎をきたす。

アポリポタンパクapoCⅡ（*APOC2*）欠損症（OMIM no. 207750）

・常染色体劣性遺伝。apoCⅡが欠損するとLPLの活性化ができない。このため，キロミクロンおよびVLDLのトリアシルグリセロールが分解できず，血中のトリアシルグリセロール濃度が著しく増加する。症状はLPL欠損症と似る。

家族性Ⅲ型高脂血症／アポリポタンパク質apoE（*APOE*）欠損症（OMIM no. 107741）

・常染色体劣性遺伝。apoEの3種類の分子種（E2，E3，E4）のうち，E2/E2のホモ接合体は受容体への結合が弱いため，キロミクロンレムナントやVLDLレムナントが蓄積する。このため，血中のトリアシルグリセロール濃度と総コレステロール濃度の両方が上昇する。

・E2/E2の頻度は人口の0.2%。症状は結節性黄色腫や手掌線状黄色腫がみられる。動脈硬化性疾患のリスクが高い。

原発性Ⅴ型高脂血症／アポリポタンパク質apoAⅤ（*APOA5*）欠損症（OMIM no. 144650）

・常染色体劣性遺伝。apoAⅤは，血管内皮のプロテオグリカンに結合することによりキロミクロンとVLDLをLPLに近づけ，それらの分解を促進する働きがある。このため，apoAⅤが欠損するとLPLが十分に働けず血中にキロミクロンとVLDLが蓄積する。発疹性黄色腫，肝脾腫，膵炎をきたす。

家族性肝性トリグリセリドリパーゼ（*HTGL*）欠損症（OMIM no. 151670）

・肝トリグリセリドリパーゼ（HTGL）の欠損により，血中にレムナントと高比重リポタンパク質（HDL）が蓄積するため，総コレステロールとトリアシルグリセロールともに濃度が上昇する。

複合型リパーゼ欠損症／リパーゼ成熟化因子-1（*LMF1*）欠損症（OMIM no. 246650）

・*LMF1*の欠損により，LPL活性とHTGL活性がともに低下して，高度の高キロミクロン蓄積による重度の高トリグリセリド血症をきたす。

KEYWORDS

- リポタンパク質異常症
- 脂肪酸β酸化の異常
- ペルオキシソーム病
- スフィンゴリピドーシス
- 副腎過形成症

リポタンパク質リパーゼ：lipoprotein lipase（LPL）
超低比重リポタンパク質：very-low-density lipoprotein（VLDL）
肝トリグリセリドリパーゼ：hepatic triglyceride lipase（HTGL）
高比重リポタンパク質：high-density lipoprotein（HDL）

p.347 QUESTION

正解 **c** 膵炎ではリパーゼの分泌が抑制されて，腸管内でトリアシルグリセロールを消化できず脂肪便を呈するようになる。脂溶性ビタミンの吸収はトリアシルグリセロールの消化吸収に依存するので，脂溶性ビタミンが欠乏していると考えられる。脂溶性ビタミンのビタミンKの欠乏により，血液凝固系が不活化され皮下出血ができやすくなる。他に脂溶性ビタミンの欠乏症としては，ビタミンA欠乏による夜盲症，ビタミンD欠乏による骨軟化症，ビタミンE欠乏による溶血性貧血などがある。眼振（ビタミンB_1欠乏症），皮膚炎（ナイアシン欠乏症），歯の喪失（ビタミンC欠乏症），大球性貧血（葉酸欠乏症）は水溶性ビタミン欠乏症の症状である。

■遺伝性低αリポタンパク質血症

アポリポタンパク質apoAⅠ（*APOA1*）欠損症（OMIM no. 604091）

- 常染色体劣性遺伝。HDLの主要タンパク質成分であるアポリポタンパク質apoAⅠの欠損により，血中HDLコレステロール濃度が著減する。黄色腫，角膜混濁（脂質沈着による），冠動脈性心疾患をきたす。

家族性レシチン：コレステロールアシルトランスフェラーゼ（*LCAT*）欠損症（OMIM no. 245900）

- 常染色体劣性遺伝。*LCAT*は，末梢組織から受け取ったコレステロールをエステル化してHDLの疎水性コアに格納する（⇒p.322-325）。このため，*LCAT*が欠損するとHDLの形成ができない。血中の総コレステロール濃度とトリアシルグリセロール濃度は上昇する。
- 角膜混濁（魚眼病），赤血球形態異常（赤血球膜にコレステロールが蓄積するため）とその結果としての溶血性貧血，腎障害によるタンパク尿を呈する。冠動脈性心疾患のリスクははっきりしていない。

Tangier（タンジアー）病／ABCトランスポーター*ABCA1*欠損症（OMIM no. 205400）

- 常染色体劣性遺伝。*ABCA1*は，末梢の細胞で過剰になったコレステロールをアポリポタンパク質apoAⅠに排出して，小さなHDL粒子を形成する（⇒p.322-325）。このため，*ABCA1*が欠損すると末梢組織（とくにマクロファージ）にコレステロールが蓄積する。
- オレンジ色の肥大扁桃腺，肝脾腫，末梢神経障害，冠動脈性心疾患をきたす。

■その他のリポタンパク質異常症

家族性低βリポタンパク質血症／アポリポタンパク質apoB欠損症（OMIM no. 107730）

- 常染色体性優性遺伝。アポリポタンパク質apoBは，キロミクロンとLDLの主要タンパク質成分である。apoBにはサイズの異なるapoB48とapoB100の2つのフォームが存在し，apoB48は小腸で，apoB100は肝臓で生成される（⇒p.322-325）。
- apoB48は，apoB100のN末端側半分からなる。apoB遺伝子の変異のため，より短いapoBタンパク質が生じる。ホモ接合体は無βリポタンパク質血症と同様の症状を示す。

無βリポタンパク質血症：abetalipoproteinemia（ABL）

無βリポタンパク質血症（ABL；OMIM no. 200100）

- 常染色体性劣性。ミクロソームトリグリセリド輸送タンパク質（MTP）（⇒p.322-325）の欠損が原因で，アポリポタンパク質apoBと脂質の融合ができないため，キロミクロンおよびVLDLが形成されない。VLDLから派生するLDLもできない。
- 小腸で吸収された食餌性脂質はリポタンパク質として転送されずに細胞内に蓄積するため，脂肪と脂溶性ビタミンの吸収が障害される。肝臓で合成された脂質もリポタンパク質として転送されずに肝臓に蓄積して脂肪肝となる。
- 脂溶性ビタミンの欠乏症状と末梢組織における脂質欠乏症状をきたす。成長障害，腹部膨満，神経症状など。

コレステリルエステル輸送タンパク質（*CETP*）欠損症（OMIM no. 607322）

- 常染色体性劣性。CETPは，HDL粒子のコレステリルエステルとVLDL中のトリアシルグリセロールを交換する（⇒p.319-321）。
- CETPの欠損により，高HDLコレステロール血症をきたす。冠動脈性心疾患のリスクに関しては確定していない。

■ミトコンドリアにおける脂肪酸β酸化の異常

・ミトコンドリアにおける脂肪酸のβ酸化は絶食時のエネルギー産生に重要な役割を果たしている（⇒p.275-278）。この経路は，酵素以外に脂肪酸をミトコンドリアに運搬するカルニチンが必要である。脂肪酸β酸化経路の先天性欠損症を**表1**に示す。最も頻度が高いのはMCAD欠損症である。
・MCAD欠損症では，主に肝臓における脂肪酸酸化が障害され，絶食に伴って低ケトン性低血糖症をきたし，死に至ることもある。脂肪酸の中間分解産物が血中や尿中に出現する。
・β酸化欠損症のもう1つの特徴は，骨格筋や心筋の機能不全である。OCTN2，CPT2，CACT，VLCAD，SCAD，HADHA，HADHBの欠損症でみられる。
・OCTN2欠損によるカルニチン欠乏症では，カルニチン補充療法で治療できる。
・CPT1A欠損では，血中カルニチン濃度が上昇する。

■ペルオキシソーム病

ペルオキシソーム欠損症／Zellweger（ツェルヴェーガー）症候群（OMIM no. 214100）

・ペルオキシソームは，極長鎖脂肪酸のβ酸化およびエーテルリン脂質，胆汁酸の生合成を行うオルガネラである。ペルオキシソーム欠損症は，ペルオキシソームへのタンパク質輸送や膜の生合成にかかわるペルオキシンをコードする遺伝子*PEXs*の変異によって起こる。
・極型のZellweger症候群は，出生直後から筋緊張低下，異常顔貌，肝腫大，腎嚢胞を呈する。患者細胞はプラスマローゲンを欠き，フィタン酸と極長鎖高度不飽和酸が蓄積する。乳幼児型Refsum（レフサム）病は軽症型サブタイプ。

副腎白質ジストロフィー（ALD；OMIM no. 300100）

・伴性（X染色体性）遺伝。ABCトランスポーター ABCD1の欠損が原因で起こり，ペルオキシソームに極長鎖脂肪酸を輸送することができないため，極長鎖脂肪酸が分解されず全身に蓄積する。とくに，副腎皮質，脳ミエリン，精巣Leydig（ライディヒ）細胞に蓄積する。

ペルオキシソーム欠損症：peroxisome biogenesis disorder
ペルオキシン：peroxin
副腎白質ジストロフィー：adrenoleukodystrophy（ALD）
肢根型点状軟骨異形成症：rhizomelic chondrodysplasia punctata（RCDP）
スフィンゴリピドーシス：sphingdipidosis

表1　脂肪酸β酸化の欠損症

酵素名	変異遺伝子シンボル	OMIM no.
細胞膜カルニチントランスポーター	OCTN2	212140
カルニチンパルミトイルトランスフェラーゼⅠ	CPT1A	255120
カルニチンパルミトイルトランスフェラーゼⅡ	CPT2	255110
カルニチン／アシルカルニチントランスロカーゼ	CACT	212138
超長鎖アシルCoAデヒドロゲナーゼ	VLCAD	201475
中鎖アシルCoAデヒドロゲナーゼ	MCAD	201450
短鎖アシルCoAデヒドロゲナーゼ	SCAD	201470
2，4-ジエノイルCoAレダクターゼ	DECR1	222745
ヒドロキシアシルCoAデヒドロゲナーゼ／3-ケトアシルCoAチオラーゼ／エノイルCoAヒドラターゼ　αサブユニット	HADHA	600890
ヒドロキシアシルCoAデヒドロゲナーゼ／3-ケトアシルCoAチオラーゼ／エノイルCoAヒドラターゼ　βサブユニット	HADHB	143450
3-ヒドロキシアシルCoAデヒドロゲナーゼ	HADH	231530

肢根型点状軟骨異形成症（RCDP；OMIM no. 215100）

・ペルオキシソーム標的シグナル2（PTS2）受容体をコードするperoxin-7（*PEX7*）遺伝子の変異によって起こる。点状カルシウム沈着，プラスマローゲン欠損，フィタン酸の蓄積を特徴とする。成人型Refsum病にも*PEX7*遺伝子変異がみつかっている。

■スフィンゴリピドーシス

・リソソームに局在するスフィンゴ脂質を分解する酸性加水分解酵素が欠損するため，酵素基質が細胞内に蓄積して病態を生じる。主要なものを**表2**に示す。

表2　主なスフンゴリピドーシス

疾患名	OMIM no.	症　状	蓄積脂質	欠損酵素
Gaucher病	230800 230900 231000	肝脾腫，骨髄中のGaucher病，神経型では重篤な神経症状	グルコシルセラミド	グルコセレブロシダーゼ
Tay-Sachs病	272800	乳児型は知能障害，視力障害，眼底にcherry red spot，けいれん。若年型は運動失調，アテトーゼ。成人型は脊髄小脳変性症や運動ニューロン疾患類似症状	GM2	βヘキソサミニダーゼA
Sandhoff病	268800	Tay-Sachs病と同様	GM2 アシアロGM2 グロボシド	βヘキソサミニダーゼA βヘキソサミニダーゼB
GM1ガングリオシドーシス	230500 230600 230650	乳児型はガルゴイリズム，骨変形，肝脾腫，知能障害，錐体路症状，眼底にcherry red spot。成人型はジストニア	GM1 ケラタン硫酸 オリゴ糖	βガラクトシダーゼ
Fabry病	301500	角化血管腫，角膜混濁，腎障害，高血圧，四肢痛，X染色体性遺伝	グロボトリアオシルセラミド，ガラビオシルセラミド	αガラクトシダーゼ
異染性脳白質変性症	250100	中枢と末梢経神軽の脱髄。尿沈査のトルイジン青染色にて赤褐色の異染性。乳幼児型は視神経萎縮，知能低下，痙性麻痺。成人型は認知症や精神症状	スルファチド	アリルスルファターゼA
Niemann-Pick病 A型，B型	2757200 607616	A型は乳児期に発症。肝脾腫，精神運動障害，限球運動障害。 B型は小児期に発症。肝脾腫	スフィンゴミエリン	酸性スフィンゴミエリナーゼ
Niemann-Pick病 C型	257220 607625	C型は発症年齢はさまざま。肝脾腫，核上性垂直眼球運動障害，失調，ジストニア，認知症，抑うつ症状などの精神症状	スフィンゴミエリン	NPC1タンパク
Krabbe病	245200	中枢と末梢神経の脱髄。ミクログリアがオリゴデンドログリアを貪食したグロボイド細胞が出現。乳幼児型は精神運動障害，視神経萎縮，痙性麻痺。成人型は痙性麻痺	ガラクトシルセラミド	ガラクトセレブロシダーゼ

■ABCトランスポーター欠損症

・ABCトランスポーターには脂質輸送にかかわるものがある（⇒p.292-295）。**表3**にそれらの欠損症を示す。

■副腎酵素欠損症

・副腎皮質では3種類のステロイドホルモンがつくられる（⇒p.309-314）。第1は同化ホルモンで生命維持に重要なグルココルチコイド，第2は体液の電解質を調節するミネラルコルチコイド，第3は性発達に関与するホルモンである。これらステロイドホルモンは，コレステロールを原料として，途中まで共通の酵素でつくられる。副腎酵素欠損症は，ステロイドホルモンの生合成に関わる6つの酵素と1つの輸送タンパク質（⇒p.312 **図5**）の遺伝病である（常染色体劣性遺伝）。

・コルチゾールが産生されないと，本来コルチゾールによって脳下垂体からの副腎皮質刺激ホルモン（ACTH）の分泌が抑制されるネガティブフィードバックがかからず，ACTHが過剰に分泌される。このため副腎が過形成となる（先天性副腎過形成症）。これには，リポイド過形成症（StAR欠損症とCYP11A1欠損症）（OMIM no. 201710），3β-ヒドロキシステロイドデヒドロゲナーゼ（3β-HSD）欠損症（OMIM no. 201810），17α-水酸化酵素（CYP17A1）欠損症（OMIM no. 202110），21水酸化酵素（CYP21A2）欠損症（OMIM no. 201910），11β-水酸化酵素（CYP11B1）欠損症（OMIM no. 202010）がある（**図1**）。

・一方，コルチゾールは産生できるがアルドステロンの産生ができないものとして，アルドステロン合成酵素（CYP11B2）の欠損症（OMIM no. 203400，610600）がある（**図1**）。この病気ではACTH分泌過剰をきたさない。

・ステロイドホルモン合成経路の初期段階の酵素欠損（StAR欠損症，CYP11A1欠損症，CYP17A1欠損症）では性ホルモンの前駆体ができない（**図1**）。このため，男児の外性器は女性化し（デフォルトは女性型），女児では二次性徴発達不全や無月経になる。

表3　脂質代謝に関与するABCトランスポーターの遺伝子変異

シンボル	機　能	欠損症	OMIM no.
ABCA1	末梢細胞からapoA Ⅰにコレステロールを排出して，HDLを形成する	Tangier 病。低HDLコレステロール血症	205400
ABCA3	Ⅱ型肺胞細胞からサーファクタントを分泌する	肺サーファクタント代謝異常症3（SMDP3）／先天性肺胞蛋白症-3	610921
ABCA4	網膜の光受容体細胞から ビタミンA誘導体を排出する	Stargardt病 加齢黄斑変性症 錐体-杆体ジストロフィー 3	248200 153800 604116
ABCB4	肝臓から胆汁酸を分泌する	肝内胆汁うっ滞症3（PFIC3）	602347
ABCB11	肝臓から胆汁酸を分泌する	肝内胆汁うっ滞症2（PFIC2）	601847
ABCD1	ペルオキシソームに極長鎖脂肪酸を輸送する	副腎白質ジストロフィー（ALD）	300100
ABCG5	小腸上皮細胞で植物コレステロールを排出する	シトステロール血症	210250
ABCG8	小腸上皮細胞で植物コレステロールを排出する	シトステロール血症	210250

21-水酸化酵素欠損症（OMIM no. 201910）

- CYP21A2欠損症は，先天性副腎過形成の約90%を占める。CYP21A2の反応のすぐ上流の前駆体（プロゲステロン，17αヒドロキシプロゲステロン）が蓄積し，アンドロゲン産生経路（**図1**）に流れる。その結果，アンドロゲンの産生・分泌が過剰になり，女児の外性器が男性化する。男児の外性器に異常は認められないが思春期早発症をきたす。
- 症状としては，低血糖，食欲不振，易疲労感，低血圧，塩喪失，ショックなどがみられる。電解質異常として低ナトリウム血症，高カリウム血症をきたす。ACTH過剰によって皮膚が黒くなる。

図1　ステロイドホルモンの生合成経路と関連酵素

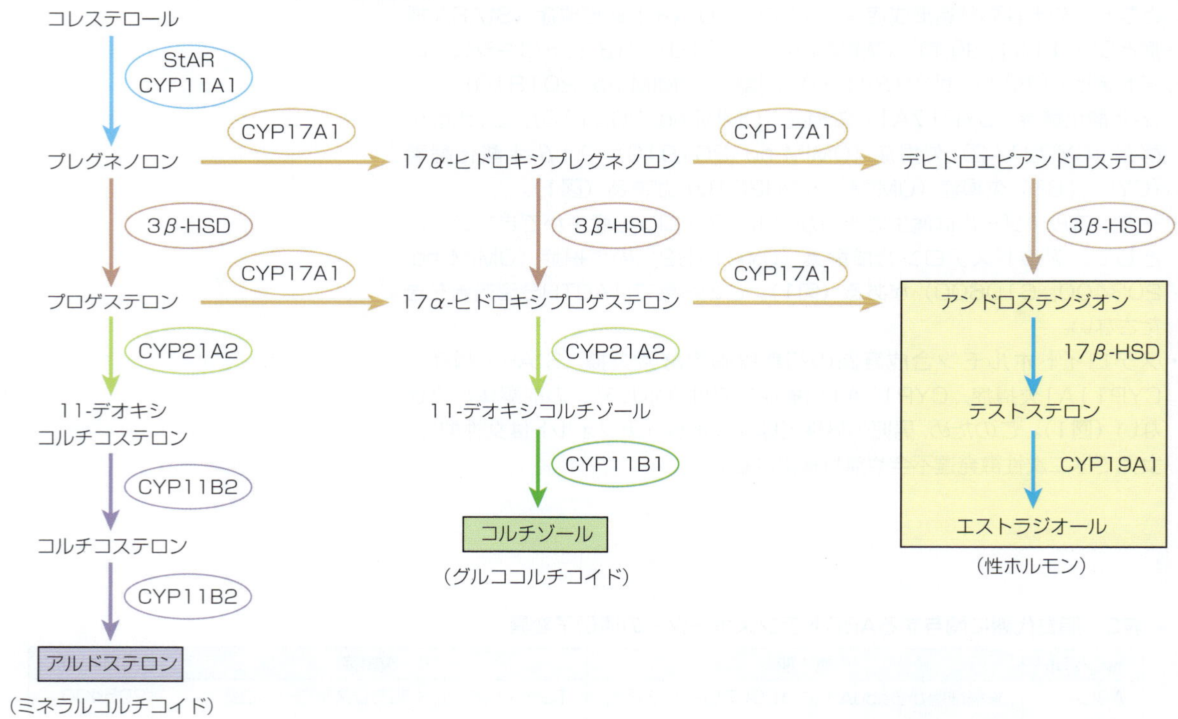

■胆汁酸合成系の欠損症

・コレステロールから胆汁酸を生合成する経路（⇒p.314図7）の律速段階は，CYP7A1による7α位水酸化反応であるが，CYP7A1の先天性欠損症はみつかっていない。非常にまれではあるが，その下流で働く3β-ヒドロキシステロイド-Δ^5-オキシドレダクターゼ（3位の水酸基をβからαに異性化する）（OMIM no. 607765），3-オキソ-Δ^4-ステロイド 5β-レダクターゼ（5位を還元する）（OMIM no. 235555），CYP27A1（27位を水酸化する）（脳腱黄色腫症，OMIM no. 213700）の欠損症が知られている。これらの疾患はいずれも，胆汁酸のケノデオキシコール酸の投与によりコレステロール7α水酸化を抑制すると改善される。

QUESTION

(1) 3カ月の男児。 発熱し母乳を飲まなくなった。 翌日，反応がみられないため救急部に搬送された。血糖値45mg/dL。 グルコースを静脈内投与するとすぐに反応が回復した。 血中ケトン体値は検出以下で，カルニチン値，アシルカルニチン値は正常範囲であった。 また，通常存在しないジカルボン酸が血中に検出された。 この患児で欠損していると考えられるのはどれか。

a カルニチン転移酵素
b アシルCoA合成酵素
c 中鎖アシルCoAデヒドロゲナーゼ
d カルニチンパルミトイルCoAトランスフェラーゼ1
e カルニチンパルミトイルCoAトランスフェラーゼ2

(2) 2カ月の女児。お乳をあまり飲まず体重が増えない。 嘔吐を繰り返し，脱水症状がみられる。陰核肥大，陰唇融合などの外性器異常がある。 血中電解質検査でナトリウム値128 mEq/L，カリウム値6.2mEq/Lであった。 この患者の診断に最も有用な検査項目はどれか。

a アルドステロン
b コルチゾール
c テストステロン
d 17α-ヒドロキシプロゲステロン
e プロゲステロン

→正解はp.358

脂質　応用問題

Q&A

Q1	**脂質代謝概論**（p.265-269） HMG-CoAは，コレステロール合成（⇒p.288-289）にもケトン体合成（⇒p.277-278）にも使われる。HMG-CoAの産生は，コレステロール合成の際は細胞質で，ケトン体合成の際はミトコンドリアで行われる。いずれもHMG-CoAの原料はアセチルCoAであるが，アセチルCoAの由来が異なる。どのように異なるか。	A	コレステロール合成の際のアセチルCoAは糖が分解して産生されるが，ケトン体合成の際のアセチルCoAは脂肪酸が分解して産生される。
Q2	**脂肪酸合成**（p.270-274） **a：**NAD^+/NADH系と$NADP^+$/NADPH系の使われ方の違いは。 **b：**1molのグルコースから，何molのパルミチン酸が生じるか（⇒p.270図1）。	A	**a：**NAD^+/NADH系は分解（異化）における酸化還元反応に使われ，$NADP^+$/NADPH系は生合成（同化）における酸化還元反応に使われる。 **b：**1molのグルコースから解糖系で2molのピルビン酸が生じ，PDHにより2molのアセチルCoAができる。アセチルCoAはクエン酸に姿を変えて細胞質に出るが，再びアセチルCoAに戻る。用いたオキサロ酢酸は再生されるので不変。パルミチン酸（炭素数16）は8個のアセチルCoA（炭素数2）でできるので，2molのアセチルCoAからは1 / 4mol（＝0.25mol）のパルミチン酸が生じる。1molのグルコースは180g，0.25molのパルミチン酸は256×0.25＝64gであるので，糖を余分に摂取すると，摂取した糖の重量の約1/3の重さの脂肪が蓄積することになる。
Q3	**脂肪酸分解・β酸化**（p.275-278） **a：**β酸化で生じたアセチルCoAはどうなるか。 **b：**パルミチン酸が完全に酸化されたときに生じるATP数はいくつか。グルコースと比べて炭素あたりのATP産生数は多いか少ないか。	A	**a：**アセチルCoAの運命は，①脂質の合成に使われる（肝臓，脂肪組織）か，②ケトン体の合成に使われる（肝臓）か，③TCA回路に合流してCO2に酸化分解される（心筋，骨格筋，肝臓）かの3通りである。 **b：**パルミチン酸は炭素数16の飽和脂肪酸なので，β酸化は7サイクル回り，8分子のアセチルCoAを生じる。β酸化1サイクルで$FADH_2$とNADHが1個ずつ生じる。呼吸鎖で$FADH_2$から2個のATP，NADHから3個のATPができるので，（2＋3）×7＝35個。1個のアセチルCoAがTCA回路を経て呼吸鎖で完全に酸化されると12ATPを生じるので，12×8＝96。パルミチン酸をパルトイルCoAに活性化するときに，ATPはAMPとピロリン酸に分解し，ピロリン酸がさらに2個の無機リン酸に分解されたので，ATP2個分の高エネルギーを消費した（－2ATP）。したがって，収支は35＋96-2＝129個。炭素数あたりのATP産生数は129 / 16＝8.1。グルコースの38 / 6＝6.3と比べて多いことがわかる。
Q4	**ステロイドホルモンの生合成**（p.309-314） 人体でコレステロールが最も多くある場所は脳であるが，脳内のコレステロール代謝は，脳以外の全身と血液脳関門で隔離されている。血液中にはVLDL，LDL，HDLなどの多様なリポタンパク質が存在するが，脳内にはHDL様粒子しか存在しない。脳ではapoAIはつくられず，apoEのみが産生される。それでは，脳内のコレステロールはどこから来るのだろうか。	A	グリアで産生されたコレステロールがABCA1を介してapoEに渡され，HDL様粒子に乗って運ばれ，apoE受容体を介してニューロンに取り込まれる
Q5	**核内受容体/転写因子**（p.315-318） ステロイドホルモン受容体にはアゴニストとアンタゴニストが存在するが，これらの作用が異なるメカニズムを説明せよ。	A	アゴニストもアンタゴニストも受容体のリガンドとなるが，アゴニストが結合した場合とアンタゴニストが結合した場合で受容体の立体構造が異なる。アゴニストが結合した場合はコアクチベーターが結合できるが，アンタゴニストが結合した場合はコアクチベーターが結合できない。 (Brzozowski AM, et al.: Molecular basis of agonism and antagonism in the oestrogen receptor. Nature 389: 753-758, 1997.)

Q6	**核内受容体/転写因子**（p.315-318） 1970年代より，胆汁酸吸収阻害薬のコレスチラミンを服用すると，副作用として血中のトリグリセリドとVLDLの濃度が上昇することや，逆に，胆汁酸を投与すると血中のトリグリセリドとVLDLの濃度が低下することが知られている。これらのメカニズムを説明しなさい。	**A**	腸管から肝臓に戻ってきた胆汁酸が FXRに結合して活性化し，以下のメカニズムでVLDLの産生分泌を抑制する。(1) SHPを介してSREBP-1cの発現を抑制することにより，脂肪酸合成を抑制する。(2) PPARαの発現を促進することにより，脂肪酸酸化を促進する。(3) MTPの発現を抑制することにより，VLDLの形成を抑制する。
Q7	**リポタンパク質：キロミクロン/VLDL**（p.319-321） 無βリポタンパク質血症患者は，遺伝的にMTPを欠損している。この患者の血中リポタンパク質にはどのような特徴があり，どのような症状がみられるか。	**A**	肝細胞でVLDLを産生することができないので，VLDLに相当するβリポタンパク質を欠く。VLDLに派生するLDLもないので，全身にコレステロールが供給されなくなる。このため，脂肪便，網膜色素変性，運動失調，赤血球膜の異常をきたす。
Q8	**リポタンパク質：LDL/HDL**（p.322-325） 薬剤フィブラート（fibrates）は，転写因子PPARαを活性化して，血漿TG値を低下させ，血漿HDL値を上昇させるが，どのようなメカニズムが働いているか。	**A**	血漿TG値の低下は，筋肉組織の血管内皮細胞のLPLの発現量増加とLPL阻害活性をもつアポリポタンパク質apoCⅢの合成抑制があいまって，LPL活性が高まることによる。さらに，肝細胞における脂肪酸酸化の促進も寄与する。 血漿HDL値の上昇は，肝細胞におけるapoAⅠ，AⅡの発現量増加によるHDL生産の増加とマクロファージABCA1の発現量増加によるコレステロール逆輸送の促進による。
Q9	**SREBP/PPAR**（p.326-330） **a：**1930年代から甲状腺機能低下症で血中コレステロール値が高くなることが知られている。甲状腺ホルモンがコレステロール代謝を制御するメカニズムを説明しなさい。 **b：**ミトコンドリア機能不全が2型糖尿病の発症に寄与する。このメカニズムを説明しなさい。	**A**	**a：**T3が結合した甲状腺ホルモン受容体（TR）はRXRとヘテロダイマーを形成して，CYP7A1遺伝子とSREBP-2遺伝子の発現を高める。CYP7A1はコレステロールから胆汁酸をつくる律速段階を触媒する酵素で，コレステロールの体外への排出を高める。一方，SREBP-2はLDL受容体の発現を高め，コレステロールを取り込むため血中コレステロール値は低下する。 **b：**ミトコンドリア機能不全で酸化的リン酸化と脂肪酸酸化が進まないと，細胞内に脂肪酸とトリアシルグリセロールが蓄積する。これらが，インスリン抵抗性をもたらす。
Q10	**FXR/CYP7A1**（p.331-332） コレスチラミン（cholestyramine）は，合成ポリマーの陰イオン交換樹脂で，それ自体は消化吸収ができないので，内服すると消化管の中で胆汁酸と結合して便として排出される。この薬はどのような薬理作用を期待できるか。また，どのような副作用が予想されるか。	**A**	胆汁酸吸収阻害薬（bile acid sequestrant）に関する問題である。胆汁酸が再吸収されないと，FXRが抑制されてLXR優位となりCYP7A1（コレステロール7α-水酸化酵素）の発現が高まり，コレステロールから胆汁酸の合成が促進される。胆汁酸はコレステロールの主な排出経路であるので，肝細胞のコレステロール濃度が低下し，ひいては血中LDL値が低下する。 副作用は，脂溶性ビタミンの吸収も阻害してしまうことで，ビタミンK欠乏による出血がみられる。他の内服薬を飲む場合も，時間をずらすなどの工夫が必要になる。
Q11	**内臓脂肪/アディポカイン**（p.333-337） **a：**家族性高コレステロール血症におけるLDL受容体欠損のメカニズムとして，どのような場合が考えられるか。 **b：**肥満になり内臓脂肪が蓄積してくると，脂肪細胞からのアディポネクチンの分泌が低下する。どのような理由が考えられるか。	**A**	**a：**欠損のメカニズムには，タンパク質の合成不全，LDLの結合性低下，エンドサイトーシス異常，受容体の再利用障害などがある。 **b：**例えば，内臓脂肪組織からアディポネクチンの産生・分泌を抑制する因子が出るなど。
Q12	**ビタミンA・D・E・K**（p.344-347） **a：**ビタミンK欠乏症は，なぜ，新生児でとくに問題になるか。 **b：**抗凝固薬のワルファリンの薬理作用が遅効性（1日後に効果があらわれる）なのはなぜか。	**A**	**a：**母乳にビタミンKが不足していることと，腸内細菌によるビタミンKの産生が未熟であること。 **b：**ワルファリンは，還元型ビタミンKの再生を阻害することにより，肝臓でde novoに産生される血液凝固因子の活性化を阻害する。すでに血中に存在する活性型の血液凝固因子の半減期は6時間以上あり，枯渇するまでにおよそ1日かかる。

摂食時（食後）における代謝とは？

模範解答

・食後２～４時間程度にわたって吸収状態が続く。

・肝臓では余分なグルコースはまずグルコース-6-リン酸（G6P）となる。グリコーゲン合成が増えて貯蔵される。また解糖系も亢進し，できたアセチルCoAは脂肪酸合成に利用される。糖新生は抑制される。肝臓では五炭糖リン酸回路も活性化され，できたNADPH（ニコチンアミドアデニンジヌクレオチドリン酸還元型）は脂肪酸合成などに用いられる。余分なグルコースは脂肪酸とグリセロールに変換され，トリアシルグリセロールを合成し，超低比重リポタンパク質（VLDL）に載せて肝臓から輸送される。

・食餌からのキロミクロン（カイロミクロン）や肝臓からのVLDLのなかのトリアシルグリセロールはリポプロテインリパーゼによって脂肪酸とグリセロールに分解される。脂肪は脂肪酸を取り込んでトリアシルグリセロールをつくって貯蔵する。脂肪組織はインスリンによって刺激され，食直後のグルコース取り込みも上昇し，グリセロール合成に用いる。

・取り込まれたアミノ酸はタンパク質合成やヘム，核酸など窒素化合物の合成に使われる。

超低比重リポタンパク質：very-low-density lipoprotein（VLDL）
グルコース輸送担体2：glucose transport 2（GLUT2）
アデノシン-5'-三リン酸：adenosine-5'-triphosphate（ATP）

■消化と吸収

・糖質（主にデンプン）は消化されたあと，単糖（主にグルコース）の形で吸収されて血液に入り，血中のグルコースは門脈から肝臓に入る（**図1a**）。

・脂質（主にトリアシルグリセロール）はモノアシルグリセロールと脂肪酸に分解され，胆汁酸塩で可溶化されて吸収される。小腸上皮細胞でトリアシルグリセロールに再合成され，キロミクロン（カイロミクロン）に載せられてリンパ系を経て血液に入る（**図1b**）。

・タンパク質は最終的にアミノ酸にまで分解され，吸収されて血液に入る。アミノ酸は門脈を経て肝臓に入る。

■インスリンの分泌

・グルコース濃度が上昇し，グルコース輸送担体2（GLUT2）を通して膵β細胞に取り込まれたグルコースは，グルコキナーゼによってリン酸化される。

・できたグルコース-6-リン酸が解糖によって代謝され，アデノシン-5'-三リン酸（ATP）が産生されるとATP感受性Kチャネルが閉じ，細胞が脱分極し，電位依存性Caチャネルが開いてCa^{2+}が流入し，細胞内Ca^{2+}濃度が上昇してインスリンが分泌される。

■肝臓における代謝

・肝臓は，グルコース輸送体であるGLUT2（K_m大）を通してグルコースをインスリンに依存しないで自由に取り込む。肝臓にあるグルコキナーゼはヘキ

p.355 QUESTION

正解 (1) **c** (2) **d**

(1) 中鎖アシルCoAデヒドロゲナーゼ（MCAD）欠損症では脂肪酸酸化ができず，糖新生のためのエネルギーが供給されない。また，アセチルCoAはピルビン酸カルボキシラーゼ（PC）を活性化するが，脂肪酸酸化の産物であるアセチルCoAが生成されないためPCが活性化されず，糖新生の材料であるオキサロ酢酸も供給されない。材料とエネルギーが不足するので糖新生が抑制されるため，低血糖を呈する。アセチルCoAができないのでケトン体も生成されない（低ケトン性低血糖が特徴）。ミトコンドリア内で中鎖脂肪酸はω末端で酸化されジカルボン酸が生成する。カルニチンの取り込みやカルニチン代謝に異常があるときは，脂肪酸はミトコンドリアに入れないので酸化されず，ジカルボン酸は生じない。アシルCoA合成酵素は，細胞に取り込まれた脂肪酸をアシルCoAに活性化する酵素であるが，これが欠損してもミトコンドリアに入れないのでジカルボン酸を生成することはない。

(2) 塩喪失型で男性化を伴う先天性副腎過形成症で，21水酸化酵素の欠損が最も考えられる。この酵素の基質である17α-ヒドロキシプロゲステロンの血中濃度の上昇を確認することが診断上有用である。

ソキナーゼより大きいK_m値を有するため，門脈血でみられるような高濃度のグルコースを肝臓に取り込むことができる。

①グルコースは肝臓のエネルギー需要に応じて酸化される。

②過剰のグルコースはグリコーゲンとして貯蔵される（**図2**）。

③さらに過剰のグルコースは脂肪酸とグリセロールに変換されてトリアシルグリセロールに合成される。トリアシルグリセロールはVLDLとして血中に放出される。VLDLは脂肪酸を脂肪組織に運搬する。

・インスリンはグリコーゲン合成とトリアシルグリセロール合成を刺激する。

KEYWORDS
- グリセロール-6-リン酸
- グリコーゲン
- 脂肪酸

■肝臓以外での代謝

・脳はエネルギー需要をグルコースに依存しており，完全酸化してATP，二酸化炭素と水を生成する。

・赤血球はミトコンドリアをもたないので，グルコースはピルビン酸を経て乳酸に分解され，血液に放出される。

・筋細胞や脂肪細胞では，インスリンに刺激されて細胞膜表面にあらわれたグルコース輸送体(GLUT4)を介してグルコースを取り込む。

・筋細胞では，グルコースは運動時などで筋収縮に必要なATPを生産するために酸化される。筋細胞は過剰のグルコースを筋グリコーゲンとして貯蔵する。

・脂肪細胞では，グルコースをエネルギー産生のために酸化する。過剰のグルコースをトリアシルグリセロール合成のためのグリセロール部分に変換する。食餌からの脂質はキロミクロンによって脂肪組織に運搬され，リポプロテインリパーゼによって脂肪酸に分解され脂肪組織に入り，トリアシルグリセロールとなって貯蔵される（**図3**）。肝臓からVLDLによって運搬される脂質も同様である。

図1　糖質と脂質の消化と吸収

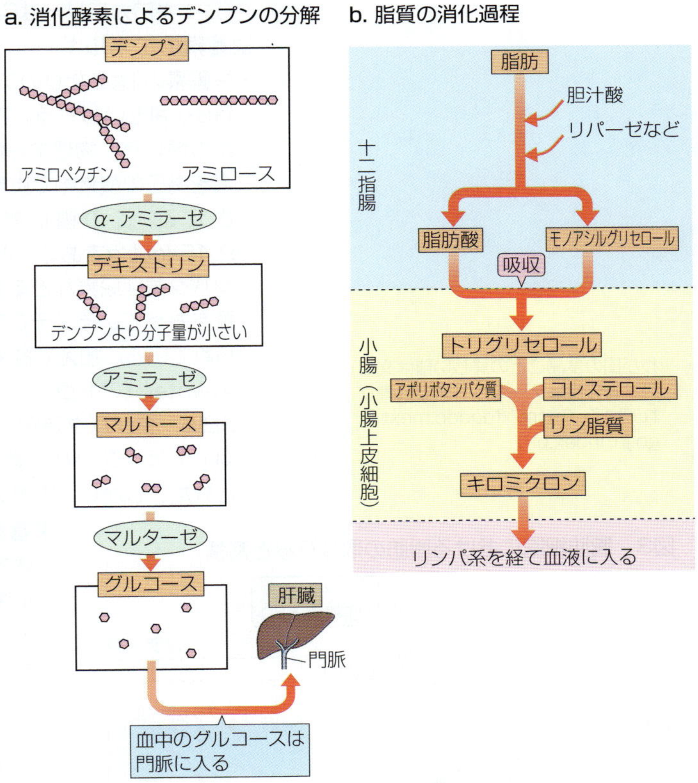

■血中グルコース濃度は低下する

・食餌によって上昇したグルコースは組織（とくに肝臓，脂肪組織，筋肉）に取り込まれ，血糖値は低下する。

・健常人の場合，食後2時間で血中グルコースは5mM（80〜100mg/dL）の空腹時レベルに戻る。

・上述のように食餌由来のキロミクロンと肝臓でつくられるVLDLに含まれるトリアシルグリセロールは末梢組織でリポプロテインリパーゼにより脂肪酸とグリセロールに分解される。脂肪酸は脂肪組織に取り込まれ，トリアシルグリセロールに変換された後，貯蔵される。

・食餌由来のアミノ酸は細胞に入った後，タンパ

図2　満腹時の肝臓における代謝

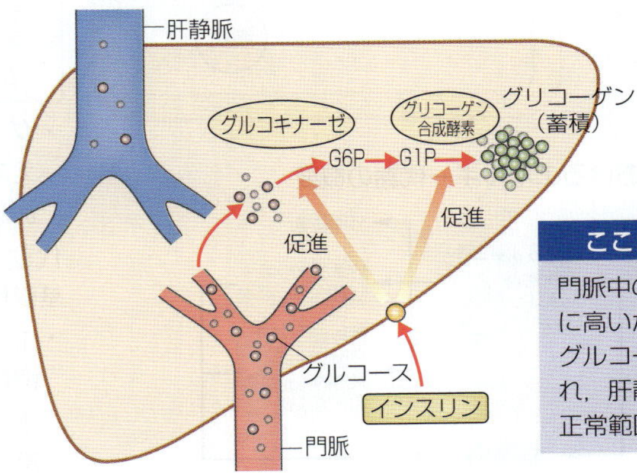

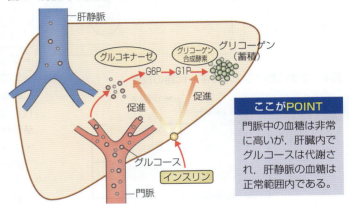

ここがPOINT
門脈中の血糖は非常に高いが，肝臓内でグルコースは代謝され，肝静脈の血糖は正常範囲内である。

アデノシン-5'-二リン酸：adenosine-5'-diphosphate（ADP）
アデノシン一リン酸：adenosine-5' -monophosphate（AMP）
ホスホクレアチン（クレアチンリン酸）:phosphocreatine（CP）

ク合成に使われる。ほかにはヘム，ホスホクレアチン（クレアチンリン酸；CP），アドレナリン，DNAやRNAの塩基など，窒素化合物の合成に使われる。また一部は細胞で酸化されてATPを産生する。

■エネルギー代謝（エネルギーの定義，食品中のエネルギー値，エネルギー消費量，推定エネルギー必要量）

エネルギーの単位

- エネルギーを表す単位としては，国際的にはジュール（J）と定められているが，日本においては食物または代謝の熱量の計量にのみカロリーが使用できるとされている。
- 1カロリー（calorie；cal）：1gの水を14.5 ℃から15.5 ℃まで1℃上昇させるのに必要な熱量であり，1カロリー＝4.184 J（約4.2J）である（注：キロカロリーはCalまたはkcalと記載される）。

栄養素のエネルギー

- 栄養素の1gあたりのエネルギーはよく糖質4kcal，タンパク質4kcal，脂質9kcalといわれる。これはどのように求めたものであろうか。まず栄養素の燃焼熱（物理学的燃焼値）は爆発燃料計で測定される。これは各栄養素を高圧の酸素中で炭素はCO_2，窒素がN_2などの最終産物まで完全に燃焼させる。この値は糖質4.10kcal/g，タンパク質5.65kcal/g，脂質9.45kcal/gである。ところが生体内ではここまで燃焼しない。例えばタンパク質は尿素など窒素化合物で排泄される場合が多く，これらはまだ熱量をもっている。そこでタンパク質の生理的燃焼値は4.40kcal/gと考えられている。加えて各栄養素の消化吸収の効率も考慮しなければならない。Atwater（アトウォーター；アメリカの生理学者）らは消化吸収率を糖質98%，タンパク質92%，脂質95%として計算して，よく使われる糖質4kcal/g，タンパク質4kcal/g，脂質9kcal/g（Atwater 係数）が算出された。しかし，実際は食品ごとに消化吸収も異なるはずである。

わが国の食品ごとの詳しい値は文部科学省の食品データベースで公表されている（http://fooddb.mext.go.jp/index.pl）。

図3 脂肪細胞における脂肪の取り込みと蓄積

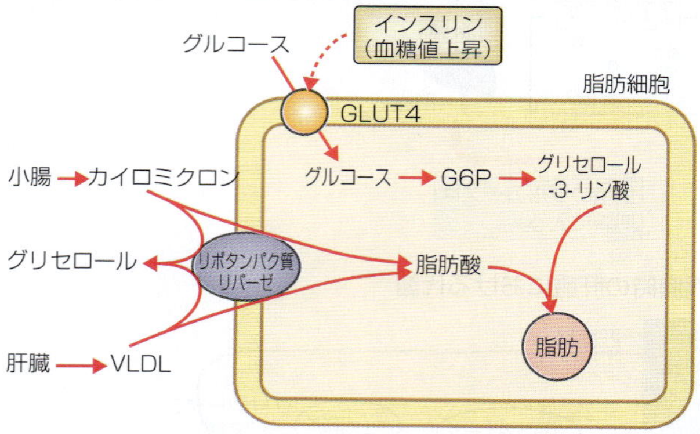

図4 生体におけるエネルギー代謝の概要

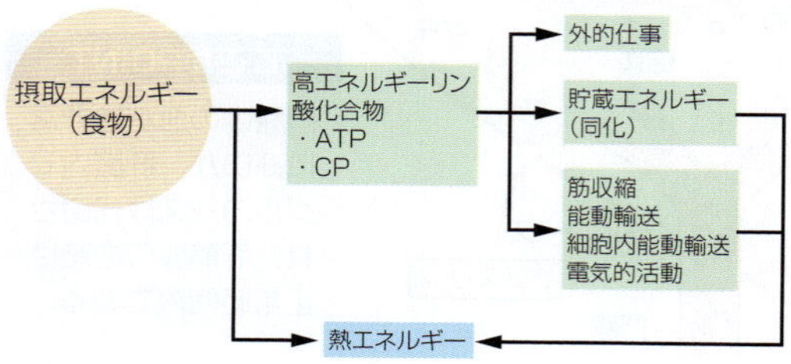

栄養素の利用

- 体内に吸収された栄養素の一部はATPなど化学的エネルギーに変換される（約40%）が，多くは熱エネルギーに変換され最終的には体外に放出される。生体におけるエネルギー変換の概要を図4に示す。

＊なお，ATPの加水分解エネルギー：

ATP + H_2O → ADP+ Pi　$\Delta G^{\circ\prime}$ = −30.5 kJ/mol（ −7.3 kcal/mol）

ATP + H_2O → AMP + PPi　$\Delta G^{\circ\prime}$ = −45.6 kJ/mol（ −10.9 kcal/mol）

Piは無機リン酸（HPO_4^{2-}），PPiはピロリン酸（$P_2O_7^{4-}$），$\Delta G^{\circ\prime}$ は標準エネルギー変化

- グルコース1分子あたり38分子のATPが生じると考えても1.54kcal/gであり，糖質4kcal/g の4割弱であることがわかる。

代謝量

基礎代謝量（BMR）

- 生体が正常に生命を維持するために必要な覚醒時の代謝量をいう。簡単にいうと何もせずじっとしていても，生命活動を維持するために必要なエネルギーのことである。

・食後12時間以上（午前中），安静仰臥位，23℃，精神的安定，無運動（2時間以上），覚醒状態で測定する。BMRに影響する要因としては体重，体表面積，性，年齢，ホルモン（甲状腺ホルモン，アドレナリン，ノルアドレナリンは代謝量を増加させる），体温などである。

その他の代謝量

・安静時代謝量（RMR）

BMRは測定条件が煩雑，ヒトのBMRの代用として用いられる。

軽食2～4時間後，椅座位で30分安静を保った後の代謝量である。

・標準代謝量（SMR）

特定の標準的な条件下で測定した動物の代謝量である。

・エネルギー代謝率（RMR）

活動に対する代謝量の増加がBMRの何倍かを表す。

RMR ＝（身体活動時の代謝量 － 椅座位安静時代謝量）/BMR

エネルギー代謝の測定

直接熱量測定法

・ヒトを密閉した居住空間に入れ，放射，対流，伝導により放散された熱量（非蒸散性放射熱量）を測定する。

間接熱量測定法

・生体内では通常，糖質と脂質がエネルギー基質として利用されている。これらが完全燃焼すると，H_2OとCO_2になる。したがって，それらエネルギー基質の燃焼に必要なO_2量，排泄量されるCO_2量，発生する熱量，尿中への窒素排泄量がわかっていると，ヒトや動物の単位時間当たりのO_2消費量（V_{O_2}）と排泄（発生）量（V_{CO_2}）から，利用された糖質，脂質の割合と産生された熱量の割合を計算できる。

・通常の栄養状態ではエネルギー基質の燃焼の割合が一定と仮定すると，O_2 1L当たり4.82kcalの熱量が発生する（酸素熱当量）。

・現在はダグラスバックを用いる開放式（外気は自由に吸えるが吐くときには呼気を集める）が通常行われる。

・栄養素が生体内で酸化される際のCO_2発生量とO_2消費量の容積比を呼吸商（respiratory quotient；RQ），または呼吸交換比（respiratory exchange ratio）とよび，V_{CO_2}とV_{O_2}の比で表す。

推定エネルギー必要量

・栄養の所要量とは，標準的な体位で普通の生活をして，健康的な1日を営むために摂取するのが望ましいエネルギーや各栄養素量である。年齢，性別，生活活動強度別に示される*。

・成人では，推定エネルギー必要量＝基礎代謝量（kcal/日）×身体活動レベル として算定した。以前は日本では特異動的作用も加えていたが，現在は国際的な基準に合わせ加えていない。

・エネルギーの摂取量および消費量のバランス（エネルギー収支バランス）の維持を示す指標として，「体格（BMI）」がよく用いられる。

BMI＝体重(kg)÷(身長(m))^2

である。

基礎代謝量：basal metaboric rate（BMR）
安静時代謝量：resting metabolic rate（RMR）
標準代謝量：standard metabolic rate（SMR）
エネルギー代謝率：relative metabolic rate（RMR*）
呼吸商：respiratory quotient（RQ）
呼吸交換比：respiratory exchange ratio
体格：body mass index（BMI）

[参考]
食物の特異動的作用（specific dinamic action；SDA）

食物を摂取すると食後1時間から数時間にわたり代謝が亢進する。不可避的な熱産生の増加である。糖質，脂質，タンパク質の化学エネルギーのうち，それぞれ 6%，4%，30% が熱として失われ，生体で利用することができない。肝臓におけるアミノ酸の酸化的脱アミノ基反応やグリコーゲンの合成などによるといわれる。日本人の平均的な食事でのSDAは10数%とされるが，食事によりその値は大きく変わる。

＊厚生労働省「日本人の食事摂取基準」http://www.mhlw.go.jp/stf/seisakunitsuite/bunya/kenkou_iryou/kenkou/eiyou/syokuji_kijyun.html）

QUESTION

糖質摂取時において低下するのはどれか。

a 血糖
b 血中インスリン
c 血中遊離脂肪酸
d 肝臓グリコーゲン
e 筋肉グリコーゲン

空腹時における代謝とは？

模範解答

・最初の反応は肝臓のグリコーゲンを動員して血糖値を維持することである。肝臓のグリコーゲン貯蔵量はグルコース約150g程度しかなく，半日～1日程度で枯渇する。筋肉のグリコーゲンは血糖の維持には用いられない。

・肝臓は糖新生を開始する。その原料としては脂肪組織でトリグリセロールが分解されてできるグリセロール，筋肉タンパク質の分解によるアミノ酸（アラニンなど），筋肉や赤血球でできる乳酸などである。

・脂肪組織でトリアシルグリセロールが分解されて脂肪酸が遊離する。脂肪酸は肝臓でβ酸化によってアセチルCoAに分解され，エネルギーとして利用される以外は血中へ放出される。ケトン体は心臓や脳などで利用される。

・筋肉タンパク質は分解されてアミノ酸を生成する。筋肉は自身の貯蔵グリコーゲンの分解，脂肪酸，ケトン体，血中グルコースなどを利用して運動する。

・絶食が4，5日を超え，飢餓状態の場合には代謝の様相は変わる。肝臓の糖新生，筋肉タンパク質の分解は抑制され脂肪の分解が優位となる。脳もグルコースの利用以外にケトン体の利用が増加する。

環状アデノシン-3',5'-一リン酸：cyclic adenosine-3',5'-monophosphate（cAMP）
グルコース輸送体：glucose transporter（GLUT）
アデノシン-5'-三リン酸：adenosine-5'-triphosphate（ATP）

■早期空腹時

・食後数時間が経って血糖値が低下すると，インスリン濃度が減少し，グルカゴンが分泌される。グルカゴン濃度が上昇すると細胞内のcAMP（環状アデノシン-3'，5'-一リン酸）濃度が増加し，肝グリコーゲン分解が促進され，グルコースが血中に供給される（**図1**）。肝グリコーゲン分解は食後

図1　早期空腹時の肝臓における代謝

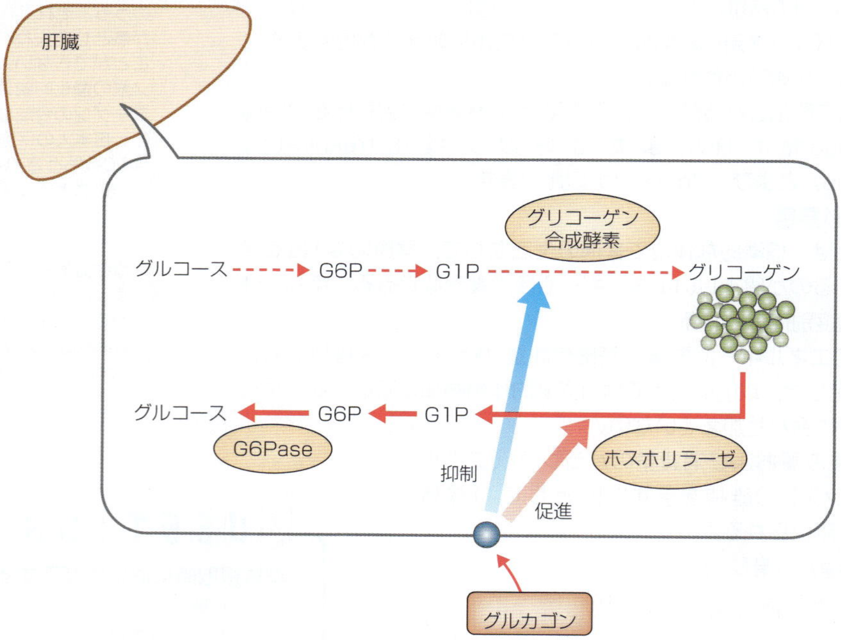

p.361 QUESTION

正解　c　糖質摂取で血糖が上昇し，インスリンによる脂肪組織に血中の遊離脂肪酸は取り込まれる。ただし，実際の食事で脂肪が多いと血中遊離脂肪酸は上昇する。

約16時間（半日〜1日）持続する。

- インスリン濃度が低下し，筋肉細胞や脂肪細胞の細胞膜表面からグルコース輸送体（GLUT）4が減少し，グルコースの取り込みと利用が減少する。一方，筋肉はグルカゴン標的臓器ではないので，グルカゴンで筋グリコーゲン分解は促進されない。
- 食後4時間前後から肝臓における糖新生が始まり，血中にグルコースが放出される。糖新生では糖原性アミノ酸，乳酸やピルビン酸などの糖新生前駆体からグルコースが生成される（**図2**）。解糖系は抑制される（⇒p.234-237）。肝グリコーゲン分解と糖新生によって血中グルコース濃度は維持される。
- 一方，脂肪組織では空腹時にトリアシルグリセロール分解が刺激される（**図3**）。生じた脂肪酸は遊離脂肪酸としてアルブミンと結合して肝臓に運ばれる。肝臓において脂肪酸のβ酸化で生産されたATP（アデノシン-5'-三リン酸）は糖新生のエネルギーとして使用される。また脂肪酸の酸化によって生じたアセチルCoAはケトン体に変換される。肝臓ではケトン体は利用されないので，肝外組織でアセチルCoAに戻されて，クエン酸回路に入ってエネルギーとなる。
- 糖新生は，食後の数時間（約4時間）の間に始まり，絶食状態が続くとグリコーゲン分解に代わって血糖維持の主役となる（**図4**）。絶食約12〜16時間で，血中グルコース源として糖新生とグリコーゲン分解の割合がほぼ等しくなるといわれている。食物からのアミノ酸も利用できなくなる。筋肉組織は，脂肪組織から動員した脂肪酸をエネルギー源に用いて，グルコースを節約しようとする。

ケトン体について

ケトン症（血液中のケトン体濃度上昇）は飢餓に対する適応の1つである。肝臓にある過剰な脂肪酸は，肝外で利用できる形（ケトン体）として放出されるため血液中のケトン体濃度が上昇する。生成するケトン体は3-ヒドロキシ酪酸（β-ヒドロキシ酪酸）とアセト酢酸である。そのメカニズムは，

①血糖値が低下するとインスリン濃度が低下する。脂肪組織ではトリアシルグリセロールが分解されて血液中の遊離脂肪酸が増加し，肝臓への脂肪酸取り込みも増加する。

②グルカゴン/インスリン比の上昇によってカルニチンパルマトイルトランスフェラーゼ（CPT I）の活性が増加し，β酸化が亢進する。

③β酸化が亢進してアセチルCoAが増加するが，必要な全ATP量は一定に保たれるため，クエン酸回路に回る量は相対的に減少し，ケトン体生成が増加する。結果的にβ酸化亢進は維持され過剰な脂肪酸は処理される。

図2　空腹時（低血糖時）の代謝

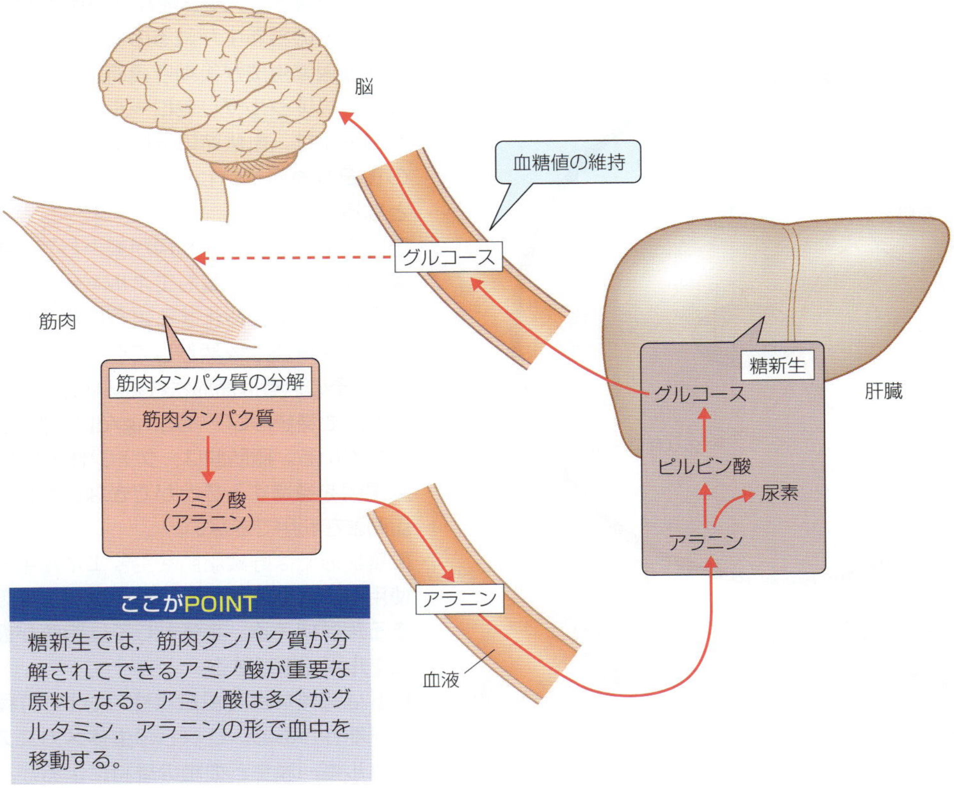

ここがPOINT

糖新生では，筋肉タンパク質が分解されてできるアミノ酸が重要な原料となる。アミノ酸は多くがグルタミン，アラニンの形で血中を移動する。

（注）血中の遊離脂肪酸濃度について
図4のように絶食時には脂肪組織などのトリアシルグリセロールが分解されるため上昇する。一方，糖質のみを摂取した場合はインスリンの作用により脂肪酸は取り込まれて血中の遊離脂肪酸濃度は低下する。

■後期空腹時（絶食3，4日まで）

・グルカゴン濃度の増加とインスリン濃度の減少は続く（図4）。
・絶食後約20〜30時間で肝グリコーゲンが枯渇する。糖新生が唯一の血中グルコースの供給源となる。糖新生の原料は，他の組織からのピルビン酸，乳酸，およびアラニンで，筋肉のタンパク分解から生じたアミノ酸（主にアラニンとグルタミン）が肝臓の糖新生の大部分の材料となる。またケトン体合成にも利用される。
・引き続き脂肪組織のトリアシルグリセロールが分解される。肝臓は脂肪酸のβ酸化によってエネルギーを得る。
・オキサロ酢酸が糖新生に使われるので，クエン酸回路の中間体が少なくなる。クエン酸の減少によって脂肪酸合成の減少（クエン酸によるアセチルCoAカルボキシラーゼの活性化が低下）と脂肪酸酸化の増加（アシルカルニチントランスフェラーゼⅠの阻害の減少）が起こる。脂肪酸酸化とアミノ酸分解の増加によってケトン体産生が増加する。
・一般の臓器では，利用の優先順位は，ケトン体，脂肪酸，グルコースとなる。

■飢餓時における代謝（絶食後数日以降）

・絶食3〜5日でいわゆる飢餓状態に入り，貯蔵燃料の使い方が変わる。すなわちタンパク質の分解が進みすぎると，身体機能が著しく低下するため，タンパク質を温存する。
・筋肉はエネルギー源として主に脂肪組織由来の脂肪酸を酸化する（ケトン体利用は減少する）。
・肝臓の糖新生が低下する（⇒p.231図1）。そのため筋タンパク質の分解が低下する（筋タンパク質の分解が減り，アミノ酸からの糖新生減少）。アミノ酸からの糖新生が減るので，アミノ酸窒素に由来する尿素生成が後期空腹時より減る。脂肪におけるトリアシルグリセロール分解から生じたグリセロールは，飢餓時の肝臓と腎臓における糖新生の重要な原料，いわゆる炭素源（糖原性化合物）となる。
・筋肉によるケトン体利用が減少して血中ケトン体濃度が上昇する。脳もエネルギー源としてケトン体を取り込み，酸化するようになるが，脳の主要エネルギー源は依然としてグルコースである。しかし，その消費は節約される。飢餓が長期にわたっても，血糖値は60〜65mg/dLに維持されるといわれている。脂肪酸は，ケトン体と異なり，血液-脳関門を通過することができないため脳は血中の脂肪酸を利用できない。
・飢餓状態では貯蔵脂肪を主要エネルギー源として使用し，機能をもっているタンパク質の消耗をできるだけ抑える。全体としては脂肪が最も重要なエネルギー源である。
・ヒトは遭難などで飢餓状態でも1カ月程度生存する可能性がある。これらの生体メカニズムによるエネルギー産生と血糖の維持によるが，代謝過程

図3　脂肪細胞における脂肪の分解と脂肪酸の放出

遊離脂肪酸（FFA）はアルブミンと結合して血中を輸送される。また，FFAとほぼ同義でNEFA（非エステル型脂肪酸）というよび方をされる場合もある。

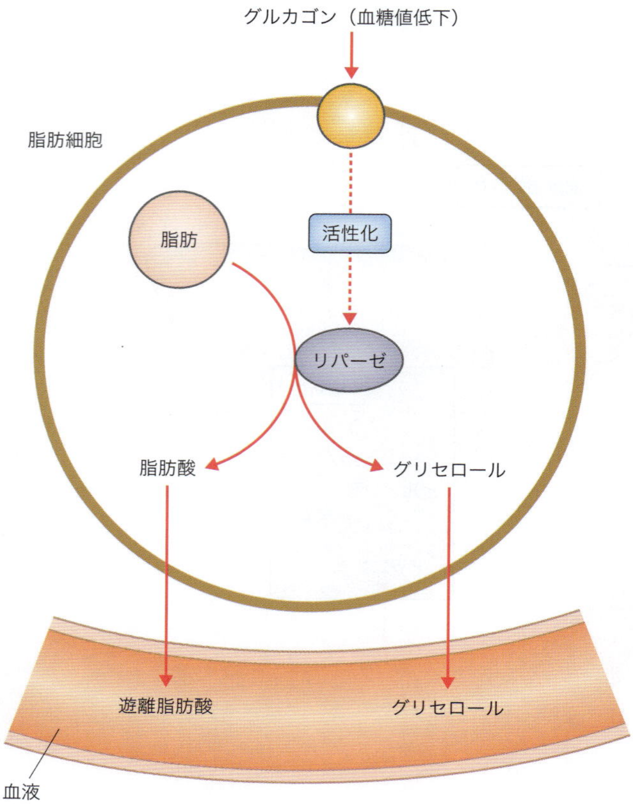

における代謝水の生成も見逃せない。なお，小児期における著しい飢餓の場合にはマラスムスとよばれる病態となる（タンパク質欠乏が著しい場合はクワシオルコルとよばれる病態となる）。

KEYWORDS
- 糖新生
- グリコーゲン分解
- 糖新生アミノ酸
- β酸化
- ケトン体

図4　絶食時における代謝と各物質の相対的変化のあらまし

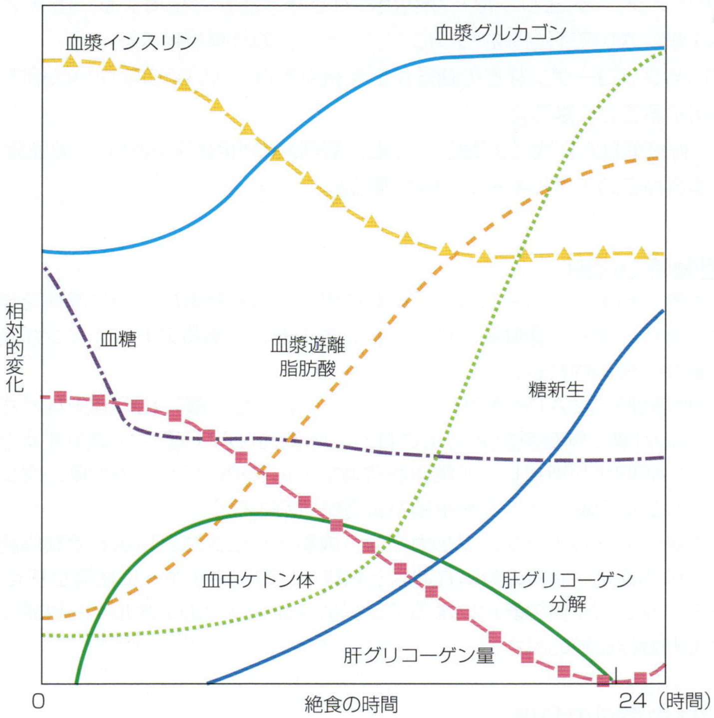

QUESTION

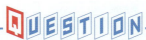

短期空腹時と比較し長期空腹（飢餓）時に糖新生の原料として貢献するのはどれか。

a　乳酸
b　アラニン
c　アセチルCoA
d　グリセロール
e　グリコーゲン

運動時における代謝とは？

模範解答

- 運動においては筋肉でのエネルギー利用が亢進するが，運動強度や持続時間によって代謝の様相は異なってくる。
- 急激な運動では筋収縮のためにATP（アデノシン-5'-三リン酸）が利用されるが，数秒で枯渇する。急速なATP補給のためクレアチンリン酸の加水分解，次いで解糖系ならびにグリコーゲンの分解が起こる。
- 持続的な運動の場合，筋肉は貯蔵されているグリコーゲンなどの糖質がまず利用され，次いで血液から供給されるグルコース，脂肪酸，ケトン体を利用することになる。
- 運動開始時には解糖系が活性化されるが，好気的なATP産生が増加すると，解糖系の利用が抑制され，遊離脂肪酸利用の活性化，脂質の分解亢進など脂質からのエネルギーに比重が移る。

■運動時の代謝

- 運動時の血中グルコースは，空腹時に働く機構と基本的に同じ機構で維持されるが，激しい運動時にはストレスホルモンであるアドレナリンが副腎髄質から分泌される。
- 運動開始時にはATP/ADP（アデノシン-5'-二リン酸）比の減少などさまざまな刺激で解糖系が活性化される。好気的なATP産生が増加すると，ATP/ADP比が増加し，遊離脂肪酸増加による糖の取り込み抑制，クレアチンリン酸の増加などで解糖系の利用が抑制される。
- その後はアドレナリン，グルカゴン，成長ホルモンなどによる遊離脂肪酸利用の活性化，脂質の分解亢進など脂質からのエネルギーに比重が移る。
- 一方，タンパク質の異化によるアミノ酸は運動時でのエネルギー供給に占める割合は比較的小さい。

■生体内燃料の利用

- 他の生命活動と同じくATPが利用される。運動の強度や種類によって使われる筋が異なり，エネルギー供給機構も異なってくる（**表1**）。

ATP-ホスホクレアチン系

- 筋肉中の高エネルギー化合物であるホスホクレアチンがクレアチンと無機リン酸に分解される際に生ずるエネルギーで，ADPからATPを合成する（**図1**）。
- 短時間のうちにATPを再合成できる系で，エネルギー供給スピードが速い。ダッシュやジャンプ，バーベルを挙げるなど10秒以内程度で終了す

表1　運動の強度，種類の相違によるATPの供給機構

ATP-ホスホクレアチン系	乳酸系	有酸素系
嫌気的	嫌気的	好気的
非常に速い	速い	遅い
燃料：ホスホクレアチン	燃料：グルコース（グリコーゲン）	燃料：グリコーゲン，脂肪
非常に限られた量のATP	ATP量は限定されているH^+を蓄積する	大量のATP生成可能
ダッシュ，重量挙げなどの瞬発的な運動	1～3分間の運動	持久走や長時間の運動

p.365 QUESTION

正解 **d**　飢餓が進行するにつれ筋肉タンパク由来のアミノ酸は節約され、中性脂肪由来のグリセロールが重要となる。

るような高強度運動の場合はこの系によると考えられている。

乳酸系（嫌気的解糖系）

・筋グリコーゲンの嫌気的解糖は2番目に速やかなATPの供給系である。グルコース（主に貯蔵グリコーゲン由来である）は速やかに乳酸に代謝され，ATPを産生する。H^+が蓄積するために筋肉における嫌気的解糖の限度はせいぜい3分程度であると考えられる。
・このような系は，酸素供給量が限られている運動の開始時や，ATPの消費速度が速い場合（有酸素系によるATP産生速度を超える）などで重要である。
・運動中に増加したAMP（アデノシン一リン酸）はグリコーゲンホスホリラーゼbを活性化し，Ca^{2+}はグリコーゲンホスホリラーゼキナーゼを活性化する。アドレナリンはcAMPを刺激してグリコーゲン分解を促進する。アドレナリンはグルカゴンと異なり，筋肉における解糖を抑制せず，むしろ促進する。

有酸素系（完全酸化系）

・持久運動のように運動の強度がそれほど強くない場合，筋肉には酸素供給が十分に行われている。この場合，血液から供給されるグルコース，脂肪酸，ケトン体，アミノ酸などを利用し，ミトコンドリアでATPを産生することができる。
・グルコースの分解で生じたピルビン酸や脂肪酸のβ酸化によって，アセチルCoAが生成され，クエン酸回路に入り，大量のエネルギーを産生する。しかし，ATP合成の最大速度は，嫌気的解糖に比較すると大変遅い。

■エネルギーの補給

・運動中の筋肉の血流は増加し，グルコースと脂肪酸は筋肉細胞に取り込まれ，酸化さ

KEYWORDS
- ATP
- クレアチンリン酸
- 解糖系
- グリコーゲン
- アドレナリン

図1　ATPとクレアチン間の高エネルギーリン酸の転移

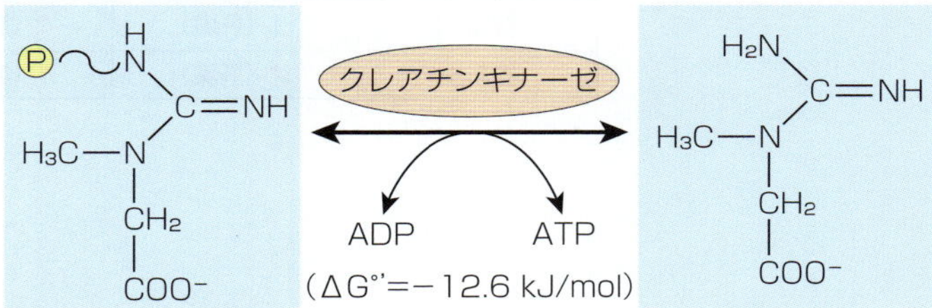

クレアチンリン酸　　クレアチン

図2　運動時のエネルギー代謝

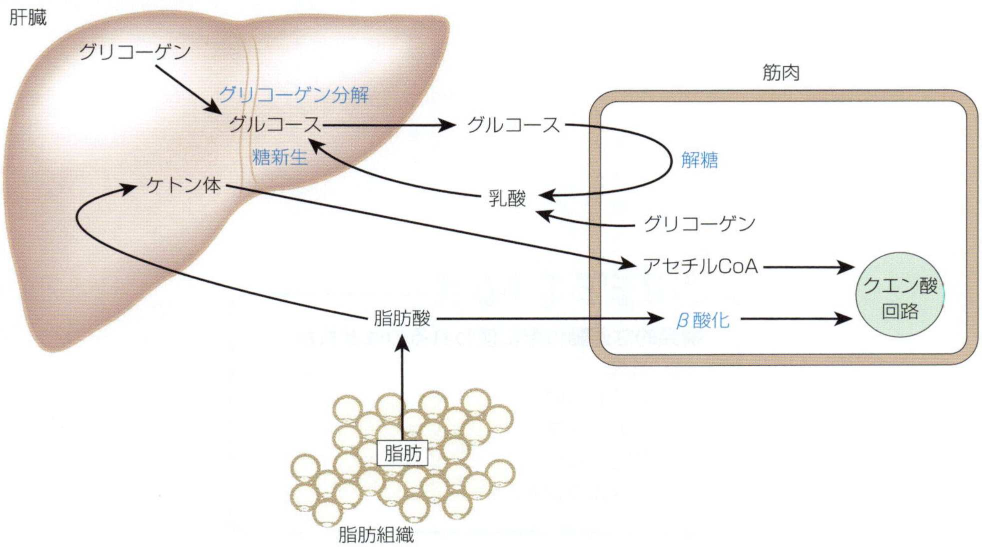

れる。
- 血中グルコース濃度が低下し始めると，肝臓は，グリコーゲン分解と糖新生により血糖値を維持する。
- 長距離走（マラソンなど）では，時間とともに筋肉の主要エネルギー源は脂肪酸となる。一方，体全体の代謝変化は，早期空腹時に近く血中ケトン体濃度は低い。脳は，ケトン体を利用せずグルコースだけをエネルギー源として利用する。**図2**に運動時のエネルギー代謝をまとめる。

■アドレナリンとグルカゴンの違い

- アドレナリン（エピネフリン）の肝臓に対する作用は，グルカゴンと同様であるが，グルカゴンと異なり，筋肉にも作用する（**表2**）。
- ストレス時や過激な運動時に分泌されるアドレナリンは，肝臓のグリコーゲン分解と脂肪組織における脂肪分解を促進する点ではグルカゴンの作用と同じである。
- 筋肉はグルカゴンの標的組織ではない（骨格筋のホスホフルクトキナーゼ-2は，リン酸化の部位をもたないので，cAMP依存性プロテインキナーゼの調節を受けない）。一方，アドレナリンは筋肉のグリコーゲンの分解を亢進するだけでなく，筋肉における解糖も抑制しない。

表2　グルカゴン，アドレナリン，インスリンの作用の違い

	グルカゴン	アドレナリン	インスリン
解糖	↓（肝臓）	↑（筋肉）	↑（肝臓・筋肉）
糖新生	↑（肝臓）	↑（肝臓）	↓（肝臓）

QUESTION

瞬発的な運動の際に使われるのはどれか。

a　乳酸
b　ピルビン酸
c　グルコース
d　アセチルCoA
e　ホスホクレアチン

栄養素の相互変換とはなにか？

模範解答

・栄養素は不足時には相互に変換される（図1）。
・過剰の糖質（グルコース）はアセチルCoAを経て脂肪酸に合成される。
・糖質不足時にはアミノ酸ならびにトリアシルグリセロール由来のグリセロールから糖新生が行われるが，いったんできた脂肪酸は原則としてグルコースに戻ることはできない。
・アミノ酸は糖原性，ケト原性に分類され，それぞれ糖質，脂質の原料となる。一方必須アミノ酸は体内で合成できず，食物から摂取する必要がある。

■燃料分子

・体内で燃料分子が燃焼（細胞内呼吸）し二酸化炭素と水に酸化されると，エネルギーが発生しATPが生成する（⇒p.358）。
①糖質は約４kcal/ｇ
②タンパク質は約４kcal/ｇ
③脂質は約９kcal/ｇ
・脂質については脂肪酸をもつトリアシルグリセロールを中心に考えており，コレステロールなどは，コレステロール骨格のまま胆汁中に排泄されるため，ほぼ0kalである。

■体内貯蔵燃料

トリアシルグリセロール（別名：トリグリセリド）

・脂肪組織のトリアシルグリセロールは身体の主要な貯蔵燃料で，脂肪組織は水分含量が低いので他組織より効率よく燃料を保存する。コレステロー

図1　主要栄養素の相互変換の概略

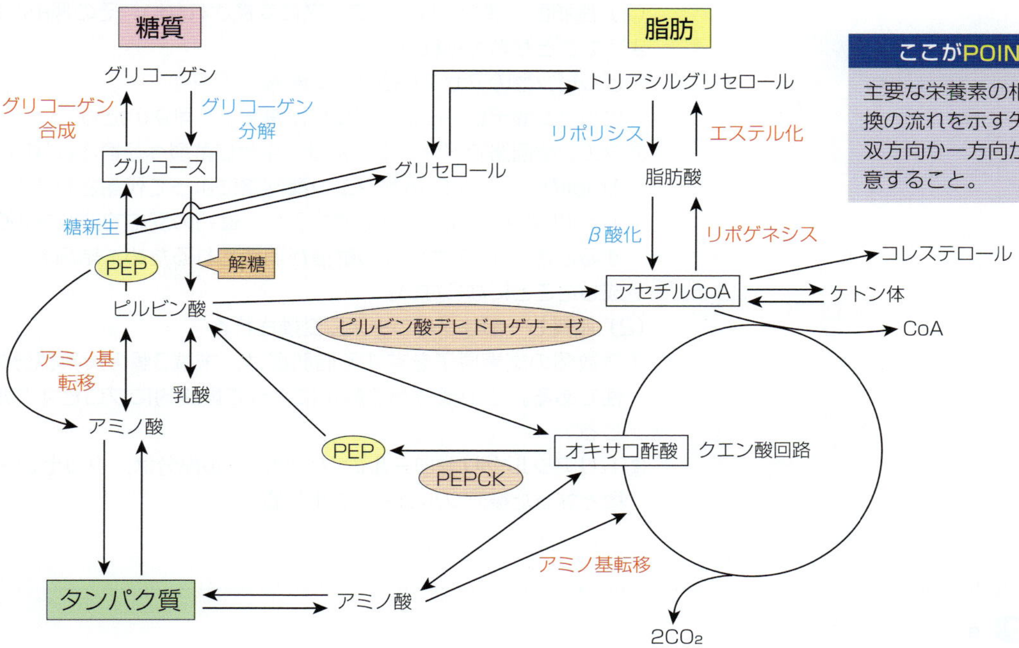

ここがPOINT
主要な栄養素の相互変換の流れを示す矢印が双方向か一方向かに注意すること。

ルやリン脂質は生体内の構成要素として重要であるが，貯蔵料としてはトリアシルグリセロールが圧倒的で，体内の脂質の99%以上はトリアシルグリセロールであると考えられる。

グリコーゲン

- 貯蔵量としては小さいが重要で，肝グリコーゲンは空腹時（絶食初期）に血中グルコース（血糖）を維持するのに使われる。一方，筋グリコーゲンは筋収縮に使われる。
- 糖質は理論上4kcal/ｇのエネルギーを発生するが，蓄積している糖質は1ｇ当たり２～３ｇの水を結合しているために生体内のグリコーゲンは1～1.5kcal/ｇのエネルギーを産生するにすぎない。

タンパク質

- 体の重要な構成成分で，燃料源のためだけには使われず，ある程度までしか分解されない。全身のタンパク質の約1/3は分解されてよいが，他の燃料分子と異なり，独立した貯蔵型をもたない。エネルギーのためにタンパク質の分解が亢進すると，身体機能は顕著な障害を受ける。
- タンパク質も水分を含むため実際は１ｇ当たり1～1.5kcalのエネルギーを産生するにすぎない。

■相互変換

糖質と脂質

- 余分な糖質（グルコース）はアセチルCoAを経て脂肪酸に合成される（⇒p.270-274）。また，トリアシルグリセロール生成の際のグルコース-3-リン酸はグルコース（解糖系）由来である。
- なお体内の不飽和脂肪酸合成については限界がある。すなわちω-3（n-3）ならびにω-6（n-6）の位置の不飽和化はできないため，α-リノレン酸（ω-3），リノール酸（ω-6）は必須脂肪酸である。アラキドン酸（ω-6）はリノール酸が豊富にあれば合成可能であるが，栄養学的に必須脂肪酸とされる場合もある。

脂質から糖質への変換について

（1）脂肪酸（偶数）はグルコースに変換されない。その理由として以下のようなことが考えられる。

①ピルビン酸のアセチルCoAへの転換：不可逆
　ピルビン酸デヒドロゲーゼ反応が事実上不可逆のため

②クエン酸回路でアセチルCoAはオキサロ酢酸へ転換されない
　1molのアセチルCoAがクエン酸回路によって代謝されると，見かけ上1molのオキサロ酢酸が生成するが，最初の反応でアセチルCoAが縮合するとき1molのオキサロ酢酸が消費されるため，結局トータルでは生成したことにならない。

（2）脂質も一部はグルコースに変換される

①奇数個の炭素原子を有する脂肪酸は，末端3個の炭素部分のみが糖原性である。この部分がβ酸化によって最終的にプロピオニルCoAを生じる。

②トリアシルグリセロールのグリセロール部分は，グリセロール-3-リン酸となった後，グルコースを生じる。

p.368 QUESTION

正解 e

・血糖が低下すると貯蔵されている脂質がホルモン感受性リパーゼで分解され，遊離脂肪酸が放出され，肝臓における脂肪酸のβ酸化とケトン体形成の増加，他組織でのケトン体の利用の増加，血糖消費の減少が起こる。血糖が上昇すると，脂肪組織における脂質分解が抑制されて，脂肪酸の血漿中濃度が低下し，β酸化が抑制される。**図2**は脂肪組織，肝臓の代謝上の相互関係をまとめたものである。

アミノ酸

・糖原性アミノ酸，ケト原性アミノ酸に大別される。糖原性アミノ酸はグルコース合成の前駆体となるアミノ酸である。クエン酸回路の中間体などになる。主に糖新生に利用される。一方，ケト原性アミノ酸は炭素の骨格部分が脂肪酸やケトン体になるもので，主としてアセトアセチルCoAを経てアセチルCoAになる。

KEYWORDS
- トリアシルグリセロール（トリグリセリド）
- グリコーゲン
- タンパク質
- 糖質
- 脂質
- アミノ酸

ケト原性：ketogenic

図2　脂肪組織，肝臓の代謝上の相互関係

栄養素が各組織でさまざまな貯蔵形態，そして輸送形態をとっていることに注意。異化と同化が一緒に記載されているので注意すること。

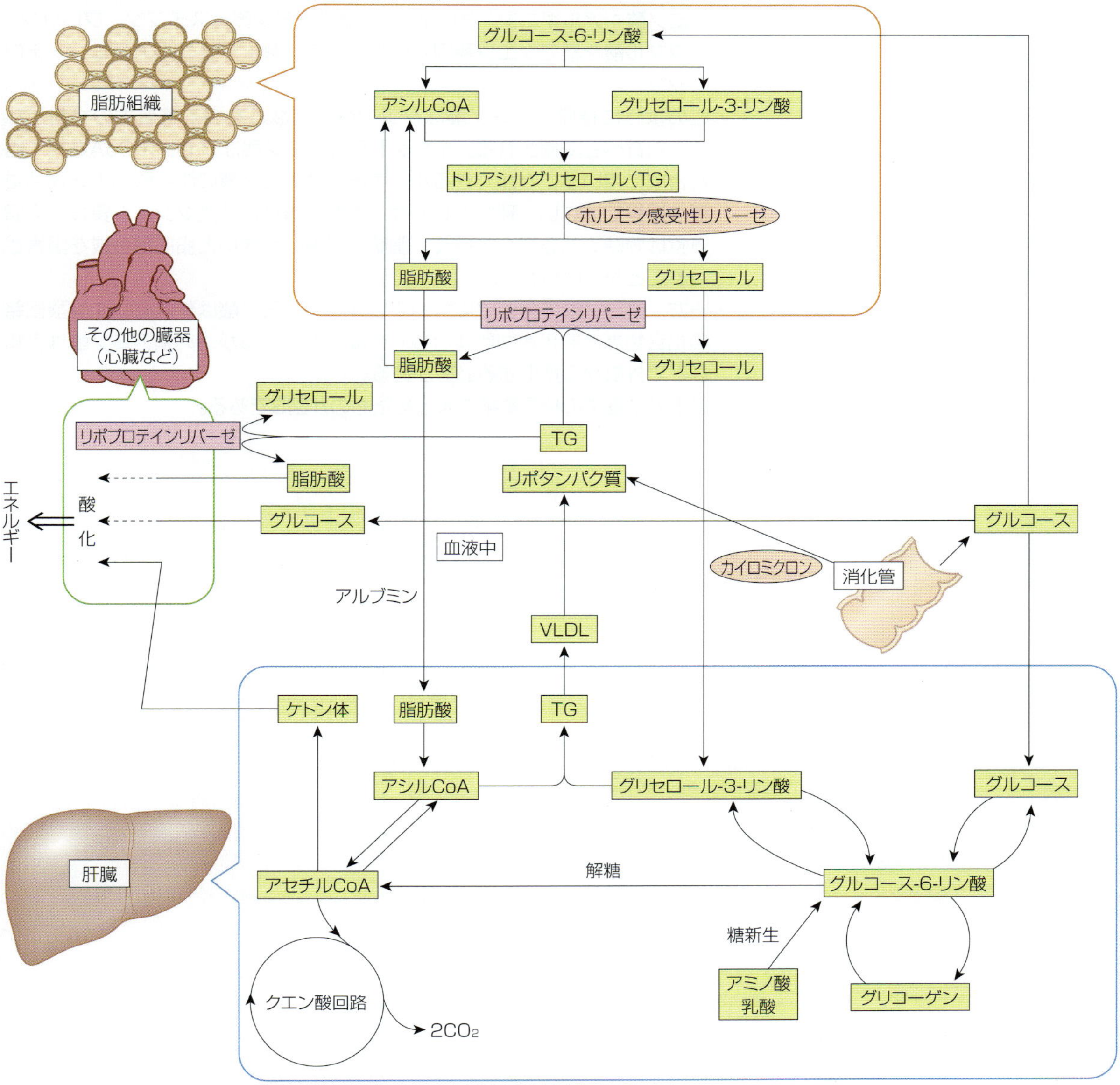

①糖原性アミノ酸：アスパラギン，アスパラギン酸，アラニン，アルギニン，グリシン，グルタミン，グルタミン酸，システイン，セリン，ヒスチジン，プロリン，メチオニン，バリン
②糖原性かつケト原性であるアミノ酸：トレオニン，イソロイシン，チロシン，フェニルアラニン，トリプトファン（糖新生にも使われるがアセチルCoAもつくる）
③ケト原性アミノ酸：ロイシン，リシン

- 糖原性アミノ酸をさらに分類すると
①ピルビン酸を経てオキサロ酢酸になるアミノ酸：アラニン，グリシン，システイン，セリン，トレオニン，トリプトファン
②スクシニルCoAを経てクエン酸回路に入るアミノ酸：イソロイシン，メチオニン，バリン
③オキサロ酢酸を経てクエン酸回路に入るアミノ酸：アスパラギン，アスパラギン酸
④2-オキソグルタル酸（α-ケトグルタル酸）を経てクエン酸回路に入るアミノ酸：アルギニン，グルタミン，グルタミン酸ヒスチジン，プロリン
⑤フマル酸を経てクエン酸回路に入るアミノ酸：フェニルアラニン，チロシン
- このように糖原性アミノ酸はクエン酸回路などを経て糖新生の材料となり，糖質へと変換される。またケト原性アミノ酸はアセチルCoAを経て脂質合成に用いることができるが，実際上はアミノ酸の脂肪酸への転換は重要な過程ではない。理由としては，肉食の際などに高タンパク質食と高脂質食は同時である場合も多く，脂肪の摂取が大きいと脂肪酸合成を阻害されることが挙げられる。
- 一方，アミノ酸の生合成については非必須アミノ酸は体内でクエン酸回路の化合物などを代謝中間体として合成可能であるが，必須アミノ酸は食餌などで外部から摂取する必要がある。
- 以上の栄養素の相互変換をまとめたものが図3である。

図3　栄養素の相互変換

物質の相互変換を中心に記載している。

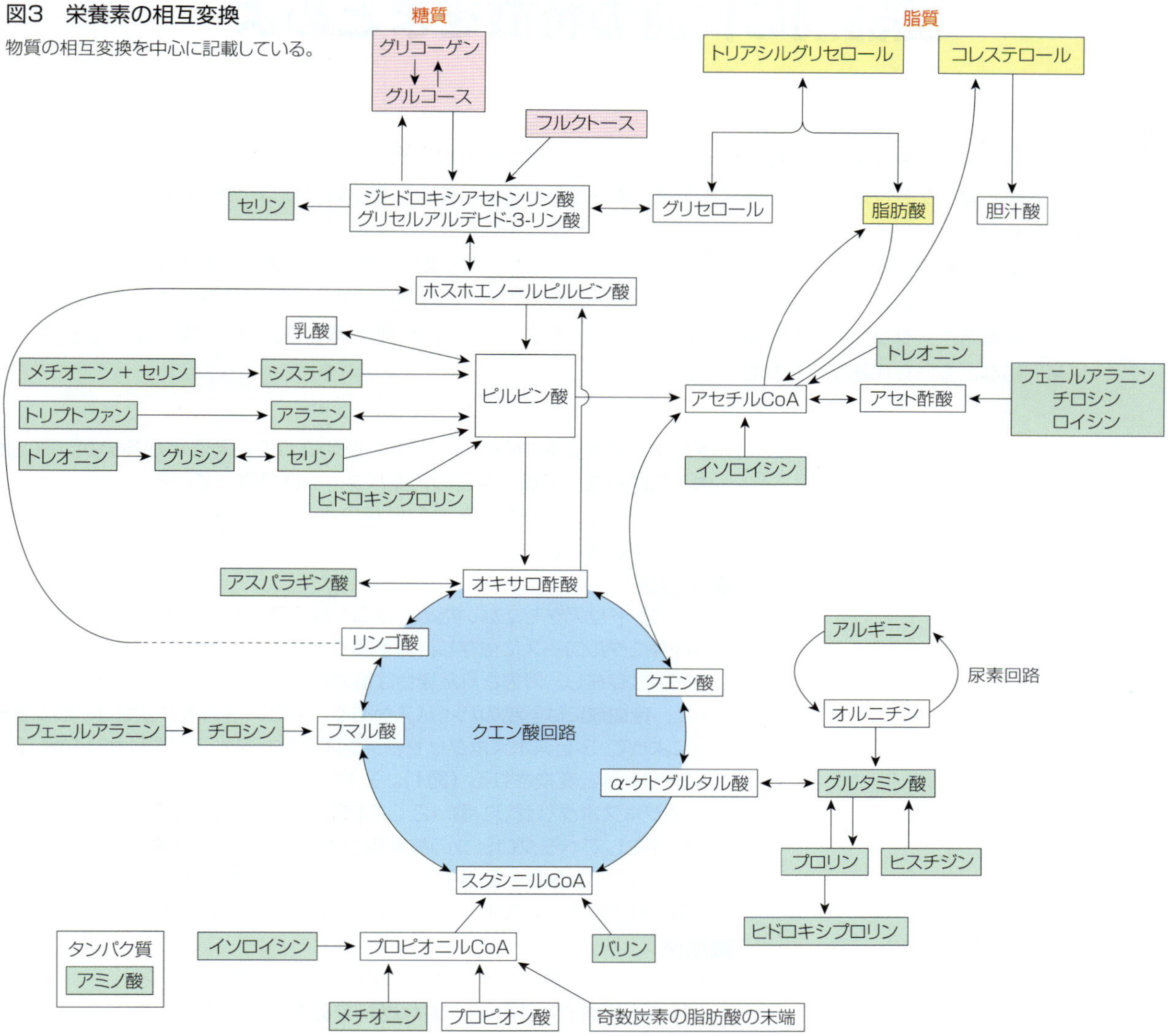

QUESTION

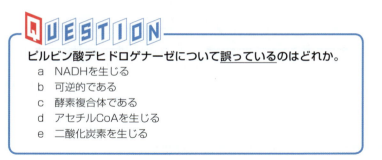

ピルビン酸デヒドロゲナーゼについて誤っているのはどれか。

a　NADHを生じる
b　可逆的である
c　酵素複合体である
d　アセチルCoAを生じる
e　二酸化炭素を生じる

臓器別の代謝の特徴をまとめよ

模範解答

・赤血球はミトコンドリアをもたないため解糖系でエネルギーを得る。
・筋肉は脂肪酸，ケトン体，グルコースをエネルギー源とするが，貯蔵しているグリコーゲンは血糖の維持には用いられない。
・脂肪組織は大量のトリアシルグリセロールを貯蔵しているが，常に脂肪分解と再エステル化を行っている。
・脳は長期の飢餓時以外，グルコースが実質的に唯一の燃料であり，多量にグルコースを消費する。
・肝臓では糖新生，グリコーゲン代謝，脂質代謝，コレステロール代謝と胆汁酸生成，アミノ酸分解と生合成，尿素回路など多彩な代謝が行われている。

・生化学では肝臓を中心とした代謝が説明されていることが多いが，脳，筋肉，脂肪組織，腎臓，などの代謝パターンは異なっている。
・エネルギー要求を満たすための燃料の使い方が，臓器によって異なる点にも注意が必要である。

■赤血球

・ミトコンドリアをもたないため，クエン酸回路は利用できない。エネルギーは純粋にグルコースに依存し，解糖系でエネルギーを得る。ペントースリン酸回路は存在し，障害された場合は溶血性貧血となる（⇒p.222-225）。
・また，赤血球には解糖のバイパスがある。1-ビスホスホグリセリン酸ムターゼによって，3-ビスホスホグリセリン酸は2, 3-ビスホスホグリセリン酸（2, 3-BPG）へと変換される（**図1**）。2, 3-ビスホスホグリセリン酸とは，別名2, 3-ジホスホグリセリン酸（2, 3-DPG）とよばれるもので，赤血球に高濃度に存在してヘモグロビンの酸素親和性を低下させる（**図2**）。2, 3-ビスホスホグリセリン酸は，2, 3-ビスホスホグリセリン酸ホスファターゼによって加水分解されて3-ホスホグリセリン酸になるが，ATPを産生しない。

■筋肉

・主な燃料は脂肪酸，ケトン体，グルコースである。
・安静時の筋肉では脂肪酸が主な燃料で必要なエネルギーの85%をまかなうとされている。ケトン体も脂肪酸が存在する場合はほとんど利用されな

図1　赤血球における2,3-ビスホスホグリセリン酸経路

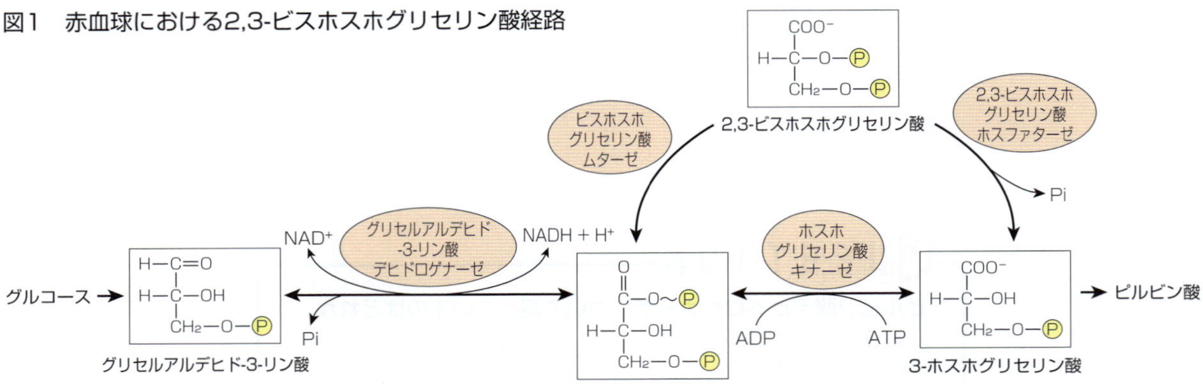

p.373 QUESTION

正解　**b**　この酵素が不可逆なため、アセチルCoAからグルコースができない。

い。運動時には糖質からも多くのエネルギーを得る。
・大量のグリコーゲンを貯蔵しているが，主に瞬発的で激しい運動の際に燃料として用いられる。グリコーゲン分解が亢進してもグルコース-6-リン酸をグルコースに変換する酵素（グルコース-6-ホスファターゼ）がないため血糖の直接的な維持には使われない。グリコーゲン分解でできたグルコース-6-リン酸は解糖系に入る。
・活発に運動する場合，筋肉では解糖速度のほうがクエン酸回路の速度より大きいため，生成されるピルビン酸の多くは乳酸となる。乳酸の一部は肝臓でグルコースに変換される（コリ回路）。また，ピルビン酸はアミノ基転移によってアラニンとなり肝臓に運ばれグルコースに変換される（**図3**）。
・筋肉はグルカゴンの標的臓器ではないが，アドレナリンの作用を受け解糖が亢進する。

KEYWORDS
- 2,3-ビスホスホグリセリン酸経路
- コリ回路
- TG合成系

■脂肪組織

・脂肪組織は大量のトリアシルグリセロールを蓄えており，代謝燃料の巨大な貯蔵庫といえる。またトリアシルグリセロール合成のためにグルコースを必要とする。脂肪細胞内のグルコース濃度は脂肪酸の血中への動員を決定する主要な因子である。
・脂肪組織では常に脂肪分解と再エステル化を行っているが，これらの過程は可逆反応ではなく異なった酵素，反応系で行われている。したがって両者のバランスがトリグリセリド（TG）の貯蔵量と血漿遊離脂肪酸（FFA）濃度を決める（**図4**）。この血漿FFAレベルは他の組織，とくに肝臓，筋肉の代謝に大きい影響を及ぼすため，FFA流出の調節因子（栄養状態，ホルモン，代謝など）は脂肪組織以外の他の組織にも影響を及ぼしていると考えられる。

トリグリセリド：triglyceride（TG）
血漿遊離脂肪酸：free fatty acid（FFA）

TG合成系（エステル化）（図5）

・アシルCoA ＋ グリセロール-3-リン酸→→TG
・脂肪組織はグリセロールキナーゼ活性をもたないため，グリセロール-3-リン酸の解糖系（グルコース）から供給される。

図2　ビスホスホグリセリン酸（BPG）による酸素親和性の低下

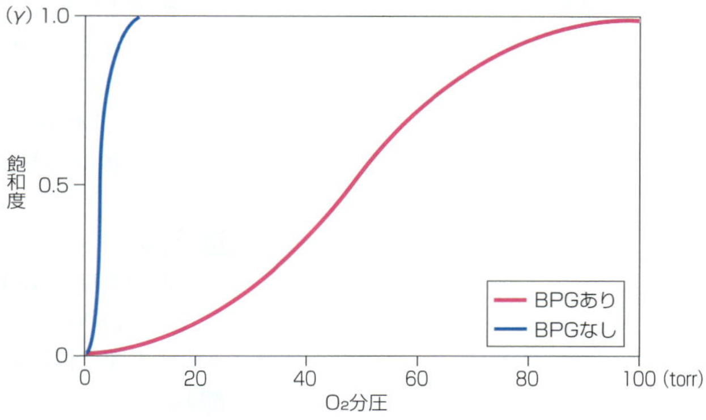

図3　肝臓と筋肉の代謝の関係

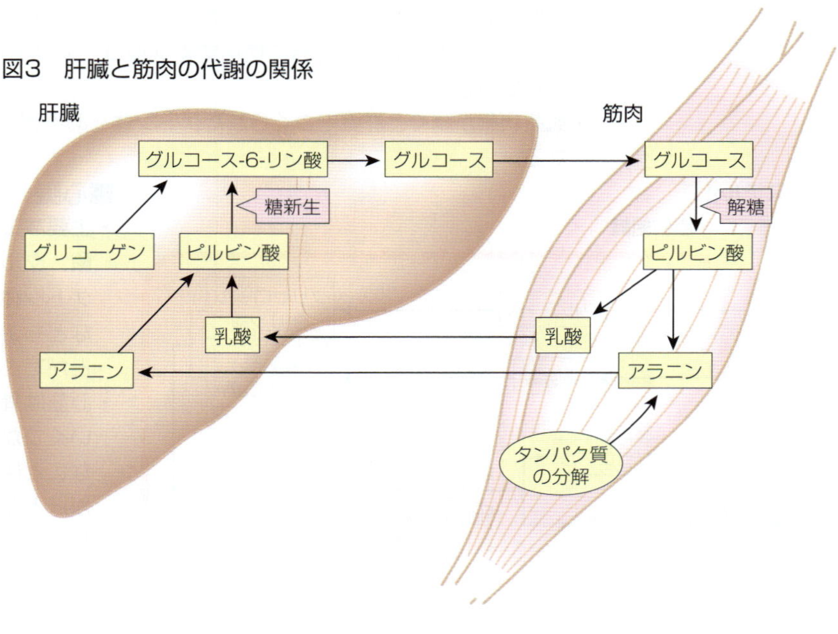

・TG分解で生じるグリセロールは再利用できず，血液中に出て利用できる肝臓などに取り込まれる。

アシルCoAの供給：FFA→アシルCoA（アシルCoAシンテターゼ）

①TG分解で生じた脂肪酸を活性化する→再エステル化

↘余りは血漿へ流出

②血液中のFFAの取り込み

カイロミクロン，VLDLのTGをリポプロテインリパーゼで加水分解し生じたものを取り込む。

③*de novo*（新規）合成による脂肪酸

グルコース→→アセチルCoA→→パルミチン酸

脂肪分解の経路（図6）

・脂肪組織に働くホルモンとしては，まずインスリンがあげられる。インスリンは血漿FFAレベルを下げる。そのメカニズムとしては，

①脂肪組織のグルコース利用を高める。

GLUT4によるグルコースの取り込み，グルコースの酸化（クエン酸回路経由），ペントースリン酸経路の活性の増大

②酵素の活性化：リン酸化，脱リン酸化機構により調節

ピルビン酸デヒドロゲナーゼ，アセチルCoAカルボキシラーゼ，グリセロール-3-リン酸アシルトランスフェラーゼ

③ホルモン感受性リパーゼの活性抑制

FFAの放出減少だけでなくグリセロールの放出も減少する。

・一方，他のホルモンは血漿FFAレベルを上昇させる。

アドレナリン，ノルアドレナリン，グルカゴン，ACTH（副腎皮質刺激ホルモン），MSH（メラニン細胞刺激ホルモン），GH（成長ホルモン），TSH（甲状腺刺激ホルモン），バゾプレッシン，グルココルチコイド，甲状腺ホルモン

■腎臓

・腎臓の主な仕事は尿の生産である。肝臓の尿素回路で生成した尿素は腎臓で排泄される。

・飢餓の際には糖新生の重要な場となる。

■脳

・長期の飢餓時以外，グルコースが実質的に唯一の燃料であり，多量にグルコースを消費する。安静時に使用するグルコースの60%に相当するといわれている。

・飢餓状態が続くと肝臓でつくられたケトン体をある程度利用できるようになる。

図4　脂肪分解と再エステル化

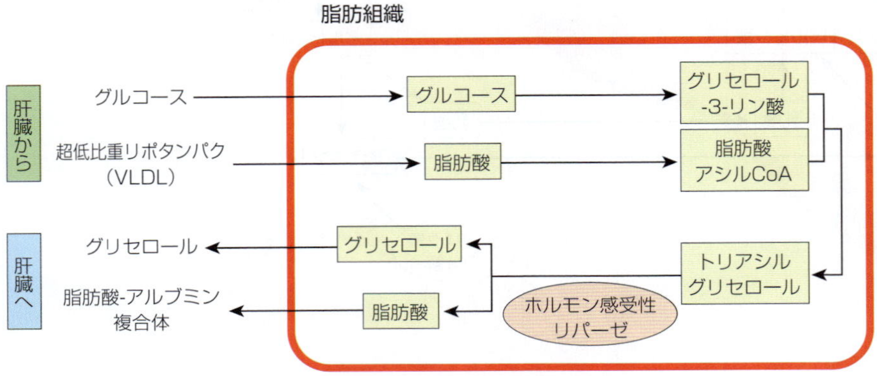

■心臓

・主要なエネルギー源は脂肪酸，グルコースで，その他ケトン体，乳酸，アミノ酸などもエネルギーとすることができる。

・心筋は骨格筋と異なる点がいくつかある。まず基本的なことはグリコーゲン貯蔵がほとんどなく常に好気的な代謝が行われている。骨格筋が激しい運動の際には

嫌気的な代謝が可能であるのに対し，心臓では短時間の血流停止が心筋細胞死につながる（心筋梗塞）。
・還元等量（NADH）の輸送では，肝臓とともにリンゴ酸-アスパラギン酸シャトルが主要なシャトル機構である。また糖新生を行わない組織である心筋のホスホフルクトキナーゼ-2はリン酸化によって，肝臓のそれと異なり阻害されず，むしろ活性化される。

■骨髄

・造血を行うためポルフィリンの合成を行うことができる。

■肝臓

・肝臓は生体内の化学工場ともいうべきもので，さまざまな代謝が行われている。詳しくは各項目を参照されたい。肝臓が生体内で中心となっている代謝について箇条書きにまとめる。なお，エネルギーを得るためのクエン酸回路の代謝回転は，肝臓では盛んではない。

①糖新生：糖新生を行うのは肝臓と腎臓である。骨格筋や赤血球の解糖系によって生じた乳酸・ピルビン酸・アラニンは，肝臓で糖新生の原料となる。

②グリコーゲン代謝：グリコーゲンの産生と分解を行うのは肝臓と筋肉であるが，血糖の維持に関与するのは肝臓である。

③脂質代謝：肝臓は脂肪酸をエステル化してVLDLとし，脂肪組織でトリアシルグリセロールに変換される。 また，脂肪酸の分解（β酸化）やケトン体生成を行う。

④コレステロール代謝ならびに胆汁酸生成

⑤アミノ酸分解と生合成

⑥タンパク質の合成と分解

血漿タンパク質の多くは肝臓由来である。

⑦尿素回路：アミノ酸の窒素を処理して尿素を生成する。尿素は腎臓を経て排泄される。

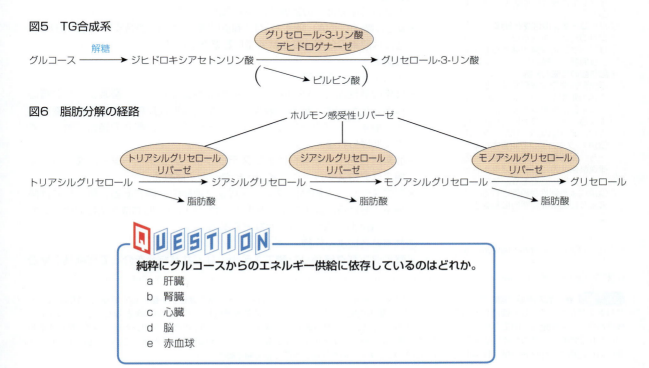

⑧解毒

図5　TG合成系

図6　脂肪分解の経路

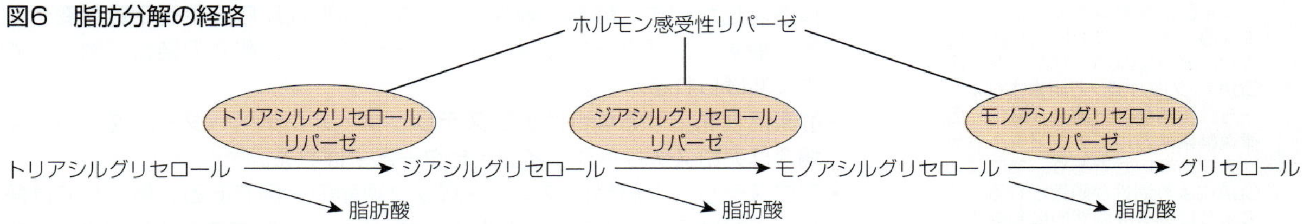

QUESTION

純粋にグルコースからのエネルギー供給に依存しているのはどれか。

a　肝臓
b　腎臓
c　心臓
d　脳
e　赤血球

代謝はどのように制御されているか？

模範解答

・生体内は必要な物質を効率的に産生し，不要な物質を変換，分解していく。その際には合成と分解が同時に起こらないようにする代謝の制御が必要である。
・調節機構としては，酵素，代謝系の区画化，臓器の専門性などがあげられる。とくに酵素は酵素量，活性調節，平衡などさまざまな様式で調節されている。温度やpH以外に活性はアロステリック調節や共有結合修飾などで調節されている。

代表的な調節

①解糖系
調節酵素はホスホフルクトキナーゼである。調節因子としてはフルクトース-2, 6-ビスリン酸（F-2, 6-BP），AMPで活性化され，クエン酸で阻害される。

②クエン酸回路と酸化的リン酸化
クエン酸回路はATPの産生に見合った速度で進行し，手前のピルビン酸デヒドロゲナーゼやイソクエン酸デヒドロゲナーゼで調節されている。また酸化的リン酸化の速度は，ADP濃度によって制御されている。

③ペントースリン酸回路
調節酵素のグルコース-6-リン酸デヒドロゲナーゼは$NADP^+$の量で制御されている。

④糖新生
糖新生と解糖は協調的に制御されており，調節酵素はホスホフルクトキナーゼである（⇒p.234-237）。

⑤グリコーゲンの合成と分解
グリコーゲンホスホリラーゼとグリコーゲン合成酵素はホルモンにより協調的に制御されている。

⑥脂肪酸の合成と分解
脂肪酸合成の律速酵素はアセチルCoAカルボキシラーゼであり，マロニルCoAを合成する。これはクエン酸，インスリンにより活性化され，アシルCoA（パルミトイルCoA），グルカゴンで阻害される。一方，脂肪酸の分解（β酸化）の律速酵素はカルニチンアシルトランスフェラーゼであり，マロニルCoAにより活性が阻害される。このように両者は協調的に制御される。

アセチルCoA：acetyl-coenzyme A

■酵素

調節因子

・基質濃度，温度，pHが考えられる。ヒトでは消化管などの例外を除き，温度，pHは一定に保たれている。

平衡

・酵素反応には平衡反応と非平衡反応がある。実際には多くの酵素は平衡，非平衡の中間的な性質をもつ。

①平衡反応
・両方向に進み，平衡状態では両方向同じ速度である。また酵素活性の増大は平衡を早めるだけである。

②非平衡型反応
・事実上不可逆で，代謝経路のなかに多くの場合1つ以上存在して代謝の方向性を決定している。
・非平衡反応を触媒している酵素は通常低濃度しか存在せず，低いK_m値をもつ場合が多い。このような流れをつくる反応は経路中の最初の反応であることが多い。

酵素量

・主として律速酵素の誘導によって調節される。
・転写段階（mRNA）発現ならびに翻訳段階（タンパク質合成）で調節される。
・他には酵素の分解速度も酵素量に影響を及ぼす。

活性調節

①アロステリック調節
・酵素の活性部位と別の場所に特異的な物質が結合し，酵素タンパク質の構造変化が起きて酵素の触媒活性や複合体形成反応の平衡定数が変化する。酵素タンパク質ではないが，ヘモグロビンと酸素の結合が例としてよくあげられる。
・酵素活性を上げる場合はアロステリック・アクチベーター，逆に下げる場合はアロステリック・インヒビターとよばれる。
・アロステリック調節はフィードバック調節の一例である。例としては解糖系におけるホスホフルクトキナーゼ（PFK），脂肪酸合成におけるアセチルCoAカルボキシラーゼなどである。

②共有結合による修飾
・酵素タンパク質がリン酸エステル化など共有結合を介して修飾基と結合

p.377 QUESTION

正解 **e** 他の臓器は糖の低下に伴い、タンパク質を分解させて得たアミノ酸からアミノ基を除きケト酸として解糖系・TCA回路で、これをエネルギー源として使用している。さらにアミノ酸の供給が乏しくなると体内脂肪を分解し、アセチルCoA として、これからケトン体を合成して末梢組織でのエネルギー源として利用されている。赤血球は網状赤血球からの分化に伴い核やミトコンドリアなどの細胞内オルガネラが除かれる。そのために細胞質に存在する解糖系に依存したエネルギー産生系となり、完全に糖依存性となっている。脳もエネルギー源に対して糖依存性が高いが、TCA回路をもっているのでケトン体を代謝することも可能である。

し，活性が調節される。リン酸化，脱リン酸化が代表的なものである。

・リン酸化酵素は（プロテイン）キナーゼとよばれ，分解経路系酵素の活性化に関与する場合が多い。一方，脱リン酸化酵素は（プロテイン）ホスファターゼとよばれ，合成経路系酵素の活性化に関与する場合が多い。代表例ではリン酸化によるグリコーゲンホスホリラーゼの活性化，脱リン酸化によるグリコーゲン合成酵素の活性化などである。

・また細胞内情報伝達では普遍的なon/offのスイッチの切り換え様式である。近年一部の教科書ではリン酸化・脱リン酸化もアロステリック調節にされている場合もあるが，詳しくは欄外の注を参照されたい。

③NAD^+とNADH

・細胞膜はNAD^+やNADHを輸送できず，細胞内のNAD^+とNADHの総量は一定である。したがって，NAD^+とNADHの比率も反応の進み方に影響を与える。

・たとえば，解糖系でグリセルアルデヒド-3-リン酸デヒドロゲナーゼの反応でNAD^+からNADHを生じるが，LDHの反応などでNADHの再酸化されてNAD^+が再供給されていないと反応が進まなくなる。

■代謝の区画化

・代謝系の多くは細胞質，ミトコンドリア，細胞内小器官などに区画化されることで，調節され無益な回路を形成しない工夫がなされている。代表的な例を記す（図1）。

①細胞質（サイトゾル）：解糖，ペントースリン酸回路，脂肪酸合成

②ミトコンドリア：クエン酸回路，呼吸鎖とATP合成，脂肪酸のβ酸化，ケトン体の合成，非必須アミノ酸の合成

③細胞質とミトコンドリアの両方にまたがる代謝：糖新生，尿素回路

④小胞体：アシルグリセロールの合成，不飽和脂肪酸の合成

⑤リボソーム：タンパク質合成

■臓器による代謝の専門性

・解糖系などはすべての細胞に存在し，クエン酸回路もミトコンドリアに普遍的に存在すると考えられるが，一部の酵素反応は特定の臓器で主に反応が進行する。詳しくは別章（⇒p.374-377）を参照されたい。肝臓を例にあげれば，代表的な反応は以下のとおりである。

肝臓における代謝

・食物からのアミノ酸，グルコースの吸収（門脈系）

・グルコース，アミノ酸の血中レベルの調節

・肝臓特異的な代謝としては，血漿タンパク質の合成，尿素の生成，胆汁酸の合成，超低密度血漿リポタンパク質（VLDL）の合成，ケトン体の合成など。

図1　代謝の区画化

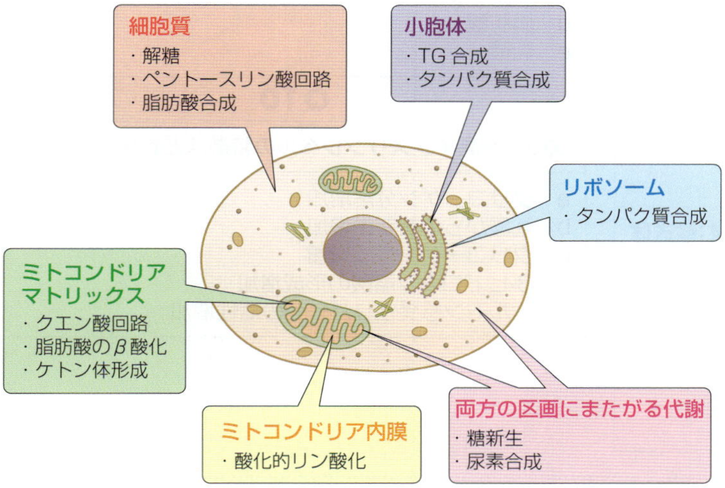

KEYWORDS

- 酸素反応の可逆・不可逆
- 活性調節
- 代謝の区画化

注：リン酸化・脱リン酸化とアロステリック調節

アロステリック調節を起こすエフェクターは酵素の基質と同じように，1つのサブユニットに結合し てconformation change（構造変化）を惹起し，その変化が別の酵素作用のあるサブユニットのconformation changeを引き起こし酵素活性が制御される。

この様式は酵素のリン酸化（covalent modification）による活性制御と区別されてきた。しかし，細胞内の情報伝達様式の研究が進むにつれて，プロテインキナーゼによるリン酸化とホスファターゼによる脱リン酸化がより普遍的なon/off のスイッチの切り換え様式であることが明らかになってきた。また，もう1つの普遍的制御系であるGTP結合タンパク質の場合 はnoncovalent にGTPを結合すると変化し，それがGDPに分解されると元のconformationに戻る様式でon/offの切り換えが行われるが，この際効果を発揮しているのは，GTPのγ位のリン酸であり，covalentに結合したリン酸と等価であると考えられる。

したがって，covalentであるかnon-covalentであるかを区別する必要は薄れてきている。酵素の専門家は従来の区別を守っているが，細胞内情報伝達を中心にする研究者は区別しない場合も多い。

QUESTION

誤っているのはどれか。

a　アロステリック調節は酵素の活性を変化させる。

b　律速酵素は通常、代謝の最初の段階が多い。

c　細胞内の区画化は代謝制御に役立つ。

d　酵素はリン酸化されると活性が上昇する。

e　どの臓器の細胞も同じ代謝系をもつ。

摂食時，空腹時，運動時など代謝まとめ問題

Q&A

Q1

無酸素運動後に休息しているとき，血中グルコースの供給源となる糖原性化合物はどれか。

a　アラニン
b　グリセロール
c　グルタミン
d　脂肪酸
e　乳酸

Q2

ヒトの体内で貯蔵されるエネルギー源で最大のものはどれか。

a　血糖
b　肝グリコーゲン
c　筋グリコーゲン
d　脂肪組織の脂肪
e　筋タンパク質

Q3

空腹時における糖新生に好都合なのはどれか。

a　ピルビン酸キナーゼのフルクトース1,6-ビスリン酸刺激
b　ピルビン酸カルボキシラーゼのアセチルCoA活性化
c　アセチルCoAカルボキシラーゼのクエン酸活性化
d　カルニチンパルミトイルトランスフェラーゼ1のマロニルCoA阻害
e　ホスホフルクトキナーゼのフルクトース2,6-ビスリン酸刺激

Q4

糖質代謝の制御に関与する酵素が脱リン酸化型からリン酸化型へ変換するとき，正しいのはどれか。

a　常に酵素を活性化する。
b　cAMP依存性プロテインキナーゼ（PKA）によって常に触媒される。
c　肝臓ではインスリンによってシグナル伝達される。
d　満腹時ではなく空腹時に起こりやすい。
e　通常，タンパク質のアスパラギン残基で生じる。

Q5

高糖質の食後，肝細胞へグルコースを取り込む輸送体はどれか。

a　GLUT1
b　GLUT2
c　GLUT3
d　GLUT4
e　GLUT5

Q6

運動中の筋肉における代謝について正しいのはどれか。

a　好気的運動と嫌気的運動で同じである。
b　好気的運動中に主な燃料がグリコーゲンから脂肪酸にシフトする。
c　好気的状態では大部分グリコーゲンとホスホクレアチンが用いられる。
d　ケトンの血中濃度が急激に増加する。
e　好気的状態ではホスホクレアチンだけが用いられる。

Q7

早期空腹安静時の筋肉で用いられる燃料はどれか。

a　脂肪酸
b　ケトン体
c　アミノ酸
d　グルコース
e　乳酸

Q8

24時間絶食の最後の時間における血糖の最も主要な供給源はどれか。

a　筋グリコーゲン
b　アセト酢酸
c　肝グリコーゲン
d　アミノ酸
e　乳酸

Q9

飢餓時の糖新生において用いられる主な糖原性化合物はどれか。

a　アミノ酸
b　グリセロール
c　グルタミン
d　脂肪酸
e　乳酸

Q10

次のうち高インスリンレベルの特徴はどれか。

a　グリコーゲン分解増加
b　乳酸からの糖新生増加
c　グリコーゲン合成増加
d　3-ヒドロキシ酪酸の形成増加
e　ホルモン感受性リパーゼの活性増加

p.379 QUESTION

正　解　**d**　リン酸化によって不活性化される酵素も多い。

Q11

重量挙げで消費されるATPの主要な供給源はどれか。

a　ホスホクレアチン
b　肝グリコーゲン
c　筋グリコーゲン
d　血糖
e　脂肪酸

Q12

高糖質の食後，細胞へのグルコース取り込みにインスリン刺激を必要とするものはどれか。

a　脳
b　赤血球
c　肝臓
d　腎臓
e　筋肉

Q13

血中グルコース濃度が上昇したとき，膵β細胞におけるインスリン分泌に関与する組み合わせはどれか。

a　GLUT1→ヘキソキナーゼ
b　GLUT2→グルコキナーゼ
c　GLUT2→ヘキソキナーゼ
d　GLUT4→グルコキナーゼ
e　GLUT4→ヘキソキナーゼ

Q14

リン酸化によって活性が増加する酵素はどれか。

a　ピルビン酸キナーゼ
b　ピルビン酸デヒドロゲナーゼ
c　ホスホリラーゼキナーゼ
d　グリコーゲンシンターゼ
e　ホスホフルクトキナーゼ-2

Q15

脂肪組織が低インスリン／グルカゴン比に反応したときに起こるのはどれか。

a　相互変換酵素の脱リン酸化
b　脂肪の蓄積刺激
c　ピルビン酸キナーゼの増量
d　ホルモン感受性リパーゼ刺激
e　ピルビン酸デヒドロゲナーゼ刺激

Q16

グルカゴンとアドレナリンは，肝臓におけるグリコーゲン代謝にどのような影響を及ぼすか。

a　グリコーゲンの正味の合成が増加する。
b　グリコーゲンホスホリラーゼが活性化され，グリコーゲンシンターゼが不活性化される。
c　グリコーゲンホスホリラーゼとグリコーゲンシンターゼはともに活性化されるが，その活性は著しく異なる。
d　グリコーゲンホスホリラーゼが不活性化され，グリコーゲンシンターゼが活性化される。
e　cAMP-依存性プロテインキナーゼは活性化されるが，ホスホリラーゼキナーゼは不活性化される。

Q17

ATPによって酵素活性が阻害される酵素はどれか。

a　イソクエン酸デヒドロゲナーゼ
b　アコニターゼ
c　リンゴ酸デヒドロゲナーゼ
d　コハク酸デヒドロゲナーゼ
e　フマラーゼ

Q18

グルカゴンについて正しいのはどれか。

a　高血糖は膵α細胞からのグルカゴンの放出を増加させる。
b　グルカゴンレベルは高タンパク質の摂取後減少する。
c　グルカゴンは肝細胞におけるcAMPの細胞内レベルを増加させる。
d　グルカゴンは低血糖を防ぐ唯一のホルモンである。
e　グルカゴンは肝臓によるケトン体の形成を抑制する。

Answer

Q1	e	Q7	a	Q13	b
Q2	d	Q8	d	Q14	c
Q3	b	Q9	b	Q15	d
Q4	d	Q10	c	Q16	b
Q5	b	Q11	a	Q17	a
Q6	b	Q12	e	Q18	c

主要化合物構造式・骨格一覧

一部の構造式はC，Hなどを省略・簡略化して記載している。

総論

ニコチンアミドアデニンジヌクレオチド（NAD⁺）

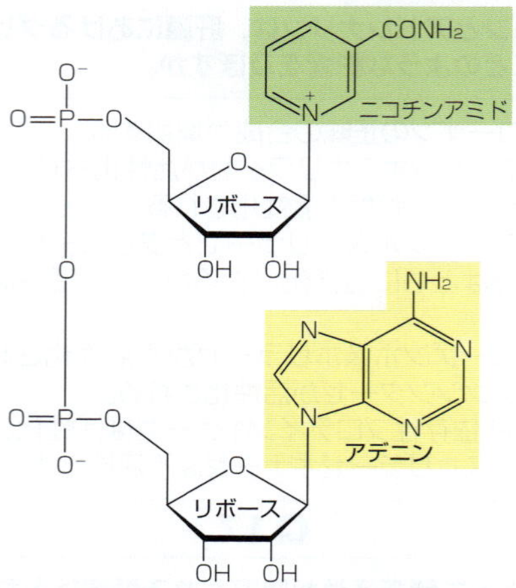

ニコチンアミドアデニンジヌクレオチドリン酸（NADP⁺）

NAD⁺にリン酸基を付加（Hを省略した表記）

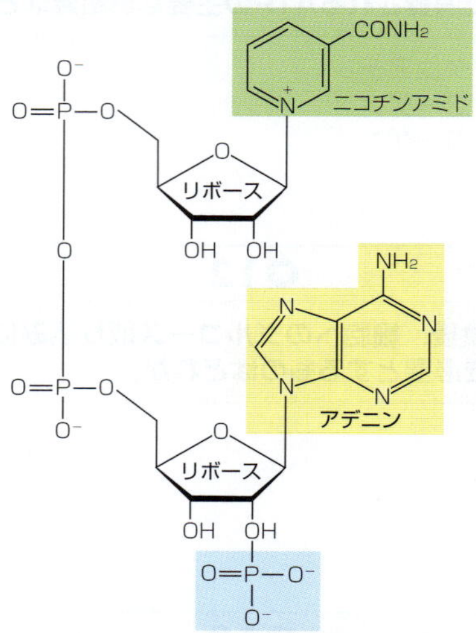

ATP，ADP，AMP

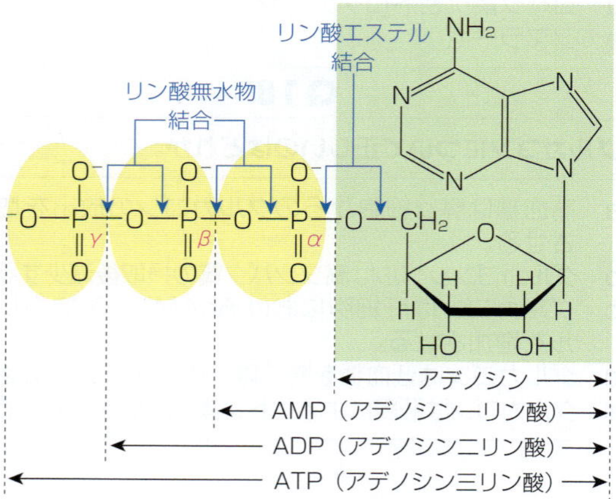

フラビンアデニンジヌクレオチド（FAD）

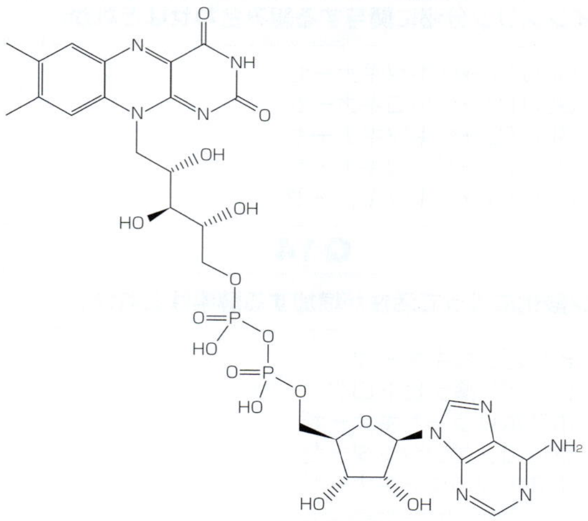

補酵素A

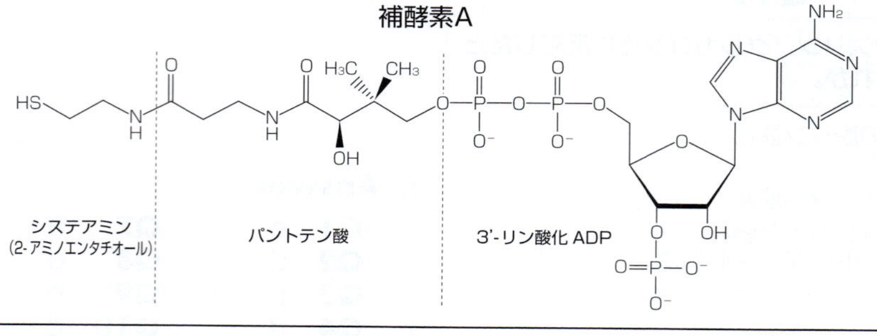

分子生物学

ヌクレオチド

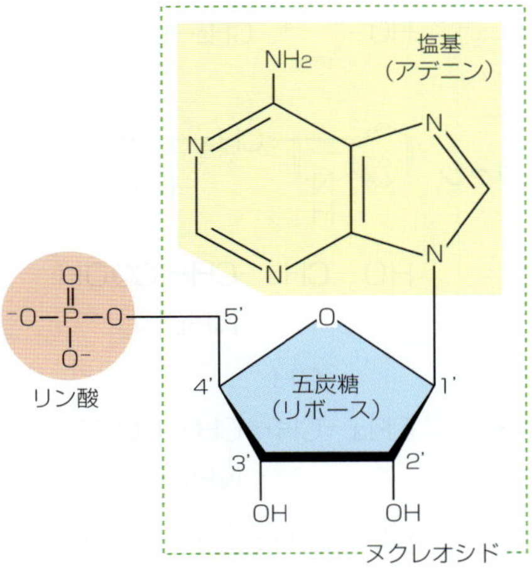

アデニン（A）

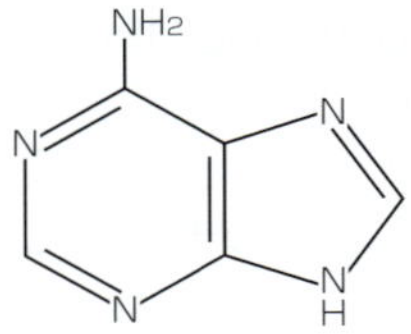

グアニン（G）

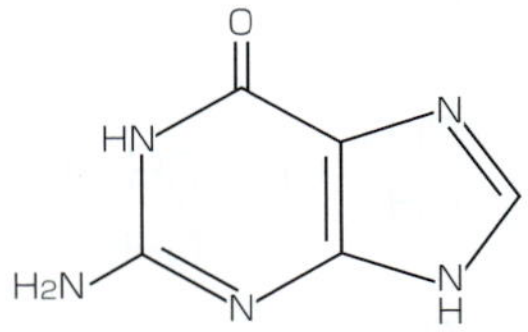

チミン（T）

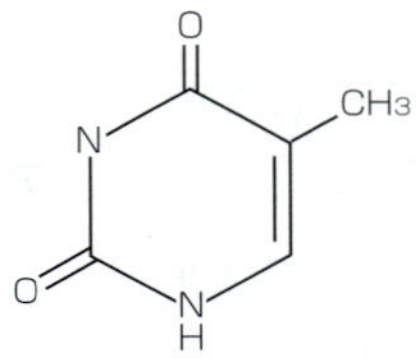

シトシン（C）

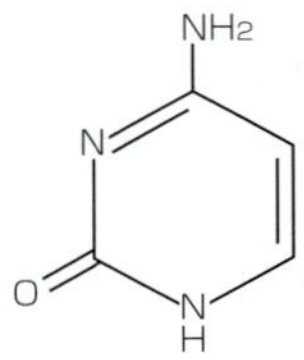

ウラシル（U）

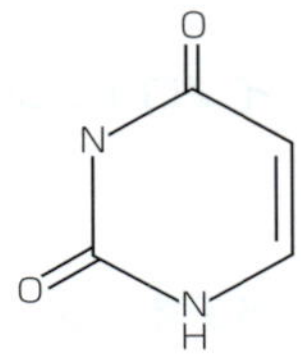

リボース-5-リン酸

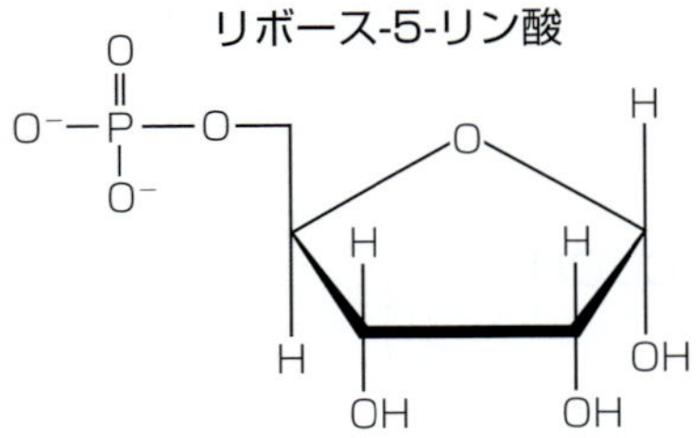

オロト酸

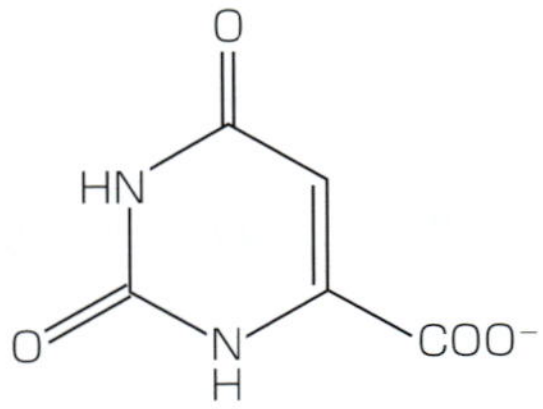

ホスホリボシルピロリン酸（PRPP）

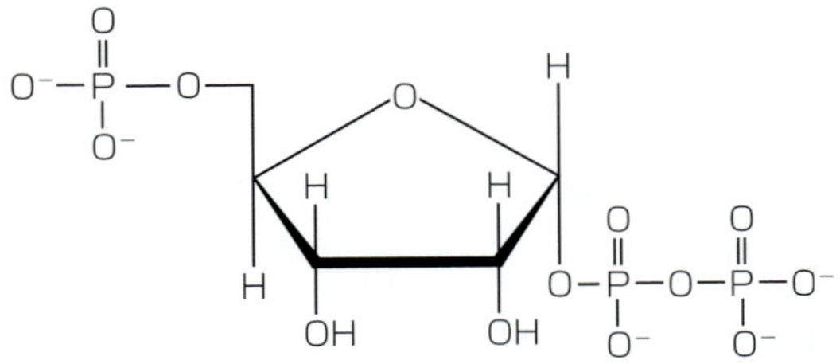

尿酸

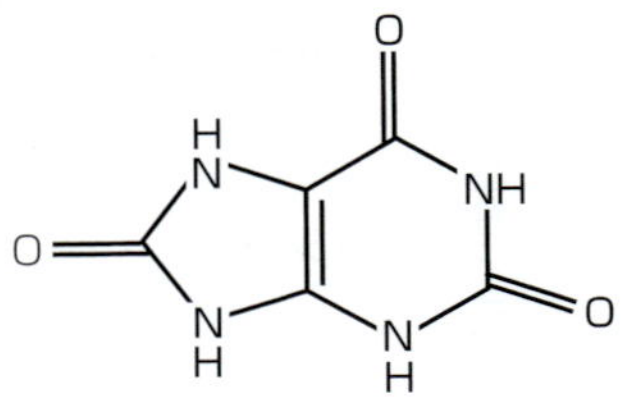

一部の構造式はC，Hなどを省略・簡略化して記載している。

アミノ酸・タンパク質

非解離型で表している。

中性アミノ酸

グリシン

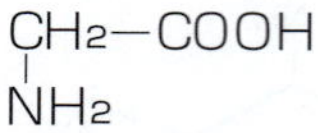

アラニン

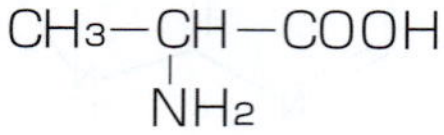

プロリン

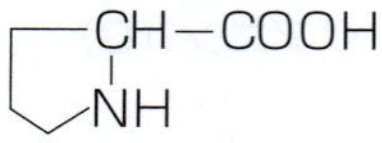

バリン

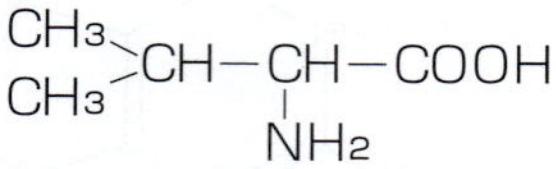

ロイシン

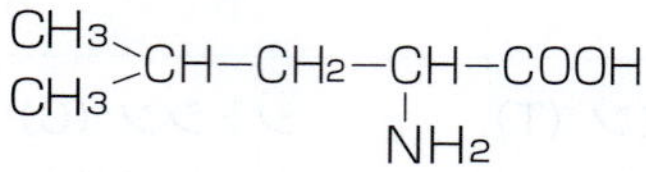

イソロイシン

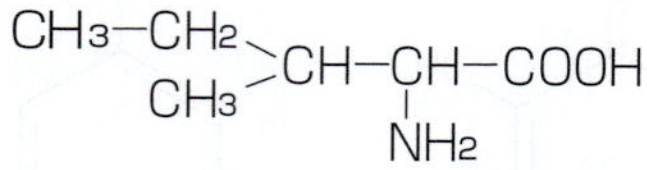

メチオニン

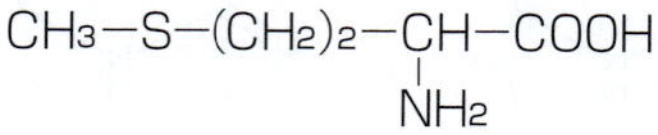

フェニルアラニン

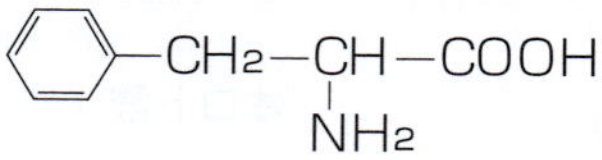

チロシン

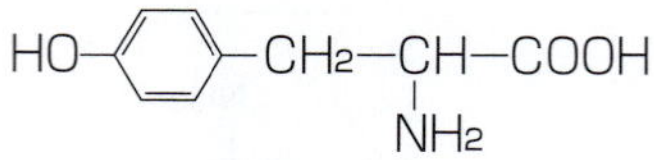

トリプトファン

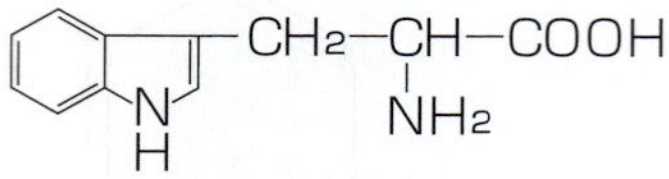

セリン

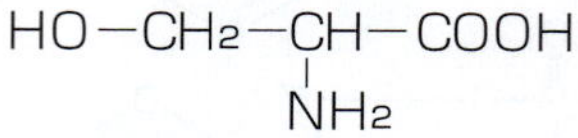

トレオニン

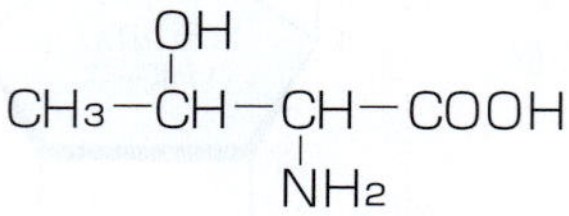

システイン

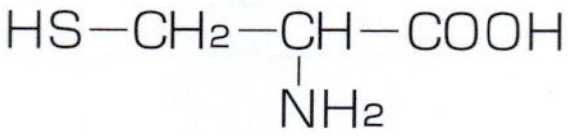

アスパラギン

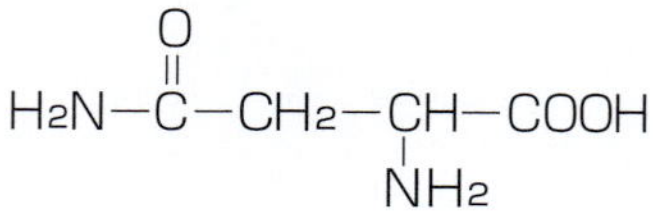

グルタミン

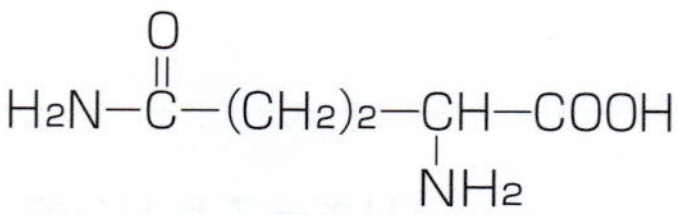

酸性アミノ酸

アスパラギン酸

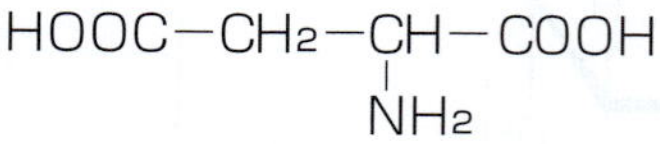

グルタミン酸

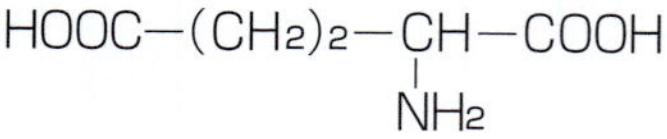

塩基性アミノ酸

アルギニン

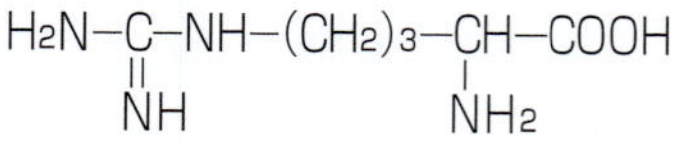

リシン

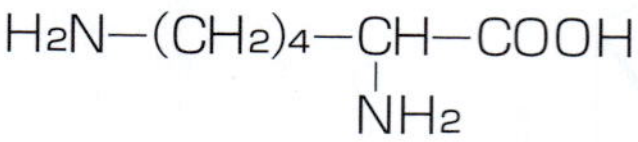

ヒスチジン

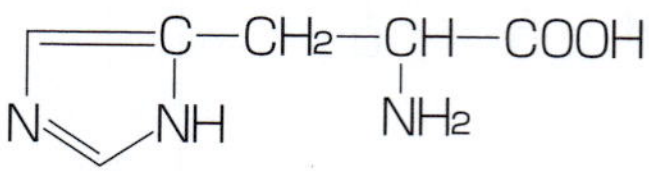

アミノ酸・タンパク質

α-ケトグルタル酸

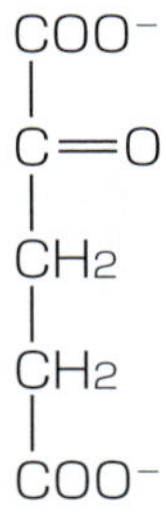

グルタミン酸

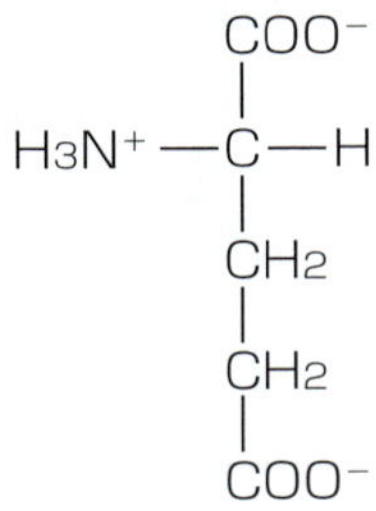

カルバモイルリン酸

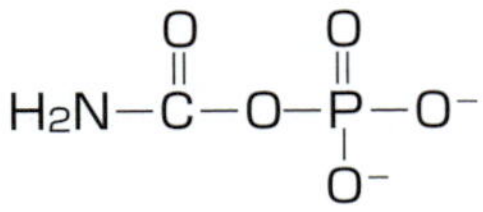

シトルリン

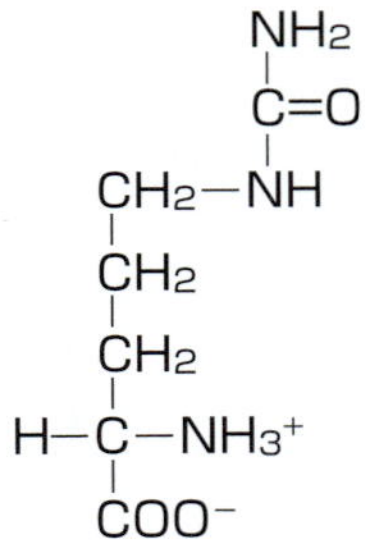

オルニチン

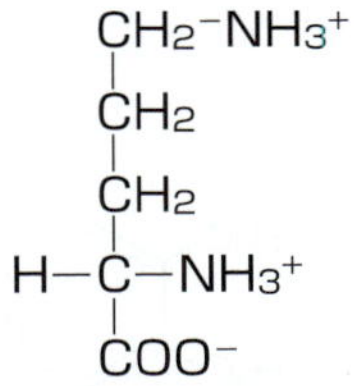

尿素

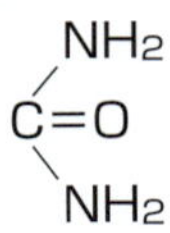

ヘム

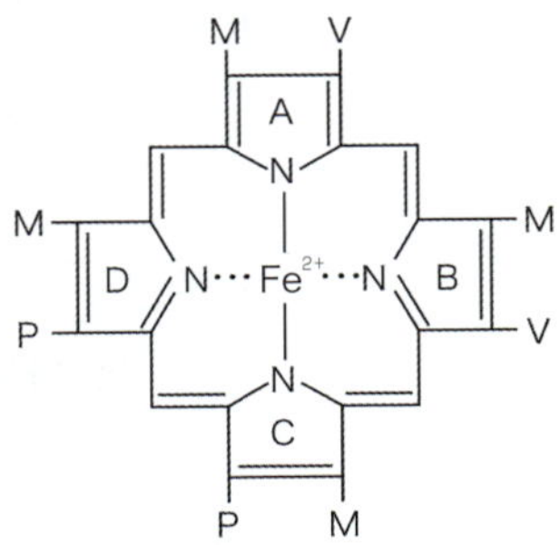

一部の構造式はC，Hなどを省略・簡略化して記載している。

アミノ酸・タンパク質

チアミン二リン酸

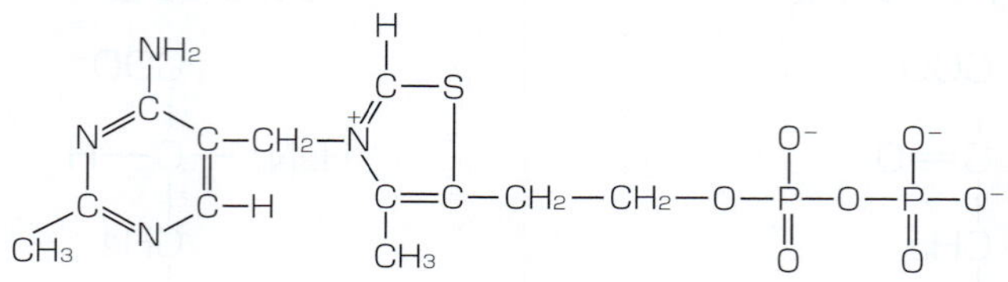

リボフラビン

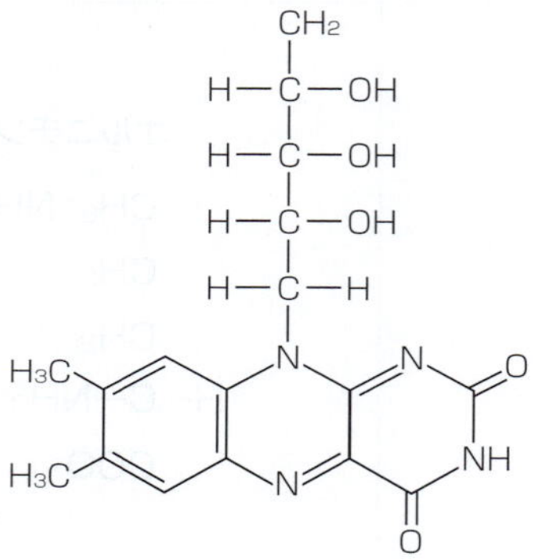

ナイアシン

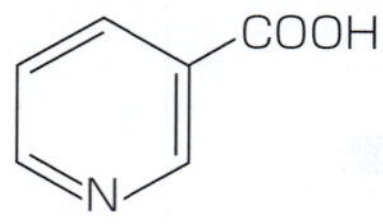

パントテン酸

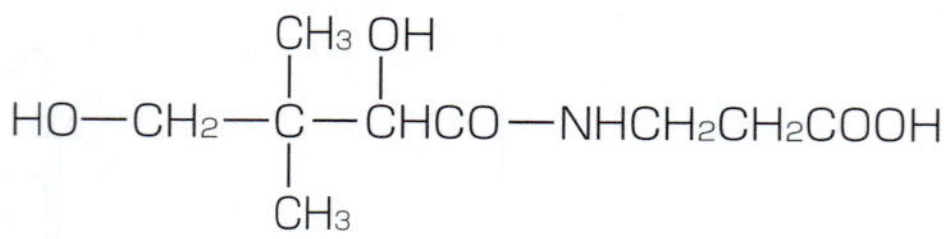

ピリドキサールリン酸（PLP）

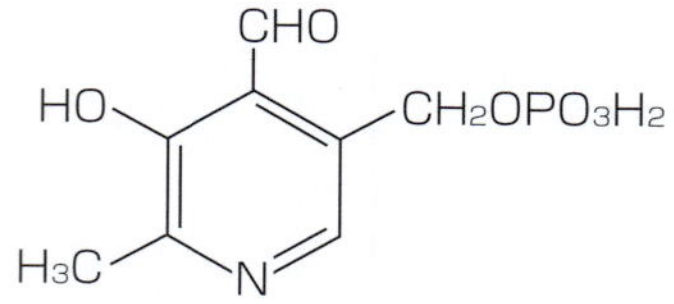

アミノ酸・タンパク質

葉酸

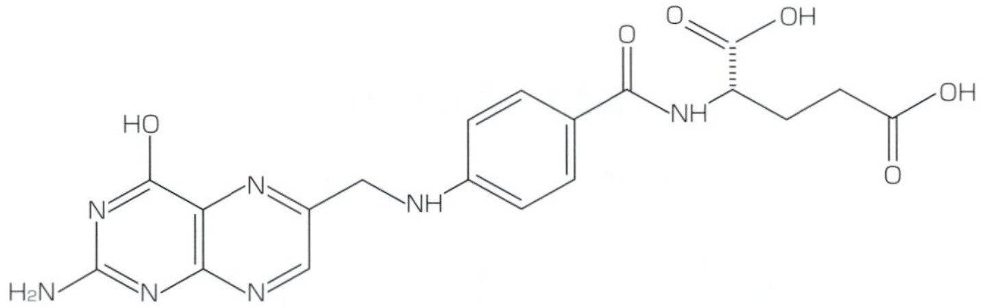

ビオチン

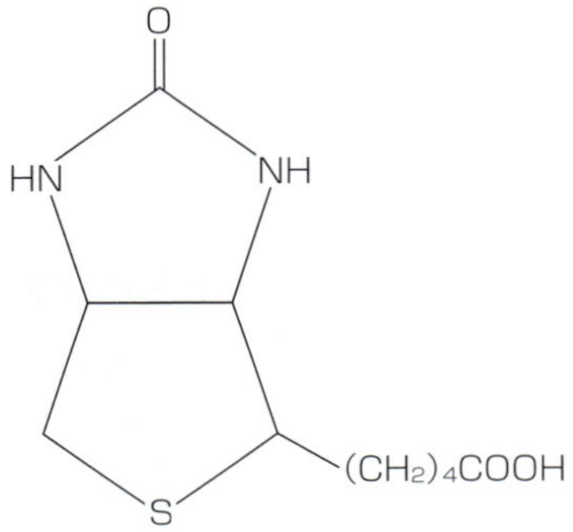

アスコルビン酸

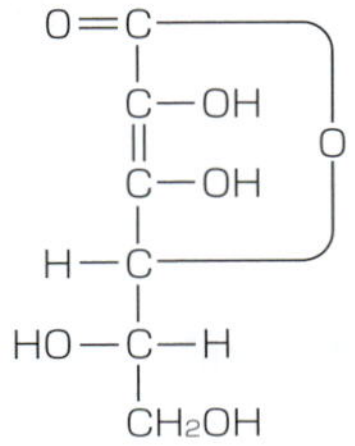

糖質

D-グルコース

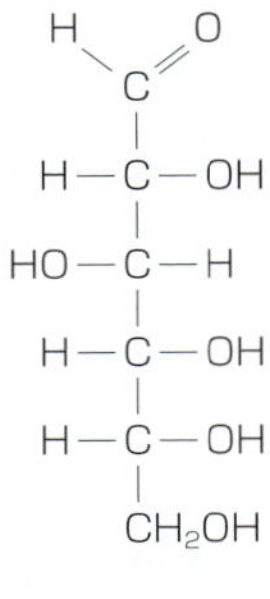

D-フルクトース

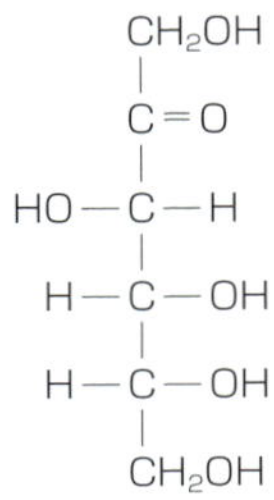

D-マンノース

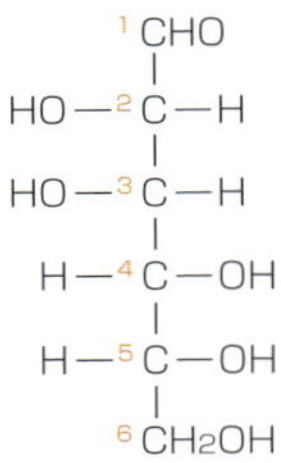

D-ガラククトース

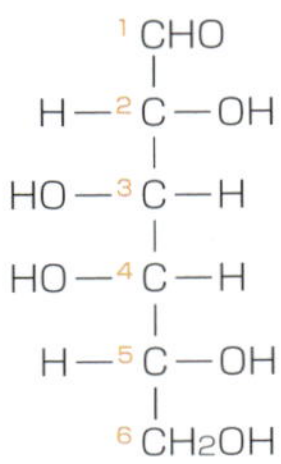

一部の構造式はC，Hなどを省略・簡略化して記載している。

糖質

フルクトース-6-リン酸

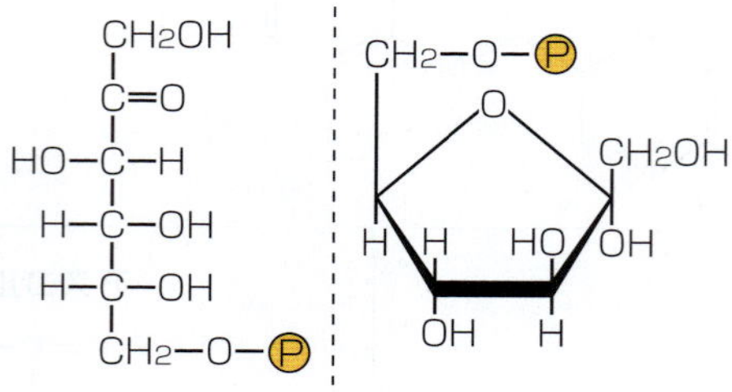

グリセルアルデヒド-3-リン酸

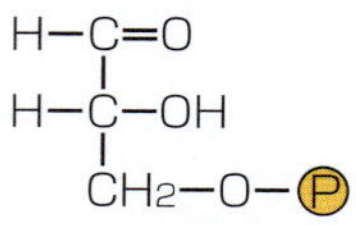

乳酸

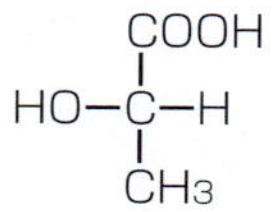

ピルビン酸

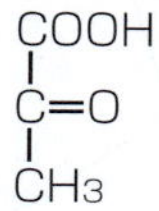

アセチルCoA

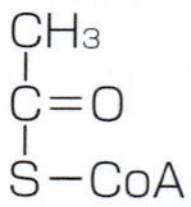

クエン酸

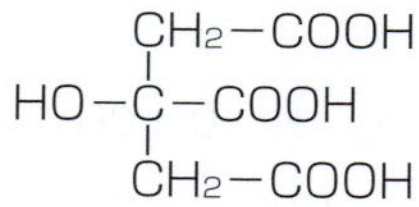

α-ケトグルタル酸

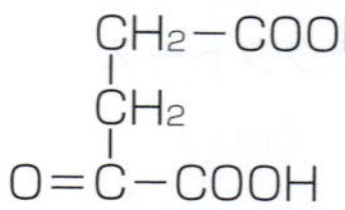

オキサロ酢酸

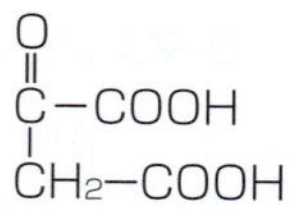

脂質

1. 脂肪酸

1-1　概念図

1-2　飽和脂肪酸

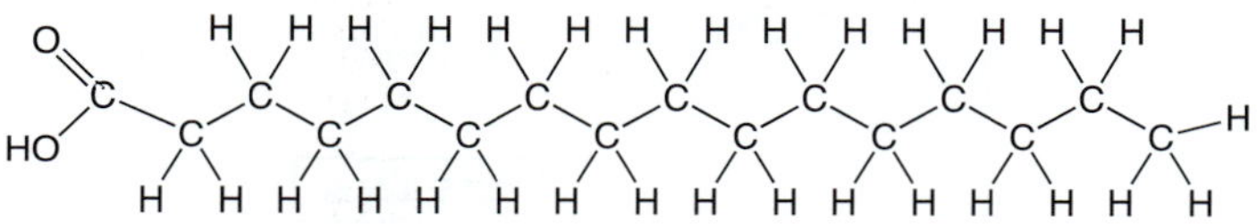

パルミチン酸（C16）

1-3　不飽和脂肪酸

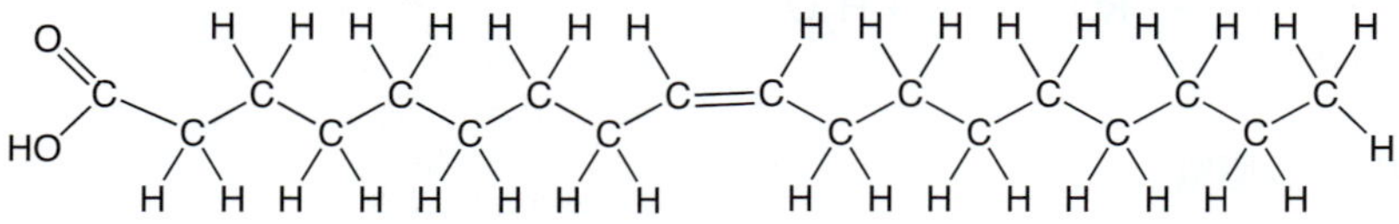

オレイン酸（C18）

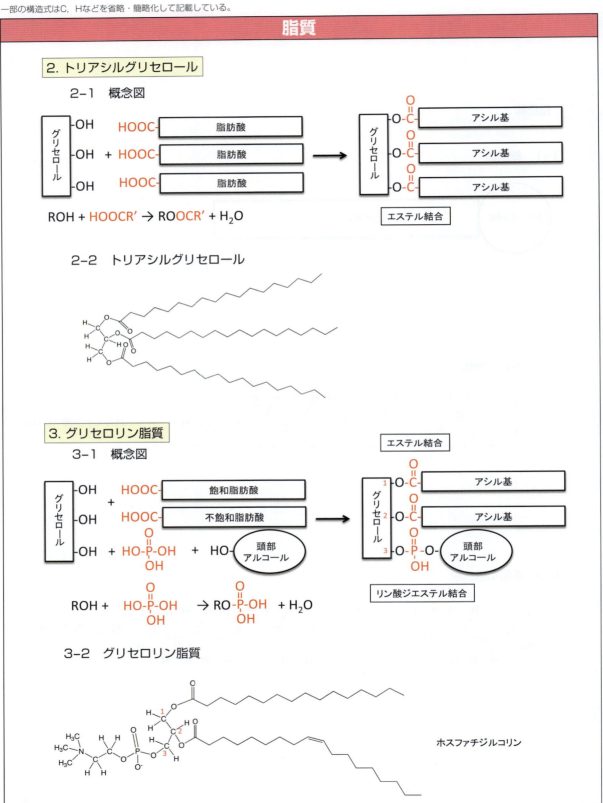

一部の構造式はC，Hなどを省略・簡略化して記載している。

脂質

2. トリアシルグリセロール

2–1　概念図

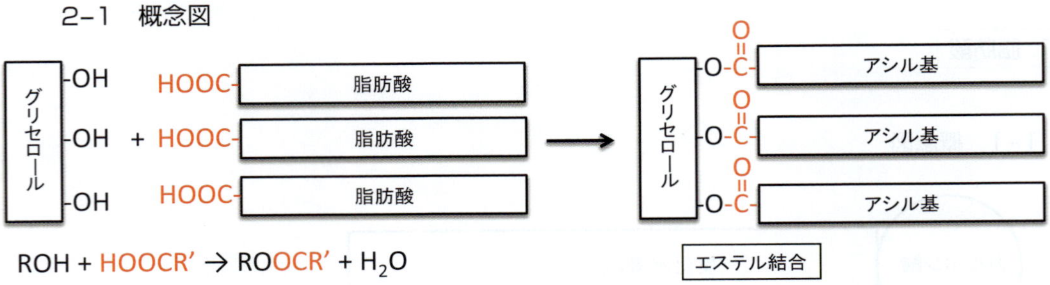

$$ROH + HOOCR' \rightarrow ROOCR' + H_2O$$

2–2　トリアシルグリセロール

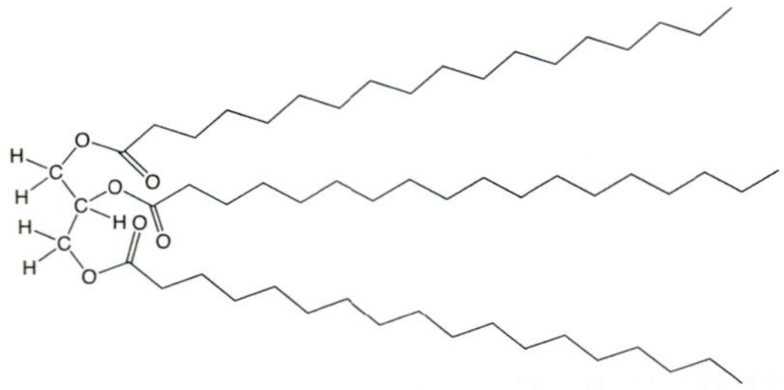

3. グリセロリン脂質

3–1　概念図

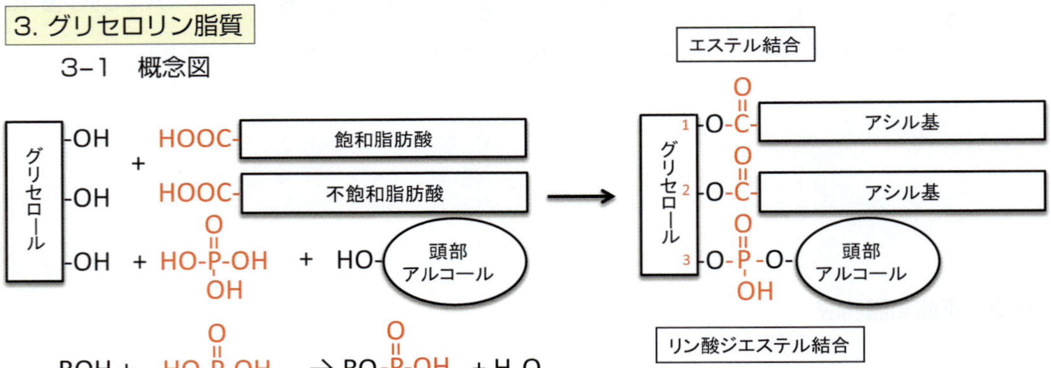

$$ROH + HO\text{-}\overset{\displaystyle O}{\overset{\|}{P}}\text{-}OH \ (OH) \rightarrow RO\text{-}\overset{\displaystyle O}{\overset{\|}{P}}\text{-}OH \ (OH) + H_2O$$

3–2　グリセロリン脂質

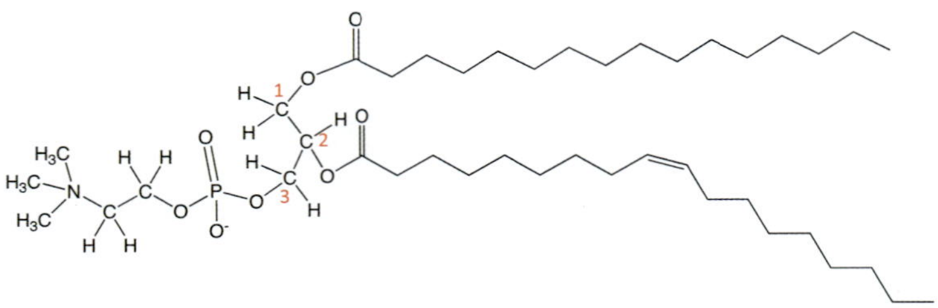

ホスファチジルコリン

脂質

4. スフィンゴエミリン

4–1　概念図

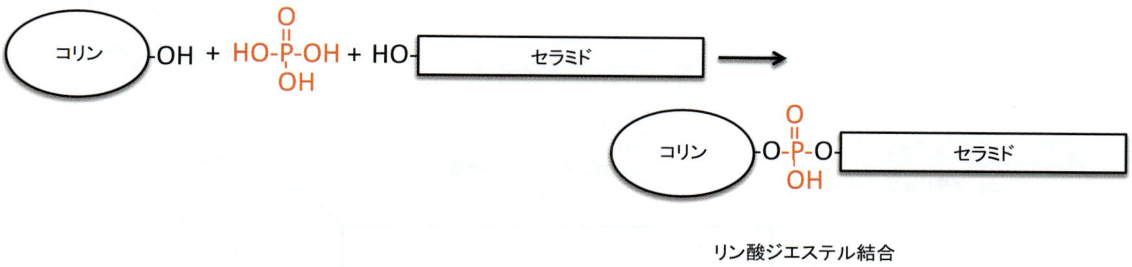

4–2　スフィンゴエミリン

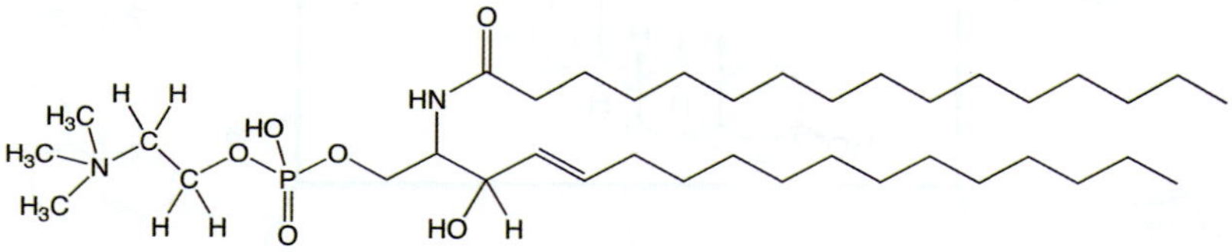

5. スフィン糖脂質

5–1　概念図

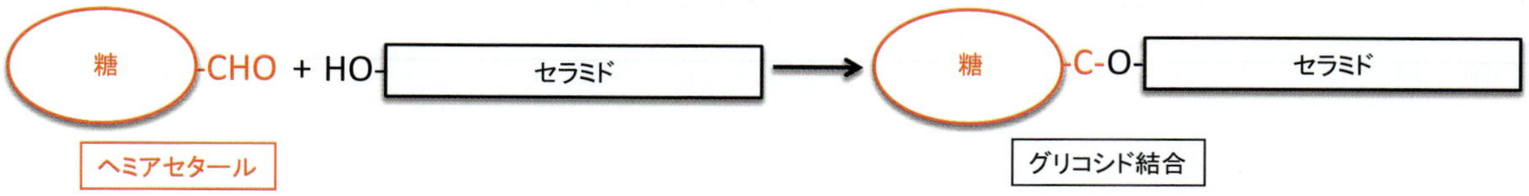

5–2　スフィンゴ糖脂質

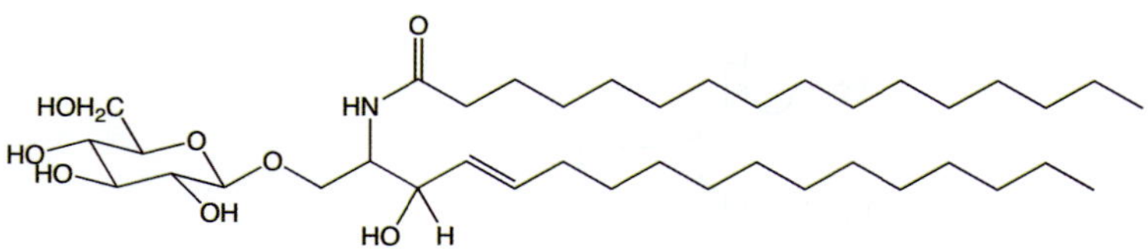

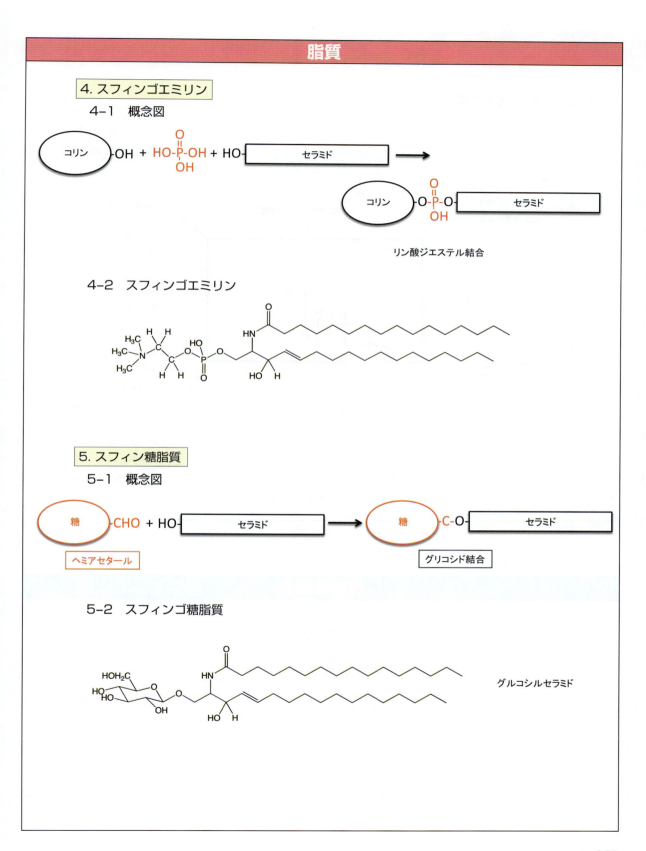

グルコシルセラミド

一部の構造式はC，Hなどを省略・簡略化して記載している。

脂質

6. コレステロールと誘導体

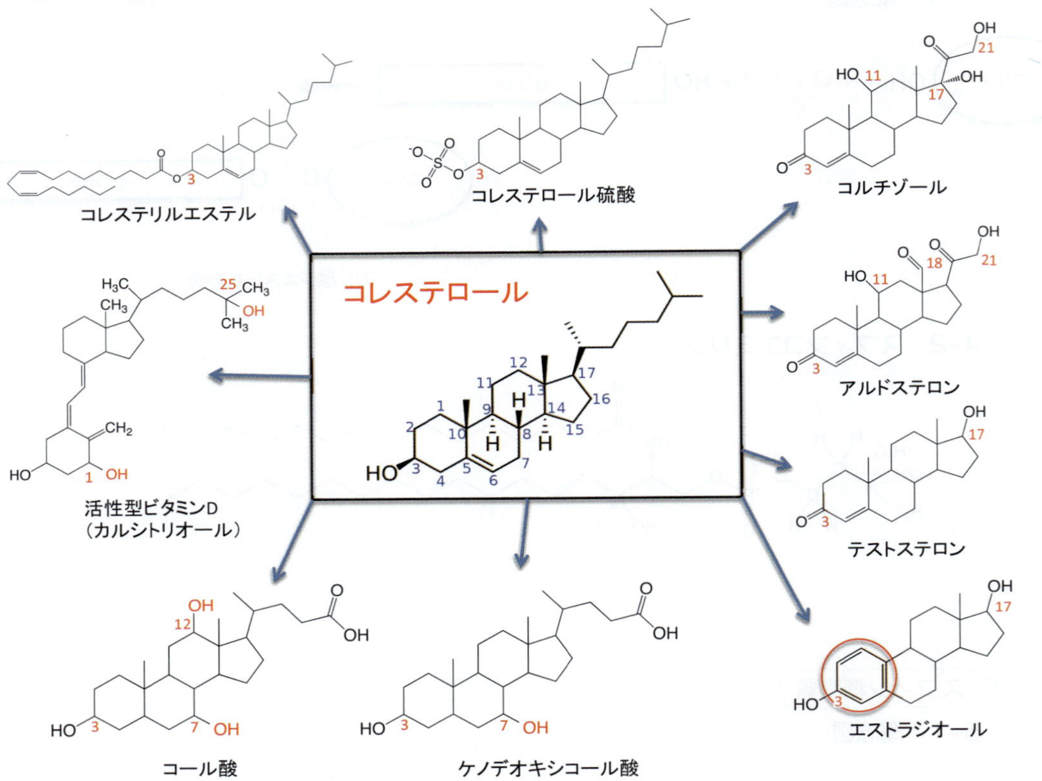

代謝の統合

クレアチンリン酸

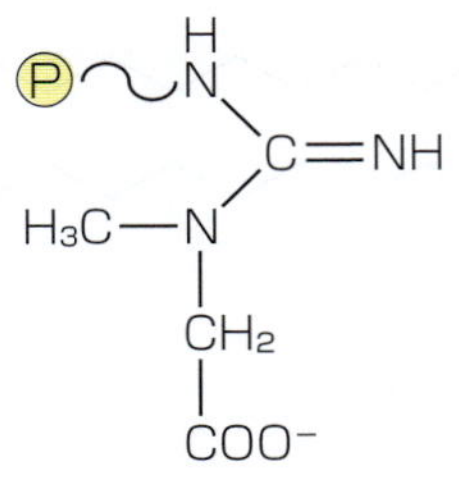

主要先天代謝異常症一覧

病名	欠損酵素	主要症状	記載頁
Lesch-Nyhan症候群	ヒポキサンチングアニンホスホリボシルトランスフェラーゼ	高尿酸血症，けいれん，知能低下，自傷行為などの精神神経症状	36
高アンモニア血症1型	カルバモイルリン酸シンテターゼI	常染色体劣性遺伝，重症のアンモニア中毒（嘔吐，嗜眠，高タンパク質食の回避，間欠性運動失調，精神遅滞など）	146
高アンモニア血症2型	オルニチントランスカルバモイラーゼ	X染色体優性遺伝，重症のアンモニア中毒	146
シトルリン血症	アルギニノコハク酸シンテターゼ	常染色体劣性遺伝，アンモニア中毒	146
アルギニノコハク酸尿症	アルギニノスクシナーゼ	まれな常染色体劣性遺伝，結節性裂毛症，アンモニア中毒，２歳以下で発症し死に至る。	146
高アルギニン血症	アルギナーゼ	アンモニア中毒	146
メープルシロップ尿症	分枝鎖α-ケト酸デヒドロゲナーゼ複合体	生後1週間以内に哺乳困難，傾眠傾向，昏睡，無呼吸。楓糖臭の尿。ケトアシドーシス	136，154
フェニルケトン尿症（PKU）	フェニルアラニン- 4-モノオキシゲナーゼ（フェニルアラニンヒドロキシラーゼ）	精神遅滞，赤毛，色白，眼振，羞明，視力低下	94，149，155，195
アルカプトン尿症	ホモゲンチジン酸ジオキシゲナーゼ	尿に排泄されたホモゲンチジン酸が空気酸化を受けて黒変するが，重篤な症状はない	149，155
白子症（色素欠乏症）	チロシナーゼ（チロシン-3-モノオキシゲナーゼ）	毛髪，眼，皮膚のメラニン色素欠乏	150
ホモシスチン尿症	シスタチオニン-β-シンターゼ	動静脈血栓症，水晶体脱臼，骨粗鬆症，知能障害，けいれんなどの神経症状	152，155
高チロシン血症Ⅰ	フマリルアセト酢酸分解酵素（フマリルアセトアセターゼ）	発育不良，肝機能障害，尿細管障害	149，155
高チロシン血症Ⅱ	チロシンアミノトランスフェラーゼ	Richer-Hanhart症候群，角膜潰瘍，手足の皮膚潰瘍	149，155
高チロシン血症Ⅲ	p-ヒドロキシフェニルピルビン酸ジオキシゲナーゼ	新生児チロシン血症ともよばれる。神経症状（けいれん，運動失調，精神発達遅滞）が出ることがある。	149，155
メチルマロン酸尿症	メチルマロニルCoAムターゼ	アシドーシス，ケトーシス，嘔吐，けいれん，意識障害	152，155，190
ヒスチジン血症	ヒスチダーゼ	重篤な知能障害の頻度は少なく，ほとんど治療の必要はない。	154
ウロカニン酸尿症	ウロカナーゼ	精神発達遅滞や身体発育障害を伴った症例報告はあるが，疾患自体は臨床症状をきたさない可能性が強い。	154
X染色体性鉄芽球性貧血	ALAシンターゼ	貧血が主症状。鉄が利用できないためにヘモジデローシスを引き起こす。軽度の黄疸が起こることがある。	160
ALAD欠損性ポルフィリン症（ADP）	ALAデヒドロゲナーゼ	急性の腹痛や神経症状をきたすが，皮膚症状はない	160
急性間欠性ポルフィリン症（AIP）	ポルホビリノーゲンデアミナーゼ	急性の腹痛や神経症状をきたすが，皮膚症状はない。	160

病名	欠損酵素	主要症状	記載頁
先天性赤芽球性ポルフィリン症(CEP)	ウロポルフィリノーゲンIIIシンターゼ	生後すぐに皮膚の光線過敏症，多毛，潰瘍，溶血性貧血	160
晩発性皮膚ポルフィリン症（PCT）	ウロポルフィリノーゲンデカルボキシラーゼ	皮膚の光線過敏症が主であるが，腹部症状，顔面の多毛，肝障害を伴う場合もある。	160
肝赤芽球性ポルフィリン症（HEP）	ウロポルフィリノーゲンデカルボキシラーゼ	重篤な光線過敏症状が主症状。幼児期に重篤な皮膚の脆弱性・水疱・瘢痕形成・多毛症	160
遺伝性コプロポルフィリン症(HCP)	コプロポルフィリノーゲンオキシダーゼ	急性の腹痛や神経症状をきたすが軽症。皮膚症状を伴うことがある。	160
多様性ポルフィリン症（VP）	プロトポルフィリノーゲンオキシダーゼ	腹痛や神経症状の他，皮膚症状も表れる。 軽度の肝障害を伴うことがある。	160
赤芽球性プロトポルフィリン症(EPP)	フェロケラターゼ	皮膚の光線過敏症，軽度の肝障害と胆石	160
Crigler-Najjar症候群	ビリルビングルクロノシルトランスフェラーゼ	I型は高度の高ビリルビン血症（黄疸）をきたし，核黄疸がみられる。II型は中等度の高ビリルビン血症（黄疸）をきたすが，核黄疸はまれである。	164
Gilbert症候群	ビリルビングルクロノシルトランスフェラーゼ	軽度の高ビリルビン血症（黄疸）	164
Dubin-Johnson症候群	ATP依存性有機アニオン輸送タンパク質（multidrug resistance associated protein 2）	軽度から中等度の高ビリルビン血症（黄疸），ときに肝腫大や黒色肝がみられる。	164
Rotor症候群	ビリルビン結合タンパク質（リガンディン・glutathione-S-transferase A1）	中等度の高ビリルビン血症（黄疸）	164
糖原病I型（von Gierke病）	グルコース-6-ホスファターゼ	低血糖，脂肪肝，肝臓肥大，高乳酸血症，脂質異常症，ケトン症，低身長	36，233
糖原病II型（Pompe病）	α-1,4グルコシダーゼ	リソソームにグリコーゲンが蓄積。通常，心機能不全（筋力低下，心肥大，呼吸障害）により2歳以下で死亡	94，141，233
糖原病III型（Cori病）	脱分枝酵素	低血糖（I型ほど重症ではない）	233
糖原病IV型（Andersen病）	分枝	肝機能不全（異常グリコーゲンの蓄積）により，通常幼児期で死亡	233
糖原病V型（McArdle病）	筋ホスホリラーゼ	運動時に激痛を伴うけいれん	233
糖原病VI型（Hers病）	肝ホスホリラーゼ	低血糖（I型糖原病に似ている）	233
糖原病VII型（Tarui病）	筋ホスホフルクトキナーゼ	症状はV型と同じ，溶血	233
糖原病VIII型	肝ホスホリラーゼキナーゼ	肝障害，発育障害，低血糖	233
本態性フルクトース尿症	フルクトキナーゼ	無症状	238
遺伝性フルクトース不耐症	アルドラーゼB	フルクトースの摂取により急性症状として嘔吐，下痢，低血糖によるけいれん，意識障害継続的摂取により，肝腫	238
ガラクトース血症（ガラクトセミア）	ガラクトキナーゼ ガラクトース-1-リン酸ウリジルトランスフェラーゼ UDP-ガラクトース-4-エピメラーゼ	欠損酵素によって症状が異なるため，本文参照	241

病名	欠損酵素	主要症状	記載頁
グルコース-6-リン酸デヒドロゲナーゼ欠損症	グルコース-6-リン酸デヒドロゲナーゼ	溶血性貧血	95，244
伴性劣性遺伝性魚鱗癬	ステロイドスルファターゼ	魚鱗癬	311
Tangier病/ABCトランスポーターABCAⅠ欠損症	ABCトランスポーターABCA1	低HDL血症。末梢組織にコレステロールが蓄積する。 オレンジ色の肥大扁桃腺，肝脾腫，末梢神経障害，冠動脈性疾患	293，350
肺サーファクタント代謝異常症３／先天性肺胞蛋白症３	ABCトランスポーターABCA3	サーファクタントができなくなり，呼吸不全で生後間もなく死亡	353
Stargardt病	ABCトランスポーターABCA 4	黄斑部の変性により視力障害，色覚異常	293，353
家族性高コレステロール血症（FH）	LDL受容体	高LDLコレステロール血症，腱の黄色腫，若年性角膜輪，早発冠動脈心疾患	95，334，348
家族性apoB100欠損症（FDB）	アポリポタンパクapoB100	高LDLコレステロール血症，FHと似るが軽症	348
常染色体劣性高コレステロール血症（ARH）	LDL受容体アダプタータンパク質（LDLRAP1）	高LDLコレステロール血症，FHと似る	348
シトステロール血症（植物ステロール血症）	ABCトランスポーターABCG5あるいはABCG8	血中植物ステロール濃度が上昇して全身に蓄積，黄色腫，早発冠動脈心疾患	348，353
家族性リポタンパク質リパーゼ（LPL）欠損症	リポタンパク質リパーゼ	高トリグリセリド血症，発疹性黄色腫，肝脾腫，急性膵炎	349
アポリポタンパクAPOC2欠損症	apoCⅡ	高トリグリセリド血症，LPL欠損症と似る	349
家族性Ⅲ型高脂血症／アポリポタンパク質apoE（APOE）欠損症	apoE	高トリグリセリド血症，高総コレステロール血症，結節性黄色腫，手掌線状黄色腫，動脈硬化	349
原発性V型高脂血症／アポリポタンパク質apoA（APOA）5欠損症	apoAV	高トリグリセリド血症，発疹性黄色腫，肝脾腫，急性膵炎	349
家族性肝性トリグリセリドリパーゼ（HTGL）欠損症	肝トリグリセリドリパーゼ	高トリグリセリド血症，高総コレステロール血症，結節性黄色腫，手掌線状黄色腫，動脈硬化	349
複合型リパーゼ欠損症/リパーゼ成熟化因子-1（LMF1）欠損症	LMF1	重度の高トリグリセリド血症，発疹性黄色腫，肝脾腫，急性膵炎	349
アポリポタンパクapoAⅠ（APOA1）欠損症	アポリポタンパクapoAⅠ	低HDLコレステロール血症，黄色腫，角膜混濁，冠動脈性心疾患	350
家族性レシチン：コレステロールアシルトランスフェラーゼ（LCAT）欠損症	LCAT	高トリグリセリド血症，高総コレステロール血症，角膜混濁，赤血球形態異常による溶血性貧血，腎傷害によるタンパク尿	350
無βリポタンパク質血症（ABL）	ミクロソームトリグリセリド輸送タンパク質（MTP）	脂肪と脂溶性ビタミンの吸収が障害される。 脂溶性ビタミン欠乏症状，末梢組織における脂質欠乏症状 成長障害，腹部膨満，神経症状	350
β酸化欠損症	OCTN 2，CPT2，CACT，VLCAD，SCAD，HADHA，HADAB	骨格筋・心筋の機能不全	351
Zellweger症候群	ペルオキシン	出生直後から筋緊張低下，異常顔貌，肝脾腫，腎嚢胞	351

病名	欠損酵素	主要症状	記載頁
副腎白質ジストロフィー（ALD）	ABCトランスポーターABCD1	極長鎖脂肪酸が脳ミエリンに蓄積，行動異常，学力低下，無言症，歩行不安，失明	351，353
Gaucher病	グルコセレブロシダーゼ	肝脾腫，骨髄中のGaucher病，神経型では重篤な神経症状	352
Tay-Sachs病	βヘキソサミニダーゼA	〈乳児型〉 知能障害，視力障害，眼底にcherry red spot，けいれん 〈若年型〉 運動失調，アテトーゼ 〈成人型〉 脊髄小脳変性症，運動ニューロン疾患類似症状	94，141，352
Sandhoff 病	βヘキソサミニダーゼA βヘキソサミニダーゼB	Tay-Sachs病と同様	352
GM1ガングリオシドーシス	βガラクトシダーゼ	〈乳児型〉 ガルゴイズム，骨変形，肝脾腫，知能障害，錐体路症状，眼底にcherry red spot 〈成人型〉 ジストニア	352
Fabry病	αガラクトシダーゼ	角化血管腫，角膜混濁，腎障害，高血圧，四肢痛，X染色体性遺伝	352
異染性脳白質変性症	アリルスルファターゼA	中枢と末梢神経の脱髄。尿沈渣のトルイジン青染色にて赤褐色の異染性。 〈乳幼児型〉 視神経萎縮，知能低下，痙性麻痺 〈成人型〉 認知症，精神症状	352
Niemann-Pick病 A型，B型	酸性スフィンゴミエリナーゼ	〈A型〉 乳児期に発症。肝脾腫，精神運動障害，限球運動障害 〈B型〉 小児期に発症，肝脾腫	352
Niemann-Pick病 C型	NPC1タンパク	発症年齢はさまざま。肝脾腫，核上性垂直眼球運動障害，失調，ジストニア，認知症，抑うつ症状などの精神症状	292，328，352
Krabbe病	ガラクトセレブロシダーゼ	中枢と末梢神経の脱髄。ミクログリアがオリゴデンドログリアを貪食したグロボイド細胞が出現 〈乳幼児型〉 精神運動障害，視神経萎縮，痙性麻痺 〈成人型〉 痙性麻痺	352
リポイド過形成症	StARまたはCYP11A1	先天性副腎過形成症，男児外性器の女性化，女児では二次性徴 発達不全や無月経低血糖，食欲不振，易疲労感，低血圧，脱水，ショック，低Na血症，高K血症，色素沈着	353

病名	欠損酵素	主要症状	記載頁
3β-ヒドロキシステロイドデヒドロゲナーゼ欠損症	3β-HSD	先天性副腎過形成症，男児は尿道下裂や停留睾丸，女児外性器の男性化 低血糖，食欲不振，易疲労感，低血圧，脱水，ショック，低Na血症，高K血症，色素沈着	353
17α-水酸化酵素欠損症	CYP17A1	先天性副腎過形成症，男児外性器の女性化。女児では二次性徴発達不全や無月経 低血糖，食欲不振，易疲労感，高血圧，色素沈着	353
21水酸化酵素欠損症	CYP21A2	先天性副腎過形成症，女児外性器の男性化，男児では思春期早発症 低血糖，食欲不振，易疲労感，低血圧，脱水，ショック，低Na血症，高K血症，色素沈着	353
11β-水酸化酵素欠損症	CYP11B1	先天性副腎過形成症，女児外性器の男性化，男児では思春期早発症 低血糖，食欲不振，易疲労感，高血圧，色素沈着	353
アルドステロン合成酵素欠損症	CYP11B2	低血圧，脱水，ショック，低Na血症，高K血症	353

索 引

あ

い

う

え

お

か

き

く

け

こ

さ

し

す

せ

そ

た

ち

ひ

ふ

へ

ほ

ま

み

む

め

も

や・ゆ

よ

ら

り

る・れ

ろ・わ

A

B

C

D

E

F

S

T

U・V・W

X・Z

その他

改訂2版
カラーイラストで学ぶ
集中講義　生化学

2011年2月20日　第1版第1刷発行
2015年10月10日　第4刷発行
2017年4月1日　第2版第1刷発行
2022年2月1日　第4刷発行

■編　著　鈴木敬一郎　すずきけいいちろう
本家孝一　ほんけこういち
大河原知水　おおかわらともみ
藤原範子　ふじわらのりこ

■発行者　吉田富生

■発行所　株式会社メジカルビュー社
〒162-0845 東京都新宿区市谷本村町2-30
電話　03(5228)2050(代表)
ホームページ　https://www.medicalview.co.jp

営業部　FAX 03(5228)2059
E-mail eigyo@medicalview.co.jp

編集部　FAX 03(5228)2062
E-mail ed@medicalview.co.jp

■印刷所　シナノ印刷株式会社

ISBN978-4-7583-0098-8 C3347

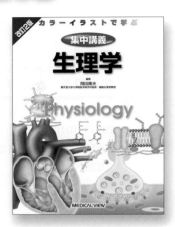

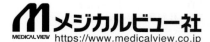